LA SAGESSE DE LA MÉNOPAUSE

LA SAGESSE DE LA MÉNOPAUSE

Cultiver la santé physique et psychique durant cette période de changement

DR CHRISTIANE NORTHRUP

Traduit de l'anglais
par Marie Gonthier

LE GRAND LIVRE DU MOIS

Plusieurs histoires dans ce livre ont été composées à partir de différents récits; les noms et les caractéristiques individuelles des sujets ont toutefois été modifiés. Ces histoires reflètent néanmoins des situations réelles vécues par des milliers de femmes périménopausées que j'ai rencontrées dans ma pratique au fil des ans. Si vous croyez vous reconnaître dans ces pages, veuillez considérer les similitudes observées comme de pures coïncidences, à moins que vous ne m'ayez fait parvenir une autorisation écrite me permettant de publier votre récit.

Titre original anglais : The Wisdom of Menopause

Éditeur : François Doucet
Traduction : Marie Gonthier
Révision linguistique : Féminin Pluriel
Révision : Nancy Coulombe, Carine Paradis, Suzanne Turcotte
Montage de la couverture : Matthieu Fortin
Illustration de la couverture : chose làà
Illustrations : Judith E. Borrington, AMI, CMI.
Mise en pages : Sylvie Valois

Édition exclusivement réservée aux adhérents du club
Le Grand Livre du Mois

ISBN : 978-2-286-07701-3

Ce livre rend hommage à l'esprit pionnier
incarné par les femmes de la génération du baby-boom.

Table des matières

Liste des schémas

Remerciements

J'aimerais d'abord exprimer ma gratitude envers tous ceux et celles qui, grâce à leurs talents et leurs idées, ont contribué à la réalisation de la première édition de ce livre au début de l'an 2000, à l'époque où je vivais ma propre ménopause ; je pense tout particulièrement à la Dre Mona Lisa Schulz, Ph.D. et au Dr Joel Hargrove.

Pour cette édition révisée, je remercie de tout cœur :

Irwyn Applebaum, président de Bantam Books, pour sa perspicacité et le soutien qu'il m'a apporté durant toutes ces années.

Toni Burbank et Beth Rashbaum, pour leur remarquable travail d'édition.

Ned Leavitt, qui a été un agent et une âme sœur.

Barb Burg et Theresa Zorro, pour leur grande expérience dans le domaine publicitaire.

Nancy Etnier et Hope Matthews, mes professeurs de la méthode Pilates, qui m'ont aidée à transformer mon corps au mitan de ma vie.

La Dre Dixie Mills, pour sa compassion et son expertise médicale en matière de santé du sein.

La Dre Erica Schwartz, pour son franc-parler, son amitié et son intégrité dans son approche de la ménopause et de l'hormonothérapie substitutive.

Le Dr Ray Strand, qui a eu le courage et l'inspiration de présenter ses observations cliniques de façon si accessible qu'il a ainsi aidé de nombreuses personnes à guérir et à contrer les effets du stress glycémique.

Fern Tsao et sa fille, Maureen Manetti, pour l'art avec lequel elles pratiquent la médecine traditionnelle chinoise, permettant ainsi à mon *qi* de circuler librement.

Mon équipe chez Hay House : Louise Hay, Reid Tracy, Ron Tillinghast, Margarete Nielsen, Donna Abate, et Nancy Levin, qui m'aident à produire dans la joie mon bulletin et mon émission à PBS — en plus de tout organiser pour me permettre de prononcer des conférences dans des conditions très agréables.

Judie Harvey, qui s'occupe avec talent de l'édition du bulletin imprimé et de la lettre d'information électronique, et qui possède un bon sens de l'humour.

Deena Spear, ma collègue et amie aux qualités vibratoires thérapeutiques, qui m'aide à demeurer en harmonie autant avec moi-même que dans ma vie.

Katy Koontz, pour avoir joué le rôle de scribe archétypal avec autant de talent, de rapidité et de panache. Tu as été une bénédiction durant tout le processus de révision.

Sue Abel, qui m'aide à garder ma maison propre, paisible et belle, en plus de prendre bien soin de mes chats en mon absence.

Mike Brewer, pour l'entretien et l'embellissement de ma maison et de mon terrain.

Abby Shattuck, qui prend soin des plantes et de la Terre avec art et passion.

Chip Gray et la famille Gray du Harraseeket Inn, à Freeport, qui préparent, avec des aliments biologiques délicieux, des plats dignes d'un gourmet, dans un magnifique environnement. J'adore cette précieuse oasis que vous avez créée : un endroit confortable, chaleureux, où l'on mange tellement bien.

Le personnel du Royal River Grillhouse, à Yarmouth, pour les inspirants dîners d'affaires quotidiens qui réchauffent le cœur.

Paulina Carr, qui voit à tout avec joie et empressement ; et qui a la capacité de revenir à la charge jusqu'à ce qu'elle ait obtenu une réponse.

Janet Lambert, pour ses grandes compétences en comptabilité et son attitude formidable.

Diane Grover, qui est comme le roc au centre de mon entreprise — en voyant à ce que tout soit bien organisé, clair et agréable. Je lui sais gré également de m'encourager dans ma vie personnelle en tout temps et de faire partie intégrante de ma famille. J'éprouve chaque jour, pour ce génie du premier chakra, une immense gratitude.

Charlie Grover, le mari de Diane, dont l'empressement à procurer un soutien aux autres et sa bonne humeur constituent des valeurs inestimables.

Penny Northrup Kirk, ma sœur, et Phil, son mari, pour être de si bons amis et de parfaits associés dans l'équipe Northrup.

Edna, ma mère, une octogénaire dont l'activité est une source d'inspiration constante. Mon regretté père, George Wilbur, dont le travail a inspiré mon approche à l'égard de la santé des femmes. Et John et Bill, mes frères, ainsi que leurs femmes, Annie et Lorie. Je vous aime tous plus que je ne saurais dire.

Enfin, Annie et Katie, mes deux filles qui sont maintenant dans la vingtaine. Vous m'inspirez une foi immense en l'avenir, et je vous aime de tout mon cœur.

Docteure Christiane Northrup

LA SAGESSE DE LA MÉNOPAUSE

Introduction

Le voyage commence

UN OU DEUX ANS AVANT QUE JE COMMENCE À SAUTER DES PÉRIODES menstruelles, je me sentais de plus en plus irritée chaque fois que je devais interrompre mon travail, ou discuter avec un collègue ou un employé qui ne s'appliquait pas autant que moi à sa tâche. Rétrospectivement, je réalise que lorsque j'étais dans la trentaine et que mes enfants étaient jeunes, je n'éprouvais qu'une légère irritation lorsque ceux-ci venaient m'interrompre pendant que j'écrivais un article ou conversais au téléphone. Mon amour et ma sollicitude envers eux l'emportaient généralement sur toute la colère ou la frustration que j'aurais pu ressentir.

Mais à l'approche de la ménopause, j'ai découvert que je ne supportais plus les interruptions ; par exemple, lorsque ma fille de 18 ans me demandait : « À quelle heure dîne-t-on ? », alors qu'elle voyait très bien que j'étais occupée. Je me demandais pourquoi la responsabilité de tourner le bouton de la cuisinière et de pourvoir aux besoins nutritionnels de ma famille me revenait toujours, même quand je n'avais pas faim et que j'étais complètement absorbée dans un projet ? Pourquoi mon mari ne pouvait-il pas commencer à préparer le dîner ? Pourquoi ma famille semblait-elle complètement paralysée quand arrivait le temps de préparer un repas ? Qu'est-ce qu'ils avaient tous à attendre dans la cuisine, comme s'ils étaient incapables de mettre la table ou de verser un verre d'eau, jusqu'à ce que je pénètre dans la pièce et que ma seule présence signifie : « Maman est ici. On va maintenant pouvoir manger ? »

Le même scénario se répétait quand venait le temps de monter dans la voiture et de partir en vacances. C'est uniquement au moment où je m'avançais vers la porte, donnant ainsi le signal du départ, que ma famille se mobilisait. On aurait dit que ma présence leur faisait perdre toute initiative et les empêchait de se prendre en main, qu'il s'agisse d'un dîner ou d'un voyage en famille. Et pourtant, lorsque mes enfants étaient jeunes, j'acceptais cette situation avec bonhomie, la plupart du temps, en me disant que cela faisait partie de mon rôle de conjointe et de mère. Et ce faisant, je perpétuais inconsciemment le scénario, en partie parce qu'il était si bon de se sentir indispensable.

Durant la périménopause, ce comportement d'intolérance se reflétait sur tous les plans, autant à la maison qu'au travail. Je pouvais sentir qu'un volcan brûlait en moi, prêt à exploser, et qu'une voix au plus profond de mon être rugissait : « Assez ! Vous êtes tous intelligents et en forme. Vous êtes tous capables de conduire une voiture et de faire bouillir de l'eau. Pourquoi faudrait-il que je continue à tout organiser ici ? Mon indignation grandissait tandis que je grommelais : « Si j'étais un homme dans la force de l'âge et au sommet de sa carrière, personne ne viendrait m'interrompre comme ça. Tout le monde chercherait à m'aider au lieu d'agir de la sorte ! »

J'étais bien loin de me douter que ces petits accès d'irritabilité autour de dynamiques familiales bien anodines n'étaient que les premiers coups frappés à la porte de la sagesse de la ménopause — un signe que j'allais devoir renégocier certaines façons de faire dans mes relations. J'ignorais également qu'au moment où j'allais vraiment commencer à sauter des périodes menstruelles et à avoir des bouffées de chaleur, ma vie, telle que je la connaissais depuis un quart de siècle, allait subir une transformation radicale. À partir du moment où ma nature cyclique s'est reprogrammée elle-même, j'ai placé toutes mes relations significatives sous un microscope ; j'ai commencé à soigner mes vieilles blessures, j'ai ressenti les premiers pincements au cœur liés au syndrome du nid vide, et j'ai instauré une relation radicalement nouvelle et excitante avec ma créativité et ma vocation.

Tous les changements que j'étais sur le point de subir étaient aiguillonnés, soutenus et encouragés par les transformations complexes qui s'opéraient sans crier gare dans mon cerveau et dans tout mon corps — des changements inévitables et souvent bouleversants associés à la transition ménopausique. Il y a plus, bien plus, qu'un simple « déchaînement hormonal » durant cette période de transformation qui se produit au mitan de la vie. La recherche sur les transformations physiologiques de la périménopause indique que, en plus de la modification sur le plan hormonal qui vient mettre un terme à la période de fertilité, de nouvelles connexions s'établissent dans notre corps — plus spécifiquement dans notre système nerveux. C'est aussi simple que ça : nos cerveaux se transforment. Les pensées, la concentration, ainsi que l'énergie déployée dans les centres de l'intuition localisés dans les lobes temporaux du cerveau sont toutes reliées et affectées par les modifications induites dans les circuits cérébraux. Après avoir travaillé auprès de milliers de femmes qui ont vécu tout le processus, et après l'avoir expérimenté moi-même, je peux affirmer que la ménopause est une phase évolutive excitante — si nous y participons pleinement, elle peut favoriser la transformation et la guérison en profondeur de notre corps, de notre cerveau et de notre esprit.

Parvenue au mitan de ma vie, je fais partie maintenant d'une population grandissante, forte de 45,6 millions de femmes aux États-Unis — une situation sans précédent. Ce n'est plus un groupe invisible et silencieux, mais une force sur laquelle il faut compter : ce sont des femmes éduquées, capables de s'exprimer haut et fort, dotées de connaissances pointues en médecine, et bien résolues à prendre en main leur propre santé. Pensez-y : 45 millions de femmes dont les circuits du cerveau se sont modifiés de la même façon et simultanément. Étant donné l'importance du nombre, et l'influence que nous exerçons sur les plans économique et social, nous sommes un groupe puissant et potentiellement dangereux pour n'importe quelle institution désireuse de préserver le statu quo. À coup sûr, qu'il le veuille ou non, le monde va changer en même temps que nous — et il y a de fortes chances que ce soit pour le mieux.

Ce n'est pas un hasard si le mouvement de guérison psychospirituel actuel se compose en grande majorité de femmes dans la trentaine, quarantaine, cinquantaine et jeune soixantaine. Nous nous éveillons *en masse* et commençons à répandre, dans un monde qui en a bien besoin, un message de santé, d'espoir et de guérison.

Mon expérience personnelle me dit que le « lifting périménopausique » du voile hormonal — c'est-à-dire le cycle mensuel des hormones reproductrices qui nous incite à nous concentrer sur les besoins et les émotions des autres — peut être à la fois libérateur et déstabilisant. Les statistiques sur le nombre de séparations, de divorces et de changements de carrière au mitan de la vie viennent confirmer cette réalité. Moi, par exemple, j'ai toujours imaginé que je passerais toute ma vie avec le même homme et que nous vieillirions ensemble. Cet idéal de vie faisait partie de mes rêves les plus chers. Au mitan de ma vie, j'ai dû, comme des milliers d'autres, lâcher prise sur ce que je croyais que serait ma vie. J'ai dû faire face au vieil adage qui dit combien il est difficile de perdre ce qu'on n'a jamais vraiment possédé. Cela signifie qu'il faut abandonner toutes ses illusions, et c'est très difficile. Mais pour moi, le problème dépassait largement le fait de savoir à quel endroit et avec qui je vieillirais. Émergeant des profondeurs de mon être, un avertissement avait retenti dans mon esprit : « Grandis... ou meurs. » J'avais deux choix. J'ai choisi de grandir.

LE MITAN DE LA VIE : RÉINVENTER SA CRÉATIVITÉ ET SON CHEZ-SOI

Pour la plupart des femmes, c'est à travers nos relations interpersonnelles et associations que nous établissons notre identité et développons l'estime de soi. Il en est de même pour les femmes qui occupent des postes comportant de lourdes responsabilités, et pour celles qui ont choisi de ne pas se marier. Les hommes, en revanche, façonnent habituellement leur identité et l'estime qu'ils ont d'eux-mêmes dans le monde extérieur — dans le travail, les revenus, les réalisations, les signes de reconnaissance. Pour les deux sexes, ce modèle peut changer au mitan de la vie.

Souvent, les femmes s'éloignent peu à peu de la maison et de la famille et s'intéressent davantage au monde extérieur — lequel peut apparaître tout à coup comme un lieu de ressourcement très attirant, pour l'exploration, l'expression de la créativité et l'estime de soi. Pendant ce temps, les hommes du même âge traversent une sorte de ménopause qui leur est propre ; souvent, ils sont fatigués du monde extérieur ; ils sont prêts à prendre leur retraite et à se replier un peu sur eux-mêmes afin de se tenir à l'écart des batailles du monde du travail. Ils peuvent avoir le sentiment que leurs priorités changent, se tournant vers l'intérieur, la maison, le cœur et la famille.

Le renversement est ironique : l'homme commence à s'intéresser aux relations interpersonnelles pour leur substance, alors que la femme se sent biologiquement prête à explorer le monde extérieur. Chez les couples mariés, ceci entraîne souvent de profonds changements dans les rôles. Dans le meilleur des mondes, l'homme prend sa retraite ou se retire progressivement du monde du travail : il devient le chef cuisinier et le laveur de vaisselle attitré à la maison, et fournit à sa femme le soutien affectif et concret afin qu'elle puisse développer ses nouveaux intérêts. Elle, de son côté, s'en va dans le monde pour démarrer une entreprise, étudier, ou faire tout ce que son cœur lui dicte. S'ils ont développé une certaine souplesse dans leur relation, ils s'adaptent à leurs nouveaux rôles. Dans le cas contraire, le mari peut devenir jaloux du succès et de l'indépendance de sa conjointe et exercer une certaine pression pour qu'elle continue à prendre soin de lui comme par le passé. Il peut même tomber malade — il développe souvent une maladie du cœur ou sa pression artérielle s'élève de façon inquiétante. Il est important de noter qu'il ne s'agit pas ici d'un acte volontaire ; c'est notre culture complètement dénaturée qui l'incite à réagir de la sorte.

La femme se retrouve alors dans une position difficile, car elle doit choisir entre prendre soin de son mari au détriment de ses propres besoins et laisser s'exprimer sa créativité et ses passions. C'est une vieille histoire qui ne se retrouve pas uniquement dans notre culture, mais dans plusieurs autres. Maîtresse d'elle-même, de plus en plus, la femme ménopausée se retrouve à un carrefour

— déchirée entre la voie qu'elle a toujours suivie, et la nouvelle à laquelle elle commence à peine à rêver. Une voix ancienne (il s'agit souvent de celle de son mari) la supplie de ne rien changer. « Nous vieillirons ensemble, le meilleur est à venir. » Cependant, du nouveau chemin, une voix s'élève et l'appelle, la suppliant d'explorer de nouveaux aspects de sa personnalité mis en veilleuse durant les années où elle a pris soin des autres et concentré toute son attention sur leurs besoins. Elle se prépare à se mettre elle-même au monde, et comme plusieurs femmes le savent déjà, le processus de l'enfantement ne peut être interrompu sans conséquence.

Prendre soin des autres et poursuivre l'exploration de nos passions personnelles ne sont pas des options qui s'excluent nécessairement, mais notre culture nous incite à croire le contraire et privilégie toujours l'ancienne option au détriment de la nouvelle. C'est l'une des raisons pour lesquelles les changements qui se produisent au mitan de la vie deviennent de véritables défis — et je ne le sais que trop bien.

POURQUOI J'ÉCRIS UN LIVRE SUR LA MÉNOPAUSE MAINTENANT

Même si j'avais travaillé étroitement avec des femmes ménopausées durant plus de 20 ans, je ne voulais pas écrire un livre sur le sujet avant d'être moi-même engagée dans le processus. Je savais qu'en expérimentant cette transition j'apprendrais des choses que je n'aurais pu apprendre autrement. Mon approche vis-à-vis de la grossesse et de l'enfantement, par exemple, s'est complètement transformée et approfondie quand j'ai eu mes deux filles. Il en est de même pour la transition ménopausique et les défis qui l'ont accompagnée.

Certaines personnes sont très surprises d'entendre un médecin parler de sa vie personnelle. Mais j'ai toujours été très à l'aise avec l'idée que ce que j'ai à offrir en tant que femme, conjointe et mère est tout aussi valable que ma formation en tant que professionnelle de la médecine — ce sont des outils d'enseignement complémentaires tout aussi importants. En fait, l'idée de me scinder en deux, comme femme au travail et femme à la maison, me semble inconcevable. Il serait malhonnête de le faire, et cela créerait une barrière qui empêcherait l'établissement d'une authentique communication sur les deux fronts. C'est pourquoi, tout au long de ma carrière de clinicienne, de chirurgienne et d'enseignante dans le domaine de la santé des femmes, j'ai adopté une approche qui me permet d'être moi-même, à part entière, dans chacun de mes rôles. En partageant mes expériences, je me suis sentie tellement bien acceptée, et j'ai reçu tellement de témoignages chaleureux de la part de mes patientes et de mes lectrices que j'ai de nouveau trouvé le courage de partager dans ce livre quelques-unes de mes expériences.

La culture en général et la profession médicale en particulier exhortent les médecins à garder pour eux leurs histoires personnelles — surtout lorsque ces histoires font état d'émotions pénibles, telles que la peur et la colère —, sous prétexte que le fait de paraître trop humain pourrait miner leur autorité. Mais j'ai découvert avec les années que rien n'illustre un point avec autant de précision et d'efficacité qu'une histoire personnelle racontée avec honnêteté. Le fait de témoigner sincèrement de mon humanité et de ma vulnérabilité est aussi très utile pour moi. Après tout, c'est l'une des raisons pour lesquelles le programme des *Douze étapes* fonctionne si bien et aide autant de personnes à se libérer d'une dépendance et du déni. Les histoires véridiques aident à réveiller le guérisseur en soi. En partageant les joies et les peines que j'ai vécues durant ma propre période de transition, j'espère contribuer à illustrer, et aussi à démystifier, ces puissants mouvements d'énergie créatrice qui se manifestent chez un grand nombre de femmes au mitan de la vie. Je rapporte également plusieurs récits et confidences de mes patientes et des abonnées à mon bulletin ; ces expériences illustrent bien comment, à la ménopause, les changements sur le plan émotionnel — qui, de prime abord, peuvent générer un certain malaise et parfois même une peur extrême — nous aident en fin de compte à accomplir le travail (et à tenir le rôle) qui nous est destiné tout au long de notre voyage.

Le dilemme pour moi et pour nombre de femmes vient souvent du fait que nous nous sentons coupables de révéler certains détails de notre vie personnelle, parce que nous craignons, en étant honnêtes envers nous-mêmes et nos sentiments, de trahir les autres, particulièrement les membres de notre famille. Je puis vous assurer que j'ai partagé les histoires que vous trouverez dans ce livre avec les membres de ma famille. Pour tous les autres récits, j'ai obtenu l'autorisation des personnes concernées, sauf quand le sujet ne risquait pas d'être identifié parce que trop de détails avaient été changés.

TRACER UNE NOUVELLE VOIE

Durant la plus grande partie de l'histoire de l'humanité, la majorité des femmes mouraient avant la ménopause. L'espérance de vie moyenne pour une femme en 1900 n'était que de 40 ans. Pour celles qui survivaient, la ménopause était un signe du déclin physique, imminent et inévitable, qui les attendait. Mais aujourd'hui, l'espérance de vie d'une femme étant de 84 ans, il est raisonnable d'espérer que celle-ci vivra non seulement de 30 à 40 ans après la ménopause, mais qu'elle restera alerte, dynamique et influente. Votre ménopause ne sera pas celle de votre mère (ou de votre grand-mère).

Les femmes de la génération de nos mères, celle de la Seconde Guerre mondiale — dont les modèles féminins ressemblaient souvent à June Cleaver dans *Leave It to Beaver* —, vivaient leur transition dans un environnement social et politique complètement différent. On ne discutait jamais de la ménopause en public (tout comme des menstruations d'ailleurs). Aujourd'hui, ce n'est plus le cas. En brisant ce silence, nous brisons aussi les barrières culturelles, ce qui nous permet d'aborder cette nouvelle phase de l'existence les yeux grand ouverts — en compagnie de 45 millions de sœurs, qui passent toutes par la même transformation au même moment. Et, comme vous le découvrirez bien vite, les changements qui se produisent chez les femmes au mitan de leur vie jouent le même rôle que les moteurs sur un TGV, faisant passer l'évolution de notre société en mode « avance rapide » vers des lieux encore jamais explorés. Que vous montiez à bord de cet express ou que vous le regardiez passer, cette décision aura une influence déterminante sur votre bien-être et sur votre croissance personnelle.

Finalement, j'ai découvert que ce voyage passionnant, tonifiant, me permettait aussi d'améliorer ma santé. Et je ne suis certainement pas la seule. Un sondage d'opinion, effectué en 1998 et présenté à la rencontre annuelle de la North American Menopause Society, a montré que plus de la moitié des Américaines âgées de 50 à 65 ans se sentaient plus heureuses et épanouies à cette étape de leur existence. Lorsqu'elles comparaient leur vie à celle qu'elles avaient eue dans la vingtaine, la trentaine et la quarantaine, ces femmes trouvaient que leur vie s'était considérablement améliorée sous plusieurs aspects — incluant leur vie familiale, leurs centres d'intérêt, leurs amitiés, et leur relation avec leur mari ou leur partenaire. En d'autres mots, la vision traditionnelle, qui veut que la ménopause soit une transition effrayante annonçant « le début de la fin », n'a jamais paru aussi éloignée de la vérité. Alors, s'il vous plaît, joignez-vous à moi — et aux millions d'autres femmes qui nous ont précédées et qui nous suivront — tandis que nous changeons et améliorons notre existence, et finalement notre culture, par la compréhension, la mise en pratique, et l'expérimentation de la sagesse de la ménopause.

Chapitre 1

La ménopause place votre vie sous un microscope

Ce n'est un secret pour personne que les crises relationnelles sont l'un des effets secondaires fréquents de la ménopause. On a tendance à pointer du doigt les changements hormonaux et les perturbations qui se produisent dans l'organisme de la femme durant cette période de transition. Ce qui est rarement compris ou reconnu est que ces changements qui affectent le cerveau d'une femme lui donnent aussi une perception aiguë des injustices et des iniquités, ainsi qu'une voix qui la pousse à les dénoncer. En d'autres mots, ils lui insufflent une sorte de sagesse — et le courage de l'exprimer. Alors que commence à se lever le « voile » obscurcissant tissé par les hormones de la reproduction, souvent, l'élan et l'esprit de jeunesse de la femme se ravivent, tout comme les désirs et la créativité depuis longtemps sublimés. Le mitan de la vie alimente ces passions avec une énergie volcanique qui exige un exutoire.

Si cette énergie ne trouve pas d'issue, si la femme demeure silencieuse pour préserver la paix à la maison et au travail, ou si elle réprime son pressant besoin d'exprimer sa créativité, quelque chose finira par céder — comme si l'on obstruait la soupape d'un autocuiseur. C'est bien souvent la santé de la femme qui flanche, et celle-ci peut se retrouver aux prises avec un ou plusieurs problèmes liés aux « trois graves maladies » des femmes postménopausées : maladie du cœur, dépression, et cancer du sein. D'un autre côté, celles qui choisissent de respecter la sagesse de leur corps et d'exprimer ce qui réside au plus profond d'elles-mêmes feraient bien de se préparer au « tangage du bateau » et aux perturbations que cela peut engendrer dans les relations de longue date. Le mariage n'est pas à l'abri de ces tempêtes.

« PAS MOI, TOUT VA BIEN DANS MON MARIAGE »

Tous les couples, même les couples heureux, doivent accepter de se transformer pour s'adapter aux nouvelles connexions cérébrales établies par les hormones au cours de la préménopause et de la ménopause. Ce ne sont pas tous les mariages qui survivent à ces changements. Le mien n'a pas résisté, et j'en fus la première surprise. Si ces propos vous donnent envie de vous cacher la tête dans le sable, croyez-moi, je vous comprends. Mais si vous voulez être honnête envers vous-même et protéger votre santé émotionnelle et physique durant la deuxième moitié de votre vie — probablement une bonne quarantaine d'années ou plus —, je vous suggère de prendre de l'avance et d'examiner avec soin tous les aspects de votre relation (sans oublier certains aspects de votre mariage considérés comme intouchables jusqu'à présent). C'est peut-être la démarche la plus appropriée, celle qui, à long terme, vous sera la plus utile sur les plans physique, émotionnel et spirituel.

Du point de vue de la santé physique, par exemple, de nombreux témoignages nous incitent à croire que l'augmentation des maladies graves après la cinquantaine, qui ne peut être attribuée uniquement à l'âge, provient principalement des tensions et des problèmes relationnels non résolus qui mijotent sous la surface durant toutes les années de fécondité de la femme. Puis ils remontent en bouillonnant et débordent à la périménopause, mais seulement pour être tempérés sous prétexte de préserver le statu quo. La santé de votre partenaire est en jeu, elle aussi. Entretenir une relation qui convenait parfaitement au couple que vous formiez dans la vingtaine, sans y apporter les modifications qui s'imposent alors que vous êtes au mitan de votre vie, peut représenter un aussi grand risque pour la santé de votre partenaire que pour la vôtre.

Je ne veux pas dire que les seules options possibles sont le divorce et la crise cardiaque. Afin d'harmoniser votre relation et les nouvelles connexions de votre cerveau, vous et votre partenaire devez être prêts à consacrer le temps et l'énergie nécessaires pour résoudre de vieux conflits et établir de nouvelles règles du jeu. Si vous y arrivez, votre relation favorisera votre épanouissement durant la deuxième moitié de votre vie. Mais si l'un d'entre vous — ou les deux — est incapable de le faire ou refuse de le faire, alors votre bonheur et votre santé risquent d'être compromis si vous restez ensemble.

Se préparer au changement

Au mitan de la vie, nous disposons de plus d'énergie psychique qu'à n'importe quelle autre période depuis l'adolescence. Si nous nous efforçons de travailler de concert avec cette énergie organique en demeurant fermement convaincues qu'elle nous aidera à découvrir certaines croyances inconscientes et autodestructrices qui ont fait obstacle à notre épanouissement jusque-là, alors nous découvrirons que nous avons accès à tout ce dont nous avons besoin pour être des femmes combatives en meilleure santé, prêtes à passer à la seconde moitié de notre existence dans la joie.

Cependant, ce processus de transformation ne réussira que si nous devenons proactives, et ce, de deux façons. Premièrement, nous devons reconnaître notre part de responsabilité dans les problèmes de notre vie. Il faut beaucoup de courage pour admettre que nous avons contribué à ce que certaines situations tournent mal pour nous, et il en faut aussi pour cesser de nous percevoir comme une simple victime d'une personne ou d'un élément extérieur à nous-mêmes. Après tout, la personne qui endosse le rôle de victime obtient habituellement toute la sympathie et le beau rôle, ce qui est bien attirant, car personne ne veut se retrouver dans la peau du méchant. Mais bien que le rôle de victime puisse sembler un bon choix à court terme, cette position ne peut en aucun cas nous aider à guérir, à grandir, à nous transformer et à cheminer vers une existence plus épanouie et plus joyeuse.

La deuxième condition préalable à la transformation est beaucoup plus difficile : nous devons accepter de ressentir la douleur qui accompagne le sentiment de vide et la tristesse de laisser derrière nous une partie de notre vie. Et cela inclut les rêveries qui nous donnent l'illusion que notre vie auraient pu être différentes *si seulement*. Il est toujours difficile de faire face à de telles pertes, et c'est pourquoi tant de personnes résistent au changement, plus particulièrement au mitan de la vie. Une voix en nous essaie de se justifier : « Pourquoi tout chambarder ? J'ai déjà parcouru la moitié du chemin. Ne serait-il pas plus facile d'accepter ce que j'ai plutôt que de plonger dans l'inconnu ? »

La fin de toute relation significative, ou de toute période importante de notre vie, même une période au cours de laquelle nous avons été malheureuses ou incapables de nous épanouir pleinement, est ressentie comme une mort — purement et simplement. Pour arriver à tourner la page, nous devons ressentir la tristesse liée à cette perte et aller au bout de cette peine, de ce qui aurait pu être et de ce qui ne pourra jamais plus exister.

Puis nous devons nous relever et avancer vers l'inconnu. Toutes nos craintes les plus profondes vont peut-être refaire surface au moment où nous nous apprêtons à affronter l'avenir et ses incertitudes. Moi-même, j'ai eu la grande surprise de découvrir cette réalité en traversant cette période de changement.

À l'époque où j'approchais de la ménopause, j'avais travaillé auprès d'un grand nombre de femmes qui avaient effectué le « nettoyage » du milieu de leur vie ; je les avais guidées et conseillées lorsque leurs enfants avaient quitté la maison, lorsque leurs parents étaient tombés malades, lorsque leur mariage avait pris fin, lorsque leur mari était tombé malade ou était décédé, lorsqu'elles étaient tombées malades, lorsqu'elles avaient perdu leur emploi — bref, lorsqu'elles avaient traversé toutes les tempêtes et les crises du mitan de la vie. Mais je n'ai jamais pensé que j'aurais à traverser cette crise dans *mon* mariage. J'ai toujours été satisfaite et convaincue d'avoir épousé l'homme de mes rêves, celui avec qui j'allais rester « jusqu'à ce que la mort nous sépare ».

Joie délirante et genoux qui tremblent

Je n'oublierai jamais le bonheur que m'ont procuré ma rencontre avec mon mari et mon mariage — une décision que nous avions prise à peine trois mois après notre première rencontre. Il était interne en chirurgie, alors que j'étais étudiante en médecine à Dartmouth. Il ressemblait à un dieu grec, et j'étais très flattée qu'il s'intéresse à moi, entre autres parce que je n'étais pas certaine d'avoir tout ce qu'il fallait pour attirer un si bel homme issu d'un milieu culturel élitiste tel que l'Ivy League*. Il me troublait profondément, d'une façon mystérieuse, et cette émotion dépassait tout ce que j'avais pu ressentir avec n'importe quel autre petit ami. Durant les cinq premières années de mon mariage, mes genoux tremblaient chaque fois que je le voyais. Aucune force sur cette planète n'aurait pu m'empêcher de l'épouser. Je me souviens d'avoir eu envie de crier mon amour sur les toits des plus hauts édifices — une exubérance qui ne ressemblait pas du tout à l'étudiante studieuse et tranquille qui avait obtenu son diplôme de la Ellicottville Central School en 1967.

Lui, en revanche, était beaucoup moins enclin à montrer ses sentiments. Je ne pouvais m'empêcher de remarquer que, durant les années où tous les deux nous poursuivions notre formation pratique en chirurgie, mon mari éprouvait une gêne manifeste lorsqu'il devait communiquer avec moi dans le cadre de notre travail ; souvent, il paraissait froid et distant quand je voulais lui témoigner de l'affection. Cela me laissait perplexe et me blessait, car j'étais au contraire toujours fière de le présenter à mes patients quand nous nous rencontrions par hasard à l'extérieur de la salle d'opération. Mais je me disais que cela venait de son éducation, et que si je lui témoignais suffisamment d'amour et d'attention, il deviendrait plus réceptif, plus disponible sur le plan émotionnel.

LES ANNÉES DE MATERNITÉ : TROUVER L'ÉQUILIBRE DANS MA VIE PERSONNELLE ET PROFESSIONNELLE

La vie de mon mari ne changea pas beaucoup après la naissance de nos deux filles. La mienne, par contre, devint une lutte constante

*N.d.T.: L'Ivy League est un groupe de huit universités privées du nord-est des États-Unis. Elles sont parmi les universités les plus anciennes et les plus prestigieuses du pays.

— une lutte qui est familière à des millions de femmes ayant vécu une expérience semblable —, comme j'essayais de trouver des façons efficaces et satisfaisantes de m'occuper de mes enfants, de continuer à pratiquer la médecine, car j'y tenais beaucoup, et d'être en même temps une bonne femme pour mon mari. Néanmoins, ces années furent heureuses, car, tous les deux, nous adorions nos filles et avions grand plaisir à partager avec elles diverses activités — promenades durant les week-ends, les vacances en famille, et le simple contact quotidien avec deux belles petites filles en plein épanouissement.

J'avais parfois de la difficulté à supporter l'écart qui existait entre ma contribution à la vie familiale et aux diverses tâches et celle de mon mari. Un jour, alors que les enfants étaient encore jeunes, je lui ai demandé de travailler moins d'heures afin que je ne sois pas obligée d'abandonner mon travail de sage-femme, un aspect de ma pratique que j'adorais. Il répondit : « Un chirurgien orthopédique à temps partiel, as-tu déjà vu ça ? » J'admis que non, en avançant qu'avec un peu d'imagination, il pourrait l'envisager. Mais tel ne fut pas le cas. Comme tant d'autres femmes, je devins l'experte caméléon, ajustant mes propres besoins à ceux de tous les autres membres de la famille.

Durant les premières années de notre vie familiale, je réalisai peu à peu que ces irritantes inégalités dans notre couple étaient un reflet de celles qui existaient dans notre culture. J'observai plusieurs personnes qui nous ressemblaient — des gens qui au début de leur mariage étaient égaux sur le plan de l'éducation et des revenus, même des gens qui faisaient un travail semblable, tout comme nous — et toujours, je me rendis compte qu'après la naissance des enfants, c'était la femme qui devait sacrifier en partie ses loisirs, son accomplissement professionnel et son épanouissement personnel.

Changez, et vous changerez le monde

Durant ces années où souvent j'étais épuisée, j'ai commencé à mettre en pratique certaines idées que j'avais développées sur la santé des femmes — tout en veillant à ne pas trop en parler à la maison, car je savais qu'elles ne seraient pas bien accueillies par mon mari. Inspirée de mes propres expériences et de celles de mes patientes, et soutenue par la conviction que mes idées pouvaient faire une différence dans la vie des gens, j'ai entrepris avec trois autres femmes le projet de mettre sur pied un centre de santé que nous avons appelé Women to Women. À cette époque, on n'avait jamais entendu parler d'un centre de santé dirigé par des femmes et destiné à des femmes. Notre mission consistait à aider les femmes à prendre conscience des bienfaits de l'unité corps-esprit, et à voir le lien entre leur santé émotionnelle et leur bien-être physique. Je voulais rendre les femmes plus fortes, leur fournir un endroit sécurisant où elles pourraient raconter leurs histoires personnelles, de sorte qu'elles puissent découvrir des façons nouvelles et saines d'améliorer leur mode de vie.

Je savais que pour accomplir tout cela, il faudrait parfois remettre en question le statu quo, parce que les inégalités culturelles ont un effet extrêmement néfaste sur le corps et l'esprit des femmes. En pratiquant cette nouvelle forme de médecine holistique — ce qui en soi était assez révolutionnaire à l'époque —, j'ai découvert que le fait d'avoir une vie familiale normale et heureuse, ainsi qu'un mari aux idées médicales traditionnelles pratiquant dans la même communauté que moi, me procurait une sorte de couverture. Cela me conférait une certaine crédibilité à un moment où mes idées étaient considérées, au mieux, comme non prouvées, et au pire, dangereuses.

Mes trois partenaires de Women to Women et moi avons acheté une vieille maison victorienne dans le but de la convertir en un centre de santé pour notre nouvelle pratique. D'un commun accord, nous avions décidé de ne pas impliquer nos maris dans notre projet, de crainte que leur participation ne mine notre enthousiasme, car nous manquions encore d'assurance sur le plan des affaires.

Bien sûr, dans mon cas, du moins, cela ne voulait pas dire que je ne désirais pas l'appui de mon mari. Je garde un souvenir précis d'une journée en particulier, au début des travaux de construction et de réfection du site. Deux bulldozers étaient installés sur la pelouse, il y avait des travailleurs partout, et l'édifice existant avait été éventré. Soudain, tout le projet devint réel pour moi, et je pris conscience que mes collègues et moi-même étions responsables du paiement de tous ces travaux. Cette pensée me bouleversa. Quand je revins à la maison ce soir-là, je recherchai de l'aide auprès de mon mari afin de calmer mes appréhensions — ce qui ne me ressemblait pas du tout.

— J'ai peur, lui dis-je. Je ne suis pas certaine de pouvoir y arriver.

— Je déteste ça quand tu perds tous tes moyens comme maintenant, répondit-il.

Je compris rapidement que j'avais été folle d'attendre quoi que ce soit de lui.

De façon tout à fait inhabituelle, j'avais couru le risque de me montrer vulnérable sur le plan émotif ; sa réponse venait tout simplement renforcer un trait de caractère que j'avais développé durant mon enfance afin de composer avec les difficultés de l'existence, une forme de stoïcisme absolument essentiel dans une maison où les besoins sur le plan émotionnel étaient mal acceptés et où l'on nous disait de « garder notre flegme ». Il y avait un autre dicton très populaire dans ma famille : « Ne demande pas que ton fardeau soit plus léger, demande que ton dos soit plus fort. » Alors, comme d'habitude, je me suis remise sur pied toute seule, j'ai puisé dans mes ressources intérieures et j'ai fait semblant de ne pas avoir peur.

Finalement, Women to Women a connu un grand succès. Notre travail a touché la corde sensible de nos patientes et le bouche à oreille a favorisé le développement progressif du centre. Même si j'étais très enthousiaste vis-à-vis de mon travail, je n'ai jamais réussi à intéresser mon mari à un seul aspect de la médecine alternative qui était au cœur de ma nouvelle pratique clinique. Mais comme nous avions suffisamment d'autres centres d'intérêt commun, je n'ai pas accordé trop d'attention à son attitude envers mon travail. J'étais plutôt fière d'arriver à maintenir une relation amoureuse avec un membre en règle de l'American Medical Association.

Marier ma mère

Avec le recul, je vois qu'au moment d'épouser mon mari, j'ai juré secrètement et en partie inconsciemment de faire tout ce qu'il fallait pour que ce mariage soit une réussite et pour correspondre au modèle de la femme idéale — à la condition de pouvoir continuer à exercer la profession que j'aimais. (À l'époque, comme la plupart des femmes, j'ignorais que le secret du bonheur, à la fois pour soi et pour l'être aimé, exigeait que l'on devienne d'abord et avant tout soi-même — et non pas ce que l'on pensait devoir être !) À mon insu, je revivais avec mon mari plusieurs problèmes issus de ma relation avec ma mère, ce que je n'ai commencé à entrevoir que 22 ans plus tard alors que j'entrais en périménopause.

Jusqu'à cette période, je rejouais sans cesse le rôle de l'enfant anxieuse de plaire que j'avais été, tandis que mon mari tenait le rôle de ma mère distante et non disponible sur le plan émotionnel. J'étais une enfant tranquille et sensible, tandis que mes frères et sœurs, plutôt athlétiques et de caractères extravertis, étaient toujours en train d'escalader des montagnes et de dévaler des pentes de ski. J'étais du genre à disparaître, à me retirer dans une pièce paisible pour écouter de la musique, lire des contes de fées, m'asseoir près d'un feu, et rêver ou laisser errer mon regard sur les vagues de l'océan. Beaucoup plus à l'écoute des autres membres de notre grande famille affairée, ma mère semblait toujours trop occupée pour remarquer mon existence. Et même si mon père encourageait mon côté studieux, comme la plupart des hommes de son époque, il laissait la tâche d'éduquer les enfants à sa femme.

Espérant ardemment recevoir l'approbation de ma mère, j'ai essayé de gagner son amour en étant une bonne fille. Adoptant une conduite irréprochable, j'ai travaillé et étudié avec acharnement, et je suis devenue sa petite assistante. Je cuisinais, nettoyais, confectionnais des centres de table pour les dîners de fête — je faisais tout ce qui me venait à l'esprit pour être valorisée. Sachant intuitivement que ma mère souffrait — mais ce n'est que bien des années plus tard que j'ai compris la nature de cette souffrance —, j'essayais de la réconforter et de l'aider, exactement comme j'allais plus tard essayer dans ma relation de couple de soigner les blessures d'enfance de mon mari, de lui donner suffisamment d'amour pour qu'il puisse surmonter ses premières frayeurs et ses premières peines.

En même temps, je recherchais auprès de mes professeurs l'approbation que je ne pouvais obtenir à la maison. Ma soif de reconnaissance m'a poussée à me transformer en bourreau de travail à l'école, et ce comportement s'est perpétué tout au long de mes études en médecine et dans ma relation de couple.

Finalement, tout comme je m'étais tournée vers mes professeurs pour obtenir l'appui et l'approbation que je ne recevais pas à la maison, j'allais un jour chercher auprès d'autres personnes que mon mari à combler mes besoins émotionnels. Mais jusqu'à ce que j'entreprenne une démarche pour me connaître davantage — processus qui s'est terminé par le démantèlement de mon mariage —, comme ma mère, j'acceptais simplement le fait que mon mari soit incapable de me voir et de m'apprécier vraiment. En fait, je ne me suis jamais attendue à ce qu'il le fasse. Au fond de moi, j'avais tenu pour acquis que je ne méritais pas d'être aimée par une personne aussi spéciale.

Si j'avais été profondément convaincue que je méritais de recevoir de l'amour, je n'aurais jamais choisi quelqu'un comme mon mari. Plusieurs garçons, parmi les petits amis que j'avais fréquentés avant de rencontrer mon mari, m'admiraient et me valorisaient. Mais quand vous êtes absolument convaincue de devoir « gagner » l'amour — le gagner en vous transformant en bourreau de travail et en libérant une autre personne de sa souffrance —, vous attirez alors une personne qui reflète ces croyances. Forcément, les jeunes gens qui m'appuyaient n'étaient pas ceux que je voulais. Je voulais précisément cette sorte de non-disponibilité sur le plan affectif qui m'était familière — et je l'ai obtenue.

En ce sens, mon mari était une véritable âme sœur, et je ne peux le blâmer pour ce qui s'est passé entre nous. Ce ne fut qu'au moment où je fus capable de changer mon âme — de me transformer de façon radicale, en profondeur — que nous avons cessé d'être des partenaires de vie. Après coup, j'estime qu'il a été l'un des plus grands cadeaux de mon existence.

Après mon divorce, j'ai dû affronter un vieux problème non résolu qui m'opposait à ma mère — c'est une chose très courante —, et j'ai fini par l'assumer. (*Voir mon livre* Mother-Daughter Wisdom, *Bantam Books, 2005, pour une description détaillée.*)

POURQUOI LES COUPLES DOIVENT SE TRANSFORMER AU MITAN DE LA VIE

Quand on observe les dynamiques classiques à l'intérieur des relations familiales dans notre société, il est raisonnable d'affirmer que la grande majorité des rôles subalternes, de soutien, et d'éducation échoit aux femmes, tout comme le sacrifice de soi. Oui, bien sûr, on voit de plus en plus souvent des femmes atteindre des positions élevées dans les arènes politiques, scientifiques ou dans des entreprises. Mais chaque fois qu'il est question de faire des concessions pour le bien de la famille, il y a de fortes chances pour que ce soit la femme qui prenne moins de responsabilités ou qu'elle se retire et abandonne sa carrière — d'où l'expression «*mommy tracks**».

Il est vrai que durant les années de fécondité, la biologie même de la femme l'incite à consacrer beaucoup de temps à sa famille, aux dépens de ses autres intérêts. Mais il est vrai aussi que toute l'atmosphère d'inégalité entre les sexes, propre à notre culture, exploite au maximum cette tendance. Ceci peut conduire à une montée incroyable de ressentiment refoulé au moment où le voile hormonal se lève, et qu'une femme voit tout à coup avec clarté ce qui s'est passé dans sa vie.

Les transformations sur le plan émotif qui surviennent durant la préménopause et la ménopause peuvent ébranler et même terrifier certaines femmes, particulièrement celles d'entre nous qui sont convaincues d'avoir la maîtrise de leur vie. C'est une chose de résister au changement généré par une force externe quelconque. C'en est une tout autre lorsque le changement vient de l'intérieur; lorsque tout ce qui vous est familier, qui vous sert d'appui et vous procure un certain bien-être, y compris votre identité, se métamorphose complètement. Il n'y a que deux manières d'éviter ces brusques changements et ces perturbations : défier les préceptes sociaux et culturels tout au long de vos années de fertilité de sorte qu'à l'approche de la ménopause, vous aurez déjà effectué plusieurs

---

*N.d.T.: Il s'agit d'un poste pour lequel les heures réduites ou flexibles sont acceptées, mais où il y a peu de chances d'avancement.

changements essentiels qui surviennent au mitan de la vie, *ou* défier la sagesse de votre corps durant votre périménopause et ignorer l'invitation qu'elle vous lance de donner libre cours à votre authenticité, votre créativité et votre épanouissement personnel. Cette dernière attitude peut avoir des conséquences désastreuses sur votre propre santé ainsi que sur celle de votre partenaire, sans parler du respect mutuel et de l'amour qui ne seront plus alors à la base de votre relation. Et vous ne trouverez jamais le trésor sur lequel la périménopause essaie désespérément d'attirer votre attention — une vie axée sur la joie et la liberté véritables !

Comment les circuits de votre cerveau sont organisés en fonction des relations interpersonnelles

Rien dans notre vie ne nous affecte plus profondément sur les plans physique et émotionnel que nos relations avec autrui. Le réseau neuronal qui nous permet d'être — qui en fait nous pousse à être — en relation avec les êtres humains se développe dans notre cerveau durant la prime enfance. Les expériences vécues à cette étape critique influenceront les circuits qui se développeront et demeureront avec nous durant toute notre vie. Si par exemple, nos besoins d'enfant sont satisfaits par une personne qui prend soin de nous avec amour, qui répond à nos cris en nous nourrissant quand nous sommes affamées, en changeant notre couche si nous sommes mouillées, en nous caressant ou en nous berçant quand nous avons froid ou peur, alors, nous nous sentirons bien dans notre peau et nous ferons confiance au monde extérieur. Nos besoins sur les plans physique et émotionnel auront été reconnus et satisfaits, et notre valeur s'en trouvera confirmée grâce à cette relation avec un autre être humain. Et assurément, la biochimie de la maternité joue un rôle important dans ce résultat. Les hormones associées à la naissance et à l'allaitement, qui agissent dans le corps d'une mère heureuse, en santé et bien entourée, la prédisposent à tomber amoureuse de son bébé et à lui procurer le sentiment d'être aimée et acceptée de façon inconditionnelle.

Parfois, cependant, nos parents n'ont pas fait eux-mêmes l'expérience de cet amour inconditionnel, et par conséquent, peuvent être incapables de nous le donner. Alors, il se peut qu'ils ignorent nos cris, ou pire qu'ils nous désapprouvent fortement ou expriment un certain ressentiment. Nous aurons alors le sentiment que l'Univers n'est pas un lieu sécuritaire. Nos relations avec les autres nous paraîtront peu sûres, voire menaçantes.

Les sentiments que nous développons envers nous-mêmes et autrui durant l'enfance se gravent dans les circuits de notre corps et de notre cerveau, où ils continueront, bien qu'inconsciemment, d'affecter nos choix en matière de relations et nos attitudes tout au long de notre vie. Ils font partie de notre « portfolio émotionnel » ; ils sont facilement accessibles et s'expriment librement, parfois même de façon excessive. D'autre part, les sentiments qui n'ont pas été renforcés dès nos premières expériences d'enfant ont tendance à s'évanouir ou à devenir inaccessibles, du moins jusqu'à ce que nous faisions l'effort conscient d'accéder à notre pouvoir inné de changer nos circuits !

Votre capacité de faire de votre vie une réussite, peu importe la définition que vous donnez à ce mot, dépend en grande partie de votre façon de communiquer avec les autres. Si cet aspect de votre vie n'est pas satisfaisant, la seule façon pour vous de modifier les vieux circuits relationnels qui déterminent vos relations actuelles est de les identifier et de les mettre à jour. Lorsque vous aurez une meilleure compréhension de l'environnement dans lequel vous êtes née et avez été élevée, vous pourrez alors — bien que ce ne soit jamais facile — modifier certains choix que vous faites automatiquement, en raison de ces vieilles connexions.

Mais un changement ne peut se produire qu'au moment où vous comprendrez à quel point il est important de changer. Vous devez vous demander pourquoi vous éprouvez certaines émotions, pourquoi vous choisissez tels partenaires et adopter certaines façons de faire. La réponse se trouve dans ces expériences de la première enfance, qui ont joué le rôle « d'architecte des interconnexions neuronales » et qui survivent aujourd'hui à l'intérieur même de vos cellules.

À partir de l'adolescence, presque invariablement, nous sommes attirées par des partenaires qui nous permettent de revisiter et peut-être de résoudre certains problèmes émotionnels que nous traînons depuis l'enfance. Dans notre culture, la relation amoureuse est le lieu où nous exprimons nos désirs les plus profonds. Par conséquent, chaque relation amoureuse peut nous servir de microscope pour examiner notre circuit émotionnel. Plus que n'importe quel autre aspect de notre vie, nos relations intimes mettent en lumière les vieilles blessures qui demandent encore à être guéries. Et la plupart des femmes ont appris à faire passer leurs besoins en dernier dans leurs relations, car elles n'ont pas le sentiment de leur valeur propre. Aussi, elles ont même fini par ne plus savoir ce qu'elles voulaient, jusqu'à ce qu'elles se permettent de s'en souvenir !

Rétrospectivement, je peux voir que c'est ce qui s'est passé pour moi sur le plan émotif avec l'homme qui est devenu mon mari. Je rejouais avec lui un drame familial qui pour moi était encore bien vivant. Et même si je ne peux parler en son nom, je ne crois pas me tromper en affirmant avoir probablement joué le même rôle pour lui. Ce sont les changements hormonaux et les transformations de la ménopause qui m'ont aidée à voir que le rôle que je jouais dans mon mariage était basé sur de vieilles croyances sur moi-même et sur ma valeur — des croyances périmées et tout à fait inappropriées.

La ménopause à la rescousse

On n'a peut-être pas l'impression que les changements périménopausiques viennent à notre rescousse lorsqu'ils se produisent, mais la lucidité qui l'accompagne et le sentiment de révolte grandissant devant l'injustice, les inégalités et ce qui nous empêche de nous épanouir sont un véritable cadeau. Nos hormones nous donnent l'occasion de voir, une fois pour toutes, ce que nous devons changer pour parcourir la seconde partie de notre vie honnêtement, pleinement, et sainement. C'est à cette époque que beaucoup de femmes, comme je le dis parfois, arrêtent de « comprimer » — de refouler leurs propres besoins afin de répondre à ceux des autres.

Notre culture attend des femmes qu'elles fassent passer les autres en premier, et durant les années de maternité, la plupart d'entre nous le font, peu importe le prix qu'elles ont à payer. Mais au mitan de la vie, l'occasion nous est donnée d'effectuer des changements, d'organiser nos vies en fonction de ce que *nous* sommes — ou plus exactement, de ce que nous sommes devenues.

Si, au contraire, une femme ne peut faire face aux changements qui s'imposent dans sa vie, son corps trouvera un moyen de les lui indiquer clairement, telle une enseigne lumineuse, impossible à ignorer. C'est à ce stade que plusieurs femmes atteignent une phase critique, qui prend la forme d'un problème physique quelconque, d'une maladie qui bouleverse leur mode de vie ou qui menace parfois même leur existence.

Les fibromes utérins, par exemple, sont l'un des problèmes physiques que l'on retrouve fréquemment au cours des années précédant la ménopause. Dans notre société, 40 % de toutes les femmes en périménopause reçoivent un diagnostic d'un ou de plusieurs fibromes, et pour régler ce problème, plusieurs d'entre elles subiront une hystérectomie au mitan de leur vie. En médecine classique, nous, les médecins, nous bornons à expliquer que l'apparition fréquente de fibromes chez les femmes dans la quarantaine est causée par les modifications des taux d'hormones, qui entraînent une production trop élevée d'œstrogènes comparée à celle de la progestérone.

Bien que cela soit vrai, dans une certaine mesure, ce n'est pas toute la vérité. J'en sais quelque chose, autant sur le plan professionnel que sur le plan personnel, ayant moi-même souffert d'un fibrome diagnostiqué pour la première fois à l'âge de 41 ans. Les symptômes ressentis ne sont pas uniquement de nature physique ; souvent, ils contiennent un message sur notre façon de vivre — si seulement nous pouvions apprendre à le déchiffrer. Parfois, comme dans mon cas, on comprend le message petit à petit, et la signification entière nous est accessible que rétrospectivement. Mais ce que j'ai appris de première main au cours de ces huit années durant lesquelles j'ai dû vivre avec un fibrome est que nous développons précisément la maladie ou le problème qui sera le plus apte à nous donner accès à notre sagesse intérieure — un phénomène impressionnant et parfois terrifiant. Bien que cela soit vrai durant toute notre vie, cela nous frappe davantage durant la périménopause et la ménopause ; c'est comme si la nature essayait de nous éveiller une dernière fois avant que nos années de fertilité ne s'achèvent ; c'est l'époque où notre sagesse intérieure, modifiée en partie par nos hormones, est la plus forte et la plus intense.

Mon signe avertisseur a pris la forme d'un fibrome. Pour une autre femme, ce sera peut-être une recrudescence de migraines ou du SPM, des symptômes aux seins, ou tout autre problème fréquent à la périménopause. Le message corporel que vous recevrez sera celui qui est le plus apte à briser vos barrières spécifiques, et il concernera directement les aspects que vous devez changer dans votre vie. La sagesse de ce système est très précise.

LA PETITE HISTOIRE DE MON FIBROME : DERNIER CHAPITRE

C'est en 1991, soit plusieurs années avant la publication de mon premier livre *Women's Bodies, Women's Wisdom*, que l'on me diagnostiqua un fibrome pour la première fois. Cela faisait trois longues années que je travaillais sur ce livre, et pendant un certain temps, j'avais l'impression de ne plus avancer du tout : c'était littéralement la panne sèche. Dans mes moments les plus sombres, je doutais que le livre soit publié un jour. Je croyais à l'époque que mon fibrome était relié à ma frustration de prendre autant de temps pour terminer le livre et le mettre en circulation. Les fibromes sont souvent l'indice d'une créativité bloquée, ou qui n'a pas encore pu s'exprimer, habituellement parce qu'elle a été investie dans des relations interpersonnelles, des emplois, ou des projets sans avenir. (L'énergie créatrice bloquée peut aussi se localiser ailleurs, comme dans les ovaires, les trompes de Fallope, le bas-ventre, le bas du dos, la vessie et les hanches, aussi bien que dans l'utérus — lesquels font tous partie du deuxième centre d'énergie des femmes, ou de ce que les médecins orientaux appellent la « région du deuxième chakra ».

Quand *Women's Bodies, Women's Wisdom* fut enfin publié, à ma grande surprise, il fut bien accueilli. Secrètement, je craignais de perdre l'estime des membres de ma profession bien-aimée pour avoir écrit la vérité, telle que je la concevais, sur le lien profond qui existe entre la vie des femmes et leur santé. Bien que le livre n'ait pas été à proprement parler reçu à bras ouverts par mes collègues en obstétrique et en gynécologie, il ne fut pas rejeté non plus. Et les femmes à qui il était destiné l'ont accueilli avec beaucoup d'enthousiasme.

J'étais heureuse et soulagée de la réaction suscitée par mon livre, et mon fibrome demeura à l'état latent. Il ne disparut pas, mais il ne grossit pas non plus. Il resta, un peu comme un murmure à peine audible de ma sagesse profonde. Je savais qu'il n'était pas là par hasard. Il voulait me signifier quelque chose. Alors, je jurai de rester ouverte à son message.

Au cours des années qui ont suivi, j'ai toujours tenu compte de ma voix intérieure — dans la mesure où j'étais capable de la comprendre. J'ai essayé de transformer des relations interpersonnelles insatisfaisantes, j'en ai développé de nouvelles plus réciproques, qui ressemblaient davantage à une association, et j'ai aussi essayé de suivre mon instinct créatif où qu'il me conduise. Ainsi, après plus d'une décennie de travail extrêmement satisfaisant réalisé avec mes collègues de Women to Women, j'ai senti que mon cœur penchait de plus en plus vers l'écriture et l'enseignement. J'avais un profond désir d'atteindre un auditoire plus vaste, et c'est pourquoi je me suis impliquée de moins en moins dans les activités du centre.

J'ai abandonné la pratique chirurgicale, et graduellement, très très lentement, j'ai cessé de prodiguer des soins directement aux patientes. Même si ma vie prenait une nouvelle direction et que j'étais très enthousiaste, j'étais aussi déchirée à l'idée de perdre cette communication intime avec mes patientes. J'aimais beaucoup le travail clinique, qui me permettait de revoir les mêmes femmes année après année, de les aider lorsqu'elles étaient malades, et de me réjouir avec elles lorsqu'elles apprenaient à cultiver leur santé. Mais la pile de dossiers dont il fallait que je m'occupe à la fin de chaque journée me nouait de plus en plus l'estomac.

Pendant ce temps, le bulletin mensuel que j'avais commencé à rédiger en 1994 connaissait un beau succès, et je consacrais beaucoup de temps à la recherche et à la rédaction. J'ai commencé aussi à voyager partout au pays pour enseigner et donner des conférences. Durant toute cette période de changement, j'essayais de comprendre ce que mon fibrome essayait de me dire — particulièrement quand, après être demeuré stable pendant presque quatre ans, il commença à grossir pour finalement atteindre la grosseur d'un ballon de football. Même si j'avais le sentiment que ma vie était équilibrée, j'avais conscience qu'un fort sentiment de culpabilité accompagnait les différents changements que j'opérais, et je savais aussi que la culpabilité qu'on éprouve, même en faisant quelque chose qu'on aime, est toujours un indice d'un blocage d'énergie. Mais comme mon travail m'apportait aussi de grandes satisfactions (en dépit du fait que je me sentais coupable d'avoir trop de plaisir), je n'arrivais pas à comprendre la cause de ce blocage.

En 1996, le jour de l'Action de grâces, tandis que j'essayais de me trouver une tenue pour le dîner, qui dissimulerait la bosse maintenant visible de mon abdomen, j'ai compris que j'étais fatiguée de tenir compte de ce fibrome lorsque je m'habillais, fatiguée également du malaise que j'éprouvais chaque fois que je me couchais sur le ventre. Je décidai alors de renoncer à l'idée de réduire ce fibrome à l'aide de la visualisation, de l'homéopathie, de l'acupuncture ou d'un régime. J'étais prête à demander de l'aide et à me faire enlever ce fibrome chirurgicalement.

Après avoir fixé la date de l'opération, j'ai commencé à prendre un agoniste de la GnRH, un médicament qui abaisse le taux d'œstrogènes et aide ainsi à réduire les fibromes. Ce processus crée une ménopause artificielle accompagnée d'effets secondaires semblables à ceux qu'éprouvent les femmes en ménopause, comme les changements dans la mémoire, les bouffées de chaleur, et la perte osseuse. Néanmoins, je me suis dit que les bénéfices que je retirerais en faisant réduire la tumeur valaient la peine de supporter les inconvénients — car plus la tumeur serait petite, plus petite serait l'incision, et plus les risques d'une hémorragie diminueraient —, d'autant plus que je n'allais prendre ce médicament que durant deux mois.

J'étais loin de me douter que les bénéfices iraient bien au-delà de la diminution de la tumeur. En repensant à cette période aujourd'hui, je vois que cette ménopause artificielle de deux mois provoquée par le médicament a déclenché les changements dans mon cerveau — et dans ma vie —, qui ont préparé le terrain pour un nettoyage et une réorganisation complète de certaines de mes relations interpersonnelles les plus intimes, incluant, finalement, mon propre mariage.

En colère, je dévoile le fond de ma pensée

Un soir, quelques semaines après avoir commencé à prendre l'agoniste GnRH, j'étais assise devant la télé avec tous les membres de ma famille — dont notre ancienne gardienne d'enfants, devenue maintenant la grande responsable de la maison, que je nommerai Lida — en train de regarder un épisode de la série télévisée *ER*. Vers la fin de l'émission, une infirmière dit à un visiteur qu'il devrait entrer dans la chambre et parler à son ami, un grand brûlé à l'article de la mort. Remarquant que l'infirmière ne disait pas toute la vérité au visiteur sur la sévérité de l'état de son ami, Lida m'interrogea.

— Est-ce qu'ils vous enseignent à agir comme ça durant votre formation ?

— Agir comment ? demandais-je.

— Est-ce qu'ils vous enseignent à ne pas dire toute la vérité quand la situation est très grave ? précisa-t-elle.

Après un instant de réflexion, je répondis qu'en effet, une croyance tacite circulait parmi nos professeurs à l'école de médecine, selon laquelle les patients, ainsi que leur famille et leurs amis, n'étaient pas vraiment capables de supporter la vérité et que, par conséquent, il valait mieux taire certaines choses — un fait qui avait très bien été illustré dans la scène que nous venions de voir à la télé.

Mon mari se leva d'un bond, et se redressant de toute sa taille imposante proclama : « Mais non, ils n'enseignent pas ça ! Je ne vois pas de quoi tu parles ! » Quelque chose en moi se cassa net. Après des années et des années à édulcorer mes propos pour me faire accepter de mon mari et de toute autre figure d'autorité à l'école de médecine, je ne pouvais tout simplement pas rester silencieuse un instant de plus. Je lui dis que je sentais que moi — et tous les autres — avions été conditionnés par des milliers de messages non verbaux à parler aux patients d'une certaine façon, et que cette façon de faire laissait de côté une grande partie de la vérité sur leur expérience et la mienne. Évidemment, il n'y avait pas de cours *Ne parlez pas aux patients 101*, dis-je, mais j'avais pu constater par exemple qu'une main sur la poignée de porte ou le soupir d'un médecin courant d'un lit à l'autre durant sa tournée fournissaient aux patients une foule de renseignements sur ce qu'ils pouvaient ou non attendre de la communication avec leur médecin.

Comme le ton montait, nous nous sommes retirés, mon mari et moi, dans notre chambre afin d'épargner aux autres cette prise de bec. Et durant les 40 minutes qui ont suivi, ma confiance en moi et en mes opinions grandit de plus en plus. J'ai dit à mon mari ce que je pensais — de la pratique médicale, de notre relation, de l'injustice inhérente à notre façon de vivre depuis des années — sans m'excuser et sans essayer non plus d'adoucir mes propos pour les rendre plus acceptables. C'était l'une de ces étonnantes éruptions volcaniques qui se produisent de temps en temps quand le couvercle finit par sauter, parce que nous avons enfoui trop de choses dans la casserole — des choses que nous savons, mais dont nous ne pouvons pas parler, parce que nous sommes des femmes et parce que nous avons appris, pour survivre, à demeurer silencieuses afin d'être aimées par les figures d'autorité (surtout les hommes). Toutes ces choses que nous avions tenté d'ignorer ou de garder sous le tapis jaillissaient alors au grand jour, à l'état brut. À la fin, mon mari ne semblait plus aussi grand qu'au début, et il me parlait doucement en s'excusant. Ce fut le tournant de notre mariage. Il n'y avait plus de possibilités de faire marche arrière.

Ce qui s'est passé ce jour-là, lorsque j'ai décidé d'exprimer ma pensée au lieu de me taire, était le résultat direct de ma ménopause artificielle. Bien sûr, en général, la ménopause se produit graduellement. Mais quand elle se produit plus ou moins instantanément à cause des médicaments, comme dans mon cas, ou à cause d'une opération ou d'une exposition à des radiations, comme il arrive à d'autres femmes, les changements hormonaux soudains peuvent jeter un nouvel éclairage sur nos vies, aussi intense qu'inattendu, comme les bouffées de chaleur qui nous affectent souvent au cours de cette période. Même si ma ménopause prématurée ne fut pas permanente et que les bouffées de chaleur disparurent aussitôt que je cessai de prendre le médicament déclencheur, le changement intérieur produit par ce bref interlude ménopausique *devint* permanent. Il ramena à la surface tous les conflits cachés, les miens comme ceux de notre couple.

LA JOIE DE L'ASSOCIATION CRÉATRICE

Avant ce jour, je n'avais jamais pu m'exprimer librement dans notre couple ; par contre, cela ne m'avait pas empêchée de me faire entendre dans mon milieu de travail, et mon auditoire dépassait de beaucoup le cercle de mes proches. Tout allait de mieux en mieux pour moi dans ma carrière. J'avais cofondé un centre de femmes renommé, j'étais devenue présidente de l'American Holistic Medical Association et j'avais écrit un livre qui m'avait apporté énormément de crédibilité sur les plans professionnel et intellectuel. La foi en mon propre travail — travail que j'adorais plus que tout — grandissait sans cesse.

J'étais fière aussi de pouvoir contribuer davantage au revenu familial, et comme d'habitude, j'avais recherché l'approbation de mon mari — mais sans résultat.

Comme il arrive à tant de femmes au mitan de leur vie, j'ai fini par découvrir un nouveau modèle d'association. Lorsque j'ai rencontré la Dre Mona Lisa Schulz pour la première fois, je terminais la rédaction de *Women's Bodies, Women's Wisdom*. Médecin et titulaire d'un doctorat en neurosciences, Mona Lisa devint un peu plus tard ma partenaire de recherche et l'une de mes meilleures amies. Elle évalua mon travail d'un point de vue purement scientifique, et put établir sa validité. Jusqu'à ce jour, mon apprentissage m'avait amenée à croire que les cliniciens n'étaient pas de véritables scientifiques. Ces derniers étaient des gens qui ne se salissaient pas les mains avec les détails de la vie quotidienne des patients, préférant plutôt collecter des données dans des conditions parfaitement contrôlées. Je pratiquais un genre de médecine qui était tout sauf contrôlée : j'aidais les femmes à choisir des solutions individuelles pour résoudre leurs problèmes de santé sur la base d'un partenariat entre le médecin et le patient, et entre le patient et sa propre sagesse intérieure. Assurément, ce n'était pas scientifique.

Mais Mona Lisa m'aida à me percevoir et à percevoir ma contribution avec plus de clarté. Avant de la rencontrer, je n'avais trouvé dans la région que bien peu de médecins qui avaient la même approche que moi, et il y en avait encore moins qui étaient prêts à en parler publiquement. À cette époque, ce n'était pas bien vu de parler de médecine « holistique », et c'est pourquoi on trouvait peu de volontaires disposés à courir le risque de devenir des martyrs de la profession. Mais Mona Lisa, elle, était prête. Elle partageait la même vision que moi, ainsi que la volonté de courir le risque... de s'exprimer ouvertement.

L'approche scientifique de Mona Lisa allait bien au-delà des conventions. En plus d'être spécialisée en neurosciences, c'est une clinicienne très intuitive. Elle est capable d'établir les schémas émotionnels et mentaux associés à la maladie d'une personne avec pour seules données le nom et l'âge de cette personne, sans même l'avoir vue. La validation scientifique qu'elle a donnée à l'intuition — définie comme la capacité de connaître une chose directement sans avoir en main toutes les données objectives — a contribué au développement de ma foi en mon propre guide intérieur. J'ai pu partager avec elle l'intérêt que je portais depuis toujours au mysticisme, à l'astrologie et aux anges. Elle m'a enseigné à utiliser les cartes du tarot comme outil pour diriger mon intuition. En retour, j'ai été pour elle un modèle de médecin qui a réussi à allier la sagesse intuitive du côté droit du cerveau à la capacité de poser un diagnostic et de travailler comme chirurgienne, autant d'habiletés qui font appel au côté gauche du cerveau.

Notre travail commun devint un remarquable modèle d'une association entre deux personnes, à la fois collègues et amies. En plus des idées et des valeurs, nous avions sensiblement les mêmes attitudes face à la vie. Nous avions toutes les deux le sens de l'humour, nous aimions aller ensemble au cinéma et organiser de petites fêtes pour mes filles ; nous pouffions de rire en nous aidant mutuellement à choisir des « tenues de conférencière » pour nos exposés en public — encore plus fréquents à cette époque. Cette expérience de travail avec une personne si amusante, heureuse, épanouie et ambitieuse a radicalement changé mes exigences quant au genre de personnes que je voulais fréquenter.

Autre signe de reconnaissance : mon message passe à la télévision

Au début de l'année 1997, j'ai commencé à travailler sur mes deux premières émissions spéciales à la télé. Peu après cette période, où l'agoniste GnRH avait stimulé mon cerveau, j'ai rencontré Jack Wilson et Bill Heitz, deux producteurs de Chicago, dont les femmes leur avaient suggéré de me retrouver et de présenter mon travail à la télévision. Le projet de créer avec Jack et Bill quatre émissions spéciales, qui connurent un vif succès, contribua aussi à renforcer ma confiance en moi. Je me sentais alors comprise et très estimée, non seulement par une scientifique rigoureuse, mais aussi par deux personnes qui croyaient en moi, même si je n'avais aucune expérience à la télévision.

Ce fut une période exaltante pour moi. Cependant, j'étais plus souvent à l'extérieur qu'à mon bureau. Mon rêve d'enseigner, d'écrire et de présenter mon message à un auditoire encore plus vaste était devenu une réalité à temps plein — et même un peu plus. À regret, j'ai coupé le cordon qui me liait à Women to Women, vendant à mes partenaires mes parts dans la propriété et dans l'entreprise. Le travail que je faisais maintenant ne convenait plus au modèle que nous avions élaboré ensemble. Je compris que le temps était venu de suivre mon propre chemin.

LES FORCES QUI CHANGENT L'OIE CHANGENT AUSSI LE JARS

Tandis que je procédais à toutes ces transformations dans mon existence, mon mari traversait aussi une période de changement.

Sa crise du mitan de la vie commença par un questionnement sur ses objectifs de carrière. La réorganisation des soins de santé l'avait forcé à changer sa façon de pratiquer, et il était de plus en plus malheureux dans son travail. L'argent devenait aussi l'une de ses préoccupations majeures, et mon propre succès semblait intensifier ses craintes au lieu de les apaiser. Je ne pouvais comprendre pourquoi il s'en faisait autant au sujet de notre situation financière. Après tout, me disais-je, j'avais de bons revenus, et nous étions ensemble dans le même bateau.

Ce qui l'inquiétait, entre autres, était le fait qu'il songeait à prendre sa retraite alors que notre benjamine obtiendrait son diplôme d'études secondaires — soit dans deux ans à peine. Moi, en revanche, je sentais que je venais tout juste de trouver mon rythme de croisière, et je n'avais pas du tout l'intention de prendre ma retraite, ni maintenant ni plus tard. Mon mari avait prévu une série de rencontres avec notre comptable afin de planifier sa retraite, mais durant ces séances, j'avais l'impression que nous étions dans deux mondes différents. Il semblait n'y avoir aucun logiciel capable d'harmoniser nos objectifs si différents.

Comme plusieurs hommes au mitan de leur vie, mon mari semblait composer avec son anxiété face au changement en essayant d'exercer de plus en plus de contrôle sur nos ressources financières — ressources qui provenaient de plus en plus de mes gains. Ou peut-être avait-il toujours exercé cette sorte de contrôle et que je venais tout juste de m'en apercevoir. Comme plusieurs femmes, j'ai toujours été convaincue que mon mari était meilleur administrateur que moi de sorte que je l'ai toujours laissé régler toutes les questions d'argent. Chaque semaine, il passait des heures devant son ordinateur à gérer nos avoirs et à payer les traites. Mais durant sa crise du mitan de la vie, cette tâche semblait de plus en plus l'inquiéter et le terroriser, et il voulut bientôt effectuer des compressions dans mes propres dépenses. Une partie de moi était aussi convaincue que nous dépensions trop, et je n'étais pas loin de me laisser envahir par les craintes qui le tourmentaient.

Mais en dépit de tous mes efforts, je n'ai jamais réussi à vivre en respectant les limites du budget qui, selon lui, correspondait à nos besoins. Je faisais des achats en cachette, de crainte qu'il ne s'emporte contre moi. Bien sûr, j'avais conscience de la contradiction qui existait entre les idéaux que j'avais prônés durant toutes ces années auprès de mes patientes et la réalité que je vivais. Mais j'avais vraiment peur de la colère de mon mari. J'ai laissé cette crainte me dominer, et je me suis tue pendant des années. Et j'étais toujours, sous certains aspects, la personne qui voulait absolument plaire et éviter les affrontements.

LA VÉRITABLE MÉNOPAUSE COMMENCE

Deux semaines après avoir quitté le centre que j'avais cofondé près de 15 ans auparavant, mes bouffées de chaleur « officielles » ont commencé. Elles étaient beaucoup moins intenses que celles que j'avais expérimentées auparavant avec les médicaments qui les provoquaient — des bouffées si fortes que régulièrement, j'enlevais mon manteau d'hiver et je me déshabillais, restant en débardeur au beau milieu de l'hiver dans le Maine ! Néanmoins, elles étaient assez prononcées pour me faire comprendre que j'entrais dans la période de la ménopause « pour de vrai ».

C'était le 18 décembre 1998 — la fin d'une année, et comme il s'avéra par la suite, la fin d'une période. Les négociations que je venais tout juste de mener en quittant Women to Women n'étaient que le prélude aux événements qui allaient se dérouler sur le front familial — même si en apparence tout allait bien de ce côté, même que l'ambiance semblait excellente. Le jour où mes bouffées de chaleur ont commencé, mon mari, nos filles et moi sommes partis pour un voyage de ski en Autriche, où nous avons passé le jour de Noël en compagnie de ma mère, de mes frères et de mes sœurs. C'était un rêve que je caressais depuis des années.

Ce fut un merveilleux voyage sur plusieurs plans, et j'étais très heureuse de me retrouver dans un lieu aussi magique, avec tous les membres de ma famille, mais j'ai ressenti, comme jamais auparavant, la tension dans notre couple. Quand j'observais les couples autour de nous, des hommes et des femmes qui manifestement étaient engagés les uns envers les autres et qui s'appréciaient mutuellement, je me sentais très seule. Je me rendis compte que j'évitais mon mari durant ce voyage ; je skiais la plupart du temps avec mes filles, ma sœur et ma mère. Je ne voulais plus utiliser mon énergie pour tenter d'apaiser mon mari et l'aider à se sentir à l'aise, comme je l'avais toujours fait. L'arrivée des bouffées de chaleur a marqué une autre étape dans mon cheminement — j'ai pris l'engagement de mieux établir mes limites, de mieux prendre soin de moi, et de dire le fond de ma pensée.

Au cas où j'aurais eu des doutes, mon corps renforçait ma décision et m'incitait à répondre à mes besoins. J'ai fait de l'acné, un signe que quelque chose s'était « logé sous la peau » et était sur le point de sortir. Lorsque je me suis tournée vers mes cartes du tarot Motherpeace, auquel j'avais eu recours à plusieurs reprises pour m'aider à accéder à mon intuition, c'était toujours la carte du Chaman d'Épée qui faisait surface, une carte dont le message nous exhorte à dire ce que nous savons être vrai. L'Univers me parlait de différentes façons. J'étais maintenant prête à écouter.

MON MARIAGE FAIT FAILLITE

En 1999, peu après le jour de l'An, une série d'avis de compte à découvert envoyés par la banque fut pour moi le symbole de l'échec de notre association. Notre compte hypothécaire se trouvait en défaut de provision… tout comme notre mariage. Lorsque j'exprimai le besoin d'avoir mon propre espace durant un certain temps et que je voulus discuter de la possibilité de faire chambre à part durant cette période, mon mari quitta la maison dans un accès de rage. Il ne revint pas.

Presque toute la nuit, j'ai jonglé à la possibilité — et à la responsabilité — d'assumer seule les paiements complets de la maison et de mon entreprise.

Jusqu'au jour du départ de mon mari, et durant toutes les années où nous avons été ensemble, jamais l'idée d'un divorce n'avait effleuré mon esprit. J'imaginais toujours qu'un changement quelconque allait se produire chez mon mari, chez moi ou ailleurs, et je demeurais convaincue que nous arriverions à faire équipe tous les deux. Pendant des années, les voyantes et les astrologues m'avaient dit que nous étions faits pour être ensemble. Un divorce était impensable.

Et pourtant, en dépit de ce qui semblait être inscrit dans les étoiles et malgré nos trois années de thérapie de couple, j'étais arrivée au bout du chemin. Je ne pouvais plus rester dans ce que je percevais comme une relation déséquilibrée. J'avais besoin de me retrouver seule. Je n'étais plus prête à me laisser dominer par une autre personne, émotionnellement, financièrement, ou physiquement. J'étais rendue beaucoup plus loin.

Finalement, j'étais prête à entreprendre la dernière étape du processus d'autoguérison pour lequel je me préparais depuis un demisiècle. La ménopause m'avait incitée à faire des idéaux dont je faisais l'éloge dans mon travail une réalité. Je savais que j'avais maintenant le choix : ou je faisais taire ma voix intérieure pour sauvegarder notre mariage, ou je trouvais le courage de prendre les mesures qui s'imposaient pour divorcer. Mais quel choix difficile !

Pourquoi était-ce si douloureux ? Possiblement, parce que le réseau de circuits relationnels de mon cerveau s'était formé durant les années 1950. Si mon mariage s'était dissous à cette époque, tout le monde ou presque aurait été d'accord pour dire que mon ambition avait détruit notre relation. Pourquoi ne pouvais-je pas placer les besoins de mon mari avant les miens, tout simplement ? Pourquoi avoir voulu à tout prix être appuyée et comprise pleinement par mon mari ? Pourquoi avoir incité mon mari à sortir de la routine et à se dépasser ? Je l'ai fait parce que je n'avais pas le choix. Quelque chose en moi, une voix venue du fond de mon âme, me pressait de le faire, et je devais lui faire confiance.

Néanmoins, j'étais effrayée à l'idée de vivre sans le partenaire avec qui j'avais vécu pendant si longtemps. Et un jour, je me suis souvenue de ce qu'une de mes filles m'avait confié plusieurs mois auparavant : la vie était si désagréable à la maison qu'elle n'avait pas l'impression qu'elle y reviendrait pour les vacances lorsqu'elle serait au collège. Ces paroles m'ont donné le courage d'avancer.

La souffrance, source de guérison

Même si j'avais commencé à me détacher de mon mari plusieurs années auparavant, je n'étais toujours pas prête à affronter le profond sentiment de vide que j'ai ressenti à la fin de notre relation. Au début, j'avais la sensation d'avoir perdu un de mes membres. Pendant des semaines, je m'éveillais avant l'aube, ressentant une douleur aiguë dans la gorge et au cœur dès que je prenais conscience, de nouveau, que mon mari n'était plus à mes côtés.

Une fois à l'extérieur de la maison, je constatai que je pouvais parfois me sentir assez bien durant plusieurs jours consécutifs. Puis, je me retrouvais dans un lieu quelconque à remplir l'un de ces formulaires qui sont omniprésents dans nos vies, et je songeais que le jour viendrait où il me faudra cocher la case « divorcée ». J'appréhendais ce jour.

Je me souvenais des difficultés qu'avait éprouvées ma mère lorsqu'elle s'était retrouvée seule. Mais son mariage avait été heureux ; il s'était écourté lorsque mon père était subitement décédé sur un terrain de tennis à l'âge de 68 ans. Elle avait alors reçu un choc terrible. Quand même, durant les premiers mois de notre séparation, je me souviens avoir pensé que ma douleur était en quelque sorte plus pénible, parce qu'elle m'obligeait à questionner ce qu'avait été l'élément central de ma vie pendant les 24 dernières années. Même si je savais que 50 % de tous les mariages se terminent par un divorce, j'avais l'impression que toute ma vie était un échec. Je craignais de devenir la sorte de femme dont j'avais souvent entendu parler, la femme que personne ne veut inviter de crainte qu'elle ne vole le mari d'une autre : une femme seule au mitan de sa vie, non courtisée, non désirée, et dangereuse pour le statu quo.

Le sentiment de vide est un thème récurrent au milieu de la vie. Même les femmes qui ne divorcent pas à cette période doivent souvent faire face à d'autres deuils — la mort de leurs parents ou de leur partenaire, le départ de la maison d'un enfant, la perte d'un emploi, des changements dans l'apparence physique, ou la fin de leurs années de fécondité. Pour une femme qui n'a jamais mis au monde un enfant et qui a toujours espéré que cela se produirait un jour, la fin de la fécondité peut représenter une perte terrible. Mais quelles que soient les circonstances, presque toutes les femmes doivent abandonner une *certaine* vision idyllique de leur avenir.

Et quand cette prise de conscience se produit, c'est très douloureux. Peu à peu, j'ai accepté de ressentir à fond toute ma douleur et toute ma peine, convaincue que cela ne pourrait pas me détruire. Je savais que c'était seulement ainsi que je pourrais aller plus loin.

La colère, source de guérison

Je vous mentirais, et je rendrais un bien mauvais service aux femmes parvenues au mitan de leur vie, si je vous laissais croire qu'à cette époque je n'éprouvais que de la peine et un sentiment de vide. Un autre sentiment émergeait des profondeurs de mon être, et c'est cette émotion qui m'a sauvée de la paralysie.

C'est la colère qui m'a donné l'énergie de procéder à la pénible tâche de démanteler 24 années de vie conjugale — et d'élaborer un autre modèle de vie. J'ai mis à profit l'énergie volcanique de ma colère pour identifier mes besoins et les satisfaire. J'avais vécu le départ de mon mari comme un abandon, pour nos filles et pour moi-même, et j'étais bien résolue à faire tout ce qui était nécessaire pour redonner à notre vie familiale sa plénitude.

Au début, je n'étais pas certaine de pouvoir y arriver. Ma colère était tempérée par une bonne dose de peur. Mais chaque fois que j'étais sur le point de succomber au désespoir ou à la terreur, un signe clair en provenance du bureau de poste m'incitait à regarder la vérité en face : des avis de compte à découvert de la banque, des relevés de compte de carte de crédit, et des lettres d'avocat se pointaient régulièrement. Que ça me plaise ou non, j'étais seule sur le plan financier, comme sur tous les autres plans. J'allais devoir abandonner mes rêveries sentimentales et cesser de croire que notre mariage pourrait encore être sauvé. J'allais devoir me concentrer sur la nécessité d'assurer mon propre bien-être et celui de mes filles.

Je bénéficiais aussi d'une autre source d'énergie durant cette période difficile. Mon frère avait divorcé quelques années auparavant et il semblait savoir d'instinct quand m'appeler et quoi dire pour m'encourager. Sa lucidité devint une valeur inestimable à mes yeux.

L'acceptation, source de guérison

J'ai commencé à prier tous les jours pour trouver le courage de lâcher prise, de renoncer à mon mariage et à mon identité de femme mariée. Je faisais une promenade quotidienne et je m'arrêtais à mi-chemin près du port. En regardant au loin, je songeais à tous les bienfaits dont la vie m'avait comblée — et il y en avait beaucoup.

Puis, je formulais une prière de reconnaissance à haute voix, et les mots, me semblait-il, remontaient le courant jusqu'à la source du fleuve. Chaque jour, pendant que je me tenais là, j'assistais au retrait des glaces et au changement des marées. Le printemps allait bientôt arriver, je le savais, et il apporterait l'énergie bienfaisante de la renaissance et du renouveau. J'éprouvais de la reconnaissance du simple fait d'avoir pu pleurer durant la période hivernale, et d'assister à l'arrivée du printemps.

Environ trois mois après notre séparation, le week-end précédant notre 24e anniversaire de mariage, un affreux sentiment de vide m'envahit et oblitéra temporairement toutes les raisons intellectuelles et émotives que j'avais de continuer les procédures de divorce. L'une de mes amies avait téléphoné ce matin-là pour me dire à quel point notre séparation l'attristait, comme elle sentait qu'il y avait encore beaucoup d'amour entre mon mari et moi. Elle me dit qu'elle passerait une partie du week-end à faire brûler des bâtonnets d'encens pour nous dans l'ashram qu'elle fréquentait.

Lundi, le jour de notre anniversaire, je me sentais très nostalgique. Toute la journée, j'ai vraiment eu envie de téléphoner à mon mari. Puis, alors que je m'apprêtais à dîner avec les filles, la sonnette de la porte d'entrée retentit. C'était le fleuriste qui me remit une douzaine de roses blanches accompagnées d'une carte portant ces mots : « Merci pour ces 24 années ou presque, ensemble. Et pour nos deux filles. » En pleurant, je dis aux filles : « Votre père et moi, nous nous sommes toujours aimés ; n'en doutez jamais. »

LE REMÈDE DU TATOU : LE POUVOIR DE LA VULNÉRABILITÉ

Quelques semaines après ma séparation, une journaliste qui voulait publier un article sur mon travail m'interviewa. À la fin de l'entrevue, elle me dit : « Il ne me reste qu'une question. Est-ce que Chris Northrup a déjà vraiment souffert ? »

J'étais abasourdie. À cet instant précis, le sentiment d'avoir perdu la relation la plus importante de ma vie me submergeait, et je le ressentais dans chaque cellule de mon corps. Comment pouvait-elle présumer que ma vie était facile ? Mais je ne dis rien. Il était trop tôt pour parler de ma situation en public. Les blessures étaient trop récentes, trop vives.

Plus tôt, au cours du même mois, Mona Lisa m'avait dit : « Tu n'es pas assez vulnérable, alors personne n'est porté à prendre soin de toi. Moi, par contre, j'ai eu tellement de problèmes de santé que tout le monde a envie de prendre soin de moi. Partout où je vais, j'attire les « mères. »

J'étais furieuse. Je n'avais pu démontrer ma vulnérabilité avec mon mari, ni auparavant avec ma mère. Quelque part en chemin, j'en avais perdu la capacité. Du reste, ce n'était pas une habileté que j'admirais. J'avais vu beaucoup trop de femmes exploiter le rôle de victime, en jouant sur la sympathie des autres pour satisfaire leurs besoins. Je n'ai jamais voulu agir comme ça. Mais je savais que dans notre culture, l'identification aux victimes est si profonde qu'on doutait de l'humanité des personnes qui n'assumaient pas ce rôle. C'était exactement le message que m'avait envoyé la journaliste en posant sa question.

Après ma conversation avec Mona Lisa, pendant deux soirées consécutives, j'ai cherché une direction en utilisant un jeu de « cartes médicinales » illustrées d'animaux, lequel fonctionne un peu comme un jeu de tarot. Chaque fois que je tirais une carte, c'était celle du tatou (en position inversée) dont voici le message :

> Vous croyez peut-être que la seule façon de triompher de votre situation actuelle consiste à vous cacher ou à prétendre que vous êtes blindée et invincible, mais ce n'est pas une façon de grandir. Vous feriez beaucoup mieux de vous ouvrir et de découvrir la valeur et la force de votre vulnérabilité. Si vous le faites, vous découvrirez quelque chose de merveilleux. La vulnérabilité est la clé qui vous permet d'apprécier les cadeaux de la vie terrestre. En demeurant sensible, vous aurez accès à une myriade d'expressions. Par exemple, un compliment sincère est un flot d'énergie. Si vous craignez d'être blessée et si vous vous cachez constamment, vous ne connaîtrez jamais la joie d'être admirée par les autres[1].

Je fus directement interpellée par ce message. Il me rappelait avec justesse que j'avais bien appris de ma mère stoïque, à cacher ma vulnérabilité. Le moment était venu pour moi de modifier ce comportement pour compléter ma rupture avec mon passé.

Au mitan de leur vie, certaines femmes recherchent de nouvelles satisfactions à l'extérieur de leur maison et de leur vie familiale. Elles peuvent avoir besoin de revêtir une armure. Mais d'autres femmes ont besoin de laisser tomber un petit peu leur armure. C'était le cas pour moi. Et il en est de même pour beaucoup hommes qui ont traditionnellement consacré les années précédant leur retraite à diriger toute leur attention sur leur réussite au travail. Le problème, c'est qu'au mitan de la vie, plus qu'à n'importe quelle autre période, les aspects de votre personnalité qui vous ont permis de survivre et d'être fonctionnelle durant la première moitié de votre existence peuvent mettre votre vie en danger durant la seconde moitié. Nous devons tous et toutes trouver le courage d'effectuer les changements nécessaires pour vivre pleinement, librement.

CÉLÉBRER LE PASSÉ TOUT EN PRÉPARANT LE FUTUR

L'atmosphère à la maison devint beaucoup plus décontractée après le départ de mon mari. La tension avait disparu. Après avoir adopté deux chatons du centre local de protection des animaux, j'ai découvert que ceux-ci nous apportaient, à moi et à mes filles, beaucoup de plaisir et de réconfort. Nous n'avions jamais eu d'animaux domestiques avant, parce qu'un chien nous semblait venir avec trop de problèmes et parce que mon mari était allergique aux chats.

Je découvris aussi avec étonnement que je n'avais jamais aussi bien dormi depuis des années; je m'éveillais spontanément chaque matin, sans la sonnerie du réveille-matin. Cela ne m'était jamais arrivé auparavant. En y réfléchissant maintenant, je peux finalement mesurer combien d'énergie j'ai dû déployer pour préserver ma relation de couple.

Les semaines passaient, et je m'habituais lentement à la solitude, au sentiment de m'appartenir. Et peu à peu, j'ai pris conscience que je puisais, dans les profondeurs de mon être, l'énergie nécessaire pour recharger mes batteries. Comme dans tout travail de deuil et de renoncement, il y eut des hauts et des bas. Un jour, par exemple, je me mis à pleurer pendant que je regardais les émissions télévisuelles du jeudi soir que nous avions l'habitude d'écouter en famille, tel un rituel hebdomadaire. Mais une semaine plus tard, j'ai pu passer la soirée seule, dehors, loin de la télé, en me réjouissant de la magnifique lumière qui se réfléchissait sur le fleuve. J'étais seule, mais je ne souffrais pas de solitude. Je savais que j'allais y arriver. J'étais heureuse.

Mon mariage a bien fonctionné durant plusieurs années, et je suis très reconnaissante des joies et des plaisirs que j'ai éprouvés en compagnie de mon mari et de nos deux enfants. Ces joies étaient bien réelles, et je ne les ai pas oubliées le jour où mon mari vint réclamer sa part des toiles suspendues aux murs de notre maison. Après les avoir enlevées, je suis restée avec un terrible sentiment de vide que des murs vides peuvent vous donner dans de telles occasions. Pour surmonter cette dernière épreuve, j'ai passé un après-midi complet en compagnie de deux amies qui m'ont aidée à couvrir un des murs de notre salle à manger de photos de famille — ce qui m'apportait un témoignage concret et réconfortant des bons moments passés. Un an plus tard, j'ai remplacé les photos de mon mari par des images de mes filles et moi. Plus tard encore, au moment de réaménager la pièce, j'ai de nouveau modifié l'espace. J'ai appris que le renoncement est un processus, et non pas un événement.

J'ai aussi appris qu'une partie de ce processus consiste à reconnaître la valeur de la relation qui s'est terminée, et à le faire non seulement en silence, seule avec vous-même, mais aussi, quand c'est possible, en présence de la personne concernée.

Moi-même, je l'ai fait, cinq mois après notre séparation, alors que mon mari et moi étions tout près d'en arriver à une entente. Après une de nos sessions de médiation, je lui ai demandé de pouvoir le rencontrer en privé, et là, j'ai vidé mon cœur. Je lui ai demandé pardon d'avoir essayé de le changer. Je lui ai dit que j'étais bien contente que ni l'un ni l'autre n'aient choisi d'avoir une aventure amoureuse pour mettre fin à notre union. Je l'ai remercié pour le havre familial que nous avions créé ensemble, et pour nos merveilleux enfants qui n'auraient pu voir le jour si nous ne nous étions pas aimés. Je l'ai remercié pour l'appui et l'encadrement dont il a fait preuve au moment où j'ai exploré de nouveaux sentiers dans le domaine de la santé des femmes. Je lui ai dit aussi que je l'aimais.

J'étais si émue lors de ce témoignage de gratitude que j'ai pu facilement comprendre pourquoi les couples désunis préfèrent parfois garder leur colère et leur ressentiment bien vivants. De cette façon, ils n'ont pas à ressentir la peine découlant de la prise de conscience de ce qu'ils ont perdu. Mais je peux voir aussi quels dommages cette attitude peut causer à leurs enfants, à eux-mêmes, et à toutes les personnes impliquées, et je suis heureuse d'avoir trouvé le courage d'exprimer ce qu'il y avait dans mon cœur.

Parmi toutes les choses auxquelles j'ai renoncé cette année-là, je dois mentionner mon sentiment d'échec. Margaret Mead, la célèbre anthropologue, nous a fait voir que dans le passé, la plupart des couples pouvaient vivre ensemble « jusqu'à ce que la mort les sépare », parce qu'après 25 ans de mariage, un des partenaires — ou les deux — mourait ! En d'autres mots, à l'âge où la plupart d'entre nous vivent les changements de la ménopause, nos ancêtres tombaient malades et mouraient — ou ils étaient déjà morts. « Vivre ensemble jusqu'à ce que la mort nous sépare » était plus facile quand la vie était plus courte. Les observations de Mead m'ont aidée à nuancer le sentiment d'échec que j'éprouvais devant mon incapacité à préserver mon mariage.

Tout au long de la difficile et pénible année du divorce, je suis restée en bonne santé. Je me suis donné la permission de pleurer tout mon soûl, d'exprimer ma colère, puis de la laisser se dissiper. J'ai aussi cherché de l'aide du côté de la spiritualité tout en m'ouvrant sur le plan émotionnel ; tout cela m'a aidée à traverser, avec un minimum de symptômes, une période caractérisée par des changements hormonaux importants. J'ai aussi utilisé différentes approches naturelles pour rétablir mon équilibre hormonal, ce dont je parlerai au chapitre 6.

Maintenant, il est temps pour moi, comme pour tant d'autres femmes de la génération des baby-boomers, de prendre en main ma destinée et de devenir une pionnière dans la reconstruction de cette deuxième partie de ma vie. Sur ce chemin, nous devons toutes garder à l'esprit que la santé physique et émotionnelle est notre état naturel, même durant cette période de transition. Bien que, pour certaines, la vie qui les attend représente un territoire inconnu peuplé d'incertitudes liées au changement, j'ai maintenant atteint l'autre rive. Je puis vous garantir que cette seconde étape de l'existence s'annonce comme la plus grande phase de libération et d'épanouissement, si vous tenez compte de votre sagesse intérieure et que vous suivez ses préceptes.

Quelle que soit votre décision, n'ayez pas de regrets. Tirez profit de la lucidité d'esprit dont vous fait cadeau la ménopause et utilisez ce présent de façon à ce que cette deuxième partie de votre vie vous appartienne véritablement.

Chapitre 2

Le cerveau s'embrase à la ménopause

Une femme m'a confié récemment qu'avant que sa mère n'atteigne l'âge de la ménopause, son père a réuni tous les membres de la famille et leur a annoncé : « Mes enfants, votre mère va vivre certains changements bientôt, et je tiens à vous prévenir. Votre oncle Ralph m'a dit que lorsque tante Carol est passée par là, elle a lancé un rôti d'agneau par la fenêtre ! » Bien que cette histoire corresponde parfaitement au stéréotype de la femme ménopausée complètement « folle », il n'en demeure pas moins que le geste de lancer un rôti par la fenêtre était peut-être, pour tante Carol, une manifestation extérieure du processus qui se déroulait au plus profond de son être : la revendication de son identité. C'était peut-être sa façon à elle de dire à quel point elle était fatiguée de servir sa famille, de signifier qu'elle avait bel et bien dépassé la période de sa vie où elle était cuisinière-chauffeuse-laveuse de vaisselle. Pour un grand nombre de femmes, sinon pour la plupart, ce processus de revendication consiste, entre autres, à entrer en contact avec la colère et à l'exprimer avec force devant leurs proches, possiblement pour la première fois de leur vie. Les événements qui déclenchent la colère ne sont pas nouveaux. Ce qui est nouveau, par contre, c'est notre volonté et notre énergie à vouloir faire reconnaître cette colère et à l'exprimer — devant les autres et nous-mêmes. Il s'agit probablement du premier pas vers une transformation extrêmement importante dans notre vie… une transformation que nous aurions dû effectuer depuis bien longtemps.

NOTRE HÉRITAGE CULTUREL

Quelle que soit la phase de votre cycle menstruel ou de la transition périménopausique où vous vous situez présentement, vous avez probablement hérité de certaines croyances qui peuvent se résumer dans les quelques variations qui suivent : « Les problèmes qui font leur apparition juste avant mes menstruations n'ont rien à voir avec ma vraie vie. Ils sont strictement hormonaux. Mes hormones existent dans un univers complètement séparé du reste de ma vie. » J'ai trouvé, dans un magazine féminin populaire, un bel exemple de cette ignorance du syndrome prémenstruel (SPM), conforté par la culture ambiante :

> J'adore le syndrome prémenstruel ! Il me donne une telle perspective sur les choses ! Il me fait pleurer dans une allée du supermarché parce qu'il n'y a plus d'olives Kalamata — un complot combiné par le magasinier du Stop & Shop afin de saboter la nouvelle recette que je mourais d'envie d'essayer durant mon unique journée de congé ! Il me pousse à me disputer avec mon mari sur des sujets d'une importance capitale — comme le fait qu'il ait oublié d'enlever ma tasse de café matinale et de la ranger en même temps que la sienne, ce qui est un symbole très clair de quelque chose de plus profond, n'est-ce pas ?… Et puis, POUF ! Mes menstruations se déclenchent, et je m'éveille à un univers qui me paraît tout rose. Envolée, la pression qui m'incitait à divorcer, à envoyer mes enfants dans une maison de correction et à déménager dans un autre pays. En fait, si je compare mon état à celui dans lequel je me trouvais la semaine précédente, je me sens vraiment bien[1].

L'écrivaine continue en expliquant que son syndrome prémenstruel n'a fait que s'intensifier avec l'âge et que son obstétriciengynécologiste lui a suggéré de reprendre la pilule, ou d'essayer le Prozac avant ses menstruations. En d'autres mots, elle avait besoin d'une petite « mise au point ». Mais cette femme ignorait les messages potentiellement importants que lui livrait son corps. Le SPM et l'intensification des symptômes si fréquente durant la périménopause, constituent vraiment le système de guidage intérieur destiné à attirer notre attention sur les modifications à effectuer dans notre vie — des modifications qui revêtent un caractère particulièrement urgent durant cette période.

Si nous ne prêtons pas attention aux problèmes qui se manifestent chaque mois durant les années où nos périodes menstruelles sont régulières, ces symptômes s'amplifieront avec le temps. Chaque problème prémenstruel pour lequel l'écrivaine blâme le SPM est probablement lié à un besoin plus vaste et plus profond qui n'est pas comblé. Les problèmes qu'elle soulève semblent superficiels ou même ridicules de prime abord. Mais si elle était parfaitement honnête avec elle-même, elle réaliserait que la pénurie d'olives à l'épicerie et le fait que son mari n'ait pas enlevé sa tasse vide ce matin-là peuvent être des signes indiquant des besoins plus profonds qu'elle a ignorés jusque-là : le besoin de disposer de plus de temps libre, l'envie irrésistible de s'adonner au plaisir sensuel de cuisiner, le besoin pressant de recevoir un témoignage d'affection de son mari tous les jours. Lorsque ces besoins ne sont pas reconnus, le corps finit par crier haut et fort pour attirer l'attention.

En réduisant les signaux du corps à des symptômes physiques, l'écrivaine a endossé le mode de pensée dualiste qui domine toute la médecine occidentale. Sa position — qui est bien trop répandue — est que ces problèmes hormonaux sont une croix à porter, et qu'avec une panoplie de remèdes et un bon sens de l'humour, la femme peut arriver à contrôler ses hormones pour qu'ils soient tout au moins tolérables. Plutôt que de se servir de cette occasion pour mieux comprendre ce qui se passe, l'auteure a fait taire sa voix intérieure.

NOTRE CERVEAU S'EMBRASE À LA MÉNOPAUSE

En fait, notre cerveau commence à changer durant la périménopause. Tout comme la chaleur s'élève dans notre corps, elle s'élève aussi dans notre cerveau ! Les changements hormonaux typiques de la transition ménopausique déclenchent des signaux qui sont transmis à notre lobe temporal, la région du cerveau où l'intuition est la plus active. Comment tout cela va nous affecter dépend en grande partie de notre volonté à nous adapter aux changements que nos hormones nous enjoignent de faire au cours des 10 ans, environ, que dure la périménopause.

Il y a suffisamment de preuves scientifiques qui confirment que des changements dans le cerveau commencent à s'opérer à la périménopause. Les variations entre les taux d'œstrogènes et de progestérone affectent le lobe temporal et les zones associées au système limbique de notre cerveau, et il se peut que nous devenions irritables, anxieuses et instables sur le plan émotionnel. Bien que notre culture nous porte à croire que nos sautes d'humeur ne sont que le résultat de «tempêtes hormonales» et qu'elles n'ont rien à voir avec notre vie, on dispose pourtant de preuves solides pour démontrer que derrière des épisodes de stress répétés — par exemple, en raison de la colère ou de l'impuissance que vous ressentez devant un partenaire, vos enfants ou une situation particulière au travail — se cachent plusieurs des changements hormonaux qui surviennent dans le cerveau et l'organisme. Cela signifie que si votre situation — que ce soit au travail ou avec vos enfants, votre mari, vos parents, ou une autre personne — ne change pas, le stress émotionnel qui en résulte pourra exacerber le déséquilibre hormonal périménopausique. Dans un état hormonal normal, avant la périménopause, il est plus facile d'ignorer ces aspects insatisfaisants de votre vie, tout comme vous pouvez leur accorder moins d'importance durant la première partie de votre cycle menstruel — qui est le moment où vous avez le plus de chances de vous sentir optimiste, joyeuse, et assez forte pour repousser sous le tapis tout ce qui crée des problèmes. Mais il reste que les problèmes n'ont pas disparu pour autant.

APPRENDRE À RECONNAÎTRE ET À TENIR COMPTE DES AVERTISSEMENTS

Que vous soyez en période de périménopause précoce à l'âge de 35 ans, ou au seuil de la ménopause, votre sagesse intérieure tentera de vous lancer quatre types d'avertissements sur les plans physique et émotionnel, et ce, de plus en plus intensément.

Notre premier avertissement : le syndrome prémenstruel (SPM)

Qu'arrive-t-il si, durant nos années de fertilité, nous ignorons notre nature cyclique, nous nous déconnectons de la sagesse du corps, et essayons de fonctionner comme si nous étions des êtres linéaires — avec le même dynamisme, la même concentration, et les mêmes aptitudes jour après jour ? Très souvent, nous voyons apparaître le SPM. Avec les malaises physiques et émotionnels qui l'accompagnent, le SPM est un moyen que le corps utilise chaque mois pour rappeler à la femme que des problèmes non résolus, en quantité toujours plus grande, s'accumulent en elle. Du déséquilibre

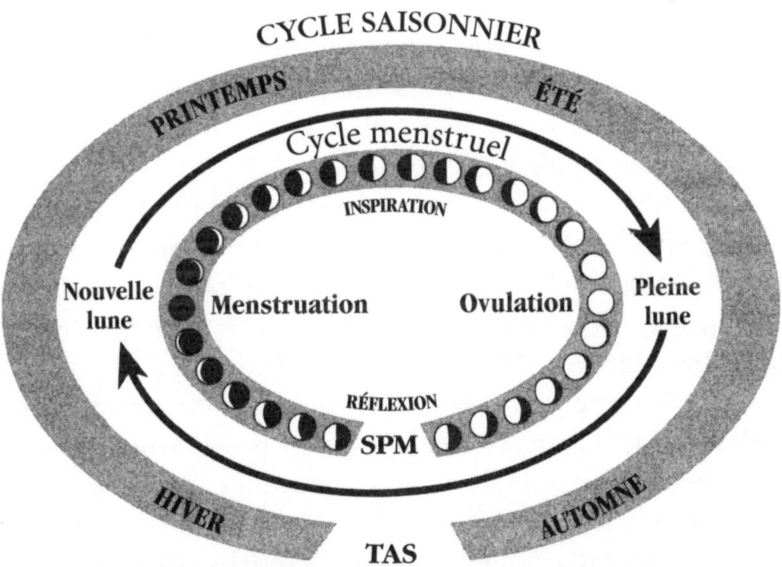

Figure 1. LES DEUX PREMIERS AVERTISSEMENTS : LE SPM ET LE TAS
Le SPM est au cycle mensuel ce que le TAS (trouble affectif saisonnier) est au cycle annuel. Ces problèmes demandent le même traitement, lequel consiste à tenir compte davantage de notre sagesse cyclique.

nutritionnel aux interrelations problématiques, tout peut perturber le milieu hormonal, et faire des ravages sur les plans physique et émotionnel durant les années de fertilité. Si, mois après mois, une femme ignore ces premiers signaux relativement discrets, elle risque de recevoir un peu plus tard des messages plus incisifs et plus pressants. Toutes gênantes qu'elles soient, ces douleurs sont nos alliées ; elles nous supplient de lever les yeux et de regarder ce qui ne va pas dans notre vie. Bien souvent, malheureusement, nous ne le faisons pas. La plupart d'entre nous sont trop occupées, et nous estimons que le malaise n'est pas si grand, après tout. C'est plus facile de l'ignorer. Mais le corps insiste !

Un avertissement bouleversant : la dépression post-partum

Plusieurs études ont démontré que les femmes qui souffrent du SPM courent davantage de risques de faire une dépression post-partum dans les premiers jours ou les premières semaines qui suivent leur accouchement. Ou parfois, celles qui souffrent de dépression post-partum développeront le SPM quand leur cycle menstruel recommencera. Comme les nouvelles mères se sentent souvent trop vulnérables pour se plaindre, la dépression post-partum est sous-diagnostiquée et sous-traitée dans notre culture, même si de 10 à 15 % des femmes sont aux prises avec un problème de trouble de l'humeur après l'accouchement — allant de la dépression majeure aux troubles d'anxiété, telles les attaques de panique. Comme pour toute autre maladie, des facteurs génétiques, environnementaux et nutritionnels sont associés à la dépression post-partum. Mais il est vrai également que la dépression post-partum est souvent un signe provenant de la sagesse intérieure de la mère, qui lui indique qu'elle n'obtient pas l'appui et l'aide dont elle a besoin en ce moment, et que certains aspects de sa vie, particulièrement sa relation avec un ou ses deux parents ou avec son partenaire, nécessitent d'être examinés. Si ces problèmes ne sont pas résolus, ils risquent fort de refaire surface durant les changements hormonaux de la périménopause.

Un avertissement annuel : la dépression saisonnière

Si, mois après mois, nous persistons à ignorer les messages du corps, ce dernier peut émettre un avertissement plus fort, chaque année, sous forme de dépression saisonnière ou trouble affectif saisonnier (TAS). Celui-ci se manifeste d'abord par une intensification des symptômes du SPM durant l'automne et l'hiver, quand les jours raccourcissent et que la période d'obscurité est plus longue. Il peut finir par évoluer en désespoir et en dépression sévère durant la phase de l'année où la lumière diminue le plus. C'est un fait bien connu que deux heures d'éclairage artificiel offrant le spectre complet de la lumière, dans la soirée, peuvent arriver à convaincre l'organisme que les jours sont plus longs — ce qui peut renverser le processus et combattre le gain pondéral, la dépression, le désir pressant de glucides, le repli sur soi, la fatigue et l'irritabilité causés par le TAS. (Des études ont aussi montré que la thérapie par la lumière facilite le traitement de la dépression durant la grossesse[2].) Mais sans une utilisation continue de la lumière artificielle, les symptômes reviennent l'automne suivant… à moins de tenir compte de l'avertissement. Le lien entre le SPM et le TAS est un bon exemple de la façon dont la sagesse féminine s'inscrit dans nos cycles mensuels et saisonniers.

La périménopause : la mère de tous les avertissements

Pour plusieurs femmes, la périménopause ressemble, comme le décrivait une de mes patientes, au « SPM multiplié par 10 » — et c'est particulièrement vrai pour celles qui, pour une raison ou une autre, font la sourde oreille et ne tiennent pas compte des avertissements mensuels et saisonniers qu'elles reçoivent. Bien sûr, on ne peut négliger les effets physiques provoqués par les variations des taux d'hormones. Cependant, on peut dire sans crainte de se tromper que les symptômes gênants qui font leur apparition durant les périodes de changements hormonaux s'intensifieront et dureront plus longtemps si une femme traîne avec elle un lourd bagage émotionnel. La sagesse du corps s'exprime à travers ces symptômes et nous incite, encore une fois, à prêter attention aux problèmes non résolus de notre vie. Tout au long de ses années de fertilité, la femme accumule, dans une sorte de «compte du passif», des problèmes au fur et à mesure qu'ils se présentent, et les intérêts à payer sont inscrits chaque mois si la dette n'est pas réglée.

Ainsi, en moyenne, chaque femme traverse approximativement 480 périodes menstruelles et 40 cycles saisonniers avant d'arriver au seuil de la ménopause; elle aura reçu entre-temps 500 relevés de compte environ. Comment va sa santé? Comment se nourrit-elle? Comment vont ses émotions et ses relations? Sa carrière? Place-t-elle délibérément le plaisir dans son quotidien ou choisit-elle de se sacrifier? Elle a eu environ 500 occasions de résoudre ces problèmes... ou de les balayer sous le tapis. À la périménopause, le processus s'accélère. Notre sagesse intérieure, qui, durant des années, a sincèrement essayé d'attirer notre attention, effectue par l'entremise des hormones une dernière tentative pour nous inciter à nous occuper des besoins et des désirs accumulés en nous. Il y a de fortes chances pour qu'une femme se retrouve dans une période de grand bouleversement émotionnel au moment où elle se débat pour faire de la place au «moi» en émergence et renouveler sa vie. Aussi bien extérieurement qu'intérieurement, cette période ressemble à l'adolescence; à cette époque, notre corps et notre cerveau ont aussi vécu de profonds changements hormonaux, lesquels nous ont procuré l'énergie nécessaire pour essayer de nous détacher de notre famille et devenir celle que nous étions destinées à être. À la ménopause, nous nous retrouvons où nous nous sommes arrêtées à l'adolescence. Il est temps maintenant de finir le travail.

Il n'est donc pas étonnant que des recherches aient démontré que les femmes aux prises avec des symptômes prémenstruels incommodants — et parfois même sévères — présentent souvent une périménopause tumultueuse accompagnée de symptômes physiques et émotifs de plus en plus difficiles à ignorer[3].

Au moment où la femme effectue la transition vers la seconde moitié de sa vie, elle doit affronter non seulement sa propre aversion pour les conflits et la confrontation, mais aussi la perception de la culture ambiante sur ce que la femme « devrait » être. Ainsi, la sagesse intérieure du corps fournit une dernière occasion de franchir les barrières érigées par la culture, en jetant un éclairage nouveau sur différents aspects de la vie d'une femme qui nécessitent d'être remaniés. Pour y parvenir, chacune d'entre nous doit faire le choix d'aller à la rencontre de sa sagesse intérieure.

EST-CE MOI OU EST-CE MES HORMONES ? DÉBOULONNER LE MYTHE DES TEMPÊTES HORMONALES

Les variations de taux hormonaux que la plupart des femmes expérimentent durant la périménopause et la ménopause ne peuvent en elles-mêmes et à elles seules, provoquer les symptômes émotifs et psychologiques éprouvants (comme la colère et la dépression) dont souffrent tant de femmes à cette époque et en période prémenstruelle. Mais si cette détresse existe déjà à l'état latent, il ne fait pas de doute que les perturbations hormonales contribueront à la faire remonter à la surface.

Bien que les taux d'hormones et l'humeur aient tendance à fluctuer grandement durant les années de fertilité, et encore plus durant les années de périménopause, les recherches n'ont pu démontrer de différences importantes entre les taux d'hormones des femmes qui souffrent de symptômes s'apparentant à ceux du SPM et celles qui n'en souffrent pas. Cependant, ce qui a pu être très bien documenté, c'est que les *cerveaux* des femmes qui souffrent le plus de symptômes s'apparentant à ceux du SPM sont plus susceptibles d'être affectés par les variations hormonales[4]. En d'autres mots, ce ne sont pas les taux d'hormones eux-mêmes qui sont la source du problème. C'est plutôt la combinaison particulière des taux hormonaux d'une femme et la chimie préexistante de son cerveau, combinée à sa situation personnelle, qui produisent ses symptômes. On estime que 27 % de toutes les femmes qui sont agitées et dépressives durant leurs menstruations, et 36 % de toutes les femmes qui deviennent dépressives en période prémenstruelle seront très sensibles aux changements hormonaux qui se produisent à la ménopause[5].

Bien que nous ayons tendance à considérer les changements hormonaux comme étant la cause des symptômes périménopausiques, leur origine est beaucoup plus complexe. Dans ma pratique, j'ai vu plusieurs femmes aux prises avec des bouffées de chaleur et des sautes d'humeur à la fin de la quarantaine — en dépit du fait qu'elles aient suivi une hormonothérapie de remplacement pendant plus de 20 ans à la suite de l'ablation de leur utérus et de leurs ovaires, alors qu'elles étaient encore dans la vingtaine. Manifestement, les changements au niveau des hormones liées à la reproduction ne peuvent être les seuls responsables de ces symptômes. Ce sont des signaux que nous envoient notre esprit et notre corps pour nous signifier que nous avons atteint une nouvelle phase de notre développement — et que l'occasion nous est ainsi donnée de guérir et de grandir.

DÉVELOPPEMENT DE LA SAGESSE À LA MÉNOPAUSE

La ménopause intègre la sagesse des étapes précédentes et l'amène à un niveau plus élevé.

Processus corporel	Sagesse encodée
CYCLE MENSTRUEL	Sagesse intuitive cyclique, recyclage et traitement des émotions.
GROSSESSE/FERTILITÉ	Capacité de concevoir une idée ou une vie avec une autre personne, de lui procurer un soutien, d'en prendre soin, et de lui permettre de naître.
MÉNOPAUSE	Début des années de sagesse.
	Ouverture à la connaissance intuitive permanente.
	Réinsertion dans la communauté.

Se tourner vers l'intérieur

Avant d'atteindre le mitan de leur vie, les femmes consacrent généralement leurs énergies à prendre soin des autres. Elles sont encouragées à le faire, entre autres, par les hormones agissant sur leurs cycles menstruels — les hormones qui les incitent instinctivement à s'occuper des autres, à aimer l'harmonie, et à veiller à ce que celle-ci soit présente dans leur univers. Mais durant deux ou trois jours, chaque mois, juste avant ou pendant nos règles, il y a un interlude hormonal durant lequel le voile entre le conscient et l'inconscient s'amincit, et la voix de notre âme nous fait signe, nous rappelant subtilement de ne pas oublier nos propres passions, nos propres besoins — lesquels ne devraient pas être subordonnés constamment aux besoins de ceux que nous aimons.

Cette fluctuation entre les mondes intérieur et extérieur et la façon dont celle-ci est influencée par nos hormones a été rapportée par une psychanalyste et un médecin dans une étude fascinante réalisée dans les années 1930. La Dre Therese Benedek a étudié les dossiers psychanalytiques de patientes, tandis que le Dr Boris Rubenstein étudiait les cycles hormonaux ovariens des mêmes personnes. Après avoir étudié l'état émotionnel d'une femme, la Dre Benedek était en mesure d'identifier, avec une incroyable précision, à quelle étape de son cycle menstruel elle se trouvait. Les deux médecins ont découvert que juste avant l'ovulation, au moment où le taux d'œstrogènes est le plus élevé, le comportement et les émotions des femmes étaient orientés vers le monde extérieur. Au cours de la période d'ovulation, les femmes étaient plus détendues et satisfaites, et assez réceptives à l'affection et à l'attention prodiguées par autrui. Durant les phases postovulatoire et prémenstruelle, quand le taux de progestérone est à son niveau le plus élevé (tout comme les symptômes du SPM), les femmes étaient plus enclines à concentrer leur attention sur elles-mêmes et à s'impliquer davantage dans des activités introspectives[6].

J'aime à penser que la première moitié de notre cycle correspond à la période où nous nous préparons, sur le plan biologique autant que sur le plan psychologique, à donner naissance à quelqu'un ou à quelque chose. Dans la seconde moitié de notre cycle, nous nous préparons à donner naissance à rien de moins qu'à nous-mêmes. C'est à cette époque que les zones les plus intuitives de notre cerveau s'activent et nous donnent une rétroaction et des conseils sur l'état de notre vie intérieure. Lucinda, une des abonnées à mon bulletin, a décrit avec éloquence le processus.

LUCINDA — Éliminer le SPM

Le syndrome prémenstruel a été très contraignant pour moi tout au long de ma vie ; il a perverti la perception que mes enfants avaient de moi et terrorisé mon mari. Ce dernier a répété durant des années qu'un extraterrestre prenait probablement le contrôle de mon corps quand mes hormones fluctuaient en période prémenstruelle ! Les migraines faisaient aussi partie du problème. J'étais convaincue que c'était « l'horrible vrai moi » qui se manifestait au moment où j'étais le plus vulnérable ! Un moment, j'étais rationnelle et je m'acquittais paisiblement de mes tâches, et l'instant d'après, je trouvais à redire sur des vétilles jusqu'à ce que la guerre éclate !

Puis je me mettais à pleurer, et j'avais l'impression d'être la femme la plus méchante sur la planète. Cela ne se produisait pas tous les mois, mais quand cela arrivait, c'était toujours aux environs du 17e jour de mon cycle. À cause de tout cela, je craignais d'être folle et je n'avais pas suffisamment confiance en moi pour planifier les activités de la vie quotidienne, ce qui faisait en sorte que je n'étais pas une personne à qui l'on pouvait se fier dans la famille. J'avais grand besoin d'intimité, mais je faisais trop peur aux autres pour qu'ils se rapprochent de moi. Prisonnière d'un horaire surchargé, coincée entre mon travail à l'extérieur et celui à la maison, je n'arrivais pas à régler ce problème. J'avançais tant bien que mal, essayant de paraître normale aux yeux du monde extérieur, mais j'étais de plus en plus épuisée.

Peu à peu, avec les années, j'ai découvert les nouvelles théories sur le lien entre le corps et l'esprit, et les bénéfices que l'on pouvait retirer d'évacuer physiquement la détresse émotionnelle passée et présente, par les pleurs, les bâillements, la sueur, les tremblements, etc. Toutes ces choses sont longtemps restées pour moi des concepts. Mon cerveau avait bien enregistré l'information, mais je ne l'avais pas assimilée dans mon être de façon à la mettre en pratique. Je continuais à me débattre avec ce handicap que le SPM m'infligeait chaque mois, me demandant intérieurement pourquoi — pourquoi moi, une personne créative, intelligente et affectueuse, étais-je affligée de cette condition qui ruinait ma vie ?

Un jour, alors que j'avais une migraine et que j'anticipais déjà la suite des événements, la lumière se fit dans mon esprit. Je me suis consciemment posé la question sur ce qui arriverait si, au lieu de combattre ce que je jugeais être une déficience chez moi, je me permettais de ressentir pleinement ce qui se passait dans mon corps. Pour la première fois de ma vie, j'ai cessé de vouloir tout « contrôler » et j'ai simplement concentré mon attention sur mon corps.

J'éprouvais un sentiment de fragilité. Le changement hormonal faisait en sorte que je me sentais vulnérable. Et ça, je ne pouvais le supporter. J'étais une battante, et non une perdante. J'ai pleuré en reconnaissant mon impuissance. Et pour la première fois, j'ai laissé s'exprimer mon côté féminin. À cause de ma peur, je m'étais révoltée contre lui dans le passé. Ce n'est pas étonnant que je me sois sentie victime. Je combattais mon propre côté féminin — ma déesse intérieure.

Je suis restée en contact avec ce sentiment. Je ne suis pas morte. J'avais besoin de sa douceur et de sa sagesse. La migraine s'est estompée. J'ai cessé de me juger, et j'ai accepté cette partie de moi dissimulée depuis longtemps — même à mes propres yeux.

Les symptômes physiques qui accompagnaient mon SPM se sont atténués. Aujourd'hui, j'utilise cette énergie additionnelle pour faire certaines choses pour moi-même. Je consulte une nutritionniste holistique et j'améliore peu à peu mon régime alimentaire. Je reçois d'excellents soins d'une massothérapeute. Je continue à me libérer de mes émotions passées et présentes. J'ai du plaisir à faire tout ce que j'entreprends parce que chaque activité est importante pour moi, comme elle est l'expression de ma créativité. Je discute avant qu'une crise survienne.

Lorsque je fais de mauvais choix, mon corps me fait toujours signe. J'apprécie qu'il le fasse, et lorsque je m'interroge, au lieu du « pourquoi », je me demande plutôt « comment » : de quelle façon mes actions s'opposent-elles à ma sagesse intérieure féminine et vont-elles à l'encontre de ma véritable identité spirituelle ?

Il suffit que je laisse planer cette question dans mon esprit durant un certain temps pour que la réponse émerge de l'intérieur. Le manuel d'instructions s'y trouve, et si nous demeurons calmes et tranquilles, nous pouvons recevoir l'information dont nous avons besoin et développer de nouvelles habiletés.

Passer du courant alternatif au courant continu de la sagesse

Le milieu hormonal, qui n'existait que quelques jours par mois pendant presque toutes nos années de fertilité ; ce milieu, conçu pour nous inciter à réexaminer notre vie peu à peu, est, au mitan de la vie, maintenant là en permanence, pendant des semaines ou des mois. Nous passons alors d'un courant alternatif de sagesse intérieure à un courant continu, qui circule constamment après la ménopause. Durant la périménopause, notre cerveau effectue le changement et modifie son fonctionnement.

Biologiquement, à cette étape de la vie, vous êtes programmée pour vous retirer du monde extérieur durant un certain temps afin de revisiter votre passé. Vous devez échapper à ces distractions qui sollicitent votre attention lorsque vous prodiguez des soins maternels aux autres. À la périménopause, vous êtes censée vous materner vous-même.

Ce n'est peut-être pas un hasard si le mot « ménopause » invite à faire une association avec l'expression « faire une pause » — à prendre une distance avec les hommes. Non pas qu'il faille vraiment nous éloigner des hommes comme tels. Nous devons plutôt concentrer notre attention sur nous-mêmes au lieu de consacrer tant de temps et d'efforts à leur plaire ! En vérité, biologiquement, vous êtes incitée à prendre une certaine distance avec tout le monde — l'humanité en général —, de façon à pouvoir effectuer un important travail sur vous-même. Ce qui explique sans doute pourquoi l'une des revendications les plus fréquentes des femmes, lorsqu'elles décrivent leurs sentiments durant la transition ménopausique, est leur besoin d'avoir du temps pour elle-même et un refuge qui leur offre la paix, la tranquillité et la liberté d'échapper aux distractions et aux demandes.

Ce rêve, empreint de mélancolie, semble hors de portée, à une époque aussi mouvementée que la nôtre où il faut lutter avec acharnement sur tous les plans à la fois. Néanmoins, celles qui en ont fortement envie croient que leurs désagréables symptômes ménopausiques pourraient se dissoudre si seulement elles pouvaient se

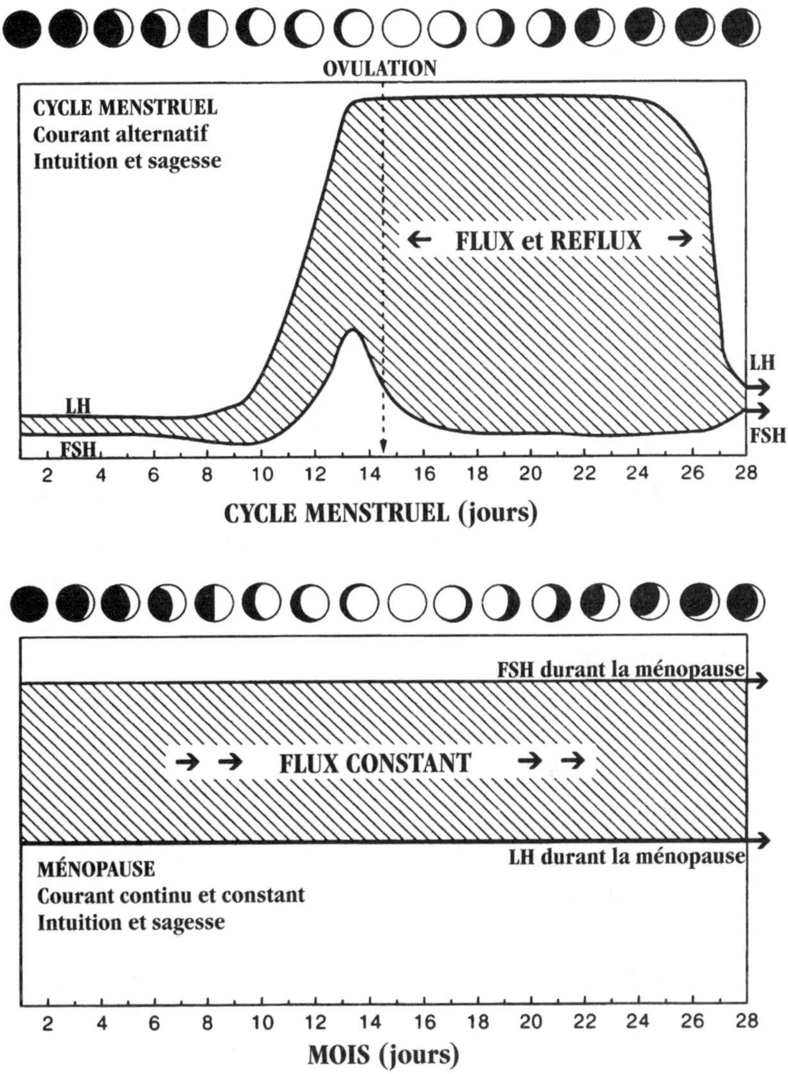

Figure 2. LES COURANTS DE SAGESSE

L'hormone folliculo-stimulante (FSH) et l'hormone lutéinisante (LH) qui stimulent l'ovulation sont libérées de façon cyclique chaque mois jusqu'aux années précédant la ménopause. Une période de changement arrive alors, durant laquelle l'ovulation cesse graduellement et les taux de FSH et de LH augmentent peu à peu. Je crois que cette élévation est en rapport avec le passage du «courant alternatif» au «courant continu». La sagesse intuitive, qui autrefois ne se manifestait clairement que durant certaines parties du cycle menstruel, est maintenant disponible en permanence.

payer le luxe de se fermer au monde extérieur et de concentrer leur attention sur ce processus de croissance intérieure. Ce rêve mélancolique est bien réel. Il vient de votre âme. J'en suis venue à croire que vous pouvez lui faire confiance et croire en lui — et que vous devez suivre ses indications.

Même si ce rêve semble hors d'atteinte, en vérité, chaque femme *peut* trouver un refuge au sein même de son environnement actuel. Même si vous ne pouvez louer un avion pour vous rendre sur une île déserte, il y a de fortes chances que, si vous reconnaissez et acceptez votre besoin de solitude, vous arriviez à libérer du temps et à dénicher un coin tranquille où vous retirer quotidiennement. Vous pouvez vous isoler et fuir le bruit, les appels téléphoniques et les interactions avec les autres. J'encourage toutes les femmes à trouver un moyen d'y parvenir de quelque façon que ce soit. Lorsque nous nous engageons à faire ce premier pas, nous avons la possibilité de cultiver de nouvelles dimensions de notre être et un nouveau sens à notre existence — ce qui nous donne un aperçu enivrant de tout ce que nous pourrons réaliser durant la seconde moitié de notre vie.

LES MULTIPLES RÔLES DE VOS HORMONES « REPRODUCTRICES »

On sait depuis longtemps que nos hormones féminines n'agissent pas uniquement sur la reproduction. Elles modifient aussi nos humeurs et interviennent dans le fonctionnement de notre cerveau. Jusqu'à la puberté, on retrouve le même taux de dépression chez les garçons et chez les filles. Plus tard, quand les hormones ovariennes entrent en action et que commencent les cycles, le taux de dépression augmente chez les filles, et l'on retrouve la plus forte incidence de 22 à 45 ans. Durant la « période de vie professionnelle », l'incidence de la dépression n'est que de 1 sur 10 chez les hommes, alors que chez les femmes, elle est de 1 sur 4. Après la ménopause, les taux de dépression chez les hommes et chez les femmes sont les mêmes. Des études interculturelles ont montré que l'incidence de dépression chez la femme durant la période de vie professionnelle était aussi élevée dans les autres cultures.

Je crois que cette prédisposition générale à la dépression chez les femmes est en partie reliée à l'asservissement dans lequel la plupart d'entre elles, dans la plupart des sociétés, ont été tenues, et ce, pendant des millénaires. Ceci dit, il est également vrai que la dépression chez plusieurs femmes est associée au cycle menstruel, à la grossesse, à la période post-partum et à la période périménopausique. Celles qui sont prédisposées au SPM le sont aussi à la dépression post-partum et aux troubles de l'humeur à la périménopause. Cela s'explique en partie par la complexité des interactions entre l'hypothalamus, la glande pituitaire, les ovaires, et les multiples hormones produites dans ces zones. Ces hormones-clés sont

- la **GnRH** (hormone de libération des gonadotrophines), produite par l'hypothalamus ;
- la **FSH** (hormone folliculo-stimulante) et la **LH** (hormone lutéinisante), produites par l'hypophyse, stimulent à leur tour l'augmentation du taux d'œstrogènes et de progestérone durant le cycle menstruel ;
- les **œstrogènes**, produits par les ovaires, que l'on retrouve aussi dans les tissus adipeux et d'autres parties du corps ;
- la **progestérone**, produite principalement par les ovaires, prépare, avec les œstrogènes, les parois de l'utérus pour l'implantation et le développement d'un embryon.

L'hypothalamus règle la production de toutes ces hormones, puis il est en retour influencé par celles-ci — et plusieurs autres. Il possède des récepteurs non seulement pour la progestérone, les œstrogènes et les androgènes (par exemple, la DHEA et la testostérone), mais aussi pour la norépinéphrine, la dopamine et la sérotonine, des neurotransmetteurs qui règlent l'humeur et qui sont à leur tour affectés par nos pensées, nos croyances, notre régime alimentaire et notre environnement.

Si les œstrogènes, la progestérone et les androgènes ne servaient qu'à la reproduction, le taux de ces hormones tomberait à zéro après la ménopause. Mais ce n'est pas le cas. De la même façon, si les hormones GnRH, FSH et LH n'avaient plus aucune utilité après la ménopause, on s'attendrait à ne plus en retrouver du tout dans le système après cette période. En réalité, c'est tout le contraire qui se produit.

Durant la périménopause, le taux de GnRH commence à s'élever dans le cerveau, et, conséquemment, les taux des hormones FSH et LH s'élèvent aussi pour atteindre de nouveaux sommets. Une explication populaire révèle qu'il s'agit d'une tentative du corps pour « donner un coup de fouet » aux ovaires et les inciter à reprendre leur fonction originelle. Cette théorie aurait eu du sens, n'eût-ce été l'existence d'un fait assez révélateur : ces taux élevés de FSH et de LH *demeurent élevés*, de façon permanente, bien après le moment où il devient tout à fait évident sur le plan physiologique que les ovaires (qui, de fait, ne produisent plus d'œufs) n'ont pas l'intention de sauter de nouveau dans le train de la reproduction. Il semblerait que le corps, dans sa sagesse, a d'autres raisons pour continuer à produire ces prétendues hormones de reproduction, comme s'il poursuivait un objectif autre que la reproduction. En réalité, il y a de plus en plus de preuves démontrant qu'au moins une des fonctions de cette production massive de FSH, de LH et de GnRH à l'origine de cette hausse vise à provoquer les changements dans le cerveau de la femme au mitan de la vie.

Pour des raisons biologiques, les femmes sont souvent plus faciles à contrôler — intellectuellement, psychologiquement, et socialement — durant les années de fécondité qu'elles ne le sont avant la puberté (de la naissance à l'âge de 11 ans) ou après la ménopause. À l'époque où nous bâtissons notre foyer et développons nos relations familiales, notre première préoccupation est de maintenir l'équilibre et la paix. Nous semblons savoir d'instinct que lorsque nous bâtissons une famille, il vaut mieux pour tous que nous fassions des compromis et que nous préservions le soutien dont nous bénéficions, même s'il est loin d'être parfait, plutôt que de risquer de nous retrouver seules pour continuer. Même si cela devait signifier que nous allons perdre de vue nos objectifs personnels, notre capacité « à suivre le programme » est effectivement une protection.

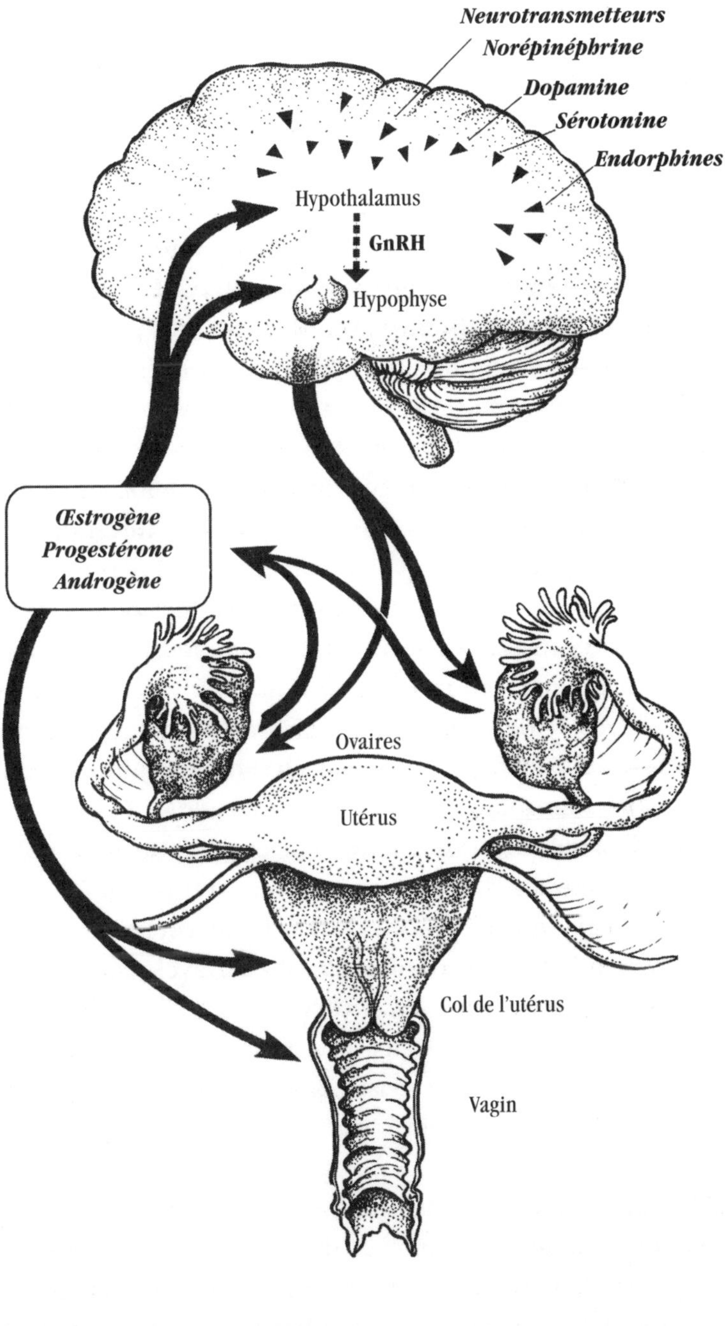

Figure 3. LE LIEN HYPOTHALAMUS-HYPOPHYSE-OVAIRES
Le cerveau et les organes reproducteurs sont intimement connectés par une série complexe de boucles rétroactives.

Une étude médicale effectuée récemment en Suède, par exemple, a démontré que le risque de mort prématurée était de 70 % plus élevé chez les mères de famille monoparentale que chez les mères de famille ayant un partenaire. Et curieusement, cette augmentation du taux de mort prématurée demeurait la même, quels que soient les facteurs socioéconomiques ou la santé des sujets. En d'autres mots, même les mères de famille monoparentale jouissant d'une bonne santé, aussi bien physique que psychologique, et possédant des ressources financières suffisantes couraient un plus grand risque[7].

Ce processus de sublimation de notre moi véritable commence très tôt, à l'adolescence. La mentalité « activiste » de la jeune fille prépubère, son attitude franche et directe et sa tendance à prendre position quand il y a un conflit, tout cela est sublimé par les hormones. Même si une adolescente se soucie de l'injustice sociale, il y a de fortes chances pour qu'elle soit encore plus préoccupée par son image corporelle et son pouvoir de séduction sur des partenaires potentiels. Autrement dit, quand une femme est biologiquement prête à mettre au monde un enfant, à l'élever et à prendre soin des autres — des rôles vitaux, essentiels au développement de l'espèce —, les conflits dans le monde en général s'estompent en quelque sorte dans son esprit. Ses inquiétudes à l'égard des injustices qu'elle a subies personnellement et des traumatismes de son enfance peuvent aussi s'estomper ou disparaître complètement. Il est fort probable qu'elle n'accordera qu'une attention superficielle aux offenses mineures et oubliera les plus graves, car le fait de panser ses propres blessures, d'analyser de vieilles situations traumatisantes ou de regarder en face des abus qui ont duré longtemps exigerait une énergie précieuse. Elle se doit de remplir son rôle premier qui, biologiquement parlant, consiste à se reproduire et à prendre soin des autres.

Elle est généreusement récompensée lorsqu'elle suit ce programme biologique. Les hormones de reproduction sont directement responsables de la stimulation des centres de production des substances opioïdes du cerveau — des substances chimiques semblables à des narcotiques qui se répandent dans le sang et procurent une sensation de bien-être, un état d'euphorie naturel. Les œstrogènes, par exemple, se retrouvent en abondance durant la phase de haute fertilité du cycle menstruel, quand une femme est plus « électrisante » pour les hommes et plus réceptive à leurs avances. Des hormones, telles que la prolactine, submergent aussi le système lorsqu'elle est prête biologiquement à jouer son rôle de mère, à nourrir son bébé, ou à prendre soin des êtres qui lui sont chers. Cette sensation d'être très attirante, ce profond sentiment de satisfaction, cette assurance de pouvoir prodiguer chaleur et affection et de savoir ce qu'elle doit faire, toutes ces choses ressenties par une femme quand elle prend soin des autres — tout cela est dû, en partie, aux substances chimiques semblables à des narcotiques, qui sont produites par le cerveau en réponse aux hormones reproductrices. Comme elle se sent magnifiquement bien, la femme est encouragée à continuer dans cette voie. C'est l'une des raisons pour lesquelles les femmes prennent soin des autres d'une façon extraordinaire.

Les femmes qui sont lesbiennes ou qui choisissent de ne pas se marier et de ne pas mettre au monde d'enfants possèdent elles aussi ce système incitatif inné ; il est imprimé dans les circuits de

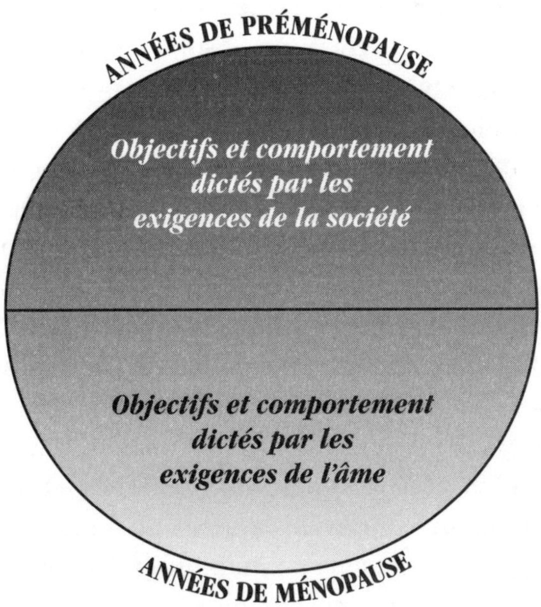

Figure 4. LES RÉCOMPENSES AU COURS DU CYCLE DE LA VIE

l'embryon féminin dès les premiers jours de sa vie. Que ce comportement nourricier soit mis à profit pour mettre au monde un enfant et l'élever ou pour prendre soin des autres de quelque façon que ce soit, la rétroaction biologique est inévitable, puissante et très, très positive. Les recherches ont clairement montré que les femmes soumises au stress produisent de l'ocytocine, une hormone contribuant à la formation de liens affectifs, qui les incite à offrir leur appui aux autres. Shelley Taylor, Ph.D., qui enseigne la psychologie à l'UCLA et qui est l'auteure du livre *The Tending Instinct*, l'appelle la réaction de « soins prodigués aux autres et la création de liens amicaux » face à un stress, par opposition à la réaction plus masculine de « lutte ou de fuite[8] ».

Comment les changements hormonaux de la ménopause facilitent la mise en place de nouvelles connexions dans votre cerveau

Lorsqu'une femme entre en ménopause, elle abandonne ce premier rôle écrit pour elle par les hormones, voulant qu'elle soit d'abord une mère et qu'elle prenne soin des autres. Ce qui ne veut pas dire que la femme ménopausée n'est plus une bonne « mère nourricière ». Elle est désormais plus libre de canaliser son énergie créatrice comme elle l'entend, plus libre « d'ajouter de la couleur sans suivre les lignes du dessin ». Plusieurs problèmes, qui s'étaient estompés quand les hormones de la puberté sont entrées en action, peuvent soudainement refaire surface avec une clarté très frappante, au moment où ces hormones commencent à baisser. C'est pourquoi un si grand nombre de femmes au mitan de leur vie se souviennent de certains événements passés et décident de faire face aux abus dont elles ont été victimes. Les préoccupations face aux injustices sociales, l'intérêt pour les questions politiques, et les passions personnelles sublimées durant les années de fertilité resurgissent et exigent d'être examinés avec attention et d'agir en conséquence. Certaines femmes canalisent cette puissante énergie dans de nouvelles occupations et une nouvelle carrière. Certaines se découvrent de nouveaux talents artistiques et décident de les cultiver. D'autres voient leur désir sexuel augmenter et atteindre parfois des sommets insoupçonnés. Certaines remarquent des changements dans leur préférence sexuelle. Quelle que soit la manière qu'elles la canalisent, il en émane une merveilleuse et profonde sensation de vivre !

SAISIR LE MESSAGE DERRIÈRE LA COLÈRE MÉNOPAUSIQUE

Les impulsions données par la GnRH durant la ménopause préparent le cerveau à de nouvelles perceptions — et conséquemment, à adopter une nouvelle conduite. On voit très souvent des femmes s'irriter, et même faire des colères, alors qu'auparavant, elles fermaient plus facilement les yeux sur les irritants. Longtemps avant que les fluctuations hormonales provoquent des bouffées de chaleur, l'hypothalamus, la région où l'hormone GnRH est produite, commence à se modifier. Cette région du cerveau joue un rôle essentiel dans la perception et l'expression d'émotions telles que la colère[9]. C'est bien connu, les hormones agissent sur l'agressivité et la colère. Au mitan de la vie, notre corps et notre cerveau ont tout ce qu'il faut pour nous permettre de ressentir et d'exprimer notre colère avec une justesse jusque-là inconnue.

La GnRH est l'une des nombreuses hormones à l'origine des changements qui se produisent dans le cerveau. Les molécules d'œstrogène et de progestérone se lient ensemble dans des régions telles que le corps amygdalien et l'hippocampe, lesquels jouent un rôle primordial dans le processus de mémorisation, de faim, du désir sexuel, et de la colère. Les variations de ces hormones et d'autres peuvent très bien contribuer à faire ressurgir de vieux souvenirs accompagnés de fortes émotions, particulièrement la colère. Je ne veux pas dire que la colère est causée par le changement hormonal. Cela signifie simplement que les changements hormonaux favorisent simplement la résurgence des souvenirs et la résolution de vieux problèmes.

Plusieurs femmes sont bouleversées ou effrayées quand elles sentent monter cette colère. Vous ne vous sentez peut-être pas en colère. Vous êtes peut-être « juste » un peu irritée, grincheuse, exaspérée, envieuse, accablée ou dépressive ; ou votre taux de cholestérol est peut-être « juste » un peu trop haut ou votre pression artérielle trop élevée. Croyez-moi, toutes ces émotions et ces malaises physiques sont associés à une seule et même chose : la colère. La colère des femmes est mal vue en général, à moins qu'elle ne se mette au service des autres. Ceci explique probablement pourquoi la colère a été étudiée de façon exhaustive chez les hommes — chez qui elle est admise —, alors que la seule sorte de colère féminine qui ait été largement étudiée est la colère maternelle, dont la fonction est de protéger un enfant menacé. La culture ambiante accepte aussi que les femmes expriment leur colère personnelle au nom de la justice sociale, ce qui trop souvent devient une plate-forme pour libérer une colère personnelle. Bien que nous croyions tous que notre colère est provoquée par l'observation des injustices commises envers les autres, il ne faut pas oublier que les questions politiques sont aussi personnelles : notre colère en fin de compte est liée à nous-mêmes, et son énergie nous pousse toujours à nous réaliser.

Cela ne signifie pas que nous devions renoncer aux protestations sociales, aux réformes et à la quête de justice, si ces sujets nous passionnent. Cela implique simplement que nous devons être conscientes de nos motivations personnelles quand nous prenons une part active à ces luttes, pour qu'elles ne nous obligent pas à abandonner notre démarche de transformation personnelle et d'autoguérison — un processus qui fait de nous des agents de changement social encore plus efficaces.

Nous devons revendiquer notre colère, tout particulièrement au milieu de la vie, car elle peut jouer un rôle important dans l'amélioration de notre qualité de vie et de notre santé. C'est un signe très puissant de notre sagesse intérieure — que nous devrions apprendre à écouter pour ensuite agir en conséquence. La colère se manifeste souvent parce que :

- certaines promesses ou engagements qui nous ont été faits ne sont pas respectés ;
- nous n'avons plus de pouvoir, de statut, ou encore nous ne nous sentons pas respectées ;

- on nous insulte, on mine nos énergies, ou on nous rabaisse ;
- nous sommes menacées sur le plan physique ou émotionnel ;
- une activité importante ou agréable est reportée ou annulée pour accommoder une autre personne ;
- nous n'obtenons pas une chose qui devrait nous revenir en toute légitimité[10].

Si, avant la ménopause, une femme n'a pas appris à reconnaître sa colère et à écouter son message (ce qui est le cas de plusieurs femmes), la périménopause constitue une occasion en or pour le faire. À cette époque, les nouvelles connexions du cerveau de la femme rendent sa vision plus claire et ses motivations plus faciles à identifier. Utiliser la colère comme catalyseur pour effectuer des changements positifs et grandir est toujours libérateur.

Dans les premiers stades de la périménopause, l'irritabilité peut se manifester de façon subtile. Cette sorte de colère de faible intensité ne conduit pas, généralement, à des changements durables — ni à aucun changement d'ailleurs. L'irritabilité, c'est comme faire mijoter de l'eau et en rajouter toujours une certaine quantité dans la casserole, ou abaisser la chaleur juste avant que l'eau atteigne le point d'ébullition. Si nous ne nous occupons pas des choses qui nous irritent dans notre vie, la nature fera monter la chaleur du réchaud pour essayer de nous mobiliser.

GLADYS — Ne jamais laisser bouillir l'eau dans la casserole

Gladys était l'incarnation même de l'irritabilité ménopausique. Quand elle venait à mon bureau, elle se plaignait de son mari, de ses enfants, de son travail. Elle souffrait de sinusite chronique, un problème souvent lié à l'irritabilité et à la colère bouillonnant sous la surface. Chaque fois que je lui demandais si elle allait bientôt modifier certains aspects de sa vie qui l'irritaient au plus haut point, elle se ressaisissait aussitôt et me décochait un large sourire en me disant : « Mais, ma chère, mon mari est vraiment un homme merveilleux. Et mes enfants sont vraiment adorables. Je ne peux me plaindre de quoi que ce soit. » Gladys consulta son médecin, qui lui conseilla de prendre des comprimés de Prozac, mais elle n'eut jamais l'impression que cela, ou quoi que ce soit d'autre l'aidait réellement. Je l'ai suivie pendant des années, mais sa santé ne s'est jamais améliorée.

Tuer le messager : prendre des médicaments pour étouffer sa colère et maintenir le statu quo

Malheureusement, dans notre culture, l'approche habituelle pour traiter les symptômes périménopausiques, tels que les sautes d'humeur et l'irritabilité, consiste à prescrire quelque chose à la patiente pour l'apaiser et l'aider à se sentir mieux. Nous nous questionnons rarement — et assurément, nos médecins nous posent rarement la question — sur ce qui est déséquilibré dans notre vie, et sur ce qui doit être modifié. Si nous utilisons l'hormonothérapie pour obtenir un soulagement sans aborder les problèmes sous-jacents, celle-ci ne nous aidera probablement pas beaucoup, même si nous prenons les doses appropriées.

Les femmes qui sont plus sensibles aux fluctuations hormonales et qui éprouvent plus de difficultés à obtenir un soulagement grâce à l'hormonothérapie ou à d'autres médicaments sont celles qui ont eu des problèmes d'humeur lors de leurs premières menstruations, après un accouchement, et durant la périménopause[11]. Si elles ne s'occupent pas de leurs problèmes émotifs, si elles ne font pas le deuil de tout ce qu'elles ont perdu au mitan de leur vie (si, en d'autres mots, elles n'écoutent pas leur colère et ne posent pas de gestes), elles peuvent faire une grave dépression — ce que l'on décrit parfois comme étant de la colère tournée contre soi-même. Par ailleurs, beaucoup d'études sur la dépression montrent qu'elle constitue un facteur de risque de cancer, de maladies du cœur et d'ostéoporose.

Les tourments émotionnels affectent le cerveau et toutes ses fonctions. Le fait de demeurer dans la même situation garantit pratiquement que les hormones de la femme demeureront en déséquilibre. Plus elle restera longtemps dans une situation pénible, plus ses hormones seront chamboulées, et plus elle se sentira mal à l'aise physiquement. Une prescription d'œstrogènes pourrait modifier temporairement ce cercle vicieux, mais le corps finira par exiger que son message soit entendu.

DORIS — Éviter la colère

Plusieurs femmes minimisent leur souffrance en se comparant à une autre personne qui se trouve dans une situation beaucoup plus critique. Si on ne change pas d'attitude, celle-ci pourrait entraîner des problèmes de santé, particulièrement au mitan de la vie. Voici un exemple tiré de ma pratique.

Doris souffrait d'une pression artérielle élevée et d'un taux de cholestérol légèrement au-dessus de la normale ; ces deux problèmes se sont aggravés vers la fin de sa transition ménopausique, à l'âge de 52 ans. Doris m'a raconté que sa mère, une mondaine, avait consacré sa vie à son mari et à sa carrière. Son dévouement excessif avait provoqué un déséquilibre dans la vie familiale, et les enfants avaient beaucoup été négligés sur le plan émotionnel. Ce sont des gardiennes et des domestiques qui avaient pris soin d'eux. Sans s'en rendre compte, Doris avait reproduit le même modèle avec son mari ; celui-ci était si absorbé dans son travail qu'il n'était tout simplement pas disponible sur le plan affectif. Mais elle ne se permettait pas d'exprimer son besoin de soutien émotionnel ni à son mari ni à sa mère. Doris, comme tant d'autres femmes dont la vie en apparence semblait si privilégiée, m'a dit un jour : « Je me sens tellement égoïste et ridicule de pleurer sur moi-même. Je n'ai vraiment aucune raison de me plaindre. Après tout, il y a tellement de femmes qui ont été violées ou qui ont été victimes d'inceste, ou qui ont été abandonnées par leur mari au mitan de la vie, se retrouvant sans le sou. J'ai tellement de raisons d'être reconnaissante. »

L'approche de Doris relève, selon moi, de « l'évitement intellectuel » — intellectuel, car la partie logique de notre cerveau nous propose toujours de bonnes raisons de ne pas nous plaindre de quoi que ce soit. Et, à première vue, cela peut paraître irréfutable. Cependant, à un niveau plus profond, il y a un problème. Comparer notre souffrance à celle d'une autre personne nous éloigne invariablement de nos émotions et de nos propres solutions. Cela vient du fait que la région du cerveau qui nous permet de ressentir les émotions a des connexions beaucoup plus riches et complexes avec nos organes internes — tels que le cœur et le système cardiovasculaire — que la région du cerveau qui est associée aux pensées logiques, rationnelles[12]. Les comparaisons nous rendent captifs de notre intellect. Ce n'est pas suffisant de penser simplement à nos émotions ou d'en parler. N'oubliez pas que le mot «émotion» contient le mot «*motion*»! Nos sentiments sont censés nous faire bouger.

Pour que la guérison puisse se produire, nous devons nous abandonner à nos émotions et les ressentir vraiment. Doris ne pourra avoir une bonne santé cardiovasculaire tant et aussi longtemps qu'elle refusera de ressentir la souffrance liée au fait d'avoir un mari qui n'est pas disponible sur le plan émotionnel — une situation qui ressemble tellement à celle de son enfance. Quand elle finira par accepter d'entrer en contact avec toute la peine et la rage qu'elle a refoulées pendant des années, durant son enfance puis dans son mariage, elle sera sur le chemin qui l'amènera non seulement à guérir son système cardiovasculaire, mais à recevoir le cadeau très précieux de la guérison de toute sa vie. Derrière sa peine et sa rage, elle va découvrir les désirs et les rêves qui ont patiemment attendu toutes ces années pour s'exprimer.

LES ÉMOTIONS, LES HORMONES ET VOTRE SANTÉ

Vos émotions, vos désirs et vos rêves forment votre système de guidage intérieur. Eux seuls vous diront si vous vivez dans un environnement sain ou nuisible sur le plan biochimique. Le fait de comprendre comment toutes vos cellules et vos hormones sont affectées par vos pensées et vos émotions et de savoir comment modifier ces dernières vous donnera accès au plus puissant secret qui soit pour améliorer votre santé et hâter votre guérison.

Les aliments naturels, les suppléments, les herbes médicinales, la méditation, l'acupuncture, etc., sont tous des outils puissants pour cultiver et protéger votre santé. Mais, on aura beau dire, on aura beau faire, quels que soient les suppléments que vous prenez et quel que soit le genre d'exercice que vous pratiquez, c'est votre attitude, vos croyances et le mode de pensée que vous adoptez chaque jour qui affectent le plus votre santé. Combien de fois avez-vous entendu dire : «Je ne comprends pas — elle a toujours eu une bonne alimentation et fait de l'exercice régulièrement. Pourquoi est-ce elle qui tombe malade?» À l'opposé, il y a la personne qui fume des cigarettes et boit trop d'alcool, mais qui vit jusqu'à un âge avancé, en pleine forme, sans aucune maladie apparente. La réponse tient, en partie du moins, à l'attitude et aux émotions de chaque individu. Les attitudes et les croyances influencent l'efficacité des exercices que vous faites et la qualité de votre digestion. Vous avez en vous le pouvoir de cultiver votre santé et de vivre dans la joie et l'abondance, ou vous avez également le pouvoir de vous rendre malade et de vivre avec le stress et la fatigue. À quelques exceptions près, le choix vous appartient.

Des comportements émotifs spécifiques associés à des maladies spécifiques, dans des parties du corps bien précises

Des études scientifiques ont permis de démontrer que certaines émotions nous rendent vulnérables et affectent des organes ou des systèmes précis de notre corps.

Des douzaines d'études médicales portant uniquement sur le cancer du sein ont établi que le sentiment d'impuissance dans des relations interpersonnelles importantes et l'incapacité d'exprimer tout le registre des émotions constituent des facteurs qui élèvent le risque de développer un cancer du sein et diminuent le taux de survie à cette maladie. De façon similaire, des douzaines d'études ont suggéré que le fait d'avoir de la difficulté à faire face à des émotions négatives, particulièrement l'hostilité, pourrait être lié à des décès soudains attribués à une attaque cardiaque[13]. De plus, il existe littéralement des centaines d'études qui montrent que le manque de soutien social, l'éloignement de sa famille, la perte d'un membre de sa famille et la difficulté à trouver un équilibre entre un sentiment d'appartenance et un sentiment d'indépendance peuvent affecter le système immunitaire et augmenter le risque de contracter une infection ou une maladie auto-immune.

Les cliniciens savent depuis des centaines d'années que la connexion entre les émotions et l'état de santé est directe et puissante. Fait étonnant, notre culture qui se préoccupe plutôt de l'aspect extérieur, des causes et des effets, et des données factuelles, ignore tout simplement cette évidence. Même dans les années 1970, le travail de pionniers effectué par des scientifiques tels que Walter B. Cannon et Hans Selye — qui ont mené des recherches révolutionnaires sur le stress et le lien corps-esprit — n'a pas été accepté par le courant de pensée dominant. Les conclusions de leurs recherches étaient pourtant incontestables d'un point de vue scientifique, mais notre culture n'était tout simplement pas prête à cela.

Nous, femmes au mitan de la vie, *sommes* prêtes et aujourd'hui, nous avons une occasion en or d'appliquer ces connaissances pour nous-mêmes tout en provoquant un changement culturel au sens large du terme.

L'état de notre santé et de notre bonheur dépend davantage de notre perception des événements qui se déroulent autour de nous que des événements eux-mêmes. C'est une vérité que notre culture ne nous enseigne pas. Au lieu de cela, on nous enseigne dès notre enfance que notre santé dépend en grande partie de notre héritage génétique, de notre système immunitaire, de la quantité de suppléments que nous ingérons et de la somme d'exercices que nous faisons. Il n'y a aucun doute que ces facteurs contribuent à notre état de santé. Mais leur influence pâlit si on la compare au pouvoir de nos croyances et de nos attitudes.

Comment vos pensées et vos perceptions deviennent des réalités biochimiques dans votre organisme

Votre système nerveux végétatif est le système qui favorise la transformation de vos pensées et de vos émotions dans l'environnement physique, lequel, avec le temps, devient votre corps physique. Cette composante du système nerveux, qui régit également le fonctionnement quotidien de tous vos organes internes, est divisée en deux parties : le système nerveux *parasympathique* et le système nerveux *sympathique*. Le réseau de nerfs de ces deux systèmes alimente tous les organes de votre corps, dont les yeux, les canaux lacrymaux, les glandes salivaires, les vaisseaux sanguins, les glandes sudoripares, le cœur, le larynx, la trachée, les bronches, les poumons, l'estomac, les glandes surrénales, les reins, le pancréas, les intestins, la vessie, et les organes génitaux externes.

En termes simples, le système nerveux parasympathique (SNP) est le régulateur de votre corps. Il veille aux fonctions associées à la croissance et à la restauration, au repos et à la relaxation, et gère principalement la conservation de l'énergie en amenant vos organes vitaux à se « reposer » quand ils ne sont pas « au travail ».

En revanche, le système nerveux sympathique (SNS) est le carburant. Il stimule votre métabolisme afin qu'il puisse répondre aux défis posés par l'environnement extérieur. Le SNS mobilise alors rapidement les réserves de votre organisme, vous permettant ainsi de vous protéger et de vous défendre. Et c'est là que le mécanisme légendaire « du combat ou de la fuite » se déclenche : vos yeux se dilatent, le nombre et la puissance des contractions de votre cœur augmentent, vos vaisseaux sanguins se contractent de sorte que votre pression artérielle s'élève. Du sang est puisé dans le réservoir intestinal et redirigé vers vos muscles principaux, soit les poumons, le cœur et le cerveau, afin de vous préparer à la bataille. Que vous choisissiez de rester et de vous battre — ou de fuir —, les intestins et la vessie cessent temporairement de fonctionner afin de rendre disponible l'énergie nécessaire au renforcement de vos muscles. (C'est exactement l'inverse qui se produit lorsque le SNP entre en fonction : il resserre les pupilles, ralentit le cœur, remue les intestins, détend la vessie ainsi que le sphincter.)

Comme le système nerveux parasympathique est le principal responsable de la restauration et de la conservation de l'énergie corporelle ainsi que du repos des organes vitaux, toute activité ou tout mode de pensée qui le met à contribution représente un dépôt dans votre « compte santé ». À l'inverse, l'action du système nerveux sympathique correspond à un retrait de ce même compte.

Et c'est à ce moment-là que la perception joue un rôle extrêmement important. Ce qui sera interprété par le corps comme un défi ou une pression exercée de l'extérieur — un stress — variera d'un individu à l'autre, selon l'histoire passée de l'individu, son enfance, le milieu familial dont il est issu, son régime alimentaire, son emploi, et les activités auxquels il s'adonne en ce moment. Au mitan de la vie, plusieurs femmes vivent dans un état permanent de grande anxiété, laquelle est en grande partie un effet secondaire de la culture qui nous entoure. Nous voulons agir correctement, nous voulons faire pour le mieux. Mais la culture ambiante change si vite et la surinformation qu'elle génère est si grande que nous sommes facilement dépassées et confuses ; nous nous agitons de plus en plus, simplement pour essayer de suivre le rythme. Lorsque nous sommes incapables de faire des choix ou d'identifier ce que nous devons éviter, nous envoyons à notre corps des signaux contradictoires. Parfois, nous appuyons sur le frein et l'accélérateur en même temps. Ou nous tenons la pédale de l'accélérateur collée au plancher, vivant constamment dans un état de « lutte ou de fuite » — et effectuant beaucoup trop de retraits de notre compte santé.

D'un point de vue biologique, nous sommes peut-être en train de suivre un processus évolutif qui permettra un jour à notre espèce de gérer tout ce stress avec plus d'élégance et en meilleure santé. Sincèrement, je crois que le cerveau polyvalent de la femme parvenue au milieu de la vie indique la voie à suivre. Nous avons toujours été capables d'exécuter au moins trois tâches à la fois. Et maintenant, au mitan de la vie, quand la voix de l'âme se fait entendre plus clairement qu'auparavant, nous découvrons que notre esprit et notre corps développent de nouveaux outils pour faciliter son expression de façon magnifique.

Le stress et votre tempérament

Des études scientifiques ont trouvé un lien entre le tempérament, la personnalité et la capacité de gérer le stress. Avez-vous remarqué que certaines personnes semblent heureuses, quels que soient les événements qui se produisent dans leur vie, alors que d'autres semblent déprimées même quand tout va plutôt bien? Certaines sont anxieuses et craintives, même lorsqu'elles ne sont pas menacées? Dans une certaine mesure, nous sommes nées avec un tempérament particulier, et les différences *biologiques* mesurables qui vont de pair avec chacun de ces tempéraments sont manifestes. Par exemple, le Dr Stephen Porges a découvert qu'il existe un équilibre caractéristique entre le SNP et le SNS de chaque personne — et ce, depuis sa naissance —, produisant ce qu'on appelle le « tonus vagal[14] ». (L'équilibre qui vous est propre apparaît clairement sur un certain type d'électrocardiogramme (ECG), lequel illustre comment votre rythme cardiaque s'ajuste à celui de votre respiration, fournissant ainsi de précieuses indications sur l'équilibre de votre métabolisme et votre capacité inhérente de résistance au stress. Porges a découvert que même chez les prématurés, les bébés qui ont un tonus vagal élevé — ce qui signifie que le degré d'activité de leur système nerveux parasympathique est élevé — sont moins stressés par ce qui se passe dans la pouponnière (par exemple, si on les prend dans nos bras pour commencer à leur donner des injections intraveineuses) que les bébés dont le tonus vagal est bas. Porges a aussi observé que les caractéristiques de la personnalité qui vont de pair avec un tonus vagal élevé sont la gaieté, la résilience et la confiance, tandis qu'avec un tonus vagal bas, les caractéristiques correspondantes sont la mélancolie, l'anxiété, la peur et la dépression — des tendances qui feront partie de l'individu toute sa vie durant. Ces différences se reflètent aussi sur le plan génétique, dans l'aptitude du corps à métaboliser l'adrénaline!

Ceci explique en grande partie pourquoi chaque personne réagit différemment devant telle ou telle situation de la vie. Il a été clairement démontré, par exemple, qu'un patient peut ressentir un grand stress au moment de subir un examen médical relativement simple, alors qu'un autre patient subissant un examen beaucoup plus difficile ne sera que très peu stressé. Il est vrai également qu'une même personne peut réagir faiblement à une expérience à un moment donné, et présenter une réponse physiologique très forte à un autre moment. Voilà pourquoi il est un peu inutile d'essayer d'établir une échelle des agents stressants. Une étude menée par le Dr Charles B. Nemeroll, de l'Emory University School of Medicine, conclut que les femmes qui ont subi des abus sexuels ou d'autres formes de violence corporelle durant leur enfance, comparées à des femmes qui n'ont pas vécu de situations similaires, réagissent très fortement sur le plan physiologique à certains stress, comme celui de prononcer une allocution ou de résoudre des problèmes arithmétiques devant un groupe. Elles sont aussi plus susceptibles de faire une dépression, d'avoir des problèmes d'anxiété et d'autres maladies émotionnelles plus tard dans leur vie[15]. Compte tenu du grand nombre de femmes qui ont été abusées d'une façon ou d'une autre, il n'est pas étonnant que tant de femmes aient des problèmes d'humeur et d'autres difficultés à la périménopause.

La pire chose à faire est de se taper sur la tête parce qu'on n'aime pas son tempérament ou sa façon de réagir au stress. C'est pourquoi je refuse d'établir des standards d'émotions idéales. Ce serait comme de dire aux femmes qu'elles devraient s'efforcer d'atteindre un certain poids, une hauteur ou une taille idéale, et ainsi de suite. De plus, chaque tempérament semble prédisposé à un type de génie particulier. Si vous passez votre vie à souhaiter avoir un tempérament plus « sain », par exemple, vous ne pourrez exprimer pleinement vos talents extraordinaires ou utiliser au mieux vos dons naturels.

Comment à la ménopause les émotions affectent notre santé

Le déséquilibre entre le système nerveux sympathique et le système nerveux parasympathique combiné aux changements du milieu hormonal à la ménopause peut augmenter le risque de développer des symptômes ou des maladies. Le thymus (qui produit les cellules T de votre système immunitaire), les ganglions lymphatiques (qui produisent les cellules B du système immunitaire) et la moelle osseuse (qui produit les globules rouges et les globules blancs) sont tous reliés par des connexions nerveuses au système nerveux végétatif. En conséquence, chaque région produisant des cellules du système immunitaire possède une pédale d'accélérateur, « le tonus sympathique », et une pédale de régulation, « le tonus parasympathique ».

Pourquoi ce système est-il si important ? Parce que c'est par son intermédiaire que votre corps enregistre et traite vos émotions ainsi que les hormones et les agents neurochimiques que celles-ci contribuent à stimuler. Comme je l'ai mentionné précédemment, si vous avez emmagasiné une grande quantité d'émotions problématiques, celles-ci referont surface durant la période de la ménopause. Par conséquent, votre risque de contracter une maladie augmentera. Avec le temps, si la peur déclenche sans cesse la réaction du combat ou de la fuite, vous souffrirez peut-être plus tard de diabète, d'hypertension, ou possiblement d'une maladie auto-immune telle que le lupus ou l'arthrite rhumatoïde. C'est le maillon le plus faible de votre corps qui sera le plus touché, là où votre structure génétique, votre programmation et vos croyances infantiles vous ont rendue le plus vulnérable.

Le fond du problème est que tout ce qui entre dans votre mental a des effets connus sur chaque cellule de votre corps, par l'intermédiaire de l'activité du système nerveux parasympathique ou sympathique[16]. Chacune de vos pensées et de vos perceptions agit sur l'homéostasie de votre corps. Actionnera-t-elle le régulateur ou l'accélérateur ? S'agira-t-il d'un dépôt dans votre compte santé ou d'un retrait ? Voilà, en quelques mots, la façon dont votre système nerveux végétatif transfère votre perception du monde sur votre état de santé.

Comment les pensées affectent les taux d'hormones à la ménopause

Ce sont les hormones qui transmettent aux autres parties du corps le « langage » de votre système nerveux végétatif. Les principaux messagers du système nerveux sympathique sont des hormones appelées « norépinéphrine » et « Equal », que l'on désigne souvent indifféremment par le terme « adrénaline ». Elles sont produites dans le cerveau et dans les surrénales. Chaque fois que le taux d'adrénaline s'élève, le taux de cortisol, une autre hormone produite par les surrénales, grimpe aussi.

Bien que le cortisol procure une stimulation essentielle à court terme et vous aide à traverser une crise occasionnelle, il y a un revers à la médaille. Si vous prenez la «voie rapide» du système nerveux sympathique pendant une longue période de temps, l'élévation prolongée de cortisol pourra causer un certain nombre de problèmes. Au départ, le cortisol stimule votre système immunitaire, mais si le stress maintient constamment le corps en état de «combat ou fuite», les effets du cortisol sur le système immunitaire deviennent rapidement un problème. Des globules blancs sont déchargés dans le flot sanguin, inondant le système de guerriers prêts à combattre les germes. Avec le temps, le système immunitaire et la moelle osseuse s'épuisent. Une surexposition au cortisol sur une longue période de temps peut amener la peau à s'amincir, les os à se fragiliser, les muscles et le tissu conjonctif à se détériorer, l'organisme à métaboliser l'insuline de façon anormale, les tissus à retenir les liquides, les bras et les jambes à contusionner plus facilement, et votre humeur à tendre vers la dépression.

Si vous persistez à percevoir les événements et les exigences de la vie comme des facteurs de stress incontrôlables, votre façon de penser poussera constamment vos surrénales à produire de plus en plus de cortisol. À la longue, vos surrénales s'épuiseront, et elles ne seront peut-être plus en mesure d'augmenter la production de cortisol pour répondre à la demande. Cet état s'accompagne souvent d'une alimentation déficiente, d'une mauvaise digestion et d'une piètre assimilation des nutriments, autant de problèmes qui vont de pair avec une vie stressante. Du coup, le système immunitaire s'affaiblit, augmentant ainsi le risque de contracter non seulement des maladies infectieuses, mais aussi des troubles auto-immuns et toutes sortes de cancers.

La stimulation à outrance du système nerveux sympathique produit aussi un déséquilibre dans un groupe d'hormones appelées les eicosanoïdes qui, à leur tour, entraînent une diminution de la capacité des cellules à métaboliser les acides gras. Un gain de poids s'ensuit, comme la musculature du corps a alors tendance à diminuer et à être remplacée par les réserves de gras et les liquides en excès. Un déséquilibre dans le groupe des eicosanoïdes est aussi associé à l'inflammation des tissus, laquelle augmente le malaise ressenti dans une foule de maladies chroniques telles que le lupus et l'arthrite rhumatoïde. On leur attribue aussi, dans certains cas, l'augmentation de la vitesse de développement d'une tumeur chez des personnes déjà aux prises avec un cancer.

Dans un corps normal, en santé, le taux de cortisol est plus élevé le matin, au réveil. Durant la nuit, le système nerveux parasympathique a joué son rôle de procurer à vos organes repos et regain d'énergie. En d'autres mots, un dépôt a été fait dans votre « compte santé ». L'élévation du taux de cortisol vous aide à sortir du lit le matin et à vous préparer pour la journée qui vous attend. Tandis que vous vous détendez dans la soirée, normalement, le taux de cortisol diminue pour atteindre son plus bas niveau aux environs de minuit, vous aidant à sombrer dans un sommeil reposant et réparateur. Pour plusieurs femmes stressées, cependant, le modèle d'augmentation et de diminution de la sécrétion de cortisol commence à s'inverser. Le taux est plus bas le matin, ne fournissant que bien peu ou pas du tout « de carburant dans le réservoir » pour commencer la journée, et il est élevé à minuit, rendant virtuellement impossibles le repos et la détente.

Ça ne s'arrête pas là. En plus de perturber la sécrétion de cortisol, la stimulation excessive du système nerveux sympathique provoque également la diminution de la progestérone, un des agents apaisants naturels de votre corps. C'est pourquoi chez les femmes qui sont régulièrement stressées on retrouve souvent un déséquilibre hormonal entre les œstrogènes, la progestérone et la testostérone (qui joue un rôle important autant chez les femmes que chez les hommes).

Apaiser vos émotions avant qu'elles deviennent des maladies

Premièrement, on ne gagne rien à classer les émotions comme étant « bonnes » ou « mauvaises ». Voyez-les plutôt comme des guides.

Les émotions qui vous aident à vous sentir bien vous guident vers la santé, tandis que celles qui provoquent chez vous un malaise essaient d'attirer votre attention afin que vous changiez soit votre perception, soit votre comportement. C'est vraiment aussi simple que cela.

Les émotions peuvent aussi devenir toxiques si, au lieu de les vivre pleinement puis de les laisser partir, on les retient. Prenons par exemple le cas d'une femme qui a perdu un enfant et qui, 15 ans plus tard, alors qu'elle est en pleine ménopause, n'a toujours pas changé quoi que ce soit dans la chambre de l'enfant, l'ayant conservée exactement dans l'état où elle était le jour où l'enfant est décédé. Les émotions qui l'ont poussée à laisser la chambre telle quelle — le deuil non vécu, le refus d'avancer dans la vie, le déni — sont toxiques. Ces émotions lui ont non seulement volé 15 ans de sa vie, mais elles la prédisposent aussi à la maladie, compte tenu de l'intensité avec laquelle les problèmes non résolus émergent à la ménopause.

Ce ne sont pas les émotions pénibles elles-mêmes qui sont la cause de la mauvaise santé et des douleurs que vous pouvez éprouver au mitan de la vie, c'est plutôt l'accumulation de ces émotions problématiques sur une longue période de temps — ou une mauvaise perception de ce qu'elles signifient dans votre vie. Les problèmes émotifs non résolus, les « blocages » émotifs, continuent d'activer sans cesse la même biochimie dans l'organisme. L'effet des émotions sur notre organisme pourrait se comparer à l'eau d'une rivière. Notre corps demeure propre et frais tant et aussi longtemps que nos émotions continuent de couler et de provoquer des changements de comportement et de perception. Aussitôt que l'eau stagne, toutes sortes de pourriture et de microbes commencent à proliférer.

L'une de mes patientes ménopausées a fait une découverte extraordinaire. Elle a pris conscience que chaque fois qu'elle se sentait heureuse, elle commençait aussi à se sentir nerveuse parce que sa perception lui dictait que chaque fois que de bonnes choses se produisaient dans sa vie, elle devait nécessairement abandonner certains aspects de sa vie qui l'avaient aidée à vivre jusque-là. La joie d'obtenir une promotion, par exemple, avait toujours été assombrie par des regrets, car elle savait que cet avancement allait changer la dynamique de ses relations avec qui elle avait tissé des liens depuis longtemps. Les gens avec qui elle avait développé des liens d'amitié ne l'accueillaient plus du tout de la même façon. J'ai fait moi aussi cette expérience. Le bon côté, cependant, c'est que lorsque vous progressez sans cesse sur le chemin de la joie et du succès, vous attirez de nouveaux amis et de nouvelles circonstances qui soutiennent pleinement la personne que vous êtes en train de devenir. La solution pour cette patiente consiste à concentrer son attention sur tout ce qui lui arrive de bon après qu'elle s'est permis d'être plus heureuse et d'obtenir davantage de succès.

Le fait de diriger notre attention sur le côté positif d'une situation peut avoir un effet puissant sur notre santé. Le Dr Bernie Siegel raconte l'histoire d'un patient qui avait entendu, par hasard, les médecins dirent qu'il avait un « bruit de galop » dans le cœur. Un bruit de galop est un problème grave, mais ce patient a cru que cela voulait dire que son cœur était fort comme celui d'un cheval. Cette perception a permis au patient d'améliorer son état général de façon spectaculaire, et il a pu sortir de l'unité des soins intensifs de cardiologie en un temps record.

De nouveau, cependant, je vous mets en garde contre les simplifications exagérées selon lesquelles la « joie » est bonne et la « tristesse », mauvaise. Tout être humain normalement constitué a besoin de ces deux émotions. Sans la tristesse, l'expérience de la joie perdrait de sa saveur. La voie de la santé passe par un équilibre salutaire de la chimie émotionnelle (au sens propre du terme) de votre corps, qui laisse les émotions monter et redescendre comme la marée. Tout comme les marées sont essentielles pour nettoyer l'océan, nos émotions sont essentielles pour nettoyer notre esprit et notre corps. Quand on arrive au milieu de sa vie, la tristesse et les regrets issus du passé jouent parfois un rôle plus important pendant un certain temps. Ils peuvent nous aider à véritablement nettoyer le fond limoneux de notre vie émotionnelle, préparant ainsi le terrain pour que nous puissions nous épanouir et vivre joyeusement.

Sommes-nous responsables de notre santé ?

Ceux qui critiquent le lien entre le corps et l'esprit disent que le fait de concentrer son attention sur la dimension émotive de la maladie amène les gens à se sentir encore plus mal, à un moment où ils sont déjà vulnérables, comme si ces gens étaient responsables d'avoir causé leur propre maladie. Je suis consciente qu'on peut en arriver à pousser cette philosophie trop loin et à se blâmer pour sa mauvaise santé. Cependant, la valeur du lien corps-esprit est trop grande pour qu'on la mette de côté. La vérité toute simple est que les gens qui guérissent le plus rapidement et demeurent le plus longtemps en santé sont ceux qui ont une vie heureuse qui les satisfait pleinement. Même lorsqu'ils sont malades, ils sentent que leur vie a un sens et qu'ils en ont la maîtrise jusqu'à un certain point. Les personnes qui pensent : « Le monde me fait ça à moi... Je n'y peux rien... Je n'ai jamais de répit... On m'attend au détour...Ainsi va le monde..., etc. », ont des pensées et des perceptions qui leur enlèvent toutes leurs forces et leurs responsabilités. Ceci contribue directement au déséquilibre du système nerveux végétatif et des systèmes hormonaux qui lui sont associés. Vingt ans de pratique médicale m'ont permis de comprendre que les émotions sont à la base de l'énergie vitale, qu'elles font pencher la balance du côté de la santé ou de la maladie, et que la mentalité de victime, fruit d'une programmation négative dans l'enfance, est à l'origine de plusieurs maladies. Le biologiste cellulaire Bruce Lipton, Ph.D., a documenté l'une des recherches les plus récentes et révolutionnaires sur l'impact profond qu'exercent les croyances sur la santé, dans son livre *Biologie des croyances* (Éditions Ariane, 2006). Dans presque tous les cas, les croyances sont plus puissantes que les gènes. En fait, la croyance et la perception contrôlent le mode d'expression des gènes !

En dépit de tout ce que nous apprenons quotidiennement sur les bienfaits de l'exercice physique, les régimes santé, et les soins médicaux de qualité, en fin de compte, la qualité de nos processus mentaux est l'élément qui contribue le plus à notre bonne santé. Ce pouvoir représente un cadeau de grande valeur, surtout lorsqu'on se rend compte que l'on n'a pratiquement pas de contrôle sur les autres aspects de la vie. Imaginez que vous êtes à bord d'un avion en pleine turbulence causée par une température extrême. Vous n'avez aucun contrôle sur les vents, les aptitudes ou l'état mental du pilote. Mais vous avez la capacité de minimiser votre malaise. Vous pouvez décider de lire un livre, d'engager une conversation avec votre voisin, de prendre des antioxydants, de vous envelopper dans une couverture chaude, de dormir, d'écouter de la musique, ou de regarder le film. Vous pouvez aussi écouter tous les bruits du moteur, et vous rendre malade en vous inquiétant durant toute la durée du trajet. Vous avez le choix.

En fin de compte, vous seule pouvez faire des dépôts importants dans votre compte santé. Ce n'est pas la responsabilité de votre médecin, de votre nutritionniste, de votre amoureux ou de vos parents. Aucun dispensateur de soins de santé, aucun supplément alimentaire ni aucune plante exotique ne peuvent faire pour vous ce que vous pouvez faire pour vous-même.

La clé est la compassion envers soi-même. Gay Hendricks, thérapeute bien connue, a écrit que chaque zone de douleur, de reproche ou de honte dans notre vie existe parce que nous n'avons pas suffisamment aimé une partie de nous-mêmes. Peu importe ce que vous éprouvez, la seule façon de faire disparaître une émotion difficile est de vous aimer en dépit de cette difficulté. Si vous croyez que vous êtes stupide, alors aimez-vous en acceptant de vous sentir ainsi. C'est paradoxal, mais ça fonctionne. Pour guérir, vous devez être la première personne à faire briller la lumière de la compassion en vous, à éclairer toutes les parties de votre être que vous jugez inacceptables (et nous en avons toutes). Les changements hormonaux qui s'opéreront durant la ménopause vous faciliteront la tâche.

COMMENT, AU MITAN DE LA VIE, LES CERVEAUX ET LES CORPS SONT PROGRAMMÉS POUR GUÉRIR LES BLESSURES DU PASSÉ

Même si les souvenirs sont répartis un peu partout dans le corps et le cerveau, certaines zones cérébrales, notamment le corps

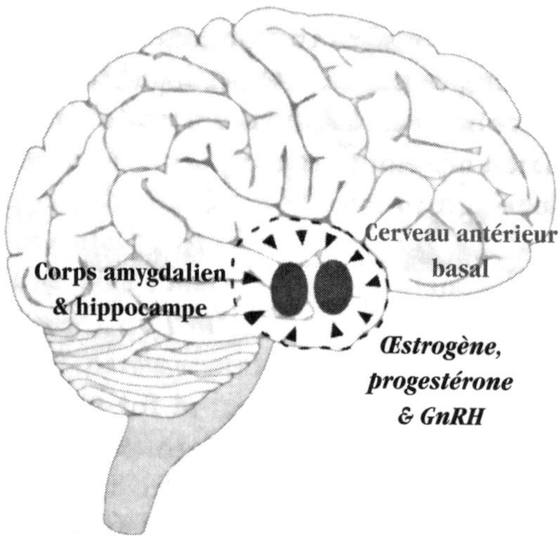

Figure 5. POURQUOI DES SOUVENIRS TRAUMATISANTS RESURGISSENT AU MILIEU DE LA VIE
Les centres de la mémoire situés dans le cerveau possèdent de nombreux récepteurs d'hormones qui fluctuent durant la périménopause.

amygdalien et l'hippocampe, sont particulièrement importantes pour l'encodage et la remémoration des souvenirs. Il est intéressant de constater que ces zones cérébrales sont surtout riches en récepteurs d'œstrogènes, de progestérone et de GnRH, des hormones qui connaissent les plus importantes fluctuations au cours des années périménopausiques. Étant donné l'intense activité de ces hormones dans ces zones du cerveau, il est logique de penser que l'activation de la mémoire et la remémoration des souvenirs augmentent durant les années entourant la ménopause[17]. Les blessures et les deuils que nous avons appris à oublier ou à minimiser pendant des années, voire des décennies, peuvent subitement redevenir envahissants — même si nous pensons que nous devrions avoir « dépassé » toute cette souffrance passée.

CHRISTINE — Le mitan de la vie favorise l'autoguérison

Dix ans, jour pour jour, après avoir été violée, Christine nota qu'à son réveil, elle avait senti monter en elle une vague d'énergie encore plus forte qu'avant. Depuis qu'elle traversait la période de la périménopause, ces torrents émotionnels étaient devenus incroyablement puissants, comme s'ils étaient une amplification des pics et des creux hormonaux de ses cycles mensuels qu'elle décrivait comme des « SPM multipliés par dix ». Ces vagues s'accompagnaient de plus en plus souvent de symptômes physiques désagréables, comme si son corps avait voulu attirer son attention sur les séquelles laissées par l'agression sexuelle dont elle avait été victime.

> Migraines, douleurs corporelles, nausée, insomnie, crises d'angoisse, diarrhée, maux de dents, et divers autres symptômes se manifestèrent sans relâche tout au long de mon processus de guérison. Le temps aidant, j'ai appris à me calmer et à vivre ces émotions en profondeur au moment où ces « maladies » me frappaient. Chaque fois, d'intenses émotions surgissaient et se résorbaient peu après, parfois en l'espace de quelques minutes — puis les symptômes s'estompaient.

L'ouverture de Christine aux messages envoyés par son corps contribua à accélérer sa guérison.

> La chose la plus étonnante que j'ai découverte durant ce processus de libération, de lâcher-prise et de guérison — lequel s'est répété à maintes et maintes reprises — est que j'ai compris que je pouvais me guérir moi-même. J'étais fascinée de voir à quel point mes émotions se mêlaient aux symptômes que je ressentais.

SUSAN — Se reprendre en main à la ménopause

À l'âge de 45 ans, Susan a écrit : « Pour moi, la ménopause représente le courage et l'élan dont j'ai eu besoin toute ma vie durant. » Les parents de Susan étaient alcooliques et tandis qu'ils « faisaient la fête », c'est elle et son frère qui avaient la responsabilité de la maison et qui devaient prendre soin de leurs jeunes sœurs. À 18 ans, elle a quitté la maison pour se marier.

> Naturellement, j'ai épousé un alcoolique, mais je ne l'ai appris que des années plus tard. La domination et l'abus sur les plans physique, mental et émotionnel faisaient partie de notre relation. Il contrôlait la moindre de mes décisions — quand aller voir

> mes parents, où travailler, quel équipement acheter, quelle auto conduire, et même la décision de ne pas avoir d'enfant. Je suis parvenue à me convaincre que notre relation était merveilleuse et profonde. Nous avons fini par ressembler à mes parents, faisant la fête et picolant tous les week-ends, comme eux — je buvais pour garder mon mari près de moi et pour « faire partie » de quelque chose. J'ai aussi commencé à fumer, jusqu'à deux paquets par jour. Le jour où je suis tombée enceinte, à l'âge de 30 ans, il m'a convaincue de me faire avorter en me disant que la pression était trop forte pour lui et en me promettant de remettre ça à l'année suivante. Au lieu de ça, il a eu une aventure. J'ai tenu bon, il a fini par mettre fin à cette liaison et il m'est revenu. J'ai interprété son retour comme une vraie preuve d'amour.

Quatre ans plus tard, Susan s'est inscrite à une thérapie pour couple, mais à la dernière minute, son mari a refusé d'y aller. Plutôt que d'annuler, elle y est allée toute seule. Grâce à son conseiller, elle a commencé à assister aux rencontres des organismes Al-Anon et Adult Children of Alcoholics, où elle a appris qu'elle n'était pas seule. Ce fut le début de sa nouvelle vie.

La première étape importante pour Susan fut de parler de son avortement. Puis, elle a cessé de fumer. « Ça m'a ouvert les portes d'un monde nouveau. Je n'avais plus désormais à ravaler mes sentiments en allumant une cigarette. Je disposais d'un micro. J'avais des choses à dire, et oh là là, j'ai parlé *beaucoup* — un flot ininterrompu de mots sortait de ma bouche ! Et avec une telle honnêteté ! » Ensuite, elle a cessé de boire. « Mon mari n'aimait pas du tout la nouvelle personne que j'étais devenue. Je n'étais plus la fêtarde toujours à sa disposition. »

Au fur et à mesure qu'elle changeait, Susan se sentait déchirée, car la vie autour d'elle, la vie que son mari avait conçue pour elle, ne changeait pas du tout. « Je suis devenue une femme mariée vivant comme une célibataire. Nous n'allions plus nulle part ensemble et nous ne partagions plus aucune activité. » Il y a eu une série de tentatives : un conseiller matrimonial, une séparation, une réconciliation et une thérapie pour son alcoolisme, mais tout cela en vain. Puis s'est produit l'ultime rebondissement : la ménopause ! Susan a écrit :

« Ma ménopause a commencé à 42 ans. J'ai vraiment le sentiment que cela m'a donné le courage, l'élan et l'honnêteté de regarder ma vie en m'attachant à ce que je désirais être et à ce dont j'avais besoin. » Elle a commencé à réaliser « toutes les choses qu'elle avait toujours voulues sans jamais oser les faire ». En fin de compte, elle a demandé le divorce et commencé la vie qu'elle avait toujours rêvé de mener, à 5 000 km de New York, sa ville natale. « La transition a tellement été facile », dit-elle, encore étonnée. « J'ai laissé là toute mon ancienne vie — mon mari, mon travail, mes amis, à l'exception des rares objets glissés dans mon sac de voyage avant le départ —, mais je suppose que j'avais assez souffert durant mon mariage. Ma vie est tellement remplie aujourd'hui. »

La réaction spontanée de défense par rapport à des émotions et à des souvenirs pénibles, c'est l'évitement. Ce subterfuge fonctionne relativement bien jusqu'à l'arrivée de la phase de transition qu'est la périménopause, lorsque le recentrage hormonal et les changements dans le cerveau qui l'accompagnent contribuent à ramener au premier plan les traumatismes refoulés et les conflits non résolus qui se manifestent par des symptômes physiques impossibles à ignorer. Quelles que soient les causes des blessures non cicatrisées, la périménopause peut constituer une structure de soutien pour favoriser une guérison en profondeur et une réappropriation du trésor intéricur. Même si à première vue on la perçoit différemment, cette période de transition est un cadeau du ciel.

En plus de procurer la lucidité et le courage requis pour faire face aux abus et aux peines du passé, la ménopause peut aider les femmes à prendre du recul, à reconnaître la nécessité de changer, et à agir afin d'abandonner un mode de vie nuisible à long terme. On peut même corriger les comportements les plus tenaces grâce aux modifications qui se produisent à la ménopause dans le cerveau, l'énergie et la concentration. Parfois, la façon la plus efficace de procéder à ces changements consiste à commencer à intégrer dans votre vie des activités que vous avez toujours voulu faire, par exemple, obtenir des soins de manucure ou de pédicure, participer à des cours de danse, etc.

Mise en garde : renforcement des traumatismes passés

Les souvenirs troublants et la dépression qui survient parfois à la ménopause sont beaucoup moins effrayants et paralysants si nous les percevons tels qu'ils sont. Ils sont la preuve que nous sommes aujourd'hui assez fortes pour permettre à la douleur et aux secrets de refaire surface et d'être évacués une bonne fois pour toutes. L'introspection propre au mitan de la vie et la libération des schémas douloureux hérités du passé sont des conditions préalables à une authentique guérison. Faites confiance à votre cerveau et à votre corps, ils vous fourniront l'information désirée au moment où vous serez prête à l'utiliser. Vous n'avez pas besoin de creuser le sujet. Imaginez simplement que c'est un programme émotionnel qui consiste à « saisir et à lâcher prise ».

Il est très précieux de faire appel à une personne capable d'entendre et de valider votre peine. Beaucoup de gens ont découvert que ce n'était pas uniquement l'expérience douloureuse qu'ils avaient vécue durant leur enfance qui les avait blessés, mais le fait qu'il n'y avait alors personne vers qui se tourner, personne qui aurait pu comprendre et cautionner leur perception de la réalité.

Vous pouvez choisir de travailler avec un thérapeute, ou encore envisager une médication pour régler les problèmes de sommeil, l'angoisse ou la panique qui peuvent surgir. Quoi qu'il en soit, sachez que plusieurs médicaments contre l'anxiété peuvent provoquer une grave dépendance. Trop de femmes ont reçu comme prescription de prendre des médicaments tels que le Xanax et le Valium durant leur transition ménopausique et se sont retrouvées ensuite sous leur emprise pour le reste de leur vie. Si vous vous sentez capable d'entreprendre une thérapie et d'effectuer les changements qui s'imposent dans votre vie, vous n'aurez probablement besoin d'une médication que pour une durée de six mois à deux ans. (*Voir le chapitre 10, intitulé « Alimenter votre cerveau » pour de plus amples renseignements sur les médicaments prescrits et ceux qui sont en vente libre.*)

Bien qu'il me soit impossible ici de décrire en détail tout le processus de guérison, je tiens cependant à vous mettre en garde contre un piège : certains types de thérapie renforcent en fait les modes de comportement négatif dans votre cerveau et dans votre corps. Elles mettent l'accent sur le fait de « revivre » le traumatisme à répétition et de creuser pour trouver des souvenirs refoulés. Cela s'explique par le fait que tout stress important, quel qu'il soit, comme le fait de se remémorer des souvenirs douloureux du passé, est associé à des taux de cortisol très élevés. Dans un tel milieu hormonal, la probabilité augmente de voir surgir toutes sortes de souvenirs, surtout traumatiques, qui sont relayés dans une zone du cerveau connue sous le nom de « corps amygdalien »[18].

Si vous êtes une personne hypersensible ou influençable, réceptive à l'imagerie mentale, et que vous avez un taux élevé de cortisol dans votre sang (quand vous êtes stressée, par exemple), il est possible que vous incorporiez de nouveaux « souvenirs » traumatiques dans votre cerveau et votre corps, qui n'ont rien à voir avec vos expériences passées. Ils peuvent n'être que le produit de votre environnement actuel, associé aux suggestions et aux images que vous avez recueillies chez un thérapeute bien intentionné. Par exemple, si un thérapeute vous demande si vous avez été violée par votre père à l'âge de trois ans et que vous vous trouviez alors dans un état biologique de suggestibilité, il se peut que votre cerveau assimile tout bonnement la question comme un fait — « Mon père m'a violée quand j'avais trois ans » —, peu importe si l'épisode s'est réellement produit ou non. Ce scénario pourrait alors être encodé en tant que nouveau souvenir traumatique avec lequel il vous faudra composer, et qui viendra s'ajouter aux souvenirs originels qui s'étaient manifestés spontanément.

Enfin, ayez comme objectif d'apprendre à vous pardonner et à pardonner à ceux qui vous ont fait du tort dans le passé. Le pardon ne signifie pas que ce qui vous est arrivé était acceptable. Il signifie simplement que vous n'êtes plus disposée à laisser une blessure passée vous empêcher de vivre pleinement et sainement dans le présent.

TROUVER UN SENS PLUS VASTE

Dans certaines cultures, dans la culture hindoue de l'Inde, par exemple, le mitan de la vie est associé à une quête profonde des dimensions spirituelles de l'existence. On trouve un peu la même chose dans notre pays, où la grande majorité des personnes qui assistent aux conférences sur les rapports entre le corps et l'âme sont des femmes au mitan de leur vie. Maintenant que l'éducation des enfants est terminée, nos énergies créatives s'en trouvent libérées. La recherche du sens de la vie revêt une importance nouvelle à nos yeux, et nous commençons à nous percevoir comme des véhicules potentiels de l'Esprit. J'ai longtemps cru que notre existence était dirigée par une force que j'appelle Dieu. Cette force, supérieure à notre intellect, nous conduit toujours vers notre but ultime, en s'exprimant directement à travers chacun de nous. L'intérêt soutenu que j'ai porté tout au long de ma vie à la métaphysique et à l'astrologie m'a permis de voir clairement cette vérité.

Barbara Hand Clow, une auteure qui utilise l'astrologie pour nous permettre d'accéder plus facilement à notre pouvoir, explique que nous devons franchir plusieurs passages importants au cours de notre vie avant d'exprimer pleinement notre sagesse. Chacun de ces passages est associé à des changements prévisibles très précis, et s'ils sont franchis de façon consciente, ils nous donnent accès à notre plein potentiel. Dans son livre publié en 1996, *Liquid Light of Sex : Kundalini Rising at Mid-Life Crisis*, Barbara Hand Clow écrit : « Nous nous *formons* à 30 ans, nous nous *transformons* à 40 ans et nous *transmutons* à 50 ans[19]. »

Aux environs de la quarantaine, l'énergie universelle connue sous le nom de « kundalini » — qui, dans plusieurs traditions anciennes de guérison, est illustrée par un serpent — commence à monter naturellement et graduellement de la base de notre colonne vertébrale, activant chaque centre d'énergie (ou chakra) de notre corps. Parfois, l'énergie sexuelle qui en résulte et qui se libère à cette période peut être assez intense, amenant certaines femmes à avoir des aventures amoureuses ou à canaliser cette énergie dans la peinture, la construction d'une nouvelle maison ou tout autre projet faisant appel à leur créativité.

L'activation de cette énergie peut aussi se manifester par des symptômes physiques. La quantité de problèmes non résolus qui se sont logés dans chacun de ces centres d'énergie déterminera le type

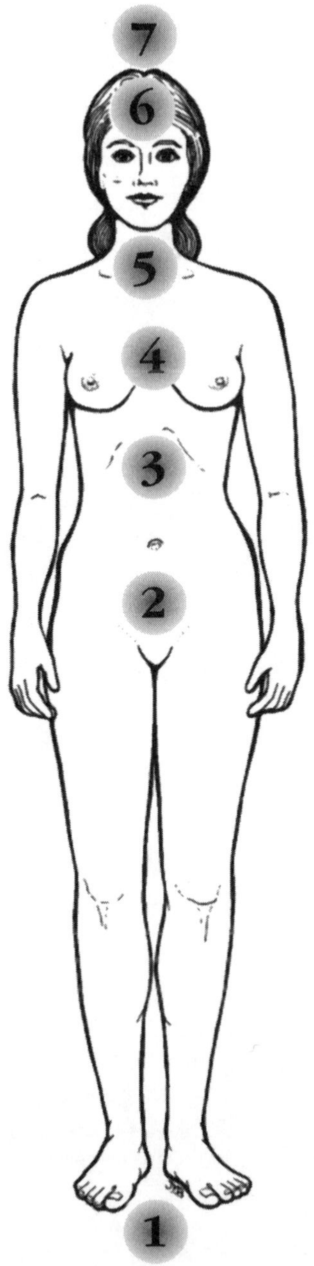

Figure 6. ANATOMIE DES ÉMOTIONS

La connexion entre les émotions et le corps s'établit dans les sept centres des émotions. Ils correspondent plus ou moins aux schémas traditionnels des sept centres énergétiques du corps ou chakras.

LES SEPT CENTRES D'ÉNERGIE ÉMOTIONNELLE
Les effets physiques des schémas mentaux et émotionnels

Centre émotionnel	Organes	Enjeux émotionnels et mentaux
7	Peut affecter n'importe quel système	Capacité de comprendre intuitivement ou de croire que la vie a un sens; Connexion avec Dieu ou une source d'énergie universelle; Capacité de trouver un équilibre entre se sentir responsable des événements et accepter que certaines choses échappent à notre contrôle.
6	Cerveau Yeux Oreilles Nez Glande pinéale	Perception : clarté vs ambiguïté; Pensées : côté gauche vs côté droit; du cerveau; rationnel vs irrationnel; Morale : conservatrice vs libérale; règles sociales vs conscience individuelle; Répression vs manque d'inhibition.
5	Thyroïde Trachée Vertèbres cervicales Gorge, bouche Dents et gencives	Communication : expression vs compréhension; parler vs écouter; Synchronisation : avancer vs attendre; Volonté : obstiné vs accommodant.
4	Cœur/poumons Vaisseaux sanguins Épaules Côtes/seins Diaphragme Partie supérieure de l'œsophage	Expression émotionnelle : capacité de ressentir vraiment, d'exprimer la joie, l'amour, de dissiper la colère, l'hostilité, et la peine, et d'expérimenter le pardon; Relations : capacité de former des relations où se retrouve la réciprocité, l'équilibre entre s'occuper de soi et s'occuper des autres; intimité avec les autres vs la capacité d'être seule.

Centre émotionnel	Organes	Enjeux émotionnels et mentaux
3	Abdomen Partie supérieure de l'intestin Foie, vésicule biliaire Partie inférieure de l'œsophage Estomac Rein, pancréas Surrénales Rate Partie médiane de la colonne vertébrale	Estime, confiance et acceptation de soi ; Forces personnelles : compétences et habiletés dans le monde extérieur ; Responsabilité excessive vs irresponsabilité ; Dépendance au sucre, à l'alcool, aux drogues et au tabac ; Agression vs défense ; Compétitivité vs non-compétitivité ; Gagner vs perdre.
2	Utérus, ovaires Vagin, col de l'utérus Gros intestin Vertèbres lombaires Pelvis Appendice Vessie	Forces personnelles : sexe, argent et relations ; Fertilité et reproduction : créativité individuelle ; Création collective ; Frontières dans les relations : dépendance vs indépendance ; donner vs recevoir ; affirmation vs passivité.
1	Muscles, os Colonne vertébrale Sang Système immunitaire	Sentiment de sécurité dans le monde ; savoir quand faire confiance et quand se méfier ; Savoir quand avoir peur et quand ne pas avoir peur ; Équilibre entre l'indépendance et la dépendance.

Sources : SHEALY, C.N., et C.M. MYSS. *The Creation of Health : Merging Traditional Medicine with Intuitive Diagnosis*, Stillpoint Publications, Walpole, NH, 1988. Documentation scientifique sur le système énergétique humain, et mise à jour de l'information effectuée par la Dre Mona Lisa Schulz, Ph.D., *Awakening Intuition : Using Your Mind-Body Network for Insight and Healing*, Harmony Books, New York, 1998.

et la gravité des symptômes que nous ressentirons dans cette région. Par exemple, j'ai ressenti à plusieurs reprises une forte douleur à la poitrine au cours de l'année où j'ai commencé à sauter des périodes menstruelles et à avoir mes premières bouffées de chaleur — une indication de la présence d'une grande peine et d'un désespoir dont je n'étais pas pleinement consciente. D'autres femmes ont éprouvé des palpitations cardiaques, de l'anxiété, de la douleur dans la région pelvienne, ou ont fait des indigestions, au mitan de la vie.

Nous pouvons envisager nos symptômes sous un angle nouveau et les considérer comme des guides intérieurs qui viennent frapper à la porte de l'un de nos centres émotionnels pour nous demander de laisser pénétrer plus de lumière et de sagesse dans une zone en particulier. De cette manière, nous n'avons plus l'impression d'être victime de notre corps et nous avons l'occasion de ressentir combien l'énergie vitale qui parcourt tout notre être nous renforce durant cette période de transition.

Par exemple, j'ai divorcé durant une période que les astrologues appellent « le retour de Chiron » — ce qui était pour moi le moment idéal de transmuer et de connecter plus profondément que jamais avec mon esprit et l'objectif de ma vie. Simultanément, j'étais sous l'influence d'une configuration astrologique connue sous le nom de «*yod*», ce qui signifie « le doigt de Dieu ». Je devais quitter mon ancienne vie afin de trouver la motivation et le temps de développer de nouvelles relations plus saines — ce que j'ai fini par réaliser. Bien que ces connaissances ne m'aient pas entièrement libérée de ma souffrance, j'ai cependant trouvé beaucoup de réconfort dans le fait de savoir que les événements qui avaient coïncidé avec ma périménopause avaient un sens et un but encore plus vastes — et que mon expérience représentait bien plus qu'un pénible divorce et l'arrivée de bouffées de chaleur.

Chapitre 3

Se retrouver : de la dépendance à la saine autonomie

Le besoin et le désir d'avoir une plus grande maîtrise de sa vie deviennent des questions vitales à la ménopause. Tout à coup, nous voilà en train de remettre en question le sens et la valeur de certaines relations que nous n'avions jamais osé examiner de plus près auparavant. Même si nous voulons conserver les relations qui sont importantes pour nous, nous découvrons souvent que notre façon de nous comporter avec nos proches — que ce soit nos parents, nos enfants, notre conjoint, nos amis ou nos supérieurs — nécessite une remise en question. De plus, chaque fois que nous effectuons des modifications dans notre vie, nous devons faire le deuil de ce que nous laissons de côté. Avoir le courage d'effectuer les changements nécessaires au mitan de la vie et d'accepter le sentiment de vide associé à ces changements, telle est la pierre angulaire qui nous permettra d'ériger de solides fondations et de cultiver notre santé durant la deuxième partie de notre vie.

LE SYNDROME DU NID VIDE

Vous n'avez pas besoin d'être mère pour vivre l'expérience du nid vide, pour éprouver cette douloureuse sensation de vide et de solitude, et ce sentiment d'être dans une impasse qui se manifeste souvent au moment où des changements importants se produisent dans notre vie. Même si une femme se sent sereine et en sécurité avant d'arriver au milieu de sa vie, la métamorphose qu'elle vivra lors du passage à la seconde moitié de sa vie entraînera presque immanquablement une sorte d'exode. Qu'il s'agisse de la rupture finale avec un mari devenu depuis longtemps un étranger à vos yeux, de bouleversements ou de revers dans votre carrière, du départ des enfants en âge de quitter la maison pour bâtir leur propre vie — où votre présence quotidienne n'est plus requise —, ou de toutes ces raisons, lorsque la trop grande tranquillité s'installe dans votre maison naguère grouillante d'activités, et que votre routine quotidienne change brusquement, vous donnant la sensation de ne plus savoir vraiment quoi faire de votre peau, l'expérience n'est pas loin de ressembler au décès inattendu d'un être cher. Même si vous avez prévu la chose et que vous vous croyez prête à toute éventualité — et même si, en fait, la personne qui part c'est vous —, c'est douloureux. Cela est dû au fait qu'il est impossible d'être parfaitement préparée à cette sorte de bouleversement radical qui peut complètement vous transformer en profondeur.

L'une de mes amies, une femme qui occupe un poste important dans une entreprise tout en élevant ses deux enfants, m'a confié ceci récemment.

> Quand mon plus jeune enfant est parti pour le collège cet automne, j'étais très occupée à travailler comme consultante auprès d'une compagnie huppée, prospère et créative, ce qui m'obligeait à de fréquents voyages outre-mer. Même si mes journées étaient follement excitantes, variées et pleines d'imprévus, cela ne m'a pas empêchée un jour d'éclater en sanglots dans ma voiture en attendant au feu rouge. Parfois, j'ai le sentiment qu'une partie de mon cœur a été extirpée violemment de ma poitrine. Après toutes ces années où je me suis occupée de mes enfants avec détermination, m'assurant de toujours leur donner la première place dans ma vie, malgré les exigences de ma carrière, j'ai été étonnée de voir à quel point j'ai ressenti de façon très physique la douleur associée à cette perte. Et ça, je ne m'y attendais pas du tout.

Voilà qui me rejoint tout à fait. Pour vous donner une idée de mon propre scénario du nid vide, ma plus jeune fille a quitté la maison l'été précédant sa dernière année d'études secondaires pour faire un séjour d'un mois dans un camp de vacances, deux semaines après le départ de ma fille aînée pour un stage estival avant son entrée à l'université à l'automne. Mon mari parti, et notre divorce pratiquement réglé, c'était la première fois depuis mes années d'université et de spécialisation en médecine que je me retrouvais vraiment seule à la maison. Pendant un certain temps, je me suis sentie bien. Ma maison n'avait jamais été aussi en ordre depuis des années (bien que cela n'ait jamais vraiment été l'un de mes objectifs), et j'étais libérée du chaos engendré par les autres — ce qui était plutôt agréable, comme j'avais entrepris un réaménagement complet de mon environnement afin qu'il soit plus en accord avec mes goûts. Je mangeais ce qui me plaisait et au moment où cela me plaisait, je travaillais lorsque j'en avais envie, j'allumais des bougies, et je regardais des films à la télé tard dans la nuit. Je commençais peu à peu à savourer la chance qui m'était donnée d'être tranquille et d'examiner ma vie sans être dérangée. Après tout, me disais-je intérieurement, je n'étais pas vraiment seule. Mes filles reviendraient bientôt.

Mais un mois plus tard, le chagrin et la solitude m'ont heurtée de plein fouet. J'étais passée prendre ma plus jeune au camp, et nous avions été faire une petite promenade du côté de Dartmouth, comme ma fille commençait à examiner les diverses options possibles pour l'université. Dartmouth évoquait pour moi des souvenirs très chers, car c'est à cet endroit que j'ai étudié la médecine et que j'ai rencontré mon mari pour la première fois. Je me souvenais très nettement de l'euphorie que j'avais ressentie à mon arrivée, 28 ans auparavant, et de la fascination que cet endroit avait exercée sur moi. Je me tenais là aujourd'hui sur ce même campus, mère de 50 ans fraîchement divorcée, et je regardais ma deuxième fille élaborer ses projets pour sa propre vie. En plus de la perte de mon mari et de mes filles, je devais aussi faire le deuil de tous mes rêves d'avenir. Ma fille a dormi pendant trois heures, soit pendant toute la durée du trajet jusqu'à la maison, et j'ai alors réalisé avec étonnement que je me sentais encore plus seule que lorsqu'elle était absente.

À mon réveil, le lendemain matin, j'ai éprouvé un immense chagrin et je me suis fait cette réflexion : « Ah ! la voilà donc cette fameuse sensation du nid vide, ce sentiment qui dit : "Tu n'es pas chez toi dans ton nouvel univers, et ton ancien univers ne te convient plus". » J'étais dans une impasse, souffrant de voir les choses telles qu'elles étaient et telles qu'elles auraient pu être. Intellectuellement, je savais que c'était une phase de croissance, une sorte d'accouchement douloureux qui donnerait des résultats merveilleux à condition de la vivre pleinement. (Cela m'a aidée de savoir que je n'avais pas vraiment le choix.) Plutôt que de chercher des moyens d'engourdir mon esprit et d'échapper à l'angoisse, je me suis permis de la ressentir. J'étais seule, déçue, désespérée et effrayée, alors je me suis assise sur mon lit et j'ai pleuré sur tout ce qui, dans ma vie, était en train de mourir.

Mais il n'y a pas que de mauvaises nouvelles. Quiconque est parvenue au mitan de sa vie, avec sa tourmente émotionnelle et ses métamorphoses, pourrait vous dire que même si les moments douloureux associés à l'expérience du nid vide reviennent souvent, ceux-ci s'espacent avec le temps ; ils durent moins longtemps, et la douleur pénètre moins profondément chaque fois. Aussi, notre tâche consiste simplement à rester à l'écoute de ces symptômes. Ma propre expérience et celle de toutes les femmes qui m'ont communiqué leurs expériences du nid vide, démontrent que la récompense ultime pour nous être pleinement abandonnées aux émotions qui nous submergent alors, c'est que la bataille prend fin plus vite si nous n'essayons pas de nier ou de résister à ces émotions. Qu'on le réalise ou pas, ce qui se cache derrière cette sombre et troublante expérience du nid vide est un bienfait déguisé, qu'il importe de considérer comme une sorte d'accouchement douloureux. Ce que vous essayez de mettre au monde, c'est votre nouvelle vie ; ce que vos hormones, votre cerveau et votre corps ont déjà accueilli et accepté, même si vous n'en êtes pas encore pleinement consciente. Pour créer une vie nouvelle, il faut plonger dans l'abîme, dans ce vide que vous avez tenté d'éviter tout au long de votre vie par toutes sortes d'activités et de relations. Pour avoir scruté mon propre gouffre intérieur, je peux comprendre qu'une femme aux prises avec la même situation puisse trouver très difficile de croire à un dénouement heureux. Mais maintenant j'ai atteint l'autre rive, et je sais que le voyage en valait la peine.

PATRICIA — Retarder l'inévitable

Bien des femmes font tout ce qu'elles peuvent pour résister au changement et à la transformation, en se réfugiant souvent dans des rôles de mère nourricière et de gardienne du foyer qu'elles ont tenus tout au long de leur vie. Elles dépensent leur précieuse énergie à tenter d'empêcher de se produire ces changements vitaux, en ramant à contre-courant plutôt que d'accepter de descendre le cours du fleuve jusqu'aux eaux vives et inexplorées. Souvent, leur peur d'aller de l'avant est tellement forte qu'elle les pousse plutôt à reculer.

Après avoir élevé cinq enfants, Patricia s'est retrouvée à une croisée des chemins alors qu'elle ne s'y attendait pas du tout.

> Mon mari a toujours fait la loi et pris toutes les décisions — quels aliments acheter, quelle tâche devait accomplir chaque enfant, de quelle couleur repeindre la cuisine —, et avec les années, j'ai appris à composer avec ça en me taisant et en me cantonnant dans l'univers de mes enfants. Quand notre plus jeune a quitté la maison, j'ai eu l'impression qu'un mur de briques s'effondrait sur ma tête : nous n'étions plus que lui et moi. Honnêtement, je n'avais jamais envisagé ça avant. Tout allait relativement bien, mais surtout parce qu'il faisait ses trucs et moi, les miens. Quand nous devions discuter d'un sujet quelconque, je me montrais soumise et accommodante — c'était devenu une habitude chez moi, et c'était plus facile. Maintenant que les enfants n'étaient plus à la maison, je réalisais soudainement que je pouvais avoir du temps pour *moi*. Mais comme mon mari ne l'avait jamais permis auparavant, je savais qu'il en serait encore de même.

Les consultations matrimoniales et le divorce étaient des sujets tabous dans la famille de son mari, et Patricia réalisa qu'elle n'était plus disposée à faire davantage de concessions pour « colorier à l'intérieur des lignes » que son mari avait tracées pour leur vie commune. Elle décida alors de refuser un avenir inacceptable pour elle en essayant de recréer le passé. À l'âge de 47 ans, elle proposa à son mari d'adopter une petite fille.

> Je ne l'ai pas vraiment réalisé à l'époque, mais avec le recul, je crois que je savais que ce bébé m'éviterait d'examiner de trop près notre mariage. Je voulais faire fonctionner l'horloge en sens

inverse. Aller de l'avant me terrorisait. D'une certaine façon, j'ai réussi — cela m'a tenue occupée. Mais alors que j'avais élevé mes enfants avec joie dans ma jeunesse, j'ai réalisé — trop tard — que j'avais changé. Consacrer ma vie à un enfant était chose du passé. Aujourd'hui, au milieu de la cinquantaine, je sais que ce n'est pas du tout ce que je veux faire à cette étape-ci de ma vie. Je suis tellement tout le temps épuisée que j'ai l'impression d'être sous l'effet de calmants, et ce n'est pas parce que le travail est dur physiquement — c'est surtout parce que le cœur n'y est pas. Je me sens tirée ; c'est comme si une force essayait de me sortir d'ici. J'ai la sensation de vieillir de 10 ans à tous les 2 ans. Mais je me suis attachée à cette petite fille maintenant, et elle mérite de recevoir tout ce que je peux lui donner. J'espère pouvoir tenir le coup jusqu'à ce qu'elle puisse voler de ses propres ailes.

BÉBÉS BOOMERANGS

Les variations sur ce thème sont de plus en plus fréquentes, compte tenu du nombre sans cesse grandissant d'enfants adultes qui, pour une raison ou une autre, à la manière d'un boomerang, reviennent à la maison — souvent avec leurs propres enfants qu'ils confient aux bons soins de grand-maman, tandis qu'ils essaient de retomber sur leurs pieds. Si une femme veut revendiquer le droit d'utiliser la seconde moitié de sa vie pour elle-même, afin d'explorer son potentiel créateur et de choisir de concentrer son énergie vitale sur des projets précis, elle doit alors trouver une façon de résister avec fermeté à toutes les pressions susceptibles de l'amener à assumer les responsabilités à long terme des autres — des pressions telles que la culpabilité et la tendance compulsive à protéger ses enfants des conséquences de leurs propres choix. Quand des décisions et des circonstances extérieures concourent à garder le nid plein, il y a de fortes probabilités pour que la nouvelle vie d'une femme devienne une reprise monotone de son ancienne existence.

ANITA — Couper le cordon définitivement

Quand la fille d'Anita et de Ralph, qui venait tout juste de se marier et de tomber enceinte, loua avec son mari un appartement dans le même complexe résidentiel qu'eux, Anita eut un frisson de joie. Mais au cours des mois suivants, un certain malaise s'installa.

> Au début, j'avais l'impression d'être au paradis. Jenny était tout le temps chez nous; parfois, elle venait faire la lessive (disant que sa laveuse ne fonctionnait jamais bien et que Jim n'avait pas le temps de la réparer); une autre fois, elle venait emprunter une tasse de sucre ou alors juste «passer le temps». Je pensais que c'était formidable — c'était comme si je n'avais jamais perdu ma fille. Au lieu de me retrouver dans un nid vide, j'avais la chance de garder ma fille et d'avoir bientôt un petit bébé tout près de moi. Et puis, petit à petit, j'ai commencé à m'interroger et à creuser de plus en plus pour trouver ce qui m'agaçait. Je me suis rappelé l'époque où j'étais jeune mariée, et même si j'adorais mes parents, je ne passais pas autant de temps avec eux. J'ai commencé à mieux observer ma fille afin de voir s'il y avait un problème dans son mariage, sans me rendre compte qu'il y en avait un qui sautait aux yeux — Jenny n'avait pas encore vraiment quitté la maison.
>
> Un mois plus tard, Jim obtint une promotion, ce qui impliquait son transfert sur la côte Ouest. J'eus l'impression de recevoir un coup de poing à l'estomac. Jenny est notre unique enfant et elle était toute ma vie. Le départ allait se faire rapidement — ils disposaient de six semaines pour régler les affaires courantes et s'installer en Californie —, mais j'ai remarqué qu'au beau milieu des préparatifs de déménagement, Jenny s'arrangeait pour passer encore plus de temps avec moi.
>
> Deux semaines plus tard, il y eut une grosse dispute, et avant que j'aie pu réagir, elle était à la porte de notre appartement, prête à revenir «à la maison», avec sur le visage un air à la fois angoissé et peut-être un peu triomphant. Elle m'avoua plus tard qu'elle pensait que cela me ferait plaisir — elle savait combien elle allait me manquer. Voilà en partie pourquoi ma réponse l'a tant étonnée.
>
> Cela me brisait le cœur. Je détestais voir ma fille souffrir — sa figure était couverte de larmes, et son ventre commençait à montrer des signes de grossesse. Mais je ne sais pas pourquoi, je me suis réveillée, heureusement, et ce n'était pas trop tôt. Je lui ai dit que de revenir n'était pas une solution. Je lui ai dit qu'il était temps d'avancer, et non de retourner en arrière. J'ai réalisé que j'avais besoin de couper le cordon et de commencer à explorer ma propre vie, et elle avait besoin d'en faire autant — sinon nous allions toutes les deux rester coincées à un carrefour au lieu d'avancer dans la vie.

Une femme doit pouvoir envisager l'éventualité du «nid vide», aussi désespérant que cela puisse paraître. Le fond du problème est que la séparation est une chose nécessaire, et même souhaitable, car elle crée l'espace nécessaire pour la prochaine phase de croissance personnelle. Bloquer ce processus serait comme garder une plante à l'étroit, limitée et chétive, dans un pot trop petit. Une femme peut décider de faciliter sa propre croissance — ce qui peut être pénible au départ —, ou elle peut choisir de bloquer cette croissance, un chemin qui entraînera une accélération du vieillissement et une perte de vitalité — exactement comme une plante à l'étroit dans son pot. Faire du surplace, en d'autres mots, n'est pas une option viable. Vous grandissez — ou vous mourez.

SENTIMENTS PUISSANTS, GUÉRISON PUISSANTE

Pour prendre un nouveau chemin, vous devez laisser derrière l'ancien chemin. C'est l'un des aspects les plus effrayants de la transformation du mitan de la vie — laisser derrière ce qui est familier et s'ouvrir à l'inconnu. Le premier été qui a suivi mon divorce, par exemple, par une superbe journée, j'ai regardé ma fille et mon ex-mari quitter la maison en voiture pour faire une excursion en mer — une activité familiale que nous avions adorée pendant des années. J'avais le sentiment d'être abandonnée, et je me demandais comment j'en étais arrivée là. En fait, c'était comme si, en dehors de mon travail, je n'avais plus de vie réelle. Quand nous nous trouvons à un tournant de notre vie, des doutes surgissent inévitablement. « Suis-je capable de mener à bien cette expérience ? En ai-je le talent ? La force ? Suis-je capable d'y arriver ? » Ou bien, comme dans mon cas : « À quoi bon avoir réalisé tout ça, s'il n'y a personne lorsque je retourne à la maison ? » Arrachée du milieu où elle a fait ses preuves, et lancée à la dérive dans un environnement étranger, il faudrait qu'une femme soit vraiment extraordinaire pour ne pas avoir peur. Son doute intérieur peut même s'amplifier, car lorsqu'elle se retrouve devant le vide, très souvent, le chemin qui la mènera vers sa nouvelle vie n'est pas clairement dessiné.

Il est essentiel pour le bien-être d'une femme de comprendre que la direction à emprunter pour s'engager dans ce nouveau chemin, ainsi que la volonté de le suivre viendra... au moment opportun.

Cette direction, après tout, l'habite déjà. Les étapes qui séparent son ancienne vie de la nouvelle ne sont pas faciles à franchir, pas plus que le processus d'accouchement ne l'est. Si difficile que ce soit à accepter, particulièrement dans notre culture de solutions instantanées, le combat qui attend une femme aux prises avec les changements du mitan de la vie semble être une partie intégrale du processus d'apprentissage, sans lequel la femme n'aurait pas la motivation nécessaire pour mettre un pied devant l'autre. Votre nid vide, votre espace de vie chamboulé, votre objectif de vie anéanti, votre sentiment de désarroi — tout doit être d'abord assumé et vécu avec les émotions associées de façon à enclencher le processus de guérison. Entre-temps, tandis que nous affrontons la tempête et attendons de voir plus clairement le nouveau chemin à suivre, nous devons nous accrocher au « monde souterrain » pour un certain laps de temps, et nous permettre de vivre pleinement nos peurs, nos peines et notre confusion. Alors, et alors seulement, le brouillard commencera à se lever, et nous découvrirons de nouvelles portes, de nouvelles directions, ainsi qu'une nouvelle façon d'appréhender cette existence lumineuse qui nous attend.

Bien, bien, me direz-vous. Mais comment une personne peut-elle éprouver pleinement ces émotions puissantes sans creuser en elle-même de façon exagérée et sans se laisser prendre au piège de l'apitoiement ?

Identifier vos émotions par l'écriture

Il existe une technique d'écriture qui s'est avérée efficace pour aider les femmes à reconnaître, à identifier, à exprimer leurs émotions avec une attention soutenue, et à s'en libérer ensuite d'une façon proactive, minute par minute, au fur et à mesure qu'elles surgissent spontanément. C'est une habileté qui requiert de l'entraînement, mais les résultats sont immédiats — et ils s'améliorent sans cesse au fur et à mesure que votre habileté grandit. Voici de quoi il s'agit.

Prenez la résolution d'honorer et de respecter votre corps en étant à l'écoute des émotions qui l'affectent, et, à tout le moins, observez votre corps avec affection. En d'autres mots, soyez attentives à votre corps et à vos émotions, tout comme vous le seriez à l'égard d'un enfant ou de toute personne aimée. Si, par exemple, vous vous sentez submergée par la tristesse ou la colère, arrêtez-vous et identifiez ce sentiment au lieu de simplement y réagir. Reconnaissez son existence. Dites en vous-même : «Je me sens triste» ou «Je me sens en colère».

Observez votre tristesse sans essayer de la résoudre. Pour avoir une bonne écoute — de vous-même ou d'un ami cher —, il s'agit essentiellement de permettre aux émotions de s'exprimer spontanément et en toute honnêteté. Le temps aidant, cette écoute attentive pourra transformer la souffrance en compassion. Efforcez-vous de prêter attention à vos émotions plutôt que d'essayer de les changer, de les ignorer ou de les confiner dans un coin à l'écart. Puis, une fois centrée sur elles, prenez le temps de les transcrire.

Quand je sens qu'une émotion puissante m'empêche d'avancer, cela m'aide presque toujours d'écrire sur cette expérience dès que j'ai un moment libre[1]. Je m'assieds, j'allume une bougie, je fais jouer une musique baroque, genre adagio, je prends trois bonnes respirations, et je me mets à écrire en consignant mes pensées comme une bonne secrétaire. Quand une pensée en particulier résonne d'une certaine façon ou dégage une certaine énergie, je m'efforce alors de descendre plus en profondeur en me demandant ce que j'entends par les mots «triste», «colère», «irritée», ou toute autre émotion. Après un quart d'heure, j'ai en général réussi à tracer un portrait fidèle de ce que l'émotion tente de m'enseigner; je perçois aussi avec précision les vieilles pensées et croyances dépassées sur lesquelles elle s'appuie. Mieux encore, je constate que le fait d'écrire entraîne mon énergie dans une toute nouvelle direction. Je suis alors en mesure de rediriger mon attention vers quelque chose de plus agréable.

Identifier vos émotions sur le plan corporel

En lien avec ce qui précède, une autre forme de conscience consiste à se mettre à l'écoute de ses sensations corporelles. Par exemple, lorsque vous sentez que les muscles de vos tempes sont tendus, observez-les simplement, et voyez comme ils se détendent du simple fait de leur porter une attention soutenue. Prenez un certain recul et essayez de reconnaître les diverses façons dont se manifeste chaque émotion dans votre corps — l'affaissement de vos épaules, la boule dans la gorge, la tension dans les muscles de votre mâchoire, les jambes qui flageolent, la sensation de vide au creux de l'estomac, la congestion nasale quand montent les larmes. Appliquez le pouvoir de guérison de votre conscience à toutes ces sensations, sur le plan émotionnel comme sur le plan physique. Votre attention reconnaît d'abord l'existence des émotions et, par la suite, elle finit par défaire les blocages qui vous empêchent d'être en santé et pleinement présente à votre vie. La grâce et la beauté de cette approche, c'est qu'elle permet à votre souffrance de s'exprimer, de couler en vous et hors de vous — ce qu'elle ne manquera pas de faire. En agissant de la sorte, vous préparez le terrain pour votre propre guérison... et pour aller de l'avant. En outre, vous pouvez vous libérer des émotions difficiles plus efficacement en pleurant, en bougeant, ou en respirant profondément.

PRENDRE SOIN DE SOI ET DES AUTRES : TROUVER UN JUSTE ÉQUILIBRE

Nous sommes tous étroitement liés, comme les mailles d'un tricot, par le « souci des autres », ce qui est l'une des valeurs féminines dont le monde a le plus besoin. Par ailleurs, il est vrai également que les femmes sacrifient parfois leur vie inutilement au nom de cette valeur.

On fait souvent référence aux femmes de ma génération en parlant de la génération « sandwich », car plusieurs d'entre nous sont partagées entre les soins à prodiguer à leurs enfants et les soins, qui vont en s'accroissant, à donner à leurs parents âgés ou à d'autres membres de la famille. C'est une époque où notre conditionnement et notre idéal à être de bonnes filles, de bonnes mères et de bonnes femmes — autant de rôles qui nous procurent l'amour et l'approbation d'autrui — viennent heurter de plein fouet le besoin pressant de prendre soin de nous-mêmes et de répondre à nos aspirations les plus profondes. Le conflit entre ces désirs puissants, qui sont apparemment antagonistes, peut compromettre notre santé si nous n'examinons pas soigneusement ces désirs de façon à établir des priorités.

J'ai observé des centaines de femmes au mitan de leur vie qui se sont épuisées en prenant soin d'un parent souffrant d'Alzheimer, en assumant un emploi à plein temps, tout en s'occupant de leur famille et de leur maison. Cette façon d'envisager la vie comme un cirque à trois pistes contribue souvent à créer des problèmes de santé tels qu'une hausse de la pression artérielle et du cholestérol, des crises d'angoisse, des palpitations, de sévères bouffées de chaleur et de l'insomnie. En fait, la recherche a démontré que les personnes qui doivent prendre soin de leurs parents affligés de maladies chroniques ont plus souvent recours à des traitements médicaux que les personnes qui n'ont pas cette responsabilité[2].

SHARON — Bonne au point de compromettre sa santé

Sharon est venue me consulter pour la première fois à l'âge de 51 ans, se plaignant de bouffées de chaleur et d'une incapacité à trouver le sommeil. Quand je l'ai interrogée sur ses habitudes alimentaires et ses exercices physiques, elle a répondu en haussant les épaules : « Qui donc a le temps de bien manger et de faire de l'exercice ? » Sharon avait 15 kg en trop et affirmait vouloir perdre du poids, mais elle ne voyait pas comment elle pourrait trouver le temps d'améliorer ses habitudes de vie. Par la suite, j'ai appris que Sharon était l'aînée et l'unique fille d'une famille de cinq enfants. À la mort de sa mère, c'est elle qui a pris soin de son père, un homme de 72 ans qui, d'une certaine façon, avait été abusif et distant avec ses enfants, tout au long de la vie de Sharon. Après le décès de sa mère, la santé de Sharon s'était légèrement détériorée. Son père ne requérait pas de soins infirmiers spécialisés, mais il avait quand même besoin de quelqu'un pour faire ses repas, sa lessive et le ménage de sa maison — tâches qu'avait toujours assumées sa femme.

Sharon avait automatiquement ajouté ces tâches à sa propre routine, malgré le fait que son père habitait à 30 minutes de chez elle, qu'elle occupait un emploi à temps plein, était mariée, et avait encore deux adolescents à la maison. Je demandai donc en premier à Sharon où se trouvaient ses frères. Elle me répondit que deux d'entre eux vivaient à l'extérieur de la région, mais que les deux autres vivaient dans la même ville que leur père. La question suivante allait de soi : «Est-ce que vos frères sont prêts à contribuer à prendre soin de votre père ?» Sharon répondit qu'elle ne pouvait pas vraiment compter sur eux. Après tout, ils avaient leur emploi, leur femme et leurs propres enfants. «Sans compter que, ajouta-t-elle, ils ne sont pas très doués pour la cuisine et le ménage. En plus, mon père tient à ce que ce soit moi qui vienne l'aider à la maison.»

J'ai fait remarquer à Sharon que si elle ne trouvait pas quelqu'un pour l'aider et si elle ne mettait pas un peu de plaisir dans son existence, il y avait de fortes chances pour qu'elle finisse par tomber malade. Et alors, elle ne pourrait plus du tout venir en aide à son père ! J'ai vu ça bien souvent dans ma pratique et dans ma vie. J'ai reconnu que ses craintes étaient fondées, que ses frères allaient probablement être réticents à lui venir en aide et qu'ils pourraient même lui en vouloir pendant un certain temps. La bonne volonté dont elle avait fait preuve en assumant tout le travail leur avait sûrement facilité la vie, et ils n'allaient pas renoncer à cet avantage de bonne grâce. De plus, en acceptant de se sacrifier afin d'obtenir leur approbation, elle avait trouvé une façon d'obtenir de l'amour, de la gratitude et avait le sentiment d'être utile.

Même si elle se sentait victime de la situation, il ne lui serait jamais venu à l'esprit de demander de l'aide à ses frères. Elle n'aimait pas non plus que je lui fasse une telle suggestion. Cependant, quand j'ai évoqué la possibilité que ses problèmes d'embonpoint et de pression artérielle élevée soient reliés à son surcroît de travail, elle a compris qu'elle devait faire quelque chose. Le premier conseil que je lui ai donné fut d'examiner avec attention les opinions ancrées dans son esprit concernant les soins à prodiguer aux autres.

Sharon, comme sa mère avant elle, croyait avec conviction que si elle ne le faisait pas, personne ne le ferait. Elle avait grandi dans une maisonnée remplie de garçons qui ne faisaient jamais la cuisine, le ménage ou la vaisselle. Avec sa mère, qu'on décrivait comme « une sainte » dans la famille, elle effectuait tous les travaux domestiques. Il n'y a donc rien d'étonnant que Sharon ait marié un homme qui ne contribuait pas non plus aux tâches ménagères. Et ses frères avaient tous épousé des femmes qui, comme leur mère, étaient heureuses de rester à la maison et de s'occuper du ménage et des enfants.

Malheureusement, ce calvaire en quelque sorte avait déjà eu raison de la mère de Sharon, qui n'avait que 68 ans le jour où elle fut emportée par une crise cardiaque. Si Sharon voulait échapper à ce destin, elle allait devoir reconsidérer ses croyances et ses comportements sur le sacrifice de soi et les soins à prodiguer aux autres.

Cependant, il est rarement facile de changer de telles façons d'être, car au moment où une personne (comme Sharon), qui prend soin des autres, décide de s'affirmer, une sorte d'effet domino émotionnel se produit. Quand j'ai revu Sharon, quelques mois plus tard, elle avait parlé à ses frères de la nécessité de partager le travail auprès de leur père. L'un d'eux était tellement en colère qu'il ne lui a plus parlé pendant un mois. Mais l'autre s'est montré un peu plus compréhensif. Récemment, Sharon m'a confié qu'une rupture s'était produite dans sa famille à cause de sa prise de position. Ses frères assument 40 % des tâches à accomplir chez leur père. Ce dernier apprend de son côté à s'occuper un peu plus de lui-même, et Sharon a perdu du poids et a vu sa pression artérielle baisser. Même si le fait d'avoir provoqué un « schisme » dans sa famille la rend mal à l'aise, elle se dit par ailleurs encouragée par les changements positifs sur le plan de sa santé. Elle sait qu'elle est sur la bonne voie.

Rompre les chaînes du sacrifice de soi

Nous devons tous faire des choix tous les jours. Et pour chacun de ces choix, il y a des conséquences. Plus nous serons honnêtes envers nous-mêmes quant aux motivations qui nous poussent à faire certains choix, plus nous serons en santé. C'est aussi vrai, sinon plus, pour les soins prodigués aux autres que pour tous les autres domaines de l'existence. Les étapes suivantes sont conçues pour vous aider à prendre soin de vous-même de façon consciente tout en prenant soin des autres, si et lorsque le besoin s'en fait sentir.

ÉTAPE 1 — Vous devez reconnaître que les femmes ont reçu un héritage personnel et culturel qui les prédispose au sacrifice de soi et qui s'est transmis de génération en génération. Si vous avez pris l'habitude de vous sacrifier pour les autres, restez calmes. Vous êtes normales. La société nous a appris que la contribution que nous apportons à notre famille ou à notre groupe social — notre valeur sociale — était beaucoup plus importante que notre propre valorisation et notre relation avec notre monde intérieur. Depuis au moins 5 000 ans, la valeur d'une femme a été en grande partie déterminée par la qualité du service qu'elle fournissait à ceux qui avaient plus de pouvoir et d'influence qu'elle. Au cas où vous en douteriez, souvenez-vous que les Américaines n'ont acquis le droit de vote qu'en 1920, il y a 80 ans à peine. Avant ça, l'existence et l'opinion des femmes n'obtenaient aucune reconnaissance officielle de la part des gouvernements. Nous n'avons pas eu beaucoup de temps pour réévaluer ces rôles de mères nourricières et de soignantes qu'on nous confiait automatiquement et qui nous ont valu tant d'éloges durant des millénaires. Alors, avant de les remplacer par de nouveaux comportements et de nouvelles croyances qui nous amèneraient à considérer notre propre vie avec autant de sérieux que celle des autres — particulièrement celle des hommes —, il y a encore beaucoup de chemin à faire. En dépit de cet héritage, des milliers de femmes à travers le monde prennent aujourd'hui très au sérieux leur identité et leur épanouissement. Nous sommes au cœur d'une époque — et c'est souvent merveilleux — où l'évolution accélère de façon vertigineuse dans ce domaine !

ÉTAPE 2 — Apprenez à faire la différence entre prendre soin et prendre soin d'une manière excessive. Le véritable souci des autres, qui prend sa source dans l'amour inconditionnel, favorise notre santé, en partie parce qu'il est associé à l'ocytocine, l'hormone qui contribue à la formation de liens affectifs. C'est l'une des raisons pour lesquelles le bénévolat et les services communautaires favorisent la santé et nous amènent à nous sentir bien. Or, le fait de trop prendre soin des autres et de s'épuiser à la tâche vient de ce que nous nous excluons nous-mêmes de la liste des gens qui ont aussi besoin de soins. L'épuisement contribue à détruire notre santé et à «décharger nos batteries». Prodiguer trop de soins aux autres est souvent motivé par la culpabilité ou par un problème personnel non résolu pour lequel nous tentons de compenser en quelque sorte par notre rôle de soignante. Une façon de distinguer ces deux attitudes consiste à prendre conscience des sentiments que vous ressentez lorsque vous prenez soin des autres. Vous devez aussi examiner avec une grande honnêteté ce que vous retirez en prodiguant des soins de manière excessive.

Voici ce que l'une de mes amies m'a confié :

> Quand je fais des choses pour rendre ma famille heureuse, je me sens bien et je me sens aimée. Plus j'en fais — par exemple, cuire le pain, cuisiner et tenir la maison en ordre —, plus je reçois de compliments. Même si tout cela peut devenir épuisant, et même si je dis toujours que je dois faire des choses pour moi-même au lieu de travailler pour les autres et d'être la bonne à tout faire, au fond de moi, j'ai peur. Car si je m'affirme et je confie certaines responsabilités et certains travaux domestiques aux autres membres de la famille, j'ai peur qu'ils me fassent des reproches et qu'ils m'aiment moins. Ainsi, le salaire que je reçois pour accomplir seule toutes les tâches, c'est l'amour de mes parents et de mon mari.

Quand j'entends ce genre de discours, j'en viens à me demander si c'est vraiment le plaisir qui motive cette femme à prodiguer des soins aux autres, comme elle le croit, ou si c'est la peur. Cette année, j'ai sérieusement envisagé de ne pas faire d'arbre de Noël, mais je suis revenue sur ma décision à la dernière minute. Non pas que j'en voulais vraiment un, mais j'ai pensé que mes filles apprécieraient cela durant leur séjour à la maison. Il s'est avéré que cela leur importait peu. Ce fut pour moi une leçon et une occasion de plus de faire la distinction entre deux comportements : prodiguer des soins de façon normale ou excessive.

Chacune de nous doit examiner ce qu'elle retire en se martyrisant elle-même. L'une de mes patientes, qui avait été dominée par sa mère autant sur le plan verbal que sur le plan physique, a appris très tôt que la seule façon d'éviter d'être battue était de faire tous les repas, d'astiquer les parquets et de nettoyer le reste de la maison. Encore aujourd'hui, chaque fois qu'elle rencontre de nouvelles personnes, elle se sent obligée de cuisiner, de nettoyer et de leur apporter des cadeaux afin de mériter leur amour. Elle m'a confié récemment qu'elle avait fait la découverte suivante : « Si vous agissez comme une sainte, vous ne vous attirez pas d'ennuis — personne ne vous menace. Vous devenez un membre apprécié dans tous les groupes où vous vous trouvez. »

Cette sorte de sainteté semble être avant tout une stratégie d'évitement. Par ailleurs, le désir de prendre soin des autres, incluant les plantes et les animaux, est positif et semble directement inscrit dans la programmation biologique de la plupart des femmes (et de beaucoup d'hommes également). Des études ont montré que si l'on apprend aux bénévoles qui travaillent dans une maison de santé à donner des massages aux résidents, la santé des bénévoles s'améliore tout comme celle des résidents. Qui n'a pas éprouvé de satisfaction à préparer une collation spéciale pour surprendre un enfant et lui faire plaisir, ou à aider une amie malade qui a besoin d'un repas ou d'une gardienne pour surveiller ses enfants ?

Je me sens bien lorsque je réconforte ceux qui souffrent. En fait, aider les autres à se sentir mieux constitue la base de toute ma carrière. Très souvent, tandis que je prodigue des soins de santé à quelqu'un, j'ai le sentiment d'entrer en contact avec un pouvoir plus grand que moi, qui passe à travers moi et qui m'aide autant qu'il aide l'autre personne. Mais plusieurs femmes, et je fais partie du nombre, ont appris avec les années, et parfois grâce à la sagesse acquise à la suite d'une maladie personnelle, qu'elles ne peuvent être disponibles pour autrui d'une façon saine qu'à condition de tenir compte aussi de leurs propres besoins. Et parmi ces besoins, on doit trouver du temps pour des activités plaisantes telles que bien manger et bien dormir.

ÉTAPE 3 — Découvrez les bienfaits que vous pouvez retirer sur le plan santé en vous accordant une attention bienveillante. Voici une vérité scientifique élémentaire : notre santé n'est jamais si bien servie que lorsque nous participons à des activités qui correspondent à nos centres d'intérêt et qui nous apportent un maximum de plaisir. Ceci n'est pas de l'égoïsme. C'est la pierre d'assise d'une vie saine. Il n'y a pas une seule cellule de notre corps qui s'épanouit en sacrifiant sa propre santé au profit de celle des cellules environnantes. C'est tout simplement impossible. Au contraire, les cellules communiquent entre elles constamment. La santé de l'une affecte la santé de toutes les autres. Plus vous vous impliquez dans un travail ou des activités qui vous apportent beaucoup de joie, plus vous-même et tout votre groupe êtes en santé.

ÉTAPE 4 — Soyez consciente que les soins que vous prodiguez à vos parents ou à des personnes âgées de votre famille élargie peuvent constituer des tentatives de solution à des problèmes familiaux non résolus. Claris, l'une de mes patientes ménopausées dont le diabète était particulièrement difficile à contrôler durant toute la période où elle a pris soin de son père mourant, me confiait que la simple idée de ne pas prendre soin de son père atteint d'un cancer en phase terminale l'amenait à se sentir terriblement coupable. Elle m'a dit que son père n'acceptait aucun étranger dans la maison, si bien qu'elle ne se sentait pas le droit d'engager une infirmière ou une aide-soignante même s'il avait suffisamment d'argent pour le faire. Le fait qu'il ait insisté pour qu'elle soit la seule personne à le soigner la faisait se sentir exceptionnelle. Après la mort de son père, Claris a entrepris une thérapie au cours de laquelle elle a pris conscience que son père ne l'avait jamais valorisée autant que ses frères, et c'est pourquoi elle s'efforçait constamment d'établir sa valeur en prodiguant des soins — ce qu'elle faisait beaucoup mieux que ses frères. Elle en est venue à comprendre que sa constante disponibilité envers son père, alors que d'autres options étaient possibles, était une façon pour elle de se mériter l'amour et l'approbation dont elle avait été privée durant son enfance.

ÉTAPE 5 — Apprenez à déléguer et à demander de l'aide. Le fait de prodiguer des soins au mitan de la vie vous fournit une autre occasion d'établir de saines frontières, de fixer vos limites, et de voir clairement comment les autres membres de votre famille devront assumer leur part du fardeau ou vous rétribuer pour votre travail. Si votre mari ne travaille pas ou travaille moins d'heures que vous, par exemple, il n'y a pas de raison pour qu'il ne s'implique pas. Vous devrez apprendre à formuler vos demandes sans colère et sans ressentiment de façon à obtenir ce que vous désirez. Et pour ce faire, vous devez d'abord croire que vous le méritez et que vous valez la peine qu'on vous aide. Oui, vous le méritez !

Je suis bien consciente que la situation financière de plusieurs femmes ne leur permet pas de payer pour obtenir de l'aide extérieure afin de prodiguer des soins aux membres de leur famille. Cependant, dans la plupart des cas, il y a moyen de trouver une solution qui fasse en sorte que tout le travail ne retombe pas sur les épaules d'une seule femme. Il est temps que tous les hommes apprennent les règles de base de la cuisine et de l'entretien ménager. Ou encore, si personne dans la famille ne peut ou ne veut s'impliquer, une autre tactique consiste à évaluer le coût de votre travail en vous basant sur ce qu'il en coûterait pour engager une personne de l'extérieur pour venir faire votre travail. Ensuite, vous pourriez demander à vos frères ou à d'autres membres de la famille de vous payer directement afin de pouvoir diminuer le nombre d'heures de votre travail régulier. Ainsi, vous auriez plus de temps pour refaire vos forces chaque jour, et incidemment, plus de temps à consacrer à l'exercice et à une saine alimentation.

Comme Sharon, il se peut que vous ayez à vous libérer du conditionnement familial qui vous incite à croire que votre rôle en tant que femme consiste à vous sacrifier pour autrui. Sharon devait dire à son père qu'il devait apprendre à accepter de recevoir des soins d'une autre personne. Son père devrait aussi briser un vieux conditionnement l'incitant à croire qu'une autre personne prendrait automatiquement soin de toutes les tâches domestiques. Il est bien connu que les personnes âgées, y compris les hommes, peuvent apprendre et évoluer jusqu'à la fin de leur existence. Il n'y a aucune raison pour qu'un homme ne puisse apprendre à se faire un œuf à la coque, à se faire rôtir un morceau de poulet, ou à déposer une brassée de linge dans la laveuse ! Des parents qui nous aiment vraiment désirent ce qu'il y a de mieux pour nous, même s'ils doivent pour cela changer leur façon d'agir et leurs attentes.

ÉTAPE 6 — Planifiez à l'avance. N'attendez pas qu'un parent ou un proche ait besoin de soins pour discuter des options possibles avec vos frères et vos sœurs. Ainsi, vous pourrez éviter une situation urgente qui a toujours l'air « d'arriver comme ça », alors qu'en réalité elle est le produit de choix et de croyances adoptés bien des années auparavant. L'une de mes amies, l'aînée de sa famille, venait d'avoir 40 ans, et elle expliqua très clairement à sa sœur cadette qui habite la même ville que sa mère, qu'elle ne permettrait pas à cette dernière — une femme très dépendante — de venir vivre chez elle s'il survenait quelque chose à leur père. Mon amie n'est pas égoïste. C'est une personne réaliste. Elle aime sa mère, mais elle n'a pas l'intention de lui sacrifier sa vie et sa carrière. Son attitude impassible quant aux soins à consacrer à sa mère dans le futur a été comme un signal clair envoyé aux autres membres de sa famille, les prévenant qu'ils ne pourraient pas automatiquement compter sur elle pour héberger leur mère, plus tard, si le besoin s'en faisait sentir. Ceci a permis de briser le lien traditionnel voulant que la fille aînée se sacrifie pour les autres, et ce, avant même que les choses ne se mettent en place.

UNE BONNE PISTE : TIRER AU CLAIR LA QUESTION FINANCIÈRE AU MITAN DE LA VIE

Quels que soient les changements à l'origine de son expérience du « nid vide », le seul chemin qui permettra à une femme d'exprimer son potentiel créateur dans la seconde moitié de sa vie est celui qui passe par une réelle indépendance, aussi bien financière qu'émotionnelle. Même si son mari ou les membres de sa famille subviennent présentement à ses besoins, il est important pour elle de savoir qu'elle pourrait se débrouiller seule si nécessaire. L'incapacité de subvenir à leurs besoins financiers est la raison principale pour laquelle les femmes maintiennent des relations peu satisfaisantes, à l'intérieur desquelles elles ne sont pas traitées comme des personnes autonomes ayant un pouvoir décisionnel égal à celui de leur partenaire. La capacité de se débrouiller sur le plan financier donne accès à un monde de possibilités nouvelles très agréables.

Bien que je ne prétende pas être une experte de la finance, je sais cependant une chose : comment, combien, où, quand et sur quoi une femme dépense de l'argent, et d'où lui vient cet argent, en dit plus sur ses valeurs réelles, ses croyances et ses priorités que n'importe quel autre aspect de son existence. Notre comportement par rapport au fait de gagner, de dépenser et d'épargner de l'argent dévoile nos croyances les plus profondes sur nous-mêmes et notre valeur en ce monde, sans aucune équivoque possible.

La dynamique associée à l'argent est aussi le miroir de nos relations, qui nous dit comment nous évaluons la contribution de chaque partenaire et si nous sommes vraiment dans une association créatrice et égalitaire. C'est pourquoi il est difficile et souvent même pénible d'aborder la question à savoir qui paie quoi et qui fait quoi à l'intérieur d'une relation.

Ambivalence culturelle au sujet des femmes et de l'argent

Même si à notre époque, beaucoup de femmes gagnent maintenant plus d'argent que leur conjoint, les études en général nous portent à croire que nous ne sommes pas encore à l'aise dans ce schéma tant sur le plan individuel que sur le plan culturel. Considèrons simplement la recherche suivante : bien qu'une étude de l'Université du Missouri ait démontré que, dans 1 couple sur 5, les femmes gagnent davantage d'argent que leur mari, seulement 56 % des hommes interrogés dans le *Virginia Slims Opinion Poll 2000*, ont affirmé qu'il serait acceptable que la principale source du revenu familial provienne du travail de leur conjointe. Plusieurs femmes étaient d'accord avec cette information. Dans le cadre du même sondage, seulement 61 % des femmes trouvaient acceptable qu'elles puissent être le principal soutien financier de la famille.

Le fait qu'une femme gagne plus d'argent que son mari ne suffit pas à faire disparaître le déséquilibre lié au pouvoir. Cela semblerait même plutôt l'exacerber en raison de l'ambivalence ressentie par les couples devant le renversement des statuts économiques à l'intérieur du couple. Julie Brines, sociologue à l'Université de Washington, qui a étudié la situation des couples dont les positions économiques étaient inversées, a découvert par exemple que plus les femmes contribuent au revenu familial, *moins* leur mari est disposé à participer à l'entretien de la maison. De fait, quand les femmes gagnent tout l'argent du ménage, tandis que leurs maris restent à la maison, ces hommes font moins d'entretien ménager que ceux qui travaillent à l'extérieur[3] ! Brines a aussi constaté que dans ce type de ménages, les femmes remettent une grande partie du pouvoir décisionnel à leur mari. Dans les mariages traditionnels, c'est le contraire qui se produit : le mari qui apporte de l'argent à la maison a tendance à mener la barque. En d'autres mots, quand les femmes gagnent plus d'argent que leur mari, il n'y a pas de corrélation directe entre le revenu et le pouvoir. Au lieu de cela, il y a un effort pour maintenir l'équilibre, même si ce prétendu équilibre est loin d'en être un.

Les implications de cette recherche sont claires : peu importe la part du fardeau financier que nous devons assumer, nous sentons que nous avons la responsabilité de rendre nos maris heureux, de les aider à se sentir bien dans leur peau — surtout lorsqu'ils gagnent moins d'argent que nous.

La triste vérité c'est que dans nos relations avec les hommes, beaucoup d'entre nous doutent encore de leur propre valeur — ce qui est parfaitement compréhensible étant donné notre histoire. Aussi, nous faisons plus que nécessaire pour que les hommes dans nos vies soient heureux, de crainte qu'ils ne nous quittent pour une personne qu'ils apprécieraient plus que nous. Secrètement, nous craignons d'être abandonnées si nous en demandons trop. Nous ne nous rendons pas compte qu'intérieurement, nous possédons le pouvoir de créer une vie à la hauteur de nos rêves, tout simplement parce qu'on ne nous en a jamais parlé !

Et puis, il y a cet autre désir profondément féminin : nous voulons être aimées et que les autres prennent soin de nous. Nous croyons toujours (quelquefois malgré l'évidence du contraire) que le fait d'avoir un mari implique qu'il prendra soin de nous. J'ai grandi en aimant les films de Tarzan. Récemment, j'ai visionné le classique *Tarzan and his Mate*, que je n'avais pas revu depuis belle lurette. Cette fois-ci, j'avais un regard neuf. La distribution des rôles était manifestement organisée en fonction des sexes : Jane apportait le côté ludique et la sexualité, tandis que Tarzan protégeait Jane en affrontant les dangers de la jungle et transportait plein d'objets lourds pour lui procurer une maison confortable et sécuritaire. Fascinant. Très attirant. Et comme la plupart des femmes, je veux bien moi aussi faire partie d'une telle association en raison de ses avantages, mais sans avoir pour autant à faire le sacrifice de moi-même. J'ai finalement trouvé comment y arriver, mais j'ai dû d'abord reprogrammer mes pensées et mes comportements inconscients par rapport aux relations humaines. Il m'a fallu pour cela plusieurs années, et j'apprends encore tous les jours.

Dans ma propre famille, aussitôt que mes frères ont atteint l'âge de 18 ans, mon père leur a annoncé qu'ils devraient dorénavant subvenir à leurs propres besoins. En revanche, il a payé mes droits de scolarité sans poser de questions. J'ai étudié à l'école de médecine en obtenant des bourses et des prêts étudiants, mais après mon mariage, le dernier mois avant la fin de mes études, j'ai laissé de bonne grâce à mon mari le soin de régler tous les détails pour l'achat de notre première maison — des étapes à franchir qui me mystifiaient et me terrifiaient tout à la fois. Il s'est servi de son dernier fonds d'épargne-études comme versement initial, et je me suis sentie incroyablement chanceuse de vivre un pareil conte de fées ! Nous avons fini de payer mes prêts étudiants sans aucune difficulté.

Mon mari prenait aussi toutes les décisions concernant les dons de charité et les placements, même si nos revenus étaient égaux. Les dons allaient aux institutions d'enseignement et de charité qu'il préférait. Je ne remettais jamais cela en question. Je considérais la question de l'argent comme un fardeau, jusqu'à ce que je sois forcée de me réveiller au mitan de la vie. Je ne suis pas la seule ; plusieurs femmes se retrouvent dans la même situation. Même si nous avons connu le mouvement de libération de la femme à l'université, nous tenions tant à ce que la joie règne dans notre foyer que nous étions toujours prêtes à «faire un peu plus» que nos maris, pour prendre soin des enfants et des tâches ménagères. Aujourd'hui, notre génération est en train de passer à la prochaine étape et de se réveiller sur le plan financier.

Au cours de la première étape de mon divorce, j'espérais que ma vie s'arrangerait comme par miracle, et que je rencontrerais et épouserais un autre homme, prospère et futé en matière de finances, de sorte que tout rentrerait dans l'ordre de nouveau pour moi. Oui, je l'admets. J'espérais que le prince charmant sur son cheval blanc vienne me sauver. (J'ai vu comment cette vieille programmation demeurait tout inscrite en moi, malgré la réussite de ma carrière.) Au fil du temps, néanmoins, aucun prince charmant n'est venu frapper à ma porte, et j'ai été forcée d'apprendre à me sauver moi-même. J'ai appris que le fait de me sauver moi-même était non seulement amusant, mais grisant. Au fur et à mesure que les écailles me tombaient des yeux, j'apprenais à me faire confiance et à croire de plus en plus en mes désirs et en mon bon sens financier. J'ai pu aussi, au bout du compte, rompre avec les images que je me faisais des hommes. C'étaient des êtres humains qui commettaient des erreurs tout comme moi. Ils n'étaient ni pires, ni meilleurs. À travers mes négociations avec les banquiers, les courtiers, les agents d'assurances et les comptables, j'ai appris que les hommes, pas plus que moi, n'avaient la bosse des finances ou d'autres «trucs magiques»! En fait, plus je me percevais moi-même comme la source de ma propre magie, plus ma vie s'améliorait. Dans cette nouvelle perspective, rouge de plaisir et ravie par cette nouvelle façon d'être dans le monde qui m'apportait une plus grande prospérité, j'ai commencé à apprécier les hommes plus que jamais! J'ai ainsi découvert que lorsque vous êtes claires avec eux sur ce que vous voulez, et que vous le demandez gentiment — sans aucune colère ou gêne —, ils sont souvent plus qu'heureux de vous le procurer! À Noël passé, par exemple, j'ai dit à mon frère aîné que je voulais un feu de joie pour le solstice. Quand je suis arrivée chez lui, il avait préparé, avec mon plus jeune frère, une pile de bois de chauffage si imposante que j'ai eu la certitude que mon feu du solstice serait visible même de l'espace! Un tel geste de soutien m'a fait un immense plaisir et m'a beaucoup émue ! Le printemps passé, un ami est venu chez moi et a remplacé la batterie de ma voiture qui refusait de démarrer. J'ai réalisé que tout ce que j'avais à faire c'était de demander plutôt que de me résigner à résoudre seule le problème. Ma vieille et stoïque attitude «Je n'ai besoin de personne» a fondu tranquillement à la chaude lumière de l'acceptation de soi, de la compassion et de la vulnérabilité. Mais toute cette magie n'a commencé à faire son apparition qu'à partir du moment où j'ai cessé de chercher un homme qui me «complète» et me rende heureuse. Lorsque j'ai découvert que j'avais ce qu'il fallait pour me rendre heureuse et que j'ai renoncé à combler de façon indirecte mes besoins en recourant vainement au sacrifice de soi, tout mon univers a changé. Et vous pouvez en faire autant.

Mary — Il n'y en a jamais assez

À 46 ans, Mary croyait depuis longtemps que son mari était plus habile qu'elle sur le plan financier. Il payait tous les comptes et s'occupait des déclarations fiscales chaque année. Mais ces activités le contrariaient toujours. Il répétait sans cesse : «Il n'y en a jamais assez. Il n'y en a jamais assez.» Peu à peu, Mary sentait qu'elle ne pouvait plus demander de l'argent pour quoi que ce soit, sauf les besoins essentiels, et la seule chose qu'elle pouvait faire, croyait-elle, était de dépenser moins. En fin de compte, après avoir beaucoup ruminé la chose, Mary a décidé de repasser les examens en vue d'obtenir de nouveau un diplôme d'infirmière, profession qu'elle exerçait avant de rencontrer et d'épouser son mari. Étant donné la pénurie d'infirmières et le fait qu'elle vivait dans une ville qui comptait plusieurs grands hôpitaux, Mary n'eut aucune difficulté à se trouver un emploi avec un bon salaire et des avantages sociaux intéressants. Un an plus tard, environ, elle contribuait de façon substantielle au revenu familial. Cela lui procurait un sentiment de bien-être même si elle détestait travailler sur appel. Toutefois, en dépit de sa contribution, son conjoint continuait à surveiller les dépenses et prenait encore toutes les décisions en matière de finances.

Or, même si cette tâche semblait le rendre malheureux, Mary avait l'impression que l'une des raisons qui pouvaient expliquer la réticence de son mari à partager avec elle certaines décisions financières, était la crise du mitan de la vie que traversait aussi ce dernier. Sa carrière semblait le déprimer, car il n'avait pas aussi bien réussi qu'il l'avait espéré dans la quarantaine — alors qu'il était, disait-il, dans « la force de l'âge ». Il avait commencé à parler de prendre une retraite anticipée, de vendre la maison, et de voyager à travers le pays en véhicule de camping. Mary espérait qu'il franchirait cette étape et qu'il se ressaisirait bientôt. Elle lui suggéra de consulter un thérapeute, mais il se mit en colère et affirma qu'il n'avait absolument aucun problème et qu'il n'était pas déprimé.

Entre-temps, le fait d'apporter un chèque de paye à la maison avait permis à Mary de se sentir plus forte à l'extérieur, même si ce n'était pas le cas à la maison. Malgré tout, elle avait commencé à éprouver différents symptômes, entre autres, des palpitations, de sévères bouffées de chaleur et des douleurs au bas du dos. Ses règles étaient aussi devenues irrégulières et très abondantes. C'est à cette époque que Mary est venue me consulter, et que je l'ai questionnée sur ce qui se passait dans sa vie. Elle m'a raconté son histoire, et je lui ai fait plusieurs recommandations pour soulager ses symptômes physiques. (J'en reparlerai un peu plus loin.) Je lui ai également suggéré de commencer à assumer un rôle plus actif dans la gestion des finances familiales, et elle accepta.

Quand elle revint me voir trois mois plus tard, plusieurs symptômes s'étaient atténués. Elle me raconta que son mari s'était opposé au départ à son désir d'être au courant des finances et de prendre des décisions avec lui concernant leurs dépenses. Cependant, peu de temps après qu'elle eut soulevé cette question, il se mit à souffrir de douleurs à la poitrine et il reçut un diagnostic d'angine de poitrine. Il réalisa que s'il continuait à vivre comme avant, il risquait de mourir d'une crise cardiaque. Il venait de recevoir lui aussi un signe clair qu'il était en train de traverser la crise du milieu de la vie, et il comprit qu'il avait besoin de réviser un certain nombre de croyances et de comportements démodés.

Pendant ce temps, Mary a entrepris une démarche pour améliorer progressivement ses connaissances financières. Évidemment, sa nouvelle confiance en elle-même avait modifié sa relation avec son mari. Les deux partenaires ont dû renégocier leur entente au sujet de l'argent et des tâches ménagères. Cela n'a pas été facile. Mais, avec le temps, le mari de Mary a réalisé qu'il était dans son intérêt et dans celui de sa femme que tous les deux soient au courant de l'état de leurs finances et qu'ils se mettent d'accord sur la façon de dépenser l'argent.

Changer votre héritage culturel

On a enseigné aux femmes de la classe moyenne, qui appartiennent à la génération de ma mère, qu'elles seraient prises en charge par leur mari. Ce fut le cas pour beaucoup d'entre elles, grâce aux polices d'assurance-vie et à la croissance économique phénoménale qui a suivi la Seconde Guerre mondiale. La majorité des mères de mes amies, aujourd'hui sexagénaires, septuagénaires et octogénaires, n'ont jamais travaillé à l'extérieur après leur mariage, et n'ont jamais eu à le faire quand elles se sont retrouvées veuves. Le mouvement des femmes nous a permis de prendre conscience collectivement du prix que nos mères ont payé pour avoir été prises en charge de cette façon, et les femmes de ma génération ont fait le vœu de ne pas ressembler à leur mère. (Ma mère me dit régulièrement qu'elle est consternée par la façon méprisante et autoritaire avec laquelle plusieurs maris de ses amies traitent leurs femmes.) Même si nous avons fait bien du chemin sur le plan de nos salaires et de la gestion financière, nous devons nous rendre à l'évidence qu'un trop grand nombre de femmes ignorent toujours les rudiments de la gestion financière, et qu'elles sont trop dépendantes de leur conjoint, de leur employeur ou des membres de leur famille quand vient le moment d'effectuer une certaine planification financière. La situation peut se résumer ainsi : plusieurs femmes ont été conditionnées à penser que quelqu'un prendrait soin d'elles financièrement si elles se chargeaient de toutes les autres tâches. L'idée que nous nous faisons de l'investissement fait en sorte que nous investissons dans les personnes (habituellement les maris, mais pas toujours), et nous nous attendons à ce que ceux-ci, en retour, nous fournissent protection et amour. Nous, les femmes, sommes effectivement très habiles pour manier et gérer l'argent dès que nous constatons que l'argent est simplement une manifestation de l'énergie vitale et non pas quelque chose hors de notre portée. La meilleure façon d'acquérir des connaissances de base en matière de finances consiste à nous rendre compte que nous sommes naturellement douées pour gérer efficacement l'argent — si l'on reçoit quelques enseignements. Si notre corps a la capacité et le savoir-faire nécessaires pour convertir notre énergie vitale en un nouvel être humain qui se développera à même notre chair et notre sang, ce sera pour nous du gâteau de gérer l'argent, qui n'est en fait qu'un simple symbole de notre énergie vitale !

C'est une bonne nouvelle. Les femmes, surtout celles qui sont au mitan de leur vie, représentent maintenant un nouveau marché très lucratif pour l'industrie financière. Et il s'avère que nous administrons judicieusement notre argent. Des études ont montré, par exemple, que les groupes féminins d'investissement réussissent mieux dans les placements à long terme que les hommes. Les femmes ont tendance à se concentrer sur des objectifs financiers à long terme plutôt que sur des performances à court terme, peut-être parce que nous vivons plus longtemps et que nous savons qu'il y a de fortes chances pour que nous ayons à soutenir des enfants ou des parents âgés.

L'importance de bien connaître la gestion financière

Quelle que soit la situation dans laquelle vous vous trouvez, il est extrêmement important que vous examiniez avec soin vos croyances concernant l'argent. Vous pourrez alors prendre en main votre situation financière de la même façon dont vous prenez quotidiennement en main votre santé. L'argent est une forme très concrète d'énergie — il vous donne du pouvoir dans la société en vous permettant d'aller là où vous voulez aller et de rester là où vous désirez rester. Le fait de gérer vous-même vos ressources financières vous procure un sentiment de liberté et de sécurité. De nombreuses études ont démontré qu'un statut socioéconomique plus élevé est toujours associé à une meilleure santé. Mais je crois que c'est le sentiment de posséder un certain pouvoir, et non le montant d'argent de notre avoir, qui fait toute la différence.

Plusieurs femmes affirment qu'en prenant en main leur situation financière, elles se sont senties galvanisées par la peur et la colère. Ce fut aussi le cas pour moi. Dans les premiers mois qui ont suivi ma séparation, je me suis sentie habitée par une nouvelle motivation : j'éprouvais un pressant besoin de liberté, de clarté et d'ordre dans ma vie. Je devais régler moi-même mes dettes, payer les découverts à la banque et réorganiser le budget familial. Au début, cette tâche me semblait pénible et effrayante, mais elle est rapidement devenue grisante pour moi lorsque j'ai réalisé que je *pouvais* tout faire sans l'aide de personne. À vrai dire, je ne m'étais jamais rendu compte que j'avais jusqu'à ce moment douté de mes capacités. J'ai appris que je pouvais gérer le budget familial aussi efficacement que je l'avais fait pendant des années pour mon entreprise et ma vie professionnelle — sans les revenus, l'aide ou les conseils de mon mari. Je ne veux nullement minimiser ou déprécier sa contribution durant toutes les années de notre mariage, mais plutôt reconnaître le sentiment de puissance personnelle que j'ai éprouvé en devenant financièrement autonome.

De la conscience de la pauvreté à celle de la prospérité

Tout a commencé le jour où j'ai réalisé que je serais seule à payer l'hypothèque et la plus grande partie des droits de scolarité de deux universités privées. Je m'étais intéressée de loin à certaines lectures sur les lois universelles de la prospérité, mais jamais je ne m'étais heurtée à des difficultés au point de choisir de les appliquer dans ma vie. Maintenant, oui. Chaque jour, en courant sur mon tapis roulant, je lisais *Réfléchissez et devenez riche* (Éditions de l'Homme, 1996) de Napoleon Hill — dans lequel l'auteur explique comment le désir et la conscience créent un état d'esprit propice à la prospérité ; *Le courage d'être riche* de Suze Orman

(Éditions AdA, 2005) ; et aussi tous les ouvrages de Robert Kiyosaki, auteur de *Père riche, père pauvre* (Un monde différent, 2001). Je jouais à un jeu génial, appelé Cash Flow 101, encore et encore, jusqu'à pouvoir facilement sortir de cette « vie de fou » (en attendant toujours le prochain chèque de paye) et emprunter la « filière ultrarapide » — en ayant un revenu net provenant de placements et d'investissements qui assurent des rentrées d'argent régulières, que l'on travaille ou non. Pour la toute première fois de ma vie, j'ai commencé à me percevoir comme une entreprise qui fabrique des produits. J'ai réalisé que mes livres, mes cédéroms et mes articles étaient tous des « produits » commercialisables.

J'ai aussi vu clairement comment mes croyances à propos de l'argent et de la prospérité se reflétaient dans mes comptes bancaires. Durant cette époque, j'ai rencontré Suze Orman dans le foyer des artistes du *Today Show*. Elle m'a raconté qu'on pouvait identifier les gens ayant une mauvaise santé d'abord à partir de leur argent et de leurs liquidités, parce que l'argent ne peut en aucune manière dissimuler un déséquilibre énergétique. Ou vous avez un surplus de liquidités, ou vous êtes endettés. C'est simple. Si vous ne revisitez pas les modèles comportementaux et les croyances à l'origine de vos problèmes financiers, tôt ou tard ceux-ci se manifesteront dans votre corps sous forme de maladie. Je me suis alors plainte auprès d'elle d'avoir à endosser toutes les responsabilités financières de mes filles. Ce à quoi elle a répondu : « Les seuls éléments qui vous empêchent d'avoir de l'argent sont la colère et la peur. » J'ai réalisé alors qu'elle avait touché en plein dans le mille. Ma colère envers mon ex-mari, qui venait de se remarier et qui allait bientôt être père à nouveau, avait suscité en moi beaucoup de ressentiment. Il était temps de lâcher prise et de sortir de cette prison que je m'étais construite. La remarque de Suze avait fait sonner le réveil. Au lieu de me percevoir comme une victime, j'ai décidé d'être heureuse de l'occasion qui m'était donnée d'apprendre à être autonome. J'ai choisi séance tenante d'afficher plus de prospérité que je n'en avais jamais rêvé. J'ai compris que je n'étais pas obligée de me laisser affecter négativement par ce que mon ex-mari faisait ou ne faisait pas avec son argent et sa vie — il me suffisait de le vouloir. J'ai vu que je pouvais manifester mon besoin d'argent — et subvenir à mes besoins et à ceux de mes enfants encore mieux qu'avant. J'ai lu *Les lois dynamiques de la prospérité* de Catherine Ponder (Un monde différent), et j'ai commencé à me répéter régulièrement des affirmations sur la prospérité. Je le fais encore tous les jours pour contrer les effets pervers liés à la conscience de la pauvreté, qui s'insinuent dans la façon de penser de la plupart des gens — et qui attirent son équivalent. Lisez ce qui suit et voyez quel sentiment cela éveille en vous.

> Je fais aujourd'hui l'expérience d'une santé parfaite, d'une grande prospérité et d'un bonheur total et absolu. Cela est possible parce que le monde est rempli de gens charmants qui m'aident tendrement de toutes les manières possibles. Je suis maintenant en contact avec une multitude d'anges. Je vis dès lors une vie merveilleuse, intéressante, et satisfaisante, dans laquelle je me sens très utile. L'accroissement de ma santé, de ma richesse et de mon bonheur me permet d'aider les autres à vivre une vie merveilleuse, intéressante, satisfaisante et extrêmement utile. Mon bien — notre bien — est universel.

Imaginez maintenant que vous vous répétez ces pensées jour après jour. Cela va changer votre vie. Mes efforts en ce domaine ont eu comme résultat d'améliorer ma situation financière, laquelle est maintenant à des années-lumière de ce qu'elle était durant mon mariage. Il en va de même pour ma santé mentale et physique. En fait, j'ai été si impressionnée par les résultats de cette approche dans ma propre vie et dans celle de mes filles, des membres de ma famille et de mes amis intimes, que j'ai commencé à considérer la conscience de la prospérité comme un élément crucial dans le développement de la santé.

Se mettre en marche

De nombreuses femmes gèrent déjà leurs propres affaires et s'occupent aussi des finances de la famille. Si vous êtes l'une de ces femmes, je vous conseille vivement d'aiguiser davantage votre conscience de la prospérité afin de faire encore mieux que ce que vous faites déjà. Je recommande aussi le livre *Secrets of Six-Figure Women*, de Barbara Stanny (HarperBusiness, 2004), et le site Web www.debtfreedivas.com, pour vous instruire sur la relation valeur personnelle/valeur nette.

Les femmes qui sont actuellement soutenues par leur mari ou un autre membre de la famille peuvent s'engager sur le chemin de la compétence financière en faisant l'exercice suivant pendant un mois : faites comme si vous étiez divorcées, veuves, ou subitement confrontées au fait de devoir subvenir seules à vos besoins. Posez-vous sans cesse ce genre de questions : « Où sont les papiers de la compagnie d'assurance ? L'acte notarié de la maison ? Les papiers de l'hypothèque ? Le plan de retraite ? Les déclarations fiscales des années précédentes ? Quelle est la valeur estimée de la maison ? Quelle est ma valeur nette ? À quand remonte la dernière fois où j'ai signé un état de mes revenus et dépenses ? » Le fait d'avoir une emprise sur ce genre d'information peut contribuer à vous assurer que vous maintenez votre relation pour toutes les bonnes raisons — parce qu'elle vous permet de vous épanouir et qu'elle améliore votre vie sur plusieurs plans — au lieu de penser que, sans cette relation, vous vous écrouleriez. Vous ne pouvez tout simplement pas être disponible pour un vrai partenariat et une création commune et exaltante avec l'autre, tant que vous ne savez pas comment vous prendre en main et que vous n'avez pas confronté votre état de dépendance — pour ensuite faire quelque chose pour régler ce problème.

SE RETROUVER

Au moment où je travaillais à la première édition de ce livre, j'étais en pleine périménopause, période où je vivais les affres de ce que beaucoup appellent « l'enfer hormonal ». Pourtant, je me sentais mieux que je ne m'étais sentie pendant des années. Les très fortes bouffées de chaleur dont j'ai souffert au cours des derniers mois de mon mariage ont disparu complètement après le départ de mon mari — phénomène que j'ai vu se répéter bien souvent chez d'autres femmes qui ont eu le courage de mettre fin à des relations sans avenir. Combien de fois ai-je vu certains symptômes périménopausiques se résorber chez des femmes qui ont eu le courage d'affronter en toute lucidité la tourmente des transitions du mitan de la vie, et avec une telle énergie qu'elles sont finalement parvenues à donner la priorité à leurs propres besoins?

Mais j'ai également assisté à la naissance de quelque chose de plus profond encore : l'émergence de ce qu'on pourrait décrire comme une joie pure, le sentiment qui monte lorsqu'une femme se retrouve elle-même. Je le sais d'expérience, et je suis émerveillée par la force de cet instinct nouveau qui me pousse à créer mon propre nid et par cette nouvelle façon d'agir que j'ai choisie après avoir franchi le seuil de ma nouvelle vie.

L'une des choses étonnantes que j'ai découvertes après le départ de mon mari était le besoin presque physique de me réapproprier et de décorer l'intérieur de ma maison, en particulier la salle de séjour et la chambre des invités. Un jour, à l'aide de catalogues, d'un téléphone et d'une carte de crédit, j'ai acheté en moins d'une heure un canapé, une carpette, des tables de chevet pour la chambre d'ami, et même des rideaux — à 49 ans, je n'avais encore jamais fait cela. Les exigences de mon métier conjuguées aux obligations maternelles ne m'avaient laissé ni le temps ni l'envie de m'intéresser à la décoration intérieure, et encore moins de participer à en choisir les éléments. Mais c'était dans mon ancienne vie. Alors que mon paysage intérieur changeait rapidement, je ressentais une pressante envie de faire en sorte que mon environnement extérieur soit le reflet du rajeunissement qui s'opérait en moi.

J'ai découvert que le *feng shui*, l'art chinois de disposer les objets, m'a beaucoup aidée tout au long de ce processus. J'en suis venue à voir que nos maisons sont le reflet de nos vies, et qu'en les modifiant consciemment selon les principes du feng shui, nous pouvons véritablement apporter des améliorations dans nos vies sur tous les plans. En utilisant un plan connu sous le nom de «*baqua*», on peut déterminer des zones, dans une chambre ou dans toute la maison, qui correspondent à des aspects spécifiques de l'existence — par exemple, la santé et la famille, la fortune et la prospérité, les gens serviables et le voyage, l'amour et le mariage. Ces informations nous permettent d'améliorer et de transformer notre espace physique dans une sphère particulière de notre vie. Et comme pour tout le reste, quand vous faites cela, il arrive que les choses se détériorent avant de s'améliorer — comme lorsqu'on se débarrasse des détritus en faisant le ménage du printemps. Quand ma collègue et amie, Terah Kathryn Collins — auteure de *The Western Guide to Feng Shui*, publié en 1990 — est venue me consulter, nous avons ri toutes les deux en réalisant que mon mari était parti moins de quatre mois après que j'eus «amélioré» la zone amour-et-mariage de notre propriété par l'ajout d'une magnifique tonnelle. Elle m'a dit : «Je vois ça constamment. Quand vous améliorez un aspect de votre vie où ça ne va pas, vous devez d'abord lâcher prise sur certains éléments qui font obstacle à la réalisation de votre désir profond.» J'ai aussi installé un réverbère dans la zone «personnes importantes et lieux propices» de la propriété. En l'espace de deux mois, j'ai soudainement été entourée de personnes talentueuses qui m'ont aidée sur tous les plans, aussi bien à la maison qu'au travail. (*Voir la section «Ressources» pour obtenir de l'information sur le feng shui.*)

Je voulais que ma maison devienne un lieu où les gens se sentent à l'aise et confortables. Je voulais m'y sentir chez moi, entourée de couleurs et de textures qui m'inspiraient. Pour la première fois de ma vie, je découvrais mon style, et je savais exactement quelle atmosphère et quelle apparence donner aux différentes pièces de la maison. Tandis que le mobilier commençait à arriver et que je mettais en place tous les éléments, j'étais ravie du résultat, retournant sans cesse contempler mon œuvre sans me lasser. Lentement, j'ai commencé à entrevoir le sens véritable de ce que je faisais : j'étais en train de créer un espace pour toutes les nouvelles énergies qui affluaient dans ma vie. Alors qu'auparavant, j'étais désolée en contemplant mon «nid vide», je recréais alors mon nid en un nouveau lieu qui reflétait la personne que j'étais devenue. C'était un nid douillet qui allait naturellement accueillir mes enfants, leurs amis, et les nouvelles personnes qui, assurément, entreraient dans ma vie. Et c'est arrivé !

PAMELA — Une maison bien à elle

Alors que pour moi, me retrouver signifiait d'accepter l'échec de mon mariage, Pamela a pris un autre chemin — fort peu conventionnel. Voici ce qu'elle a écrit :

> J'ai 47 ans ; j'ai été en relation avec Don durant 8 ans, et sur ces 8 années, nous avons été mariés 5 ans. Il a 12 ans de plus que moi, et sa philosophie de vie tient à ces quelques mots : « À ma façon à moi, ou rien d'autre. » Les décisions unilatérales de Don ne me convenaient pas toujours, et l'année passée, j'ai décidé de faire des choix qui reflétaient mes croyances et qui m'aideraient à préparer mon avenir. Il voyageait souvent pour le travail et le plaisir, et je passais beaucoup de temps seule dans une maison où je ne me sentais pas chez moi. J'avais même aménagé une pièce rien que pour moi, mais ce n'était pas suffisant.
>
> Alors, je me suis acheté une maison. Comme nous ne sommes plus ensemble sur une base quotidienne, nous avons dû effectuer certains changements, et notre mariage aurait pu échouer. Don vit où il veut, et moi je vis là où je sens que je dois habiter. Je ne peux décrire la joie que j'éprouve de vivre dans un endroit qui favorise mon épanouissement sur les plans émotionnel et spirituel. Je nourris ma maison et mon jardin de la même façon qu'ils me nourrissent. Les choses les plus simples me réjouissent. Les amis qui m'ont rendu visite sont d'accord pour dire que cette maison me ressemble.
>
> J'apprécie la chance que j'ai de pouvoir gagner ma vie et de ne pas dépendre de Don financièrement. Peut-être que le fait d'avoir réussi ma carrière m'a donné la confiance nécessaire pour créer la maison de mes rêves. Après une vie passée à mesurer ma valeur propre à l'aune de l'approbation des hommes, je vis aujourd'hui selon ce que je ressens plutôt que par obligation.

TROUVER SA VOCATION AU MITAN DE LA VIE

Pour certaines femmes, la maison — qui avait été leur centre d'intérêt principal auparavant — passe dorénavant au second plan lorsqu'elles arrivent au mitan de leur vie ; elle vient après une nouvelle passion qui prend la forme d'un appel, d'une vocation. D'autres femmes quittent leur emploi « à la maison » pour démarrer leur propre entreprise ou changer de carrière. D'autres sont simplement entraînées par les circonstances sur un nouveau chemin.

La diversité des intérêts d'une femme et de ses contacts à l'extérieur du foyer durant ses années de fécondité auront une influence sur la facilité avec laquelle elle intégrera sa nouvelle vie. Un certain tâtonnement sera peut-être nécessaire avant qu'une femme découvre sa véritable passion ; et pour certaines, ce sera peut-être plus long que pour d'autres. Celles qui persistent à se définir en fonction des rôles qu'elles ont cessé de tenir — comme celui de mère ou de conjointe — et qui ont longtemps vécu confinées dans ces mêmes rôles, risquent d'être envahies par la peur et de se sentir incapables d'avancer. Mais le secret pour découvrir de nouvelles passions consiste à sortir et à bouger, même si vous ignorez où vous allez. Quelquefois, il s'agit simplement de passer, même en trébuchant, du point A au point B, avec les yeux grand ouverts sur les possibilités qui s'offrent à vous.

SYLVIA — Découvrir l'artiste

Sylvia s'est retirée de l'enseignement l'année même où le plus jeune de ses fils s'est marié et est parti en Californie. Ce fut difficile pour elle d'abandonner en même temps son rôle de mère et de mentor auprès de ses propres enfants ainsi qu'auprès des étudiants de troisième année à qui elle avait enseigné pendant 25 ans. Elle est restée en contact avec moi tout le temps qu'a duré ce processus de deuil et elle m'a avoué que parfois elle avait l'impression qu'elle n'arriverait pas à découvrir qui elle était.

« Tout ce qui touche à mon identité est en lien avec les enfants », écrivit-elle. « En fait, le temps libre dont je disposais rendait les choses encore plus difficiles, car j'ignorais quoi en faire. Les journées étaient si longues et si monotones. » Mais en y repensant bien, ce temps représentait un vrai luxe, car il lui a permis de concentrer son attention sur ses sentiments et de les exprimer — haut et fort. « Mon mari travaillait encore à l'extérieur, de sorte que j'avais tout le loisir de pleurer fort, de gémir et même de rugir sous l'effet de la frustration. Seule à la maison, je poussais des cris d'animaux angoissés — j'étais seule avec ces puissantes émotions qui rebondissaient sur les murs.»

Puis, quelques semaines plus tard, Sylvia commença à regarder sa maison comme si elle regardait une propriété à vendre qu'elle envisageait d'acheter — elle offrait un tas de possibilités, mais nécessitait aussi quelques transformations pour s'adapter à sa nouvelle vie. Elle abattit des murs et intégra les chambres des enfants à la salle de séjour, créant ainsi une pièce immense où se tiendraient ses réunions mensuelles avec des femmes de carrière qui s'y retrouveraient pour échanger, dans un esprit de camaraderie, de nouvelles compétences, des projets et des idées. Sylvia réalisa une grande partie des travaux de réaménagement, même si elle n'avait jamais posé des panneaux de gypse ou des tuiles de céramique auparavant. Quand ce fut à son tour de faire la démonstration d'une nouvelle compétence devant le groupe, elle montra les travaux de céramique qu'elle avait réalisés dans la salle de bain. Sylvia a ensuite commencé à décorer les salles de bain de ses amies en utilisant des tuiles artisanales aux motifs novateurs. Ce qui n'était au départ qu'un projet de quelques week-ends, est devenu une seconde profession deux ans plus tard, par la magie du bouche à oreille. Elle a recruté des clients aussi loin que New York, et elle a embauché et formé deux femmes pour l'aider à répondre à la demande. «J'adore voyager — j'ai longtemps été une femme au foyer et je ne sortais jamais sans mon mari. Maintenant, je me balade pour aller visiter des maisons superbes et avec mes petits tours de magie, je rends les maisons encore plus belles, tandis que mon mari reste à la maison et s'occupe des tâches domestiques. Plusieurs clients m'ont demandé de signer (comme un peintre signe sa toile) mon nom sur une tuile bien visible, lorsque les travaux étaient terminés. Je déborde d'enthousiasme et je me sens libre comme l'air. J'aime cette nouvelle vie.»

JUDITH — Trouver sa vraie vocation

Pour bien des femmes, la clé pour trouver leur propre voie au mitan de leur vie réside dans l'identification des passions qui les ont toujours habitées, mais qu'elles n'ont jamais développées à temps plein. À 54 ans, après avoir œuvré plus de 30 ans dans le monde des affaires, Judith a décidé de prendre une retraite précoce. Après avoir jeté un regard rétrospectif sur ses nombreuses années de bénévolat, elle a compris qu'elle souhaitait ardemment prendre soin des personnes âgées. Au lieu de se servir de son âge comme prétexte pour ne rien faire, elle a entrepris un programme d'études supérieures exigeant afin de se préparer à son nouveau travail. Elle a écrit :

> J'ai décidé de laisser ma fonction d'analyste financier et de m'engager dans une nouvelle carrière. Je suis partie en me donnant pour mission de consacrer mes énergies à l'éveil de soi, au développement de la créativité, et à la joie d'être une aînée et de prodiguer des services à d'autres aînées de façon à améliorer leur croissance physique, mentale et spirituelle. J'ai passé des entrevues à des directeurs de centres d'accueil de jour et à des gestionnaires de programmes tout en poursuivant mes activités bénévoles qui consistaient à apporter des repas chauds aux aînés vivant en établissement. Au mois de juin dernier, j'ai complété le nombre de cours requis ainsi que mon stage en entreprise pour l'obtention d'une maîtrise en psychologie et gérontologie.
>
> J'ai appris que, même si cela peut être parfois extrêmement pénible, c'est seulement à travers un processus de transition, en gardant grand ouverts les yeux et le cœur, qu'une personne peut vraiment réussir à se transformer sur le plan personnel. Aujourd'hui, je ressens de l'excitation et de la peur à l'idée que mon plan va se concrétiser — faire vraiment ce pour quoi j'ai étudié et ce que j'avais dit que je ferais ! Ma fille me dit : « Maman, à ton âge, qui va t'embaucher ? » Mon mari souhaite que je réussisse. Je sais que je dispose de *ressources intérieures illimitées* et que je vis une renaissance en entrant dans cette phase nouvelle de mon existence.

Plusieurs femmes dans la force de l'âge découvrent qu'en trouvant une nouvelle direction à leur vie, elles deviennent elles-mêmes de nouvelles personnes, de sorte qu'elles attirent de nouveaux amis. Une patiente m'a décrit la chose à sa façon : «Je suis devenue plus intéressante. J'ai plus à offrir sur le plan personnel — je peux parler d'autres choses que des enfants et de leur pratique de football ou de la promotion de mon mari. Ce nouveau moi est quelqu'un que j'aime vraiment ! »

UNE CARTE POUR NAVIGUER EN TERRITOIRE INCONNU

Les premières étapes du voyage qui vous permettra de vous retrouver peuvent être parmi les choses les plus difficiles à réaliser dans votre vie. Mais au fur et à mesure que vous vous aventurerez sur cette nouvelle route, vous constaterez que ce qui vous intimidait au départ disparaît peu à peu, et votre balade se transforme en voyage d'exploration et de découvertes. Voici quelques points de repère qui vous aideront tout au long de ce périple.

METTEZ-Y DU CŒUR. Bien que douloureux, votre sentiment de solitude, comme n'importe quel autre sentiment, s'atténuera progressivement et se modifiera avec le temps, surtout si vous choisissez des façons nouvelles et plus saines de penser et d'être dans le monde. Soyez présente à votre expérience pendant qu'elle se produit. Si vous vous permettez d'éprouver votre peine en profondeur, la joie que vous ressentirez ensuite sera tout aussi profonde. Car la joie reviendra un jour, vous ne devez jamais en douter — même si votre vie ne sera jamais plus exactement la même. Je sais que vous pouvez espérer des jours meilleurs, car je reçois des témoignages à ce sujet depuis des années. J'en suis moi-même un exemple vivant.

Voici ce que l'une des abonnées à mon bulletin a écrit :

> Je ne me suis jamais sentie aussi bien depuis la grande confusion qui s'est installée dans ma vie à l'adolescence. Après avoir traversé une période périménopausique épouvantable dans la quarantaine, j'approche de mes 52 ans avec un large sourire ! Toutes ces années de liaisons tumultueuses à la recherche de mon identité ! Aujourd'hui, je vis parfaitement bien seule (avec ma chatte Harriet), et j'entretiens une relation intéressante avec un homme exceptionnel qui n'essaie pas de me définir. Même si mon corps ne peut plus supporter tout ce que je voudrais lui imposer, je traite mes douleurs et mes peines avec stoïcisme et magnanimité. La vie est pleine de possibilités et d'amitiés charmantes — avoir un chez-soi avec un jardin, danser le tango argentin, voyager, et faire un tas d'autres choses —, mais aussi de moments de silence et de repos pour soi, que j'accepte pleinement.

CULTIVEZ LA SAGESSE DU QUOTIDIEN ET LA DISCIPLINE PERSONNELLE. Commencez ou continuez au moins une activité sur une base régulière. Une pratique régulière est un bienfait pour la santé. Dans mon cas, cette routine se compose d'exercices quotidiens et de cours de Pilates, deux fois par semaine. Les exercices Pilates sont exigeants, car ils exigent de bouger et de concentrer son attention en partant du « centre » ou de la « centrale électrique » de l'être humain, soit les muscles reliés au bassin, les fesses et l'abdomen, lesquels forment une sorte de ceinture autour de la partie inférieure du tronc. Peu importe ce qui arrive dans ma vie, je prends le temps d'aller au studio et de travailler sur le lien entre mes muscles et mon cerveau. Cette activité implique une régularité et une discipline qui me servent de point d'ancrage — c'est une partie de ma vie que je n'ai ni changé ni éliminé. En fait, le matin où mon mari m'a quittée, je suis allée à mon cours comme d'habitude. Même si à l'époque, je n'avais pas la moindre idée de ce qui se passerait dans notre mariage, et même si mon cœur battait la chamade et que j'étais morte de peur, utiliser l'équipement de la méthode Pilates pour exécuter mon entraînement normal fut très apaisant et rassurant. Une partie importante de mon univers était en train de s'écrouler, mais je pouvais tout de même me concentrer sur ma respiration et la force de mes muscles — et sur le fait que la planète allait continuer de tourner. Les cours de Pilates ont été une discipline-clé dans la transformation de mon corps — car ils m'ont rendue plus forte et plus souple que jamais auparavant.

AMÉLIOREZ VOTRE VIE QUOTIDIENNE. Au cours des premiers mois de mon nid presque vide — ma benjamine était encore à la maison, mais totalement absorbée par ses propres activités —, j'ai pris l'habitude d'allumer un feu chaque soir et de garder les portes du poêle à bois ouvertes afin de contempler les flammes pendant que je dînais. Durant toutes nos années de mariage, mon mari et moi avions rarement ouvert les portes de ce poêle pour qu'il n'y ait pas de perte de chaleur. J'étais maintenant beaucoup moins intéressée par la thermodynamique, et je voulais plutôt jouir simplement de l'atmosphère agréable que me procurait la lueur des flammes — particulièrement à l'heure du dîner, alors que la perspective de devoir passer une soirée seule m'effrayait. J'allumais aussi des bougies tous les soirs pour dîner et je faisais tourner mes disques favoris. Six mois plus tard, quand ma deuxième fille est partie étudier à l'extérieur et que j'ai dû affronter la solitude tous les soirs, j'étais déterminée à employer ce temps pour me mettre à l'écoute de moi-même et de mon esprit. Je voulais surtout soigner les parties de mon être qui m'avaient conduite au divorce. De plus, je voulais me sentir suffisamment à l'aise dans la solitude de ma maison pour ne pas éprouver le besoin de me jeter trop vite dans une nouvelle relation simplement pour éviter de souffrir de l'absence de mon mari et de mes filles. Je savais que si j'agissais ainsi, tous les vieux comportements non cicatrisés réapparaîtraient dans une nouvelle relation. J'ai remarqué que les gens qui s'autorisent ce genre de pause ont tendance à connaître des relations humaines plus saines et plus heureuses par la suite.

SACHEZ QUE LA PEUR DU VIDE EST SOUVENT PIRE QUE LE VIDE LUI-MÊME. J'ai découvert que ma hantise du nid vide était pire que de l'expérimenter. En fait, j'étais tellement absorbée par mon travail que j'appréciais le fait de n'avoir qu'à prendre soin de moi-même. En outre, j'ai appris que j'aimais lire au lit aussi tard qu'il me plaisait, aller au cinéma autant de fois que j'en avais envie, prendre un bain à n'importe quelle heure du jour ou de la nuit, et, de façon générale, identifier mes besoins et mes désirs propres. Même si j'avais planifié de recevoir ma mère à la maison et d'aller skier avec elle durant le premier hiver où je me suis retrouvée seule, le temps a passé si rapidement que nous n'avons pas pu réaliser ce projet. Néanmoins, ce fut bon de sentir qu'elle était prête à me soutenir et à partager des moments de détente avec moi, si nécessaire.

SOUVENEZ-VOUS QUE NOUS SOMMES PLUS FORTES ET PLUS RÉSISTANTES QUE NOUS LE CROYONS. Le jour où j'aurais normalement fêté notre 25e anniversaire de mariage, je me suis réveillée et j'ai flâné au lit durant quelques minutes pour me permettre de vivre mes émotions. Je n'avais pas réussi à franchir le cap du quart de siècle de mon mariage, et cela me rendait triste. Je pensais que j'allais me sentir mal toute la journée. Mais à ma grande surprise, il n'en fut rien. Diane, une femme qui avait travaillé à mes côtés pendant plus de 20 ans, m'a donné une carte humoristique. C'était une photo ridicule d'un monsieur tout musclé vêtu d'un tutu et d'un serpent enroulé autour de ses épaules. En ouvrant la carte, on pouvait y lire : « Toujours à la recherche de l'Homme idéal ! » Je me suis esclaffée et j'ai glissé la carte dans mon journal. Plus tard, je suis sortie dîner pour célébrer l'anniversaire d'une amie. La journée s'est passée dans le calme et la joie. L'année précédente, mon cœur s'était brisé le jour de notre anniversaire, et j'avais fondu en larmes au dîner, ce soir-là, devant mes deux filles. Un an plus tard, j'étais une nouvelle personne qui avait trouvé la paix.

Je ne prétends pas que cela a été facile de divorcer et de voir partir mes deux filles au cours de la même année. Cette première année de solitude a été la période la plus difficile de ma vie, car tout s'est écroulé autour de moi, tout ce sur quoi je croyais pouvoir compter. Paradoxalement, cette même année s'est aussi avérée l'une des plus tonifiantes et exaltantes de mon existence. Quand je regarde en arrière, je m'émerveille devant tout le chemin parcouru. En me tournant vers la Source d'énergie, en retroussant mes manches et en commençant à rebâtir ma vie, j'ai été envahie par l'énergie de l'espoir, de la joie, et du renouveau. Chaque journée vient me rappeler que l'énergie à l'origine d'une vie nouvelle abonde. Il suffit d'y croire, de lâcher prise, et de demander de l'aide.

Chapitre 4

Moi, ménopausée ? Impossible... n'est-ce pas ? La base physique du changement

PLUSIEURS FEMMES SONT PRISES AU DÉPOURVU LORSQUE LES PREMIERS SIGNES de la ménopause font leur apparition. Elles ne s'attendent pas à ce que ces symptômes se manifestent avant le point de chute : la cessation complète de leurs menstruations. Mais la dernière période menstruelle d'une femme est habituellement précédée d'une longue phase de transition au cours de laquelle certains symptômes peuvent se manifester : bouffées de chaleur, sautes d'humeur, problèmes de sommeil, sueurs nocturnes, etc. En fait, les prétendus symptômes de la ménopause sont plus importants durant la périménopause et cessent un an environ après les dernières règles.

Doreen était une femme de 46 ans pleine de vitalité, et d'apparence encore jeune lorsqu'elle a eu sa première bouffée de chaleur. Elle avait remarqué qu'elle démontrait une certaine irritabilité envers son mari, qui avait commencé à la taquiner en lui parlant de sa ménopause, mais elle avait catégoriquement refusé d'envisager cette possibilité. « Mes menstruations sont réglées comme une horloge », affirma-t-elle. « Ma mère avait 53 ans quand elle est entrée en ménopause. Je ne suis pas assez âgée pour vivre le grand changement ! »

Il est vrai que l'âge auquel la mère d'une femme a eu sa dernière menstruation est probablement le meilleur signe précurseur du moment de sa propre ménopause. (Bien qu'il y ait certainement des exceptions.) Mais si une femme ne comprend pas que les premiers symptômes peuvent se manifester bien avant cette date — 10 ans et plus, parfois — elle protestera probablement comme Doreen : « Moi, ménopausée ? C'est impossible… n'est-ce pas ? »

On peut répondre rapidement à cette question : si vous avez des raisons de le demander, c'est qu'il y a de fortes chances pour que ce soit le cas.

CE QUI SE PASSE DANS VOTRE CORPS : LES CHANGEMENTS HORMONAUX

En principe, la ménopause se définit comme le moment où les périodes menstruelles cessent définitivement. La femme qui connaît une ménopause naturelle n'a en réalité aucun moyen de savoir si une période menstruelle donnée est vraiment la dernière, avant qu'une année se soit écoulée. À l'approche de la ménopause, les cycles peuvent devenir plutôt erratiques, et il n'est pas rare de voir des intervalles de plusieurs mois entre les menstruations. Vers l'âge de 40 ans, les premiers changements hormonaux associés à la périménopause (« péri » qui signifie « autour » ou « près ») sont bel et bien amorcés. Les recherches ont montré, par exemple, qu'à 40 ans, plusieurs femmes sont déjà affectées par des changements de densité osseuse ; et qu'à l'âge de 44 ans, plusieurs d'entre elles ont commencé à avoir des menstruations plus légères ou plus courtes que d'habitude, ou plus abondantes ou plus longues. Environ 80 % des femmes commencent vraiment à sauter des périodes menstruelles[1]. En fait, seulement 10 % des femmes environ voient leurs menstruations s'interrompre complètement sans connaître auparavant une période prolongée de cycles irréguliers. Dans une étude approfondie menée auprès de plus de 2 700 femmes, on a constaté que la plupart avaient vécu une transition ménopausique qui a duré entre deux et huit ans[2].

À moins d'avoir fait une entrée brutale dans la période ménopausique à cause d'une chirurgie ou de la prise de certains médicaments, vous pouvez considérer votre périménopause comme l'aboutissement d'un processus qui a commencé à l'époque de vos toutes premières menstruations. Cette période menstruelle initiale est habituellement suivie de cinq à sept années de cycles relativement longs, qui sont souvent irréguliers et fréquemment anovulatoires. Finalement, vers la fin de l'adolescence ou au début de la vingtaine, la durée du cycle raccourcit et se régularise au moment où la femme atteint la phase principale de reproduction, laquelle s'étendra sur les 20 années suivantes environ. Au cours de la quarantaine, nos cycles allongent de nouveau. Même si on nous a laissé entendre que la durée normale d'un cycle est de 28 jours, les recherches ont démontré que seulement 12,4 % des femmes ont un cycle de cette longueur. Pour la majorité des femmes, la durée du cycle menstruel se situe entre 24 et 35 jours, tandis que 20 % des femmes connaissent des cycles irréguliers[3].

De deux à huit ans avant la ménopause, la plupart des femmes commencent à sauter des ovulations. Durant ces années, les follicules ovariens, qui amènent chaque mois des œufs à maturation, subissent une baisse rapide, jusqu'à ce que leur réserve s'épuise complètement. Les recherches semblent indiquer que, dans notre culture à tout le moins, ce ralentissement commence autour de 37 ou 38 ans. L'inhibine, une substance produite par les ovaires, décroît, ce qui a pour effet d'élever le taux de FSH, l'hormone folliculo-stimulante sécrétée par la glande pituitaire. Cela ne signifie pas que vous ne pouvez être enceinte. (*Pour plus d'information sur la fertilité durant cette phase, consultez le chapitre 11 de mon livre* Women's Bodies, Women's Wisdom, *intitulé «Our Fertility».*)

Contrairement à la croyance populaire, nos taux d'œstrogènes demeurent souvent relativement stables ou s'accroissent même durant la périménopause. Ils ne commencent à baisser que moins d'un an avant la dernière période menstruelle[4]. Jusqu'à la ménopause, l'œstrogène principal produit par le corps d'une femme est l'estradiol. Cependant, durant la périménopause, le corps commence à produire en plus grande quantité une autre sorte d'œstrogène, appelée «estrone», laquelle est produite à la fois dans les ovaires et dans les tissus adipeux.

En général, les taux de testostérone ne diminuent pas de façon significative durant la périménopause. En fait, les ovaires postménopausiques de plusieurs femmes (mais pas de toutes) sécrètent plus de testostérone que les ovaires préménopausiques.

En revanche, les taux de progestérone commencent à chuter au cours de la périménopause, souvent bien longtemps avant que les taux d'œstrogènes et de testostérone commencent à varier. Comme nous le verrons plus loin, pour la majorité des femmes, c'est l'élément qui aura le plus d'importance au cours de leur périménopause.

Tout nous porte à croire que même si la reproduction a cessé d'être le principal objectif, les hormones soi-disant reproductives jouent encore un rôle important — un rôle fondamental, qui favorise la santé et qui n'a rien à voir avec la procréation. On peut voir une preuve de ceci dans le fait que des récepteurs d'hormones stéroïdiennes se retrouvent dans presque tous les organes de notre corps. Les œstrogènes et les androgènes (comme la testostérone) sont importants, par exemple, pour garder les os forts et en santé ainsi que l'élasticité des tissus vaginaux et urétraux. L'œstrogène et la progestérone contribuent tous deux de façon importante à maintenir une saine couche de collagène dans la peau.

LA PÉRIMÉNOPAUSE EST UN PROCESSUS NORMAL, ET NON UNE MALADIE

La chose essentielle à garder en mémoire à propos de la ménopause est qu'il s'agit d'un processus tout à fait normal, et non d'une maladie à traiter. Mais pour que son corps continue à produire des taux d'hormones adéquats durant cette phase de son existence, la femme doit posséder une santé optimale — physique, émotionnelle, spirituelle et situationnelle. En d'autres mots, son bien-être futur dépend non seulement de la santé de son corps, mais aussi de son système d'appui non physique ; tous deux témoignent de la manière dont elle a vécu jusqu'à présent et de la façon dont elle prend soin d'elle aujourd'hui. La périménopause se produit au mitan de nos vies, un moment idéal pour faire le point et s'assurer que nous faisons tout ce qui est en notre pouvoir pour améliorer notre santé.

En dépit de tout le battage médiatique autour des suppléments hormonaux — le type, la dose, suppléments naturels ou synthétiques, et ainsi de suite —, il importe de se rappeler un fait trop souvent oublié : le corps de la femme est dès sa naissance parfaitement outillé pour produire toutes les hormones dont elle aura besoin tout au long de sa vie. Toutes les prétendues hormones sexuelles (œstrogènes, progestérone et androgènes) sont fabriquées à partir d'une molécule de base omniprésente — le cholestérol. De plus, nos corps ont aussi la capacité de convertir un type d'hormones sexuelles en un autre type d'hormones sexuelles. Ainsi, l'œstrogène peut être converti en testostérone, et la progestérone en œstrogène. Ces conversions se produisent en fonction de nos besoins corporels immédiats, de notre état émotionnel et nutritionnel, et ainsi de suite.

Tout cela signifie que ce ne sont pas toutes les femmes qui auront besoin ou qui voudront des suppléments hormonaux. Dans certaines cultures, les suppléments hormonaux ne sont prescrits qu'en de rares occasions, et pourtant les femmes souffrent rarement de symptômes pénibles durant leur périménopause. Comment est-ce possible ?

Premièrement, les ovaires ne font que ralentir; ils ne s'arrêtent pas complètement. En outre, le corps de la femme est conçu pour produire de l'œstrogène, de la progestérone et de la testostérone dans d'autres zones que les ovaires, et il est prêt à augmenter ou à modifier légèrement le flux hormonal en provenance de ces zones d'appoint lorsque le besoin se fait sentir au mitan de sa vie. Les recherches ont montré, par exemple, que les tissus adipeux, la peau, le cerveau, les glandes surrénales, et même les nerfs périphériques produisaient de l'œstrogène, de la progestérone et des androgènes ! Que la production soit adéquate ou non, cela dépend d'autres facteurs ou événements qui surviennent dans la vie de la femme.

Par exemple, si une femme est soumise à un stress important — si elle est surmenée, si son régime alimentaire ne comble pas les besoins de son corps, si elle est physiquement malade, si elle fume ou boit, si elle évite les questionnements sur le plan spirituel, si elle est impliquée dans une relation qui draine son énergie sans lui en fournir en retour —, alors la capacité de son organisme à répondre aux demandes adressées à son système endocrinien diminuera. Les

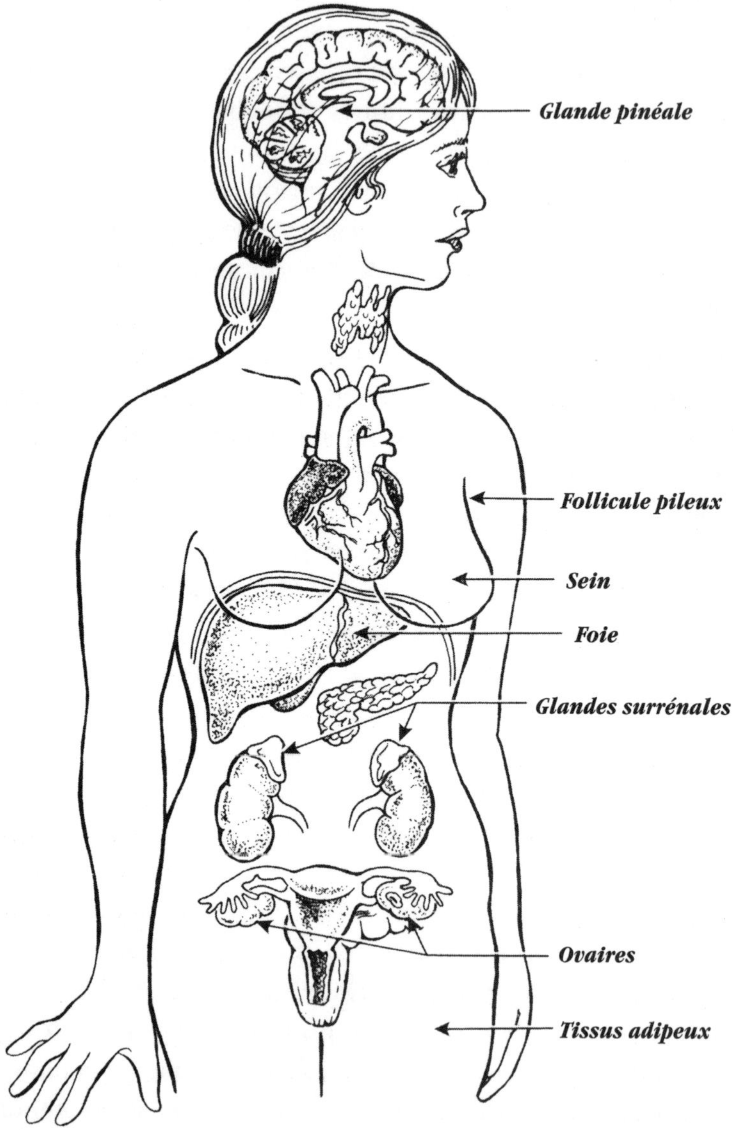

Figure 7. ZONES DE PRODUCTION HORMONALE DANS LE CORPS
Un corps en santé est outillé pour produire toutes les hormones dont une femme a besoin tout au long de sa vie. Cette aptitude naturelle peut être entretenue ou contrecarrée par les habitudes liées au style de vie et à l'état de santé de la femme — sur les plans physique, émotionnel, spirituel, ainsi que par les circonstances de la vie.

choses stagneront de la sorte jusqu'à ce que la femme parvienne à amorcer des changements dans les domaines de sa vie où un tel travail est requis. La transition du mitan de la vie peut s'avérer tumultueuse et présenter une combinaison de symptômes propre à chaque femme — allant des maux de tête, bouffées de chaleur, ballonnements, baisse de libido, jusqu'aux sautes d'humeur et aux troubles du sommeil.

Dans notre environnement culturel, caractérisé par une accélération effrénée du rythme de vie, près de 75 % des femmes périménopausées éprouvent des symptômes pénibles au point de chercher un soulagement, que ce soit à l'aide de suppléments hormonaux, d'un régime alimentaire modifié, de l'exercice ou de thérapies alternatives. Si une femme réalise qu'elle a besoin de suppléments hormonaux afin de retrouver un certain bien-être physique et émotionnel, elle ne devrait pas considérer cela comme un échec personnel. Au contraire, il s'agit d'un signal d'alarme et d'une occasion pour procéder à des changements qui s'imposent. Dans une telle situation, elle peut envisager d'accepter ce que j'appelle : un « saupoudrage » de suppléments hormonaux — juste assez pour l'aider à se sentir bien et en santé, mais rien de plus. En même temps, il serait sage qu'elle prête attention aux messages que lui envoie son corps. Il exige bien davantage qu'une simple prescription ou un supplément.

Un point essentiel à retenir est qu'avant de prendre une substance quelconque pour soulager les symptômes de la ménopause, reconnaissez la sagesse profonde de votre corps quand elle se manifeste et vous envoie ces signaux, et écoutez-la. Ces symptômes sont uniques et très personnels. La façon dont se comportent vos hormones durant la périménopause, ainsi que la façon dont votre corps et votre esprit réagissent aux changements hormonaux sont aussi personnalisées que vos empreintes digitales.

LES TROIS TYPES DE MÉNOPAUSE

Imaginez que vous vous tenez au pied d'une montagne magnifique. Vous pouvez apercevoir la lumière qui scintille derrière la cime, et vous avez envie de jouir du coup d'œil à partir du sommet. Il y a trois façons d'y parvenir. Vous pouvez emprunter le sentier sinueux en pente douce, qui vous demandera peut-être d'enjamber quelques rochers ici et là. Vous pouvez aussi prendre le chemin le plus court, qui est aussi le plus difficile et qui nécessitera plus d'équipement et de support technique. Ou vous pouvez complètement laisser tomber l'ascension et demander à une autre personne de vous y amener en hélicoptère — ce qui peut sembler facile jusqu'à ce que vous réalisiez que vos muscles et vos organes n'auront ni le temps ni l'entraînement requis pour s'adapter au froid et au manque d'oxygène une fois que vous serez arrivée au sommet.

- LA MÉNOPAUSE NATURELLE (le chemin sinueux en pente douce) arrive graduellement, en général chez une femme âgée de 45 à 55 ans, à qui il reste encore au moins un ovaire. Dans la plupart des cas, la durée est de 5 à 10 ans, mais le processus complet peut parfois s'étirer sur plus de 13 ans. Durant cette période, les menstruations peuvent être interrompues pendant plusieurs mois puis reprendre, et leur durée, leur intensité ainsi que le flux peuvent s'accroître ou décroître. Toutes autres choses étant égales par ailleurs, les femmes qui vivent une ménopause naturelle n'auront peut-être pas besoin de traitement particulier pour se sentir bien physiquement — si leur santé générale est assez solide, et si la transition est suffisamment graduelle pour que leur corps soit en mesure de répondre à leurs besoins changeants. En d'autres mots, tout dépendra de ce qui se passe dans leur corps et dans leur vie.
- LA MÉNOPAUSE PRÉCOCE (le chemin court) se produit un peu plus vite et plus tôt chez certaines femmes dans la trentaine ou au début de la quarantaine à qui il reste au moins un ovaire. Approximativement une femme sur cent voit sa transition ménopausique se terminer à l'âge de 40 ans, ou même un peu avant. Elle peut avoir souffert d'une maladie (telles une affection auto-immune ou une carence nutritionnelle) ou de stress chronique (incluant un entraînement athlétique excessif), ce

qui a eu un effet défavorable sur les hormones associées aux fonctions reproductives. La ménopause précoce est habituellement plus courte que la ménopause naturelle, dans une proportion de un à trois ans. Comme la transition est plus rapide et que le changement est souvent lié à un problème physique préexistant, la femme qui traverse une ménopause précoce aura fort probablement besoin de suppléments hormonaux pendant la phase d'adaptation[5].

- LA MÉNOPAUSE ARTIFICIELLE (l'ascension en hélicoptère) peut se produire soudainement ; à la suite d'une ablation chirurgicale ou d'une perturbation de l'appareil reproducteur — incluant l'ablation des ovaires ou la perturbation de l'afflux sanguin dans les ovaires à la suite d'une opération, par exemple —, de l'irradiation ou de la chimiothérapie, ou de l'administration de certains médicaments qui provoquent ou simulent la ménopause pour des motifs médicaux (comme la réduction de fibromes utérins).

On a remarqué que même la ligature des trompes abaisse le taux de progestérone durant au moins un an après l'intervention[6]. (La nouvelle procédure, Essure, a peu de chances de produire cet effet, car elle n'altère pas l'afflux sanguin dans les ovaires.) Plusieurs femmes, qui ont subi une hystérectomie *avec* préservation des ovaires, ont connu des symptômes dus au changement hormonal — en plus, évidemment, de l'interruption de leurs menstruations.

Selon les estimations actuelles, environ une Américaine sur quatre connaîtra une ménopause artificielle subite. Comme il n'est pas possible de s'adapter progressivement à la chute hormonale, les symptômes de la ménopause artificielle peuvent être graves et débilitants. Pour soulager l'inconfort physique, on choisira presque invariablement l'hormonothérapie.

PATTI — La ménopause artificielle

Six semaines après avoir éprouvé de vagues symptômes (sueurs nocturnes, perte de poids et rougeurs persistantes dans la région du bas-ventre), pour lesquels on avait diagnostiqué par erreur à un centre de soins d'urgence une «périménopause accompagnée de stress», Patti, une mère célibataire âgée de 41 ans, propriétaire d'une petite entreprise, a appris qu'elle était atteinte de la maladie de Hodgkin, un type de lymphome. Deux séries de traitements de chimiothérapie d'une durée de six semaines chacune l'ont complètement épuisée durant un certain temps, et lui ont fait perdre ses blonds cheveux bouclés... mais elle a guéri. Un effet irréversible de ces traitements fut la cessation de ses règles.

Patti a écrit : «Quelques semaines après la fin des traitements de chimiothérapie, alors que je commençais à retrouver mon énergie, j'ai recommencé à avoir des sueurs nocturnes. Ça m'a effrayée, car pensais que je faisais une rechute, et que mes sautes d'humeur étaient attribuables à mon inquiétude constante.» Son médecin lui a fait passer des tests hormonaux, qui ont confirmé que Patti était entrée en période ménopausique, et elle lui a prescrit des hormones de substitution sous forme de timbres cutanés qui laissaient filtrer peu à peu dans son organisme de légères doses d'hormones, la nuit comme le jour. «Je me suis sentie beaucoup mieux en l'espace de quelques jours seulement, et je crois que dans mon état — après tout ce que j'avais traversé — cela m'a réellement aidée à récupérer plus vite, car tout mon corps avait subi un terrible traumatisme, et mon esprit était épuisé.»

LA PÉRIMÉNOPAUSE ET LES TAUX HORMONAUX

On croit généralement qu'à la périménopause, les taux d'œstrogènes dégringolent. Cette grossière simplification mène trop souvent à des traitements qui risquent d'accentuer des symptômes qui, au départ, ne sont que légèrement inconfortables. Durant la ménopause naturelle, le premier changement hormonal à se produire est le déclin progressif de la progestérone, alors que les œstrogènes demeurent à un niveau normal ou même augmentent. Comme, en principe, le taux de progestérone contrebalance celui de l'œstrogène tout au long du cycle menstruel — c'est-à-dire que l'un baisse, tandis que l'autre s'élève, et vice versa —, un déclin général de la progestérone provoque la montée du taux d'œstrogènes, comme ceux-ci ne rencontrent plus d'obstacles. Autrement dit, le contrepoids habituel a disparu. Il en résulte un *excès* relatif d'œstrogènes appelé « prédominance des œstrogènes » — ce qui est exactement à l'opposé de la vision usuelle qu'on a de la périménopause.

Si une femme commence à éprouver des symptômes inconfortables à cette étape, c'est que son corps peut « avoir conscience » de cet excès relatif d'œstrogènes et tenter de s'y adapter. Cet excès en œstrogènes est aussi exacerbé par un taux élevé d'insuline et d'hormones du stress. Malheureusement, il existe beaucoup de chevauchements des symptômes associés aux différents déséquilibres hormonaux, et il n'est pas rare qu'on prescrive à une femme souffrant de symptômes liés à un excès d'œstrogènes et d'hormones du stress, encore plus d'œstrogènes. Il n'est pas étonnant alors de voir s'aggraver des symptômes bénins au départ.

Tandis que la transition se poursuit, la progestérone continue à décliner, et il peut arriver que les taux d'œstrogènes se mettent à fluctuer considérablement. Ces hausses d'œstrogènes se produisent parce que les ovaires ont commencé à laisser des groupes entiers de follicules — plutôt qu'un seul à la fois — se développer et parvenir à maturité au cours de cycles menstruels successifs, comme s'ils tentaient de « dépenser » rapidement les œufs restants. (C'est la raison pour laquelle la probabilité d'être enceinte de jumeaux augmente avec l'âge.) La baisse de la progestérone se produit parce que de moins en moins de ces œufs en cours de maturation parviennent à compléter tout le processus d'ovulation.

Les taux d'hormones folliculo-stimulantes (FSH) et lutéinisantes (LH), normalement libérées en quantité précise dans le cerveau de façon à stimuler une croissance folliculaire contrôlée et l'ovulation, deviennent chaotiques à mesure que nos ovaires se mettent à sauter des ovulations. À l'approche de la ménopause, les taux hormonaux commencent à se stabiliser. Les taux de FSH et de LH se précisent pour atteindre une nouvelle altitude de croisière qui demeurera ainsi pour le reste de notre vie.

LES SYMPTÔMES DE LA DÉCROISSANCE DE LA PROGESTÉRONE ET DE LA PRÉDOMINANCE DES ŒSTROGÈNES

- Diminution de la pulsion sexuelle ;
- Menstruations irrégulières ou anormales d'une façon ou d'une autre (le plus souvent : des saignements excessivement abondants) ;
- Ballonnement (rétention d'eau) ;
- Enflure et sensibilité des seins ;
- Problèmes d'humeur (le plus souvent irritabilité et dépression) ;
- Prise de poids (particulièrement autour des hanches et de l'abdomen) ;
- Extrémités froides (mains et pieds) ;
- Maux de tête, particulièrement avant les menstruations.

PUIS-JE PASSER UN TEST ?

Pendant des années, les diagnostics concernant la ménopause reposaient simplement sur l'âge de la personne et ses symptômes. Aujourd'hui, il est de plus en plus courant de demander une confirmation des taux hormonaux en laboratoire. La raison en est que, comme l'a bien illustré l'histoire de Patti, il y a des maladies qui imitent la ménopause d'une façon plutôt convaincante. L'hypothyroïdie en est un exemple (*Voir à la page 157*). Premièrement, en subissant un test qui permettra de confirmer votre entrée en ménopause, vous éliminerez en même temps la possibilité d'un problème médical insoupçonné. Deuxièmement, le fait de préciser les taux des hormones concernées — œstrogène, progestérone, testostérone, et possiblement la DHEA et l'hormone thyroïdienne —, permettra à votre médecin et à vous-même d'être en mesure de déterminer plus facilement à quelle étape de la périménopause vous vous situez et quelle approche adopter par rapport à vos symptômes, si vous en avez. Un avertissement à propos du test hormonal : il n'y a pas nécessairement de corrélation parfaite entre les symptômes ménopausiques et les taux d'hormones. Par exemple, plusieurs femmes dont le taux de testostérone est faible ont une libido normale. Et plusieurs femmes dont le taux de testostérone est normal ont une libido faible. Ce qu'il faut en conclure, je pense, est qu'il est utile de faire tester ses taux d'hormones, mais qu'il est beaucoup plus important d'être à l'écoute de ce que vous ressentez intérieurement que de vous concentrer sur un test de laboratoire, lequel ne constitue après tout qu'une simple photographie d'un processus en constante évolution.

Si vous décidez de demander une confirmation du laboratoire, il est important de connaître quels tests sont disponibles, et ce qu'ils peuvent (ou ne peuvent pas) révéler sur votre état actuel.

Les taux d'hormones : FSH et LH

La méthode de test utilisée par la plupart des intervenants en médecine consiste à prélever un échantillon de sang ou de salive pour déterminer les taux de FSH et/ou de LH. On se base sur le fait qu'à la ménopause et à la postménopause, les taux de FSH et de LH atteignent des sommets inégalés. Mais cette méthode pose des problèmes. D'abord, cela ne vous apprendra rien sur les taux d'œstrogènes, car la FSH est contrôlée par l'inhibine, et non par l'œstrogène. (C'est l'une des raisons pour laquelle l'œstrogénothérapie de substitution ne fait pas décroître le taux de FSH après la ménopause[7].) De plus, durant les 5 à 10 années de périménopause — avant que les menstruations cessent définitivement — les taux de FSH et de LH peuvent fluctuer considérablement. Les ovaires peuvent devenir inactifs pour quelques jours ou quelques semaines, puis reprendre la production d'œufs. Il est possible, par exemple, que les taux de FSH chez une femme atteignent des niveaux postménopausiques (qui dépassent 30 UI/l pour le sang), alors qu'elle a encore des périodes menstruelles normales. Son taux de LH, lui, demeurera à un niveau normal en période de préménopause. Pour cette raison, un simple niveau élevé de FSH et de LH ne peut servir à déterminer si une femme est en ménopause ou non. À moins qu'elle n'ait eu aucune période menstruelle depuis un an, et que ses taux de FSH et de LH se situent exactement dans l'échelle postménopausique — taux de

FSH plus haut que 30 UI/l, et taux de LH plus haut que 40 UI/l — une femme peut même devenir enceinte. C'est pourquoi il est prudent d'utiliser une méthode contraceptive pendant un an au moins après vos dernières menstruations.

Les taux d'hormones : l'œstrogène, la progestérone et la testostérone

Un autre test sanguin fréquemment utilisé permet d'analyser la quantité totale d'œstrogènes, de progestérone, et de testostérone dans le système sanguin. Le principal inconvénient de cette méthode est que la plus grande partie des hormones ainsi mesurées sont inactives. Le corps d'une femme en santé produit jusqu'à 10 fois plus d'hormones qu'elle ne peut en utiliser ; aussi, des protéines spécialisées se fixent sur plus de 90 % des molécules hormonales produites, ce qui a pour effet de les inactiver et de fermer les « portes » qui autrement leur permettraient de quitter le système sanguin pour pénétrer dans les tissus. Les hormones biologiquement actives sont celles qui ne sont pas liées à des protéines ou qui sont libres. Celles-ci entrent rapidement dans les tissus au lieu de rester dans le système sanguin. Ainsi, le test sanguin standard, qui ne distingue pas l'hormone libre de l'hormone liée, donnera un résultat non significatif, car il mesure principalement l'hormone inactive, inutilisable, liée à la protéine.

Les meilleures méthodes d'analyse

Avec l'approche individualisée de la ménopause, qui est devenue le nouveau standard en matière de soins, de nombreux cliniciens estiment que le fait de mesurer les taux d'hormones peut fournir une information utile pour rétablir l'équilibre hormonal, soit par la nutrition, soit par une thérapie d'hormones de remplacement bio-identiques. Bien que j'aie prôné dans le passé l'évaluation des taux d'hormones à partir de la salive — la recherche initiale était très prometteuse —, il n'y a pas encore suffisamment de preuves dans la littérature scientifique publiée pour tirer des conclusions quant à l'exactitude de cette méthode appliquée au monitorage de la ménopause et du vieillissement[8].

La plupart des cliniciens travaillant auprès des femmes ménopausées préfèrent maintenant les épreuves sérologiques des laboratoires spécialisés en ce domaine. On dispose aujourd'hui de nouveaux tests améliorés et approuvés par la FDA, qui mesurent non seulement les taux d'œstrogènes, de progestérone et de testostérone biologiquement actifs, mais aussi leurs produits de décomposition. Un corpus de recherche de plus en plus grand montre que l'équilibre hormonal peut affecter le renouvellement osseux, le métabolisme des lipides, la fonction immunitaire de même que les cancers hormonodépendants, dont celui du sein et de l'utérus. Comme il est possible de modifier les résultats des tests sanguins en apportant des changements à son style de vie (par exemple, par la supplémentation, la diète, les exercices, et parfois, l'hormonothérapie substitutive), il vaut probablement la peine de faire dresser votre profil hormonal si vous avez beaucoup de symptômes ou si vous envisagez de recourir à une hormonothérapie substitutive. Il est important de travailler avec un praticien de la santé qui connaît bien cette sorte d'analyse hormonale. Je recommande le Women's Hormonal Health Assessment de Genova Diagnostics. (*Voir «Ressources».*)

Une analyse en double : deux tests plutôt qu'un

Si vous avez des symptômes et travaillez activement à améliorer votre équilibre hormonal en suivant un programme précis, je vous recommande de demander deux analyses, car les taux hormonaux fluctuent, particulièrement durant la périménopause. Le meilleur moment de la journée pour la prise d'échantillon se situe tôt en matinée, et la meilleure période du mois, entre les jours 20 et 23 — quand la progestérone est susceptible d'être à son plus haut niveau. Si vos règles sont irrégulières, il est plus difficile d'évaluer avec précision votre taux de progestérone à partir d'un seul échantillon — une autre bonne raison de faire deux tests. Avec une analyse en double, l'échantillon est prélevé et évalué au moins à deux reprises *avant* le traitement. (Si les symptômes sont vraiment graves, vous ne devriez pas retarder le traitement. Faites réévaluer vos taux d'hormones environ un mois après le début du traitement de façon à pouvoir procéder à des ajustements.)

Avec l'analyse en double, la probabilité que les tests révèlent autant les variations biologiques naturelles que les fluctuations périménopausiques augmente. Si les résultats du second test diffèrent considérablement de ceux du premier, il peut être nécessaire de recourir à un ou plusieurs tests supplémentaires de façon à déterminer si la différence est attribuable à une erreur du laboratoire ou à des fluctuations naturelles. Ceci permet d'éviter l'ordonnance d'une prescription d'hormones qui risquerait, dans le meilleur des cas, de ne pas répondre aux besoins de l'organisme, ou pire, d'exacerber le problème. Comme il arrive souvent que les taux d'hormones se normalisent ou s'améliorent avec les changements apportés au style de vie, il peut être utile de veiller à ce que cette amélioration soit documentée par l'analyse des hormones.

LA MÉNOPAUSE ET LA FONCTION THYROÏDIENNE

Bien souvent, à la ménopause, notre attention est surtout concentrée sur nos ovaires, alors qu'en fait ce sont tous les organes endocriniens (producteurs d'hormones) et leur état de santé qui constituent la base physique de notre expérience durant cette période. Les problèmes thyroïdiens sont très courants durant les années de périménopause et de postménopause. Alors que certaines femmes ne présenteront aucun symptôme lié à ces problèmes, d'autres femmes seront aux prises avec une grande quantité de symptômes. Parmi les symptômes les plus fréquents, on note les problèmes de l'humeur (la plupart du temps sous la forme de dépression et d'irritabilité), une baisse d'énergie, la prise de poids, la confusion mentale, et les troubles du sommeil.

Les problèmes thyroïdiens sont étroitement associés à la ménopause, et ce n'est pas seulement parce que les études épidémiologiques nous apprennent que 26 % des femmes en périménopause (ou juste avant) reçoivent un diagnostic d'hypothyroïdie[9]. Mais il y a plus. Selon le célèbre clinicien et auteur, le regretté Dr John R. Lee, il semble exister une relation de cause à effet entre l'hypothyroïdie, qui se traduit par un taux inadéquat d'hormones thyroïdiennes, et la dominance en œstrogènes. Quand il y a un manque d'équilibre entre les œstrogènes et la progestérone, cela peut bloquer l'action de l'hormone thyroïdienne. Aussi, même si le taux d'hormones produites par la thyroïde est normal, ces hormones ne sont plus efficaces et les symptômes d'hypothyroïdie apparaissent. Les analyses de laboratoire peuvent alors indiquer que le taux d'hormones thyroïdiennes est normal dans le système d'une femme, car la glande thyroïde elle-même fonctionne correctement.

Il ne faut pas se surprendre alors si ce problème se complique lorsqu'on prescrit à une femme un supplément d'œstrogènes, lequel a pour effet d'accentuer le déséquilibre. En pareille circonstance, le fait de prescrire un supplément d'hormones thyroïdiennes ne suffira pas à corriger le problème sous-jacent : la prédominance en œstrogènes. Cette prédominance de même que le stress glycémique sont très souvent accompagnés par des taux d'adrénaline élevés. (*Voir le chapitre 6 intitulé «Aliments et suppléments pour faciliter la transition ménopausique».*) Et cette situation métabolique est susceptible d'exacerber les problèmes thyroïdiens. Voici ce qui se produit. L'adrénaline stimule le système nerveux sympathique tout comme le stress glycémique. Cette situation entraîne, entre autres, une accélération du rythme cardiaque et une hausse de la pression artérielle qui peuvent déclencher des palpitations. Mais cela amène aussi l'œstrogène à se métaboliser en substances connues sous le nom de «catéchol» — des œstrogènes qui produisent eux-mêmes des effets semblables à ceux de l'adrénaline. La principale hormone thyroïdienne, la thyroxine, stimule également le cœur et le système nerveux sympathique. Pour s'ajuster au taux déjà trop élevé d'adrénaline dans le système, la glande thyroïde fonctionne souvent au ralenti afin d'abaisser la stimulation de la thyroxine — ce qui se reflète par une hausse légère du taux de thyréostimuline (TSH).

L'hypothyroïdie peut prêter à confusion, car il existe un continuum entre l'hypothyroïdie manifeste et l'hypothyroïdie subclinique de même qu'un important chevauchement des deux formes. Selon que vous parlez à tel ou tel expert, et selon les critères utilisés pour le diagnostic, jusqu'à 25 % des femmes périménopausées auraient un problème thyroïdien quelconque. Il s'agit dans la plupart des cas d'hypothyroïdie subclinique. Même si certains symptômes sont présents, les tests de la fonction thyroïdienne ne sont que légèrement anormaux (la thyréostimuline, ou TSH, de 0,5 à 5,0, avec des taux normaux de T3 — triiodothyronine — et de T4 — thyroxine). Les cliniciens qui se spécialisent dans les solutions hormonales individuelles sont de plus en plus nombreux à estimer que l'ancien registre de « normalité » pour la TSH dans la plupart des laboratoires (0,5 à 5,0) est trop large, et que le taux de TSH devrait idéalement se situer quelque part entre 0,5 et 2,0. J'ai observé que de nombreuses femmes ayant des taux de TSH supérieurs à 2,0 réagissent bien à une petite quantité d'hormones thyroïdiennes de substitution, du moins pendant la périménopause.

Une fois qu'on s'est occupé du stress surrénalien, du stress glycémique et de la prédominance en œstrogènes en utilisant divers moyens tels que les suppléments, suffisamment de repos et l'éclairage naturel, les taux thyroïdiens reviennent aussi à la normale. En même temps, il est souvent très utile de prendre une petite dose d'hormones thyroïdiennes de substitution, composée des deux types d'hormones thyroïdiennes (T3 et T4). On peut se procurer ce produit dans une pharmacie magistrale. (*Voir « Ressources ».*)

Même si le supplément d'hormones thyroïdiennes aide à soulager l'hypothyroïdie existante, dans une proportion significative de cas, le symptôme de dépression persiste pour une raison différente et assez surprenante : la dépression elle-même peut provoquer une dysfonction de la thyroïde. Autrement dit, le fait de traiter l'hypothyroïdie équivaut à soigner le symptôme plutôt que la cause sous-jacente.

Permettez que je vous explique. Pour plusieurs femmes, la dysfonction thyroïdienne se produit en raison d'un blocage d'énergie dans la gorge, résultat d'une vie passée à «ravaler» des mots qu'elles brûlent d'envie de dire. Au nom de l'harmonie à préserver, ou parce qu'elles ont appris à vivre sans avoir de pouvoir au sein de leur famille ou de leur groupe social, elles ne s'expriment plus. Elles peuvent s'être battues pour faire valoir leurs opinions, mais seulement pour découvrir que cela ne faisait aucune différence — parce que dans leurs relations les plus intimes, on les a définies comme n'ayant pas d'importance. Pour résoudre cet état de choses complexe et embrouillé, une femme peut avoir besoin non seulement de prendre un supplément de progestérone et d'hormones thyroïdiennes, mais aussi de poser un regard lucide sur les aspects de sa vie et les relations interpersonnelles qu'il lui faudrait changer.

LA MÉNOPAUSE ET LE RÔLE DES SURRÉNALES

De la grosseur du pouce, les deux glandes surrénales sécrètent trois hormones essentielles qui nous aident à supporter le stress et les soucis de la vie. Or si une femme vit durant des années avec la conviction qu'elle ne peut échapper au stress quotidien, ou si elle souffre d'une maladie chronique, elle risque de trop solliciter ses glandes surrénales sans leur laisser suffisamment de temps pour se réapprovisionner. Il se peut que, comme un grand nombre de femmes, elle entre dans la période de la ménopause avec des glandes surrénales déjà épuisées.

Pour comprendre comment l'épuisement chronique agit sur l'organisme et comment il affecte notre expérience de la ménopause, il importe de connaître le rôle que jouent quotidiennement les surrénales, par l'entremise de l'action de trois hormones distinctes, mais complémentaires, qu'elles sécrètent.

- La NORÉPINÉPHRINE (adrénaline) est l'hormone du «combat ou de la fuite» sécrétée lorsque quelque chose vous menace (ou lorsque vous croyez que quelque chose vous menace). Afin de vous préparer à la bataille, elle fait accélérer les battements de votre cœur et affluer rapidement le sang dans cet organe et dans les muscles les plus volumineux, elle dilate vos pupilles, place votre cerveau en état d'alerte, et augmente votre tolérance à la douleur. Dans notre vie moderne, les batailles prennent souvent la forme de défis quotidiens, tels que forcer votre corps à poursuivre certaines activités malgré la fatigue, composer avec un emploi stressant, réagir promptement pour éviter un accident d'automobile. Considérez ces montées d'adrénaline comme des retraits de votre compte bancaire destinés à vous aider à traverser des périodes difficiles. Si vous avez pris l'habitude d'effectuer des retraits trop fréquents, votre compte sera un jour ou l'autre à découvert. Le fonctionnement de vos surrénales sera perturbé, et vous ne disposerez que de très peu d'adrénaline le jour où vous en aurez réellement besoin.

- Le CORTISOL augmente l'appétit et le niveau d'énergie tout en contrôlant les réactions allergènes et inflammatoires du système immunitaire. Il stimule le stockage et la libération de l'énergie dans le corps ; il aide le corps à résister aux effets stressants des infections, des traumas et des températures extrêmes ; et vous aide à demeurer stable sur le plan émotif. Les versions synthétiques du cortisol — la prednisone et la cortisone par exemple — sont souvent prescrites autant aux humains qu'aux animaux pour aider le sujet à remonter la pente et à se sentir mieux ; ainsi, il mangera, boira et bougera davantage et il sera ainsi en meilleure posture pour combattre la maladie ou guérir une blessure. Idéalement, le cortisol est relâché dans le système de façon occasionnelle seulement, et il ne doit pas servir à combattre le stress chronique. Un taux de cortisol trop élevé durant une trop longue période de temps peut provoquer des effets secondaires indésirables. Parmi ces effets, on trouve la diminution de la densité osseuse, l'affaiblissement des muscles, l'amincissement de la peau, l'amoindrissement de la capacité de fabriquer des protéines, les dommages aux reins, la rétention des liquides, la hausse subite du taux de sucre dans le sang, le gain de poids, l'augmentation de la vulnérabilité aux bactéries, aux virus, aux mycoses et aux levures, les allergies, les parasites, et même le cancer. Si vous avez déjà observé quelqu'un sous l'effet d'une forte dose de prednisone, vous savez à quel point ce médicament peut avoir des effets indésirables sur le corps.

- La DÉHYDROÉPIANDROSTÉRONE, aussi connue sous l'abréviation DHEA, est un androgène produit par les glandes surrénales ainsi que par les ovaires. Aussi bien chez les hommes que chez les femmes, la DHEA contribue à neutraliser l'effet inhibiteur du cortisol sur le système immunitaire, favorisant par le fait même la résistance à la maladie. (Les taux de cortisol et de DHEA sont inversement proportionnels : quand l'un est élevé, l'autre est bas.) La DHEA aide aussi à protéger et à augmenter la densité osseuse, elle veille à sauvegarder votre santé cardiovasculaire en contrôlant le taux de « mauvais » cholestérol (LDL), elle procure une impression générale de vitalité et d'énergie, et elle contribue à garder l'esprit alerte et à maintenir un cycle de sommeil normal. Tout comme la norépinéphrine et le cortisol, la DHEA aide aussi à se remettre d'épisodes stressants et de traumas — surcharge de travail, températures extrêmes, etc. Lorsque la libido de la femme décline à cause d'une chute de ses taux de testostérone, on constate que c'est souvent la baisse des taux de DHEA qui en est responsable, comme la DHEA est le principal ingrédient que le corps utilise pour fabriquer la testostérone.

Si nous sollicitons trop souvent nos glandes surrénales, nous devrons un jour en payer le prix. Une trop importante exposition à l'adrénaline et au cortisol peut entraîner des troubles de l'humeur, une perturbation du sommeil, une diminution de la résistance à la maladie, et des modifications de la circulation sanguine à l'intérieur des organes vitaux — lesquels sont tous des problèmes courants associés au mode de vie actuel « sur le fil du rasoir ». Mais comme les effets secondaires ne sont pas assez inconfortables pour devenir intolérables, nous continuons à fonctionner sur ce mode de vie autodestructeur. La DHEA, qui aide le corps à se remettre de ces abus prolongés, se voit mobilisée en permanence au lieu de n'être sollicitée que sporadiquement. Graduellement, les surrénales s'épuisent sérieusement, ce qui entraînera, comme première répercussion grave, une diminution de leur capacité à produire l'hormone DHEA en quantité suffisante. Pendant que le taux de cette hormone fortifiante diminue, les taux de cortisol et d'adrénaline commencent aussi à fluctuer — les surrénales ayant de plus en plus de difficulté à répondre à la demande de renfort. L'un des principaux signes de cet épuisement est la fatigue extrême et constante, qui devient un problème majeur. Bien que cette fatigue soit souvent accompagnée d'une tendance à la dépression et à l'irritabilité et d'une baisse générale du goût de vivre, cela ne signifie pas que le problème des surrénales soit nécessairement la cause du changement d'humeur, pas plus d'ailleurs que des problèmes similaires relèvent obligatoirement d'un mauvais fonctionnement de la glande thyroïde. Voilà pourquoi ces symptômes émotionnels ne disparaissent pas toujours avec le traitement, car les problèmes sous-jacents ne sont pas résolus.

La femme dont les surrénales sont épuisées risque de se retrouver particulièrement désavantagée quand elle entre en périménopause, parce que, disons-le carrément, la périménopause représente une autre forme de stress. De plus, l'épuisement des surrénales est une indication de la présence de problèmes de longue date qui exigent une solution. Ces problèmes apparaîtront encore plus aigus lorsqu'ils seront perçus avec la grande lucidité et la clarté mentale propres à la périménopause ; non seulement l'épuisement des surrénales rendra la transition inutilement désagréable, mais il pourra aussi priver la femme des ressources dont elle a besoin pour résoudre ses problèmes et tirer pleinement parti de toutes les possibilités créatrices qui s'offriront à elle au cours de la deuxième moitié de son existence.

Si une femme souffre de fatigue ou de dépression chronique, si elle commence sa journée sans être suffisamment reposée, ou si elle trouve que les stress de la vie quotidienne ont un impact beaucoup trop grand sur elle, compte tenu de leur importance, elle souffre peut-être d'un dysfonctionnement des surrénales.

L'analyse des surrénales

Le taux de DHEA présent dans la salive ou dans le sérum sanguin ainsi que le taux de cortisol peuvent facilement être analysés par des laboratoires accrédités. (Parmi les laboratoires qui font ces analyses sur prescription d'un médecin, on compte Genova Diagnostics, 800 522-4762 [www.gdx.net] ; et ZRT Laboratory, 503 466-2445 [www.saliva-test.com].) Les analyses sanguines usuelles, qui sont effectuées à l'heure fixée par votre médecin, peuvent indiquer que vos surrénales fonctionnent «normalement». Cependant, il existe une approche diagnostique mieux adaptée, qui consiste à faire l'analyse de votre taux d'hormones à différentes heures de la journée, ce qui augmente la probabilité de révéler un rythme de sécrétion de cortisol ou de DHEA chaotique. Si vous voulez qu'on analyse le fonctionnement de vos surrénales, consultez un praticien en soins de santé sensibilisé à la complexité des analyses du fonctionnement des surrénales.

FACTEURS DE STRESS AGISSANT SUR LES SURRÉNALES

Les agents de stress suivants peuvent entraîner de la fatigue, et par la suite, un dysfonctionnement des surrénales — lequel, en retour, peut amplifier l'effet des agents stressants.

- Inquiétude, colère, culpabilité, anxiété ou crainte excessive et persistante ;
- Dépression ;
- Entraînement excessif ;
- Exposition chronique à des toxines industrielles ou autres ;
- Allergies sévères ou chroniques ;
- Surmenage, à la fois physique et mental (seulement si vous effectuez un travail insatisfaisant) ;
- Sommeil régulièrement insuffisant ou à des heures tardives ;
- Blessure ou trauma non guéris ;
- Maladie chronique ;
- Perturbation du cycle de la luminosité : poste de travail de jour/de nuit ;
- Opération chirurgicale.

COMMENT RÉTABLIR LA FONCTION DES SURRÉNALES

Si, après avoir reçu les résultats des analyses, vous découvrez que le taux des hormones produites par vos glandes surrénales est trop bas, il y a de nombreuses options possibles pour augmenter le taux de DHEA, ou de cortisol, ou les deux à la fois. L'une de ces options consiste à prendre l'hormone directement. L'autre — qui est bien meilleure à long terme — consiste à rétablir la santé et le fonctionnement des surrénales de façon à ce que ces glandes puissent finir par produire elles-mêmes, sans suppléments extérieurs, les hormones dont vous avez besoin. Pour cela, vous devrez probablement effectuer certains changements dans votre style de vie afin d'éliminer la cause de l'épuisement des surrénales. Si vous fournissez des suppléments à vos glandes surrénales en dosage trop élevé, ou si vous prenez ces suppléments sur une trop longue période de temps, la diminution des fonctions des surrénales pourrait devenir permanente.

DHEA. La DHEA est offerte en comprimé, en crème transdermique, ou en teinture par voie sublinguale. Bien qu'elle soit en vente libre dans les magasins d'aliments naturels, sa qualité varie considérablement d'un endroit à l'autre. Il est toujours préférable de travailler avec un prestataire de soins de santé qui pourra vous aider à adapter votre dosage et à surveiller vos taux d'hormones par le biais d'un test sanguin ou salivaire. Je vous conseille également de vous assurer de la qualité de vos suppléments de DHEA — lesquels doivent être de qualité égale à ceux produits par l'industrie pharmaceutique. (*Voir «Ressources».*) Peu importe la façon dont vous prenez votre DHEA, les taux d'hormones dans le sang et dans la salive doivent être vérifiés régulièrement jusqu'à ce qu'ils reviennent à la normale. Une fois ce résultat atteint, la dose doit être graduellement diminuée jusqu'à ce que vous cessiez d'en prendre complètement.

Votre taux de DHEA peut aussi augmenter pour peu que vous vous concentriez davantage sur des pensées affectueuses et positives qui vous font plaisir (par exemple, penser aux êtres qui vous sont chers, à votre animal domestique préféré, à un délicieux repas ou à un doux souvenir), et moins sur des pensées stressantes. Le fait d'apprendre à « penser avec son cœur » peut s'avérer difficile au début, mais c'est un outil valable, comme il permet de court-circuiter les dommages causés au corps par les réactions physiologiques au stress. Je recommande les programmes d'entraînement et les livres du Institute of HeartMath. (Pour plus d'information sur HeartMath, téléphonez à l'institut en composant le 800 450-9111, ou visitez le site Web www.heartmath.com). Je recommande aussi le livre *L'étonnant pouvoir de l'intention délibérée* d'Esther et Jerry Hicks (Éditions AdA Inc., 2007). En outre, faites davantage de choses qui vous apportent du plaisir et vous font rire, et moins d'activités qui vous semblent être des obligations. Passez plus de temps auprès de gens avec qui vous vous sentez bien, et moins de temps avec ceux qui vous épuisent. Concentrez-vous davantage sur tout ce que vous aimez en vous, et accordez moins d'importance à ce que vous considérez comme des limitations. Bref, ayez plus de plaisir ! Faites-en une priorité plutôt qu'un luxe. Il faut du courage pour le faire, mais cela en vaut la peine.

Cortisol. Certaines personnes n'ont besoin que d'infimes doses d'hydrocortisone, ce qui peut être utilisé de façon sécuritaire et efficace, pourvu qu'elle soit prescrite par un praticien en soins de santé qui connaît bien la façon de l'utiliser[10].

Régime alimentaire. Le programme nutritionnel exposé au chapitre 7 est conçu, entre autres, pour soutenir et restaurer vos glandes surrénales. Assurez-vous d'inclure suffisamment de protéines ; chaque repas ou goûter devrait contenir des protéines. Et n'oubliez pas que la caféine excite beaucoup trop vos surrénales ; évitez-la complètement. Évitez aussi les jeûnes et les régimes de détoxication.

Suppléments nutritionnels. Pour obtenir le meilleur résultat possible, ajoutez, durant trois mois, à votre régime alimentaire les quantités nécessaires de nutriments de façon à obtenir les doses maximales inscrites au chapitre 7. Après cette période, vous pouvez diminuer les quantités selon votre état général. Assurez-vous de prendre en abondance de la vitamine C (1 000 à 2 000 mg par jour, en dose séparée) ; des vitamines du complexe B (25 à 50 mg par jour) ; du zinc (15 à 30 mg par jour) ; et du magnésium (300 à 800 mg par jour, en dose séparée — sous la forme de fumarate, de citrate, de glycinate ou de malate). Le Dr Norm Shealy, Ph.D., mon collègue, a obtenu beaucoup de succès avec le magnésium transdermique (que vous pouvez commander chez Self-Health Systems, son entreprise). (*Pour plus d'information, composez le 888 272-6109, ou visitez le site www.normshealy.com.*) Le supplément « Dr. Shealy's Youth Formula » est spécifiquement conçu pour hausser le taux de DHEA.

Sommeil. Le sommeil est l'approche la plus efficace pour contrer les taux élevés d'adrénaline. Il rétablit la fonction surrénale mieux que n'importe quoi d'autre. (Quand je suis stressée, je dors systématiquement 10 heures ou plus par nuit ! Visez au moins 8 bonnes heures par nuit.)

Exercice. Pratiquez régulièrement des exercices légers à modérés, mais jamais au point de vous épuiser.

Soleil. L'exposition au soleil n'est pas seulement bien pour vos glandes surrénales, mais elle fera augmenter en plus votre taux de vitamine D. Procédez intelligemment. Prenez un bain de soleil très tôt le matin ou tard en après-midi, mais jamais à l'heure du midi, et jamais au point de brûler ou de faire rougir votre peau. Planifiez des expositions de 10 à 15 minutes, 3 ou 4 fois par semaine. Ce type d'exposition brève n'augmentera pas votre risque de développer un cancer de la peau.

Herbes. L'une des composantes du ginseng de Sibérie est reliée à un précurseur de la DHEA et du cortisol ; aussi, la consommation de cette plante peut donc s'avérer très utile dans le rétablissement de la fonction surrénale. Essayez une capsule de 100 mg, deux fois par jour. Comme cela peut néanmoins avoir un effet stimulant et nuire à votre sommeil, prenez votre capsule avant 15 h. La racine de réglisse peut également aider vos surrénales, car elle contient des hormones végétales qui imitent les effets du cortisol. Prenez jusqu'à ¼ de cuillerée à thé d'un extrait solide de racine de réglisse 5:1, trois fois par jour.

À QUOI FAUT-IL S'ATTENDRE DURANT CETTE PÉRIODE DE TRANSITION

On retrouve une description des symptômes «normaux» de la périménopause dans une grande quantité de livres, mais plusieurs femmes échapperont à la plupart d'entre eux — sinon à tous. Néanmoins, il existe un certain nombre de symptômes dont se plaignent fréquemment les femmes dans notre société; aussi, afin d'être informée et bien préparée, peut-être voudrez-vous consulter la liste présentée dans les pages qui suivent. Sachant qu'un symptôme particulier peut se manifester au cours de cette période normale de transition, cela contribuera sans doute à diminuer votre niveau d'anxiété.

Tenez compte de cet avertissement : ce que vous anticipez comme expérience de la ménopause peut devenir réalité simplement parce que vous croyez que cela va se produire. N'oubliez pas que dans certaines cultures, les femmes ne signalent que très rarement des symptômes liés à la périménopause, et il n'est pas fatalement inscrit dans votre scénario biologique que vous éprouverez différents malaises.

N'oubliez pas non plus que l'expérience ménopausique de votre mère peut avoir marqué profondément votre inconscient. Même si son expérience a été négative, cela ne signifie pas que la vôtre le sera aussi. Concentrez plutôt votre attention sur les différences entre vous et votre mère, et écrivez pour vous-même un tout nouveau scénario «revu et amélioré». (*Pour obtenir de l'information sur la façon de revoir les croyances et les comportements que vous avez appris de votre mère, consultez mon livre,* Mother-Daughter Wisdom, *Bantam Books, 2005.*)

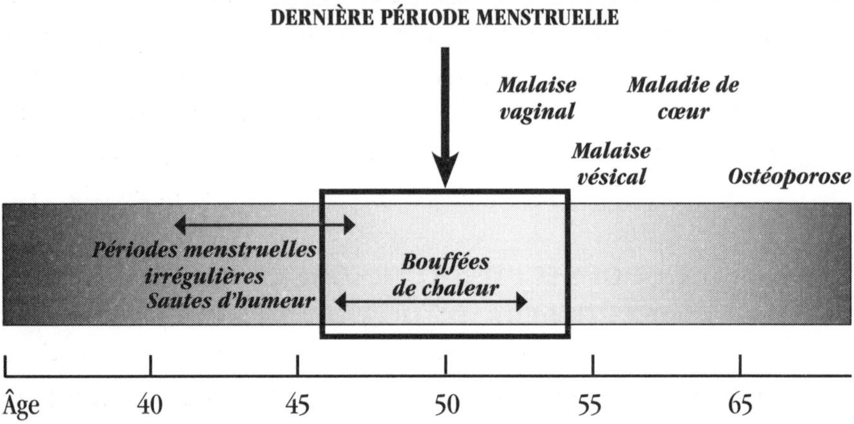

Figure 8. TABLEAU CHRONOLOGIQUE DES SYMPTÔMES MÉNOPAUSIQUES

Les citations ci-dessous décrivent les symptômes qui proviennent de patientes ou d'abonnées à mon bulletin. J'ai indiqué les chapitres dans lesquels sont présentés les symptômes et les solutions en détail.

Bouffées de chaleur

«J'ai dû renoncer à porter des tricots parce que je peux soudainement avoir tellement chaud que j'éprouve le besoin d'ouvrir toutes les fenêtres (même en hiver) et d'enlever le plus de vêtements possible.»

Dans notre culture, les bouffées de chaleur constituent le symptôme périménopausique le plus fréquent ; environ 70 à 85 % des femmes en périménopause en souffrent[11]. Elles peuvent être bénignes ou alors si fortes qu'elles nuisent au sommeil et qu'une dépression peut s'ensuivre. Elles commencent par une sensation de chaleur soudaine et passagère, qui peut se transformer en chaleur très intense ressentie au visage, dans le cuir chevelu et dans la région de la poitrine ; elles peuvent être accompagnées de rougeur et de transpiration. Parfois, elles sont associées à une augmentation du rythme cardiaque, à des picotements dans les mains, à une sensation de fourmillement sous la peau, et à des nausées. Dans certains cas, la bouffée de chaleur est suivie de frissons. Chez la majorité des femmes en périménopause, les bouffées de chaleur commencent souvent juste avant ou durant les périodes menstruelles. Déclenchées par une baisse d'œstrogènes et par l'augmentation des FSH, elles ont tendance à devenir plus fréquentes lorsque nous nous rapprochons de la ménopause. C'est à cette époque que le taux d'œstrogènes est à son plus bas, et que le taux de FSH est le plus élevé. Les bouffées de chaleur disparaissent généralement un an ou deux après la ménopause proprement dite, bien que dans certains cas (relativement rares), elles puissent se prolonger pendant plusieurs années.

Aussi appelées « bouffées vasomotrices », les bouffées de chaleur se produisent quand les vaisseaux sanguins de la peau du cou et de la tête se dilatent plus que d'habitude, provoquant un afflux sanguin dans cette région du corps, d'où la sensation de chaleur et la rougeur. En plus des changements hormonaux, des facteurs externes peuvent influencer l'intensité et la durée des bouffées de chaleur. L'anxiété et la tension peuvent les amplifier, tout comme un régime alimentaire riche en sucres simples et en glucides raffinés, tels les jus de fruits, les gâteaux, les biscuits, les bonbons, le pain blanc, le vin et la bière, etc. Le café — même décaféiné — peut aussi avoir cet effet chez certaines femmes.

Il y a plusieurs façons de diminuer les bouffées de chaleur. L'œstrogénothérapie est efficace dans une proportion de 95 % environ, et elle est considérée comme « l'étalon or » pour soulager les bouffées de chaleur. Une crème contenant 2 % de progestérone qu'on applique sur la peau est aussi efficace chez de nombreuses femmes périménopausées — aussi peu que ¼ de cuillerée à thé de crème appliquée sur la peau une fois par jour peut apporter un soulagement[12]. (*Voir le chapitre 5 intitulé « L'hormonothérapie substitutive ».*) De plus, des techniques de méditation et de relaxation (par exemple, la fameuse technique « Relaxation Response » du Dr Herbert Benson) ont démontré leur efficacité pour diminuer les bouffées de chaleur chez 90 % des femmes, et ce, sans aucune thérapie hormonale[13]. La raison en est que la méditation abaisse les taux d'hormones du stress.

Plusieurs femmes obtiennent aussi un soulagement en améliorant leur régime alimentaire. (*Voir le chapitre 7 intitulé «Le régime alimentaire de la ménopause».*) Les aliments à base de soja (un total de 45 à 160 mg d'isoflavones de soja par jour) apportent un soulagement, ainsi que plusieurs plantes, dont l'actée à grappes noires, le *dong quai*, ou le gattilier. L'acupuncture peut aussi être très efficace. (*Ces approches sont décrites en détail dans le chapitre 6, intitulé «Aliments et suppléments pour faciliter la transition ménopausique».*)

Sueurs nocturnes

«J'ai tellement de sueurs durant la nuit que je suis obligée de me lever et de changer les draps.»

Les sueurs nocturnes forment un continuum avec les bouffées de chaleur. La médecine traditionnelle chinoise nous dit, et plusieurs de mes patientes me l'ont confirmé, que c'est entre 3 h et 4 h que les sueurs nocturnes se déclenchent le plus souvent — ce qui peut parfois vous réveiller complètement trempée de sueur. (Cela arrive aussi souvent durant la période post-partum. J'aime à penser qu'il s'agit là d'un moyen employé par l'organisme pour se désintoxiquer.)

Palpitations cardiaques

«C'est comme si tout à coup, je prenais conscience des battements de mon cœur, alors qu'un instant auparavant mon cœur fonctionnait sans que je m'en rende compte.»

Tout comme les bouffées de chaleur, les palpitations se situent sur une échelle qui va de légères à graves. Elles sont rarement dangereuses, même si parfois elles peuvent nous faire très peur. Elles sont provoquées par un déséquilibre entre les systèmes nerveux sympathique et parasympathique, lui-même déclenché par les hormones du stress, et sont souvent reliées à la crainte et à l'anxiété. Si elles persistent, consultez votre médecin. (*Voir le chapitre 14 intitulé «Vivre avec cœur, passion et joie».*)

LESLIE — Survoltage à la ménopause

Leslie est professeure d'arts plastiques dans une école secondaire locale et officieusement conseillère auprès de ses étudiants qui, sans exception, la respectent et apprécient son dévouement. «Je suis l'un de ces professeurs d'art que vous pouvez reconnaître à un kilomètre à la ronde», écrit-elle. «J'ai la tête de l'emploi, je crois. J'essaie de faire plus que de simplement enseigner aux enfants à peindre et à sculpter — je veux dire que, partout autour de nous, il y a de l'art et une grande partie de la joie de vivre consiste à l'apprécier. J'essaie d'en faire la démonstration par ma façon de vivre.»

Leslie compare les bouffées de chaleur à «un survoltage», un symbole du processus de transformation positif. Ses bouffées de chaleur ou tout autre symptôme ne la dérangent pas, et elle ne veut pas les dissimuler ou les étouffer avec des médicaments. «Mon médecin n'a pas été surpris lorsque je lui ai appris que je renonçais au traitement hormonal de substitution. Elle savait que c'était pour moi une façon de respecter mon corps et les changements naturels qui s'opéraient en moi. Par contre, je tenais à aider mon organisme et à lui fournir le soutien dont il avait besoin pour s'ajuster, de sorte que mes symptômes ne soient pas trop graves.» Leslie a choisi d'aider son organisme en améliorant son alimentation et en utilisant des herbes et des hormones que l'on retrouve dans des plantes (des phytoestrogènes). Elle prend de la racine d'actée à grappes noires, ce qui a atténué ses bouffées de chaleur dès la première semaine, et par la suite, elles sont demeurées si légères qu'elles étaient tout juste «intéressantes» plutôt que dérangeantes. Elle boit aussi un verre de lait de soja à la vanille tous les matins et tous les soirs.

Migraines

«Depuis que je suis dans la quarantaine, j'ai un douloureux mal de tête un jour ou deux avant mes menstruations. Cela ne m'était jamais arrivé auparavant.»

Durant la périménopause et la ménopause, le déséquilibre hormonal joue un rôle important dans ce qu'on appelle les «migraines menstruelles». Ce genre de mal de tête se produit généralement juste avant les règles, quand les taux d'œstrogènes et de progestérone chutent de façon importante. Des centaines de femmes ont pu obtenir un soulagement complet de leurs migraines menstruelles et ménopausiques en utilisant une crème transdermique de progestérone (2%). Appliquez quotidiennement de ¼ à ½ cuillerée à thé sur la peau durant les deux semaines précédant vos règles, ou trois semaines par mois si vos règles ont cessé. (*Pour d'autres remèdes contre les maux de tête, consultez la section «Ressources».*) L'acupuncture et les plantes (par exemple, la grande camomille) aident aussi à combattre les migraines.

Gonflement et sensibilité des seins

«Mes seins sont parfois si sensibles qu'ils me font mal juste à serrer mes enfants dans mes bras.»

Plusieurs femmes ont les seins sensibles immédiatement avant leurs règles. Mais durant la périménopause, il se peut que vos seins soient lourds et sensibles beaucoup plus souvent. Ce problème se présente beaucoup plus fréquemment lorsqu'il y a une prédominance en œstrogènes. On obtient souvent un soulagement en suivant un régime alimentaire qui équilibre les taux d'hormones. (*Voir le chapitre 7 intitulé «Le régime alimentaire de la ménopause».*) Vous devez vous assurer de prendre suffisamment de vitamines B et d'oméga-3, tels que la DHA et l'EPA (1 000 à 2 000 mg une ou deux fois par jour); cessez de prendre de la caféine; et utilisez une crème contenant 2% de progestérone à raison de ¼ de cuillerée à thé deux fois par jour. L'ajout d'aliments à base de soja entier à votre régime peut aussi s'avérer très utile. (*Voir le chapitre 13 intitulé «La santé du sein».*)

Menstruations abondantes

«Mes menstruations sont devenues si abondantes que j'use deux tampons et une serviette hygiénique de nuit toutes les 15 minutes.

Parfois au travail, l'écoulement sanguin traverse même mes vêtements.»

Quand le taux d'œstrogènes est élevé ou même normal, mais que celui de la progestérone est trop bas parce qu'il n'y a pas d'ovulation, le développement de la muqueuse utérine (l'endomètre) qui se produit tous les mois sous l'action des œstrogènes se poursuit, comme il n'est plus entravé. Quand il s'arrête finalement, il arrive que des saignements irréguliers et abondants continuent parfois pendant plusieurs jours.

Le problème peut devenir si dérangeant que certaines femmes ont recours à l'hystérectomie pour le régler, mais comme les saignements abondants disparaissent souvent lorsqu'une femme approche la ménopause, l'hystérectomie est rarement nécessaire. Le problème des œstrogènes qui ne rencontrent pas d'entraves peut souvent être résolu par différents types de progestérone ou de pilules anticonceptionnelles. Comme le problème est souvent plus sévère chez les femmes qui ont trop de tissus adipeux (le gras produit des œstrogènes), l'exercice et un régime alimentaire approprié sont souvent très efficaces. Des solutions de rechange, telles que l'acupuncture et la médecine traditionnelle chinoise, sont aussi très utiles. Dans les cas graves, la muqueuse de l'utérus peut être cautérisée au moyen d'une chirurgie au laser qu'on appelle «exérèse de l'endomètre». (*Voir le chapitre 8 intitulé «La santé des organes pelviens».*)

Menstruations irrégulières

«Je ne sais jamais quand mes règles vont commencer. Parfois, j'ai une période menstruelle normale. Puis, une semaine plus tard, j'ai de légers saignements. Ensuite, plus rien pendant trois mois. Je dois toujours apporter avec moi des serviettes hygiéniques, au cas où.»

Quand une femme traverse la période de changement hormonal de la périménopause, elle peut devoir faire face à toutes sortes de saignements utérins, allant des pertes très légères et de courte durée à des périodes menstruelles espacées de trois mois ou plus.

Et certaines femmes ont des saignements si irréguliers qu'elles ont l'impression de ne pas avoir de périodes menstruelles.

Si vous pouvez vivre pendant un certain temps avec des périodes menstruelles irrégulières, vous verrez le problème disparaître avec le temps. C'est tout à fait normal. Mais si vous avez aussi d'autres symptômes, comme des problèmes d'humeur ou des maux de tête, ou si vous souhaitez simplement avoir des menstruations plus régulières, il existe une grande variété de traitements — allant des pilules contraceptives traditionnelles à d'autres moyens efficaces, comme la crème transdermique à base de progestérone, ou le gattilier (*Vitex agnus-castus*), une plante qui aide à régulariser l'axe hypothalamus-glande pituitaire-ovaires de façon à produire plus de progestérone. (*Voir le chapitre 8 intitulé «La santé des organes pelviens».*)

Fibromes

«J'avais des saignements intermittents, et quand j'ai rencontré ma gynécologue lors de ma visite annuelle, elle m'a dit que j'avais une tumeur à l'utérus appelée «fibrome». Une échographie est venue confirmer ce diagnostic. Elle m'a dit que nous pouvions simplement surveiller l'évolution de ce fibrome.»

Environ 40 % des femmes développent des fibromes bénins dans l'utérus durant la périménopause. Leur croissance est stimulée par les œstrogènes, et ils peuvent devenir assez gros. Les fibromes rétrécissent de façon spectaculaire après la ménopause, et tout comme pour les saignements abondants, il n'est pas nécessaire, généralement, de recourir à la chirurgie ou à un autre traitement, surtout s'il n'y a aucune manifestation de symptômes. Certains fibromes, cependant, peuvent provoquer des saignements abondants, selon leur position dans le bassin. On peut enlever les petits fibromes en procédant à une chirurgie par laparoscopie ou en passant par le vagin. Il existe d'autres traitements non chirurgicaux, tels que l'embolisation de l'artère utérine ou le traitement par ultrason (Exablate, par exemple). Dans plusieurs cas, la perte de poids, les traitements d'acupuncture, les plantes médicinales, le changement de régime alimentaire, et l'utilisation de la progestérone naturelle constituent des solutions de rechange efficaces. (*Voir le chapitre 8 intitulé «La santé des organes pelviens».*) Plusieurs centres médicaux, comme la Cleveland Clinic et l'hôpital Johns Hopkins, ont maintenant des centres de traitement des fibromes qui offrent aux femmes une grande variété d'options.

Perte de désir sexuel

«Tout va bien dans mon mariage. J'aime mon mari. Mais pour être franche, même Matthew McConaughey ne me fait plus d'effet, alors mon mari...»

La première chose qu'on doit vérifier quand une femme n'a plus de désir sexuel est ses taux d'hormones. Pour des raisons encore obscures, une baisse du taux de la testostérone se produit chez certaines femmes durant la périménopause, ce qui peut entraîner une baisse du désir sexuel. L'épuisement des surrénales peut être un autre facteur. Si ces taux sont bas, une petite quantité de testostérone ou de son précurseur, la DHEA, ramène parfois la libido à son niveau normal. Pour certaines femmes, les problèmes de libido sont liés à un manque d'œstrogènes ou à l'amincissement des parois vaginales. (*Voir le chapitre 9 intitulé «Le sexe et la ménopause».*) Les femmes qui ont subi une ablation chirurgicale de leurs ovaires, ou dont la fonction ovarienne a été compromise par la maladie, la chimiothérapie ou les radiations, ont perdu une source importante de la quantité d'hormones normalement produites. Différentes solutions de rechange sécuritaires, telles des doses élevées d'isoflavones de soja, peuvent souvent aider dans pareilles situations.

Sécheresse vaginale et relations sexuelles douloureuses

«On dirait que je n'ai plus aucune lubrification vaginale, et lorsque nous avons une relation sexuelle, j'ai mal!»

Le tiers de la paroi extérieure de l'urètre de même que la muqueuse du vagin sont très sensibles aux œstrogènes. Des symptômes peuvent survenir en raison d'un manque d'œstrogènes, mais aussi en raison de l'affaiblissement du tonus musculaire et de l'influence qu'il exerce sur l'apport sanguin dans la zone urogénitale.

Pour plusieurs femmes, le premier signe de la périménopause s'exprime par une diminution de la lubrification vaginale. La baisse du taux d'œstrogènes en est directement responsable. Certaines femmes devront utiliser un lubrifiant vaginal (K-Y Jelly ou Crème de la femme, par exemple) durant la relation, car l'excitation sexuelle et la lubrification complète demandent plus de temps. La crème d'œstrogènes en application locale, les suppositoires de vitamine E, l'œstrogénothérapie systémique, ou l'augmentation de la consommation de phytoestrogènes tels que le soja peuvent s'avérer très utiles. Certaines de mes patientes ont pu augmenter la lubrification de leur vagin par la visualisation créatrice. (*Voir le chapitre 9 intitulé «Le sexe et la ménopause».*)

Symptômes urinaires

«J'ai toujours l'impression d'avoir une infection urinaire. J'ai constamment envie d'uriner, mais d'après les tests d'urine que j'ai passés, je n'ai pas d'infection.»

«J'ai eu ma première infection des voies urinaires à l'âge de 45 ans — et ce fut loin d'être la dernière, comme j'ai pu m'en rendre compte par la suite.»

«Parfois, je perds de l'urine en toussant ou en éternuant. Je suis inquiète, car si ça continue comme ça, je vais finir par devoir utiliser des couches pour adultes!»

Les infections récurrentes des voies urinaires ou l'incontinence à l'effort (la perte d'urine lorsqu'on tousse, éternue, rit, etc.) peuvent être causées par l'amincissement de la paroi extérieure de l'urètre dont les œstrogènes sont directement responsables. Les symptômes urinaires disparaissent souvent lorsqu'on utilise une petite quantité de crème d'œstrogène appliquée localement. Les exercices de Kegel peuvent aussi faire augmenter l'afflux sanguin dans cette région et aider à résoudre les problèmes d'incontinence à l'effort. (*Voir le chapitre 8 intitulé «La santé des organes pelviens».*)

La peau

«J'ai l'impression que, du jour au lendemain ou presque, ma peau est devenue sèche et rêche, particulièrement autour des yeux.»

Les couches de collagène de notre peau s'amincissent lorsque notre taux d'hormones baisse. On peut maintenant trouver sur le marché de nombreux produits pour la peau extrêmement efficaces pour favoriser la reconstitution du collagène, régénérer la surface de la peau, et prévenir les rides. Les hormones systémiques ou appliquées localement; les aliments riches en phytoestrogènes, tels que le soja; et les suppléments d'antioxydants, comme la vitamine C, la vitamine E, le glutathion, et les proanthocyanidines (extrait des pépins de raisin ou de l'écorce de pin), aident aussi à reconstituer le collagène et à régénérer la peau. (*Voir le chapitre 11 intitulé «Du bouton de rose au fruit de l'églantier».*)

Perte osseuse

«Ma grand-mère rapetisse et devient un peu plus courbée chaque année. Je ne veux pas que cela m'arrive.»

Pour plusieurs femmes, la déperdition osseuse associée à l'insidieux processus connu sous le nom d'«ostéoporose», commence dès l'âge de 30 ans — et même plus tôt. Pour avoir suivi des régimes amaigrissants à répétition, s'être sous-alimentées, avoir fait trop d'exercice, avoir manqué de nutriments ou fait de l'anorexie, plusieurs femmes n'atteignent pas leur densité osseuse maximale lorsqu'elles ont 10, 20 ou 30 ans. (La prévention de l'ostéoporose devrait idéalement commencer durant l'enfance!) Aussi, lorsqu'elles arrivent à la quarantaine et que leurs taux d'hormones commencent à changer, leur densité osseuse peut déjà être problématique.

Quand les taux d'œstrogènes, de progestérone et d'androgènes commencent à changer, la matrice de collagène qui constitue la base des os sains peut commencer à s'affaiblir, particulièrement lorsque l'alimentation et l'exercice sont déficients. Vous pouvez maintenir la matrice de collagène dans vos os et favoriser la reconstitution d'une matière osseuse saine par différents moyens, ce qui inclut la consommation d'aliments vous procurant une quantité adéquate de phytohormones, telles que le soja ; certaines plantes médicinales ; l'hormonothérapie ; la prise de suppléments de calcium, de magnésium et de vitamine D (par l'exposition au soleil ou en comprimé) ; et la pratique d'exercices avec port de poids (*Voir le chapitre 12 intitulé « Garder la tête haute toute sa vie ».*)

Problèmes d'humeur

« Tout à coup, je me mets à pleurer en écoutant des publicités à la télé. Puis, je m'emporte contre mes enfants sans raison. »

Comme je l'ai indiqué au chapitre 2, plusieurs femmes sentent que leur humeur est de plus en plus instable, un peu comme à la lointaine époque d'avant leurs premières règles. Une partie de la réponse à ces problèmes d'humeur changeante et de cafards fréquents réside dans les hormones. Mais ces sautes d'humeur peuvent aussi être un signal de votre sagesse intérieure qui s'efforce d'attirer votre attention.

Insomnie

« Le soir, j'ai beaucoup de difficultés à trouver le sommeil. Quand j'y arrive, je me réveille souvent par la suite, trempée de sueur, le corps tout chaud. J'enlève alors les couvertures et là, j'ai froid et je frissonne ! »

Plusieurs femmes ne feraient pas d'insomnie si ce n'était des bouffées de chaleur et des sueurs nocturnes. Pour d'autres, c'est l'anxiété qui les empêche de dormir à poings fermés. Un régime composé d'aliments raffinés et pauvres en éléments nutritifs a aussi le même effet. Si vos problèmes de sommeil sont liés aux bouffées de chaleur, ils vont probablement disparaître avec un traitement approprié. S'ils sont dus à l'anxiété, vous devrez peut-être effectuer des changements dans votre vie afin de régler certains problèmes sur lesquels votre corps essaie d'attirer votre attention. Il se peut que vous deviez aussi revoir votre alimentation. D'autres problèmes de sommeil peuvent être liés au fait que la périménopause, tout comme l'adolescence, est une période de transition quant aux cycles du sommeil. Certaines d'entre nous, comme les adolescentes, auront soudainement besoin de plus de sommeil qu'avant. En règle générale, le cycle se modifie de nouveau après la ménopause, comme nous avons besoin de moins de sommeil que durant la vingtaine ou la trentaine. Certaines femmes affirment qu'au cours de cette transition, une petite sieste dans l'après-midi leur fait du bien. (*Consultez la section sur le sommeil de ce chapitre-ci, intitulée «Comment rétablir la fonction des surrénales», ainsi que le chapitre 10 intitulé «Alimenter votre cerveau».*)

Confusion mentale

«Je perds toujours mes clés. J'entre dans une pièce et je me demande pourquoi j'y suis entrée. J'ai parfois l'impression que ma tête est pleine de coton.»

Plusieurs femmes affirment avoir plusieurs moments d'oubli ou «la tête pleine de coton». Il est assez fréquent d'avoir des problèmes de concentration et même de poser des gestes bizarres, comme placer le téléphone cellulaire dans le frigo. La même chose se produit souvent lorsqu'une femme, après avoir accouché, revient à la maison avec son nouveau-né et se sent tout à coup incapable de calculer son solde bancaire. La différence entre la période postnatale et la périménopause est que durant cette dernière période, c'est vous-même que vous mettez au monde. On dirait que le côté logique du cerveau a besoin de repos pendant un certain temps afin de nous obliger à devenir plus intuitives et plus à l'écoute de nos émotions et de notre sagesse intérieure. Des plantes, tels le ginkgo et le millepertuis, peuvent aider à garder l'esprit clair. Un régime alimentaire permettant de conserver un taux de sucre stable dans le sang a aussi le même effet. (*Voir le chapitre 7 intitulé «Le régime alimentaire de la ménopause».*) Certaines femmes disent que les isoflavones de soja ou les hormones, telles que la progestérone ou l'œstrogène, les aident. La chose la plus importante à retenir c'est que vous n'êtes pas en train de développer la maladie d'Alzheimer. Vous êtes simplement en train d'effectuer des changements dans vos circuits cérébraux afin de développer une toute nouvelle façon de penser. (*Voir le chapitre 10 intitulé «Alimenter votre cerveau».*)

Combien de temps dureront mes symptômes?

Plusieurs femmes croient que les symptômes qu'elles éprouvent dureront jusqu'à la fin de leurs jours. Mais en réalité, ces symptômes, quand ils sont présents, s'apparentent pour ainsi dire aux douleurs de l'enfantement — ils font partie de l'adaptation aux changements hormonaux qui se produisent, alors que notre finalité biologique passe de la procréation à la croissance personnelle. En d'autres mots, les symptômes de la ménopause sont temporaires. Leur durée dépend de plusieurs facteurs, dont le type de ménopause vécue par une femme (*voir page 148*), des événements qui se produisent dans sa vie à cette même période, et de l'aptitude de son corps et de son âme à la soutenir en cette phase de transition. Dans notre culture, les symptômes de la périménopause, dans un cadre de transition normale, durent de 5 à 10 ans, avec un crescendo au départ; un apogée, comme la femme arrive en mi-parcours, et un decrescendo vers la fin, alors que le corps apprend à vivre en harmonie avec son nouveau système de soutien hormonal.

Comme tous les symptômes périménopausiques sont étroitement liés, le traitement d'un des symptômes peut en soulager d'autres. Il existe de nombreux traitements efficaces, et chaque femme choisira celui qui lui convient le mieux. Beaucoup de femmes choisissent plusieurs traitements différents en même temps. Par exemple, une femme peut utiliser l'hormonothérapie classique tout en prenant un produit à base de soja, de bonnes multivitamines, en ajoutant à tout cela un programme d'exercices physiques. Le point essentiel à se rappeler est qu'il n'est pas nécessaire de souffrir à la périménopause. En parcourant les chapitres suivants, choisissez les traitements qui vous interpellent. Expérimentez. Votre corps est en changement constant. Vous ne pouvez pas vraiment vous tromper.

Chapitre 5

L'hormonothérapie substitutive : un choix personnel

La science de l'hormonothérapie substitutive a constamment évolué depuis l'apparition de l'œstrogénothérapie de substitution en 1949 et des premières pilules anticonceptionnelles qui ont envahi le marché dans les années 1960. Cette solution miracle permettait aux femmes de vaquer à leurs occupations quotidiennes, sans avoir à tenir compte des fluctuations normales de leurs hormones et de leurs cycles de fertilité. Le revers de la médaille est que ces fluctuations et la sagesse naturelle qui en est à l'origine ont fini par être traitées comme des maladies, amenant les femmes à croire que les hormones synthétiques fabriquées par les hommes étaient plus sécuritaires et plus efficaces que les hormones «imprévisibles» produites par leur organisme, de façon naturelle. L'hormonothérapie substitutive classique est le prolongement d'une certaine façon de penser selon laquelle le corps féminin présente des lacunes qu'il nous faut corriger.

Aujourd'hui, cependant, il existe de nouvelles options qui respectent davantage la sagesse du corps. Pour comprendre leur évolution, il est utile de remonter un peu dans le temps.

PETITE HISTOIRE DE L'HORMONOTHÉRAPIE SUBSTITUTIVE

À l'époque où j'ai effectué mon stage en médecine familiale dans un petit hôpital du Vermont, je me rappelle qu'un jour, à la bibliothèque, mon attention fut attirée par un livre posé sur une étagère. Il s'agissait de *Feminine Forever* du Dr Robert Wilson (M. Evans, 1966). À l'aide de graphiques détaillés, le médecin expliquait comment, à la ménopause, la baisse d'œstrogènes conduisait inévitablement au flétrissement, au vieillissement, et à la décrépitude du corps féminin.

Sa solution : des pilules d'œstrogènes pour remplacer ce que l'organisme déficient de la femme ne produisait plus. Le tout était présenté comme une sorte de potion magique permettant à la femme d'être « toujours féminine » : jeune, forte, lubrifiée, séduisante et désirable. De la façon dont Wilson décrivait les bienfaits des œstrogènes, je ne pouvais imaginer une femme qui voudrait s'en passer à la ménopause — une étape de la vie pour laquelle je n'avais pratiquement reçu aucune formation médicale.

Je n'avais pas encore réalisé à quel point la dévalorisation du corps féminin était bien ancrée dans notre culture, et combien cette dévalorisation exerçait une forte influence sur la pratique de la médecine ainsi que sur la science qui lui servait d'assise. (À cette époque, quiconque avait son premier enfant à l'âge de 30 ans ou plus était considéré comme « plutôt vieille pour une première grossesse ».) Comme pour bon nombre de mes pairs, mes convictions profondes étaient occultées par mon héritage culturel, lequel était fondé sur des assertions du genre : tout comme l'homme est supérieur à la femme, la jeunesse est supérieure à la vieillesse. En niant l'existence de différences entre les hommes et les femmes et en travaillant fort pour rester jeunes à jamais, nous pourrions être sauvées. Grâce à la chimie, la société était prête à nous aider à contrôler notre physiologie féminine indisciplinée au moyen de pilules anticonceptionnelles durant les années de fécondité, et d'œstrogènes durant la ménopause. Il n'est donc pas étonnant que les ventes de Premarin — les premiers œstrogènes à être commercialisés — aient monté en flèche.

Une ombre vient ternir le tableau de Premarin

Durant ma troisième année d'études, une amie intime de ma mère m'a confié qu'elle avait dû cesser de prendre les pilules de Premarin parce qu'elle avait commencé à avoir des saignements. Plus tard, elle reçut un diagnostic d'hyperplasie adénomateuse de l'endomètre — signe que la muqueuse de son utérus était beaucoup trop stimulée par ce médicament. Bien qu'elle n'ait plus jamais repris de Premarin, ses saignements ont cessé complètement, et son corps ne s'est pas mis à se flétrir subitement. Elle a escaladé des montagnes et fait de longues randonnées avec ses amies jusqu'à la fin de sa vie, à l'âge de 90 ans.

L'amie de ma mère ne représente pas un cas exceptionnel. À partir du milieu des années 1970, et jusqu'à la fin de cette décennie, de nombreuses études ont démontré hors de tout doute que le risque de développer un cancer de l'utérus augmentait, jusqu'à quadrupler, lorsqu'une femme prenait des œstrogènes. Durant la même période, on a découvert que les pilules anticonceptionnelles augmentaient les risques d'embolie pulmonaire, de crise cardiaque ou d'accident vasculaire cérébral — des complications très graves pour de jeunes femmes. Les ventes de Premarin chutèrent. Les femmes étaient de plus en plus effrayées par la pilule. Il a fallu plusieurs années, ainsi qu'une importante campagne publicitaire, pour que de nouvelles études portant sur des médicaments administrés à plus faibles doses arrivent à calmer ces craintes — mais elles ne le furent jamais complètement.

Les ventes de Premarin remontent

Par la suite, des études affirmant que l'œstrogène pouvait aider à prévenir l'ostéoporose firent leur apparition. J'étais intriguée. Mon mari effectuait un stage en chirurgie orthopédique, et il passait plusieurs soirées à traiter de vieilles dames victimes d'une fracture à la hanche, dont plusieurs ne pourraient jamais plus marcher ou être autonomes.

Je fis des recherches sur le lien existant entre les œstrogènes et la santé des os, et je présentai mon travail devant les membres du personnel du département d'obstétrique et de gynécologie de l'hôpital. Plusieurs de mes professeurs refusaient catégoriquement d'utiliser Premarin, quel que soit le cas à traiter — ils avaient été échaudés par les résultats des recherches sur le cancer de l'utérus. Même si je restais convaincue que l'hormonothérapie substitutive pouvait aider à prévenir l'ostéoporose, les solutions de rechange telles que les suppléments de calcium et l'exercice physique m'intéressaient bien davantage. Un collègue et moi avions même envisagé la possibilité d'entreprendre une étude à long terme sur le régime alimentaire et l'exercice, mais nous étions beaucoup trop occupés à terminer notre internat ; 20 ans allaient s'écouler avant que ces idées soient démontrées et admises officiellement dans le monde médical.

Entre-temps, d'autres études avaient montré qu'on pouvait prévenir le cancer de l'endomètre en ajoutant de la progestérone aux doses d'œstrogènes. Lentement mais sûrement, les œstrogènes de substitution effectuèrent un retour sur la scène — cette fois-ci en combinaison avec Provera, une forme de progestérone synthétique qui fut prescrite à toutes les femmes qui prenaient des œstrogènes, à l'exception de celles qui avaient subi une hystérectomie. (De l'avis des médecins, il était inutile d'en donner aux femmes de ce dernier groupe.) La progestérone devait jouer le rôle de « nettoyeur » de l'utérus uniquement — elle devait empêcher le développement excessif de la muqueuse utérine, mais elle ne procurait aucun bénéfice en elle-même.

Premarin devient synonyme d'hormonothérapie substitutive

Les comprimés de Premarin sont composés d'œstrogènes extraits de l'urine de juments gravides. C'est la reine du monde de l'hormonothérapie, et ce, depuis son introduction en 1949. Lorsque vous prononcez les mots « hormones de substitution », la plupart des gens, incluant les médecins, pensent encore Premarin — fin de la discussion.

Ses ventes ont atteint des sommets inégalés durant les années 1980 et au début des années 1990, lorsque de nombreuses études (dont plusieurs financées par Wyeth-Ayerst, le fabricant de Premarin) affirmèrent que les œstrogènes favorisaient la santé du système cardiovasculaire. On a démontré, par exemple, qu'ils abaissaient le taux de cholestérol de la lipoprotéine de basse densité (LDL), ce que la célèbre étude Framingham avait identifié comme étant un facteur de risque de la crise cardiaque. Étant donné que la maladie cardiovasculaire représentait la première cause de décès chez les femmes postménopausées, les médecins d'un peu partout en vinrent à la conclusion que toutes les femmes ménopausées devaient prendre des œstrogènes pour protéger leur cœur. Certains médecins refusaient même de soigner les femmes qui ne voulaient pas prendre le médicament.

On lui attribuait toutes sortes de mérites. Le Premarin semblait capable de tout : alléger la dépression, épaissir les parois du vagin, faire cesser les bouffées de chaleur, prévenir les maladies cardiaques, l'ostéoporose et même la maladie d'Alzheimer. Ce médicament fut prescrit systématiquement en doses identiques et de la même façon pour toutes les femmes — quels que soient leur taille et leurs antécédents médicaux. On y adjoignit le Provera qui devait être pris pendant 10 à 12 jours chaque mois afin de protéger l'utérus. Plus tard, on a combiné Premarin et Provera en un seul comprimé connu sous les noms de Prempro ou Premphase. C'était l'hormonothérapie substitutive.

La fin de l'empire Premarin ?

Soudain, il y eut un hic. Plusieurs études commencèrent à établir un lien irréfutable entre les suppléments d'œstrogènes et le cancer du sein. Ce lien était logique sur le plan biologique, car l'un des effets bien connus de l'œstrogène est de stimuler la croissance des tissus sensibles à cette hormone (comme les tissus présents dans les seins et l'utérus). Par ailleurs, les bienfaits sur le plan cardiovasculaire semblaient si importants que plusieurs femmes décidèrent de surmonter leur crainte du cancer du sein et de continuer à prendre le médicament Premarin ou le Prempro.

Au tournant du millénaire, cependant, plusieurs importantes études prospectives remirent en question le credo de la protection du cœur. Au cours de la vaste recherche HERS (Heart and Estrogen/Progestin Replacement Study) effectuée sur un groupe de femmes souffrant déjà d'une maladie cardiaque, on a découvert que non seulement l'hormonothérapie à base de Premarin et de Provera *ne diminuait pas* le risque de crise cardiaque, mais elle *augmentait* réellement ce risque de façon significative au cours de la première année d'utilisation — après quoi le risque diminuait.

Puis, en juillet 2002, un segment de la monumentale recherche Women's Health Initiative — une étude à long terme portant sur l'hormonothérapie substitutive (HTS), et subventionnée par le gouvernement — fut stoppée brusquement parce que les données montraient que les risques liés à l'utilisation à long terme de Prempro surpassaient clairement les avantages. L'étude a permis de suivre 16 000 femmes au départ en santé et postménopausées, à qui l'on a demandé, suivant un échantillonnage aléatoire, de prendre soit du Prempro, soit un placebo. On a observé que les femmes qui prenaient la combinaison hormonale synthétique souffraient davantage de cancers du sein, de crises cardiaques, d'accidents vasculaires cérébraux et de caillots sanguins comparativement à celles qui prenaient un placébo[1]. Une seconde étude effectuée par le National Cancer Institute, parue le même jour, a montré que les femmes soumises à une HRS à base d'œstrogènes uniquement, pendant plus de 10 ans, doublaient leur risque de développer un cancer des ovaires[2].

Après la publication de cette information, il y eut une confusion générale parmi les millions de femmes et leurs médecins qui avaient été convaincus pendant plus d'une décennie que la prise d'œstrogènes à vie était l'élément-clé de la prévention de la maladie cardiaque, de la conservation d'une peau saine, d'os en santé et de relations sexuelles optimales. Du jour au lendemain, une révolution s'est produite dans la façon de considérer l'hormonothérapie substitutive en général, et le Prempro en particulier. Un grand nombre de femmes ont cessé de prendre ce médicament et nous, les professionnels de la médecine, avons pris conscience de la nécessité de personnaliser les soins.

Puis, au début de 2006, une nouvelle analyse des données compilées à partir de la Nurse's Health Study et de la Women's Health

Initiative (WHI), a indiqué que des femmes plus jeunes ayant commencé une HTS dans les 10 ans suivant la ménopause, ont vu chuter de 11 à 30 % leur risque de crise cardiaque — le genre de résultats que les chercheurs avaient espéré obtenir au début de la WHI. Mais les femmes qui ont commencé leur HTS plus tard (10 ans ou plus après la ménopause — soit la majorité des sujets de la WHI) ont connu un risque accru de crise cardiaque, d'accident vasculaire cérébral, et même de la maladie d'Alzheimer. Les femmes plus jeunes prenant exclusivement de l'œstrogène ont vu décroître de 44 % cent leur risque de maladie cardiaque pourvu qu'elles aient commencé leur HTS dans les 10 ans après la ménopause[3]. Ces nouvelles données concordent certainement avec l'effet bénéfique et bien documenté de l'œstrogène sur les vaisseaux sanguins. Personne ne sait avec certitude pourquoi l'HTS doit être administrée plus tôt pour avoir un effet cardiovasculaire bénéfique, alors que le même médicament, donné 10 ans plus tard, peut s'avérer dangereux. Je soupçonne que cela soit relié à la prévention du type de dommage vasculaire qui a tendance à être causé par des années de stress, un taux élevé de sucre dans le sang, un régime alimentaire à faible teneur en nutriments, et le manque d'exercice.

À la fin de la journée, voici ce que nous pouvons en conclure. Après des décennies passées à tenter de convaincre toutes les femmes que la ménopause est un état d'insuffisance susceptible d'être « soigné » par la HTS, nous avons enfin eu l'heure juste. Il n'existe pas de solution miracle, de prescription hormonale tout usage ou de médicament quelconque qui soient corrects et sans danger pour toutes les femmes, ou même pour la plupart d'entre elles, et qu'elles pourraient prendre indéfiniment. De plus, comme chacune de nous est un individu ayant des besoins, une constitution, des croyances et un environnement différents, il n'y en aura jamais — peu importe le nombre d'études sur la question. À vrai dire, je considère cela comme une bonne nouvelle.

Par ailleurs, il n'y a pas de raison de jeter le bébé avec l'eau du bain. La science de l'hormonothérapie substitutive évolue constamment et les récentes données issues de la nouvelle analyse de la WHI et de la Nurses' Health Study est encourageante. L'HTS présente certains bienfaits réels. Même dans l'étude de la WHI menée auprès de femmes plus âgées, celles qui utilisaient Prempro (la forme d'HTS la moins intéressante, selon moi) diminuaient leur risque de développer un cancer du côlon ou de subir des fractures comparativement aux femmes qui prenaient un placebo. Tout le monde sera d'accord pour dire que l'HTS offre à de nombreuses femmes l'un des meilleurs moyens pour atténuer les symptômes ménopausiques tels que les bouffées de chaleur. Heureusement, il est possible de retirer les avantages de l'HTS tout en diminuant les risques et les effets secondaires.

LES HORMONES BIO-IDENTIQUES : LE MODÈLE IDÉAL DE LA NATURE

Contrairement au Premarin et au Provera, les hormones que je recommande sont exactement semblables à celles qu'on retrouve dans le corps de la femme. Bien qu'elles soient synthétisées en laboratoire à partir de précurseurs d'hormones extraits du soja ou de l'igname sauvage, leur structure moléculaire correspond exactement à celle des hormones présentes dans le corps humain. C'est pourquoi nous donnons à ces hormones le qualificatif de « bio-identique », un terme beaucoup plus précis que « naturel », lequel peut semer la confusion et l'ambiguïté — par exemple, certaines personnes disent que le Premarin est un produit « naturel » parce qu'il est fabriqué à partir de l'urine des chevaux. Comme l'a bien exprimé le Dr Joel Hargrove, un pionnier dans l'utilisation des hormones bio-identiques et l'ancien directeur médical du Menopause Center du Vanderbilt University Medical Center, au Tennessee : « Si votre alimentation de base est constituée de foin, alors oui, le Premarin est une hormone naturelle. »

Comme les hormones bio-identiques sont semblables aux hormones que notre corps reconnaît et utilise généralement, leur effet est plus physiologique — en accord avec notre biochimie normale — compte tenu de leur administration à faible dose qui risque moins d'entraîner des effets secondaires imprévisibles en comparaison des hormones synthétiques non bio-identiques.

Afin de mieux tirer profit de ces avantages, vous devez d'abord renoncer à l'idée qu'il existe une réponse facile qui serait la même pour toutes les femmes. Cela n'existe pas. Certaines femmes ont besoin ou désirent suivre un traitement hormonal, d'autres non. Certaines auront besoin de l'utiliser pendant seulement un an ou deux. D'autres voudront poursuivre le traitement plus longtemps. Quand il s'agit d'hormonothérapie, nous nous tournons vers la science, mais les réponses qu'elle nous donne sont contradictoires, tributaires des forces du marché et déroutantes, et ce, aussi bien pour les chercheurs et les médecins que pour les patients. Il y a un bon côté à la chose : ce dilemme nous oblige à écouter davantage notre sagesse intérieure et à faire nos choix en demeurant à l'écoute de notre intuition *et* de notre intellect. Une telle approche constitue l'essence même de la sagesse féminine.

Une solution de rechange

Quand Premarin a été introduit sur le marché, la technologie pour produire d'autres types d'œstrogènes n'était pas encore au point, et c'est pourquoi ce médicament est devenu le produit de référence. Or, on ne retrouve pas ces œstrogènes équins normalement dans le corps des femmes, et ils sont souvent associés à des effets secondaires tels que des maux de tête, des ballonnements et de la douleur aux seins. De plus, une fois métabolisés dans l'organisme de la femme, les produits de dégradation du Premarin sont plus puissants biologiquement et plus actifs que les œstrogènes équins originaux. Une série de recherches ont démontré que ces produits de dégradation peuvent endommager l'ADN et favoriser ainsi le développement d'un cancer dans les tissus. Compte tenu de tout cela, il n'est pas étonnant que les statistiques indiquent une augmentation de l'incidence du cancer du sein chez les femmes qui prennent ce médicament[4]. En revanche, les produits de dégradation du métabolisme des œstrogènes bio-identiques sont plus faibles biologiquement, et par conséquent, leurs effets sur les tissus sont de plus courte durée.

Il y a lieu de croire que les œstrogènes bio-identiques prescrits à faible dose individualisée n'ont pas le même effet cancérigène sur les tissus du sein que Premarin ou Prempro. Cependant, jusqu'à ce que nous puissions comparer des études à long terme sur les œstrogènes bio-identiques avec la grande quantité de données disponibles sur le Premarin, nous ne pourrons procéder à une vérification scientifique. Malheureusement, les études à long terme coûtent très cher. L'étude de la Women's Health Initiative a coûté au peuple américain plus de 628 millions de dollars[5]. Elle a aussi été subventionnée en partie par Wyeth-Ayerst, les fabricants de Premarin et de Prempro, car cette compagnie espérait pouvoir promouvoir leurs médicaments pour leurs effets préventifs et leur efficacité dans le traitement de la maladie cardiaque, laquelle est la principale cause de décès prématuré chez les femmes[6]. Étant donné les résultats fâcheux fournis par l'étude initiale de WHI, quelles sont les chances qu'un fabricant d'hormones prenne de nouveau un tel risque financier ? Cela reste à voir. Quoi qu'il en soit, de nombreux cliniciens estiment que la prescription d'une hormonothérapie substitutive bio-identique peut faire des merveilles pour soulager à court terme des symptômes tels que les bouffées de chaleur, la sécheresse vaginale et même les problèmes d'humeur. Les nouvelles changeantes relatives à Premarin et à Prempro ont ouvert les esprits de nombreuses femmes et de leurs médecins à des approches plus physiologiques et plus douces. N'oubliez pas que le processus suit son cours. Ainsi, plus que jamais, vous aurez besoin de faire un choix sur la question hormonale, en accord avec votre guide intérieur.

THÉRAPIE HORMONALE : UN RÉSUMÉ DE LA RECHERCHE

Avantages de l'œstrogène

- Bouffées de chaleur. L'œstrogène soulage mieux les bouffées de chaleur que tout autre traitement. Cela peut prendre jusqu'à quatre semaines avant de ressentir un effet.
- Peau. L'œstrogène, systémique ou appliqué sur la peau, peut accroître l'épaisseur de la peau et améliorer la couche de

collagène chez les femmes dont le taux d'œstrogène est faible. Il peut aussi aider à réduire les rides.

- Fonction sexuelle. L'œstrogène peut améliorer la fonction sexuelle en éliminant la sécheresse et l'amincissement de la paroi vaginale qui rendent l'activité sexuelle douloureuse chez de nombreuses femmes. Il est aussi efficace sous forme systémique que topique. Certaines études laissent entendre que l'œstrogène raviverait le désir sexuel. On a montré que de fortes doses de testostérone transdermiques augmentaient le désir chez certaines femmes qui se sont retrouvées en ménopause après avoir subi une opération chirurgicale.
- Voies urinaires. Appliqué localement, l'œstrogène peut abaisser l'incidence d'infection urinaire. Note : On a observé que l'œstrogène systémique pouvait accroître le risque d'incontinence à l'effort.
- Cognition. L'œstrogène, et d'autres hormones stéroïdes, a des effets bien documentés sur les cellules nerveuses. Toutefois, l'œstrogène ne prévient pas le déclin cognitif chez les femmes plus âgées, pas plus qu'il n'améliore une démence sénile déjà installée. D'autres études nécessitent d'être effectuées dans ce domaine.
- Dépression. L'œstrogène peut avoir un effet antidépresseur chez certaines femmes, mais il ne devrait pas être utilisé comme premier traitement. Les progestatifs synthétiques peuvent avoir un effet dépressif chez certaines femmes. La ménopause, en soi, n'est pas associée à une hausse de la dépression.
- Ostéoporose. L'œstrogène a un effet bénéfique bien documenté sur la densité osseuse, qui serait équivalent à celui des bisphosphonates (Fosamax, par exemple). Il réduit vraiment le risque de fracture, et agit probablement d'une façon différente de celle des MSRE (voir page 202) ou des bisphosphonates.
- Cœur et vaisseaux sanguins. Plusieurs études ont documenté l'effet positif de l'œstrogène sur le système cardiovasculaire. Toutefois, l'étude de la WHI, parue en 2002 — une étude menée surtout auprès de femmes âgées qui ont commencé une HTS (œstrogène plus progestérone synthétique) 10 ans ou plus après la ménopause —, a montré que Prempro accroissait le risque de crise cardiaque et d'accident vasculaire cérébral (AVC). En 2006, une nouvelle analyse des données fournies par la WHI et la Nurses' Health Study a montré que l'œstrogène abaisse le risque de crise cardiaque chez les femmes ayant commencé la thérapie dans les 10 ans qui suivent la ménopause, pour des raisons qui ne sont pas claires.

D'autres recherches sont nécessaires. Pour l'instant, la plupart des experts ne recommandent pas l'œstrogène pour prévenir les maladies chroniques.

Risques liés à l'œstrogène

- Cancer du sein. Plusieurs essais cliniques aléatoires et études d'observation ont montré que l'œstrogène accroît le risque de cancer du sein. Une fois que l'administration de l'œstrogène a été interrompue, ce risque se dissipe rapidement. Le risque absolu de cancer du sein avec l'HTS classique (œstrogène plus progestérone synthétique) est très bas (20 cas de plus que ce à quoi l'on s'attendait pour 10 000 femmes, sur 5 ans). *Note :* Plusieurs études bien conçues n'ont pas montré d'accroissement du risque de cancer du sein avec l'HTS.
- Pancréatite et calculs biliaires. Les femmes ayant des taux de triglycéride élevés risquent davantage de souffrir de pancréatite, ce qui peut être fatal, si elles prennent de l'œstrogène par voie orale avec ou sans progestérone. L'utilisation d'œstrogènes entraîne pour toutes les femmes un risque accru de calculs biliaires, incluant le risque de subir une opération du tractus biliaire.
- Caillots sanguins et accident vasculaire cérébral. Il semble que l'œstrogène double le risque de caillots sanguins. Il accroît aussi le risque d'embolie pulmonaire. Celle-ci a plus de chances de se produire au cours de la première année de thérapie, et particulièrement chez les femmes qui ont des antécédents en matière de caillots sanguins. Des essais cliniques aléatoires ont aussi montré que l'utilisation de l'œstrogène non compensé haussait le risque d'AVC. Ce risque est plus grand chez les fumeuses et les femmes âgées.

Effets neutres de l'œstrogène

- Changements de poids et résistance à l'insuline. L'œstrogène ne provoque pas une prise de poids et ne semble pas affecter le sucre dans le sang chez les diabétiques.
- Arthrose. L'œstrogène n'aide ni ne nuit à celles qui souffrent d'arthrose.
- Cancer des ovaires, de l'endomètre et de l'intestin. Certaines études ont fait état d'un risque accru de cancer des ovaires

quand l'œstrogène est utilisé pendant 10 ans ou plus. La thérapie œstrogénique, sans l'ajout de progestérone, accroît le risque de cancer de l'endomètre, mais ce risque disparaît lorsqu'on ajoute la progestérone. L'œstrogène diminue certainement le risque de cancer colorectal, mais les experts s'entendent pour dire qu'il ne devrait pas être prescrit uniquement à cette fin.

Source : American College of Obstetric and Gynecology Hormone Therapy Task Force. ***Obstetrics and Gynecology***, n° 104 (suppl. 4), octobre 2004, p. 35-45

L'approche équilibrée : une prescription individualisée d'hormones bio-identiques

Une panoplie d'hormones bio-identiques — seules ou combinées — sont vendues sur ordonnance dans les pharmacies magistrales (là où le pharmacien prépare lui-même le mélange selon la prescription). Les dosages peuvent être ajustés individuellement. Les hormones peuvent être prescrites en fonction des symptômes et des résultats des analyses de la cliente, de sorte qu'elle prenne uniquement la quantité nécessaire pour maintenir un taux optimal d'hormones dans son organisme. Cette méthode est employée régulièrement lorsqu'il s'agit de l'hormone thyroïdienne, mais ce n'est que récemment qu'on l'applique aussi aux hormones sexuelles. (*Voir la section «Ressources» pour localiser une pharmacie magistrale dans votre région.*) L'élaboration d'une hormonothérapie à base d'hormones bio-identiques peut aussi se faire à partir de préparations hormonales en vente dans les pharmacies ordinaires. Vous devez simplement connaître sous quelles appellations sont commercialisées les hormones bio-identiques et celles qui ne le sont pas. (*Consultez le tableau à la page 219.*)

Ces hormones individualisées peuvent être prises par voies orale, transdermique ou vaginale, selon ce qui convient le mieux à la patiente. Bien que la plupart des femmes soient habituées à prendre des pilules, la voie cutanée demeure la méthode la plus appropriée sur le plan physiologique de prendre des hormones parce qu'elles pénètrent directement dans le flux sanguin à partir de la peau. Vous pouvez aussi prendre une dose plus faible avec cette méthode, car l'absorption est plus directe qu'à travers le tractus gastro-intestinal. (Les hormones naturelles du corps sécrétées par le système endocrinien passent directement dans le courant sanguin.)

Les préparations orales, par contre, doivent d'abord être absorbées par l'intestin grêle puis transportées vers le foie, où elles seront de nouveau soumises au processus de dégradation métabolique avant de se déverser dans le sang. Ce processus incite le foie à fabriquer plus de facteurs de coagulation, ce qui est l'une des raisons pour laquelle l'œstrogène oral, particulièrement à forte dose, est associé à un risque accru d'AVC, de crise cardiaque et de thrombophlébite.

Une forme d'hormonothérapie substitutive populaire consiste à obtenir une prescription élaborée spécialement pour vous, dans laquelle on retrouve un ou plusieurs œstrogènes bio-identiques (estradiol, estrone, estriol) combinés à la progestérone bio-identique et à un androgène (DHEA ou testostérone), si nécessaire. Ces hormones sont ensuite mélangées à une lotion, crème, ou autre préparation de base qui sera appliquée sur la peau.

Les recherches ont clairement démontré que cette hormonothérapie à base d'hormones bio-identiques transdermiques permet d'obtenir un taux d'hormones adéquat dans le sang, protège de la stimulation excessive de la muqueuse utérine, prévient les hémorragies intermenstruelles, et procure un soulagement très efficace des symptômes ménopausiques[7]. Même si le nombre de combinaisons hormonales bio-identiques est considérable, il existe deux préparations que j'ai trouvées particulièrement efficaces pour le soulagement des symptômes de la ménopause. Elles ont été développées par deux pionniers dans le domaine des hormones bio-identiques : le Dr Joël Hargrove et la Dre Erika Schwartz. Le Dr Hargrove est à la fine pointe de la recherche sur l'hormone bio-identique depuis plus de 20 ans. Sa plus récente et utile préparation, qui combine l'estradiol, la progestérone et la testostérone (au besoin), est mélangée dans une bouteille dotée d'un compte-gouttes de sorte à l'appliquer aisément sur la peau, une goutte à la fois. Les hormones sont dissoutes dans un solvant de propylèneglycol, qui est absorbé presque immédiatement sans laisser de résidus. Chaque goutte contient 0,25 mg d'estradiol et 12,5 mg de progestérone et de testostérone (au besoin). La dose habituelle est de une à trois gouttes par jour. N'importe quelle pharmacie magistrale certifiée aux États-Unis ou à l'étranger peut préparer ce mélange à partir d'une prescription de votre médecin.

Cette méthode est particulièrement efficace parce qu'une femme peut elle-même ajuster facilement le dosage au besoin, sans craindre d'effets secondaires. Le Dr Hargrove note, par exemple, que si une femme présente des symptômes prémenstruels, tels que rétention d'eau, maux de tête et ballonnements, cela indique la présence d'une trop grande quantité d'œstrogènes et la nécessité de diminuer le nombre de gouttes qu'elle prend. Elle fera la même chose en cas de saignements vaginaux. Si des bouffées de chaleur sans symptômes prémenstruels se manifestent, il faut alors augmenter la dose d'œstrogènes. À ce jour, des milliers de femmes très satisfaites utilisent la préparation du Dr Hargrove, laquelle offre un excellent rapport qualité-prix — selon la pharmacie, plusieurs femmes ne dépensent que 70 $ US par année pour l'achat de toutes leurs hormones[8]. (*Voir* «***Ressources***».)

La Dre Erika Schwartz, auteure de *The 30-Day Natural Hormone Plan* (Warner Books, 2004) et de *The Hormone Solution* (Warner Books, 2002), est la fondatrice de l'International Hormone Institute, lequel effectue des recherches sur les hormones naturelles et fait connaître au public les avantages qu'elles présentent. Elle offre des consultations en ligne en complément à ses programmes personnalisés de trois mois destinés à équilibrer les hormones. La dose de départ standard utilisée par la Dre Schwartz est de 0,3 mg d'estradiol-17ß et de 100 mg de progestérone bio-identique — appliquée en crème sur la face intérieure des poignets. Une patiente peut graduellement augmenter le dosage jusqu'à 0,6 mg d'estradiol et 200 mg de progestérone par jour. (*Pour plus d'information, téléphonez à la Dre Schwartz au 866 373-7452, ou visitez son site web à l'adresse suivante au www.drerika.com.)*

Pourquoi autant d'hormones synthétiques ?

Même s'il devrait être tout à fait évident, autant d'un point de vue intuitif que d'un point de vue scientifique, que les hormones bio-identiques en doses individualisées permettent d'obtenir les meilleurs résultats, plusieurs scientifiques et médecins refusent toujours d'envisager cette solution. Pourquoi ? La réponse est simple : pour des raisons économiques.

Comme les hormones bio-identiques ne peuvent être brevetées, il n'y a pas d'avantages économiques pour les compagnies pharmaceutiques à entreprendre de coûteuses recherches et à développer de nouveaux produits qui en contiennent. (Cependant, des systèmes de transmission uniques *peuvent* être brevetés, et voilà pourquoi les compagnies peuvent faire des profits grâce à des timbres cutanés, comme Climara, Estraderm, Vivelle, et à l'anneau vaginal Estring — lesquels contiennent tous de l'estradiol bio-identique.)

Par contre, les hormones synthétiques sont fabriquées en altérant suffisamment la structure moléculaire d'une hormone pour qu'elles soient brevetées. Celles-ci conservent une part de l'activité propre aux hormones naturelles, mais tout changement dans la structure tridimensionnelle d'une hormone, si petit soit-il, transforme ses effets biologiques sur la cellule, d'une façon qui échappe encore à notre compréhension. (Note : Premarin est bio-identique pour un cheval, et non pour un être humain.)

Sincèrement, je fais confiance à la sagesse de mère Nature, basée sur des millions d'années d'expérimentation, bien plus que je ne fais confiance aux expériences biochimiques du père Pharmaceutique, réalisées au cours des 50 dernières années. Mais toutes les femmes ne réagissent pas ainsi. Certaines se sentent plus en sécurité en prenant ce que leur médecin leur prescrit. Comme notre façon de penser nous affecte sur le plan biologique, il en est de même pour nos croyances, qui peuvent modeler notre expérience. La décision vous appartient, et mon approche ne vise pas à discréditer l'expérience individuelle positive de qui que ce soit.

Et qu'en est-il des pilules anticonceptionnelles ?

Les pilules anticonceptionnelles sont largement prescrites comme moyen pratique de mettre le corps de la femme et ses symptômes périménopausiques « sur le pilote automatique », jusqu'à ce que vienne le temps de passer à l'hormonothérapie classique. Actuellement, il existe une tendance où l'on essaie de convaincre les femmes que leurs périodes menstruelles seraient en elles-mêmes dangereuses, et que le fait de prendre la pilule dès l'adolescence et de continuer sur une base régulière — sauf pour avoir des enfants — préviendrait les problèmes de santé à long terme. Veuillez noter cependant que toutes les pilules anticonceptionnelles sont des produits synthétiques qui masquent les rythmes normaux de nos hormones et les messages qu'ils nous communiquent au sujet de notre santé. Les pilules anticonceptionnelles sont aussi associées à une grande variété d'effets secondaires, des caillots sanguins jusqu'aux maux de tête, en passant par le SPM. Bien qu'il soit approprié de les prendre dans certains cas, je préfère que mes hormones s'accordent au cycle de la Lune et des planètes plutôt qu'à l'énergie d'une compagnie pharmaceutique. Vous n'êtes peut-être pas prête à utiliser une autre méthode contraceptive présentement, ou vous utilisez peut-être la pilule pour réprimer des symptômes tels que des périodes menstruelles irrégulières et trop abondantes — mais soyez simplement consciente qu'il existe d'autres options. Certaines femmes aiment la façon dont elles se sentent lorsqu'elles prennent la pilule. D'autres détestent cela. Choisissez en fonction de ce que vous ressentez !

L'ABÉCÉDAIRE HORMONAL : CE QUE TOUTES LES FEMMES DEVRAIENT SAVOIR

Il est important de se rappeler que l'œstrogène n'est pas la seule composante de l'hormonothérapie. D'autres hormones produites par les ovaires en font également partie : il s'agit de la progestérone et des androgènes tels que la testostérone. Certaines femmes peuvent se sentir parfaitement à l'aise sans prendre de suppléments hormonaux ; d'autres peuvent avoir besoin uniquement de progestérone ; et certaines peuvent avoir besoin des trois. Comprendre leur rôle initial dans le corps d'une femme et les effets qui peuvent se manifester chez certaines femmes lorsque les taux d'hormones diminuent peut vous aider à prendre une décision au sujet de l'hormonothérapie, laquelle, je le répète, est très personnelle.

L'œstrogène

Pendant des générations, les œstrogènes ont été les premières (et souvent les seules) hormones à être prescrites aux femmes souffrant de symptômes tels que les bouffées de chaleur, la sécheresse vaginale et les problèmes d'humeur. Cependant, tel que je l'ai mentionné au chapitre 4, le taux d'œstrogènes ne diminue que vers la fin de la transition ménopausique, et, en ce qui concerne les femmes

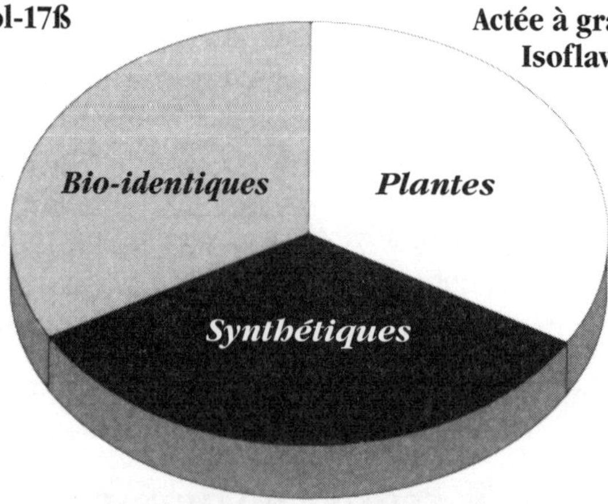

Figure 9. LES SORTES D'ŒSTROGÈNES

dont les ovaires sont intacts, la majorité des symptômes périménopausiques sont liés davantage au manque de progestérone qu'au manque d'œstrogène.

Ce qu'on appelle « œstrogène » regroupe en fait trois composés distincts produits naturellement par l'organisme : l'estradiol, l'estrone et l'estriol. L'estriol atteint son niveau le plus élevé durant la grossesse ; ses effets biologiques sur les seins et les tissus utérins sont plus faibles que ceux de l'estrone et de l'estradiol. (Chez les femmes qui, de façon naturelle, ont un taux élevé d'estriol, la fréquence des cancers du sein serait moins élevée, ce qui a incité certains médecins à prescrire de l'estriol pour diminuer le risque de développer ce type de cancer[9]. Encore plus de recherches seront nécessaires pour démontrer hors de tout doute l'efficacité de cette approche.)

Les suppléments d'estriol sont reconnus pour être particulièrement efficaces dans un domaine précis : le traitement des symptômes urinogénitaux. Appliqués localement dans le vagin, ils aident à soulager la fréquence urinaire, la sécheresse vaginale, et d'autres problèmes associés à l'amincissement de ces tissus[10].

Comme je l'ai mentionné au chapitre 4, il y a des raisons de croire que le rôle des œstrogènes durant les années de fertilité est très différent de celui qu'il joue après la ménopause. Avant la ménopause, le premier rôle de l'estradiol consiste à stimuler la croissance des seins, des ovaires et de l'utérus et à contribuer au développement, à la croissance et à la maturation des follicules porteurs d'œufs. Il exerce aussi une influence prépondérante dans la stimulation du comportement maternel. En d'autres mots, il favorise l'accouchement et incite la mère à prendre soin de son nouveau-né. Après la ménopause, l'estrone devient l'œstrogène prédominant. Personne ne sait exactement pourquoi cela se produit, mais il est évident que cela n'a rien à voir avec la procréation. Il est probable qu'un des rôles des œstrogènes durant cette phase de la vie consiste à protéger le cœur et les fonctions cérébrales ainsi qu'à maintenir la résistance des os.

Rappelez-vous aussi que les ovaires continuent à produire encore de petites quantités d'estradiol, tout comme les sites secondaires de production d'hormones. Par conséquent, il est biologiquement possible pour une femme de produire suffisamment d'œstrogènes pour conserver une santé optimale durant toute la deuxième moitié de sa vie. Ceci est rarement pris en compte, probablement parce que la capacité naturelle de la femme de maintenir un taux adéquat d'œstrogènes est entravée par le stress, le manque d'attention accordé aux besoins spirituels, et toutes les attentes de la société.

Le bénéfice le plus apparent et le plus immédiat de la prise de suppléments d'œstrogènes est le soulagement des symptômes liés à une carence en œstrogènes. (*Voir l'encadré à la page 203.*) Un avantage à plus long terme tient dans le fait qu'ils contribuent à prévenir la déperdition excessive de minéraux dans les os, laquelle peut mener à l'ostéoporose. L'œstrogène contribue également à maintenir l'épaisseur de la couche de collagène dans la peau. Certaines études ont laissé entendre qu'il pourrait aussi aider à préserver les fonctions cérébrales ou, à tout le moins, retarder l'apparition de certains changements soi-disant normaux et associés à l'âge, ainsi que la démence de type Alzheimer. Toutefois, un examen approfondi de toutes les études importantes sur la question montre qu'il ne présente pas d'avantages — du moins avec Prempro ou Premarin[11]. En général, il n'y a pas suffisamment de preuves à l'appui pour justifier la prescription d'œstrogènes uniquement pour apporter des changements sur le plan cognitif.

On peut se procurer des œstrogènes sous forme de pilules, de timbres transdermiques, et de crèmes vaginales. À faible dose, même l'œstrogène synthétique prescrit sous forme de crème vaginale présente un degré d'absorption négligeable à travers tout l'organisme, et il est généralement sécuritaire pour les femmes qui ont besoin d'un effet local, mais qui ne souhaitent pas être exposées plus que nécessaire à cette substance.

Quelques mots au sujet des « planificateurs d'œstrogènes » : les MSRE

Des drogues synthétiques telles que le tamoxifène et le raloxifène sont des modulateurs sélectifs des récepteurs œstrogéniques (MSRE). (Ce sont ceux que l'on retrouve présentement sur

SYMPTÔMES D'UNE CARENCE EN ŒSTROGÈNES

- Bouffées de chaleur ;
- Sueurs nocturnes ;
- Sécheresse vaginale ;
- Problèmes d'humeur (surtout l'irritabilité et la dépression) ;
- Confusion mentale ;
- Maux de tête, migraines ;
- Infections vaginales et vésicales ;
- Incontinence, infections urinaires récurrentes ;
- Amincissement des parois vaginales ;
- Baisse de la libido.

SYMPTÔMES D'UN EXCÈS EN ŒSTROGÈNES

- Violents maux de tête bilatéraux ;
- Récurrence d'infections vaginales à levure ;
- Sensibilité et douleurs aux seins ;
- Dépression ;
- Nausée, vomissements ;
- Ballonnements ;
- Crampes dans les jambes ;
- Peau jaunâtre ;
- Saignements vaginaux excessifs.

le marché ; d'autres feront sûrement leur apparition plus tard.) Ils tirent leur nom de leur capacité à se lier à des récepteurs d'œstrogènes et à moduler de façon sélective les effets des œstrogènes sur différents tissus du corps. Le tamoxifène (dont le nom commercial est Nolvadex) bloque les récepteurs d'œstrogènes des cellules du sein tout en préservant certains effets positifs des œstrogènes sur les os, les tissus utérins et le système cardiovasculaire. Le raloxifène (dont le nom commercial est Evista) agit aussi de façon positive sur la masse osseuse tout en diminuant la stimulation des tissus du sein par les œstrogènes. Cette activité sélective est possible parce qu'il existe deux types de récepteurs d'œstrogènes, ER-alpha et ER-beta, et chacun d'eux prédomine dans certains tissus. Le même œstrogène peut produire différents effets selon le récepteur auquel il est fixé[12].

Le tamoxifène, le MSRE le plus utilisé présentement, a d'abord été approuvé par la FDA, en 1978, pour le traitement des patientes aux prises avec un cancer du sein appelé « tumeur à récepteurs d'œstrogène positifs ». Il est maintenant prescrit à environ la moitié des femmes qui ont reçu un diagnostic de cancer du sein aux États-Unis. Il a été démontré qu'il réduisait le risque de développer un cancer dans la partie du sein encore intacte, ainsi que le risque de récidive et de décès reliés à cette maladie. Le tamoxifène est aussi approuvé pour la prévention du cancer du sein chez les femmes présentant un risque élevé ou potentiellement élevé en rapport avec cette maladie. Il aide à prévenir la perte osseuse tout en ayant un effet bénéfique sur le « mauvais » cholestérol (LDL), mais il ne réduit pas le risque de maladie cardiaque.

Depuis que les résultats de l'étude de la WHI, en 2002, ont mis en évidence les risques liés à l'œstrogène, particulièrement chez les femmes âgées, on prescrit plus que jamais le raloxifène pour protéger les femmes contre l'ostéoporose. Toutefois, ce médicament ne protège pas les os aussi bien que l'œstrogène. Avec ou sans œstrogène, la plupart des femmes peuvent protéger leurs os correctement en faisant des exercices avec port de poids, en prenant suffisamment de vitamine D et de minéraux, et en suivant les directives pour la santé des os énoncées au chapitre 12. Pourquoi prendre des risques avec un médicament relativement peu testé ?

Je suis très préoccupée par les MSRE. On ne les retrouve nulle part dans la nature, et on ne les utilise pas depuis assez longtemps pour établir avec certitude leurs bienfaits et leurs risques. Vantés pour leur capacité à stimuler les « bons » effets de l'œstrogène, sans les « mauvais », ces médicaments profitent du vent de panique actuel autour du cancer du sein, et de nombreuses femmes, qui n'en ont pas vraiment besoin ou pour qui il existe des solutions de rechange beaucoup plus sécuritaires, en font la demande. Si une jeune femme qui craint de développer un cancer du sein commence à prendre un médicament MSRE, elle risque de devoir le prendre durant plusieurs années. Ce blocage à long terme de certains récepteurs œstrogéniques avec la stimulation d'autres est une épée à double tranchant. Qu'arrivera-t-il si nous découvrons que ces médicaments augmentent plutôt le risque de développer la maladie d'Alzheimer en bloquant les récepteurs d'œstrogène du cerveau ?

Parmi les troublants effets secondaires du tamoxifène qui ont déjà été documentés, on note l'augmentation du risque de certains troubles visuels, d'embolie pulmonaire fatale et du cancer de l'endomètre. Bien que des études indiquent que le raloxifène, contrairement au tamoxifène, peut protéger contre le cancer de l'endomètre, on a observé que le tamoxifène et le raloxifène sont associés à l'augmentation du risque de développer un cancer du côlon[13]. Ils augmentent aussi les bouffées de chaleur chez plusieurs femmes, le symptôme pour lequel la plupart des femmes postménopausées recherchent d'abord un traitement[14].

L'élément encore plus troublant est que l'on a découvert récemment qu'après cinq années d'utilisation, les effets anti-œstrogéniques du tamoxifène sur les cellules des seins semblent s'inverser. Pour des raisons encore obscures, le médicament peut alors provoquer l'apparition du cancer du sein[15].

Le point important à retenir est qu'à moins de n'avoir aucune autre solution de rechange, je vous recommande d'éviter les MSRE ou de limiter la durée de leur utilisation à cinq années ou moins. Entre-temps, il vaut mieux utiliser les hormones bio-identiques ou choisir les solutions de rechange mentionnées au chapitre 6.

La progestérone

Le déclin de la progestérone est le premier changement hormonal susceptible de produire des symptômes chez la femme à l'aube de la ménopause — et cela, des années parfois avant que celle-ci soupçonne qu'elle entre dans cette phase de transition. Comme le corps est conçu pour que la progestérone fasse contrepoids à l'œstrogène, on se retrouve alors avec une prédominance en œstrogènes, accompagnée de symptômes de carence en progestérone et d'excès relatif en œstrogènes.

La progestérone provient principalement des ovaires, avant et après la ménopause, mais elle est aussi produite dans le cerveau et les nerfs périphériques[16]. Durant les années de fertilité, sa tâche principale consiste à préparer et à soutenir l'utérus pour sa mission essentielle : la grossesse. C'est aussi un relaxant musculaire de l'utérus qui prévient les contractions prématurées. Le taux de progestérone s'élève en prévision de la grossesse et stimule la muqueuse utérine qui s'épaissit en permettant au tissu bien vascularisé de supporter un embryon ; puis, il chute précipitamment s'il n'y a pas de grossesse. Cette baisse rapide de progestérone donne le signal de l'abandon du « nid » (l'épais revêtement utérin), lequel est alors éliminé sous forme de flux menstruel.

La progestérone affecte aussi le fonctionnement du cerveau. Elle procure un sentiment de calme, et ses propriétés sédatives et anxiolytiques favorisent un sommeil réparateur.

La progestérone est produite par une glande de couleur jaunâtre appelée « corps jaune », qui se forme de façon provisoire dans l'ovaire et se développe rapidement dans une sorte de petit sac membraneux abandonné par l'ovule à sa sortie du follicule. Le corps jaune produit de plus en plus de progestérone jusqu'à ce que le corps envoie le signal : « Il n'y a pas de grossesse. » Alors, le corps jaune commence à se résorber. Lorsqu'une femme atteint la mi-trentaine jusqu'au début de la quarantaine, la plupart du temps le follicule n'ovule pas (du moins dans notre culture), ce qui signifie que le corps jaune ne se forme pas[17]. Avec le temps, cela contribue à la chute du taux de progestérone — et à une carence de plus en plus importante.

Note : Le corps est conçu pour supporter de très hauts taux de progestérone durant la grossesse. C'est pourquoi les symptômes dus à un excès de progestérone sont rares. Cependant, la dépression est un effet secondaire fréquent lié à l'absorption d'un progestatif synthétique tel que Provera. Quelques femmes sont si sensibles à la progestérone qu'elles deviennent dépressives malgré des doses infimes de progestérone naturelle bio-identique. Les femmes aux prises avec cet effet secondaire devraient essayer d'utiliser le gattilier (*Vitex agnus-castus*) pour augmenter le taux de progestérone produite naturellement par leur organisme.

SYMPTÔMES D'UNE CARENCE EN PROGESTÉRONE

- Migraines prémenstruelles ;
- Symptômes semblables au SPM ;
- Menstruations irrégulières ou excessivement abondantes ;
- Anxiété et nervosité.

SYMPTÔMES D'UN EXCÈS DE PROGESTÉRONE

- Somnolence ;
- Torpeur ;
- Dépression.

La progestérone bio-identique

Les suppléments de progestérone bio-identique peuvent aider à soulager les symptômes liés à une carence en progestérone et à un excès d'œstrogènes, et à restaurer l'équilibre dans le corps.

Cela s'avère bénéfique aussi bien à court qu'à long terme. Comme je l'ai déjà mentionné, de plus en plus de preuves signalent que la prédominance des œstrogènes constituerait un facteur majeur du développement du cancer du sein ou de l'utérus chez les femmes déjà prédisposées à ces maladies. Les études indiquent que dans les cas où l'œstrogénothérapie de substitution (ETS) est jumelée à la prise de progestérone à des doses appropriées (ce qui constitue l'hormonothérapie substitutive ou HTS), il n'y a pas augmentation de l'incidence du cancer de l'utérus. Cela reste vrai, que la progestérone soit synthétique ou bio-identique. Il est aussi évident que Prempro (Premarin et Provera), selon les dosages utilisés dans l'étude de la WHI, augmente le risque de cancer du sein. Mais nous n'avons pas encore d'études à long terme sur les effets de la progestérone bio-identique relativement au cancer du sein. (*Voir le chapitre 13 intitulé « La santé du sein. »*)

Un autre avantage aux suppléments de progestérone tient à la capacité relativement unique de cette hormone à se convertir en d'autres hormones en cas de nécessité. Si, par exemple, les taux

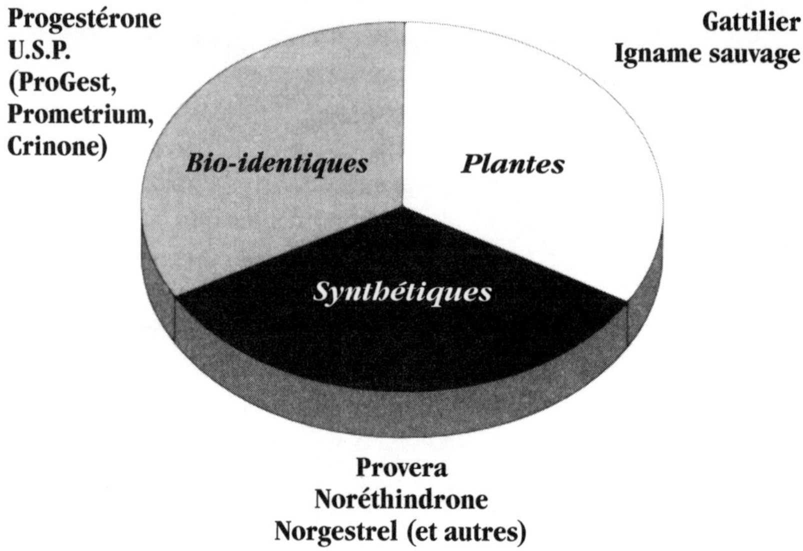

Figure 10. LES SORTES DE PROGESTÉRONE

de progestérone sont adéquats, mais que ceux de la testostérone ne le sont pas, l'excédent de progestérone peut effectivement se transformer en testostérone. Elle accroît aussi les taux de DHEA. (*Voir le programme pour rétablir le fonctionnement des surrénales, page 164.*) Dans des conditions appropriées, le surplus de progestérone peut même être métabolisé en œstrogène. C'est l'une des raisons pour laquelle tant de femmes se trouvent soulagées de leurs symptômes par une crème de progestérone naturelle au début de leur périménopause, moment où les taux de ces trois hormones fluctuent considérablement.

Cette crème de progestérone (2 %) est offerte en vente libre, et je la recommande depuis des années. Vous pouvez appliquer la crème sur n'importe quelle partie de votre corps. Les mains demeurent l'endroit par excellence, car elles sont très riches en vaisseaux sanguins. Mais plusieurs femmes apprécient les effets de la crème sur leurs corps ou leur visage. (Je recommande ProGest Cream, de Emerita, et PhytoGest Cream, de Kevala, offertes par Emerson Ecologics, dont voici l'adresse : www.emersonecologics.com.)

On peut également trouver la progestérone naturelle en concentration de 4 % ou de 8 %, sous forme de gelée (Crinone ou Prochieve, par exemple), ou sous forme orale micronisée (Prometrium). (Les deux exigent une prescription.) Bien que le fabricant n'approuve pas cette façon de l'utiliser, on peut ouvrir les capsules de Prometrium et appliquer leur contenu directement sur la peau. J'ai découvert que c'était très utile pour les personnes qui toléraient mal la progestérone administrée par voie buccale, mais qui avaient besoin de doses plus élevées que celles contenues dans la crème en vente libre.

AVERTISSEMENT AU SUJET DE LA CRÈME À BASE D'IGNAME

Comme la progestérone bio-identique est souvent produite à partir de l'igname sauvage du Mexique, certaines femmes, pour économiser de l'argent, achètent une des nombreuses crèmes à base d'igname en provenance de ce pays. Le problème c'est que l'igname ne contient qu'un précurseur de la progestérone, lequel demeure inactif lorsqu'il est absorbé par la peau. La conversion de l'igname sauvage en progestérone bio-identique (USP) peut s'effectuer uniquement en laboratoire. Les crèmes à base d'igname peuvent fournir certains phytoestrogènes bénéfiques, mais ils ne procurent certainement pas les avantages documentés de la progestérone produite en laboratoire, approuvée et portant la mention USP.

Le problème avec les hormones synthétiques

Dans le cas du progestatif synthétique, c'est une tout autre histoire. L'acétate de médroxyprogestérone (AMPR), commercialisé sous le nom de Provera ou Amen, est le médicament le plus souvent prescrit. D'autres produits sur le marché contiennent les progestatifs norgestrel, noréthindrone et norgestimate. Les progestatifs synthétiques provoquent ou exacerbent plusieurs symptômes. (*Voir la liste à la page 210.*) Voilà une autre raison pour laquelle je ne recommande aucune forme d'hormonothérapie à base de progestatifs synthétiques. Selon les résultats obtenus par la Women's Health Initiative en 2002, les progestatifs synthétiques seraient aussi considérés comme un facteur de risque d'AVC, de maladie cardiaque et de cancer du sein.

On a découvert également que l'AMPR atténuait certains effets positifs bien documentés des œstrogènes sur les vaisseaux sanguins. Il contribue au durcissement des vaisseaux et des artères cérébrales, et inhibe le flux sanguin. Les résultats d'une vaste étude portant sur des femmes à qui l'on avait donné, sur une base régulière, des œstrogènes auxquels on avait ajouté l'AMPR (Prempro est un exemple de ce type de traitement) ont permis d'observer une augmentation marquée du nombre d'infarctus du myocarde, de thromboses veineuses (des caillots sanguins dans les veines), et de décès dus à une maladie coronarienne durant les deux premières années de thérapie[18]. Les nouvelles analyses des données de la WHI et de la Nurses' Health Study appuient également ces observations qui établissent que les progestatifs synthétiques ont un effet indésirable. Les femmes plus jeunes qui prenaient Prempro ont vu leur risque de maladie cardiaque diminuer de 30 % lorsqu'elles ont commencé une HTS dans les 10 ans suivant la ménopause. Mais celles qui prenaient uniquement de l'œstrogène ont vu ce risque diminuer de 44 %. Je soupçonne que la différence entre les deux groupes est attribuable à l'effet défavorable de l'AMPR.

La progestérone naturelle bio-identique ne comporte pas de tels risques, mais divers bienfaits. Lors du fameux essai PEPI (Postmenopausal Estrogen/Progestin Intervention), la progestérone naturelle administrée oralement sous forme micronisée prévient les effets indésirables sur le cholestérol qu'on avait pu constater chez les femmes traitées à l'aide de Provera.

SYMPTÔMES LIÉS AUX PROGESTATIFS SYNTHÉTIQUES

- Maux de tête ;
- Dépression ;
- Gain de poids et ballonnements ;
- Humeur maussade ;
- Diminution du désir sexuel ;
- Rétrécissement potentiel des vaisseaux sanguins causant de la douleur à la poitrine et une carence en oxygène dans le cœur.

ELLEN — Trop d'œstrogènes, pas assez de progestérone

Au cours du printemps de ses 43 ans, Ellen, potière et professeure de yoga dans un collège, remarqua qu'elle éprouvait le matin une légère sensation de confusion et de vertige. Un jour, alors qu'elle déposait un flacon d'aspirines dans son panier à provisions, elle réalisa soudainement que bien qu'elle n'ait jamais souffert de maux de tête auparavant, elle commençait à en avoir de plus en plus fréquemment — ce qu'elle attribua au stress, au changement de température, ou au SPM. Elle consulta son médecin ; ce dernier préleva un échantillon de sang pour analyser son taux de FSH qui indiquait un taux élevé, et le médecin en conclut qu'elle était ménopausée. Il déclara à sa patiente que ses symptômes — confusion mentale, vertiges et maux de tête — correspondaient aux symptômes de la ménopause et qu'ils iraient en s'atténuant si elle prenait des suppléments hormonaux. Le médecin d'Ellen lui conseilla de prendre des comprimés de Premarin quotidiennement, avec des comprimés de Provera durant les 12 derniers jours de chaque mois. En l'espace de quelques jours, Ellen se retrouva mal en point. Le mal de tête dû à la tension psychique qu'elle ressentait précédemment s'était transformé en une atroce migraine lancinante ; elle se sentait déprimée ; elle sentait des picotements dans les jambes, qui la gardaient réveillée ; sans compter que la plupart de ses autres symptômes perduraient.

Il est vrai que les symptômes d'Ellen ressemblaient à ceux de la ménopause, mais comme Ellen était alors relativement jeune et que ces symptômes avaient fait leur apparition à peine quelques mois auparavant, elle était probablement au tout début de la périménopause — laquelle, chez plusieurs femmes, est associée à un faible taux de progestérone et à un surplus relatif d'œstrogènes. L'analyse sanguine du taux de FSH, à partir de laquelle son médecin avait établi son diagnostic, ne permettait pas de dresser un portrait complet de la situation. C'est comme s'il avait regardé une seule scène dans un très long film. En fait, les symptômes dont Ellen souffrait après avoir pris l'œstrogène prescrit correspondaient à une surdose d'œstrogènes.

Ignorante de tout cela, Ellen fit confiance à son intuition : elle cessa de prendre l'œstrogène. Moins de 24 heures plus tard, elle commença à se sentir mieux et jura de «tenir bon» sans retourner voir le médecin. Mais ses symptômes initiaux persistaient, et elle finit par aller consulter un autre médecin qu'une de ses amies lui avait recommandé. Ce dernier fit analyser ses taux d'œstrogènes, de progestérone et de testostérone. Les résultats confirmèrent qu'Ellen était dans la première phase de la périménopause, et son premier changement hormonal indiquait une baisse de progestérone. Aujourd'hui, Ellen se sent beaucoup mieux : elle utilise une crème de progestérone naturelle pour fournir un léger supplément à son organisme, et elle comprend aussi beaucoup mieux le processus de transition. «Je suis "en plein processus"», écrivit-elle. «Mon état hormonal se transforme, et je sais que ce qui me convient aujourd'hui devra peut-être être modifié légèrement dans six mois.»

DIFFÉRENTES ROBES POUR UNE MÊME POUPÉE

La dernière innovation sur la scène de l'hormonothérapie consiste en des combinaisons préemballées. Les hormones synthétiques utilisées dans ces préparations existent depuis des années, ce qui diffère, c'est l'emballage et la façon de les prescrire. Prempro, une combinaison de Premarin et de Provera, constitue le mélange le plus fréquemment employé — il est aussi le médicament qui a été utilisé dans l'étude de la WHI. On retrouve aussi Ortho-Prefest — une combinaison d'un estradiol bio-identique et du progestatif synthétique norgestimate —, et FemHRT, qui contient de l'estradiol synthétique et le progestatif synthétique noréthindrone. L'avantage de ces combinaisons est qu'elles sont pratiques et ne provoquent, semble-t-il, aucun saignement mensuel chez les femmes qui en consomment. Mais le problème est que beaucoup de ces femmes ont de légères pertes de sang et des saignements intermittents pendant des mois avant que leur corps s'habitue à ces cocktails de médicaments, ce qui amène de nombreuses femmes à cesser de les prendre. L'inconvénient majeur de toutes ces préparations réside dans le fait qu'elles contiennent un progestatif synthétique, lequel augmente le risque de développer des effets secondaires similaires au SPM, et possiblement aussi, le risque de maladie cardiaque et de cancer du sein. (Pour être juste, la nouvelle analyse des données de la WHI et de la Nurses' Health Study, réalisée en 2006, montre une décroissance du risque de maladie cardiaque chez les femmes plus jeunes — même chez celles qui prenaient Prempro, lequel contient un progestatif synthétique. Mais pourquoi prendre le risque quand d'autres formes de progestérone sont offertes ?)

La testostérone

La testostérone est produite par les ovaires et les glandes surrénales. Sa fonction principale consiste à fournir régulièrement une puissante énergie vitale et à stimuler la pulsion sexuelle. La testostérone et d'autres androgènes peuvent favoriser l'excitation sexuelle de la femme et l'inciter à initier des relations sexuelles plus fréquemment. La testostérone augmente la sensibilité des zones érogènes, la fréquence de l'orgasme et des rêves orgasmiques, ainsi que l'intensité des fantasmes sexuels.

Ce ne sont pas toutes les femmes qui voient leur taux de testostérone baisser durant la périménopause — en fait, chez certaines d'entre elles, au contraire, les taux d'androgènes s'élèvent. Mais si une longue période de stress a épuisé les glandes surrénales (*voir le chapitre 4*), il peut en résulter une diminution rapide du taux de testostérone, accompagnée d'une baisse de la libido et d'un sentiment d'épuisement général. L'ablation chirurgicale des ovaires, de l'utérus, ou des deux en même temps, la chimiothérapie, la radiation, ainsi qu'une maladie auto-immune peuvent contribuer à faire baisser le taux de testostérone au point de provoquer l'apparition de ces symptômes.

Pour des raisons qui restent encore à clarifier, certaines femmes subissent un déclin graduel de la testostérone à partir de l'âge adulte jusqu'à un âge avancé, alors que chez d'autres femmes, la production de testostérone se poursuit tout au long de leur vie. Les surrénales jouent sûrement un rôle, mais pour savoir si d'autres facteurs interviennent, d'autres recherches seront nécessaires. Avant de prendre des suppléments de testostérone, vous devriez obtenir d'un laboratoire la confirmation d'une carence en testostérone, en faisant analyser un prélèvement de votre sang ou de votre salive pour connaître le taux de testostérone libre (molécules non liées). Comme pour les autres symptômes ménopausiques, les trois hormones sont toujours intimement liées. Chez plusieurs femmes, par exemple, le déclin de la libido est dû à une carence en œstrogènes alors que le taux de testostérone peut être normal. Il serait tout à fait inutile de prendre des suppléments de testostérone si au départ il n'y a pas de carence. Et de nombreuses femmes ayant un taux de testostérone faible ont une pulsion sexuelle normale ! (*Voir le chapitre 9*.)

J'insiste sur ce point, car plusieurs femmes sont convaincues que la testostérone pourrait donner un nouveau souffle à leur vie sexuelle, et elles demandent qu'on leur prescrive des suppléments de testostérone. S'il y a une réelle carence, on observera les bienfaits suivants : une augmentation de la pulsion libidinale et une amélioration des fonctions sexuelles, une hausse du niveau d'énergie en général, un meilleur tonus musculaire, une amélioration de l'humeur et une attitude plus positive. Il y a tout lieu de croire que le retour de la testostérone à un niveau normal, peut aider à améliorer la densité minérale osseuse. Incorporée à une crème vaginale, la testostérone peut aussi contribuer à lubrifier et à redonner une épaisseur normale aux parois utérines. Or, s'il n'y a pas de carence, la prise de suppléments conduira fort probablement à une surdose qui produira des symptômes extrêmement désagréables pour la plupart des femmes.

On peut se procurer dans les pharmacies magistrales la testostérone bio-identique, ou la DHEA (déhydroépiandrostérone), un précurseur de la testostérone produit par les surrénales. Ces produits peuvent être utilisés en crème corporelle ou en crème vaginale par les femmes qui en font la demande. (Bien que la DHEA soit en vente libre, sa qualité peut varier considérablement. Je vous conseille d'utiliser des produits contenant de la DHEA qui correspondent aux critères de qualité de l'industrie pharmaceutique. Vous pouvez vous procurer ces produits dans les pharmacies magistrales et chez Emerson Ecologics en consultant leur site Web [www.emersonecologics.com]. Je recommande 5 mg de DHEA sublinguale, un produit fabriqué par Douglas Laboratories ; la dose suggérée est de ½ à 1 comprimé par jour, ou selon les directives.) La testostérone est aussi vendue sous forme de timbre cutané.

On peut aussi se procurer un produit de synthèse, la méthyltestostérone, sous forme de comprimé ou combiné à de l'œstrogène dans une préparation connue sous le nom de Estratest — mais je vous le déconseille.

SYMPTÔMES D'UNE CARENCE EN TESTOSTÉRONE

- Diminution de la libido ;
- Affaiblissement de la fonction sexuelle ;
- Baisse générale d'énergie ;
- Diminution du sentiment de bien-être ;
- Perte des poils du pubis.

SYMPTÔMES D'UNE SURDOSE DE TESTOSTÉRONE

- Perturbations de l'humeur ;
- Acné, particulièrement sur le visage et le cuir chevelu ;
- Accroissement de la pilosité sur le visage ;
- Baisse du registre de la voix.

PRENDRE UNE DÉCISION AU SUJET DES HORMONES

La décision de prendre ou de ne pas prendre des suppléments hormonaux à la ménopause dépend de plusieurs facteurs, dont l'état général de votre santé physique, votre bien-être émotionnel et spirituel, votre façon de vous nourrir, votre style de vie, etc. Tous ces facteurs auront une influence sur les sites secondaires de production hormonale et leur capacité à répondre aux nouveaux besoins de votre corps. Pour certaines femmes, le simple fait d'apprendre que les symptômes périménopausiques sont temporaires suffit à les rassurer ; elles sont alors prêtes à supporter ces symptômes sans les masquer par des médicaments. En nous détendant, en laissant nos craintes s'estomper et en cessant de résister, nous verrons peut-être ces symptômes s'atténuer d'eux-mêmes. C'est l'effet placebo en action, et c'est aussi un facteur significatif dans les traitements ménopausiques. Le fait de savoir que nous pouvons demander et recevoir de l'aide génère sa propre énergie de guérison.

Faire le point avant de prendre une décision

Avant de prendre une décision au sujet de l'hormonothérapie substitutive, vous devez absolument jeter un regard lucide sur vous-même et sur vos antécédents médicaux familiaux — afin de dresser un portrait exact de vos propres besoins et objectifs. Certaines femmes ont besoin des hormones pour se sentir à leur meilleur. D'autres ne les tolèrent pas du tout. Certaines femmes produisent naturellement assez d'hormones pour traverser la ménopause sans aide extérieure. D'autres ne peuvent pas faire les conversions biologiques nécessaires au maintien d'un bon équilibre hormonal. Enfin, d'autres femmes ont subi une ablation des ovaires et nécessitent un soutien hormonal additionnel, au moins jusqu'à ce qu'elles atteignent l'âge où leur ménopause aurait normalement commencé.

En dépit des dernières bonnes nouvelles au sujet de la HTS et de la maladie cardiaque, il est préférable d'adopter une approche extrêmement prudente concernant l'utilisation prolongée de l'œstrogène pour prévenir une maladie chronique. Peu de gens nieront toutefois que la HTS peut être très utile à de nombreuses femmes durant leur transition ménopausique, moment où les symptômes sont plus importants. Mais pour certaines femmes, les avantages à long terme de l'HTS peuvent l'emporter sur les risques — par exemple, quand il y a des antécédents familiaux importants en matière d'ostéoporose, ou lorsqu'une femme se sent nettement mieux en prenant des hormones !

La science, la médecine et l'industrie pharmaceutique étant ce qu'elles sont, vous pouvez vous attendre à ce que l'attitude classique adoptée à l'égard de l'HTS continue de changer. Alors, restez vigilante. Si vous éprouvez des symptômes périménopausiques gênants qui sont impossibles à soulager par d'autres méthodes, essayez l'HTS pendant un an environ, puis diminuez peu à peu la dose. Voyez comment vous vous sentez. Si tout va bien, réduisez encore un peu, jusqu'à ce que vous soyez complètement sevrée. Si, en revanche, vous vous sentez nettement mieux avec l'HTS, ne changez rien, et reconsidérez votre décision chaque année.

La première étape à franchir avant de prendre votre décision consiste à identifier vos facteurs de risque et à décider de l'importance que vous voulez leur accorder.

Quand je dis « … de l'importance que vous voulez leur accorder », cela signifie que vous seule avez le pouvoir de décider quelle influence aura votre scénario culturel et familial sur votre réalité. La plupart des Américaines éprouvent certains malaises durant la périménopause, alors que les femmes appartenant à d'autres cultures vivent cette expérience différemment. Des études révèlent que 70 à 85 % des femmes nord-américaines sont affectées par des bouffées de chaleur, tandis que seulement 18 % des Chinoises travaillant dans des manufactures de Hong Kong en font l'expérience[19]. Je peux vous certifier que la biologie fondamentale des ovaires des femmes en Chine n'est pas différente de celle des femmes en Amérique du Nord. Cette comparaison nous fait voir à quel point nos attentes peuvent être fortes, et comment la culture elle-même en vient à dicter ce que chaque individu va expérimenter. Néanmoins, chacune d'entre nous a le pouvoir de reconnaître cette influence et de modifier sa réaction en conséquence.

Les statistiques prédisent ce qui arrivera à des groupes en général, et non pas à des individus en particulier. Des études ont montré que l'acceptation ou le rejet du scénario culturel, génétique et familial peut exercer une influence déterminante sur le déroulement des événements de la vie d'une femme. Les personnes reconnues dans leur famille pour être des « moutons noirs » sont moins susceptibles d'être victimes de maladies qui sont courantes dans leur famille, sans doute parce que cela fait naturellement partie de leur attitude et de leur comportement de rejeter les règles et de « colorier à l'extérieur des lignes ». Étant donné que la plupart des dispensateurs de soins de santé ont reçu une formation qui les incite à tenir compte des statistiques au moment de prendre des décisions et de faire des prédictions concernant notre santé, il est donc crucial que nous fassions valoir notre capacité innée à être des « moutons noirs », si cette position peut améliorer notre santé et notre attitude par rapport à la vie.

Bien que les études scientifiques puissent changer notre façon d'appréhender une situation sur le plan intellectuel, notre comportement et l'utilisation concrète que nous faisons de cette information sont modelés bien plus par nos relations quotidiennes avec nos amis et notre famille que par tout autre facteur. Si, par exemple, vous avez vu votre mère, votre sœur ou votre meilleure amie être de nouveau en excellente forme après avoir utilisé une quelconque hormonothérapie, vous aurez tendance à considérer cette approche de façon très positive et à en apprécier les bienfaits. Si, d'un autre côté, vous avez vu un membre de votre famille souffrir de maux de tête, de douleurs aux seins, ou d'un surplus de poids, après avoir pris de trop fortes doses d'œstrogènes, vous ne serez pas très encline à vouloir essayer la même chose. Et si certaines femmes, qui font figure de modèles à vos yeux (des tantes, une grand-mère ou d'autres femmes plus âgées que vous), sont en grande forme, si elles ont dépassé le cap de leurs 90 ans tout en conservant une bonne santé, et ce, sans n'avoir jamais adopté une hormonothérapie quelconque, il y a de fortes chances pour que la perception que vous avez de votre vie après une ménopause sans médication soit très positive.

La maladie cardiovasculaire fait partie intégrante de mes antécédents médicaux. Ma mère a perdu ses deux parents à la suite de maladies coronariennes ; mon cher père s'est effondré sur un terrain de tennis et est mort à l'âge de 68 ans, victime d'une rupture d'anévrisme cérébral, alors que ma mère n'avait que 52 ans et qu'elle était en périménopause. Veuve à la ménopause, à une époque où l'on s'attendait à ce que les femmes périclitent physiquement et socialement après cette période de transition. Même si ma mère avait généralement tendance à ne pas tenir compte des idées reçues et à éviter, entre autres, les visites chez le médecin, sa sœur et ses amies se voyaient répéter *ad nauseam* que sans les suppléments de Premarin, elles deviendraient de vieilles petites dames au squelette fragile et au cœur faible. Ma mère écoutait cette prédiction, puis elle la balayait du revers de la main. Aujourd'hui, elle a 80 ans ; elle gravit les montagnes avec un sac assez lourd sur les épaules et elle

DIFFÉRENTES OPTIONS DE SOINS HORMONAUX

Produit	**Voie d'administration**	**Oestrogène**	**Progestérone**	**Bio-identique ou synthétique (pour humains)**
Ogen	Crème vaginale	Estropipate	Aucune	Synthétique
Estring	Anneau vaginal en silicone	Estradiol	Aucune	Bio-identique
Aygestin	Orale	Aucun	Acétate de noréthindrone	Synthétique
Provera	Orale	Aucun	Acétate de médroxy-progestérone	Synthétique
Amen	Orale	Aucun	Acétate de médroxy-progestérone	Synthétique
Prometrium	Orale	Aucun	Progestérone micronisée	Bio-identique
Crinone	Gelée vaginale	Aucun	Progestérone	Bio-identique
Prochieve	Gelée vaginale	Aucun	Progestérone	Bio-identique
Prempro	Orale	Oestrogènes conjugués d'origine équine	Acétate de médroxy-progestérone	Synthétique
FemHRT	Orale	Étinylo-estradiol	Acétate de noréthindrone	Synthétique
Ortho-Prefest	Orale	Estradiol-17ß	Norgestimate	Oestrogènes bio-identiques ; progestérone synthétique
Combi-Patch	Timbre transdermique	Estradiol	Acétate de noréthindrone	Oestrogènes bio-identiques ; progestérone synthétique

peut zigzaguer à mes côtés sur les pentes de ski. Son agenda est bien rempli, son esprit est très vif, sa pression artérielle est de 120/60, et aucune forme de médicament à base d'œstrogènes n'est entrée dans son corps débordant de vitalité. (Elle utilise une crème pour la peau à base de progestérone naturelle afin de rendre ses articulations plus « souples ».)

De quelles parties de l'héritage médical de ma famille vais-je hériter ? Je suis fermement convaincue que les choix que je fais sur les plans physique et émotionnel, ainsi que les attentes et les croyances avec lesquelles je vis, me permettent de modeler mon propre futur. Je crois que mes filles et mes petits-enfants feront la même chose. Lorsque je serai octogénaire, ma santé sera-t-elle aussi florissante que celle de ma mère ? Je l'espère, bien sûr. Mais je crois que cela se produira parce que je l'ai choisi, et non parce que je l'ai reçu en héritage.

Quels sont vos objectifs ?

Trop de femmes envisagent la décision à prendre au sujet de l'HTS sous un mode binaire : l'un ou l'autre, oui ou non. Je voudrais adopter un autre point de vue et considérer cette décision comme un processus. En premier lieu, il est important de définir les objectifs que vous souhaitez atteindre en vous soumettant à une hormonothérapie de remplacement. Contrairement au message véhiculé par la publicité de l'industrie pharmaceutique, l'HTS ne vous fournira pas un moyen de revenir en arrière, de contrer le processus de vieillissement, pas plus qu'elle ne vous permettra de rester jeune éternellement. En fait, si pareille chose devait se produire, cela nuirait à votre santé physique, émotionnelle et spirituelle. Si vous vous entêtez à nier que vous êtes au mitan de votre vie, ce n'est pas l'HTS qui pourra vous réconcilier avec cette réalité. Cependant, un programme sur mesure — avec ou sans suppléments hormonaux — peut vous aider à apaiser vos symptômes physiques et vos craintes, de sorte à utiliser toute votre énergie pour découvrir vos passions créatrices, lesquelles, en retour, alimenteront votre énergie vitale.

L'HTS peut aider à masquer les palpitations cardiaques et l'irritabilité souvent associées à la périménopause. Mais elle ne peut résoudre les problèmes relationnels sous-jacents qui se servent peut-être de ces symptômes pour attirer votre attention.

De plus en plus d'études indiquent comment des formes d'intervention, telles que les modifications apportées au régime alimentaire, l'exercice, les suppléments alimentaires ainsi que les plantes médicinales, peuvent fournir un soutien efficace durant toute la transition ménopausique. Bien que certains médecins ne connaissent pas encore ces approches, d'où la possibilité qu'ils ne vous en fassent aucune mention, elles agissent pourtant souvent aussi bien, sinon mieux, que l'hormonothérapie substitutive. Elles peuvent aussi être utilisées en plus de l'HTS afin de diminuer vos doses d'hormones, atténuer les effets secondaires, et écarter les risques potentiels. En d'autres mots, vous ne devez pas nécessairement choisir entre l'hormonothérapie substitutive et les solutions de rechange. Considérez les options visant à faciliter votre transition périménopausique comme un buffet scandinave. Choisissez ce qui vous plaît à un moment donné, et laissez de côté ce qui ne vous attire pas.

Devenir une partenaire active dans la prise de décision

Pour nos mères et nos grands-mères, le rôle qu'elles ont joué dans la prise de décision d'opter ou non pour l'HTS était bien souvent passif et laissé à leur médecin (ou mari ou meilleure amie !), et leur seule implication consistait à « être de bonnes patientes ». Ou encore, elles laissaient passer le temps sans rien décider — ce qui, en fait, est une autre façon de prendre une décision. À cette époque, les préparations hormonales offertes étaient fort peu nombreuses et les choix très restreints : oui ou non. Et jusqu'à tout récemment, les bienfaits potentiels étaient trop souvent brouillés par les effets secondaires qu'entraînaient la prise du mauvais type de médicament ou la peur des conséquences à long terme. À la fin des années 1990, moins de 20 % des Américaines utilisaient l'hormonothérapie substitutive, et celles qui le faisaient arrêtaient souvent le traitement au bout de six mois ou moins[20].

Aujourd'hui, plusieurs femmes (et leur médecin) sont désorientées plus que jamais auparavant en ce qui concerne l'HTS. Une partie de cette confusion vient de ce que les premiers comptes rendus de l'étude de la Women's Health Initiative semblaient accuser toutes les formes de HTS. De fait, les femmes ayant participé à l'étude initiale de la WHI, en 2002, avaient le même dosage pour *un type* seulement d'HTS — soit Prempro. L'analyse de 2006 sur les données de la WHI, qui montre un risque décroissant de maladie cardiaque chez les femmes ayant commencé à prendre tôt ce médicament, jette un peu de lumière au milieu de cette obscurité. Cependant, il reste encore beaucoup de questions sans réponses, et l'on ne peut réfuter que Prempro comporte un risque accru de développer un cancer du sein. Une chose est claire : nous avons besoin de beaucoup plus de recherches sur le rôle des hormones, particulièrement sur les hormones bio-identiques à faible dosage.

Nous ne devons pas oublier non plus que la médecine sera toujours un art, et non une science exacte. Au début des années 1990, la science semblait indiquer que la majorité des femmes postménopausées pouvaient tirer profit d'une HTS. Certaines femmes ont même été chassées du bureau de leur médecin pour avoir contesté cette croyance. Puis, le pendule s'est mis à osciller dans la direction opposée. Aujourd'hui, il revient au centre. À la question « Est-ce que je veux ou est-ce que j'ai besoin d'une HTS, en ce moment précis ? », il faut aussi ajouter d'autres questions : « Quelle sorte de HTS ? De quelle force ? Par quelle voie d'administration ? Selon quelle combinaison ? Pour quelle raison ? Pour combien de temps ? Quels sont les risques ? »

La grande variété de traitements peut d'abord vous intimider, mais au final, vous vous sentirez beaucoup mieux au moment de prendre votre décision sur l'HTS, si vous disposez des faits, connaissez vos options, et acceptez d'écouter aussi bien votre voix intérieure que celle de votre médecin. Bien que je déconseille fortement d'utiliser l'HTS pour engourdir ce qui se produit dans le corps et l'esprit durant la périménopause, je suis par ailleurs convaincue qu'on ne gagne rien non plus à se laisser souffrir. Il existe une telle variété de formules et de dosages, ainsi que de nombreuses solutions de rechange, qu'il devient possible de choisir un traitement personnalisé qui vous aidera à bien traverser, plutôt qu'à nier, cette période de changement.

EVIE — Diabète instable, hormones instables

Evie est une vendeuse d'assurances énergique et optimiste qui a toujours refusé de laisser son problème de diabète dominer sa vie — une maladie dont elle souffre depuis l'âge de 13 ans. Elle vérifie le taux de glucose dans son sang régulièrement et s'administre elle-même deux injections d'insuline par jour, mais malheureusement son état demeure instable et elle subit au moins une crise de diabète chaque année.

Evie accepte ces épisodes sans sourciller, même que ses amies et ses proches sont parfois exaspérés par son attitude, car ils souhaiteraient la voir prendre sa maladie « plus au sérieux ». Evie avoue que cette surprotection la rend irritable. Elle a aussi commencé à comprendre qu'il y a un lien entre sa maladie et ses émotions. Chaque fois qu'elle se retrouve dans une situation qui la perturbe et qui implique un de ses enfants, son patron ou son mari, ses besoins en insuline et en nourriture se modifient de façon spectaculaire. À cause de ses problèmes de métabolisme, son taux de sucre dans le sang s'est mis à divaguer le jour où elle est entrée brusquement en période ménopausique. Ce qui n'a pas du tout surpris son médecin. Voici le commentaire d'Evie à ce sujet : « Dans un parc d'attractions près de chez moi, il y a des montagnes russes effrayantes. Je vous dirai simplement que je les ai battues à plate couture. L'œstrogène, le glucose, l'hormone FSH, tout ça se bousculait à l'intérieur de moi. »

La Dre Jerilynn Prior — une spécialiste en recherche sur les hormones et professeure au département de l'endocrinologie et du métabolisme à l'Université de la Colombie-Britannique, également fondatrice et directrice scientifique du Centre for Menstrual Cycle and Ovulation Research — a désigné cette phase « saison des tempêtes œstrogéniques ». Elle a aussi publié, en 2005, un livre très utile portant le même titre : *Centre for Menstrual Cycle and Ovulation*

Research. (Pour obtenir plus d'information, consultez le site Web du CeMCOR, www.cemcor.ubc.ca.)

Avec des taux d'hormones aussi instables, il devenait difficile de régulariser la situation d'Evie, mais après plusieurs tentatives infructueuses, elle et son médecin ont fini par trouver un programme d'hormonothérapie de remplacement efficace pour soulager en douceur ses malaises, stabiliser son métabolisme (et, par conséquent, son taux de glucose), et soutenir son organisme au cours de cette période de transition. « Ce fut une expérience assez difficile pendant un certain temps, mais après avoir trouvé le bon taux d'hormones, j'ai vu une différence en l'espace de quelques semaines. »

Clarifier vos besoins

Afin de pouvoir effectuer le meilleur choix possible, vous devez identifier clairement vos besoins, puis travailler activement à les combler. Vous devrez peut-être consulter plus d'un professionnel de la santé — par exemple, un herboriste ou un acupuncteur en plus de votre obstétricien/gynécologue. Vous devrez peut-être aussi demander à votre médecin d'utiliser une approche avec laquelle il (ou elle) n'est pas familier — et accepter votre part de responsabilité devant les résultats obtenus.

Passez d'abord en revue les huit facteurs de santé suivants, et déterminez lesquels correspondent à votre situation. Ceci vous aidera à concentrer votre esprit sur le type de traitement hormonal substitutif à utiliser — si vous devez en choisir un —, et pendant combien de temps.

FACTEUR 1. VOUS VOULEZ ÊTRE SOULAGÉE DE CERTAINS MALAISES, PARTICULIÈREMENT DES BOUFFÉES DE CHALEUR QUI PERTURBENT VOTRE SOMMEIL. C'est la raison la plus fréquente pour laquelle les femmes choisissent l'HTS, particulièrement les œstrogènes. Toutefois, ces mêmes malaises deviennent aussi la raison la plus fréquemment invoquée par les femmes pour cesser l'HTS — si la préparation et le dosage prescrits ne sont pas adaptés à votre propre métabolisme, le médicament peut alors provoquer des effets secondaires persistants et des symptômes de surdose.

Si vous recherchez un traitement uniquement pour soulager vos symptômes, vous n'aurez probablement plus besoin de ce traitement une fois votre transition ménopausique achevée — ce qui peut être confirmé par l'absence de périodes menstruelles depuis au moins un an, ou par les analyses de laboratoire mentionnées au chapitre 4. Il pourrait y avoir une brève période d'adaptation au moment où vous cesserez de prendre des hormones, mais si votre période de sevrage s'étend sur plusieurs mois, les symptômes seront généralement bénins. Plusieurs femmes interrompent leur traitement hormonal dès qu'elles ont bien intégré dans leur mode de vie les plantes, le soja, l'exercice, ou les suppléments alimentaires. Cette approche rend généralement la période d'adaptation plus facile à traverser.

Si vous voulez atténuer vos malaises sans recourir aux hormones de substitution, il existe de nombreux traitements non hormonaux en vente libre ou chez des naturopathes ou acupuncteurs. (*Voir le chapitre 6.*)

FACTEUR 2. VOUS SOUFFREZ DE SYMPTÔMES UROGÉNITAUX. La santé de la muqueuse du vagin et de l'urètre est considérablement influencée par nos hormones. Vous cherchez peut-être une solution à l'incontinence à l'effort (à la fuite d'urine lorsque vous toussez, éternuez, riez ou soulevez des objets lourds) ; à l'incontinence d'urgence (à la difficulté de se rendre aux toilettes sans laisser échapper un peu d'urine) ; à la récurrence d'infections vaginales à levure ; à la sécheresse vaginale et à la sensation de douleur durant les relations sexuelles ; aux infections récurrentes de la vessie ; à la fréquence urinaire (à la nécessité d'uriner plus de huit fois par jour, ou une fois ou plus par nuit).

La prise d'œstrogènes (par voie orale ou par application topique) et/ou d'androgènes (par voie buccale, en timbre cutané ou en crème appliquée directement dans le vagin) aide à maintenir la santé des tissus vaginaux et de l'urètre, même à dose infime. Aussi peu que 1 à 2 mg de testostérone naturelle, dans une crème de base appliquée sur les parois du vagin, deux à trois fois par semaine, par exemple, suffisent dans bien des cas. Et souvent, les phytoestrogènes présents dans le soja, les graines de lin ou d'autres plantes peuvent restaurer les tissus vaginaux pour retrouver la lubrification et l'élasticité qu'ils possédaient avant la ménopause. (*Voir le chapitre 6.*)

Certaines études, menées vers la fin des années 1990, ont révélé que l'HTS orale systémique classique accroît effectivement le risque d'incontinence urinaire pour des raisons qui restent obscures. Ce qui *est* clair c'est que les problèmes urinaires disparaissent souvent d'eux-mêmes sans aucun traitement.

FACTEUR 3. VOTRE CŒUR EST EN SANTÉ PRÉSENTEMENT, MAIS LE RISQUE QUE VOUS DÉVELOPPIEZ UNE MALADIE CARDIOVASCULAIRE EST ÉLEVÉ. Le risque accru de développer une maladie du cœur chez une femme est habituellement lié à trois facteurs : 1. Des antécédents familiaux (maladie du cœur ou AVC du père avant 55 ans, ou de la mère, ou d'une sœur avant l'âge de 65 ans) et toutes les émotions qui accompagnent une telle situation. 2. Des facteurs liés au style de vie, tels que l'habitude de fumer ou le manque d'exercice. 3. Un facteur prédisposant, tel qu'un faible taux de cholestérol HDL, un taux élevé de cholestérol LDL, ou un taux élevé de triglycérides.

Vers la fin des années 1980, les médecins ont commencé à prescrire largement l'HTS aux femmes pour prévenir les troubles cardiaques, car un grand nombre d'études épidémiologiques en avaient montré les avantages. L'œstrogène abaisse le taux du « mauvais » cholestérol (LDL), et augmente celui du « bon » cholestérol (HDL) [21]. Il a aussi un effet positif sur les parois des vaisseaux sanguins, et l'oxyde nitrique, une substance chimique favorisant la dilatation des vaisseaux sanguins produite par l'organisme, jouerait alors un rôle. (Le Viagra et autres médicaments destinés à contrer l'impuissance chez les hommes exercent aussi une influence sur l'oxyde nitrique.)

Cependant, en 2002, une section de l'étude de la Women's Health Initiative, qui testait Prempro sur des milliers de femmes en procédant à un essai comparatif avec placebo, fut abruptement interrompue parce que le médicament provoquait une augmentation d'AVC et de crises cardiaques. La profession médicale a alors rapidement fait marche arrière et abandonné ses positions initiales sur l'HTS et la maladie cardiaque. La WHI fut la première étude comparative à long terme avec placebo sur l'HTS, et elle a clairement démontré que les risques cardiovasculaires reliés à Prempro dépassaient ses avantages. Par contre, en 2006, une nouvelle analyse des données, provenant à la fois de la WHI et de la Nurses' Health Study, a montré que les femmes, qui commencent une HTS au cours des 10 années de la ménopause proprement dite, voient leur risque de maladie cardiaque diminuer de 11 à 30 %. Il s'est avéré que la plupart des femmes faisant partie de l'étude initiale menée par la WHI n'avaient commencé à prendre Prempro que pendant la soixantaine et bien après l'âge de la ménopause. Personne ne sait exactement que faire de cette donnée — mais il est évident que l'œstrogène peut être bon pour le cœur chez certaines femmes !

Le problème ici tient à ce que Prempro n'est pas un synonyme de toute les HTS. Il contient un progestatif synthétique, qui est connu pour oblitérer partiellement les effets bénéfiques que procure l'œstrogène aux vaisseaux sanguins, lorsqu'il est employé seul. En outre, toutes les hormones utilisées dans l'étude de la WHI ont été administrées oralement. Cela accroît le risque de formation de caillots sanguins, car les hormones orales doivent être traitées par le foie, et il en résulte un accroissement des facteurs à l'origine de ces caillots — particulièrement chez les femmes plus âgées. Des données sérieuses suggèrent que l'œstrogène bio-identique à faible dosage, sans progestatifs synthétiques, et administré de façon transdermique à un niveau acceptable sur le plan physiologique, pourrait favoriser la santé cardiovasculaire de certaines femmes. Malheureusement, la plupart des thérapies à base de combinaison hormonale que l'on retrouve habituellement sur le marché contiennent des progestatifs synthétiques, incluant Prempro, Combipatch, FemHRT, et Activella. Des études menées auprès de femmes ayant commencé une HTS au début de leur ménopause ont montré une diminution du risque de décès à la suite d'une maladie cardiaque. Par ailleurs, dans l'étude originelle de la WHI, en 2002, l'âge moyen des femmes ayant entrepris une HTS était de 63 ans[22].

Je suis fermement convaincue que les femmes retireraient de plus grands bénéfices des œstrogènes avec un régime thérapeutique individualisé à base d'hormones bio-identiques naturelles. À cause de leur effet néfaste sur les vaisseaux sanguins, je crois qu'il est plus dangereux de prendre des progestatifs de synthèse (particulièrement Provera et Amen) que de ne prendre aucune sorte d'hormones. Dans toutes les méthodes efficaces visant à diminuer le risque de maladies cardiovasculaires, on retrouve les recommandations suivantes : s'abstenir de fumer, pratiquer régulièrement des exercices physiques vigoureux, prendre des suppléments comme la vitamine E, adopter un régime alimentaire riche en fruits et en légumes, consommer des aliments à base de soja et conserver un poids santé. (*Voir le programme de santé du cœur que je propose au chapitre 14.*)

FACTEUR 4. VOUS AVEZ DÉJÀ REÇU UN DIAGNOSTIC DE MALADIE DU CŒUR. Il est désormais évident que l'HTS, du moins sous la forme de Prempro (Premarin et Provera), accroît le risque d'AVC et de crise cardiaque chez les femmes âgées — ce sont elles qui ont le plus de risque de contracter une maladie cardiaque généralisée.

Plusieurs scientifiques croient que la stimulation hormonale provoque une hausse de certaines substances chimiques appelées « facteurs d'inflammation », telles que la protéine C réactive, laquelle a été retrouvée en quantité beaucoup plus grande (85 %) dans le système sanguin des femmes soumises à l'HTS. Cependant, c'est un cas, encore une fois, où il faut lire ce qui est écrit en petits caractères. Tel que je l'ai mentionné précédemment, je crois que l'augmentation du risque généré par une HTS classique est attribuable principalement aux effets néfastes de l'acétate de médroxyprogestérone (commercialisé sous le nom de Provera et Amen). Il est vrai également que les œstrogènes en doses assez élevées ont depuis longtemps été associés à un risque accru de formation de caillots sanguins, lesquels prédisposent le sujet à une crise cardiaque, en particulier les fumeuses.

En conclusion, que vous ayez ou non une maladie du cœur, vous devriez éviter de prendre des progestatifs synthétiques et prendre des œstrogènes aussi naturels et faibles que possible. De plus, personne ne devrait prendre des œstrogènes en guise de remède pour une maladie cardiaque déjà diagnostiquée.

FACTEUR 5. VOUS PRÉSENTEZ UN RISQUE ACCRU DE FAIRE DE L'OSTÉOPOROSE, OU VOUS AVEZ DÉJÀ REÇU UN DIAGNOSTIC DE DÉPERDITION OSSEUSE. Une femme dont la mère ou la grand-mère souffre d'ostéoporose risque davantage de développer cette maladie qui peut s'avérer un sérieux handicap, bien que nous ne sachions pas encore si le facteur génétique est en cause, ou si nous «héritons» d'habitudes, de modes de vie, et d'attentes à l'égard de la vie qui nous prédisposent à une certaine faiblesse des os. *(Voir le chapitre 12 qui traite d'autres facteurs de risque, dont plusieurs qui peuvent être contrôlés.)* La thérapie hormonale à base d'œstrogènes aide assurément à prévenir la déperdition osseuse associée à la ménopause, et l'utilisation continue d'œstrogènes diminue le risque de fractures de 50% ou plus. Mais les effets bénéfiques de ces hormones sur les os ne se maintiennent que pendant la durée du traitement.

Les androgènes, comme la testostérone, jouent aussi un rôle dans la préservation de la santé des os. Les femmes ayant un taux de testostérone naturellement élevé voient diminuer leur risque de fractures liées à l'ostéoporose. On a découvert que des suppléments de testostérone en faible dose aidaient à conserver la masse osseuse.

Certains médicaments — la calcitonine; des bisphosphonates, tels que l'alendronate (commercialisé sous le nom de Fosamax); et des MSRE, tels que le tamoxifène (Nolvadex) et le raloxifène (Evista) — aideraient aussi à prévenir la déperdition osseuse et à diminuer le risque de fracture. Comme dans le cas de l'hormonothérapie substitutive, ils ne sont efficaces que pour la durée du traitement.

Des doses élevées de protéines de soja, des exercices avec port de poids pratiqués régulièrement, et la vitamine D constituent également des outils très efficaces pour maintenir la densité osseuse et abaisser le risque de fracture, pendant et après la périménopause.

FACTEUR 6. VOUS PRÉSENTEZ UN RISQUE ACCRU DE DÉVELOPPER LA MALADIE D'ALZHEIMER. Aujourd'hui, alors que notre compréhension de cette maladie cérébrale organique est encore assez limitée, les antécédents familiaux pathologiques sont considérés comme le facteur de prédisposition le plus important — même si la plupart des sujets atteints n'ont pas de prédisposition génétique. Bien que les avis soient partagés à ce sujet, selon certaines études, un taux élevé d'aluminium dans l'organisme (attribuable à l'utilisation d'ustensiles de cuisine en aluminium ou à la consommation d'aliments empaquetés dans des boîtes de conserve en aluminium) pourrait aussi contribuer à augmenter le risque de développer la maladie d'Alzheimer.

Il est clair que toutes les hormones peuvent affecter les fonctions cérébrales — les androgènes et la progestérone aussi bien que les œstrogènes —, et que l'organisme de plusieurs femmes continue d'en fabriquer suffisamment tout au long de leur vie de façon à protéger leur cerveau. En fait, une étude britannique datant de l'an 2000, menée auprès de femmes postménopausées qui ne suivaient pas d'HTS, a révélé que celles dont les taux d'estradiol endogène étaient les plus élevés couraient moins de risques de développer la maladie d'Alzheimer[23]. Mais cette recherche n'a pu démontrer que l'œstrogène fait décroître le risque de démence. Certaines études suggèrent même que l'œstrogène, avec ou sans progestatifs, peut effectivement accroître ce risque chez une femme. Il existe aujourd'hui beaucoup d'autres moyens qu'une femme pourra utiliser plus tard pour protéger ses fonctions cérébrales. (*Voir le chapitre 10 intitulé «Alimenter votre cerveau».*)

FACTEUR 7. VOUS PRÉSENTEZ UN RISQUE ACCRU DE DÉVELOPPER UN CANCER DU SEIN, DE L'UTÉRUS, DES OVAIRES, OU DES INTESTINS. Les antécédents personnels ou familiaux liés à un ou plusieurs de ces cancers associés aux hormones suscitent l'angoisse chez plusieurs femmes placées devant la décision de se soumettre ou non à une hormonothérapie substitutive. Voici les faits : une recherche récente laisse entendre que le dosage et la préparation de l'HTS constituent d'importants facteurs lorsqu'on parle de cancer. Tous les types d'œstrogènes administrés à des doses assez élevées et sur une assez longue période de temps peuvent favoriser la croissance d'un cancer du sein, de l'utérus et des ovaires, car l'œstrogène est un facteur de croissance de ces tissus. Cela est vrai aussi pour les œstrogènes produits dans votre propre corps. Le Premarin, un médicament qui a déjà été relié à des dommages à l'ADN et qui exerce un effet biologique plus fort que les œstrogènes bio-identiques, pourrait présenter un potentiel cancérigène plus élevé que les œstrogènes bio-identiques, particulièrement quand ils sont pris à faible dosage. En d'autres mots, tel que l'ont démontré certaines études dans le passé, le risque accru de développer un cancer du sein ou de l'utérus serait bien plus lié à une surdose d'œstrogènes ou au mauvais type d'œstrogènes qu'aux œstrogènes eux-mêmes. L'ajout de progestatifs synthétiques complique encore plus la question. L'étude de la Women's Health Initiative, en 2002, a clairement démontré que les femmes qui avaient pris le médicament combiné Prempro pendant cinq ans ou plus présentaient un risque de cancer du sein plus élevé que celles qui avaient pris un placebo. Ce ne sont pas toutes les études qui montrent un risque accru de cancer du sein avec l'HTS. En fait, la section de la WHI, portant sur l'œstrogène pris isolément, n'a montré aucun accroissement du risque. Mais ces femmes avaient toutes subi une hystérectomie, et leur risque était sans doute moins grand au départ.

Si l'on prenait des œstrogènes de sorte à imiter le plus possible la façon dont notre corps les produit — avec des doses qui, sur le plan physiologique, sont ajustées avec précision aux besoins du corps selon une formule bio-identique combinée à la progestérone bio-identique (et non synthétique) —, toute la situation se présenterait alors sous un jour moins menaçant. (*Voir le chapitre 13.*)

Pour la femme qui se trouve dans la catégorie « à risque très élevé » de souffrir de cancer du sein, de l'utérus ou des ovaires, mais qui désire obtenir un soulagement de ses symptômes durant la périménopause, il existe deux options peu susceptibles d'augmenter ce risque. Premièrement, elle peut prendre des hormones bio-identiques à un dosage le plus faible possible durant les cinq ans ou moins où ses symptômes sont les plus dérangeants. Ses doses devront être ajustées à l'aide d'un test salivaire ou sanguin pour mesurer les hormones libres, afin qu'elle ne prenne que la quantité nécessaire pour soulager ses symptômes pour atteindre un équilibre sur le plan physiologique. Deuxièmement, elle peut refuser l'HTS et choisir un traitement à base de plantes. (*Voir le chapitre 6.*)

En ce qui a trait au cancer colorectal, le portrait est plus clair. Le cancer colorectal représente 11,2% de tous les cancers chez les Américaines — il arrive au 3e rang après les cancers du sein et des poumons. Pour ce qui est de la prévalence et du taux de mortalité, il dépasse les cancers de l'endomètre, des ovaires et du col de l'utérus. Le résumé de 10 études, traitant de la durée d'utilisation des œstrogènes, indique une réduction de 34% du risque de développer un cancer colorectal chez les sujets qui les utilisent de façon continue. L'étude de la WHI, en 2002, a confirmé ces données. Cette protection disparaît pratiquement après quelques années d'interruption du traitement hormonal. Bien que personne ne connaisse vraiment la raison exacte, il semble que les œstrogènes provoquent une diminution des acides biliaires, des substances fabriquées par le foie qui sont associées au développement du cancer colorectal[24].

FACTEUR 8. VOUS VIVEZ UNE MÉNOPAUSE PRÉCOCE (AVANT 40 ANS), OU DÉCLENCHÉE ARTIFICIELLEMENT ET SUBITEMENT (À LA SUITE D'UNE OPÉRATION CHIRURGICALE, D'UNE MALADIE, DE TRAITEMENTS DE CHIMIOTHÉRAPIE OU DE RADIATIONS). Les femmes aux prises avec de tels problèmes auront probablement besoin d'une HTS systémique, c'est-à-dire d'un traitement qui fournit la quantité d'hormones appropriée à tout l'organisme, au lieu de prendre des produits agissant plus localement et de se fier uniquement aux traitements à base de plantes médicinales et aux régimes alimentaires particuliers. La raison en est que les symptômes physiques et psychiques associés à la cessation précoce ou soudaine de la production naturelle d'hormones sont habituellement plus intenses qu'un déclin périménopausique progressif. Lors d'une ménopause précoce, le corps de la femme ne bénéficie plus du soutien des hormones endogènes pendant une période beaucoup longue qu'une femme dont la ménopause arrive plus tard dans la vie. Je recommande donc d'utiliser un traitement à base d'hormones bio-identiques combinées, avec un dosage basé sur vos symptômes et vos taux hormonaux.

SANDY — Ménopausée après une opération chirurgicale

Sandy a vécu une ménopause «instantanée» à l'âge de 35 ans, après avoir subi une ablation des ovaires en raison d'une très grave endométriose — ce qui a provoqué une chute brutale de son taux d'hormones, un trait caractéristique de la ménopause artificielle. Ses symptômes étaient très prononcés. Avant d'être opérée, Sandy avait toujours cru qu'elle ne prendrait pas d'hormones de substitution le jour où elle atteindrait sa ménopause. Mais après son opération, le moins qu'on puisse dire est que ses malaises l'importunaient. Et le fait que son organisme ne disposerait pas de la quantité normale d'hormones requise pour les 15 prochaines années signifiait que sa densité osseuse, la santé de son cœur, et le fonctionnement de son cerveau risquaient d'en souffrir dans le futur. Sandy a alors compris qu'elle n'avait d'autre choix que de commencer à prendre des hormones de substitution. « En vérité, écrivit-elle, j'étais si mal en point que je ne pouvais même pas évaluer les conséquences lointaines de cette décision. » En accord avec son médecin, elle décida d'utiliser un timbre cutané qui diffusait des œstrogènes bio-identiques (estradiol-17ß), tout en prenant de la progestérone naturelle en capsule. Après quelques modifications mineures, elles arrivèrent à déterminer la dose appropriée, et son état général s'améliora énormément.

« À partir de ce moment, écrivit Sandy, j'ai pu me concentrer sur des décisions qui allaient avoir un impact sur mon avenir. Je ne voulais vraiment pas prendre des hormones de substitution après la ménopause, mais je ne voulais pas non plus augmenter mon risque de faire de l'ostéoporose ou de développer une maladie du cœur. Voilà pourquoi j'ai senti que, dans les circonstances, il était tout indiqué de suivre une hormonothérapie substitutive. Puis, tout à coup, j'ai compris : je pouvais avoir le meilleur des deux mondes ! J'ai décidé de prendre ces hormones jusqu'à l'âge de 55 ans — moment où, de façon naturelle, j'aurais complété ma transition ménopausique —, et je cesserai de prendre les hormones pour traverser ensuite les années de la ménopause au naturel. Cette perspective me réjouissait. Cette idée était un véritable cadeau : j'avais l'impression que mon corps me remerciait d'avoir accepté de faire « une entorse au règlement » et de lui fournir les hormones dont il aurait besoin au cours de ces 15 années supplémentaires de ménopause. »

Quand commencer l'HTS

Au cours des années, j'ai observé maintes et maintes femmes obligées de « tenir bon » durant les années tumultueuses de leur périménopause, parce que leur médecin refusait de leur prescrire des hormones jusqu'à ce que les « signes évidents » de la ménopause soient présents. Tout cela est inutile. Vous devriez vous sentir libre de commencer ce dont vous avez besoin quand vous en avez besoin — et cela inclut les hormones, les plantes médicinales, les aliments, les changements de style de vie, ou une combinaison de toutes ces choses. Comme le diagnostic de la ménopause se fait toujours rétrospectivement, vous saurez que vous y êtes seulement après y être entrée ! De plus, les symptômes sont généralement plus intenses durant la périménopause qu'après.

Pour la femme qui veut obtenir de l'aide pour atténuer ses symptômes périménopausiques, tout en trouvant que les traitements « sans hormones » ne lui procurent pas un soulagement suffisant, mais qui craint que les suppléments d'œstrogènes puissent augmenter ses risques de développer un cancer du sein ou de l'utérus, l'HTS n'est pas nécessairement à rejeter. (*Voir les chapitres 8 et 13.*) Comme je l'ai dit précédemment, je ne suis pas convaincue qu'il existe un risque significatif pour une patiente qui prend des œstrogènes bio-identiques à faible dosage durant les cinq années où les symptômes ménopausiques sont les plus intrusifs. Une fois cette période écoulée, elle peut éliminer progressivement certaines de ces hormones — sinon toutes —, et choisir d'autres solutions de rechange. Si vous vous sentez beaucoup mieux avec des hormones, il se peut que ces avantages vaillent la peine de courir un risque accru !

PRINCIPES DE L'HTS

- À la fin de la trentaine ou au début de votre périménopause, passez un test de base afin de connaître vos taux d'hormones naturelles.

- Ne remplacez que les hormones qui ont besoin de l'être.
- Utilisez les plus faibles doses possible, pourvu qu'elles soient efficaces. Réévaluez chaque année votre décision de suivre une HTS et planifiez d'utiliser des solutions de rechange si possible.
- Prenez des hormones bio-identiques qui correspondent, sur le plan moléculaire, exactement à celles que l'on retrouve naturellement dans le corps.
- Complétez votre HTS en adoptant un régime alimentaire sain, en prenant les bons suppléments nutritionnels, et en faisant de l'exercice.
- Soyez réaliste. L'objectif n'est pas de revenir en arrière. L'objectif est de vous sentir bien dans votre peau et d'améliorer votre santé globale de façon à ce que vous puissiez traverser la seconde moitié de votre vie avec un maximum de vitalité et de clarté mentale.

RENÉE — Perdre la maîtrise, découvrir la compassion

Plusieurs d'entre nous ont des idées bien arrêtées sur la façon de négocier la transition ménopausique, sur ce qu'il faut faire et ne pas faire. Mais une fois le moment venu, nous devons être prêtes à abandonner nos idées préconçues. L'histoire de Renée en est une parfaite illustration.

> J'avais décidé depuis longtemps déjà que je ne teindrais pas mes cheveux lorsqu'ils seraient gris, et que je ne prendrais pas de suppléments hormonaux à la ménopause. Ce serait une très belle étape pour moi. J'avais tout prévu.
>
> Puis, lors de mon 47e anniversaire de naissance, mon père est décédé subitement d'une foudroyante crise cardiaque. Effrayée et en proie à la confusion, ma mère, qui avait besoin d'aide, a emménagé chez nous. Puis, David, mon mari, a perdu ses sources de financement, et on lui annonça brusquement qu'il serait au chômage d'ici la fin de l'année. Une semaine plus tard, j'ai eu la désagréable surprise de ressentir ma première bouffée de chaleur, une bouffée si intense que mes lunettes se sont couvertes de buée. Sur les plans émotionnel, financier et hormonal, et en ce qui concerne mon sentiment de sécurité général, j'avais l'impression, comme on dit, qu'on venait de tirer le tapis sous mes pieds. J'étais de plus en plus incommodée par les bouffées de chaleur,

particulièrement lorsqu'elles se manifestaient au milieu de la nuit et venaient interrompre mon sommeil. J'étais de mauvaise humeur en présence de ma mère et de David, et j'avais l'impression de devenir claustrophobe à la maison — je crois que je ne pouvais tout simplement pas gérer tout ce stress qui me tombait dessus à l'improviste, et ce, au pire moment pour moi sur le plan biologique. Lorsque ma gynécologue m'a suggéré de prendre un léger supplément d'hormones, j'ai soupiré de soulagement et j'ai accepté; je me sens beaucoup mieux maintenant. En fait, juste le fait de prendre la décision d'accepter l'aide proposée a fait une grosse différence, et je me suis tout de suite sentie mieux.

La leçon que j'ai tirée de cette expérience peut s'appliquer à bien d'autres situations : il est impossible de tout contrôler. Auparavant, je voulais toujours tout régenter, mais maintenant je comprends que le cheminement est plus important que la destination; nous devons faire preuve de compassion envers nous-mêmes et être prêtes à changer de cap de temps à autre de façon à nous adapter et à accepter ce que la vie nous offre — peu importe à quelle l'étape de notre existence nous nous trouvons alors.

UN SOUPÇON D'HORMONES

Bien, disons que vous avez décidé d'essayer l'hormonothérapie de remplacement. Vous avez encore des menstruations, mais juste avant, vous avez des bouffées de chaleur. Vous avez aussi à l'occasion des sueurs nocturnes. Je vous recommande alors de faire analyser vos taux hormonaux. Le moment idéal se situe environ une semaine avant le début de votre période menstruelle parce que vous pourrez alors connaître ce qu'est votre taux maximal de progestérone à ce moment-là, et cela vous donnera aussi une idée de la quantité d'œstrogènes et de testostérone qui circulent normalement dans votre système. Ces analyses vous donneront aussi une idée du taux d'hormones que vous voudrez remplacer quand vous aurez commencé votre traitement.

Puis, selon les résultats, la deuxième chose à faire est de commencer à remplacer l'hormone qui se trouve en plus faible quantité. Dans la plupart des cas, ce sera la progestérone, et peut-être aussi l'œstrogène. De plus en plus souvent, on découvre que plusieurs femmes périménopausées présentent également une carence en androgènes. Comme je l'ai déjà mentionné, il a été démontré qu'une crème pour la peau, contenant 2 % de progestérone naturelle, permettait d'obtenir un bon taux de cette hormone dans le sang, et cette crème est offerte en vente libre. Vous n'aurez peut-être pas besoin d'autre chose. Essayez-la pendant les deux semaines qui précèdent votre période menstruelle, puis, quand vos menstruations se déclenchent, cessez d'en prendre pendant deux semaines. Vous pouvez aussi en prendre pendant trois semaines, puis cessez d'en appliquer durant une semaine. La plupart des femmes remarquent une diminution de leurs symptômes à peine un mois après le début de ce traitement. Poursuivez de la sorte aussi longtemps que vous obtenez de bons résultats.

Si votre taux d'œstrogène est trop bas, ou si vous avez beaucoup de bouffées de chaleur, vous devriez commencer par la dose d'œstrogène la plus faible possible. Il faut absolument une ordonnance pour obtenir des œstrogènes, c'est pourquoi vous devrez évaluer la situation avec votre médecin et faire analyser votre taux d'hormones sanguin pour trouver le dosage adéquat. Beaucoup de femmes apprécient l'aspect pratique du timbre transdermique d'œstrogènes, lequel est offert en différents dosages, et peut être laissé sur la peau pendant plusieurs jours. D'autres préfèrent prendre une pilule. Si vous prenez des œstrogènes, vous devez vous assurer d'avoir suffisamment de progestérone pour prévenir le développement excessif de la muqueuse de votre utérus. Pour certaines femmes, la crème pour la peau composée de 2 % de progestérone est suffisante. D'autres femmes auront peut-être besoin d'une quantité plus élevée de progestérone, laquelle est offerte uniquement sur ordonnance. Je recommande le gel vaginal Crinone ; les capsules de Prometrium à prendre oralement, l'une des préparations déjà mentionnées dans ce livre ; ou toute autre préparation venant d'une pharmacie magistrale.

La bonne nouvelle est la suivante : plusieurs médecins connaissent maintenant les hormones bio-identiques naturelles et travaillent en relation étroite avec des pharmaciens qui se spécialisent dans la composition de prescriptions individualisées de façon à répondre aux besoins propres à chaque femme. Certains programmes de santé couvrent les prescriptions des pharmacies magistrales, et d'autres pas. Si votre programme ne les couvre pas, je vous conseille de faire une réclamation, surtout si votre plan couvre l'hormonothérapie substitutive classique. Votre médecin devrait pouvoir vous aider.

Avant de prendre rendez-vous et de dépenser temps et argent, il est toujours préférable de téléphoner pour vous assurer que vous pourrez discuter avec votre médecin de la possibilité de prendre des hormones naturelles et d'obtenir une ordonnance personnalisée. Si votre médecin ne connaît pas cette approche, vous pouvez la lui faire connaître ou trouver un médecin qui la connaît. Plusieurs infirmières praticiennes connaissent l'hormonothérapie substitutive personnalisée et pourront vous aider à trouver la bonne solution.

COMBIEN DE TEMPS DEVRIEZ-VOUS PRENDRE DES HORMONES ?

La durée du traitement dépend entièrement des raisons pour lesquelles vous prenez des hormones et des autres moyens que vous avez adoptés pour obtenir les mêmes bienfaits. Par exemple, si vous avez commencé à prendre des œstrogènes pour conserver la santé de vos os, mais que, depuis lors, vous avez intégré à votre mode de vie un entraînement avec des poids, vous pouvez sans doute cesser progressivement la consommation d'œstrogènes et maintenir malgré tout une densité osseuse adéquate. Si, par ailleurs, vous passez beaucoup de temps devant la télé, si vous avez déjà pris des stéroïdes, si vous fumez, et si vous savez que vous risquez de faire de l'ostéoporose, alors il se peut que vous ayez besoin d'un médicament tel que le raloxifène (Evista) ou l'alendronate (Fosamax) pour vous aider à préserver votre densité osseuse.

Avec des hormones bio-identiques à faible dosage, les bienfaits de l'HTS peuvent compenser largement les risques — surtout si vous vous sentez bien en les prenant, si vous avez des facteurs de risque pour lesquels l'efficacité de l'HTS a été démontrée, ou si l'on ne trouve pas beaucoup de parents âgés de 90 ans et en santé dans l'histoire médicale de votre famille ! La vaste majorité des femmes commencent à prendre des hormones, des plantes médicinales, ou les deux à la fois pour obtenir un soulagement immédiat de symptômes ménopausiques, tels que les bouffées de chaleur et la sécheresse vaginale, et elles n'en auront besoin que pendant quelques années. D'autres se préoccupent davantage de l'ostéoporose ou de la fonction sexuelle. La prise d'hormones visant un soulagement à court terme des symptômes est très différente de la prise d'hormones pour prévenir une maladie longtemps à l'avance. La majorité des femmes ressentent beaucoup de symptômes ménopausiques sur une période de 5 à 10 ans, après quoi les symptômes s'atténuent naturellement.

VOUS AVEZ SUIVI UNE HTS
ET VOULEZ CESSER DE PRENDRE TOUTES LES HORMONES

N'arrêtez pas d'un seul coup. Faites un sevrage graduel et lent, pour donner à votre corps le temps de s'adapter. Voici un exemple d'un calendrier de sevrage :

Semaine 1 — Laissez tomber la pilule du dimanche.

Semaine 2 — Laissez tomber celles du dimanche et du mardi.

Semaine 3 — Laissez tomber celles du dimanche, du mardi et du jeudi.

Semaine 4 — Laissez tomber celles du dimanche, du mardi, du jeudi et du samedi.

Semaine 5 — Laissez tomber celles du dimanche, du mardi, du jeudi, du vendredi et du samedi.

Semaine 6 — Cessez toutes les hormones.

Durant et après cette période de sevrage progressif, offrez un soutien à votre corps en lui donnant suffisamment de plantes contenant des hormones. Mangez une grande variété de fruits, de légumes, de graines de lin moulues et de soja. (Voir le chapitre 6.) Vous aurez aussi besoin d'un bon apport en multivitamines/minéraux pour aider vos surrénales et vos ovaires à conserver l'équilibre hormonal.

Nous ne sommes pas taillées dans le roc

Lorsque les résultats de l'étude de la WHI ont été publiés, de nombreuses femmes prises de panique ont interrompu leur HTS abruptement. Plusieurs d'entre elles craignaient aussi d'avoir causé un tort irréparable à leur organisme en suivant une HTS. C'est tout simplement faux. Pour mettre les choses en perspective, disons que pour la vaste majorité des femmes participant à l'étude de la WHI, l'utilisation de Prempro n'a pas eu d'impacts négatifs, et leur risque de décès n'était pas plus élevé que celui des femmes qui avaient pris un placebo. Les résultats indiquent que, si 10 000 femmes prennent le médicament Prempro pendant un an, il y aura dans ce groupe 8 femmes de plus qui développeront un cancer du sein invasif comparativement à un groupe de 10 000 femmes qui n'en prenaient pas. Aussi, 7 femmes de plus auront une crise cardiaque, 8 auront un AVC, et 18 auront des caillots sanguins. Mais il y aura aussi 6 femmes de moins qui souffriront d'un cancer colorectal, et 5 de moins qui auront une fracture de la hanche[25]. Malheureusement, nous faisons face aujourd'hui à une situation où de nombreuses femmes, qui pourraient vraiment tirer avantage d'une HTS, ont tellement peur du risque de cancer qu'elles refusent cette thérapie et souffrent inutilement. Chaque femme devrait plutôt savoir qu'elle peut diminuer le risque d'effets secondaires liés à la HTS en délaissant les produits synthétiques comme Prempro pour une HTS bio-identique à faibles doses. Ou, si elle la choisit, elle peut se sevrer graduellement de la HTS de façon à éviter les symptômes qui en découlent.

Parce que le corps de la femme est un processus continu, votre état hormonal — et votre besoin d'un programme de soutien personnalisé — peut très bien changer. Si vous choisissez de prendre des suppléments hormonaux, il est prudent de faire vérifier vos taux d'hormones tous les six mois durant la première année d'utilisation. Comparez les résultats en examinant comment vous vous sentez. Cela vous aidera à savoir si votre ordonnance doit être légèrement modifiée, et ce qu'il faut modifier. Lorsque le niveau atteint vous permet de vous sentir bien, un seul test par année environ suffit.

Si vous avez pris du Prempro ou tout autre type d'HTS synthétique, tout en vous sentant bien, mais voulez diminuer les risques d'effets secondaires préjudiciables : je vous suggère d'utiliser plutôt des hormones bio-identiques à un dosage le plus faible possible. Votre médecin peut vous prescrire des hormones bio-identiques, telles que Estrace, sous forme orale, et certains timbres (Estraderm, Vivelle et Climara). Si vous avez encore votre utérus, vous aurez besoin aussi de progestérone. Prometrium est offert dans toutes les pharmacies. La dose habituelle est de 100 mg par jour, pendant au moins 12 jours par mois. Si vous ne voulez pas avoir de règles, il se peut que vous deviez en prendre tous les jours. Ces marques commerciales d'hormones bio-identiques sont couvertes par la plupart des programmes de santé ayant une couverture pour la médication.

Autrement, vous pouvez obtenir d'une pharmacie magistrale une combinaison d'œstrogène et de progestérone, et/ou de testostérone (si nécessaire), semblable aux préparations mentionnées précédemment dans ce livre.

N'oubliez pas qu'une préparation parfaitement adaptée à une femme ne donne pas nécessairement les meilleurs résultats pour une autre. Vous voudrez peut-être essayer une préparation différente, un autre mode d'administration ou un dosage différent, ou encore cesser les suppléments d'hormones pour prendre des plantes médicinales ou vice versa. Restez calme et en paix au cours de ce processus décisionnel — vous pouvez toujours changer d'idée si ce que vous avez choisi ne répond pas à vos attentes.

Chapitre 6

Aliments et suppléments pour faciliter la transition ménopausique

PENDANT DES MILLIERS D'ANNÉES, BIEN AVANT QUE NOTRE CULTURE ACCORDE toute sa confiance à la pharmaceutique, les femmes se fiaient à leur intuition et à mère Nature pour prendre soin de leur santé et de celle des membres de leur famille. Guidées par leur sagesse intérieure, nos ancêtres cueillaient des plantes médicinales dans la pharmacie colorée de la nature — la camomille parfumée, pour fabriquer des tisanes calmantes ; le gingembre frais, pour prévenir les nausées et calmer l'estomac ; et la digitale, pour régulariser les battements du cœur.

Il est étonnant de constater que nos ancêtres herboristes, bien que séparées par des milliers de kilomètres, utilisaient les mêmes herbes pour traiter les mêmes maladies. Les Amérindiennes et les Chinoises, par exemple, utilisaient toutes deux l'angélique (le dong quai), pour traiter les symptômes ménopausiques.

Aujourd'hui, ce savoir ancien basé sur l'intuition est enrichi par des études scientifiques objectives qui viennent confirmer ce que les guérisseuses ont toujours su : les plantes contiennent une grande variété de substances, telles que des acides gras essentiels, des phytoestrogènes, et des antioxydants, qui peuvent nous guérir et nous aider à conserver une bonne santé à toutes les étapes de notre vie, dont la périménopause.

Pour utiliser les herbes et les aliments de façon optimale, nous devons modifier notre façon de penser. Les plantes médicinales et les aliments n'agissent pas dans le corps de la même façon que les médicaments ou les hormones bio-identiques. Les hormones et les préparations pharmaceutiques modernes sont généralement fabriquées à partir d'un seul ingrédient actif purifié — souvent dérivé d'une plante et modifié biochimiquement — qui est soigneusement standardisé et mesuré pour ses effets biologiques.

D'un autre côté, les plantes médicinales et les aliments en entier contiennent plusieurs ingrédients actifs différents qui agissent de façon synergique dans le corps. Pour obtenir tous les bienfaits possibles, il faut consommer la plante entière — ou un produit fabriqué à partir d'une partie de la plante, telle que les feuilles ou les racines — plutôt qu'une seule composante. C'est pourquoi certaines études montrent que les aliments à base de soja entier donnent de meilleurs résultats que les capsules ou les pilules qui contiennent des isoflavones de soja isolées.

Dans la médecine occidentale allopathique, nous essayons de cibler un symptôme ou une maladie avec un seul médicament — nous donnons des contraceptifs oraux, par exemple, pour faire cesser des saignements abondants ou pour régulariser des menstruations. Les pilules anticonceptionnelles agissent sur les symptômes, mais elles ne traitent pas le déséquilibre sous-jacent.

Les herbes médicinales et les aliments, en revanche, par leur savante combinaison d'ingrédients interactifs, travaillent à rétablir l'équilibre du corps sur plusieurs plans simultanément. Par conséquent, il existe plusieurs variétés d'herbes ou d'aliments que l'on peut utiliser au cours de la périménopause pour régulariser le cycle menstruel ou comme tonique général : les aliments à base de soja, les graines de lin moulues, le *dong quai* ou le gattilier, pour n'en nommer que quelques-uns. Ils contiennent tous des substances qui aident à équilibrer le système endocrinien de façon légèrement différente, mais synergique[1].

Les plantes sont encore plus efficaces lorsqu'on les intègre à un programme complet qui comprend un bon régime alimentaire, des exercices et des relations interpersonnelles plus harmonieuses. En d'autres mots, nous devons aborder la question avec un esprit holistique et nous demander « quels sont les aliments et les herbes médicinales qui m'aideront le plus à rétablir l'équilibre dans mon corps de façon à ce qu'il puisse se guérir lui-même » au lieu d'adopter une approche plus dualiste du style « quelle pilule dois-je prendre pour faire disparaître ce symptôme ? ».

QUI PEUT ENVISAGER UN TRAITEMENT À BASE DE PLANTES MÉDICINALES ?

- Vos symptômes sont légers, mais vous aimeriez tout de même les atténuer.
- Vous croyez que les herbes médicinales sont simplement plus naturelles et bienfaisantes que les hormones qui doivent être prescrites.
- Vous préférez éviter l'HTS parce que vous craignez de développer un cancer du sein ou une autre maladie.
- Vous suivez déjà une HTS quelconque, mais vous aimeriez aussi profiter des bienfaits des plantes médicinales.
- Votre organisme ne tolère pas l'HTS.

PRINCIPES DE BASE DE LA PHYTOTHÉRAPIE À LA MÉNOPAUSE

Pour utiliser de façon adéquate et avec sagesse les plantes médicinales qui vous aideront à traverser la période de la ménopause, vous devez comprendre les principes de base qui suivent.

- Toute nourriture végétale contient ce qu'on appelle des phytonutriments (« phyto » veut dire « plante »). Ce sont des substances uniques produites durant le cycle de croissance naturel et qui sont spécifiques aux gènes et à l'environnement d'une plante. En plus de leur goût et de leur valeur nutritionnelle, les phytonutriments peuvent jouer un rôle thérapeutique en modifiant les processus physiologiques de notre corps. Voilà la base de la médecine par les plantes. Pour illustrer tout ceci, prenons l'exemple phytochimique de l'indole-3-carbinol, un composé que l'on retrouve dans les crucifères, le brocoli, par exemple. Il semble que cette substance convertisse les œstrogènes les plus puissants du corps en des formes plus faibles, moins cancérigènes. Une forte consommation de légumes de la famille des crucifères est associée à une diminution du risque du cancer du sein, de la sensibilité aux seins et des ballonnements — autant de problèmes qui sont tous reliés à des taux d'œstrogènes trop élevés.

- La ligne de démarcation entre l'utilisation de plantes comme aliments et comme médicaments est parfois floue. Par exemple, l'éphédra (*ma huang*) peut être un remède efficace contre l'asthme et la sinusite, mais il ne devrait pas être consommé comme supplément quotidien. (On l'a même retiré du marché pendant quelque temps, car les gens l'utilisaient de façon compulsive pour perdre du poids et souffraient de graves effets secondaires consécutifs à une surdose.) En règle générale, plus vous prenez de grandes quantités d'une même plante médicinale, plus vous risquez de ressentir des effets semblables à ceux des médicaments. Pour plus de sécurité, prenez des doses assez faibles, et observez les directives inscrites sur l'emballage, ou suivez les recommandations d'un herboriste. Il est recommandé de tenir votre médecin au courant des herbes que vous prenez régulièrement, car certaines plantes interagissent avec les médicaments et elles peuvent soit en diminuer la puissance, soit modifier l'effet d'un médicament spécifique. La raison en est que les deux produits utilisent les mêmes circuits métaboliques dans le foie.
- Avec les récents progrès dans la standardisation des suppléments à base de plantes, ceux-ci offrent une qualité et une puissance plus constantes. Les produits les plus efficaces sont ceux qui combinent la plante entière (ou une partie de la plante, comme la racine) avec un pourcentage standardisé de l'ingrédient actif essentiel.
- Les plantes médicinales pour la ménopause mentionnées dans ce chapitre ont été couramment utilisées depuis des milliers

d'années pour leur efficacité et leur innocuité, et les effets secondaires sont plutôt rares. Cependant, il peut arriver que certaines plantes provoquent parfois des réactions chez certains sujets — comme pour n'importe quel aliment ou médicament. Il existe également plusieurs plantes, dont la toxicité a été reconnue, qui ne devraient être utilisées que sous la surveillance d'un herboriste expérimenté. Parmi celles-ci, on retrouve la belladone, l'herbe de Saint-Christophe, la lobélie, et la racine de phytolaque.

- Les phytoestrogènes, les hormones naturelles que l'on retrouve dans les plantes, ne sont pas identiques aux hormones présentes dans le corps de la femme, bien qu'ils puissent procurer des effets positifs assez semblables. On retrouve des phytoestrogènes dans plus de 300 plantes, y compris celles que l'on mange couramment aux États-Unis, telles que les pommes, les carottes, l'avoine, les prunes, les olives, les pommes de terre, le thé, le café et les graines de tournesol. Le soja et les graines de lin sont particulièrement riches en phytoestrogènes[2]. D'ailleurs, les phytoestrogènes peuvent être divisés en deux grandes familles : les « isoflavones », qui contiennent des substances comme la génistéine, la daidzéine, l'équol, ainsi que le coumestrol ; et les « lignanes », qui contiennent du matairésinol, de l'entérolactone et de l'entérodiol.

L'activité œstrogénique des phytoestrogènes est plus faible que celle des œstrogènes humains — de 100 à 1 000 fois moins forte que l'estradiol. Ils possèdent aussi d'autres propriétés antioxydantes et antiprolifératives, qui sont en cours d'études. Cela signifie que les phytoestrogènes ont la capacité d'empêcher les radicaux libres d'endommager les cellules — la cause première du vieillissement prématuré des tissus —, et ils aident aussi à prévenir la croissance anormale des cellules.

Comme les autres œstrogènes, les phytoestrogènes se lient aux récepteurs des œstrogènes présents dans tout notre système. (Les recherches ont démontré que des récepteurs d'œstrogènes sont présents à la surface de presque toutes les cellules de notre corps, et non pas uniquement sur celles du vagin, de l'utérus ou des tissus mammaires.) En se liant, ils exercent un effet équilibrant ou « adaptogène »[3]. Cela veut dire que si votre taux d'œstrogènes est bas, les plantes auront un effet œstrogénique, tandis que si votre taux d'œstrogènes est trop élevé, elles bloqueront les œstrogènes les plus forts. C'est pourquoi la même plante médicinale — le *dong quai*, par exemple — peut être utilisée à la fois lorsqu'il y a trop d'œstrogènes (en présence du SPM) et lorsqu'il n'y en a pas suffisamment (dans le cas des bouffées de chaleur).

Les phytoestrogènes ne stimulent pas la croissance des tissus sensibles aux œstrogènes comme ceux que l'on retrouve dans les seins et l'utérus ; en fait, ils pourraient freiner le développement des cancers du sein, si l'on se fie à certaines études effectuées sur des animaux, probablement parce qu'ils se logent dans les sites des récepteurs d'œstrogènes et préviennent la stimulation excessive des cellules[4]. On n'a jamais établi que les plantes médicinales recommandées pour la période ménopausique présentaient un facteur de risque du cancer chez les humains ; d'ailleurs, certaines herbes médicinales sont reconnues pour leurs propriétés anti-cancérigènes[5]. Pour cette raison, les plantes médicinales représentent un excellent choix, en période ménopausique, pour celles qui craignent de développer un cancer.

- Plusieurs extraits de plantes exercent un effet tonique sur les organes pelviens de la femme, ainsi que sur d'autres organes. Cela signifie qu'ils stimulent le flux sanguin et augmentent même parfois le poids de ces organes[6]. Des plantes, telles que l'actée à grappes noires et les baies de gattilier, réduiraient aussi les symptômes ménopausiques en agissant sur la glande pituitaire.
- En général, les herbes exercent leur influence de façon beaucoup plus lente et graduelle que les médicaments ou même les hormones bio-identiques que je recommande souvent. Alors, soyez prête à attendre de trois à quatre semaines avant d'observer les effets d'un supplément de plantes médicinales.
- Finalement, les herbes ménopausiques sont souvent offertes en mélange, étant donné que des herboristes expérimentés ont

découvert qu'elles agissaient de façon synergique et qu'en les associant, on obtenait de meilleurs résultats. Les préparations de plantes médicinales chinoises constituent un modèle de cette synergie.

Les principales herbes pour la ménopause

Voici quelques plantes sur lesquelles ont porté de nombreuses études, et qui sont utilisées pour traiter les symptômes ménopausiques. Elles peuvent être employées individuellement ou en mélange. Veuillez noter que cette liste est loin d'être complète. Plusieurs autres plantes médicinales, telles que la pivoine officinale, le houblon, l'agripaume, et la fausse licorne sont aussi efficaces.

DONG QUAI *(Angelica sinensis)*. Le dong quai (appelé aussi « angélique chinoise », « *dang gui* », et « *tang kuei* ») a une excellente activité phytoestrogénique. Cette herbe, qui a reçu le nom de « ginseng des femmes », augmente le niveau d'énergie et procure un sentiment de bien-être. Elle est utilisée pour traiter l'aménorrhée, les menstruations irrégulières et les saignements utérins excessifs. Mon acupuncteur, qui est originaire de Taïwan, m'a dit que le dong quai était l'une des herbes les plus utilisées en Chine, et que plusieurs femmes en prenaient, autant durant les années où elles étaient fécondes qu'à la ménopause.

Le dong quai possède aussi des propriétés analgésiques, antiallergiques et antibactériennes ; c'est également un relaxant musculaire doux et un stabilisateur qui agit sur les vaisseaux sanguins[7].

On peut facilement trouver le dong quai en vente libre. Cette plante est présente dans presque tous les mélanges proposés pour la ménopause, mais on peut la prendre indéfiniment. En Asie, les femmes font mijoter la racine séchée avec du poulet pour préparer une soupe ou un ragoût. On peut trouver la racine d'angélique dans plusieurs herboristeries ou magasins d'aliments naturels. On la retrouve aussi sous forme de capsules, de comprimés et de teintures. (Il est préférable d'éviter les teintures à base d'alcool.) Les doses recommandées pour les préparations de dong quai offertes en vente libre sont probablement trop faibles pour être efficaces (la dose habituelle est de 4,5 g par jour). L'augmentation de la dose ne devrait pas en principe causer de problèmes, mais il est toujours préférable de le faire sous la supervision d'un herboriste ou d'un spécialiste reconnu en médecine chinoise traditionnelle.

Note : Ne prenez pas de dong quai si vous croyez être enceinte.

GATTILIER *(Vitex agnus-castus).* Le gattilier est un arbrisseau originaire de la Méditerranée. On le trouve facilement dans les magasins d'aliments naturels, souvent sous le nom de Vitex. On a démontré qu'il a un effet puissant sur l'hypophyse, dont l'augmentation de la sécrétion des LH (hormones lutéinisantes) et la réduction de la production des FSH (hormones folliculo-stimulantes). Ces dernières, à leur tour, modifieraient la production d'autres hormones en faisant monter le taux de progestérone et en abaissant le taux d'œstrogène[8]. On croit que c'est la principale raison pour laquelle le gattilier aide à régulariser les menstruations perturbées par les fluctuations hormonales de la périménopause. Il agit aussi un peu comme la dopamine, un neurotransmetteur. Les baies de gattilier sont particulièrement bénéfiques pour les femmes qui ont des symptômes semblables à ceux du SPM, ou dont les périodes menstruelles sont irrégulières et très espacées. Il serait, dit-on, anorexigène, il aiderait à soulager la dépression et à améliorer le sommeil. Ses effets peuvent ne se faire sentir qu'après plusieurs mois d'utilisation.

La dose habituelle est de 1 cuillerée à thé de fruits broyés pour 250 ml d'eau, une à quatre fois par jour ; ou 20 à 75 gouttes d'extrait liquide (1 :3), une à quatre fois par jour (ou selon les indications inscrites sur le flacon).

Note : Les baies de gattilier peuvent provoquer des éruptions chez certains sujets sensibles. Ne les utilisez pas si vous prenez des tranquillisants majeurs, tels que l'halopéridol (Haldol) ou le thioridazine (Mellaril), ou si vous êtes enceinte ou allaitez.

ACTÉE À GRAPPES NOIRES *(Cimicifuga racemosa).* L'actée à grappes noires est utilisée aux États-Unis depuis des centaines d'années.

Les Amérindiens l'appelaient « l'écorce pour les crampes » (*Cramp bark*). Cette herbe médicinale est aussi très populaire en Chine, et on la retrouve aussi dans plusieurs mélanges utilisés pour atténuer les symptômes périménopausiques. En se liant aux récepteurs d'œstrogènes, elle empêche, de façon très sélective, l'élévation de LH qui se produit généralement à la ménopause[9]. Elle a un effet œstrogénique qui diminue les bouffées de chaleur, les sueurs nocturnes, et l'instabilité émotionnelle. Cette plante aide aussi à soulager le SPM. Un extrait d'actée à grappes noires standardisé et vendu sous l'appellation Remifemin est l'une des herbes les plus largement utilisées en Europe où on la considère comme une solution de rechange bien documentée à l'HTS. Les études cliniques indiquent qu'elle contribue à alléger certains symptômes ménopausiques tels que la dépression, la sécheresse vaginale, les bouffées de chaleur et les crampes menstruelles. Plusieurs femmes ne prennent que le Remifemin pour obtenir un soulagement de leurs symptômes ménopausiques.

La dose habituelle de départ pour le Remifemin est de 1 à 2 comprimés (20 mg par comprimé), deux fois par jour. Ou prenez l'actée à grappes noires sous l'une des formes suivantes, trois fois par jour : en racine pulvérisée ou en tisane (1 à 2 g) ; sous forme solide, en extrait de racine sèche pulvérisée (4 :1) de 250 à 500 mg ; en extrait fluide, teinture (1 :1), 4 mg (1 c. à thé ou environ 5 ml).

Note : L'actée à grappes noires peut interagir avec les médicaments pour l'hypertension et provoquer chez certaines femmes une baisse excessive de la tension artérielle.

Racine de réglisse *(Glycyrrhiza glabra)*. La réglisse est une plante pluriannuelle de la zone tempérée qui peut atteindre entre un et deux mètres de hauteur. Les parties employées sont les stolons séchés et les racines. La réglisse est l'une des herbes médicinales les plus employées et les plus étudiées scientifiquement. On retrouve comme principes actifs de cette plante, les isoflavones et les lignanes. La racine de réglisse possède diverses propriétés thérapeutiques : elle est œstrogénique, anti-inflammatoire, antiallergène, antibactérienne, et anticancéreuse. Elle aide à équilibrer les taux d'œstrogène et de progestérone. Elle soutient également la physiologie des surrénales, d'où son efficacité pour contrer la fatigue.

La dose habituelle est de ¼ de cuillerée à thé d'extrait solide, une à deux fois par jour.

Note : Lorsqu'on consomme cette plante médicinale, il faut surveiller sa pression artérielle et s'assurer que celle-ci demeure stable. Comme elle a une activité semblable à celle du cortisol, cette herbe peut avoir un effet néfaste chez les individus sujets à l'hypertension. Chez les personnes dont la pression artérielle est basse, elle peut aider à corriger le problème et à rétablir l'équilibre.

Toutes les plantes médicinales clés nommées précédemment, seules ou en mélange, aident à soulager une grande variété de symptômes, dont la sécheresse vaginale, les bouffées de chaleur et les problèmes d'humeur. Je vous conseille d'en essayer une ou plus, durant au moins un mois. Si vos symptômes persistent, ajoutez une autre herbe mentionnée, ou choisissez un autre remède plus spécifique indiqué dans l'un des chapitres suivants.

LES ALIMENTS BÉNÉFIQUES À LA MÉNOPAUSE

Plusieurs aliments qui nous sont familiers contiennent des vitamines, des minéraux et des phytoestrogènes utiles durant la transition périménopausique, mais quelques-uns sont particulièrement bénéfiques : le soja, les graines de lin fraîchement moulues, et des aliments contenant des bioflavonoïdes. Quel que soit le traitement choisi, si vous en choisissez un, je vous suggère d'ajouter à votre régime alimentaire au moins un de ces « super aliments ».

Soja

Le soja, comme plusieurs plantes médicinales pour la ménopause, peut constituer une solution de rechange sécuritaire à l'hormonothérapie de remplacement ; elle procure la plupart des bienfaits apportés par l'HTS, sans les risques ou les effets secondaires. En outre, si vous prenez des hormones et que ce traitement vous convient, vous pouvez malgré tout profiter des bienfaits du soja. En fait, avec un régime alimentaire riche en soja et autres phytoestrogènes, vous pourriez diminuer la dose totale d'hormones que vous prenez, tout en conservant les bienfaits.

Les principales recherches médicales confirment que les protéines de soja, lorsqu'elles sont intégrées au régime alimentaire et consommées régulièrement, peuvent diminuer la fréquence et l'intensité des bouffées de chaleur et autres symptômes périménopausiques. Il semble que les protéines de soja exercent une action bienfaisante sur presque tous les systèmes du corps. Beaucoup de femmes périménopausées ont rapporté que le soja a contribué à améliorer leur peau, leurs cheveux et leurs ongles, et qu'après avoir utilisé des doses élevées de soja durant deux ou trois mois, elles ont retrouvé un taux de lubrification vaginale comparable à celui qu'elles avaient avant le début de leur transition ménopausique. Cette plante aide aussi à traiter les problèmes d'humeur, le SPM, les migraines, les menstruations irrégulières, le gain pondéral. On a trouvé qu'elle diminuait la perte de calcium dans les reins[10]. Certaines études ont aussi montré que les protéines de soja aidaient à réduire le taux de gras et à augmenter le tissu maigre chez les femmes ménopausées[11]. Avec son effet antiprolifératif, il abaisserait aussi le risque de développer un cancer du sein et de l'endomètre[12].

Des centaines d'études existent sur les autres bienfaits du soja. Par exemple, une étude a suivi un groupe de 50 femmes postménopausées qui consommaient trois portions de lait de soja (225 ml chacune), ou trois poignées de noix de soja rôties tous les jours pendant 12 semaines, pour une dose totale quotidienne de 60 à 70 mg d'isoflavones[13]. Les effets bénéfiques suivants ont été signalés :

LE CŒUR. Les chercheurs ont mesuré une augmentation de 5,5 % du « bon » cholestérol (HDL), et une réduction de 9 % du « mauvais » cholestérol (LDL). De nombreuses autres études ont également rapporté la capacité du soja à abaisser le taux de cholestérol LDL[14], de même que le cholestérol total et les triglycérides[15]. De plus, le soja a montré qu'il réduisait les taux de protéines C réactives (CRP)[16] et de l'homocystéine[17] dans le sang, tous deux des marqueurs de problèmes cardiovasculaires. En fait, le 26 octobre 1999, la FDA a reconnu officiellement que les protéines de soja réduisaient le risque de développer une maladie coronarienne[18]. On a aussi établi qu'il aurait un effet bénéfique sur la réactivité des vaisseaux sanguins, ce qui explique peut-être pourquoi il aide à soulager les migraines[19].

LES OS. Une étude sur le soja, sous forme de lait ou de noix, a montré une augmentation de 13 % de l'ostéocalcine, un marqueur du renouvellement osseux, et une diminution de 14,5 % des marqueurs des ostéoclastes, des cellules causant la déperdition osseuse. Les protéines de soja auraient une action bénéfique sur la formation osseuse, ce que les œstrogènes ne procurent pas.

On n'a pas retrouvé ces mêmes effets bénéfiques dans les comprimés d'isoflavones isolées identifiées, dont un type d'isoflavone artificielle connue sous le nom d'« ipriflavone[20] ». Il existe sur le marché au moins huit marques de commerce, de pilules à base de plantes qui auraient une action semblable à celle des œstrogènes, mais aucune recherche contrôlée n'a été menée pour démontrer les effets des différents dosages. Aucune étude n'a établi non plus que le corps puisse assimiler les isoflavones sous forme de pilules aussi bien que celles que l'on retrouve dans les aliments à base de soja entier. C'est sans doute parce que le soja entier contient d'autres ingrédients connus et inconnus en plus des isoflavones.

Des études plus récentes montrent que l'effet bénéfique du soja sur le métabolisme des os des femmes postménopausées est particulièrement effectif chez celles qui ont déjà une masse osseuse faible[21].

CANCER DU CÔLON ET PROBLÈMES INTESTINAUX. Les résultats préliminaires d'une autre étude indiquent qu'un régime alimentaire riche en protéines de soja peut aider à réduire l'incidence du cancer du côlon chez les gens qui ont des antécédents pathologiques, ou à qui on a enlevé des polypes précancéreux. En se basant sur ces résultats préliminaires, le Dr Maurice Bennink, de la Michigan State

University, laisse entendre que la consommation de soja pourrait faire diminuer de 50 % le risque de développer un cancer, et retarder de 10 à 15 ans l'apparition de la maladie[22]. De nombreuses études sur des animaux montrent aussi que les protéines de soja (et non les comprimés d'isoflavones) peuvent renverser les conditions d'une maladie du côlon à un stade précancéreux. Les études sur des animaux indiquent également que le soja aurait un effet inhibiteur sur l'inflammation des intestins qui accompagne, par exemple, la maladie de Crohn ou la colite ulcéreuse.

MSRE. Plusieurs femmes qui prennent du tamoxifène ont déclaré avoir obtenu un soulagement de certains symptômes, tels que les bouffées de chaleur et la dépression, lorsqu'elles ont augmenté leur consommation de soja.

Y a-t-il un lien entre le soja et la glande thyroïde ?

L'une des abonnées à mon bulletin m'a écrit récemment à propos de son diagnostic de maladie de la glande thyroïde qu'elle venait tout juste de recevoir, et elle m'a posé une question que l'on me demande souvent, à savoir si la consommation de soja peut nuire au fonctionnement de la thyroïde.

> Après avoir reçu les résultats d'analyse d'un prélèvement sanguin qu'on m'avait fait, mon médecin m'a annoncé que j'étais en train de développer une thyroïdite chronique de Hashimoto. Il m'a dit qu'il n'y avait pas de lien avec la périménopause (j'ai 45 ans), mais vous dites dans votre bulletin que les problèmes de périménopause et de thyroïde se présentent souvent en même temps. J'aimerais augmenter ma consommation de soja pour aider à soulager mes symptômes périménopausiques et protéger mon cœur et mes os. Toutefois, j'ai lu que le fait de prendre beaucoup de soja pouvait provoquer de l'hypothyroïdie. Je suis confuse. Que devrais-je faire ?

Ma lectrice a probablement lu un compte rendu de certaines études effectuées sur des cellules animales in vitro, ou sur des nouveau-nés à qui l'on avait donné du lait à base de soja, lesquelles laissaient entendre l'hypothèse que le soja pourrait avoir un effet néfaste sur la glande thyroïde. Cependant, une étude randomisée, avec essai comparatif à double insu réalisé à l'aide d'un placebo, a été effectuée récemment au Health Research and Studies Center de Los Altos, en Californie, auprès de 38 femmes ménopausées âgées de 64 à 93 ans sans HTS. Durant les six mois où elles ont pris 90 mg d'isoflavones de soja par jour, les résultats n'ont indiqué aucun effet néfaste sur la thyroïde[23]. On peut établir une corrélation entre ces résultats et les données épidémiologiques du Japon, un pays où l'on ne trouve pas d'indices d'augmentation du risque d'hypothyroïdie dans la population, même si les Japonais consomment en moyenne de 100 à 200 mg d'isoflavones de soja par jour[24].

En conclusion, il n'existe aucune preuve convaincante démontrant que la consommation de soja augmente le risque d'hypothyroïdie durant la périménopause. Cependant, les femmes commencent souvent à augmenter leur consommation de soja durant la périménopause, et c'est à cette époque également qu'elles font souvent vérifier pour la première fois le fonctionnement de leur glande thyroïde. Et comme environ 25 % des femmes périménopausées ont un problème de thyroïde, plusieurs croient que le soja en est responsable. Si vous êtes inquiète du fonctionnement de votre thyroïde, demandez une analyse. Assurez-vous de passer un test pour la TSH (thyréostimuline), de même que pour la T3 et la T4, les deux hormones thyroïdiennes. C'est un simple test sanguin qui soulagera vos inquiétudes.

Les bienfaits du soja, selon la dose

Ce n'est pas toujours facile de comparer les aliments à base de soja, gramme pour gramme, en termes d'efficacité, car certains aliments contiennent plus d'isoflavones que d'autres. Ce qui importe le plus est l'emplacement de la culture de soja et le processus de transformation. Une portion d'un aliment à base de soja contient en moyenne 20 g de protéines et environ 30 mg d'isoflavones de soja (génistéine, daidzéine, etc.) En revanche, certains suppléments à base de soja entier sont beaucoup plus concentrés.

La plupart des recherches américaines ont été faites avec seulement 40 à 60 g de protéines de soja par jour (deux à trois petites portions), parce que c'est la plus grande quantité qu'ont accepté de manger les sujets ! C'est aussi la quantité minimum qu'il faut consommer pour pouvoir en ressentir les effets. À ce niveau de consommation, il faut environ quatre à six semaines d'utilisation régulière avant que les effets soient perceptibles. Ces résultats concordent avec ceux d'une autre étude indiquant que lorsque des femmes consomment 60 g de protéines de soja par jour sous forme de boisson élaborée à partir de soja en poudre, elles voient leurs bouffées de chaleur diminuer d'environ 45 % après 12 semaines d'utilisation[25]. Les recherches ainsi que mon expérience clinique et personnelle m'incitent à penser que la plupart des femmes ont besoin d'environ 100 à 160 mg d'isoflavones de soja par jour pour obtenir un soulagement significatif des autres symptômes ménopausiques, tels que la sécheresse vaginale, et une protection du cœur et des os. À l'Université John Hopkins de Baltimore, un essai clinique à double insu avec groupe placebo, d'une durée de trois mois, mené auprès de femmes qui consommaient 160 mg d'isoflavones complètes par jour (sous la forme des produits de soja Revival) a démontré une amélioration significative de leur qualité de vie (une réduction des sautes d'humeur, des sueurs nocturnes, des bouffées de chaleur et d'autres symptômes ménopausiques[26]).

Chacune des portions suivantes contient approximativement 35 à 50 mg d'isoflavones de soja :

- 250 ml (1 tasse) de lait de soja ;
- 112 g (½ tasse) de tofu ;
- 112 g (½ tasse) de tempeh ;
- 112 g (½ tasse) de fèves de soja vertes (edamame), offertes fraîches ou congelées ;
- 3 poignées de noix de soja rôties.

Les protéines de soja en poudre peuvent être mélangées avec de l'eau, du lait ou du jus — une façon très pratique d'en retirer les bienfaits. On les retrouve sous différentes marques de commerce dont certaines, telle la boisson Revival, contiennent l'équivalent de quatre à six portions de soja dans un seul verre. (*Voir « Ressources ».*)

Ajoutez graduellement des aliments à base de soja à votre régime alimentaire ; sinon, vous pourriez avoir des flatulences, car les bactéries de vos intestins doivent s'ajuster à ce nouvel aliment. Vous pouvez aussi utiliser des enzymes digestives, telles que le produit Beano.

SUE — La dépression s'en va, les seins guérissent

J'ai entendu plusieurs récits inspirants sur la façon dont les aliments à base de soja ont transformé la vie de certaines femmes. Voici une lettre de Sue.

> Il y a un an environ, ma mère m'a convaincue de prendre Revival, et je lui en serai reconnaissante pour le reste de mes jours. Elle-même avait commencé à en prendre après avoir reçu un diagnostic de cancer du sein. Elle a subi de pénibles traitements de chimiothérapie et de radiothérapie, et pris du tamoxifène. Elle va mieux aujourd'hui et elle assiste à la rémission complète de son cancer.
>
> Je prenais depuis plusieurs années des médicaments, dont Prozac, Premarin et Pravachol, et je ne pouvais plus m'en passer. Lorsque j'essayais de diminuer mes doses de Prozac ou de Premarin, je devenais très irritable. Deux semaines après avoir commencé à prendre le Revival, j'ai commencé à diminuer ma consommation de médicaments et en moins de six semaines, j'ai cessé de prendre tout médicament et toute hormone — sans effets secondaires négatifs. Ce fut une véritable surprise pour moi.
>
> Pendant des années, j'ai eu peur chaque fois que je devais passer une mammographie — ce qui se produisait à intervalles réguliers. On me rappelait habituellement au moins une fois de plus par an pour refaire d'autres clichés parce que je souffrais d'une grave mastite sclérokystique, et aussi parce que j'avais deux densités dans mon sein gauche qui devaient être surveillées avec attention. Hier, j'ai passé une mammographie, et j'ai été complètement estomaquée en voyant les résultats. Les densités dans le sein gauche sont presque complètement disparues — il faut regarder très attentivement pour les déceler. Et la densité sclérokystique a beaucoup diminué. Sur les plus anciens négatifs, on pouvait voir que les densités étaient présentes partout dans les seins. Maintenant, il y a environ 30 % de tissu normal. On m'a dit que ce n'était plus nécessaire de passer une mammographie tous les six mois. J'irai désormais qu'une seule fois par année.

À quoi doit-on s'attendre lorsqu'on intègre le soja à son régime alimentaire ?

Selon la quantité consommée, vous allez peut-être remarquer une diminution des bouffées de chaleur quelques jours après avoir ajouté le soja à votre alimentation. En moyenne, les femmes au Japon (où les bouffées de chaleur sont relativement rares) prennent quatre à six portions de soja par jour, ou l'équivalent de 100 à 200 mg d'isoflavones de soja.

Certaines femmes périménopausées ont vu leurs menstruations réapparaître lorsqu'elles ont commencé à prendre du soja ou l'un des nombreux mélanges d'herbes médicinales pour la ménopause offerts sur le marché. Une patiente aux prises avec ce problème est venue me consulter parce que son gynécologue craignait que les herbes n'aient un effet néfaste et dangereux sur sa santé. Cependant, les phytoestrogènes présents dans le soja ou les herbes ne provoquent pas le retour de périodes menstruelles chez les femmes en ménopause.

L'irrégularité des périodes durant les années de périménopause est plutôt attribuable aux fluctuations hormonales. Il est très courant pour une femme qui n'a pas eu de menstruations depuis des mois, de recommencer à avoir des règles régulières durant plusieurs mois, parfois même pendant des années. Le fait de consommer du soja ne va pas empêcher un tel phénomène. C'est vrai aussi pour les femmes qui affirment que leurs fibromes ont commencé à grossir quand elles ont commencé à prendre des doses élevées de soja. Le soja ne favorise pas la croissance d'un fibrome, mais l'importante fluctuation des taux d'œstrogènes qui se produit au cours de la périménopause entraîne souvent la croissance accélérée d'un fibrome. De fait, certaines femmes affirment avoir observé une réduction de la grosseur de leurs fibromes en consommant du soja, alors que ce n'était pas le cas lorsqu'elles prenaient des hormones usuelles.

Une femme qui prend le supplément Revival a déclaré : «J'ai pris Revival pendant plusieurs mois, et cela m'a été très profitable. La grosseur de mon fibrome a diminué ainsi que mes saignements. Puis, j'ai commencé à suivre une hormonothérapie de remplacement, et en moins d'un mois, mon fibrome s'est remis à grossir et j'ai recommencé à avoir des saignements. J'ai cessé l'hormonothérapie. J'ai recommencé à prendre Revival, et je n'ai pas l'intention d'arrêter. »

Une autre de mes patientes m'a dit que lorsqu'elle a commencé à prendre régulièrement une boisson à base de soja en vente dans un magasin d'aliments naturels, les bouffées de chaleur et les symptômes d'hypoglycémie ont complètement disparu. Plus tard, elle a écrit : « J'avais des doutes. Je me demandais si une chose aussi simple qu'une boisson de soja pouvait vraiment éliminer les bouffées de chaleur. J'ai cessé d'en prendre. En moins d'une semaine, mes bouffées de chaleur sont revenues. J'ai recommencé à prendre du soja. J'aurais mieux fait de ne jamais arrêter, car il m'a fallu attendre deux autres semaines avant d'en ressentir les bienfaits. »

Toute la famille peut consommer du soja

Le fait d'intégrer le soja à l'alimentation régulière peut être bénéfique à tous les membres de votre famille. On a découvert que chez les hommes, les protéines de soja aidaient à maintenir en santé les tissus de la prostate. En fait, plusieurs d'entre eux ont découvert qu'après avoir commencé à prendre des suppléments de soja, ils n'avaient plus besoin de se lever la nuit pour uriner. Un important corpus de recherches a documenté les effets bénéfiques du soja sur la prostate en montrant que la consommation de soja peut prévenir le cancer de la prostate ou en ralentir la progression, si celui-ci est déjà présent[27].

Consommez des produits de soja non génétiquement modifié

On estime qu'environ 20 % de la culture de soja aux États-Unis a subi des modifications génétiques pour améliorer la tolérance à la sécheresse et produire d'autres caractéristiques intéressantes. De telles manipulations génétiques soulèvent d'inquiétantes questions d'éthique et de santé, et en Europe, le malaise entourant cette transformation des aliments a conduit au bannissement de tous les organismes génétiquement modifiés (OGM). Un mouvement semblable se développe maintenant aux États-Unis. Jusqu'à ce que nous en sachions davantage sur les risques potentiels sur la santé et l'environnement, exigez du soja portant la mention « non génétiquement modifié », chaque fois que cela est possible.

Les graines de lin : une excellente source de lignane, de fibre et d'acides gras oméga-3

Les graines de lin constituent la meilleure source disponible de substances phytoestrogéniques anti-cancérigènes connues sous le nom de « lignanes » — avec une teneur en lignane qui est 100 fois plus grande en comparaison à d'autres aliments qui en contiennent, comme les céréales, les fruits et les légumes. Les lignanes sont des substances végétales qui sont décomposées par les bactéries intestinales pour former deux substances chimiques, l'entérodiol et l'entérolactone. Ces substances circulent ensuite dans le foie et sont plus tard éliminées dans l'urine[28]. Les graines de lin sont aussi une excellente source de fibres et d'acides gras oméga-3.

Il y a plusieurs raisons pour lesquelles nous devrions toutes incorporer à notre régime alimentaire plusieurs aliments contenant des lignanes. En voici quelques-unes parmi les plus intéressantes.

Les lignanes

LES LIGNANES ONT UNE ACTION ANTI-CANCÉRIGÈNE PUISSANTE. Un nombre impressionnant d'études a démontré que les lignanes présentes dans les graines de lin aident à prévenir et à traiter les cancers du sein et du côlon à cause de leur capacité à moduler la production, la disponibilité, et l'activité des hormones produites par notre corps[29].

LES LIGNANES SONT DES PHYTOESTROGÈNES PUISSANTS. Chez les femmes qui consomment des graines de lin, les recherches indiquent des changements hormonaux significatifs, y compris des modifications du taux d'estradiol, semblables à ceux qui se produisent sous l'action des isoflavones de soja. Cela explique pourquoi l'huile de lin ou les graines de lin moulues constituent un excellent choix pour les femmes qui ne peuvent consommer de soja ou qui cherchent simplement une autre source de phytohormones[30].

LES LIGNANES SONT DE BONS ANTIOXYDANTS. Tout comme le soja et plusieurs plantes médicinales, les lignanes ont des propriétés antivirales, antibactériennes et antioxydantes, ce qui signifie qu'elles aident à prévenir les dommages causés aux tissus par les radicaux libres — une détérioration sur le plan cellulaire associée au vieillissement et à la maladie.

LES LIGNANES AIDENT À PROTÉGER LE SYSTÈME CARDIOVASCULAIRE. Certaines études ont aussi permis de découvrir que les lignanes renfermées dans les graines de lin abaissaient de façon significative le « mauvais » cholestérol (LDL), élevaient le taux de « bon » cholestérol (HDL), et réduisaient l'incidence de l'athérosclérose[31].

Les fibres

Les graines de lin sont une excellente source de fibres. En plus de leurs propriétés phytoestrogéniques, les graines de lin sont riches en fibres solubles et insolubles. Le fait d'ajouter une portion de graines de lin moulues à votre alimentation quotidienne peut éliminer tous vos problèmes de constipation. (Assurez-vous simplement de les prendre avec suffisamment de liquide.) Alors que les fibres présentes dans le son de blé sont assez dures et peuvent irriter les intestins, les fibres des graines de lin sont beaucoup plus douces. Combinées à un liquide, les fibres du lin se transforment en substances mucilagineuses dans l'organisme, ce qui contribue à réduire de façon significative le risque de développer une maladie cardiovasculaire ou le diabète. Elles contribueraient aussi, semble-t-il, à réduire le cholestérol total ainsi que le taux de triglycérides dans le sang.

La quantité totale de fibres alimentaires dans 45 g (environ ¼ de tasse) de graines de lin est de 11,7 g. C'est une quantité presque quatre fois supérieure à une portion de 90 g (½ tasse) de flocons d'avoine.

Note : Les graines de chanvre moulues sont également une excellente source de protéine et de fibre de haute qualité — 75 g (1/3 de tasse) contient 14 g de fibres et 11 g de protéines. (*Pour plus d'information, consulter www.nutiva.com.*)

Les acides gras oméga-3

Les graines de lin sont une excellente source de gras oméga-3. Ces gras sont essentiels au maintien de la santé de chaque cellule de notre corps, particulièrement les cellules du cerveau et du cœur. Une carence en acides gras oméga-3 — ce qui se produit fréquemment — peut entraîner différents problèmes : fatigue, sécheresse de la peau, ongles cassants, cheveux minces et fragiles, constipation, mauvais fonctionnement du système immunitaire, douleurs dans les articulations, dépression, arthrite, et déséquilibre hormonal.

Les acides gras oméga-3 ne se retrouvent pas uniquement dans les graines de lin. Il y en a aussi dans les poissons gras (surtout dans le saumon, le tassergal, le maquereau, les sardines et les anchois), l'huile de poisson, les abats, le jaune d'œuf et les algues. Un mets composé de graines de lin fraîchement moulues constitue une excellente source d'acides gras omega-3. (L'huile de lin fournit aussi des acides gras de type oméga-3, mais elle ne contient pas de fibres. De plus, rappelons que cette huile doit être conservée au réfrigérateur, sinon elle rancit.)

Les poissons, particulièrement les poissons gras qui vivent en eau froide, constituent une bonne source de DHA, une composante du tissu cérébral que le corps est incapable de fabriquer. C'est peut-être la raison pour laquelle les recherches ont montré que les individus qui consomment du poisson présentent un risque plus faible de dépression. Si vous ne pouvez ou ne voulez pas consommer du poisson sur une base régulière, je pense qu'un des meilleurs suppléments que vous pouvez prendre est le DHA (de 200 à 1000 mg par jour). (*Voir «Ressources».*)

Comment prendre les graines de lin

Les graines de lin n'ont pas toutes la même valeur. Je vous recommande d'acheter le lin doré qui pousse dans les grandes plaines de l'Amérique du Nord (Manitoba, Dakota du Nord et Dakota du Sud), là où le sol est riche et le climat, favorable à la croissance d'un lin parfumé, riche en oméga-3. (*Voir «Ressources».*) Même si le lin brun offert dans la plupart des magasins d'aliments naturels présente tous les avantages nutritionnels du lin doré, je préfère quant à moi le goût du lin doré. Pour de meilleurs résultats, utilisez 57 g (¼ de tasse) de graines de lin, de trois à sept jours par semaine. Dans un moulin à café, moulez votre portion quotidienne puis ajoutez-la à une soupe ou à une boisson, ou saupoudrez-la sur des céréales ou une salade. J'ajoute la moitié de ma dose quotidienne à ma boisson de soja que je prends le matin, et je mélange le reste à un yogourt à la vanille que je prends au petit déjeuner. Extraordinairement riche en fibres et en phytoestrogènes, cette puissante combinaison est tout particulièrement idéale durant la périménopause. Et il faut moins de trois minutes pour préparer le tout !

Les bioflavonoïdes

Les bioflavonoïdes contenus dans plusieurs plantes et fruits constituent une autre source alimentaire riche en phytoestrogènes. Les bioflavonoïdes rivalisent avec une trop grande quantité d'œstrogènes pour les sites récepteurs, et par conséquent, ils aident à équilibrer les hormones de la ménopause et à tonifier les organes pelviens. La pelure interne, blanche et un peu spongieuse des agrumes est une source très riche de bioflavonoïdes ; alors, mangez-en un peu en même temps que votre orange ou votre pamplemousse. (Habituellement, je prends la pelure d'orange et je mange directement la partie blanche à l'intérieur — comme je le fais avec une feuille d'artichaut.) Parmi les autres sources de bioflavonoïdes, on compte les cerises, les canneberges, les bleuets, les myrtilles, plusieurs grains entiers, la peau des raisins, et le trèfle rouge. Sous forme de supplément, la prise quotidienne de 1 000 mg de bioflavonoïdes avec de la vitamine C soulagerait les bouffées de chaleur[32].

LA MÉDECINE TRADITIONNELLE CHINOISE ET L'ACUPUNCTURE POUR LA MÉNOPAUSE

Au fil des ans, j'ai envoyé des centaines de femmes consulter un acupuncteur ou un praticien de la médecine traditionnelle chinoise

(MTC) — un système médical qui existait, il y a plus de 2000 ans — pour régler une grande variété de problèmes gynécologiques, incluant ceux qui sont reliés à la ménopause. J'ai moi-même utilisé des éléments de la MTC, entre autres, différents mélanges d'herbes médicinales et des traitements d'acupuncture pour éliminer crampes menstruelles et bouffées de chaleur.

De par sa nature même, la MTC est holistique ; elle offre un traitement adapté autant au corps, au cerveau, aux émotions qu'au psychisme de la personne. Dans ce système médical, c'est l'équilibre entre deux états opposés (le yin et le yang) qui constitue la santé. En ce qui a trait aux phénomènes les plus fréquents que l'on observe durant la ménopause, voici quelques explications très simples offertes gracieusement par mon équipe personnelle d'acupuncture composée d'une mère et de sa fille[33].

Selon la médecine chinoise, la partie de notre être appelée le « yin » — nos fluides vitaux — diminue de plus en plus au fur et à mesure que nous vieillissons. Ceci entraîne un excès de « yang » — l'énergie vitale et la chaleur — et/ou la stagnation du « qi » (l'énergie vitale). Idéalement, quand le yin, le yang et le qi sont en harmonie, notre corps se comporte un peu comme une bouilloire dont le liquide (yin) est chauffé par le feu (yang). La vapeur produite (le flux dynamique du qi) circule alors librement partout dans le corps, le réchauffant et le nourrissant.

Le degré de déficience de notre yin dépend de notre style de vie, de notre régime alimentaire et de nos gènes. Une diminution du yin amène le liquide vital à brûler dans la bouilloire, de sorte que le feu chauffe sans produire la vapeur nécessaire pour humidifier et nourrir.

L'excès de chaleur provoque des bouffées de chaleur, le symptôme le plus manifeste, et assèche la peau, les yeux et le vagin. L'excès de chaleur peut également déloger le « *shen* » (l'esprit) du cœur, entraînant nervosité et insomnie. Si la quantité de chaleur qui pénètre dans le sang est excessive, celle-ci peut provoquer des menstruations très abondantes. La stagnation du qi peut être source de douleur n'importe où dans le corps, et provoquer également l'instabilité de l'humeur et des émotions. Une combinaison d'excès de chaleur et de stagnation du qi peut entraîner de la nervosité et de l'anxiété.

Le régime alimentaire

Selon la médecine chinoise, le régime alimentaire est le moyen le plus efficace de soulager de nombreux symptômes, et mon expérience vient corroborer ces affirmations. Tous les aliments et les substances qui produisent de la chaleur devraient être éliminés. La caféine, l'alcool, le sucre raffiné, les colorants alimentaires, les agents de conservation et autres additifs (incluant les antibiotiques et les hormones administrés aux animaux durant leur croissance et qui se retrouvent dans la plupart des viandes, des volailles et des œufs) provoquent un excès de chaleur et l'épuisement du yin. La viande rouge devrait être consommée en petites quantités, mais il n'est pas recommandé d'adopter un régime entièrement végétarien. Vous devriez manger au moins 56 g à 110 g de viande ou de poisson chaque semaine ou aux deux semaines, selon votre taille et votre style de vie. Il est aussi conseillé de limiter les aliments épicés, piquants, tels que les currys, le chili et les aliments frits, huileux, ou très gras.

Les aliments devraient être cuits légèrement, et non pas crus ou froids. (Ces jours-ci, je réchauffe mes salades de verdure assaisonnées d'un peu de jus de citron au four à micro-ondes durant 30 secondes environ.) Le corps doit travailler plus fort pour digérer les aliments crus, ce qui génère de la chaleur et provoque la stagnation du qi. Contrairement à la croyance populaire, les aliments froids ne rafraîchissent pas le corps de façon équilibrée. Le froid et la glace créent des blocages dans le canal du qi, ce qui provoque la stagnation de ce dernier. Les aliments suivants sont très utiles et particulièrement rafraîchissants : les melons, les fèves germées, le tofu, les poissons blancs d'eau salée, le céleri, les pommes, les asperges et les raisins.

Fumer, bien sûr, aggrave la situation. Lorsque vous fumez, vous inspirez littéralement le feu et les toxines qui entrent directement dans le sang et le cerveau. Plusieurs recherches indiquent que le fait de fumer empoisonne les ovaires, provoquant une baisse précoce du taux d'œstrogènes, qui ne se produirait en temps normal que deux ans plus tard.

Les praticiens de la MTC déconseillent aussi l'utilisation régulière du gingembre, du ginseng asiatique (*Panax ginseng*) et du ginseng de Sibérie durant la périménopause, car ces aliments produisent de la chaleur.

Les herbes médicinales chinoises pour la ménopause

Il existe une grande variété d'herbes chinoises et de mélanges de plantes pour traiter tous les problèmes physiques de l'humanité — et les symptômes de la périménopause ne font pas exception. Alors que l'on retrouve dans le monde occidental des plantes qui ont les mêmes propriétés que plusieurs herbes chinoises, les mélanges d'herbes chinoises les plus efficaces sont propres à ce système médical. Plusieurs préparations soi-disant brevetées ont, en fait, été expérimentées et améliorées depuis des milliers d'années.

Un exposé complet de la MTC et des herbes médicinales dépasse le cadre de ce livre. Les préparations mentionnées plus loin ne font qu'effleurer la surface de ce qui est offert sur le marché et de ce qui peut être utilisé en toute sécurité par la plupart des gens. Comme presque toutes les prescriptions d'herbes médicinales sont élaborées en fonction de la constitution propre à chaque personne, il est préférable de travailler directement avec un praticien qui connaît bien ce système médical.

Si vous achetez des préparations de plantes dans un magasin d'aliments naturels, assurez-vous que les ingrédients sont bien inscrits sur l'étiquette.

Les mélanges suivants sont particulièrement indiqués pour traiter les symptômes périménopausiques.

Joyful Change est un tonique sécuritaire à base de plantes qui convient à la périménopause en général. Il est composé de plus d'une douzaine de plantes différentes, dont le dong quai et la pivoine. Il a été spécialement créé par des praticiens de médecine chinoise reconnus pour traiter les symptômes ménopausiques complexes des femmes dans notre culture. Il est efficace pour soulager des symptômes comme les bouffées de chaleur, l'insomnie et la sécheresse. Il agit aussi sur la cause de ces symptômes en abaissant la chaleur et en tonifiant le yin. Joyful Change aide à régulariser le cycle menstruel des femmes ayant des périodes irrégulières et peu abondantes dues à des sauts d'ovulation.

YUN NAN BAI YAO (aussi connu sous le nom de Yunna Pai Yao) est très utile pour contrôler les saignements abondants si fréquents chez certaines femmes durant la périménopause. On ne doit pas l'utiliser à long terme (pas plus d'un mois), car il ne constitue pas un traitement complet. En d'autres mots, vous devriez aussi prendre des mesures pour traiter la cause sous-jacente à vos saignements, telle que la prédominance en œstrogènes ou un fibrome.

CHAI HU LONG GU MULI WANG active le qi du foie et apaise le mental. Ce mélange aide à soulager les problèmes d'humeur, l'anxiété, l'instabilité émotionnelle, les accès de colère et les sentiments de frustration. On l'utilise également pour traiter l'insomnie. Cette combinaison de plantes peut être prise indéfiniment ; elle est largement utilisée dans la population chinoise en général, et pas seulement par les femmes ménopausées.

L'acupuncture

L'acupuncture fait partie intégrante de la médecine traditionnelle chinoise. Comme il aide à régulariser le flux de l'énergie vitale ou le qi dans le corps, ce traitement est particulièrement indiqué durant la périménopause, une époque de la vie durant laquelle notre énergie se renouvelle complètement. L'acupuncture est extrêmement efficace pour soulager les bouffées de chaleur, l'insomnie, les sueurs nocturnes, l'anxiété, l'agitation, l'instabilité émotionnelle, les problèmes d'humeur, les crampes menstruelles, et les saignements excessifs.

Bien que la plupart des gens aient recours à l'acupuncture uniquement après avoir constaté que les médicaments occidentaux traditionnels ou une chirurgie n'ont pu les guérir, et bien que l'acupuncture soit souvent efficace, même dans ces situations difficiles, il est préférable de l'utiliser à titre préventif ou au tout début de la manifestation des symptômes. Ces traitements peuvent débloquer le qi stagnant bien avant qu'un problème se transforme en véritable maladie.

Lorsque j'étais dans la trentaine, l'acupuncture m'a permis d'éliminer mes crampes menstruelles. Celles-ci ne sont jamais réapparues. J'ai aussi envoyé des patientes suivre des traitements d'acupuncture pour diverses maladies, depuis les migraines jusqu'aux infections urinaires chroniques. L'acupuncture peut aider à régulariser les menstruations, à contrôler les saignements menstruels excessifs, à empêcher une attaque, et même dans certains cas, à favoriser la résorption des fibromes. La recherche a montré que l'acupuncture stabilisait le taux de cortisol, soutenait le système immunitaire, et aidait à éliminer la dépendance au tabac et à l'alcool.

L'acupuncture agit en redirigeant le courant (le qi) le long des canaux énergétiques du corps appelés «méridiens». Comme les méridiens n'ont pas de contreparties anatomiques connues, la médecine allopathique a nié l'efficacité de cette technique pendant des années, jusqu'à ce que la présence des méridiens soit clairement démontrée dans le cadre d'une étude française. Les chercheurs ont injecté un traceur radioactif dans des points d'acupuncture traditionnels et dans des points fictifs choisis au hasard. La substance injectée dans les véritables points d'acupuncture a pu être facilement retracée, comme elle suivait les méridiens[34]. Les preuves cliniques de l'efficacité de l'acupuncture sont aussi devenues trop évidentes pour être ignorées.

PAR OÙ COMMENCER

Ne laissez pas tous ces choix possibles vous perturber ou se transformer en une autre pénible liste de «je devrais». La sagesse de la nature est facile d'accès, et elle est déjà présente en vous, en bonne partie. Pour entrer en contact avec elle, choisissez simplement l'herbe, la préparation ou les aliments qui vous attirent et qui semblent vous dire : « Essayez-moi ». Puisque toutes les herbes médicinales et tous les aliments mentionnés précédemment contiennent des phytohormones et n'ont pratiquement aucun effet secondaire, n'hésitez pas à les essayer.

Chapitre 7

Le régime alimentaire de la ménopause : favoriser l'équilibre hormonal et prévenir l'embonpoint

Au fil de mes années de pratique médicale, j'ai entendu un nombre incalculable de femmes à la fin de la trentaine ou de la quarantaine exprimer ainsi leurs doléances : « D'où vient ce pneu de rechange autour de ma taille ? » « Pourquoi suis-je incapable de me débarrasser de ces trois à cinq kilos en trop, alors que je pouvais les perdre en quelques semaines auparavant ? » « Comment se fait-il que, bien que j'aie le même poids qu'à l'époque où j'allais au collège, mon corps n'ait plus du tout la même apparence ? »

Certaines femmes se retrouvent à prendre du poids au mitan de leur vie même si elles ne mangent pas plus qu'avant. D'autres voient leur corps changer de forme : leur taille s'épaissit, et le gras s'accumule dans l'abdomen, les flancs et les épaules. La plupart d'entre nous doivent effectuer des changements dans leur régime alimentaire et leur programme d'exercice physique si elles veulent traverser la ménopause sans avoir à porter un bagage excédentaire de 5 à 10 kilos — un poids qui, en plus de modifier leur apparence, représente un risque certain pour la santé[1].

La prise de poids au mitan de la vie résulte d'une série de changements métaboliques qui commencent en fait quelques décennies plus tôt, lesquels atteignent ensuite une masse critique (sans vouloir faire un jeu de mots) durant la périménopause. Des changements rapides dans les taux hormonaux ainsi qu'une augmentation des hormones du stress exacerbent aussi cette prise de poids.

Heureusement, des moyens existent pour gérer ces changements métaboliques qui se manifestent au mitan de la vie et rééquilibrer les hormones, sans prendre trop de poids et trop de gras. Je connais bien ces moyens pour les avoir utilisés non seulement sur le plan professionnel, mais aussi sur le plan personnel.

FAIRE LA PAIX (ENCORE UNE FOIS) AVEC MON POIDS

J'ai commencé à me préoccuper de mon poids dès l'âge de 12 ans, lorsque j'ai entrepris de suivre un régime amaigrissant pour la première fois. Durant mon adolescence et au début de la vingtaine, j'essayais par tous les moyens de conserver un poids de 5 à 10 kilos inférieur à celui qui convenait à ma forte ossature et à la grosseur de mes muscles. (Personne ne comprenait à cette époque que le poids était un élément trompeur quand il s'agissait d'évaluer la santé d'une personne.) Durant toute mon adolescence, je me suis battue pour atteindre 52 kilos ; un poids que j'ai réussi à conserver seulement pendant un mois environ, en me privant de nourriture au collège. Dans la vingtaine, je pratiquais la course régulièrement, et j'ai pu maintenir mon poids à environ 57 kilos au prix de grands efforts — entre autres, en réfrénant constamment mon désir de manger des sucreries.

Après mes grossesses, comme tant d'autres femmes, je n'ai jamais pu retrouver ce poids de 57 kilos, malgré toutes mes tentatives. Encore une fois, je me suis heurtée à un autre aspect de la sagesse de mère Nature, qui a prévu un gain pondéral après l'accouchement, afin que les nouvelles mamans puissent survivre durant les périodes de disette et continuer à nourrir et à prendre soin de leur bébé.

Dans la trentaine, après avoir nourri mes deux filles durant près de quatre années, mon poids s'est stabilisé à près de 62 kilos. Durant ces années, j'ai ajouté l'entraînement avec des poids à mon conditionnement physique, et je me disais que mon gain pondéral était attribuable autant au développement de mes muscles qu'au gras.

(Les muscles sont plus lourds que le gras, mais il brûle les calories beaucoup plus efficacement.)

Finalement, au début de la quarantaine, j'ai fini par faire la paix avec mon poids et ma taille, tout en sachant que mon squelette ne serait jamais de taille 4 ! En surveillant de près mon régime alimentaire — constitué principalement d'aliments complets, de bons gras, d'une grande quantité de fruits et de légumes et de protéines maigres —, et à l'aide d'exercices réguliers, incluant l'entraînement avec des poids, j'ai réussi à maintenir les réserves lipidiques de mon organisme entre 22 et 25 % — ce qui représente un « pourcentage santé » — et mon poids à 63 kilos, plus ou moins (généralement plus). Oui, je voulais encore perdre trois ou cinq kilos, mais pour y parvenir, je n'étais pas prête à modifier davantage mon mode de vie — ou à sacrifier mes portions régulières, quoique modestes, de tartes ou de carrés au chocolat. Je suivais bien sûr mes propres recommandations et gardais mon taux de sucre sanguin stable !

Mon métabolisme décide « de n'en faire qu'à sa tête »

Puis, un mois environ après avoir fêté mon 50e anniversaire de naissance — à peu près à l'époque où mes périodes menstruelles sont devenues irrégulières —, j'ai commencé, de façon inexplicable, à prendre du poids. Chaque jour, l'aiguille du pèse-personne indiquait un demi-kilo de plus, même si je n'avais rien changé à mes habitudes alimentaires ni à mon programme d'exercices. J'étais horrifiée. Oui, horrifiée. Au cas où ce mot vous paraîtrait trop fort, laissez-moi vous expliquer. J'ai un gabarit et un taux métabolique qui pourraient facilement conduire à l'obésité si je n'étais aussi disciplinée par rapport à mon régime alimentaire et mon entraînement. Il y avait une limite, un chiffre que je ne voulais absolument pas voir apparaître en montant sur le pèse-personne, et ce chiffre était 65. Mais, en l'espace de quelques semaines, j'assistai impuissante à l'ascension de l'aiguille qui grimpa jusqu'à 67,5 kilos, soit un demi-kilo de moins que ce que je pesais à la fin de ma première grossesse !

Je devais absolument établir un nouveau plan d'action. Mais lequel? J'étais convaincue que je finirais par gagner la bataille des Ardennes et que j'allais découvrir une façon de m'alimenter avec laquelle je serais à l'aise et qui serait efficace jusqu'à la fin de mes jours. Alors, quoi encore?

La cétose et moi

J'ai décidé d'essayer une forme de restriction des glucides plus draconienne encore. J'avais peut-être laissé entrer un peu trop de glucides dans mon régime alimentaire. Je suis donc allée m'acheter un livre intitulé *Dr. Atkins' New Diet Revolution*. Deux millions d'exemplaires avaient été vendus, c'était inscrit sur la couverture[2]. Comment autant de gens auraient-ils pu se tromper? Et puis, compte tenu du lien existant entre les glucides, l'insuline et le gain pondéral (ce que j'expliquerai davantage un peu plus loin), les recherches et l'expertise clinique du Dr Atkins me paraissaient logiques[3].

J'avais aussi effectué certaines recherches sur la cétose, cet état métabolique qui s'ensuit quand vous réduisez suffisamment votre consommation de glucides et commencez à brûler vos réserves lipidiques pour puiser votre énergie. Même si les critiques affirmaient que les régimes à haute teneur en protéines pouvaient provoquer une dangereuse cétose, je savais que cet état métabolique ne présentait aucun danger pour les gens qui n'avaient pas de problèmes rénaux — du moins pendant la période de temps limitée recommandée par le Dr Atkins, et très probablement pendant des périodes beaucoup plus longues. En outre, la cétose semblait associée à une perte de poids constante et relativement rapide.

Je décidai de suivre à la lettre la diète « induction » d'Atkins pendant au moins 14 jours. Je me procurai, à la pharmacie, des bandes pour l'analyse d'urine afin de vérifier la cétose. (Des corps cétoniques, produits par la dégradation des réserves lipidiques, sont excrétés dans l'urine et peuvent être facilement analysés à la maison.) Selon Atkins, la présence de corps cétoniques dans l'urine constitue une preuve infaillible que vous brûlez du gras pour produire de l'énergie. Puis, j'ai réduit ma consommation de glucides à moins de 20 g par jour, un niveau de restriction que je n'avais jamais expérimenté auparavant.

Toujours selon Atkins, la grande majorité des gens atteignent l'état de cétose en moins de 48 heures. C'est le temps nécessaire pour que les réserves de glycogène emmagasinées dans le foie soient épuisées et que le corps commence à utiliser le gras pour produire de l'énergie. J'ai donc réduit ma consommation de glucides, j'ai attendu 48 heures, puis j'ai analysé mon urine deux à trois fois par jour. Rien. Les bandes n'ont pas viré au violet. Même si je me sentais vraiment bien et que j'avais beaucoup d'énergie, je n'ai pas atteint l'état cétonique avant d'avoir commencé à ajouter à mon régime des doses relativement élevées de suppléments de L-carnitine.

Après 10 jours complets de restriction de glucides, j'ai commencé à produire une petite quantité de corps cétoniques — les bandes d'analyse de l'urine indiquèrent la présence de « traces ». Mais je ne perdais toujours ni poids, ni centimètres au tour de taille. En fait, j'ai pris 1,3 kilo en suivant la diète « induction » d'Atkins. Mon poids s'était stabilisé à un nouveau plafond. Quelle frustration ! Je faisais de l'exercice régulièrement, je ne consommais qu'une très petite quantité de glucides, je mangeais des portions normales pour les autres aliments, et je suivais un régime amaigrissant qui avait aidé des millions de personnes à perdre du poids. Mais ça ne fonctionnait pas pour moi. Comme plusieurs autres femmes périménopausées, je me suis heurtée à un « mur métabolique » ; au mitan de la vie, notre corps semble retenir le gras « de toutes ses forces » jusqu'à ce que nous découvrions le secret de l'évacuation de ces réserves !

C'est ce à quoi je suis finalement parvenue. En l'espace de quatre mois, je suis redescendue à 63 kilos, et, après la ménopause, j'ai pu atteindre 60 kilos, un poids que j'ai maintenu grâce à un régime alimentaire strict et de l'exercice régulier.

Le programme suivant est basé sur ma propre expérience, sur les comptes rendus de milliers d'abonnées à mon bulletin ainsi que sur les recherches de pointe sur les effets de la nourriture sur la glycémie. Il est conçu pour vous aider à contrôler les cellules adipeuses qui se développent au mitan de la vie, à équilibrer vos hormones, et à protéger votre santé sur tous les plans.

SIX ÉTAPES POUR CONTRÔLER VOTRE POIDS AU MITAN DE LA VIE

Étape 1 — Conservez des taux normaux de glycémie et d'insuline

Comme bien des femmes (et des médecins), je croyais à tort que nous gagnions du poids au mitan de la vie parce que notre métabolisme ralentit, que notre corps stocke plus efficacement l'énergie sous forme de gras, et que la chute du taux d'œstrogènes entraîne une augmentation de l'appétit[4]. Or il s'avère que ces changements métaboliques, même s'ils sont bien réels, ne sont pas le résultat de la ménopause en soi, mais relèvent plutôt de l'évolution naturelle d'un processus qui a commencé bien avant cela : le stress glycémique (consécutif à un taux de glycémie trop élevé) et l'apport trop important d'insuline qu'il provoque. Voici ce qui se passe.

Quand vous mangez trop de glucides raffinés (sous forme de frites, de purée de pommes de terre, de biscuits, de crème glacée, de soda, de pain blanc, de petits pains, etc.), vous provoquez une hausse immédiate et substantielle du taux de sucre dans votre sang. Cet excès de sucre est converti en triglycérides dans le foie. Or, cet excès de sucre dans le sang cause en même temps une inflammation des parois des vaisseaux sanguins partout dans le corps, et cela commence dans les muscles squelettiques. On parle alors de « stress glycémique », un terme inventé par le Dr Ray Strand, médecin de famille, dont la recherche a montré comment le stress glycémique, s'il n'est pas traité, finit par provoquer l'apparition du syndrome X, lequel se caractérise par l'obésité centrale (un excès de gras à la taille), un risque accru de diabète de type 2, d'alopécie séborrhéique masculine (calvitie), et de maladie cardiaque.

L'excès de sucre dans le sang sur une longue période de temps mène un jour à la résistance à l'insuline. Je m'explique : L'insuline, qui est produite dans le pancréas, a comme fonction de faire passer le glucose du sang aux cellules, où il sera utilisé comme combustible. Une bonne santé dépend de la capacité du corps à produire et à utiliser la quantité adéquate d'insuline pour maintenir la glycémie à un niveau optimal et le fonctionnement normal du métabolisme. La consommation de glucides raffinés entraîne une hausse subite du taux de sucre dans le sang, ce qui incite le pancréas à sécréter de grandes quantités d'insuline pour transformer tout ce sucre. Chaque cellule du corps possède des récepteurs d'insuline en surface. Ceux-ci permettent à l'insuline d'« ouvrir la porte » et de laisser entrer le glucose dans la cellule[5]. Mais avec le temps, lorsque le taux de sucre dans le sang se maintient à un niveau trop élevé, les récepteurs d'insuline perdent la capacité de réagir à ce fardeau anormal sur le plan métabolique. Le surplus de sucre dans le sang est aussi stocké sous forme de gras, ce qui contribue à des problèmes d'insuline. Avec le temps, nos cellules deviennent insensibles aux effets de l'insuline, et un état connu sous le nom de « résistance à l'insuline » s'installe alors que de plus en plus d'insuline se déverse dans l'organisme, mais avec de moins en moins d'effets. Finalement, les tissus corporels et le pancréas ne parviennent plus à composer avec une telle surcharge de sucre dans le sang. Pratiquement toutes les cellules de notre corps sont défavorablement affectées par cet état métabolique anormal. Dans les cas les plus graves, un individu peut recevoir un diagnostic de diabète de type 2 et nécessiter des injections d'insuline pour répondre à la demande.

Environ 25 % de la population semble posséder sur le plan génétique la force nécessaire pour contrer les effets nuisibles de la surproduction d'insuline et de la résistance à l'insuline. Ces individus parviennent habituellement à rester sveltes, peu importe ce qu'ils mangent. Mais 75 % de la population n'a pas cette chance, particulièrement durant la périménopause.

La plupart des symptômes périménopausiques, tels que les saignements abondants, les crampes, les fibromes et le syndrome prémenstruel (SPM), réagiront bien à un régime alimentaire qui stabilise le taux de sucre dans le sang et l'insuline — un régime qui aidera aussi à prévenir l'inflammation cellulaire. En général, les taux d'insuline et de glycémie demeurent normaux lorsque le régime alimentaire se compose d'aliments complets non raffinés, lequel inclut des glucides ayant un indice glycémique bas ou peu élevé, tels que les fruits, les légumes et les grains entiers. L'indice glycémique est simplement une mesure du taux et du degré à partir de laquelle un aliment donné fait grimper le niveau de sucre dans le sang. Les aliments glucidiques à indice glycémique élevé — l'alcool, les féculents, les sucreries, tels les biscuits, les bonbons, les sodas, le pain blanc, et presque tous les aliments raffinés ou traités — sont rapidement métabolisés en sucre, et déclenchent un afflux d'insuline dans le sang.

Par ailleurs, les glucides ayant un indice glycémique faible se décomposent lentement, haussant le taux de sucre dans le sang à un niveau relativement faible sur une longue période de temps. Ceux-ci nécessitent, pour être métabolisés, qu'une petite quantité d'insuline.

Si l'on se place du point de vue de l'évolution, la plupart des glucides à indice glycémique élevé sont de « nouveaux » aliments qui ont rapidement envahi notre alimentation depuis le siècle dernier seulement. Avant cela, notre apport nutritif et notre métabolisme ont évolué de pair pendant des millénaires, selon un mode de vie actif qui contribuait aussi à maintenir le taux d'insuline normal.

RÉSISTANCE À L'INSULINE (SYNDROME X)

Les conditions médicales associées à la résistance à l'insuline sont regroupées sous l'appellation de « syndrome X », un terme inventé par le Dr Gerald Reaven, endocrinologue renommé de la Stanford University School of Medicine[6]. Elles comprennent :

- un risque accru de diabète de type 2[7] ;
- des taux de cholestérol anormaux[8] ;
- l'hypertension ;
- la cardiopathie : maladie coronarienne et acrosyndrome[9] ;
- l'obésité ;

- l'anovulation[10] ;
- la stimulation excessive de la testostérone ovarienne[11] ;
- le syndrome des ovaires polykystiques ;
- une pilosité excessive dans la figure, une perte de cheveux (l'alopécie séborrhéique masculine chez les femmes) ;
- l'acné de l'adulte ;
- un risque accru des cancers du sein et de l'endomètre[12].

Un régime alimentaire riche en glucides raffinés aggrave tous les problèmes de la périménopause, car il exerce un effet néfaste sur l'équilibre hormonal. Il renforce la tendance à accumuler du gras autour de la taille et au ventre (obésité centrale), ce qui favorise, en retour, la production d'œstrogènes et d'androgènes. Une obésité centrale et des taux élevés d'insuline — qui peuvent survenir même chez des femmes ayant un poids et un indice de masse corporelle (IMC) normaux — sont aussi associés à des taux élevés de triglycérides dans le sang et de faibles taux de cholestérol LDL. (Un faible taux de cholestérol LDL est l'un des premiers signes d'une surcharge en insuline. J'étais aux prises avec ce problème au début de la trentaine !) Cette situation a bien sûr des effets négatifs sur la santé du cœur, mais elle interfère également avec le mécanisme normal par lequel le corps désactive l'estradiol libre. Une augmentation relative dans la quantité d'estradiol « métaboliquement » actif dans le courant sanguin peut prendre pour cible les tissus du sein et de l'endomètre sensibles à l'œstrogène, ce qui risque de provoquer une croissance excessive de ces tissus. C'est l'une des raisons pour lesquelles l'hyperinsulinisme (l'excès d'insuline dans le sang) constitue, avec la résistance à l'insuline, un facteur de risque significatif pour le cancer du sein et le syndrome des ovaires polykystiques[13]. Des taux élevés d'insuline accroissent également la sensibilité du tissu à une protéine connue comme étant un facteur de croissance semblable à l'insuline (IGF-1), laquelle stimule la croissance du sein et d'autres tissus[14].

Les muscles squelettiques sont conçus pour brûler efficacement le sucre dans le sang, ce qui explique pourquoi le maintien d'une masse musculaire adéquate et un entraînement régulier sont des facteurs-clés dans la stabilisation du sucre sanguin. Cependant, en prenant de l'âge, les femmes font beaucoup moins d'exercice qu'elles en faisaient durant l'adolescence et dans la vingtaine, en général. Elles adoptent un style de vie beaucoup plus sédentaire ; aussi, lorsqu'elles arrivent à la périménopause, de nombreuses femmes ont remplacé leur masse musculaire par des tissus adipeux, et le surplus d'énergie, généré par la surproduction d'insuline pendant des années, a été stocké en gras — particulièrement en gras abdominal. (Le gras est moins lourd que les muscles, mais prend plus de place. C'est la raison pour laquelle tant de femmes au mitan de la vie constatent qu'elles n'entrent plus dans leurs vêtements, bien qu'elles n'aient pris aucun poids !) L'un des tout premiers signes de résistance à l'insuline est un accroissement du gras à la taille — ce pneu de rechange au milieu du corps. Les tissus adipeux sont pleins de récepteurs d'insuline de sorte que plus vous engraissez, plus il faut d'insuline pour faire entrer le sucre sanguin dans vos cellules. La simple perte de poids réussit souvent à faire disparaître chez un sujet le diabète de type 2.

Le stress glycémique et la résistance à l'insuline sont aussi associés aux brûlures d'estomac, à l'insomnie, à l'enflure, aux fringales de sucre, à la fatigue et à la somnolence excessives durant la journée — tous ces symptômes sont associés à l'inflammation des tissus qui résulte de l'interaction complexe entre l'insuline, le sucre sanguin, les hormones du stress, et les acides gras essentiels. Les personnes ayant des réserves lipidiques en trop grande quantité, parce qu'elles ont consommé pendant des années des aliments ayant un indice glycémique élevé, produisent effectivement, à partir de ces réserves, de hauts taux de substances chimiques inflammatoires, telles que l'interleukine 6 (IL-6). Conséquemment, elles sont bien souvent aux prises avec des maux et de la douleur, une prédominance en œstrogènes, et le SPM. Au final, le stress glycémique, si l'on ne s'en occupe pas, entraîne la résistance à l'insuline, et plus tard, le diabète et/ou une maladie cardiaque.

Étape 2 — Évaluez le rapport taille-hanche, l'indice de masse corporelle, et le pourcentage de réserves lipidiques

Les problèmes liés au manque d'exercice et à une consommation excessive de glucides raffinés, pendant des années, finissent par nous rattraper au mitan de la vie. Lentement, mais sûrement, notre mode de vie nous prédispose à l'obésité centrale (un excès de gras à la taille), et *cela* pose problème. Les cellules lipidiques abdominales sont plus actives sur le plan métabolique — et potentiellement plus dangereuses — que celles qui se trouvent sur les hanches et les cuisses. Le gras abdominal augmente les taux de triglycérides dans le sang, ce qui constitue un signe de résistance à l'insuline.

Ces cellules lipidiques abdominales peuvent aussi produire un excès d'androgènes et d'œstrogènes. Un corps ayant la forme typique d'une pomme présente un risque accru de développer une maladie de cœur, un cancer du sein ou de l'utérus, le diabète, des calculs rénaux, de l'hypertension, de l'arthrite, de l'incontinence, le syndrome des ovaires polykystiques, l'incontinence urinaire à l'effort, des calculs biliaires, un accident vasculaire cérébral, et l'apnée du sommeil[15].

Établir un rapport entre votre taille et vos hanches est une façon rapide d'évaluer votre niveau de risque. Mesurez la partie la plus large de vos fesses. Puis, mesurez votre taille à la partie la plus étroite de votre torse. Divisez la mesure de votre taille par la mesure de vos hanches. Un ratio santé est de 0,8 ou moins. L'idéal est 0,74. Un ratio plus grand que 0,85 est associé à tous les risques pour la santé mentionnés plus haut[16]. Le Dr Strand, un expert dans le diagnostic et l'inversion des effets de la résistance à l'insuline, préfère utiliser la mesure de la taille en centimètres, car il peut mesurer ainsi directement le gras abdominal. Si votre tour de taille fait plus que 87,6 cm, il y a de fortes chances pour que vous ayez déjà une résistance à l'insuline et que vous souffriez du syndrome métabolique.

L'indice de masse corporelle (IMC) est une autre façon de mesurer les risques pour votre santé. Pour déterminer votre IMC, repérez simplement votre poids et votre taille dans le tableau de la page suivante. Un IMC de 24 ou moins est idéal. Pour les gens qui ne fument pas et qui n'ont pas de maladie chronique, un IMC de 30 ou plus (considéré comme de l'obésité) est associé à un risque de décès prématuré qui est de deux à trois fois plus élevé qu'un IMC de 24 ou moins. Quant à ceux qui ont un IMC entre 25 et 29 (considéré comme un excès de poids, mais non comme de l'obésité), le risque de décès prématuré est tout de même de 20 à 40 % plus élevé que chez les sujets ayant un poids normal[17].

Le pourcentage de tissus adipeux est le chiffre final dont vous aurez besoin. Celui-ci peut être mesuré par votre médecin, à un centre de santé ou à votre centre d'entraînement. Bien qu'il soit possible de se procurer des outils pour mesurer vos réserves lipidiques, ceux que l'on offre sur le marché ne sont pas très précis, à mon avis. Il est possible que le pourcentage de tissus adipeux — entre 20 et 28 % pour les femmes — soit tout à fait adéquat, et que l'indice de masse corporelle soit plus élevé que 24. Cela est particulièrement vrai chez les athlètes dont la masse musculaire est très importante.

Si votre ratio taille-hanche, votre IMC, et votre pourcentage de tissus adipeux sont tous dans la zone santé du graphique, alors il ne vous reste plus qu'à modifier légèrement vos habitudes de vie pour maintenir votre poids et votre équilibre hormonal. Si tel n'est pas le cas, alors faites tout ce que vous pouvez pour abaisser votre risque. Une étude effectuée en 1999 par la Harvard Medical School a démontré que des femmes, qui avaient pris environ neuf kilos à l'âge adulte, expérimentaient un déclin de leurs fonctions physiques et de leur vitalité supérieur à celui qui est associé au fait de fumer. Le gain pondéral a aussi été associé à une augmentation de la douleur physique, quel que soit le poids initial du sujet. La raison en est que l'excès de gras produit des composés inflammatoires, par exemple des cytokines et de l'interleukine 6, lesquelles causent des dommages aux tissus et de la douleur. Heureusement, tout cela est réversible. Lorsque le poids excédentaire est éliminé, toutes les caractéristiques de santé et de vitalité s'améliorent[18]. Ce sont de très bonnes nouvelles. Vous n'avez pas besoin d'atteindre votre poids idéal; même une diminution modeste de tissus adipeux de l'ordre de deux à cinq kilos — ou encore une baisse d'un point de votre

□ Poids insuffisant ▦ Poids approprié ▦ Excès de poids ▦ Obésité

Taille (en mètres)

Masse (kilos)	1,52	1,55	1,57	1,60	1,62	1,65	1,67	1,70	1,72	1,75	1,77	1,80	1,83	1,85	1,88	1,91	1,93
45,4	20	19	18	18	17	17	16	16	15	15	14	14	14	13	13	12	12
47,6	21	20	19	19	18	17	17	16	16	16	15	15	14	14	13	13	13
49,9	21	21	20	19	19	18	18	17	17	16	16	15	15	15	14	14	13
52,1	22	22	21	20	20	19	19	18	17	17	17	16	16	15	15	14	14
54,4	23	23	22	21	21	20	19	19	18	18	17	17	16	16	15	15	15
56,7	24	24	23	22	21	21	20	20	19	18	18	17	17	16	16	16	15
58,9	25	25	24	23	22	22	21	20	20	19	19	18	18	17	17	16	16
61,2	26	26	25	24	23	22	22	21	21	20	19	19	18	18	17	17	16
63,5	27	26	26	25	24	23	23	22	21	21	20	20	19	18	18	17	17
65,7	28	27	27	26	25	24	23	23	22	21	21	20	20	19	19	18	18
68	29	28	27	27	26	25	24	23	23	22	22	21	20	20	19	19	18
70,3	30	29	28	27	27	26	25	24	24	23	22	22	21	20	20	19	19
72,6	31	30	29	28	27	27	26	25	24	24	23	22	22	21	21	20	19
74,8	32	31	30	29	28	27	27	26	25	24	24	23	22	22	21	21	20
77,1	33	32	31	30	29	28	27	27	26	25	24	24	23	22	22	21	21
79,4	34	33	32	31	30	29	28	27	27	26	25	24	24	23	22	22	21
81,6	35	34	33	32	31	30	29	28	27	27	26	25	24	24	23	22	22
83,9	36	35	34	33	32	31	30	29	28	27	27	26	25	24	24	23	23
86,2	37	36	35	34	33	32	31	30	29	28	27	26	26	25	24	24	23
88,5	38	37	36	35	33	32	31	31	30	29	28	27	26	26	25	24	24
90,7	39	38	37	35	34	33	32	31	30	30	29	28	27	26	26	25	24
93	40	39	37	36	35	34	33	32	31	30	29	29	28	27	26	26	25
95,3	41	40	38	37	36	35	34	33	32	31	30	29	28	28	27	26	26
97,5	42	41	39	38	37	36	35	34	33	32	31	30	29	28	28	27	26
99,8	43	42	40	39	38	37	36	34	33	32	32	31	30	29	28	27	27
102,1	44	43	41	40	39	37	36	35	34	33	32	31	31	30	29	28	27
104,3	45	43	42	41	39	38	37	36	35	34	33	32	31	30	30	29	28
106,6	46	44	43	42	40	39	38	37	36	35	34	33	32	31	30	29	29
108,9	47	45	44	43	41	40	39	38	36	35	34	33	33	32	31	30	29
111,1	48	46	45	43	42	41	40	38	37	36	35	34	33	32	31	31	30
113,4	49	47	46	44	43	42	40	39	38	37	36	35	34	33	32	31	30

Figure 11. L'INDICE DE MASSE CORPORELLE

IMC — peut, de façon spectaculaire, faire baisser votre pression artérielle, équilibrer vos taux hormonaux, et améliorer votre santé en général.

Étape 3 — Vérifiez les agents stressants de votre métabolisme

Dans son livre *Fight Fat After Forty* (Viking, 2000), la Dre Pamela Peeke, qui fait de la recherche aux National Institutes of Health, nous fait part de ses découvertes relatives au lien existant entre un stress toxique et un gain pondéral nocif — le type de poids qui s'accumule à l'abdomen et qui risque de provoquer le décès prématuré de la femme. Le stress toxique peut provenir de n'importe quelle situation de la vie quotidienne, mais certaines circonstances rendent cette manifestation particulièrement fréquente chez les femmes de plus de 40 ans : la résurgence de traumatismes de l'enfance ; le perfectionnisme ; les changements dans les relations, tels qu'un divorce et les soins à apporter à des proches ; le stress au travail ; une maladie chronique ou aiguë ; les régimes ; et les effets de la ménopause.

Cette explication me rejoignait parce que mon premier gain pondéral à la périménopause avait coïncidé avec l'apparition de nouveaux stress dans ma vie. L'aiguille du pèse-personne avait commencé à grimper juste avant l'Action de grâces, lorsque mon aînée est revenue du collège et que nous avons passé, pour la première fois, nos vacances en famille « désunie ». Mes filles avaient prévu passer une partie de leurs vacances avec moi, et l'autre partie avec leur père — une situation impensable pour moi, avant ce jour.

Je m'occupais aussi à temps plein d'une amie qui se remettait d'une opération majeure à la colonne vertébrale. Je préparais ses repas, j'essayais de deviner ce dont elle aurait besoin ; je la voyais souffrir terriblement, comme les médicaments n'arrivaient pas à la soulager, et je faisais tout ce qui était en mon pouvoir pour qu'elle se sente bien et qu'elle guérisse. Durant plus d'un mois, j'ai été de garde jour et nuit, avec une petite pause de temps en temps.

Rétrospectivement, je ne suis pas étonnée d'avoir pris quelques kilos durant ce temps.

Sortez votre agenda, jouez les détectives, et essayez de voir si vous traversez aussi une période de stress susceptible de vous amener à prendre du poids. Prêtez une attention particulière au danger de fin d'après-midi, lorsque les principales hormones qui nous permettent de nous protéger contre les agents stressants — la sérotonine et le cortisol — ont tendance à chuter, ce qui nous rend plus vulnérables aux émotions refoulées. En particulier, quand les réserves de sérotonine, ce neurotransmetteur qui nous permet de nous « sentir bien », ont baissé, nous sommes prêtes à ingérer n'importe quel aliment qui nous tombe sous la main — particulièrement les glucides raffinés — pour ramener cette hormone à un taux normal.

Le stress peut aussi produire un effet contraire sur le poids. L'une de mes collègues, qui traverse présentement la périménopause, a effectué récemment un voyage en compagnie de l'une de ses filles qui étudie la médecine. Elles ont assisté à un colloque médical très stimulant, puis elles sont allées explorer le Grand Canyon ensemble. Bien qu'elle n'ait pas du tout fait attention à son régime alimentaire, et qu'elle ait mangé tout ce qui lui plaisait, elle est retournée à la maison avec trois kilos en moins ! Elle m'a dit : « Je pense que mon taux de cortisol est revenu à la normale parce que pendant 10 jours, j'ai pu dormir toutes les nuits sans me réveiller et sans craindre qu'on me téléphone pour une urgence. En outre, toutes les discussions intéressantes et les promenades au soleil ont fait grimper mon taux de sérotonine ! »

Étape 4 — Faites de l'exercice

Si, généralement, vous ne faites pas d'exercice physique, il n'existe pas de meilleur moment qu'aujourd'hui pour vous y mettre. Il y a beaucoup de récepteurs d'insuline dans les muscles. Plus vous développez votre masse musculaire, plus vos muscles génèrent de la chaleur sur une base régulière, plus vous brûlez efficacement vos glucides et vos réserves lipidiques. Vous protégerez en même temps vos os et votre cœur. Vraiment, pratiquer des exercices physiques de façon régulière constitue le changement dans votre style de vie qui est le plus susceptible de vous faire perdre du poids de façon permanente. Je recommande un minimum de 30 minutes d'exercices soutenus, au moins cinq fois par semaine.

Si vous faites déjà de l'exercice, changez votre programme. Tout comme moi, vous vous retrouverez peut-être un jour aux prises avec un blocage métabolique, même si vous avez déjà changé votre alimentation et faites de l'exercice régulièrement. Généralement, lorsque cela se produit, c'est parce que votre corps s'est ajusté à votre niveau d'activités — tout comme il est possible de maintenir votre poids avec aussi peu que 1 000 calories par jour —, et le taux métabolique de votre organisme diminue simplement pour s'ajuster à la perception d'être sous-alimenté.

Afin d'obliger vos cellules adipeuses récalcitrantes à se départir de leurs réserves, vous devez les désorienter un petit peu. Essayez de pratiquer une série d'exercices différents qui requièrent la participation d'autres muscles. Si vous pratiquiez la marche, essayez un simulateur d'escalier, un appareil d'entraînement elliptique, l'entraînement avec poids, ou le ski de fond sur un appareil. L'idée est d'amener votre corps à sortir de ses habitudes métaboliques.

Personnellement, j'ai dû augmenter l'intensité et la longueur de mes séances d'entraînement avec poids, tandis que je réduisais le nombre de mes promenades — une activité qui était devenue trop facile, car je transpirais à peine. L'entraînement avec poids était beaucoup plus intense. Avec le temps, ce changement s'est avéré bénéfique.

Étape 5 — Faites vérifier votre thyroïde

Environ 25 % des femmes développent ou ont déjà des problèmes de thyroïde au début de leur périménopause. Un taux excessif d'œstrogènes, comparativement au taux de progestérone, peut ralentir le fonctionnement de la thyroïde, tout comme un taux excessif d'hormones de stress. Ces problèmes sont très fréquents durant la périménopause. Le ralentissement du fonctionnement de la thyroïde est relié à la diminution du taux métabolique. Si vous souffrez d'un problème thyroïdien (fatigue, gain pondéral, extrémités froides, amincissement des cheveux ou constipation), faites examiner votre glande thyroïde. C'est ce que j'ai fini par faire lorsque mon métabolisme a ralenti, et j'ai alors découvert que mon taux d'hormones thyroïdiennes correspondait à ce qu'on appelle de l'« hypothyroïdie subclinique » — laquelle se caractérise par un taux normal d'hormones thyroïdiennes dans le sang, mais un taux de TSH (thyréostimuline) légèrement élevé. Je n'avais que le gain pondéral comme symptôme. J'ai commencé à prendre de très faibles doses d'hormones thyroïdiennes — la thyroxine (T_4) et la triiodothyronine (T_3) — pendant environ deux ans, après quoi, la situation est redevenue normale. (Bien que la plupart des médecins ne prescrivent que la lévothyroxine, beaucoup de femmes réagissent mieux à la combinaison de la T_3 avec la T_4 — une combinaison que l'on peut se procurer dans les pharmacies magistrales.) Je ne puis dire si ce sont les hormones thyroïdiennes substitutives qui ont provoqué la diminution de mon poids, car j'avais aussi changé ma pratique régulière d'exercices et diminué ma consommation de sucres raffinés. De plus, mon niveau de stress avait beaucoup diminué lorsque les vacances ont pris fin et que mon amie a recouvré la santé. Finalement, j'ai pu cesser complètement de prendre des hormones thyroïdiennes substitutives.

Étape 6 — Mettez fin à l'inflammation cellulaire

La première cause de l'inflammation cellulaire — et de toutes les maladies et symptômes qui lui sont associés —, ce sont les aliments raffinés et une alimentation à indice glycémique élevé comportant les caractéristiques suivantes :

- Trop de glucides raffinés entraînent une surproduction d'insuline. Un excès d'insuline favorise la production de substances inflammatoires, comme la prostaglandine F2-alpha et les cytokines.

- Des carences en acides gras polyinsaturés appelés « gras oméga-3 ». Ils sont essentiels au fonctionnement de presque toutes les cellules du corps, particulièrement celles du système nerveux, du cerveau, des yeux et du système immunitaire. Les oméga-3 font aussi diminuer l'inflammation cellulaire. Les taux habituels d'ADH (acide docosahexaénoïque), un gras oméga-3 particulièrement important, sont plus faibles de 40 %, en moyenne, chez les Américaines comparativement aux Européennes.
- Un surplus d'acide gras trans, provenant habituellement de la margarine et de la graisse à usage domestique, qui augmente l'inflammation cellulaire. (*Voir la page 300*)
- Des carences en micronutriments, lesquels sont nécessaires pour combattre l'inflammation cellulaire. Une insuffisance de vitamine C, de vitamine B_6 et de magnésium, par exemple, favorise la surproduction de substances pro-inflammatoires.

Le stress persistant est aussi un facteur d'inflammation cellulaire. Il entraîne une surproduction d'adrénaline et de cortisol, des hormones du stress qui favorisent l'inflammation cellulaire. La caféine, qui est souvent utilisée pour soulager les effets du stress et de la fatigue, a le même effet. Si vous suivez le programme alimentaire décrit un peu plus bas, lequel permet d'équilibrer les hormones, ajoutez à votre alimentation des antioxydants (*voir à la page 305*), et abaissez consciemment votre niveau de stress par la méditation, la relaxation et l'exercice régulier — vous arriverez ainsi à mettre fin à l'inflammation cellulaire.

PROGRAMME ALIMENTAIRE POUR ÉQUILIBRER LES HORMONES

Compte tenu du style de vie de la plupart des femmes périménopausées à notre époque, on comprend facilement pourquoi les taux d'insuline et d'œstrogènes oscillent constamment, ce qui engendre un risque accru de développer toutes sortes de problèmes allant de la cardiopathie à l'hypertension, en passant par l'arthrite et le cancer du sein. Heureusement, en suivant le programme alimentaire suggéré dans ce livre, vous n'aurez pas à attendre longtemps avant de vous sentir mieux. En quelques jours, vous remarquerez probablement que votre sommeil s'améliore, que votre excès de gras commence à s'éliminer, que différents symptômes gênants sont en voie de disparaître, et que votre peau resplendit de santé. En même temps, le risque que vous contractiez des maladies liées au vieillissement diminuera.

Prenez au moins trois repas par jour

Plusieurs femmes sautent le petit déjeuner et le déjeuner, afin de pouvoir consommer des mets riches en calories au dîner. Le problème avec cette approche est que le taux métabolique atteint naturellement un sommet à midi, puis il diminue peu à peu par la suite. Aussi, les aliments que vous consommez le soir risquent bien plus d'être stockés dans vos tissus adipeux comparativement aux aliments mangés plus tôt dans la journée. Voilà une autre raison pour laquelle vous ne pouvez vous permettre de sauter des repas pour contrôler votre poids : il est bien connu qu'avec le temps, les diètes yo-yo et les jeûnes périodiques abaissent votre taux métabolique global, ce qui fait en sorte que le corps devient alors si efficace sur le plan métabolique qu'il peut conserver le même poids, même si le sujet adopte un régime alimentaire à très faible teneur en calories. C'est pourquoi, lorsque j'ai pris du poids au mitan de la vie, une restriction sévère des calories ne pouvait constituer une option pour moi. Je m'étais trop souvent privée de nourriture durant l'adolescence et la vingtaine ; j'avais même jeûné. J'avais toujours eu un taux métabolique relativement lent, et à cette étape du milieu de la vie, il ralentissait davantage. Je ne pouvais plus courir le risque que se produise un nouveau ralentissement. Il est clair aussi qu'une diète sévère produit souvent une diminution de la masse corporelle maigre, si bénéfique, sans nécessairement abaisser les réserves lipidiques de l'organisme. Cela signifie qu'après une période de restriction alimentaire sévère, vous pouvez vous retrouver avec un pourcentage de tissus adipeux supérieur à ce qu'il était avant de commencer votre régime amaigrissant.

Pour la plupart des femmes en période de périménopause, il est préférable de conserver un taux de sucre dans le sang stable durant toute la journée en prenant de fréquents repas plus légers. Je recommande fortement de prendre une collation dans l'après-midi, vers 16 h, au moment où le taux de sucre dans le sang, l'humeur ainsi que la sérotonine ont tendance à dégringoler. Ce casse-croûte vous empêchera de trop manger le soir, quand vous revenez à la maison. (Sinon, vous risquez de commencer votre repas du soir dès votre arrivée à la maison, puis de le terminer au moment de vous mettre au lit, dans une tentative désespérée de compenser une journée entière de privation.)

Pour relever avec succès les défis métaboliques du mitan de la vie, vous devez vous armer de patience. Vous devrez également changer votre façon de penser par rapport aux régimes amaigrissants. En d'autres mots, vous devez réaliser que votre nouveau métabolisme exige que vous adoptiez une nouvelle façon de vivre et de vous alimenter, et non un autre régime amaigrissant à action rapide. (J'en ai moi-même fait l'expérience en essayant le programme d'induction Atkins.)

Concentrez votre attention sur la grosseur des portions, et non sur les calories

Au lieu de compter les calories, appliquez-vous à manger des aliments ayant la meilleure qualité possible, en plus petites portions. Joignez vos mains pour former une coupe, et placez-les devant vous. Cette coupe représente la capacité de votre estomac. Limitez votre consommation à la quantité d'aliments qui pourrait être contenue dans ce volume, à chaque repas ou collation. En général, le fait de trop manger, quels que soient les aliments, génère un excès d'insuline. Habituellement, les portions d'aliments dans les restaurants américains sont beaucoup plus grosses que celles qui sont servies en Europe. C'est d'ailleurs l'une des raisons pour lesquelles les Américains ont tant de kilos en trop comparativement aux Européens. (La situation est en train de changer, toutefois, car l'obésité est devenue un problème planétaire !) Dans un restaurant près de chez moi, par exemple, le plat que je commande habituellement est composé de deux moitiés de poitrine de poulet. Je n'en mange toujours qu'une seule, et j'apporte l'autre morceau à la maison pour un autre repas.

Afin de conserver un poids stable, j'ai dû diminuer ma ration alimentaire totale, éliminer les farines la plupart du temps (*voir plus bas*), ne prendre qu'un seul dessert par semaine, prendre mon plus gros repas de la journée à l'heure du déjeuner, manger très légèrement au dîner, et augmenter le temps alloué à l'exercice physique.

Consommez des protéines à chaque repas

Cela signifie de manger des œufs, du poisson, de la viande maigre, des produits laitiers, ou encore de remplacer les protéines animales par une diète végétarienne, en consommant par exemple des protéines de soja en poudre, du petit-lait en poudre, des fèves de soja entières, du tofu ou du tempeh. Les fèves contiennent des protéines, mais une grande quantité de glucides également. Bien que les glucides contenus dans les fèves aient tendance à se situer à l'extrémité la plus basse de l'indice glycémique, ces quantités peuvent tout de même être trop élevées pour certaines femmes durant la périménopause. Pour d'autres, tout est parfait. Vous devez faire votre propre évaluation.

Les besoins en protéines varient d'une personne à l'autre, selon la taille et l'activité physique pratiquée. Plus vous avez une forte stature et une vie active, plus grands seront vos besoins. En règle générale, si vous avez tendance à prendre du poids au mitan de la vie, vous devriez adopter un régime alimentaire constitué d'environ 40 % de protéines, 35 % de glucides à faible indice glycémique, et 25 % de matières grasses. Vous n'êtes pas tenue de suivre à la lettre cette recommandation à chacun des repas et collations, mais c'est une moyenne que vous devriez essayer de conserver sur une période d'une semaine environ[19].

Si vous êtes prédisposée à contracter une maladie, incluant le cancer, lequel est stimulé par un excès d'œstrogènes, ce serait une bonne chose d'augmenter encore plus votre consommation de protéines. Les protéines peuvent vraiment abaisser ce risque. Voici comment : lorsque le foie, les tissus adipeux et les ovaires métabolisent l'œstrogène, ils utilisent un système d'enzymes connu sous le nom de « cytochrome P450 ». Un régime alimentaire riche en protéines augmente l'activité du système P450 en entier, contribuant ainsi à protéger votre organisme d'une trop grande stimulation en œstrogènes. Les résultats d'une recherche indiquent que les sujets dont le régime était composé de 44 % de protéines, de 35 % de glucides, et de 21 % de matières grasses ont vu un profond changement s'opérer quant à la capacité de leur organisme à désactiver un excès d'œstrogènes[20].

Diminuez votre consommation de glucides raffinés à indice glycémique élevé, dont l'alcool

N'oubliez pas ceci : les glucides ne sont pas tous égaux. Un gramme de glucides provenant du sucre raffiné n'a pas le même effet métabolique que la même quantité de glucides issus des myrtilles.

Stabilisez votre taux de sucre sanguin et vous aurez :

- plus d'énergie ;
- la capacité de faire de l'exercice de façon soutenue ;
- l'esprit lucide ;
- la capacité de développer vos muscles ;
- moins faim — et la capacité de contrôler la taille des portions *et* les fringales ;
- moins de symptômes liés au syndrome prémenstruel ;
- moins de bouffées de chaleur ;
- une peau de meilleure apparence ;

- les yeux clairs sans cernes ou bouffissures ;
- un sommeil plus profond et régénérateur ;
- une humeur stable et un optimisme accru.

Vous connaîtrez le succès dans la mesure où vous mangerez des aliments ayant un indice glycémique faible. L'indice glycémique a été créé afin de mesurer la hausse du taux de sucre dans le sang après avoir consommé un repas à base de glucides, en utilisant le pain blanc comme point de référence. Le pain blanc a un indice glycémique de 100, tandis que l'indice glycémique du maïs est de 54, celui d'une pomme est de 38, et celui d'un avocat est de zéro. La règle générale est que les aliments blancs et traités ont un indice glycémique très élevé, tandis que les aliments complets et riches en protéines ont généralement un indice glycémique faible.

Éliminez de votre régime alimentaire autant de glucides raffinés que vous le pouvez. Cela signifie de supprimer le riz blanc, les pâtes et les aliments à base de farine blanche, tels que les muffins, les brioches, les bagels, les biscuits, les croissants, les baguettes, les craquelins, les croustilles et les bretzels. Vous devez aussi éliminer les boissons gazeuses, qui ne sont rien d'autre que de l'eau sucrée. Vous pouvez prendre de temps à autre une boisson gazeuse à faible teneur en sucre, si vous n'êtes pas sensible à l'aspartame. (*Voir le chapitre 10.*)

Cela implique également d'éliminer ou de diminuer considérablement votre consommation d'alcool, sous toutes ses formes : les boissons au vin, le vin, la bière, et les boissons très alcoolisées. L'alcool n'est rien d'autre que du sucre sous une forme si facile à absorber que ses effets se font sentir en quelques minutes dans le cerveau. L'une des premières choses que les femmes remarquent lorsqu'elles éliminent de leur régime les calories vides de l'alcool est une diminution de poids très rapide. Plusieurs voient également leurs bouffées de chaleur disparaître en même temps. Cela vient du fait que l'alcool influe de façon significative sur le métabolisme des œstrogènes, et provoque presque immédiatement un déséquilibre hormonal — un excès d'œstrogènes dans le sang par rapport à la progestérone.

Vous devez aussi éliminer ou réduire considérablement votre consommation de sucreries : bonbons, biscuits, gâteaux, pâtisseries et crème glacée. Vous voudrez peut-être en consommer dans des occasions particulières, mais lorsque votre taux de sucre dans le sang sera équilibré, vous découvrirez que votre désir frénétique pour ces aliments diminuera de façon spectaculaire et vous n'éprouverez plus autant de satisfaction après les avoir mangés.

Rappelez-vous que votre corps a la capacité de brûler les matières grasses emmagasinées et de maintenir l'insuline et le taux de sucre dans le sang à un niveau normal, à condition que vous ne consommiez pas de « mauvais » glucides en quantité excessive. Si vous le faites, l'excès de sucre dans le sang sera stocké sous forme de gras, lequel s'accumulera non seulement sur vos hanches, mais aussi en d'autres endroits, comme les artères, le cœur et le cerveau.

SI VOUS ÊTES ACCRO AUX GLUCIDES

Les femmes qui ont grandi dans une famille dysfonctionnelle ou alcoolique peuvent avoir développé une constitution chimique du cerveau et du corps excessivement sensible aux effets des aliments, et tout particulièrement, à une substance neurochimique appelée « sérotonine ». La sérotonine est libérée très rapidement dans le cerveau quand vous mangez des aliments riches en glucides, tels que la plupart des céréales pour le petit déjeuner ou les biscuits. Après avoir mangé quelques biscuits ou croustilles, les personnes qui ont développé une véritable dépendance aux glucides ne peuvent s'arrêter d'en consommer. Elles ne semblent pas posséder ce mécanisme normal qui entraîne une sensation de satiété, parce que la nourriture est utilisée comme une drogue pour apaiser la douleur émotionnelle. Si vous vous reconnaissez dans cette description, je vous recommande de consulter un des livres suivants :

Potatoes, Not Prozac, de Kathleen DesMaisons (Simon & Schuster, 1999).

The Sugar Addict's Total Recovery Program, de Kathleen DesMaisons (Ballantine, 2000).

Holy Hunger : A Memoir of Desire, de Margaret Bullitt-Jonas (A. A. Knopf, 1999).

Consommez les produits céréaliers avec précaution

Même après avoir éliminé de votre régime tous les grains raffinés, vous pouvez malgré tout avoir des problèmes avec le blé entier, le seigle entier, les grains entiers d'avoine, ou la farine de millet. Une série de recherches récentes tout à fait fascinantes laisse entendre que les maladies dégénératives affectant présentement la race humaine sont apparues au moment où l'on a commencé à pratiquer l'agriculture un peu partout sur la planète. (Des études menées en paléoarchéologie ont montré que plusieurs habitants de l'Égypte ancienne étaient aux prises avec des problèmes d'obésité et de caries dentaires — conséquences d'un régime alimentaire à base de céréales, ce qui était pratiquement absent chez les cueilleurs-chasseurs.

Plusieurs personnes sensibles aux glucides découvrent que le fait de consommer des produits céréaliers les incite à manger de façon boulimique. Cela m'est arrivé en mangeant du riz brun — un « aliment santé » que je consommais régulièrement, mais que j'ai dû éliminer complètement de mon alimentation. Il m'a fallu également renoncer à presque toutes les sortes de pain de grains entiers, même les pains sans levain. (Un certain courant de pensée prétend que le pain à la levure est difficile à digérer parce que la levure aurait tendance à proliférer dans les intestins. Le pain sans levain est mieux toléré par beaucoup de personnes, mais il y a des exceptions. J'ai tendance à me sentir l'estomac lourd et à avoir des ballonnements à l'heure du déjeuner si je mange une simple tortilla au blé entier et sans levure, sous forme de sandwich roulé.) Avec le recul, je me rends compte que la consommation excessive de pain a été une source de problèmes pour moi pendant des années. Puis, à la périménopause, mon corps a fini par dire : « C'est assez ! »

Mangez une grande variété de fruits et de légumes frais quotidiennement

Ayez comme objectif de consommer au moins cinq portions par jour — et davantage en été, comme il est facile de se procurer des fruits et des légumes. Souvenez-vous qu'une portion est aussi peu que 115 g ou ½ tasse, selon les cas. Les fruits et les légumes les meilleurs pour la santé sont aussi ceux qui sont les plus colorés. C'est que les pigments de ces aliments, comme les carotènes ou autres caroténoïdes, sont des antioxydants puissants. Allez-y pour le brocoli ; les poivrons rouges, jaunes et verts ; les tomates ; les légumes à feuilles foncées, tels que le chou cavalier, le chou frisé et les épinards. Comparées à 40 autres fruits et légumes, les myrtilles aux riches pigments détiendraient, semble-t-il, la plus forte concentration d'antioxydants.

Les recherches nous portent à croire que la teneur en caroténoïdes des tissus est peut-être le facteur le plus significatif relativement à la durée de vie des primates, y compris les humains[21]. Bien que le bêta-carotène (le précurseur de la vitamine A présent dans les carottes et autres légumes jaunes et oranges ainsi que dans les légumes au feuillage vert foncé) ait reçu un maximum d'attention, et bien qu'il soit le caroténoïde que l'on retrouve le plus souvent dans les multivitamines, les autres carotènes qui ont peu ou pas d'activités vitaminiques de type A offrent une protection antioxydante beaucoup plus grande. L'alpha-carotène (généralement présent dans les mêmes aliments à teneur en bêta-carotène) est un antioxydant environ 38 % plus fort et 10 fois plus efficace pour combattre le cancer du foie, de la peau ou des poumons chez les animaux[22]. Plus puissant encore est le lycopène, ce pigment rouge présent dans les tomates. Certaines études font état d'une réduction de 50 % de tous les types de cancers chez les Américaines âgées qui consomment beaucoup de tomates[23]. Comme la transformation des aliments ne détruit pas le lycopène, le jus de tomate et les tomates en conserve offrent la même protection.

Chaque jour, la liste des bienfaits provenant des antioxydants naturels contenus dans les aliments riches en pigment s'allonge. Ils contribuent à équilibrer les hormones, à protéger l'épiderme contre les dommages du soleil, à garder le teint et les yeux brillants, à maintenir en bonne santé les parois des vaisseaux sanguins, et à prévenir les varices. Ils stimulent également le système immunitaire et aident l'organisme à combattre le cancer et autres maladies dégénératives.

En plus d'être une bonne source de fibres hypocholestérolémiantes, les fruits et les légumes sont aussi riches en lignanes, lesquelles sont transformées en phytohormones, aidant ainsi à équilibrer le taux hormonal et à métaboliser l'excès d'œstrogènes dans l'organisme. Les graines de lin constituent de loin la meilleure source de lignanes ; elles sont aussi très riches en acides gras oméga-3, des substances essentielles à l'organisme. (*Voir pages 298-299.*)

Les fruits et les légumes à indice glycémique élevé, tels que les pommes de terre, le maïs et les bananes, contiennent beaucoup de nutriments, bien que leur teneur en antioxydant ne soit pas aussi élevée que celle des aliments mentionnés précédemment. Vous n'êtes pas obligée de les éliminer complètement. Souvenez-vous seulement que plus ils sont transformés, plus leur indice glycémique est élevé. Une pomme de terre au four est un aliment complètement différent d'une croustille ou d'une frite, et elle est bien meilleure pour la santé. Et un épi de maïs frais, en saison, représente un bien meilleur choix que le maïs crémeux en conserve, auquel on ajoute souvent du sucre, sous forme de sirop de maïs, en cours de transformation. Bien que les légumes frais constituent toujours le meilleur choix, les recherches ont montré que même les variétés de légumes en conserve ou surgelés contiennent tout de même plusieurs nutriments.

COMMENT CALMER VOS FRINGALES DE SUCRE

Pendant que vous modifiez votre régime de façon à réduire votre consommation de sucre, vous pouvez aider à équilibrer la biochimie de votre cerveau et à apaiser vos envies frénétiques de sucre en prenant de l'acide L-glutamique, un supplément qui contribue à prévenir la fatigue mentale résultant du sevrage du sucre. (Prenez-en 1 g par jour, à l'heure du déjeuner.) Selon certains chercheurs, l'acide L-glutamique aiderait les alcooliques à éviter l'alcool — le summum de l'excitation procurée par le sucre[24].

Les édulcorants de synthèse peuvent aussi aider à calmer les fortes envies de sucre chez certaines femmes. Chez d'autres, ils peuvent aggraver le problème. Le stevia est celui que je préfère. Le stevia est un édulcorant naturel fabriqué à partir d'extrait de feuilles d'une plante originaire d'Amérique du Sud appelée « stevia rebaudiana». On peut généralement trouver cette plante dans les magasins d'aliments naturels, soit en liquide ou en poudre (feuilles pulvérisées), et son goût est légèrement amer à trop fortes doses. (Je l'utilise pour sucrer la traditionnelle purée de canneberges à l'Action de grâces, et personne n'a vu de différence jusqu'à présent.) Sous forme liquide ou chauffée, le stevia est stable également. Bien que j'aie le sentiment que d'autres édulcorants artificiels sont tout à fait sécuritaires, ils n'ont pas passé l'épreuve du temps. Il est donc préférable de les utiliser avec parcimonie.

Certaines femmes trouvent que l'utilisation d'édulcorants artificiels les incite à manger davantage. Ce n'est pas mon cas. Même si certaines autorités en la matière nous suggèrent d'éliminer tous les édulcorants artificiels, je ne suis pas prête à le faire, et ne le serai peut-être jamais. En tout cas, je sais que ceux-ci sont meilleurs pour la santé que les biscuits et autres desserts que j'avais l'habitude de consommer régulièrement.

Consommez des gras santé chaque jour

Durant les années 1980 et au début des années 1990, au moment où l'engouement du «faible en gras» a atteint des sommets inégalés, de plus en plus de patientes ont commencé à se plaindre de leur peau cireuse, de leurs ongles cassants, de gain pondéral, de difficultés à combattre les infections, d'incapacité à se concentrer, et de fatigue. Aucune de ces femmes ne consommait suffisamment de gras santé, ayant été endoctrinée et conditionnée à penser que toute forme de gras était néfaste. Aujourd'hui, nous pensons différemment.

Les acides gras essentiels (AGE) sont indispensables au développement et à la santé de l'être humain. Nos corps ne peuvent synthétiser les AGE, c'est pourquoi nous devons les retrouver dans notre alimentation. Il y a deux principaux types d'acides gras essentiels : les acides gras oméga-6 et les acides gras oméga-3. Les oméga-6 se retrouvent en quantité relativement importante dans les aliments que nous consommons. Par contre, le régime alimentaire américain actuel est terriblement pauvre en oméga-3. Nos choix alimentaires sont en partie responsables de cette situation, avec des acides gras trans et des glucides raffinés qui supplantent souvent les omégas-3. De plus, à cause de nos pratiques agricoles, le gras présent dans les œufs et la viande est loin de contenir le pourcentage d'acides gras oméga-3 qu'il possédait autrefois. Les animaux de la ferme qui consomment des herbages naturels au lieu de grains ont une constitution plus saine et sont beaucoup plus minces. Les animaux, tout comme les humains, deviennent gras lorsque leur régime alimentaire se compose en majeure partie de grains, particulièrement s'ils ne peuvent se déplacer librement.

QU'EST-CE QUE JE DEVRAIS BOIRE ?

La réponse est simple : de l'eau, tout bonnement. Trop de femmes évitent de boire de l'eau croyant à tort qu'elles prendront du poids si elles en boivent trop. Puis, elles finissent par être déshydratées, si bien que leur peau s'en ressent. En réalité, vous avez besoin de beaucoup d'eau pour aider votre organisme à éliminer les produits de dégradation du gras si vous essayez de perdre du poids.

Si vous n'aimez pas du tout l'eau ordinaire, prenez des eaux embouteillées à saveur de lime ou autre. Le thé glacé est un autre choix santé. Je conserve toujours au réfrigérateur un pichet de thé vert décaféiné. Il contient beaucoup d'antioxydants ainsi que des phytohormones reconnues pour régénérer le tissu osseux. Vous pouvez aussi boire à l'occasion des jus de fruits dilués (surveillez les glucides — c'est facile de boire trop de jus). Un mélange composé d'une moitié d'eau gazeuse et d'une moitié de jus de fruits a bon goût, et remplace avantageusement un cocktail. Un soda faible en calories de temps à autre ne vous fera pas de mal à moins que vous ne soyez sensible à l'aspartame.

La carence en oméga-3 commence souvent dans l'utérus, alors que la mère, qui constitue la seule source de ce gras pour le fœtus, souffre probablement déjà de cette carence. Idéalement, les acides gras oméga-3, particulièrement celui qu'on appelle « ADH », se retrouvent en abondance dans le lait maternel ; mais l'ADH est absent de la préparation lactée pour nourrisson utilisée aux États-Unis et au Canada. De plus en plus de chercheurs établissent un lien entre la carence en ADH et le trouble déficitaire de l'attention, qui touche un grand nombre de personnes, tant chez les enfants que chez les adultes. L'existence de cet acide gras essentiel expliquerait aussi en partie pourquoi les enfants nourris au sein ont un quotient intellectuel plus élevé que les enfants nourris avec une préparation lactée[25]. On a noté une amélioration très encourageante de la capacité d'apprentissage et de la stabilité émotive, autant chez les enfants que chez les adultes, après avoir ajouté à leur alimentation des suppléments d'acides gras oméga-3.

Outre leur rôle dans le fonctionnement du système nerveux et du cerveau, les oméga-3 favorisent aussi la production de substances connues sous le nom d'« eicosanoïdes » de séries 1 et 3, lesquels contribuent à bloquer les effets de l'inflammation cellulaire. Il n'est donc pas étonnant que des études aient montré que les suppléments d'acides gras oméga-3, ajoutés aux aliments ou sous forme de comprimés, contribuaient à soulager certaines conditions associées au déséquilibre des eicosanoïdes, dont l'arthrite, le SPM, l'eczéma, la sensibilité des seins, l'acné, le diabète, les ongles fragiles, les cheveux minces et cassants, le psoriasis, la peau sèche, et le déséquilibre des hormones sexuelles si fréquent durant la périménopause.

Voici de bonnes sources d'oméga-3 : les graines de citrouille, de tournesol et de lin, l'huile de lin, le chènevis et l'huile de chènevis, les abats, les poissons d'eau froide, les suppléments d'huile de poisson, et les suppléments d'ADH (acide docosahexanoïque). Les noix en sont aussi une bonne source en plus de constituer une bonne collation faible en glucides — j'en apporte au cinéma au lieu d'acheter du maïs soufflé riche en glucides. Assurez-vous simplement de les consommer avec modération — pas plus d'une poignée, une ou deux fois par jour.

Les acides gras trans : les méchants acteurs dans l'univers des gras

Les gras les plus dangereux sont les acides gras trans — des gras et des huiles partiellement hydrogénés que l'on ne retrouve nulle part dans la nature. Ils sont présents dans les graisses végétales et la margarine, lesquelles sont fabriquées en incorporant de l'hydrogène dans l'huile végétale liquide à des températures et à un niveau de pression très élevés. Les acides gras trans contribuent directement à la surproduction des eicosanoïdes pro-inflammatoires, et par conséquent, contribuent au développement du cancer et des maladies du cœur.

Malheureusement, les acides gras trans sont ajoutés à presque tous les aliments cuits au four sous emballage sous prétexte qu'ils rancissent moins rapidement que les gras non traités, ce qui permet de prolonger la durée de conservation du produit. Comme de tels produits ont toujours une très haute teneur en glucides raffinés, il est préférable de les éliminer simplement de votre vie. (Si vous en achetez de temps en temps, faites une petite prière avant de les manger.) La bonne nouvelle est que les fabricants d'aliments doivent dorénavant indiquer sur les étiquettes la teneur en acides gras trans de leurs produits.

Les gras saturés : une menace surévaluée

Le gras saturé n'est pas le grand coupable ainsi qu'on l'a désigné, du moins en ce qui concerne la maladie du cœur. Si vous suivez un régime qui maintient votre insuline et votre taux de sucre dans le sang à un niveau normal, alors le gras saturé ne devrait pas faire problème. Après tout, l'épidémie de maladies du cœur n'a commencé dans ce pays qu'après l'apparition de la margarine et de la graisse végétale — qui sont des acides gras trans, et non des gras saturés — dans notre alimentation au cours des années 1940. Avant cela, le saindoux et le beurre étaient largement utilisés, et les maladies du cœur étaient rares. Certaines femmes, cependant, sont sensibles à l'acide arachidonique présent dans les produits laitiers, les œufs et le bœuf, lequel contribue à l'inflammation cellulaire, et par ricochet, aux crampes menstruelles et à l'arthrite. Mais il suffit d'éliminer ces derniers pour que les symptômes disparaissent. D'autres femmes n'ont pas de problèmes de ce genre. Comme pour tout le reste, je vous suggère de consommer les gras saturés avec modération.

Vous n'êtes pas obligée de compter les grammes de gras que vous consommez, si vous conservez votre taux de glucides relativement bas. Si la production d'insuline n'est pas excessive, le gras que vous consommez ne sera pas emmagasiné sous forme de gras. Mais aussitôt que le gras est combiné à du sucre ou à de l'amidon — dans un beignet, par exemple —, les kilos s'accumulent!

Les huiles à cuisson et à salade

La plupart des huiles à salade et à cuisson contiennent des acides gras oméga-6, et comme un excès d'oméga-6 peut conduire à la surproduction d'éléments chimiques pro-inflammatoires dans les cellules, je vous suggère de limiter leur utilisation. Remplacez-les par l'huile de lin ou l'huile d'olive aussi souvent que possible. (L'huile d'olive est un acide gras oméga-9 mono-insaturé dont les effets métaboliques sont neutres quand les eicosanoïdes sont équilibrés.) Vous pouvez aussi utiliser une petite quantité de beurre clarifié — appelé «beurre de ghee» — pour la cuisson, car il ne noircit pas. Pour préparer ma vinaigrette préférée, je mélange un peu de vinaigre balsamique avec de l'huile d'olive de très bonne qualité. Pour varier, essayez une huile de sésame légère ou des huiles de noix.

FAITES VOTRE PROPRE ÉDUCATION

Tous les livres cités ici contiennent des menus et des recettes qui ont aidé des milliers de femmes à perdre du poids ou à conserver un poids stable. Ces outils vous aideront à équilibrer vos hormones ainsi que votre taux d'insuline, et à diminuer l'inflammation cellulaire. Je vous recommande d'aller dans une bibliothèque ou une librairie et de jeter un coup d'œil sur quelques-uns de ces livres. Puis, choisissez celui qui vous attire le plus.

The MidLife Miracle Diet, d'Adele Puhn (Viking, 2003).

Toute la vie en bonne santé, de Ray Strand (Éditions du trésor caché, 2006).

Schwarzbein Principle Cookbook, de Diana Schwarzbein, Nancy Deville, et Evelyn Jacob Jaffe (Health Communications, 1999).

Recipes for Change: Gourmet Wholefood Cooking for Health and Vitality at Menopause, de Lissa DeAngelis et Molly Siple (Dutton, 1996).

The No-Grain Diet, de Joseph Mercola avec Alison Rose Levy (Dutton, 2003).

Indice glycémique, de Jennie Brand-Miller, Thomas Wolever, Stephen Colagiuri et Kaye Foster-Powell (Marabout, 2006).

Eating Well for Optimum Health: The Essential Guide to Food, Diet, and Nutrition, de Andrew Weil (Knopf, 2000).

Le programme chasse-kilos, de Anne Louise Gittleman (Éditions du Roseau, 2007).

LE PROGRAMME REDÉMARRAGE

Pour un programme rapide, mais scientifiquement éprouvé et destiné à vous aider à en finir avec les montagnes russes du sucre, je recommande le programme REDÉMARRAGE d'USANA. Cette cure de cinq jours, riche en fibres, est conçue pour abaisser l'inflammation des tissus, éliminer le stress glycémique, et redémarrer votre métabolisme. Personnellement, je l'ai trouvée très efficace à l'instar de milliers d'autres personnes.

Voici comment fonctionne le programme : vous buvez trois laits fouettés par jour, un à chaque repas, vous mangez une tablette nutritionnelle au milieu de l'avant midi et de l'après midi en guise de collation, et vous consommez une portion de fruit et une portion de légume à n'importe quel moment de la journée. (Tous les laits fouettés et toutes les tablettes nutritionnelles à faible indice glycémique dont vous avez besoin pour suivre le programme de cinq jours sont inclus dans la trousse de redémarrage, de même qu'une quantité suffisante de vitamines à forte puissance — les mêmes vitamines que j'ai intégrées dans mon régime quotidien.) Vous devez aussi boire entre 8 et 10 verres d'eau par jour en plus de faire de l'exercice modérément (par exemple, marcher de 20 à 30 minutes, ou pratiquer la série d'exercices de 30 minutes enregistrés sur la vidéo qui accompagne le programme). Bien que certaines femmes ressentent une faim tolérable, la plupart ne se sentent pas affamées ni prises de fringales alimentaires, car les laits fouettés et les tablettes procurent un équilibre parfait de protéines, de gras et de glucides à faible indice glycémique de haute qualité qui permet de stabiliser le taux de sucre dans le sang. Le gras que vous consommez dans ce programme ou dans tout autre programme basé sur un indice glycémique peu élevé ne sera pas stocké dans le corps sous forme de gras — à moins que votre corps ne surproduise de l'insuline en raison du stress ou d'une consommation de nourriture trop importante[26]. La perte de poids moyenne pour les cinq jours est de 2,3 kilos, laquelle provient principalement de la perte de cet excès de fluide que l'on observe si souvent chez les personnes ayant un taux élevé d'insuline ; mieux encore, cette perte de poids a tendance à être plus évidente dans la région de l'abdomen, là où les femmes, qui font de la résistance à l'insuline, accumulent le plus de gras ! De nombreuses femmes trouvent aussi que le programme leur donne plus d'énergie que d'habitude. (*Pour plus d'information, visitez le site www.usana.com.*)

Si, après les cinq premiers jours, vous décidez de suivre encore le programme afin de perdre des kilos supplémentaires, USANA recommande de continuer de prendre les laits fouettés et les tablettes pour remplacer deux repas sur trois ainsi que deux collations quotidiennes, en ayant un repas et une collation à faible indice glycémique à votre goût. Une fois que vous aurez atteint le poids désiré, consommez les laits fouettés et les tablettes pour remplacer un repas sur trois, quotidiennement, comme programme d'entretien. (Les laits fouettés et les tablettes à base de soja de marque Revival constituent une autre excellente source de produits alimentaires de substitut à faible indice glycémique. Je les utilise moi-même et les recommande vivement.) (*Pour plus d'information, visitez le site www.revivalsoy.com.*)

Le Dr Ray Strand a créé un programme en ligne de 12 semaines appelé Healthy for Life, à l'intention des personnes qui aimeraient avoir un soutien prolongé (y compris des conseils personnalisés) au cours du processus d'inversion du stress glycémique, de la résistance à l'insuline et de la diminution des réserves lipidiques. Au cours d'un essai avec ce programme, des participants ont perdu en moyenne sept kilos, abaissé leur taux de cholestérol d'environ 9,8 % (leur cholestérolémie a chuté de 60 à 80 points, et même, pour certains, de 100 points !), leur pression systolique de 12 points et leur lecture diastolique de 6 points en moyenne. Et ce qui est plus important encore, ils ont affirmé s'être sentis très bien et ne pas avoir eu faim. (*Pour plus d'information, visitez le site Web du Dr Strand au www.releasingfat.com*[27].)

Protégez-vous avec les antioxydants

De plus en plus de recherches font état des bienfaits apportés par les vitamines et les minéraux, particulièrement ceux que l'on appelle les antioxydants. Ces antioxydants préviennent les dommages causés à la cellule par les radicaux libres, lesquels constituent l'un des mécanismes sous-jacents les plus importants dans le développement de maladies chroniques, telles que les maladies du cœur, les cataractes, la dégénérescence maculaire, et plusieurs cancers.

Les radicaux libres sont des molécules hautement réactives et instables qui ont perdu un électron et qui cherchent désespérément à le remplacer — un processus qui dégrade tout, depuis votre ADN jusqu'à la couche de collagène de votre peau. Vous ne pouvez complètement échapper aux radicaux libres, car ils sont un sous-produit du métabolisme normal. Ils se forment dans le corps au moment où, par exemple, les molécules de gras interagissent avec l'oxygène selon un processus similaire à celui qui fait rancir le gras ou rouiller le fer. Mais les radicaux libres se forment également lorsque vous êtes exposée à l'ozone, à la fumée du tabac, au gaz d'échappement des voitures, aux émanations des produits chimiques présents dans les moquettes neuves et autres polluants. L'exposition excessive aux radiations, aux insecticides, ainsi qu'aux rayons du soleil peut aussi provoquer la formation de radicaux libres. Les dommages causés occasionnent l'inflammation cellulaire et la libération d'une quantité anormalement élevée de « mauvais » eicosanoïdes, lesquels seraient impliqués dans à peu près tous les processus pathologiques connus.

Le corps est conçu pour contrer les effets négatifs des radicaux libres de la même manière que le système immunitaire est conçu pour combattre les virus et les bactéries. Un mécanisme que le corps utilise pour contrer ces effets néfastes consiste à réparer les dommages déjà perpétrés. Un autre mécanisme consiste à « récupérer » les radicaux libres avant qu'ils causent des dommages, en leur fournissant l'électron dont ils ont besoin avant qu'ils le prélèvent d'un tissu vulnérable. Tel est le rôle des antioxydants.

On les retrouve en abondance dans les fruits frais et les légumes, particulièrement ceux qui possèdent des couleurs vives. La teneur en antioxydant d'un fruit, d'un légume, d'une céréale ou d'une source de protéines dépend du sol dans lequel l'aliment ou sa source de nourriture a poussé. Les fruits et légumes biologiques cueillis et mangés à maturité possèdent les plus grandes quantités d'antioxydants et de minéraux.

Les aliments constituent notre meilleure source d'antioxydants. Ils semblent travailler de façon synergique — cela veut dire qu'ils sont plus puissants quand ils s'équilibrent les uns les autres ou avec d'autres nutriments, dans la mesure où ils sont produits naturellement. Cependant, à défaut de pouvoir consommer cinq portions de fruits et de légumes par jour, les suppléments peuvent vous procurer une protection non négligeable.

SUPPLÉMENTS POUR LA PÉRIMÉNOPAUSE

Au fil des ans, j'ai vu des centaines de patientes qui ont tiré profit d'un bon programme de suppléments comme celui que je vous propose ci-dessous.

Pour suivre ce programme, vous devrez renoncer à l'idée de trouver tout ce dont vous avez besoin dans un seul comprimé. Vous en viendrez probablement à prendre dix comprimés ou plus par jour. Considérez-les comme des aliments, et non comme des médicaments.

Antioxydants

Vitamine C	1 000 à 5 000 mg
Vitamine D_3	800 à 5 000 UI
Vitamine A (bêta-carotène)	25 000 UI
Vitamine E (mélange de tocophérols)	400 à 800 UI
Glutathion	2 à 10 mg
Acide alpha-lipoïque	10 à 100 mg
Coenzyme Q_{10}	10 à 100 mg

Acides gras oméga-3	
ADH	200 à 2 500 mg
AEP	500 à 2 500 mg (total de 1 000 à 5 000 mg)
Vitamines du complexe B	
Thiamine (B_1)	8 à 100 mg
Riboflavine (B_2)	9 à 50 mg
Niacine (B_3)	20 à 100 mg
Acide pantothénique (B_5)	15 à 400 mg
Pyridoxine (B_6)	10 à100 mg
Cobalamine (B_{12})	20 à 250 µg
Acide folique	400 à 800 µg
Biotine	400 à 500 µg
Inositol	10 à 500 mg
Choline	10 à 100 mg
Minéraux	
Calcium	500 à 1 200 mg (selon la quantité recommandée dans le régime alimentaire)
Magnésium	400 à 1 000 mg
Potassium	200 à 500 mg
Zinc	6 à 50 mg
Manganèse	1 à 15 mg
Bore	2 à 9 mg
Cuivre	1 à 2 mg
Fer	15 à 30 mg
Chrome	100 à 400 µg
Sélénium	50 à 200 µg
Molybdène	10 à 20 µg
Vanadium	50 à 100 µg
Oligo-éléments (en général, des minéraux extraits du milieu marin)	

AMÉLIORER LA DIGESTION AU MITAN DE LA VIE

Les problèmes digestifs, particulièrement les ballonnements et les flatulences, sont très fréquents chez les femmes. Ils commencent parfois au mitan de la vie et parfois ils ne se développent que tardivement, dans la soixantaine ou au cours de la septième décennie. Récemment, j'ai eu une conversation avec l'un des mentors de mon enfance, une femme âgée de 90 ans qui enseigne toujours le yoga dans une résidence pour personnes âgées. Ses problèmes majeurs sont la constipation et les brûlures d'estomac, autrement elle se porte à merveille.

Le stress au ventre : la digestion et votre troisième centre émotionnel

L'une des premières choses à faire pour régler vos problèmes digestifs au mitan de la vie est de raffermir votre troisième centre, celui des émotions. Ce dernier est situé dans la région du plexus solaire, et l'état de santé de ce dernier influence tous les organes de la digestion, dont l'estomac, le foie, la vésicule biliaire, le pancréas, l'intestin grêle et la partie supérieure du gros intestin. Les femmes ayant un problème de poids substantiel ont habituellement des problèmes non résolus en ce qui concerne le troisième centre émotionnel.

La santé du troisième centre émotionnel dépend du maintien de l'équilibre entre la responsabilité envers soi-même et la responsabilité envers les autres — et aussi de l'estime de soi. Ce centre est perturbé chaque fois que nous nous sentons responsable du bien-être des autres de façon exagérée, ou lorsque nous évitons d'assumer toutes nos responsabilités. La situation de Gloria, une patiente que j'ai suivie pendant des années, illustre bien les conflits qui se déroulent dans le troisième centre émotionnel. Gloria est l'aînée d'une famille de quatre enfants. Sa mère lui a toujours dit qu'elle était responsable de ses frères et sœurs parce qu'elle était l'aînée et parce qu'elle devait « toujours faire preuve de bon sens ». Chaque fois qu'un membre de sa fratrie se blessait ou faisait une bêtise, on la blâmait. Comme elle avait dû assumer, très tôt dans sa vie, de grandes responsabilités, Gloria éprouvait une « sensation viscérale » intense chaque fois que les choses étaient sur le point de mal tourner. Cette habileté s'est avérée très utile sur d'autres plans — elle est adjointe de direction dans un grand hôpital. Néanmoins, elle souffre de troubles digestifs chaque fois que se produit un conflit à son travail — conflit pour lequel elle se sent toujours responsable. Un jour, elle m'a confié qu'elle se sentait toujours coincée entre son patron et ses collègues, et que ce conflit venait se loger littéralement au milieu de son corps. Il n'est donc pas étonnant que Gloria ait des problèmes de poids et de sucre sanguin, et qu'elle ait tendance à trop manger lorsqu'elle se sent coupable de ne pas avoir travaillé suffisamment. En réalité, elle fait beaucoup plus que la plupart des gens, mais elle a tout de même l'impression que ce n'est pas suffisant.

Au mitan de la vie, notre travail consiste à apprendre à prendre soin de nous-mêmes au lieu de toujours prendre soin des autres. Si nous n'apprenons pas à le faire, nous découvrirons bien vite que personne ne le fera à notre place. Mais au fur et à mesure que nous apprenons à développer cette habileté importante, nous constatons souvent que nous éprouvons de la culpabilité. Qui accomplira toutes les tâches à la maison et au bureau si nous ne les faisons pas ? Ce sentiment de culpabilité nous atteint directement au plexus solaire, lequel est aussi le centre dans notre corps qui est associé à l'estime de soi et à notre force intérieure.

L'estime de soi vient du sentiment positif que nous éprouvons envers nous-mêmes en ce monde. Elle se développe bien lorsque nous acquerons des compétences dans le monde du travail — l'une des raisons pour lesquelles tant de femmes au mitan de la vie soignent leur existence et leurs problèmes digestifs lorsqu'elles retournent à l'université et terminent les études qu'elles n'avaient pas complétées après le lycée. Notre troisième centre émotionnel est aussi relié à la façon dont nous nous sentons dans nos relations, dans notre corps, dans notre maison et dans notre vie en général. Il arrive parfois que des problèmes de poids et d'estime de soi qui se sont installés très tôt dans notre existence soient résolus au mitan de la vie, alors que nous apprenons enfin l'acceptation et la célébration de soi qui font partie de l'estime de soi.

QUE FAIRE POUR ÉLIMINER LES BALLONNEMENTS

Durant la périménopause, les changements qui se produisent stimulent la production d'hormones qui accumulent le gras (le cortisol et l'insuline) et font baisser la production d'hormones qui mobilisent le gras (les œstrogènes et les hormones de croissance). Si votre organisme subit un stress quelconque, ce changement s'accentuera. De plus, au mitan de votre vie, les cellules adipeuses de votre abdomen ont un plus grand nombre de récepteurs de cortisol à la surface, et c'est pourquoi le gras se dirige d'abord vers celles-ci — ce qui provoque souvent des ballonnements et la rétention des liquides[28]. Tâchez de suivre les conseils suivants pour réduire les ballonnements.

- *Diminuez la consommation de glucides à indice glycémique modéré à élevé.* Une trop grande quantité d'acide gastrique constitue un autre symptôme de l'inflammation cellulaire et d'un excès d'insuline. Un régime alimentaire plus faible en glucides et plus élevé en gras et en protéines entraîne souvent un soulagement complet et rapide des aigreurs et des indigestions.
- *Prenez de trois à cinq petits repas par jour.* La consommation de grandes quantités d'aliments élève le taux d'insuline et aggrave les ballonnements — même quand il s'agit d'aliments santé.
- *Intégrez des protéines, des gras santé et des glucides à faible indice glycémique à chaque repas ou collation.* Il est toujours préférable cependant de manger les fruits seuls. La consommation de fruits avec du gras provoque des ballonnements et des indigestions chez plusieurs femmes.
- *Éliminez toutes les sortes de pain et de pâtisseries durant au moins une semaine.* Voyez si cela fait une différence. Plusieurs femmes sont sensibles au gluten.
- *Buvez beaucoup d'eau.* L'eau aide le corps à se débarrasser des toxines.
- *Laissez s'écouler au moins trois heures entre votre dernier repas et le moment de vous mettre au lit.* Se coucher l'estomac plein peut causer un reflux gastrique.
- *Cessez de prendre de l'alcool ou diminuez de beaucoup votre consommation.* L'alcool est un irritant pour l'estomac.

- *Prenez des capsules entérosolubles à la menthe.* Ce supplément peut réduire considérablement les problèmes de digestion. Prenez deux ou trois capsules entre les repas. Si vous avez des brûlements au rectum, réduisez la dose.
- *Prenez des enzymes digestives.* Ces enzymes sont des catalyseurs naturels qui aident le corps à traiter les sucres, les féculents, les protéines et les gras. La consommation des enzymes appropriées peut réduire considérablement les ballonnements et les gaz, ainsi que toute une série d'autres problèmes découlant d'une mauvaise digestion. Recherchez une formule au pH équilibré, telle que Wobenzym [www.wobenzym.com]. (*Pour plus d'information sur cet important dossier, veuillez lire* MicroMiracles *de la Dre Ellen Cutler (Rodale, 2005), une autorité en matière d'enzymes digestives, ou visitez le site Web de la Dre Cutler à l'adresse suivante : www.bioset.net.*)

MELBA — Stress et antiacides

Lors de sa première visite à mon bureau, Melba avait 42 ans et elle était en périménopause. Elle avait travaillé pendant 10 ans au bureau de l'enregistrement des véhicules automobiles. Chaque matin, elle devait affronter des files et des files de conducteurs mécontents qui faisaient la queue pour renouveler leur permis de conduire, obtenir de nouvelles plaques d'immatriculation, et ainsi de suite. Après plusieurs mois de travail, Melba a commencé à éprouver des douleurs abdominales, à souffrir de ballonnements et d'indigestion. Lors d'un bilan de santé chez le médecin, ce dernier lui conseilla de « réduire son stress » et d'adopter un régime alimentaire riche en glucides et faible en gras. Ses problèmes n'ont fait qu'empirer, mais une collègue de travail l'a initiée au monde des antiacides. Bien vite, elle ne put sortir sans emporter quelques rouleaux de Tums dans son sac à main. Au début, elle a éprouvé un soulagement immédiat, puis, après quelque temps, elle a commencé à prendre les antiacides de plus en plus tôt dans la journée, jusqu'à ce qu'elle en vienne à s'en gaver de 9 h à 17 h, quand elle quittait son travail. Avec le temps, cependant, elle s'est sentie de plus en plus faible et fatiguée, et elle n'avait plus d'appétit. De plus, l'évacuation de ses intestins était complètement perturbée. Le jour où elle est venue me voir pour un examen gynécologique annuel, j'ai eu le sentiment que ses problèmes étaient reliés à son régime alimentaire et à l'utilisation excessive qu'elle faisait des antiacides. Après avoir éliminé de son régime les glucides raffinés, les produits céréaliers et pris certains moyens pour réduire le stress, Melba put en l'espace d'une semaine, diminuer de façon radicale sa consommation d'antiacides. Certains jours, elle n'en prend pas du tout.

Éviter la dépendance aux antiacides

Plusieurs femmes développent une dépendance aux antiacides et autres médicaments tels que le ranitidine (Zantac), ou les populaires inhibiteurs de la pompe à protons comme Prilosec, Nexium et Prevacid. Les antiacides sont reconnus depuis plusieurs décennies pour traiter les indigestions, et même les reflux gastriques et les ulcères. Il y a plusieurs sortes d'antiacides, mais ils fonctionnent tous de façon à bloquer la production ou le travail de l'acide gastrique. Les antiacides usuels que l'on peut se procurer sans prescription, comme Tums et Rolaids, contiennent de l'hydroxyde d'aluminium ou bien de l'hydroxyde de magnésium. Tous les deux produisent des effets secondaires. L'hydroxyde d'aluminium neutralise les brûlures d'estomac, mais a tendance à provoquer la constipation. Un usage régulier et prolongé peut diminuer le taux de phosphate dans l'organisme et entraîner ainsi de la fatigue et une perte d'appétit. De plus, le débat n'est pas clos au sujet du lien potentiel entre la consommation de produits contenants de l'aluminium et le développement de la maladie d'Alzheimer; c'est pourquoi il est préférable de les éviter le plus possible. Pour ce qui est de l'hydroxyde de magnésium, il produit chez certaines personnes de la diarrhée ou des selles liquides. Même si certains antiacides contiennent et de l'aluminium et du magnésium, ils peuvent tout de même entraîner des effets secondaires.

D'autres antiacides, tels que les comprimés Tums, ont comme principal ingrédient le carbonate de calcium. La compagnie Tums essaie, avec son battage publicitaire, de convaincre les femmes que son produit aide aussi à prévenir l'ostéoporose. Ces comprimés peuvent contribuer à prévenir les indigestions, mais avec le temps, ils provoquent un reflux acide — l'excès de calcium stimule plutôt la production de sécrétions acides. De plus, la consommation excessive et chronique de carbonate de calcium est associée à un profil sanguin anormal appelé « syndrome de Burnett », lequel provoque dans le sang une hausse du taux de calcium, de phosphate et de bicarbonate, ainsi que diverses anomalies. Avec le temps, des calculs rénaux peuvent se former, et on peut même assister au développement progressif d'une maladie rénale[29]. Alors que plusieurs personnes sont convaincues que les indigestions et les brûlures d'estomac sont causées par l'hyperacidité gastrique — ce qui a conduit ces personnes à prendre des antiacides —, ironiquement, les indigestions chroniques sont le résultat en partie, non pas d'un excès, mais plutôt d'une *carence* en acide gastrique. Il n'est pas étonnant que les inhibiteurs de la pompe à protons, pour lesquels il y a une forte publicité, entraînent fréquemment des effets secondaires tels que la diarrhée et la nausée — signes classiques de problèmes digestifs ! Et pour peu qu'elle se prolonge, cette situation peut entraîner une carence nutritionnelle en vitamines, entre autres, de la vitamine B_{12} — ce qui peut provoquer avec le temps l'apparition de l'anémie chronique et de la démence.

Un régime alimentaire déséquilibré en matière de protéines et de glucides, avec prédominance en glucides raffinés, peut entraîner une diminution de la production d'acide gastrique et la surproduction de substances inflammatoires, avec pour conséquences : 1. La neutralisation du système immunitaire ; 2. L'augmentation de l'inflammation des muqueuses de l'estomac ; 3. L'augmentation des malaises stomacaux et d'autres douleurs. Sachant qu'un taux élevé de sucre dans le sang entraîne une diminution de la sécrétion d'acide gastrique, il n'est donc pas étonnant de voir les glucides raffinés préparer le terrain à l'indigestion. Des centaines de personnes, ayant adopté un régime alimentaire à faible indice glycémique, ont vu disparaître complètement tous leurs problèmes de gastrite, de reflux gastrique et d'indigestion. En modifiant mon régime alimentaire, j'en ai moi-même fait l'expérience. Parfois, après le dîner, je devais prendre des comprimés Tums ou Di-Gel, mais je n'avais jamais fait le lien avec le pain que je consommais, jusqu'à ce mon problème disparaisse lorsque que j'ai adopté un régime sans pain, sans riz (et sans biscuits, devrais-je ajouter). Ce régime m'a permis d'améliorer la qualité du mucus protecteur présent dans les parois stomacales et aussi de normaliser le contrôle musculaire de façon à prévenir le reflux gastrique et les spasmes.

Si vous consommez régulièrement une grande quantité d'antiacides, voici ce que je vous suggère.

- SORTEZ DU CERCLE VICIEUX DES ANTIACIDES. Si vous devez en prendre, choisissez un produit qui ne contient pas d'aluminium. Et prenez-en pendant le moins de temps possible.
- PRENEZ DES ANTIOXYDANTS. On a découvert qu'un faible taux de vitamine C et de vitamine E ainsi que d'autres facteurs antioxydants en lien avec le suc gastrique favorisaient la croissance de l'*Helicobacter pylori*, une bactérie dont la prolifération est associée aux ulcères. Une consommation plus élevée d'antioxydants peut empêcher ces bactéries de croître et favoriser la guérison de l'estomac et de la muqueuse intestinale.
- ESSAYEZ LA RÉGLISSE DÉGLYCYRRHIZINÉE (DGL). La DGL peut aussi aider à réduire le nombre de *H. pylori* et stimuler les défenses internes naturelles de l'organisme. Contrairement aux antiacides, la DGL ne réduit pas l'acidité de l'estomac. Ce produit améliore la qualité et la quantité de substances protectrices qui tapissent le tractus intestinal, il augmente la durée de vie de ses cellules, et améliore l'approvisionnement en sang des parois intestinales[30]. On peut trouver la DGL dans la plupart des magasins d'aliments naturels.
- PRENEZ LE BON SUPPLÉMENT DE CALCIUM. Bien que le calcium dans les Tums soit mieux que rien du tout ; vous feriez bien de prendre un supplément de calcium qui contient également du magnésium et de la vitamine D, car ces substances aident l'organisme à fixer de façon efficace le calcium.
- ESSAYEZ SEACURE. SeaCure est un supplément contenant des polypeptides, qui est fabriqué à partir de protéines de corégones

prédigérées et qui, semblerait-il, nourrit l'intestin directement durant le processus de la digestion. Il peut être absorbé très facilement par toute personne capable d'ingérer des aliments, peu importe la gravité de sa maladie. SeaCure a aidé plusieurs de mes patientes à régler une grande variété de problèmes digestifs, dont l'indigestion chronique, le syndrome du côlon irritable, la colite ulcéreuse, ainsi que les effets secondaires de la chimiothérapie. Il procure également les nombreux effets bénéfiques bien documentés, attribuables à la consommation de poisson. Les doses recommandées sont de trois capsules le matin et trois capsules le soir.

- ESSAYEZ LES ENZYMES DIGESTIVES. (*Voir l'encadré «Que faire pour éviter les ballonnements» à la page 310.*)

L'ULTIME FRONTIÈRE : L'ACCEPTATION DE SON CORPS

En fin de compte, nos problèmes digestifs, d'alimentation et de poids ne pourront être résolus sans avoir au préalable accepté notre corps de façon inconditionnelle. Pour être en santé au mitan de la vie, il faut aussi accepter son corps et retrouver l'estime de soi que la plupart d'entre nous ont perdue en entrant dans l'adolescence. Ceci n'est pas incompatible avec l'idée de vouloir effectuer des changements — et, en fait, cela pourrait y contribuer. Je souhaite vivement que l'histoire qui suit, racontée par l'une des abonnées à mon bulletin, inspire toutes les femmes à découvrir tout ce qu'on peut faire avec un peu de compassion et l'acceptation de soi, ainsi qu'avec la détermination de guérir son troisième centre émotionnel.

TRACEY — Accepter son corps à nouveau à la ménopause

Je me suis déconnectée de mon corps quand je suis devenue enceinte, à l'âge de 18 ans. C'était au cours de ma première année à l'université, j'étais célibataire, et j'ai dû abandonner mes études pour me «marier rapidement». Je détestais être enceinte — le fait de me voir dans cet état ravivait quotidiennement ma culpabilité et ma honte d'avoir eu des relations sexuelles avant le mariage —,

> tout le monde pouvait le voir, tout le monde était au courant. Je n'ai jamais caressé mon gros ventre, frotté mes pieds endoloris ou mes reins, ou ressenti la magie et le mystère de ce qui se passait en moi. Je me suis regardée qu'une seule fois entièrement nue et j'ai éprouvé de la honte et du dégoût.

À partir de là, le poids de Tracey a toujours oscillé entre 25 et 45 kilos au-dessus de la normale. Elle était en guerre avec son corps. Rétrospectivement, elle a compris que ces kilos en trop étaient pour elle un moyen d'éviter les relations sexuelles, comme l'image négative qu'elle avait d'elle-même l'empêchait d'établir des relations intimes. Le temps et la maturité aidant, et après des années d'introspection et de thérapie, Tracey a réalisé peu à peu qu'elle n'avait plus besoin d'une telle protection. Aujourd'hui, âgée de 47 ans et au milieu de sa périménopause, elle comprend mieux sa situation. Elle a écrit :

> Je me souviens de ce que j'ai dit à ma thérapeute il y a de cela plusieurs années. Nous parlions de ce que j'aimais de mon corps, et honnêtement, je ne trouvais rien à dire. Puis j'ai dit : «Regarde-moi ! Je ressemble à une femme enceinte ! » Et c'était vrai. Depuis ma grossesse, mon poids oscillait ; j'avais toujours l'air d'être enceinte, comme si mon corps attendait patiemment que je l'aime, ce que je n'avais jamais fait durant ma grossesse véritable. Aujourd'hui, je suis parvenue à faire le deuil de toute la joie que j'aurais pu éprouver en vivant pleinement cette expérience, et je peux aller de l'avant. J'aime l'essence de mon être. Je suis très heureuse d'être celle que je suis intérieurement. J'ai fini par comprendre que mon corps est le moyen par lequel l'essence de mon être peut manifester sa présence dans le monde. Voilà pourquoi aujourd'hui je peux le célébrer. Mon être essentiel peut renouer avec mon corps. Je me réjouis en sachant que mes mains et mes sens me permettent d'exprimer ma créativité et que mon corps me permet d'exprimer mon amour.

Quels que soient votre taille, la forme de votre corps, votre pourcentage de tissus adipeux ou votre indice de masse corporelle, tout comme Tracey, vous et moi pouvons exprimer dès maintenant notre gratitude envers notre corps, car il est la demeure de nos âmes et il nous permet d'exprimer notre caractère unique, sur cette terre, aujourd'hui. La meilleure façon d'y parvenir consiste à se tenir devant le miroir en se regardant profondément dans les yeux et en se disant : «Je t'aime. Tu es belle.» Avec le temps, cela changera chaque cellule de votre corps !

Chapitre 8

La santé des organes pelviens

C'EST À LA PÉRIMÉNOPAUSE QUE LES FEMMES ÉPROUVENT LE PLUS SOUVENT des problèmes dans la région des organes pelviens, depuis les saignements abondants jusqu'aux fibromes et à l'incontinence urinaire. C'est aussi à ce moment que les femmes doivent le plus fréquemment subir une hystérectomie ou une autre procédure chirurgicale pour régler ces problèmes.

Bien que plusieurs méthodes aident à alléger les symptômes qui se manifestent dans la région du bassin à cette époque de la vie, il importe d'écouter les messages derrière les symptômes si l'on veut obtenir une véritable guérison. Pourquoi tant de femmes sont-elles aux prises avec des problèmes dans la région pelvienne au mitan de leur vie ? Sur les plans énergétique et émotionnel, il existe un lien entre ces symptômes et le besoin d'exprimer son individualité au mitan de la vie, un lien également avec la nécessité de régler les conflits relationnels qui tentent de se faire reconnaître dans les organes du deuxième centre émotionnel — les organes génitaux, la partie inférieure de l'intestin, le bas du dos, et la vessie. Lorsque l'énergie transformatrice de la kundalini monte en nous, elle s'arrête souvent dans nos organes pelviens pour créer des symptômes qui vont nous inciter à nous occuper des questions d'argent, de sexe et de pouvoir associées à cette région du corps. Qu'on doive ou non recourir à une intervention chirurgicale ou à un autre traitement durant la période cruciale de la périménopause, il est essentiel de renforcer la région du bassin en délimitant son espace personnel et en donnant libre cours à son énergie créatrice.

À TOI ? À MOI ? À NOUS ? DÉLIMITER SON ESPACE PERSONNEL

La santé de notre deuxième centre émotionnel est liée à nos pulsions créatrices, à la façon dont nous parvenons à créer un bon équilibre entre les objectifs que nous poursuivons dans le monde et le temps et l'énergie que nous consacrons à nos relations. Comme je l'ai déjà souligné, les jeunes femmes sont à la fois biologiquement et culturellement prédisposées à investir beaucoup d'énergie dans le maintien de leurs relations. Les hommes, de leur côté, sont biologiquement et socialement conditionnés à s'occuper principalement du monde extérieur. Cependant, à la périménopause, au moment où l'énergie dans nos corps se déplace, bien des femmes commencent à s'intéresser aux réalisations extérieures. Les hommes du même âge se tournent souvent vers l'intérieur et s'intéressent davantage aux relations interpersonnelles et à la croissance.

Compte tenu de notre héritage culturel et de nos pulsions créatrices en changement, il n'est pas étonnant que des conflits relatifs à nos frontières se manifestent au moment où nous commençons, parfois pour la première fois, à rechercher ce que nous voulons vraiment. Cela requiert toujours de revendiquer ou de reconquérir un espace sain pour nous-mêmes afin d'entrer en contact avec notre force intérieure et développer notre autonomie.

BETTY — Des besoins créatifs non comblés

Betty avait 42 ans lorsqu'elle est venue me consulter la première fois, et elle souffrait d'infections récurrentes des voies urinaires. Elle sembla surprise quand je lui ai demandé ce qui se passait dans sa vie et ce qui lui donnait un sens, mais elle fut aussi très contente de pouvoir en parler.

Betty avait obtenu son diplôme universitaire plus de 20 ans auparavant et avait gagné sa vie comme rédactrice à la pige avant son mariage. Elle avait manifestement un esprit vif et beaucoup d'ambition. À l'âge de 32 ans, elle fit la connaissance de Ralph, un homme charmant qui l'appuya dans son écriture. Ralph rêvait de mettre sur pied sa propre entreprise et de posséder un restaurant familial. Au cours de leur première année de mariage, Betty commença à prendre plus de liberté avec son horaire habituel qu'elle s'était fixé pour écrire. Après tout, Ralph avait besoin d'aide pour les entrevues du personnel à embaucher. Et pouvait-elle aider à organiser les livres comptables du restaurant ? Il ne faudrait qu'une semaine ou deux, selon lui. Mais ce qui devait demander une semaine exigea plus d'un mois, jusqu'à devenir presque une tâche à temps plein.

Malgré le soutien que Ralph avait démontré pour son écriture, les projets de Betty passaient toujours après les besoins de l'entreprise de son mari. Comme elle ne respectait plus ses échéances de rédaction, les contrats se firent plus rares. Elle consacrait de plus en plus de temps au restaurant de Ralph — que ce dernier appelait maintenant « leur » restaurant. Inexorablement, « le sien » s'était changé en « leur » et « la sienne » (sa carrière d'auteure) avait presque disparu.

Arrivées au mitan de notre vie, il est impératif que nous assumions la responsabilité non seulement de notre situation actuelle ; mais aussi des croyances souvent dépassées qui l'ont créée — lesquelles nous ont souvent été inculquées dans notre enfance. Quand j'ai questionné Betty sur ses antécédents familiaux, elle m'a révélé que son père s'était montré très envahissant et exigeant pendant son enfance et son adolescence. Il avait un droit de regard sur tous les aspects de sa vie et il tenait à savoir ce qu'elle faisait à chaque instant : « Tu devrais faire tes devoirs maintenant. » « Quand laveras-tu la vaisselle ? » « Pourquoi ne changes-tu pas de vêtements dès que tu arrives à la maison ? »

Le corps de Betty avait accusé le coup et supporté cette invasion de son deuxième centre émotionnel alors qu'elle était encore très jeune. Elle avait commencé à souffrir d'infections urinaires dès l'âge de huit ans. Ces infections revinrent par intermittence jusqu'à ce que Betty quitte le foyer pour l'université, moment où elles disparurent pendant presque 20 ans. Cinq ans après son mariage, elles revinrent.

En racontant son histoire, Betty a réalisé que sa vessie et ses symptômes faisaient partie intégrante de sa sagesse intérieure qui lui signalait la présence d'un déséquilibre dans sa vie. Son espace personnel avait été envahi par son père durant son jeune âge, et elle avait recréé un mode de relation semblable avec son mari. En plus de procéder à un examen approfondi du système urinaire de Betty, je lui ai recommandé de consolider ses frontières intérieures.

Vos frontières intérieures sont-elles en bon état ?

Chacune d'entre nous a subi, sous une forme ou une autre, une violation de son identité personnelle : on a essayé de nous imposer des façons de penser, de nous vêtir, d'investir notre temps ou notre argent, d'user de notre créativité, de mener notre carrière. Durant l'enfance, nous ne savons pas comment dessiner nos propres frontières, et nous avons besoin de nos parents pour faire de bons choix. Mais avec l'âge, nous devons mettre de plus en plus de distance entre nos propres choix et ceux de nos parents. L'individuation commence en réalité à l'âge de deux ou trois ans, ce qui explique la propension des bambins à dire non. Dans bien des cas, cependant, le processus n'est pas complété, nous laissant avec des frontières loin d'être idéales — ce dont nous ne prenons souvent même pas conscience avant la périménopause.

Quel que soit notre vécu, nous devons apprendre à respecter nos propres frontières — et celles des autres. Lorsque nous le ferons, la santé de notre deuxième centre émotionnel s'en trouvera améliorée.

Prendre conscience des faiblesses de nos frontières

Quels événements semblent accentuer vos symptômes ? Qu'est-ce qui les a soulagés ? À partir de quand avez-vous cessé de vous sentir en forme ? Betty, par exemple, avait remarqué que ses infections urinaires avaient complètement disparu pendant ses années universitaires et durant les premières années de sa carrière d'auteure —

des périodes où elle ne se sentait pas obligée de sacrifier sa créativité pour répondre aux besoins d'un être cher.

Une frontière peut être violée de façon si inconsciente ou si subtile que l'on peut ne pas s'en rendre compte. Par exemple, une de mes patientes ne pouvait acheter des chaussures sans d'abord en parler à son mari. Quand je lui en ai demandé la raison, elle a répondu : « Eh bien, c'est lui qui les paie, n'est-ce pas ? » Je lui ai fait remarquer que les souliers étaient destinés à *ses* pieds, et non pas aux siens. Posez-vous les questions suivantes :

> Pouvez-vous acheter un article vestimentaire sans demander l'avis ou la permission de votre partenaire ? Si vous le faites, vous sentez-vous coupable ?
>
> Avez-vous déjà fait un achat d'importance (par exemple, un appareil photo ou un appareil ménager) sans le consentement de votre conjoint ? Est-ce que votre conjoint prend de telles décisions sans vous consulter ?
>
> Votre conjoint a-t-il un droit de veto sur vos décisions ? Avez-vous le même droit ?
>
> Si vous revenez à la maison avec un article que votre conjoint n'aime pas, vous sentez-vous obligée de le retourner ?
>
> En période électorale, décidez-vous ensemble, vous et votre conjoint, pour qui vous allez voter ? Comment réglez-vous tout différend ?
>
> Après discussion, laissez-vous finalement votre conjoint décider de la façon d'employer votre temps et de dépenser votre argent ?
>
> Faites-vous passer l'évolution de votre carrière après le bien-être et les propres affaires de votre conjoint ?
>
> Si votre conjoint a un revenu plus élevé que le vôtre, cela signifie-t-il nécessairement que sa carrière est plus importante et qu'elle doit avoir priorité ?
>
> Faites-vous constamment l'objet de critiques ou de conseils que vous n'avez pas sollicités de la part de votre conjoint ou des membres de votre famille concernant votre mode de vie ?

Parfois, le seul fait de prendre conscience de la situation suffit à restaurer de saines frontières. Cependant, si vous croyez que des problèmes d'espace personnel affectent votre santé physique, vous auriez intérêt, en règle générale, à parler de votre situation avec une bonne amie ou une personne-ressource. Cette personne peut vous aider à comprendre ce que sont de saines frontières et à savoir comment les mettre en place dans une relation, et encore plus important, à évaluer si vous avez des chances de les établir dans votre relation présente.

LE DÉSÉQUILIBRE HORMONAL : DU COMBUSTIBLE POUR LE FEU

Les déséquilibres émotionnels qui réclament notre attention à la périménopause sont alimentés par un déséquilibre hormonal sur le plan cellulaire — et ils y contribuent à leur tour. Ce déséquilibre hormonal se caractérise par un surplus relatif d'œstrogènes, une carence en progestérone et, bien souvent, par un excès d'insuline, une combinaison qui peut provoquer une surproduction d'hormones androgènes. Tout stress émotionnel, physique ou nutritionnel, provoque un déséquilibre de ces hormones cellulaires évanescentes qu'on nomme « eicosanoïdes », telles les prostaglandines et les cytokines, lesquelles régulent tous les aspects du métabolisme cellulaire et sont responsables de l'inflammation cellulaire. Ces déséquilibres métaboliques du mitan de la vie favorisent aussi l'apparition de problèmes tels que les fibromes, les crampes, l'endométriose, l'adénomyose, et les saignements abondants. Certaines femmes souffrent de tous ces maux simultanément.

Que vous soyez affectée d'un fibrome asymptomatique ou de saignements abondants, le régime et les suppléments nutritifs demeurent les mêmes, car la prédominance des œstrogènes et le déséquilibre des eicosanoïdes relèvent des mêmes facteurs diététiques. Suivez, au chapitre 7, les indications concernant les glucides raffinés, les protéines, les types de gras diététique, et les vitamines et minéraux essentiels. Dans les sections qui suivent, je vais présenter d'autres approches médicales pour chaque condition pelvienne.

CRAMPES MENSTRUELLES ET DOULEURS PELVIENNES

À partir de l'adolescence, environ 50 % des femmes souffrent de crampes menstruelles (dysménorrhée). À la périménopause, ce problème peut s'intensifier à cause du déséquilibre hormonal et des dérèglements qui l'accompagnent, tels les fibromes et l'adénomyose. J'ai commencé à avoir des crampes menstruelles à l'âge de 14 ans, lesquelles se produisaient durant les deux premiers jours de chaque cycle, jusqu'au moment où j'ai eu mon premier enfant. Elles ont disparu pendant quelques années (ce qui est souvent le cas après des changements utérins provoqués par la grossesse), mais elles ont réapparu à la mi-trentaine. L'acupuncture et un changement de régime ont produit un effet positif, et, après l'âge de 40 ans, j'ai cessé d'en souffrir.

Trop de « mauvais eicosanoïdes »

Les crampes font leur apparition quand le muscle utérin et l'endomètre produisent trop d'eicosanoïdes qu'on appelle « prostaglandines E2 et F2-alpha ». Quand ces prostaglandines se répandent dans le sang (habituellement une heure ou deux après le début de vos règles, mais parfois avant), vous commencez à ressentir les effets de ces hormones : contraction du muscle utérin, sueurs, bouffées de chaleur, sensation de froid alternant avec la sensation de chaleur, selles molles, et, dans certains cas, sensation de défaillir. Un gel à base de prostaglandine E2 (un eicosanoïde) employé pour provoquer l'accouchement peut produire exactement les mêmes symptômes que ceux qui se manifestent au début des règles. Cependant, dans le cas de crampes, le déséquilibre des eicosanoïdes commence dans votre corps, et les aliments que vous ingérez ainsi que le stress que vous subissez comptent parmi les facteurs qui agissent sur ce déséquilibre.

La sagesse des crampes

Vos crampes vous incitent-elles à ralentir, à vous reposer, à vous « écouter » ? Ralentir et se reposer peut contribuer à équilibrer les eicosanoïdes. Que représente le cycle menstruel pour vous? Est-il simplement un inconvénient biologique — ou le percevez-vous comme une manifestation de votre sagesse intérieure?

Les règles sont une période naturelle de repos et de renouvellement. C'est le moyen que prend la nature pour vous obliger à ralentir afin que votre corps se régénère et soit prêt pour le prochain cycle lunaire. Dans plusieurs civilisations anciennes, et même dans certaines sociétés contemporaines, comme dans certaines parties de l'Inde, les femmes devaient se reposer pendant leurs règles. Mais dans notre société, on nous a enseigné à être efficaces, alertes et débordantes d'énergie en tout temps. Ce n'est pas étonnant que nos processus organiques plus avertis essaient d'attirer notre attention! Les femmes sont d'obédience lunaire. Notre corps et nos énergies suivent tout naturellement le cycle de la Lune. Même si ce phénomène a été interprété comme un signe de faiblesse, dès que vous commencerez à écouter votre corps, vous constaterez que les changements énergétiques cycliques sont une source d'inspiration. Si, dans la vingtaine ou la trentaine, nous n'avons pas pris l'habitude de tenir compte de ces phénomènes, notre douleur peut devenir particulièrement aiguë à la périménopause, au moment où notre corps nous fait signe de prendre soin de notre santé. Pour citer l'une de mes patientes périménopausées : « Si je ralentis, si je reste longtemps plongée dans le bain et si je prends soin de moi, j'ai rarement des douleurs durant mes règles. Mais si j'adopte une approche musclée et que je ne m'occupe pas de mes besoins, mon corps — de même que mes crampes — essaie d'attirer mon attention. »

Si vous apprenez à ralentir pendant vos périodes prémenstruelles et menstruelles, non seulement vos crampes diminueront, mais vous constaterez aussi que votre intuition atteint des sommets inégalés. Votre intuition pourrait s'améliorer. Et vous aurez hâte d'arriver à cette période spéciale de votre cycle.

Gardez ce qui suit à l'esprit : chaque fois qu'une fonction parfaitement normale, comme le sont les menstruations, fait souffrir la majorité d'une population (ici, la majorité des femmes), on peut être sûr qu'il y a un problème sous-jacent sur le plan culturel. Prendre conscience de ce problème — et de sa relation potentielle avec vos crampes — est une façon d'accepter votre sagesse féminine.

Traiter les crampes et les douleurs pelviennes

- SUIVRE UN RÉGIME DONT L'OBJECTIF EST D'ÉQUILIBRER LES HORMONES. (*Voir le chapitre* 7.)
- S'ABSTENIR DE TOUT PRODUIT LAITIER (FROMAGE, CRÈME GLACÉE, CRÈME, LAIT, YOGOURT) PENDANT DEUX MOIS. Bien que je n'aie pas de statistiques sur le sujet, j'ai vu plusieurs femmes échapper à toute douleur menstruelle (même dans les cas graves d'endométriose) en éliminant les produits laitiers de leur diète, lesquels sont riches en acide arachidonique. Certaines préviennent les crampes en s'abstenant de prendre des produits laitiers uniquement pendant les deux semaines qui précèdent leurs règles. En périménopause, un temps où très souvent les menstruations sont irrégulières, vous auriez intérêt à vous abstenir pendant quelques mois de tout produit laitier afin de recueillir les bienfaits de ce sevrage.
- ÉLIMINEZ LES VIANDES ROUGES DE VOTRE RÉGIME. Les viandes rouges, comme les produits laitiers, ont un contenu élevé en acide arachidonique — un acide gras et un précurseur des eicosanoïdes —, lequel est à la source de certains troubles comme les crampes et l'arthrite chez les femmes prédisposées. Éviter de consommer ces viandes contribue à faire baisser le taux des eicosanoïdes inflammatoires associés aux crampes et aux douleurs provoquées par l'endométriose.
- PRENDRE DES SUPPLÉMENTS. Suivez le programme de suppléments présenté au chapitre 7, en accordant une attention particulière aux points ci-après :

  Magnésium. Il a été démontré qu'une dose de 100 mg prise toutes les deux heures aide à détendre les tissus musculaires lisses, et donc, à diminuer les crampes. Ne pas en prendre plus de 1 000 mg par jour, car les selles peuvent devenir inconsistantes.

Acides gras oméga-3. Les oméga-3 sont des précurseurs des eicosanoïdes de séries 1 et 3. Consommez au moins un des éléments suivants :

- Poisson gras (85 à 115 g), trois ou quatre fois par semaine, ou de l'huile de poisson à raison de 1 000 à 2 000 mg par jour ;
- ADH, 100 à 400 mg par jour ;
- 4 cuillerées à soupe par jour de graines de lin biologiques, moulues et fraîches ;
- 1 cuillerée à soupe par jour d'huile de lin.

Vitamine C. Prenez 1 000 à 5 000 mg par jour, et davantage, lorsque vous avez des crampes.

- ACUPUNCTURE ET HERBES CHINOISES. Il a été démontré scientifiquement que l'acupuncture soulage les crampes et les douleurs pelviennes associées aux menstruations[1]. J'ai pu le constater des centaines de fois dans ma carrière, et cette méthode m'a grandement aidée quand j'ai souffert de crampes intenses au début de la quarantaine. Pendant un an, j'ai pris des herbes chinoises prescrites de façon individualisée. Si vous ne pouvez trouver dans votre milieu un spécialiste de la médecine chinoise traditionnelle, vous pouvez sans danger essayer le Bupleurum (Xiao Yao Wan, aussi appelé « Hsiao Yao Wan »). Ce médicament breveté est facile à trouver, et il a été d'un grand secours à beaucoup de mes patientes. (*Voir la section « Ressources ».*) Prenez quatre ou cinq de ces petits comprimés, quatre fois par jour, pendant les deux semaines qui précèdent vos règles, ainsi que la première journée de votre menstruation. Il vous faudra peut-être attendre deux ou trois mois avant d'obtenir un soulagement complet. Le Yun Nan Bai Yao est un médicament traditionnel chinois qui peut interrompre les saignements abondants en une ou deux semaines, parfois plus rapidement. En prendre une ou deux capsules, quatre fois par jour.
- TRAITEMENT TOPIQUE. L'ingrédient actif dans Menastil (un produit homéopathique vendu sans ordonnance et utilisé en application topique) est de l'huile de calendula — une huile essentielle extraite

des pétales de souci. La United States Food and Drug Administration et la Homeopathic Pharmacopoeia U.S. ont reconnu la valeur de cette huile essentielle de première qualité dans le soulagement temporaire des douleurs menstruelles. Ce produit complètement naturel, qui est vendu dans des bouteilles avec un applicateur à bille, est conçu pour détendre le muscle utérin — ce qui accroît l'afflux de sang et d'oxygène dans l'utérus, et réduit en retour la douleur. Claire Ellen Products fabrique et distribue Menastil. (*Pour plus d'information, téléphonez à la compagnie au 508 366-6311, ou visitez le site www.menastil.com.*)

- CATAPLASMES D'HUILE DE RICIN. S'étendre 60 minutes, de deux à quatre fois par jour, en posant un cataplasme d'huile de ricin sur le bas de l'abdomen se révèle souvent très efficace pour prévenir et traiter les crampes et les douleurs pelviennes. Edgar Cayce, le guérisseur intuitif renommé du début du XXe siècle, recommandait ce traitement tonifiant du système immunitaire pour une grande variété d'affections. (*Voir la section «Ressources».*)
  Note : S'abstenir si la douleur augmente ou si les saignements sont très abondants.
- ANTI-INFLAMMATOIRES NON STÉROÏDIENS (AINS). Les médicaments anti-inflammatoires, tels que l'ibuprofène (Motrin, Advil), le naproxène sodique (Anaprox, Aleve) et le kétoprofène (Orudis), agissent en bloquant en partie la production de prostaglandines F2-alpha dans l'organisme. (Ce que font aussi l'aspirine et l'acétaminophène (Tylenol), mais selon un mécanisme un peu différent.) Pour obtenir un effet maximal, les AINS doivent être ingérés *avant* l'apparition des premiers symptômes. Si vous les prenez seulement après le début des douleurs, la prostaglandine sera déjà dans votre sang. Le médicament stoppe la production de la prostaglandine F2-alpha, mais il ne peut inhiber l'action de l'hormone sur vos cellules une fois qu'elle a été sécrétée.
- PILULES ANTICONCEPTIONNELLES. Tout problème dans la région pelvienne a tendance à se résorber quand les cycles hormonaux naturels sont occultés par les taux constants d'hormones synthétiques des pilules anticonceptionnelles. Prenez celles qui offrent

une dose minimale. Évitez complètement de prendre toute pilule anticonceptionnelle si vous êtes une fumeuse.

SAIGNEMENTS ABONDANTS

De nombreuses femmes ont des saignements abondants durant les années précédant la ménopause parce que la prédominance en œstrogènes cause une hypertrophie de la muqueuse utérine. Tout genre de stress émotionnel aggrave le problème. Au lieu du processus mensuel normal de croissance puis d'évacuation de la muqueuse utérine, le tissu de l'endomètre s'accumule et se dégrade de façon anarchique — ce qui produit de légères pertes de sang ainsi que des saignements abondants irréguliers.

Qu'est-ce qu'un saignement abondant ? Beaucoup de femmes ont des pertes de sang abondantes au cours du premier et du deuxième jour de leurs règles, ce qui les ralentit légèrement, mais je considère cela comme normal. (Vous voudrez peut-être essayer malgré tout certains traitements légers présentés dans ce chapitre.) Cependant, si les saignements vous empêchent de quitter la maison ou de jouir pleinement de la vie plus de deux jours par mois ; si vous passez régulièrement à travers deux tampons et une serviette comme protection, ainsi qu'à travers vos vêtements ou votre robe de nuit ; ou encore, si l'on a établi un diagnostic d'anémie causée par une carence en fer, il est temps de passer à l'action.

La sagesse des saignements : perdez-vous de l'énergie vitale ?

Je demande toujours à mes patientes affligées de saignements abondants si elles ne laissent pas « s'écouler le sang de leur vie » dans un travail sans perspectives d'avenir ou dans une relation qui ne répond pas pleinement à leurs besoins. Donnez-vous plus que vous ne recevez en retour ? Quelqu'un ou quelque chose draine-t-il votre énergie à la manière de Dracula ? Accordez-vous du temps ;

asseyez-vous, seule, directement sur le sol, et priez pour obtenir des conseils et un surcroît d'énergie.

Les causes physiques des règles abondantes

En plus du déséquilibre hormonal, d'autres troubles physiques peuvent empêcher la phase normale de contractions utérines qui contribuent à interrompre le flux menstruel chaque mois.

Les fibromes sont la cause physique la plus fréquente des saignements excessifs. Ils provoquent ou non des saignements selon l'endroit qu'ils occupent dans la paroi utérine. Des fibromes logés sous l'endomètre — la muqueuse qui revêt l'utérus — sont responsables le plus souvent de ces saignements.

L'adénomyose est une autre affection qui peut causer des saignements abondants. Elle se présente quand les glandes de l'endomètre qui tapissent l'utérus se développent dans le muscle utérin (le myomètre). Il se forme alors dans la paroi utérine de petites poches de sang qui ne sont pas éliminées lors des menstruations. Avec le temps, l'utérus grossit, il devient spongieux et gonflé de sang, ce qui perturbe le processus régulier des contractions.

Comme les fibromes et l'adénomyose sont tous deux reliés à un surplus d'œstrogènes, un faible taux de progestérone, un excès de prostaglandines F2-alpha et, souvent, un excès d'insuline, des facteurs hormonaux et physiques coexistent dans bien des cas.

Le traitement des saignements abondants

Avant d'entreprendre tout traitement, je vous recommande de passer un examen médical et un test de frottis vaginaux (test de Papanicolaou), si vous ne l'avez pas fait depuis un an. Même si la plupart des cas de saignement abondants sont bénins et peuvent être traités par les moyens que je suis sur le point de vous exposer, vous devez vous assurer de ne pas avoir d'autres affections qui pourraient faire partie du problème.

RÉGIME ALIMENTAIRE ET VITAMINES. Suivez le régime d'équilibration des hormones du chapitre 7, en prêtant une attention particulière aux suppléments antioxydants et aux vitamines du complexe B. Ces substances contribuent à fortifier les parois vasculaires et aident le foie à décomposer et à éliminer les œstrogènes en surplus.

Complexe B. Prenez une dose de vitamines B en quantité appropriée (selon les doses, de moyennes à supérieures, inscrites à la page 712). Ces vitamines neutralisent les œstrogènes excédentaires.

Vitamine E (mélange de tocophérols). 400 UI, deux fois par jour.

Complexe vitaminique C avec bioflavonoïdes. 1 000 à 5 000 mg par jour.

Vitamine A (bêta-carotène). 25 000 UI par jour.

Suppléments de fer. Chez beaucoup de femmes ayant des saignements abondants, le principal symptôme est la fatigue causant l'anémie due à une carence en fer. Faites vérifier votre formule sanguine. Si elle est faible, prenez du fer. La dose quotidienne recommandée est de 15 mg. Il vous faudra peut-être tripler ou quadrupler cette dose afin de rétablir votre taux de fer. (Il a été démontré que la simple prise de suppléments de fer peut suffire à diminuer le flux menstruel chez certaines femmes.)

Le meilleur supplément de fer, et le plus facilement assimilable, que j'ai trouvé est l'Iron 27+ de ANR. (*Voir la section «Ressources».*) C'est un médicament à libération prolongée qui ne cause pas de maux d'estomac ou de constipation, et qui est facilement et rapidement assimilé. Il a aidé un grand nombre de mes patientes à conserver une formule sanguine normale, ce qu'elles n'avaient pas réussi à obtenir avec d'autres suppléments en fer. Il a même permis à quelques femmes d'éviter une opération.

- L'ACUPUNCTURE ET LA MÉDECINE TRADITIONNELLE CHINOISE. Consultez les pages 264-265.
- CATAPLASMES D'HUILE DE RICIN. Consultez la page 329.
- PROGESTÉRONE NATURELLE. On peut utiliser une crème (vendue sans ordonnance) contenant 2 % de progestérone naturelle pour faire diminuer les saignements abondants. Il suffit de faire pénétrer ¼ à ½ cuillerée à thé de cette crème dans la paume de vos mains, ou encore à un endroit où la peau est souple, deux fois par jour, et ce, en commençant l'application deux ou trois semaines avant vos règles. Cessez dès le début de vos règles, puis recommencez une à deux semaines plus tard. Si cette approche vous convient, vous verrez des résultats après environ trois mois. Pour certaines femmes, une concentration de 2 % de progestérone naturelle ne suffit pas à contrebalancer leurs propres œstrogènes. Si tel est votre cas, demandez alors à votre médecin de vous prescrire un médicament plus puissant, comme le gel Crinone, offert en concentrations de 4 % à 8 %, ou des comprimés oraux de progestérone micronisée (Prometrium^MC^). La dose habituelle de Prometrium est de 100 à 200 mg à prendre une ou deux fois par jour, deux semaines avant l'apparition des règles.
- AINS. Prenez quotidiennement un médicament anti-inflammatoire non stéroïdien, tel que l'ibuprofène (Motrin, Advil), le naproxène sodique (Anaprox, Aleva) ou le kétoprofène (Orudis), en commençant un ou deux jours avant vos règles et en continuant de façon régulière pendant les journées de menstruations abondantes. Prenez la dose la plus faible possible, pourvu qu'elle donne les résultats escomptés. En inhibant la prostaglandine F2 alpha excédentaire, les AINS se sont montrés réellement efficaces pour réduire le flux menstruel.
- PROGESTÉRONE SYNTHÉTIQUE. Si la progestérone naturelle n'agit pas, il est parfois nécessaire de recourir à un progestatif synthétique puissant, comme l'acétate de médroxyprogestérone (Provera). (C'est le seul cas où je recommande une substance synthétique.) Cette prescription est particulièrement indiquée si vous avez un fibrome accompagné de saignements et que les approches douces n'ont pas réussi à régler le problème. Pour les

menstruations abondantes, on prescrit le Provera en dose de 10 mg, à prendre une ou deux fois par jour, pendant les deux semaines qui précèdent les règles. Ensuite, vous laissez votre corps se reposer pendant deux semaines, et vous recommencez. En général, un cycle de trois mois, où l'on fera alterner deux semaines avec médication et deux semaines sans médication, amènera une diminution marquée des saignements abondants. Même si le Provera peut produire des effets secondaires, ceux-ci sont habituellement préférables à l'ablation de l'utérus.

- PILULES ANTICONCEPTIONNELLES. Nombre de femmes qui ont des menstruations abondantes, irrégulières, à cause de fibromes, de défaut d'ovulation, d'un surplus d'œstrogènes par rapport à la progestérone, ou d'une combinaison de ces facteurs, réagissent bien aux pilules anticonceptionnelles. Même si on ne parle pas ici de véritable guérison, ces pilules offrent une bonne solution de rechange à l'intervention chirurgicale.
- D & C (DILATATION ET CURETAGE). Dans les cas de saignements abondants, il s'agit d'une intervention courante qui consiste à racler la paroi de l'utérus pour enlever les tissus excédentaires. Elle permet souvent d'atténuer le problème, sans qu'on puisse vraiment expliquer pourquoi. On y a souvent recours pour déterminer précisément la cause des saignements.
- ABLATION DE L'ENDOMÈTRE. Lors de cette intervention chirurgicale, la muqueuse de l'utérus est éliminée à l'aide du laser ou d'un cautère. Étant donné que l'intervention détruit la paroi de l'endomètre, cela provoque souvent l'interruption complète des règles ou les rend très légères. Une femme qui désire avoir des enfants ne devrait jamais y recourir.

L'ablation de l'endomètre donne d'excellents résultats pour plusieurs types de saignements réfractaires, et la chirurgie ne requiert habituellement pas l'hospitalisation. L'opération devrait être exécutée par un praticien très compétent et expérimenté. Pour obtenir une recommandation d'un spécialiste, consultez le personnel d'un centre médical universitaire ou d'un centre hospitalier universitaire. Vous pouvez aussi prendre contact avec l'hôpital de votre région et demander qui est le chirurgien.

Assurez-vous que le chirurgien que vous choisirez soit bien un gynéco/obstétricien agréé.

J'ai conseillé à plusieurs femmes de subir cette intervention. Certaines ont été grandement soulagées. L'une des abonnées à mon bulletin m'écrivait : « Il y a trois mois, j'ai subi une ablation de l'endomètre et une ligature des trompes. À l'âge de 44 ans, cela m'a procuré une double stérilisation — une bénédiction pour moi — et a remédié aux saignements et caillots que je devais supporter pendant des semaines, auparavant. Je n'ai plus de règles maintenant ! Hourra ! »

MARTHA — Saignements abondants réfractaires

Martha m'a raconté les problèmes de saignement dont elle souffrait au mitan de sa vie :

J'ai 42 ans, je pèse quelque 85 kilos que je porte sur une forte ossature, je fais régulièrement de l'exercice, et je suis généralement en bonne santé. Ce dont je souffre est appelé « hyperménorrhée ». J'ai consulté plusieurs médecins à ce propos. Ils m'ont prescrit une double dose de pilules anticonceptionnelles que j'ai prise pendant quatre mois, en vain. J'ai subi une biopsie qui n'a rien révélé d'anormal. Mes frottis vaginaux sont normaux.

Mes règles, qui sont très abondantes, durent 12 jours, et s'accompagnent de nombreux caillots. Entre mes menstruations, je saigne constamment. J'ai consulté un herboriste qui pensait que mon excédent de poids pouvait amener mes tissus adipeux à surproduire des œstrogènes, ce qui expliquerait pourquoi le traitement avec la pilule et la crème de progestérone n'a pas réussi à faire cesser les saignements constants.

J'ai lu le livre de Susun S. Weed, intitulé *Menopausal Years : The Wise Woman Way*. L'auteure recommande de recourir à des traitements homéopathiques, comme le *lachesis*. Je prends également des tisanes de feuilles de framboisier et de la bourse à pasteur. Je prends du fer, parce que mon taux est bas. Je consomme aussi du *lactobacillus acidophilus*, du calcium, du magnésium, et des multivitamines de qualité.

Les saignements continuent quand même, je commence à être lasse de tout ça, et comme vous pouvez facilement l'imaginer, j'ai peu de goût pour les relations sexuelles, avec cette obligation constante de porter un tampon. Les saignements durent depuis quatre mois. Pouvez-vous m'aider ?

J'ai conseillé à Martha de consulter immédiatement un acupuncteur et de continuer à prendre du fer. Je lui ai aussi recommandé un médicament chinois breveté appelé Yun Nan Bai Yao, qui est très efficace dans les cas d'hyperménorrhée. (*Voir la section «Ressources».*) Il agit habituellement en une semaine ou deux. Je lui ai également recommandé de perdre de 5 à10 kilos, ce qui pourrait considérablement réduire la production excessive d'œstrogènes dans son organisme.

Il se peut que Martha ait un fibrome sous-muqueux non diagnostiqué. Le diagnostic se fait au moyen d'ultrasons, par imagerie par résonance magnétique (IRM) ; ou par une méthode appelée «hystérosalpingographie», où l'on injecte une teinture dans la cavité utérine pendant l'examen radiographique. Si c'est le cas, elle devra peut-être subir une opération, telle que l'ablation de l'endomètre ou l'excision du fibrome par voie vaginale. J'ai aussi vu ce type d'affection bien réagir au traitement D & C exécuté en salle d'opération.

L'important à retenir ici, c'est qu'il existe maintes et maintes façons de traiter les saignements abondants en période de périménopause. Dans chaque cas, il s'avère bénéfique d'établir un diagnostic et un programme de traitement qui permettent d'éviter l'hystérectomie. En termes nets, chaque femme périménopausée souffrant de saignements abondants doit savoir qu'il existe de nombreuses options de traitement sûr et efficace. L'hystérectomie, qui est l'équivalent de la mise à mort du messager, doit rester un recours ultime.

LES FIBROMES

Aux États-Unis, 30% à 50% des femmes ont des fibromes bénins. Ce problème se retrouve chez les femmes de toutes les races et de tous les milieux, mais il est plus fréquent chez les femmes d'ascendance afro-américaine ou caraïbéenne. Les fibromes se forment à partir des tissus conjonctifs et musculaires lisses du muscle utérin. Même s'ils peuvent être présents chez des femmes en fin

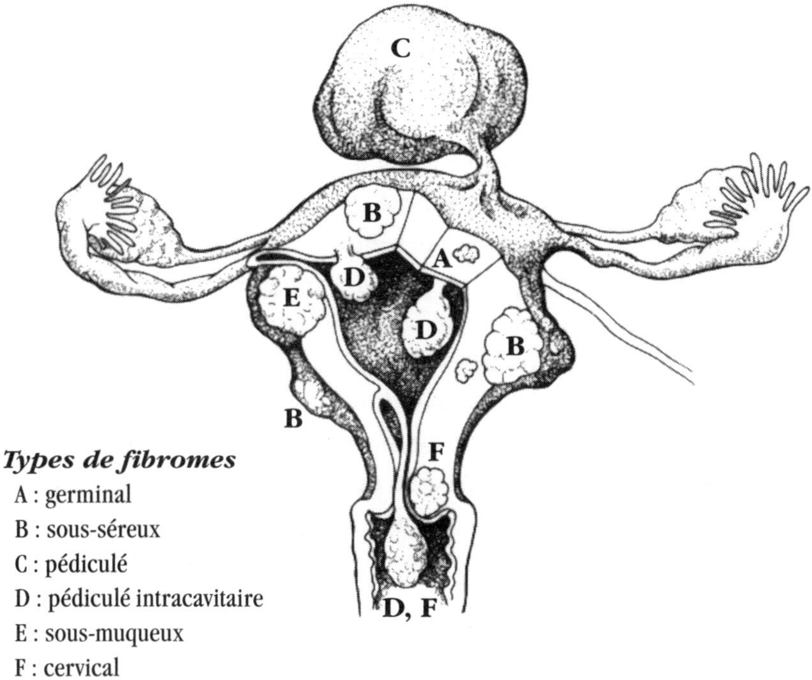

Figure 12. TYPES DE FIBROMES

d'adolescence ou au début de la vingtaine, on les diagnostique le plus souvent chez les femmes de 30 à 50 ans[2].

La plupart des fibromes ne causent aucun problème ; en d'autres mots, ils sont là, sans plus. Parfois, selon l'endroit où ils se sont formés, on peut les sentir au toucher. C'est comme si l'on palpait un corps mou dans le bas de l'abdomen, juste au-dessus de l'os pelvien. Comme le bassin de la femme peut porter un bébé, il est évident que la présence de petits ou même de gros fibromes n'entraîne pas nécessairement de problèmes. Par ailleurs, une femme peut avoir un fibrome et ne pas s'en rendre compte avant de subir un examen pelvien ou une échographie. Ses règles peuvent être tout à fait normales, et il se peut qu'elle n'éprouve ni douleur ni symptômes. Les fibromes peuvent grossir très vite pendant la périménopause à cause de la prédominance des œstrogènes (qui en stimulent la croissance), mais ils se résorbent vite aussi après la ménopause — un traitement de la nature.

La sagesse des fibromes

Même s'il existe des causes diététiques et hormonales bien connues qui expliquent la présence fréquente de fibromes chez les femmes, sur le plan énergétique, à la base, le développement de fibromes est associé à la stagnation et au blocage du deuxième centre émotionnel. Les femmes deviennent sujettes aux fibromes (ou à d'autres affections pelviennes) lorsqu'elles consacrent leur énergie créatrice au maintien de relations sans issues, qui ne leur conviennent plus. Quand j'ai eu mon premier fibrome à l'âge de 42 ans, je savais que ce problème était relié, en partie, au fait d'avoir travaillé en clinique plusieurs années de plus que je ne le souhaitais. Je craignais de ne pas être respectée et reconnue comme un « vrai » médecin si je n'offrais pas un service complet de consultations individuelles et si je ne pratiquais pas régulièrement des opérations. Même si j'avais très envie de canaliser davantage ma créativité dans l'écriture et l'enseignement, j'avais peur en même temps que mes collègues me désapprouvent si je ne travaillais qu'à temps partiel à la clinique. Un cas classique de double blocage du centre émotionnel. Notre ambition et notre besoin d'amour et d'approbation, tous deux présents simultanément dans le centre créatif de notre organisme, créent une impasse qui, si les circonstances s'y prêtent, se transforme en fibrome.

ELLEN — Exprimer sa créativité

Âgée de 38 ans, Ellen, mariée et mère de deux enfants, travaillait comme associée de recherche dans une université de sa ville. Elle aimait tous les aspects de son travail, depuis le sujet lui-même jusqu'aux personnes avec qui elle travaillait quotidiennement. Elle était fière du fait que ses collègues s'adressent à elle quand ils avaient besoin d'aide pour leur propre projet. Mais après quelques années, Ellen ressentit le besoin de travailler seule. Malheureusement, comme elle était devenue « indispensable », il lui était très difficile de mettre de côté les projets en cours pour donner naissance à ses propres projets créatifs. C'est à cette époque qu'on a diagnostiqué chez elle un fibrome.

Au cours des années qui suivirent, son fibrome continua à grossir alors qu'elle était déchirée entre le désir de mener ses propres recherches et les besoins de ses collègues, de ses enfants et de son mari. Lorsqu'elle est venue me consulter au sujet d'une éventuelle ablation de ce fibrome, je lui ai demandé de chercher d'où pouvaient provenir ses «fuites» d'énergie. Sa disponibilité envers les autres était à la source d'une grande partie de l'estime qu'elle avait d'elle-même et de son identité. Elle craignait de ne plus se sentir aussi utile — et d'être considérée par les autres comme égoïste — si elle quittait son emploi et travaillait de façon autonome. En échangeant sur le sujet avec moi, elle a réalisé qu'elle devait apporter à son horaire et à ses priorités des changements depuis trop longtemps différés. Elle m'a ensuite déclaré qu'elle souhaitait y réfléchir et reporter l'opération de six mois.

Lorsqu'elle est revenue me voir, le fibrome n'avait pas grossi ; il s'était même un peu résorbé. Mais ce qui importe encore plus, c'est qu'Ellen avait fait part à ses collègues de ce qu'elle était disposée à faire et à ne pas faire — et parallèlement, elle avait pris des mesures importantes pour mener à bien ses propres projets. En d'autres mots, elle avait commencé à exprimer sa propre créativité.

Si vous souffrez ou avez souffert d'un fibrome, posez-vous les questions suivantes : quelles sont les créations que je porte en moi et que je veux mettre au monde avant de quitter cette Terre ? Si tout était possible, à quoi ressemblerait ma vie ? Si je n'avais plus que six mois à vivre, qui exclurais-je immédiatement de ma vie ? À quelles personnes consacrerais-je davantage de temps et d'attention ? Qui me nourrit et me soutient vraiment ? Qui draine mon énergie ? Écrivez vos réponses dans un journal. Parlez-en à des amis qui sont capables de vous épauler. Vous possédez, au plus profond de votre être, toutes les réponses dont vous avez besoin. Il vous faut seulement être disposée à les entendre.

Le traitement des fibromes

Il faut d'abord rappeler qu'un fibrome ne requiert pas nécessairement un traitement. Il est souvent préférable d'attendre et de surveiller l'évolution de votre fibrome, car s'il ne vous crée pas d'ennuis, vous pouvez le conserver pendant des années sans qu'il produise des effets néfastes sur votre santé. Ce qui peut vous déranger, cependant, c'est le simple fait de savoir que vous en avez un. Compte tenu des croyances qu'on nous a inculquées à propos de nos organes pelviens, souvent, la *crainte* de complications constitue un plus grand risque pour notre santé que le fibrome lui-même.

La plupart des femmes gagneraient beaucoup à moins s'en faire au sujet de leurs fibromes. Au moment du diagnostic, vous ne savez pas, habituellement, ce qui a déséquilibré votre second centre émotionnel. On ne comprend que rétrospectivement. Consacrez-vous plutôt à apprendre du processus, quel que soit le traitement que vous choisirez.

Un élément essentiel de cet apprentissage est d'éviter de se blâmer. Il n'est jamais utile de croire qu'on a une maladie ou un symptôme particulier « parce qu'on a fait quelque chose de mal ». Si vous aviez su d'avance ce que vos symptômes essayaient de vous dire, ceux-ci n'auraient pas eu besoin de se manifester. En fait, tous les troubles physiques ont simultanément des causes génétiques, diététiques, environnementales et émotionnelles.

Par ailleurs, certaines circonstances vous inciteront peut-être à rechercher un traitement approprié. Même si la plupart des tumeurs bénignes s'atrophient après la ménopause, vous ne voudrez peut-être pas vivre avec une protubérance qui vous donne l'air d'être enceinte, jusqu'à ce que ce moment survienne. Si, tout comme moi, vous vous rendez compte que vous vous habillez de façon à dissimuler votre fibrome, et que votre ménopause est dans six ans ou plus, vous voudrez peut-être remédier à la situation. Bien entendu, si vos symptômes vous font éprouver de la douleur, si vous avez des saignements abondants, des crampes ou des maux de tête, vous rechercherez sûrement un soulagement. Par bonheur, les traitements sont nombreux.

Changements diététiques et suppléments

Tout changement diététique ou méthode douce qui a pour effet d'équilibrer les œstrogènes ou de favoriser la circulation d'énergie (qi) dans le bassin est souvent très efficace pour traiter les fibromes, les saignements abondants et les crampes menstruelles. En voici quelques-uns : l'acupuncture et l'herboristerie chinoise ; les phytoestrogènes présents, entre autres, dans le soja et les graines de lin ; les changements de régime alimentaire ; les suppléments qui équilibrent le taux des œstrogènes. (*Voir le chapitre 6.*) Les exercices de yoga ont aussi un effet bienfaisant.

Il vaut toujours la peine d'essayer ces approches, comme en fait foi ce texte écrit par l'une de mes abonnées :

> J'ai souffert pendant des années de fibromes utérins multiples, soit environ 25 à 30 tumeurs logées dans ma paroi utérine. Chaque mois, pendant deux semaines, je souffrais atrocement. J'étais incapable de dormir, je ne pouvais que me coucher recroquevillée sur moi-même, je ruisselais de sueur et je souffrais le martyre. En 1991 et 1992, j'ai subi deux opérations au laser par laparoscopie, et le chirurgien n'a pu enlever que trois ou quatre des plus gros fibromes. Puis j'ai lu votre livre et j'ai religieusement suivi vos conseils : j'ai éliminé de mon régime alimentaire les produits laitiers, j'ai pris des vitamines du complexe B et 800 mg de magnésium. Conséquemment, si je le pouvais, je vous donnerais mon premier-né pour vous remercier ! Ma douleur est partie ! J'avais d'abord songé à recourir à la chirurgie reconstructive, mais j'ai changé d'idée en constatant que les traitements que vous aviez recommandés étaient efficaces. Je me sens tout à fait comme une nouvelle femme — réincarnée, revivifiée, et pleine d'énergie.

Traitements hormonaux

- PROGESTÉRONE BIO-IDENTIQUE. La crème à base de progestérone aide à contrebalancer la prédominance en œstrogènes. On peut se procurer cette crème concentrée à 2 %, sans ordonnance (sous les marques de commerce Emerita et PhytoGest). La dose habituelle est de ¼ à ½ cuillerée à thé. Il suffit de faire pénétrer la crème dans la paume des mains ou sur une partie souple de la peau, une ou deux fois par jour, pendant trois semaines, avec un arrêt d'une semaine par la suite. Si vos menstruations sont régulières, faites coïncider la semaine d'arrêt avec la semaine de vos règles. Si vos périodes sont irrégulières, je vous conseille de faire coïncider les applications avec les phases de la lune — car toute vie humaine est influencée par le cycle lunaire. Faites en sorte que la période sans progestérone coïncide avec la nouvelle lune — le moment où les femmes étaient le plus susceptibles d'avoir leurs règles, avant l'avènement de l'éclairage artificiel. Certaines femmes réagissent mieux à une application quotidienne de crème, sans semaines d'arrêt.

D'autres femmes peuvent avoir besoin d'une dose plus forte. On peut obtenir des crèmes de progestérone plus concentrées, moyennant une ordonnance et dans une pharmacie magistrale. (*Voir la section «Ressources».*) On peut également se procurer de la progestérone naturelle en gel vaginal (Crinone^MC ou Prochieve^MC), avec une ordonnance, chez tous les pharmaciens.

La plupart des femmes réagissent bien à l'application transdermique ou transvaginale de la progestérone, car celle-ci passe directement dans le sang. La progestérone prise par voie orale doit être métabolisée par le foie, et les produits de dégradation qui en résultent peuvent entraîner beaucoup de somnolence ou même un état dépressif chez les femmes prédisposées. Cependant, certaines femmes constatent que leur organisme réagit mieux lorsqu'elles prennent le médicament oralement. La dose est de 100 à 200 mg, une ou deux fois par jour, au moins deux semaines par mois. Certaines doivent prendre le médicament tous les jours.

- LES PILULES ANTICONCEPTIONNELLES. Ces pilules contiennent un mélange d'œstrogènes et de progestérone synthétiques qui peut faire disparaître la prédominance en œstrogènes qui amène si souvent les fibromes à grossir ou à devenir symptomatiques. Parce que ces pilules contiennent des hormones synthétiques, je conseille généralement de ne les utiliser qu'après avoir essayé sans succès des approches naturelles, telles que le changement de régime alimentaire, l'acupuncture ou les herbes médicinales — ou encore lorsqu'il s'agit d'une patiente qui n'est pas disposée à adopter une approche naturelle ou ne peut le faire.

~ LES AGONISTES DE LA GnRH. Les agonistes de la GnRH, comme la nafaréline (Synarel) et le leuprolide (Lupron), agissent sur la glande pituitaire et provoquent une ménopause artificielle. Le taux d'œstrogènes s'abaisse alors, et les fibromes rétrécissent. Les effets secondaires sont semblables aux symptômes de la fin de la périménopause, telles la déperdition osseuse, les bouffées de chaleur et la sécheresse vaginale, mais on peut parfois contrer efficacement ces effets par un traitement utilisant de faibles doses d'hormones, sans qu'il entraîne la croissance des fibromes.

Pour certaines femmes, les agonistes de la GnRH peuvent constituer une excellente solution de rechange à la chirurgie. Je ne les recommande pas si la maladie d'Alzheimer fait partie des antécédents familiaux de la patiente, parce que le retrait rapide des œstrogènes du cerveau peut s'avérer néfaste chez des personnes sensibles.

Les opérations chirurgicales

~ MYOMECTOMIE. Les fibromes peuvent souvent être enlevés par chirurgie. La grosseur et la situation de la tumeur influent sur le choix de la voie opératoire. Les fibromes logés juste sous la muqueuse utérine, au fond de l'utérus, par exemple, peuvent parfois être enlevés par le vagin. D'autres peuvent être enlevés par laparoscopie (ce qu'on appelle parfois « chirurgie ombilicale »). Les grosses tumeurs, comme celle que j'avais, requièrent habituellement une opération abdominale.

Si vous optez pour l'ablation chirurgicale de votre fibrome, l'intervention devrait être exécutée par un spécialiste du bassin, un chirurgien expérimenté pouvant traiter et préserver les organes pelviens, et dont l'orientation respecte votre désir de conserver votre utérus. Après mon opération, mon chirurgien m'a déclaré : « Eh bien, je suis heureux de vous annoncer que vous avez maintenant des organes pelviens tout à fait sains et normaux ! Je n'ai rien eu à enlever, exception faite du fibrome ! » C'était exactement ce que je voulais entendre.

Se faire enlever des fibromes peut constituer une expérience extraordinaire et libératrice, comme en témoigne ce mot d'une abonnée.

Après l'ablation de mes fibromes, je me suis aussi débarrassée de plusieurs problèmes dans ma vie. Quelle merveille ! Fini les maux de tête, les crampes, les maux de dos ! J'effectue encore des changements dans mon régime alimentaire, mais ceux que j'ai déjà réalisés m'ont rendue forte, positive et plus sereine. Avec la prière qui fait partie intégrante de mon existence et les changements apportés à mon style de vie, je suis en bonne voie de guérison et j'évolue encore, à l'âge de 40 ans !

EMBOLISATION DES FIBROMES. L'embolisation de l'artère utérine (EAU) est une technique de traitement des fibromes relativement nouvelle qui consiste à injecter une substance (habituellement des particules d'alcool polyvinylique) dans l'artère de l'utérus. Cela cause une coagulation du sang qui alimente le fibrome, lequel s'atrophie alors avec le temps. L'opération est exécutée par des radiologues d'intervention qui ont reçu une formation spéciale. Pour atteindre les artères utérines, on introduit un cathéter dans la veine fémorale de la cuisse. L'opération donne, en général, de bons résultats ; son taux de succès à l'échelle mondiale est évalué à 85 %. Cette technique s'est révélée efficace pour traiter tous les types de symptômes reliés aux fibromes, notamment les saignements abondants ou irréguliers, l'hypertrophie de l'utérus, et les affections associées à la taille du fibrome, comme les mictions fréquentes.

En moyenne, la patiente soumise à ce procédé peut espérer obtenir, en six mois environ, une réduction de 40 % à 60 % du volume de son utérus. De plus, même si aucune diminution de volume ne se produit, la plupart des femmes observent une diminution des symptômes, notamment des saignements abondants. Bien que l'on ne dispose pas encore de données d'un suivi à long terme, l'embolisation présente de faibles risques de complications en comparaison à la myomectomie ou à l'hystérectomie. Cependant, on a signalé certaines complications graves, entre autres des cas d'insuffisance rénale et des réactions allergiques au coagulant[3]. Si cette opération vous intéresse, consultez un spécialiste dans un centre où cette technique est pratiquée couramment, ou téléphonez à la Society of Cardiovascular and Interventional Radiology au 800 488-7284, ou visitez leur site Web www.scvir.org.

- EXABLATE : TRAITEMENT DES FIBROMES PAR ULTRASONS. Ce nouveau procédé approuvé par la FDA combine l'imagerie par résonance magnétique (IRM), qui cartographie les fibromes utérins, et des ultrasons hautement concentrés qui chauffent et détruisent les tissus fibreux. Comme les vaisseaux sanguins dans les fibromes aident le corps à dissiper l'excès de chaleur généré au cours de la procédure, la technique est particulièrement bien adaptée au traitement des fibromes. Appelée ExAblate, cette procédure non effractive, qui ne requiert pas l'hospitalisation de la patiente, laisse intacts l'utérus et les ovaires. Cela implique de rester étendu sur l'abdomen dans un cylindre IRM pendant près de trois heures. Parmi les effets secondaires, on note des cloques sur la peau de l'abdomen, des crampes, des nausées et une certaine douleur (facilement traitée avec une médication antidouleur vendue sans ordonnance).

Environ 70 % des patientes affirment que ce traitement a réussi à réduire les symptômes liés à leur fibrome, alors que 20 % d'entre elles devront avoir recours à une autre chirurgie dans l'année qui suit. La FDA rapporte que, même si le traitement ExAblate a démontré une réduction des symptômes chez la plupart des femmes, ces symptômes — ainsi que les fibromes — peuvent réapparaître. (C'est pourquoi je recommande à *toutes* les femmes souffrant de fibromes d'apporter également des changements dans leur style de vie qui modifieront leur métabolisme hormonal et réduiront naturellement les symptômes liés aux fibromes.) Malgré tout, j'ai le sentiment qu'ExAblate est une utilisation technologique très intéressante ainsi qu'une avancée majeure ; en fait, si ce traitement avait été offert au moment où j'ai eu mon fibrome (lequel était très gros), j'aurais sans doute sérieusement envisagé cette option. Note : Les femmes qui veulent être enceintes ne devraient pas utiliser ExAblate, car il n'y a pas encore suffisamment de données pour déterminer les répercussions sur la paroi et la muqueuse utérines à la suite de cette procédure. (*Pour plus d'information, téléphonez chez InSightec, la compagnie qui a développé cette technologie, en composant le 866 392-2528, ou en visitant leur site Web www.uterine-fibroids.org.*)

- HYSTÉRECTOMIE. L'hystérectomie devrait être le traitement de dernier recours des fibromes, et l'on ne devrait s'y résoudre que lorsque ceux-ci sont accompagnés de saignements ou de douleurs réfractaires à toute autre forme d'intervention. Si c'est le cas, l'hystérectomie peut alors procurer des effets bénéfiques et améliorer de façon extraordinaire la qualité de vie de la patiente.

CAROL — Le besoin de lâcher prise

Carol avait 46 ans quand elle est venue me voir la première fois pour connaître mon opinion au sujet d'une opération qu'on lui avait recommandé de subir. De multiples fibromes s'étaient logés dans son utérus, ce qui provoquait chaque mois des saignements abondants qui lui avaient causé de l'anémie et de la fatigue chroniques. Depuis quatre ans, elle essayait désespérément de conserver son utérus, s'accrochant à l'espoir de pouvoir un jour mettre au monde un enfant. Son état s'était détérioré à un point tel que son désir de conserver son utérus était devenu presque un travail à temps plein. En fait, elle avait même perdu son emploi à cause des fréquentes absences occasionnées par ses rendez-vous médicaux et les périodes de saignements abondants. Carol avait essayé les pilules anticonceptionnelles, les hormones synthétiques et de multiples D & C pour stopper les saignements, sans aucun résultat. Son état était trop grave pour que je lui recommande des traitements alternatifs, tels l'acupuncture ou un régime alimentaire spécifique. Pour son bien-être général et sa santé, je lui ai conseillé de subir une hystérectomie. (Si elle venait me voir aujourd'hui, je recommanderais l'embolisation utérine ou l'ExAblate).

Les troubles utérins de Carol l'empêchaient de vivre pleinement. Prise dans une impasse, elle déversait littéralement « le sang de sa vie» dans des espoirs et des rêves qui n'avaient que peu de chances, si ce n'est aucune, de se concrétiser. Comme nous toutes, au mitan de la vie, Carol devait lâcher prise, cesser de s'accrocher à un rêve du passé (mettre au monde un enfant), en faire le deuil, afin de pouvoir passer à autre chose. Même si ce n'est jamais facile, c'est parfois le choix le plus salutaire.

L'OPÉRATION CHIRURGICALE OU LES TRAITEMENTS AGRESSIFS : S'IMPLIQUER DANS LE PROCESSUS DÉCISIONNEL

Lorsque vous êtes impliquée dans le processus décisionnel relatif à une opération chirurgicale, à une embolisation ou à un traitement ExAblate, et que vous connaissez bien toutes les options possibles, vous quittez le rôle de victime pour entrer dans une relation de partenariat. Ce changement à lui seul accroît vos chances de succès. Pour vous aider à poursuivre cette démarche, je vous suggère de lire *Prepare for Surgery, Heal Faster*, de ma collègue Peggy Huddleston. (*Voir la section «Ressources».*) Peggy a écrit un manuel incontournable pour qui veut aborder une opération d'une façon saine et autonome. J'ai moi-même adopté son approche lorsque je me suis fait opérer pour un fibrome. (*Voir son site Web au www.healfaster.com.*)

L'hystérectomie pratiquée pour de mauvaises raisons

Je vous incite fortement à consulter un deuxième spécialiste si, dans le but de traiter votre fibrome, on vous propose l'hystérectomie pour l'une des raisons suivantes :

1. «Il faudrait vous opérer avant que le fibrome grossisse davantage. Sinon, cette tumeur bénigne peut croître et rendre la chirurgie beaucoup plus difficile plus tard.»

Il n'est pas nécessaire d'enlever une petite tumeur, à moins que celle-ci ne provoque des saignements réfractaires ou des problèmes de fertilité. Ce ne sont pas tous les fibromes qui grossissent, et, même si c'était le cas, il a été démontré que l'ablation de l'utérus avec de gros fibromes ne présente pas plus de risques pour la patiente. Si nécessaire, on peut enlever le fibrome (*voir la section traitant de la myomectomie à la page 343*) en laissant intacts l'utérus et le système d'approvisionnement en sang des ovaires.

2. « Ce fibrome peut devenir cancéreux », ou bien « On ne peut être sûr que ce n'est pas cancéreux à moins de l'enlever ». Il est extrêmement rare (moins de 1 cas sur 1000) qu'un fibrome soit cancéreux. Si un fibrome devient cancéreux, on parle alors d'un sarcome utérin, et présentement, le pronostic d'une telle situation n'est pas très favorable — ce qui signifie qu'un diagnostic chirurgical n'augmentera pas beaucoup vos chances de survie. En fait, la probabilité de mourir de complications à la suite d'une hystérectomie, même si elle est faible, est statistiquement légèrement supérieure à la probabilité de souffrir d'un sarcome utérin.

3. « L'échographie ne permet pas de voir vos ovaires. » Si vous avez passé un examen par ultrasons (échographie ou même un examen par IRM) pour confirmer la présence d'un fibrome, un de vos ovaires peut demeurer invisible parce qu'il est occulté par le fibrome. Comme les médecins peuvent être tenus responsables s'ils omettent de diagnostiquer un problème ovarien existant, votre médecin pourrait recommander une opération pour être entièrement sûr du bon état de vos ovaires.

Cependant, si vous n'avez aucune raison de croire que vos ovaires sont malades, vous pouvez demander simplement d'être suivie par votre médecin. Ce n'est pas parce qu'on ne peut voir un ovaire en effectuant une échographie qu'il y a un problème avec ce dernier — cela signifie simplement qu'il faut reconnaître les limites de la technologie ! Dans un tel cas, certaines voudront se soumettre à un examen laparoscopique qui permet d'observer le pelvis de l'intérieur, au moyen d'une source lumineuse. (On peut procéder à une biopsie de l'utérus et des ovaires pendant cette opération.) D'autres se sentiront à l'aise avec l'idée qu'elles sont en santé. Choisissez ce qui vous apporte la paix de l'esprit.

Devriez-vous subir une hystérectomie ?

Les fibromes ainsi que les saignements abondants et irréguliers sont les deux principales raisons qui amènent les femmes à subir une hystérectomie au mitan de leur vie. Même si l'hystérectomie est parfois nécessaire, beaucoup trop de femmes y sont soumises, alors qu'elles auraient pu être soignées plus facilement et naturellement par d'autres moyens, dont les technologies nouvelles, comme l'embolisation de l'artère utérine. De plus, il y a beaucoup à gagner à garder ses organes pelviens quand c'est possible.

Dans un monde idéal, on inculquerait à chaque femme dès son enfance la valeur de ses organes pelviens ; leur rôle serait aussi bien étudié que celui des organes mâles ; la recherche sur le traitement naturel, sécuritaire et efficace des saignements et de la douleur se ferait sur une large échelle ; l'hystérectomie, accompagnée ou non de l'ablation des ovaires, serait une opération très rare, exécutée seulement après avoir essayé sans succès toutes les autres solutions de rechange. Cette façon de penser est courante aujourd'hui quand il s'agit des organes sexuels mâles. C'est ainsi que l'orchidectomie ou l'ablation des testicules n'est pratiquée qu'en dernier recours, même si elle est très efficace dans les cas de cancer de la prostate. Et on ne fait pratiquement jamais l'ablation du pénis, même lorsqu'il y a présence de cancer.

Malheureusement, l'utérus et les ovaires ont été depuis si longtemps diffamés que de nombreuses femmes ont intériorisé un sentiment de crainte envers eux. Récemment, au cours d'une fête, j'ai entendu par hasard une femme, que j'appellerai Julie, parler à ses amies de l'hystérectomie qu'elle était sur le point de subir. Elle avait, leur disait-elle, un fibrome de la taille d'une orange sans éprouver de symptômes. « Mais, expliquait-elle, j'ai 50 ans, et à cet âge, ce n'est qu'une question de temps avant que quelque chose ne se produise dans ce coin-là. J'aime mieux le faire enlever maintenant ». Bien des

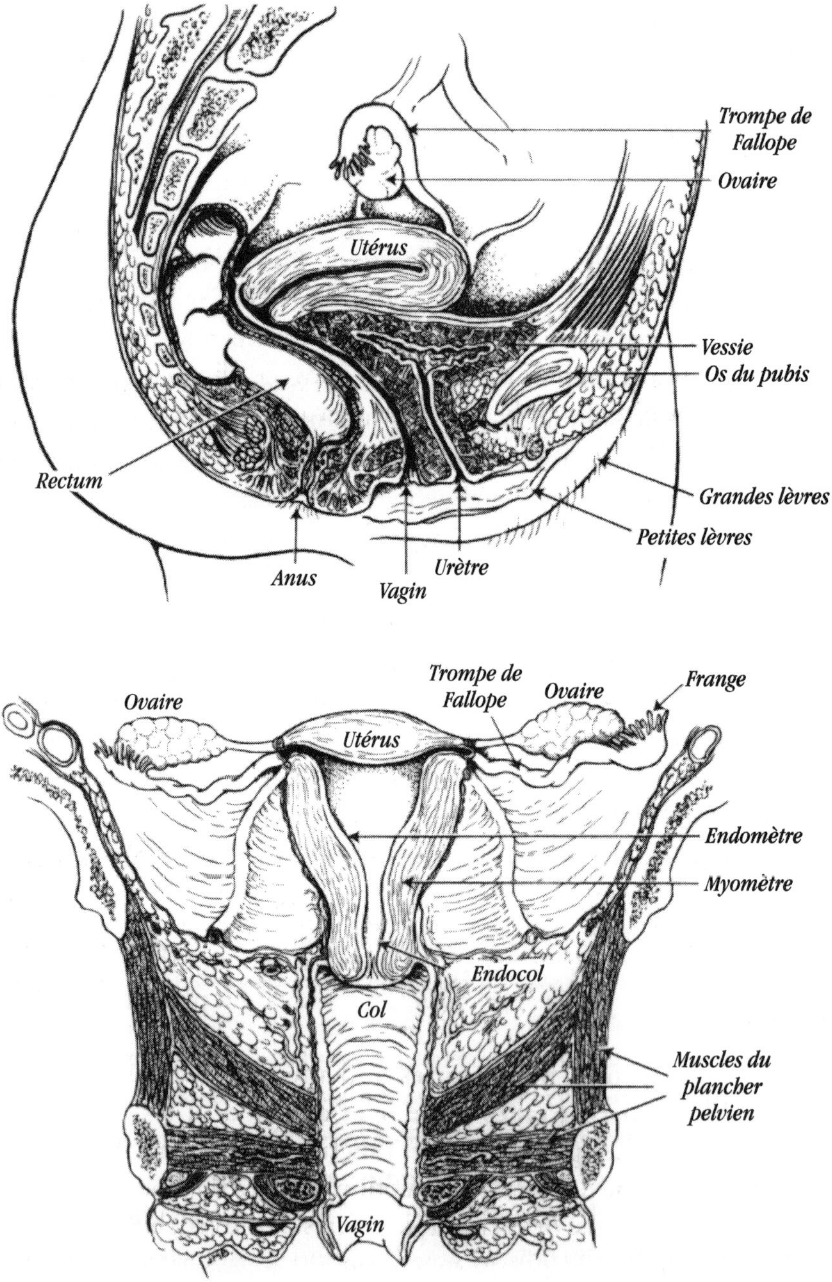

Figure 13. ORGANES ET MUSCLES DE SOUTIEN DU BASSIN

médecins renforcent ces craintes. Une patiente est venue me voir un jour, car elle voulait en fait éviter de subir une hystérectomie pour traiter un fibrome, mais elle s'était fait dire par sa gynécologue que son utérus (qui avait porté sept mois auparavant une petite fille resplendissante de santé) « n'était pas son ami ».

Le terme grec « *hystera* » (utérus), servait autrefois à décrire tout genre de maux féminins, psychologiques (l'hystérie) et physiques, dont on croyait l'utérus responsable. Au XVIIIe siècle, avec l'avènement de l'anesthésie, l'hystérectomie devint un traitement très répandu auquel on recourait pour soigner tout ce qui, selon le mari, le père ou le médecin d'une femme, n'allait pas chez elle : l'hyperphagie, les règles douloureuses, les troubles psychologique et, tout particulièrement, la masturbation, la recherche de promiscuité, ou n'importe quelle tendance érotique.

L'ablation chirurgicale de l'utérus demeure l'une des opérations que l'on pratique le plus fréquemment aux États-Unis — la culture des médecins et des patientes les porte à considérer cet organe, au pire, comme dangereux, et au mieux, comme non essentiel, bien que cette position change rapidement de nos jours ! Une Américaine sur trois a subi une hystérectomie avant l'âge de 60 ans. C'est un pourcentage stupéfiant. Fait qui n'étonnera pas, le taux d'hystérectomie est très élevé chez les conjointes de médecin. De plus, environ 43 % des femmes subissent l'ablation des ovaires et de l'utérus en même temps, sous prétexte de prévenir le cancer des ovaires — en dépit du fait que la grande majorité des femmes ne développeront jamais un cancer des ovaires et qu'elles pourraient assurément bénéficier des hormones produites par ces glandes durant toute leur vie.

De bonnes raisons de conserver votre utérus, votre col et vos ovaires

- L'utérus et son col ainsi que les ovaires travaillent ensemble afin de fournir à votre organisme un support hormonal tout au long de votre vie. Ils partagent aussi en grande partie le même afflux sanguin. Si l'utérus est enlevé, le fonctionnement des ovaires en souffre, même si on laisse en place ces derniers. Près de 50 % des femmes ayant subi une hystérectomie voient le fonctionnement de leurs ovaires s'interrompre précocement — et elles entrent en ménopause plus tôt, ce qui les rend plus vulnérables aux maladies cardiaques et à l'ostéoporose[4].

- Les ovaires sont l'équivalent féminin des testicules. Comme tels, ils jouent un grand rôle dans la production d'androgènes, les hormones importantes associées aux pulsions sexuelles normales. Selon certaines études, jusqu'à 25 % des femmes éprouvent une baisse de pulsion sexuelle à la suite de l'ablation de leurs ovaires. Enlever les ovaires d'une femme revient littéralement à la castrer — un terme d'ailleurs employé couramment dans les textes médicaux[5].

  Il est d'usage pour de nombreux médecins d'enlever les ovaires en même temps que l'utérus pour prévenir le cancer ovarien. Si une femme a des risques génétiques élevés de souffrir de ce type de cancer, cette décision peut s'expliquer. Mais la grande majorité des femmes ne développeront jamais un tel cancer, et l'ablation systématique d'ovaires normaux à titre préventif est un bien grand prix à payer.
- Lorsque l'utérus et les ovaires sont intacts, le processus physiologique naturel de la ménopause se déroule sur une période de 6 à 13 ans. À mesure que les ovaires changent de fonction, les glandes surrénales prennent naturellement la relève d'une partie de la production hormonale, comme le font les tissus adipeux du corps. Si une femme se fait enlever l'utérus (ou l'utérus et les ovaires), elle se retrouve instantanément en ménopause, ce qui peut mettre tout son système hormonal en état de choc.
- L'utérus lui-même entre en contractions rythmiques au cours de l'orgasme, ce qui contribue à amplifier le plaisir éprouvé par de nombreuses femmes pendant les relations sexuelles. Certaines femmes, qui ont eu une hystérectomie, regrettent de ne plus éprouver pendant l'orgasme autant de satisfaction qu'avant.
- L'hystérectomie, avec l'ablation des ovaires, diminue la sécrétion de phéromones, ce qui est susceptible de faire baisser la force d'attraction sexuelle d'une femme[6]. Heureusement, on trouve

des préparations de phéromones pour remédier à cela. (*Voir le chapitre 9.*)

- Le col (la partie inférieure de l'utérus qui fait saillie dans le vagin) est une composante du plancher pelvien qui aide à soutenir la vessie. Les nerfs qui vont à la vessie sont étroitement reliés au col. Lorsque l'on procède à une hystérectomie avec ablation du col, on peut endommager ces nerfs et accroître le risque d'incontinence urinaire[7].
- Seulement 10 % des hystérectomies sont reliées à un cancer. Il s'ensuit que dans 90 % des cas, on enlève à la femme ses organes pelviens à cause d'une maladie bénigne qui peut souvent être traitée efficacement par une approche non chirurgicale.

Connaître son héritage en matière d'hystérectomie

Au cours des ans, j'ai constaté que toute l'éducation et l'information du monde ne pouvaient transformer la vie d'une femme aussi longtemps que ses agissements étaient dictés par des croyances anciennes, inconscientes et jamais exprimées. Nous possédons toutes un héritage personnel unique, qui nous a été transmis par les membres de notre famille. C'est particulièrement vrai en ce qui concerne nos organes pelviens — un sujet enveloppé d'une atmosphère de secret et soumis à la désinformation depuis des générations. Voici quelques questions qui vous aideront à connaître vos antécédents familiaux et à découvrir vos croyances concernant l'hystérectomie.

Quels sont les membres de votre famille, s'il y en a, qui ont subi une hystérectomie ? Pourquoi ? Savez-vous ce qui se passait dans leur vie à ce moment-là ? Connaissez-vous le diagnostic que ces femmes ont reçu, et quels étaient leurs symptômes ? Est-il possible de le savoir ? Avez-vous l'impression que vous ne pouvez le demander parce que c'est trop « intime » ? Est-on porté à croire, dans votre famille, qu'une opération « favorise la qualité de vie » ?

L'une de mes patientes était convaincue qu'elle allait devoir subir une hystérectomie dans la quarantaine parce que, disait-elle, « toutes mes sœurs en ont eu une à cet âge». Conséquemment, lorsqu'elle est arrivée à cette période, elle a commencé à se préoccuper de façon excessive de ses organes pelviens, prenant note de chaque menstruation abondante ou irrégulière et du moindre malaise. Finalement, son lien corps/esprit — et son style de vie malsain — avait créé suffisamment de symptômes pour qu'elle veuille vraiment subir une hystérectomie «afin d'être soulagée».

Si, après avoir répondu honnêtement aux questions précédentes, vous croyez toujours que l'hystérectomie est la meilleure solution pour vous, alors, il se peut fort bien que ce soit le cas.

Si vous avez déjà eu une hystérectomie

Vous avez peut-être déjà subi une hystérectomie sans savoir qu'il y avait d'autres options. Je sais qu'il est bouleversant d'apprendre que l'opération pratiquée n'était peut-être pas ce qui était le plus indiqué pour vous. Une lectrice de mon bulletin m'a écrit ce qui suit.

> Après avoir lu l'article dans lequel vous expliquiez pourquoi il est préférable de conserver son utérus et ses ovaires, j'ai pleuré. Je n'avais que 45 ans quand on m'a fait une hystérectomie pour faire disparaître un fibrome qui, en fait, ne me dérangeait pas du tout. Ils ont pris mes ovaires, aussi. Mais c'était il y a 20 ans. Je ne savais pas qu'il y avait des solutions de rechange. J'ai aussi réalisé que je n'avais pas vraiment fait le deuil de mes organes pelviens. C'est maintenant fait, je peux tourner la page et continuer ma vie.

La première chose à faire pour vous rétablir et guérir d'une hystérectomie est d'apprécier les effets bénéfiques que vous avez ressentis ensuite. Une importante étude effectuée dans le Maine a permis d'établir que, dans la plupart des cas, l'hystérectomie pratiquée pour traiter certaines affections autres que le cancer, telles que les saignements et les douleurs, contribue à l'amélioration de la qualité de vie de la femme[8]. Je tiens à préciser que dans le cadre particulier de cette étude, toutes les femmes pouvaient choisir : soit l'opération, soit uniquement des visites régulières chez leur médecin. J'ai conseillé à plusieurs femmes de participer à cette étude et j'ai même pratiqué quelques hystérectomies dont les résultats ont été inclus dans la recherche. Plusieurs femmes qui avaient opté pour l'opération étaient convaincues qu'elles avaient avantage à le faire. Certaines avaient souffert des années durant de malaises pelviens ou de saignements abondants qui disparurent complètement après l'opération. D'autres ont vu leur vie sexuelle s'améliorer. La leçon à tirer : l'hystérectomie peut constituer une chirurgie thérapeutique dans des circonstances appropriées.

Oui, votre utérus et vos ovaires sont importants, mais n'oubliez jamais que vous êtes plus que la somme de vos organes. Votre être spirituel, le champ d'énergie électromagnétique qui entoure et nourrit votre corps physique reste toujours entier et intact. Cette partie essentielle de vous-même ne peut être détruite, peu importe ce qui arrive à votre organisme.

Considérez que votre corps a la capacité de rééquilibrer ses hormones et de se maintenir en bonne santé, si vous adoptez un régime alimentaire sain, si vous faites régulièrement de l'exercice, et si, en recourant à une stratégie de remplacement hormonal, vous utilisez les hormones qui ressemblent le plus à celles que votre corps produit normalement.

Si vous regrettez aujourd'hui d'avoir subi une hystérectomie, dites-vous que vous avez probablement pris la meilleure décision, compte tenu des circonstances de l'époque. Accordez-vous-en le mérite. Notre système de soins médicaux et les croyances qu'il véhicule reflètent simplement la culture dans laquelle nous baignons. Nous ne pouvons échapper à cette influence, jusqu'à un certain point. Vous auriez peut-être évité l'hystérectomie si vous aviez été mieux renseignée, mais vous ne l'étiez pas. Laissez émerger les émotions qu'a suscitées cette expérience, même si elles sont désagréables. (Le fantasme récurrent d'une de mes patientes était de blesser et même de tuer le chirurgien qui l'avait opérée. Lorsqu'elle s'est permis de ressentir pleinement les émotions qui accompagnaient ce fantasme de vengeance peu féminin et de les exprimer à voix haute, elle a pu s'affranchir du passé et poursuivre sa vie — en finissant par se pardonner et pardonner à son chirurgien.)

Vous pouvez guérir de n'importe quoi — même d'événements aussi perturbateurs que la perte de parties de votre corps à la suite d'une opération. De plus, quand vous guérissez, le récit de votre expérience peut aider une autre personne dans son cheminement vers la santé. L'une des choses les plus utiles que vous pourriez faire pour améliorer votre santé maintenant serait de revoir les événements antérieurs à votre hystérectomie et de regarder si vous n'aviez pas alors certains problèmes reliés à vos pulsions créatrices. Faire ce lien peut vous procurer beaucoup d'énergie et vous aider à apprécier la sagesse de votre organisme. Rappelez-vous aussi que le pouvoir et la passion de votre second centre émotionnel sont toujours là. Ils ne sont pas partis avec votre utérus.

RENFORCER LE SYSTÈME URINAIRE ET LES MUSCLES DU PLANCHER PELVIEN

Au mitan de la vie, la perte du soutien hormonal du vagin et de la partie inférieure du conduit urinaire entraîne souvent une diminution du tonus des muscles du plancher pelvien. Il s'ensuit que plusieurs femmes éprouvent des problèmes urinaires, depuis des pertes d'urine provoquées par l'éternuement et la toux jusqu'aux infections urinaires récurrentes. Plusieurs connaissent aussi une descente de l'utérus (une condition ayant une composante héréditaire, qui est souvent exacerbée au mitan de la vie).

En même temps que vous apprenez à établir de saines limites dans vos relations personnelles, je vous recommande fortement de développer les muscles de votre plancher pelvien en pratiquant les exercices de Kegel ou en employant régulièrement des poids vaginaux. Ces techniques, en plus de renforcer le plancher pelvien, favorisent la circulation sanguine dans le vagin, la vessie, et l'urètre, ce qui augmente la résilience des tissus. Vous pourrez ainsi améliorer votre vie sexuelle et avoir un meilleur contrôle de votre vessie.

Rester au sec : conserver ou retrouver le contrôle de sa vessie

L'incontinence urinaire ou l'évacuation involontaire d'urine est un problème de santé majeur qui affecte environ 13 millions de personnes aux États-Unis. Bien que 10 % à 30 % des femmes âgées de 15 à 64 ans aient des problèmes d'incontinence urinaire de temps à autre, ces symptômes ont tendance à se manifester de plus en plus fréquemment avec l'âge. Le problème apparaît souvent durant la périménopause, mais les traitements entrepris dès lors peuvent l'empêcher de s'aggraver. Chez les femmes âgées de 65 ans et plus, le taux général d'incontinence urinaire se situe entre 15 % et 35 % approximativement[9].

Bien que les hommes n'en soient pas épargnés, le problème est cinq fois plus important chez les femmes. Plusieurs femmes, trop timides pour en parler à leur médecin, ne savent pas qu'elles ont accès à plusieurs nouveaux traitements efficaces, aujourd'hui. Pour ajouter au problème, beaucoup de médecins ne connaissent pas non plus les nouveaux traitements. Dans un éditorial du *Journal of the American Medical Association*, le Dr Neil M. Resnick écrivait : « La plupart des médecins connaissent très mal l'incontinence urinaire ; ils omettent de procéder à son dépistage, et considèrent qu'il y a peu de chances d'en guérir[10] ».

Vous n'êtes pas obligée de souffrir en silence pour autant. L'incontinence urinaire est facile à diagnostiquer, et le traitement donne souvent d'excellents résultats. Examinez les options présentées ci-après et choisissez celle qui vous semble la plus intéressante. Puis, parlez-en avec la personne qui vous soigne. Si possible, consultez un spécialiste des troubles génito-urinaires féminins. La détermination exacte du type d'incontinence dont vous souffrez vous permettra — vous et votre soignant — d'établir un plan d'action personnalisé. De nombreux gynécologues ont maintenant reçu une formation relative au système génito-urinaire et font couramment cette évaluation en cabinet.

L'« incontinence urinaire à l'effort » est l'incontinence la plus fréquente. On la diagnostique quand une femme perd de l'urine au moment d'une activité — comme en riant, en se levant brusquement ou en faisant de l'exercice — qui accroît la pression intra-abdominale à un point tel que le sphincter ne peut garder l'urètre fermé. Le trouble peut venir du muscle même du sphincter ou du fait que l'angle de l'urètre a changé, rendant le conduit trop mobile pour bien fonctionner — un état qu'on appelle « hypermobilité de l'urètre ». De nombreux facteurs, que l'on observe de plus en plus souvent au cours de la périménopause, sont à l'origine du problème.

- Affaiblissement des muscles du plancher pelvien. Si vous n'exercez pas régulièrement vos muscles, en particulier ceux du plancher pelvien, alors ces muscles, tout comme vos biceps, s'affaiblissent avec le temps.
- Amincissement des tissus de la partie inférieure de l'urètre, dû à une carence en œstrogènes.
- Lésion de certains nerfs due à un accouchement, à une opération majeure dans la région du bassin, à une exposition à des radiations, à l'habitude de fumer ou à un excès de cellules adipeuses qui déplace l'urètre de sa position normale à chaque miction. L'innervation du sphincter urétral tend aussi à diminuer avec l'âge, mais l'âge seul n'entraîne pas nécessairement la réduction du fonctionnement de ce muscle. (Des chercheurs ont établi que la densité de nerfs dans cette région varie grandement chez la femme périménopausée[11].)
- Des troubles neurologiques sous-jacents, notamment la sclérose en plaques, peuvent entraîner d'autres types d'incontinence.

Quelle que soit la cause de votre problème, il y a de nombreuses solutions autres que celle de porter des couches pour adultes le reste de votre vie !

Des solutions autres que chirurgicales pour traiter l'incontinence

- TENIR UN REGISTRE. Tenir un registre vous aidera, vous et la personne qui vous soigne, à découvrir quelles sont les substances et les situations qui peuvent constituer des facteurs d'incontinence. Notez à quelle fréquence vous éprouvez ce problème, toute activité qui le précède, la quantité d'urine que vous avez vraiment perdue, le signal avant-coureur précédant votre envie d'uriner, si ce pressant besoin d'uriner vous réveille la nuit ou s'il se manifeste après la consommation de certains aliments, boissons ou médicaments. Parfois, vous pouvez atténuer vos symptômes simplement en observant à quel moment ils font leur apparition et en effectuant certains changements.

Bien des femmes ont un débit urinaire accru le premier jour de leurs règles, moment où elles expulsent le fluide prémenstruel. Ces jours-là, l'incontinence à l'effort paraîtra toujours plus grave parce que votre vessie se remplit plus vite.

- RÉDUIRE OU ÉLIMINER VOTRE CONSOMMATION DE BOISSONS CONTENANT DE LA CAFÉINE. Nombre de femmes souffrent d'incontinence à l'effort uniquement lorsqu'elles boivent du café ou du thé. Même le café décaféiné est diurétique — tout comme le temps froid (je m'abstiens de boire une tasse de café le matin si je vais skier, sinon je serais forcée de me rendre au chalet après une descente sur deux). Il est aussi établi que le café irrite la vessie. J'ai pu aider certaines femmes à régler complètement leurs problèmes d'incontinence simplement en leur fournissant ces renseignements.
- PRENDRE DES MÉDICAMENTS. Comme l'incontinence urinaire à l'effort et l'incontinence d'urgence ont plusieurs éléments en commun, on prescrit à nombre de femmes des médicaments pour relaxer le muscle de la vessie. (*Voir la section traitant de l'incontinence d'urgence à la page 366.*)
- RAFFERMIR LE PLANCHER PELVIEN. Quantité de femmes arrivent à régler ou à diminuer considérablement leur problème d'incontinence en renforçant les muscles du plancher pelvien et de l'urètre, de sorte qu'elles puissent mieux supporter l'augmentation de la pression dans l'abdomen sans uriner. Le renforcement des muscles du plancher pelvien a aussi pour effet d'accroître la circulation sanguine et l'innervation des organes pelviens. C'est exactement ce que le Dr Kegel avait à l'esprit, en 1948, quand il

incitait ses patientes à pratiquer des contractions vaginales avant leur accouchement. Idéalement, toute femme enceinte devrait faire les exercices de Kegel régulièrement, avant et après l'accouchement, afin que ces muscles soient suffisamment forts pour supporter toutes les difficultés. Si l'on exécute les exercices de Kegel de façon appropriée et constante, ceux-ci donnent d'excellents résultats, et ils améliorent aussi votre vie sexuelle. Les exercices de Kegel préparent le muscle pubo-coccygien à l'excitation sexuelle. Ils augmentent également l'apport en sang dans les parties génitales, ce qui favorise la capacité d'atteindre l'orgasme en plus d'améliorer la lubrification vaginale. Selon certaines études, près de 75 % des femmes peuvent stopper l'incontinence à l'effort en recourant uniquement aux exercices de Kegel[12].

Malheureusement, la plupart des femmes à qui l'on a conseillé de pratiquer ces exercices ne reçoivent aucune formation sur la façon de les exécuter correctement et les abandonnent trop tôt — ce qui explique pourquoi tant de femmes pensent que la méthode ne fonctionne pas et pourquoi les résultats sont si variables.

RENFORCER VOTRE BASSIN EN RENFORÇANT VOTRE MUSCLE PUBO-COCCYGIEN (EXERCICES DE KEGEL)

1. Identifiez le muscle pubo-coccygien (PC). Asseyez-vous sur la cuvette du cabinet en écartant les jambes. Essayez de stopper le jet urinaire sans bouger vos jambes, votre abdomen ou les muscles de vos fesses. Le muscle utilisé pour stopper le jet urinaire est le muscle PC. C'est le seul muscle que vous devriez contracter. Ce muscle PC ne se renforcera pas si vous contractez votre abdomen, vos cuisses ou les muscles fessiers en même temps que lui. Vérifiez vous-même en insérant deux doigts dans votre vagin pendant que vous le contractez. Vous sentirez le muscle qui se resserre autour de vos doigts.

2. Apprenez les exercices.

   Contractions lentes. Contractez votre muscle PC et maintenez la pression en comptant lentement jusqu'à trois. Au bout de deux semaines d'exercice environ, vous devriez pouvoir compter lentement jusqu'à 10. Bien qu'il ne soit pas nécessaire de retenir votre respiration pendant le décompte, cela peut vous aider au début à conserver votre concentration. Relâchez et expirez.

Contractions rapides ou battements. Contractez maintenant votre muscle PC rapidement. Une fois par seconde.

Poussées. Contractez votre muscle PC, puis poussez comme si vous appuyiez fermement sur vos intestins pour les faire fonctionner. Maintenez la pression en comptant de 3 à 10. Vous remarquerez que vos abdominaux se contractent au moment où vous poussez. Votre anus aussi se contractera

3. Entraînez progressivement votre muscle PC. Commencez cet entraînement avec 10 contractions lentes, 10 contractions rapides et 10 poussées (une série), de 3 à 5 fois par jour. Au bout d'une semaine, ajoutez 5 contractions lentes, 5 contractions rapides et 5 poussées aux 10 premières, pour un total de 15 répétitions pour chaque série. Continuez de faire de 3 à 5 séries par jour.

   Ajoutez 5 de ces exercices la semaine suivante, jusqu'à ce qu'une série comprenne 20 répétitions. Continuez d'exécuter de 3 à 5 séries par jour afin de maintenir votre tonus pelvien, votre fonction sexuelle ainsi que votre continence urinaire dans un état optimal. En aussi peu qu'une semaine, vous noterez à coup sûr une différence dans votre capacité à renforcer ces muscles. Il faudra peut-être trois à quatre semaines avant que vous remarquiez des changements en rapport avec vos symptômes urinaires. Votre réactivité sexuelle se modifiera aussi, probablement, au bout de deux semaines, si vous faites correctement les exercices.

Note : Vous pouvez faire les exercices de Kegel partout et en tout temps : en conduisant votre voiture, en regardant la télé, en cuisinant, assise dans votre baignoire, dans le remonte-pente de la station de ski, etc.

Lorsque vous commencerez à entraîner votre muscle PC, vous noterez sans doute que celui-ci ne veut pas rester contracté tout le temps que vous comptez jusqu'a 10. Vous aurez peut-être aussi de la difficulté à pratiquer les contractions rapides. C'est parce que votre muscle est faible. Ne vous en faites pas. Au besoin, prenez un repos durant une série et persistez. Comme tous les muscles, le PC réagit magnifiquement à l'entraînement par résistance. Vous serez étonnée de voir que des résultats apparaissent rapidement si vous persévérez.

En outre, chaque fois que vous faites les exercices, rappelez-vous que vous avez la force et l'endurance requises pour créer et maintenir des frontières saines (tout en améliorant votre vie sexuelle ! Que faut-il de plus !).

Il existe une autre méthode pour pratiquer les exercices de Kegel, qui ne requiert pas de compter jusqu'à 10, ni de se préoccuper des muscles à contracter. En suivant cette méthode fondée sur d'anciennes pratiques chinoises (*voir jadegoddess.com*), la femme introduit dans son vagin un cône lesté qu'elle maintient en place durant cinq minutes, deux fois par jour — en ayant comme objectif d'arriver progressivement à le faire pendant 15 minutes, deux fois par jour. Vous commencez d'abord avec un cône que vous pouvez retenir durant une minute, et vous passez graduellement aux cônes plus lourds avant d'adopter un instrument avec lequel vous travaillerez sur une base régulière. (Le poids des cônes varie de 15 à 100 g.) L'effort requis pour garder les cônes dans le vagin vous oblige à utiliser automatiquement les bons muscles. Je recommande ces cônes depuis des années, et mes patientes ont obtenu d'excellents résultats en les utilisant — pourvu qu'il n'y ait aucun facteur de complication en jeu, par exemple une infection, des lésions neurologiques ou l'ingestion de médicaments diurétiques ou de caféine. Près de 70 % des femmes constatent une amélioration ou une guérison complète après 4 à 6 semaines d'entraînement régulier[13]. (*Voir la section « Ressources ».*) Vous pouvez aussi vous procurer un exerciseur pelvien hautement efficace appelé FTP (Feminine Personal Trainer), un poids vaginal en acier inoxydable. (*Voir www.aswechange.com, produit AG211.*) Je recommande également un exerciseur vaginal à résistance progressive connu sous le nom de Kegelmaster 2000, que l'on insère dans le vagin. (*Voir www.kegelmaster2000.com.*)

TECHNOLOGIE DE POINTE POUR RAFFERMIR LE PLANCHER PELVIEN (RÉTROACTION BIOLOGIQUE ET TREE). Le traitement du comportement par rétroaction biologique permet d'obtenir une rétroaction sonore et visuelle immédiate pour renforcer la maîtrise des muscles pelviens. Cette technique a démontré d'excellents résultats : on rapporte une amélioration de 50 % à 89 % après un traitement de 6 à 8 semaines. Elle s'est montrée beaucoup plus efficace que les médicaments pour traiter l'incontinence, et le traitement est généralement donné par des physiothérapeutes qui ont reçu une formation spéciale[14]. L'inconvénient de la méthode est qu'elle exige l'emploi de sondes anales ou vaginales. Une autre technique, appelée « thérapie par résonance électromagnétique extracorporelle (TREE) », vient d'obtenir l'aval de la FDA. Cet appareil, appelé Neocontrol, possède un aimant logé dans un siège spécialement conçu. On dirige vers le plancher pelvien l'énergie magnétique qu'on intensifie ensuite graduellement pour créer un champ magnétique. Ce champ magnétique produit en retour une dépolarisation électrique des nerfs et des muscles qui entraîne la contraction des muscles ciblés. D'après certaines études, une amélioration de l'ordre de 77 % aurait été observée chez les patientes traitées[15]. *Pour plus d'information, communiquez avec le fabricant, Neotonus, Inc., en composant le 800 895-4298, ou visitez le site Web www.neocontrol.com.*

CRÈME À BASE D'ŒSTROGÈNES. Tout comme les tissus du vagin, le tiers inférieur de l'urètre est sensible aux œstrogènes. Pour les femmes postménopausées ou périménopausées qui souffrent d'incontinence urinaire à l'effort, il a été démontré que l'application de crème à base d'œstrogènes sur les parois du tiers inférieur du vagin facilite le travail des nerfs et l'approvisionnement en sang de l'urètre, ce qui en retour entraîne une augmentation du volume et de la force des muscles. Environ 50 % des femmes souffrant d'incontinence urinaire associée à une carence en œstrogènes pourront régler ce problème, ou l'améliorer grandement, simplement en rétablissant la concentration d'œstrogènes dans la région de l'urètre. Le taux de réussite augmente chez les femmes qui raffermissent en même temps leur plancher pelvien.

Même si l'HTS systémique aide aussi à soulager les symptômes urinaires, je préfère prescrire la crème vaginale à l'estriol pour traiter ce genre de problème. Elle est extrêmement efficace en application locale, et seule une quantité infime passe dans le sang. Elle est donc tout à fait indiquée pour les femmes qui s'inquiètent du danger potentiel des œstrogènes, en particulier celles qui ont déjà souffert d'un cancer du sein ou chez qui des facteurs de risque pour ce cancer sont présents. On peut se procurer une crème vaginale à l'estriol, sur ordonnance, dans toute pharmacie magistrale qui offre des hormones naturelles. La concentration habituelle est de 0,5 mg/g.

AUTRES DISPOSITIFS. La FDA a approuvé différentes prothèses urétrales ces dernières années. Ces dispositifs sont très efficaces dans les cas d'incontinence urinaire causée par une hypermobilité de l'urètre, et ils sont aussi particulièrement indiqués pour les femmes qui souffrent d'incontinence à l'occasion d'activités précises, tels le golf ou l'aérobique.

L'Impress Softpatch (d'UroMed) est un obturateur en mousse à usage unique, enduit d'un adhésif. On le place dans l'ouverture de l'urètre pour stopper les pertes légères ou modérées[16].

Le Reliance Urinary Control Insert (aussi d'UroMed) ressemble à un petit cathéter souple dont l'extrémité se termine par un ballon et que l'on introduit dans l'urètre. Le ballon contient un peu d'air, ce qui lui permet de demeurer en place. Une petite ficelle attachée au dispositif permet de retirer ce dernier avant une miction. Ce dispositif est très efficace, bien qu'il présente un risque de causer une infection urinaire chez certaines femmes[17]. Il n'est pas conçu pour être gardé pendant les relations sexuelles, mais beaucoup de femmes trouvent qu'il est très efficace pour prévenir l'incontinence à ces moments.

Les coupelles Fem-Assist (d'Insight Medical) et CapSure Shield (de Bard Urological) sont des dispositifs de silicone qui s'installent dans l'ouverture de l'urètre, agissant un peu comme des ventouses, avec un onguent qui aide à les garder en place. La légère succion produite soutient en douceur les tissus environnants et scelle l'urètre par compression. Une fois en place, ces dispositifs sont dissimulés par les lèvres ce qui permet de les utiliser lorsqu'on porte des collants ou un maillot de bain. Pour uriner, on enlève la coupelle en saisissant l'un des côtés et en tirant, tout simplement. On peut les laver avec du savon de toilette et de l'eau tiède puis les réutiliser. Une coupelle peut servir une semaine avant d'être jetée. Il faut obtenir une ordonnance pour s'en procurer[18].

Certains dispositifs anti-incontinence fonctionnent en stabilisant la base de la vessie et en rétablissant l'angle normal entre l'urètre et la vessie. On peut citer dans cette catégorie les produits suivants : Incontinence Ring, Incontinence Dish, et Incontinence Dish with Support (de Milex). Quant au Bladder Neck Support Prosthesis (d'Introl), il s'agit d'un dispositif vaginal en silicone qui sert à relever et à soutenir le col de la vessie. (Vous avez sans doute constaté qu'il est plus difficile d'uriner quand on porte un tampon, car ce dernier relève le col vésical.) Ce dispositif a été conçu pour produire un effet semblable à celui d'une opération peu effractive appelée « redressement de l'urètre », qui consiste à fixer de façon permanente le col de la vessie. Le dispositif doit être placé par un médecin (il y a 16 formats). De plus, il faut l'enlever et le laver tous les jours[19].

Ces produits ont permis à de nombreuses personnes d'améliorer leur confiance en elles et de se sentir plus libres. Ces dispositifs peuvent aussi être utilisés temporairement et ne représentent pratiquement aucun danger. On peut également les utiliser temporairement pendant la période où l'on travaille à raffermir les muscles du plancher pelvien.

Traitements chirurgicaux des troubles de la vessie

Si vous avez renforcé votre muscle PC au maximum et souffrez encore de problèmes d'incontinence, une chirurgie pourrait alors s'avérer utile.

- TECHNIQUES OPÉRATOIRES COURANTES. Il existe une variété de techniques éprouvées pour traiter l'incontinence urinaire à l'effort, lesquelles ont obtenu un taux de succès à long terme de 80 % à 95 % dans les mains d'un chirurgien expérimenté. Dans toutes ces opérations, des sutures effectuées dans les tissus voisins de l'urètre permettent de relever le col de la vessie pour assurer son fonctionnement normal. Ces interventions présentent certains inconvénients : une incision abdominale et une période de convalescence plutôt longue[20].
- TECHNIQUES PEU EFFRACTIVES. Une série de nouvelles méthodes chirurgicales ont récemment été développées pour aider à

repositionner de façon permanente le col de la vessie de sorte à restaurer la fonction urétrale. Ces opérations se font par laparoscopie, sans hospitalisation. Elles ont donné, à court terme, de bons résultats, soit un taux de guérison de 82%. On ne dispose pas encore de résultats à long terme[21]. En outre, de nombreuses techniques chirurgicales destinées à suspendre l'utérus, sont devenues accessibles au cours des 10 dernières années — dont la suspension laparoscopique — lesquelles permettent de «guérir» la descente de l'utérus sans avoir à l'enlever. *(Voir la section «Ressources».)*

- SUBSTANCES INJECTABLES. Une variété de substances, dont les tissus adipeux et le collagène bovin, peuvent être injectées près de l'urètre sous anesthésie locale. Ces injections donnent du volume au tissu urétral, ce qui permet à l'urètre de bien se fermer et d'empêcher le passage d'urine quand la pression intra-abdominale augmente, par exemple, au moment d'un éternuement, d'un éclat de rire ou d'un changement de posture. Un médecin peut faire les injections à son bureau, et les substances ont une action immédiate. Il faut procéder à un test cutané quatre semaines avant l'intervention pour s'assurer que la personne n'est pas allergique à la substance. Il faut habituellement faire deux à trois injections — et parfois quelques injections de rappel — pour obtenir le résultat recherché. Le taux d'amélioration ou de guérison varie entre 82% et 96%, selon le type d'incontinence traitée[22].

Vessie irritée : incontinence d'urgence

Un certain type d'incontinence est causé par des contractions involontaires du muscle de la vessie (le détrusor). Ces contractions involontaires donnent une forte et soudaine envie d'uriner, ainsi que la sensation d'être sur le point d'échapper de l'urine — ce qui arrive parfois. Les femmes dont la vessie est hyperactive s'abstiennent souvent de pratiquer certaines activités parce qu'elles doivent se rendre aux toilettes à plusieurs reprises et craignent de ne pas en trouver à proximité.

L'incontinence d'urgence est traitée souvent par des médicaments, tels que la Toltérodine (Detrol), qui inhibent les contractions du détrusor. Ces médicaments provoquent des effets secondaires, comme les maux de tête, la sécheresse de la bouche ou des yeux, la constipation et l'indigestion. Même si ce type de médication peut s'avérer très utile, il existe d'autres options.

Parfois, l'irritabilité de la vessie est causée par une carence en œstrogènes localisée dans la région de l'urètre et de la vessie, associée à la périménopause et à la ménopause. Le problème peut être résolu à l'aide de produits à base d'œstrogènes qui agissent de façon systémique ou topique. La caféine est aussi un irritant de la vessie. Il suffit d'une tasse de café par jour pour déclencher des symptômes reliés à la vessie.

Le syndrome de la vessie irritable peut aussi être lié à des situations psychologiques stressantes, telles qu'un examen à passer, une évaluation dans son milieu de travail, ou de l'anxiété reliée à certains aspects problématiques de votre vie. Bien des femmes périménopausées se voient forcées de se lever plusieurs fois par nuit pour uriner quand leur sommeil est interrompu par des inquiétudes ou de l'anxiété chroniques. D'après mon expérience, il existe un lien particulier entre la vessie et le siège de l'inquiétude et de la peur obsessionnelle dans le cerveau. Heureusement, nous pouvons tous, consciemment, exercer une influence sur cette région et amener cette partie de notre cerveau à collaborer.

Ainsi, la modification du comportement par rétroaction biologique permet de réduire les épisodes d'incontinence d'environ 80 % (la thérapie à l'aide de médicaments réduit ces épisodes de 68 %[23]). Dans une étude comparative, on a demandé à des femmes de tenir un registre de leurs mictions dans lequel elles devaient inscrire les moments de la journée où elles avaient eu une envie urgente d'uriner, ainsi que les activités pratiquées à ces moments-là, afin de comprendre tous les éléments du problème. On a ensuite montré à ces femmes comment identifier leurs muscles pelviens, comment les contracter et les détendre volontairement tout en gardant les muscles abdominaux détendus — comme pour les exercices de Kegel —, ce qui n'a exigé qu'une séance de formation. On a ensuite appris à ces femmes à réagir à la sensation d'urgence en faisant une pause, en s'assojant (si possible), en relaxant tout leur corps, puis en contractant les muscles du pelvis plusieurs fois de suite pour diminuer la sensation d'urgence, freiner les mouvements du détrusor, et prévenir la perte d'urine. Une fois l'envie d'uriner réprimée, les femmes devaient se rendre aux toilettes tranquillement. On les incitait également à pratiquer des contractions à la maison dans diverses postures et durant les activités où elles souffraient habituellement d'incontinence d'urgence. Enfin, on leur a enseigné à réduire ou à interrompre leurs mictions une fois par jour.

Infections récurrentes des voies urinaires

Des infections récurrentes des voies urinaires sont souvent présentes chez les personnes qui ont envie d'uriner fréquemment et de façon impérieuse.

- Passez un examen médical pour vous assurer de ne pas avoir de problèmes anatomiques qui contribueraient à vous causer ces infections. Maintenez un bon taux d'œstrogènes dans le tiers inférieur de l'urètre. Votre médecin devrait être en mesure d'évaluer ce taux au cours d'un examen de la région pelvienne, car l'urètre passe juste sous la partie supérieure du vagin et est facile à tâter et à observer. S'il y a un signe quelconque d'amincissement d'une partie de l'urètre, demandez qu'on vous prescrive une crème à base d'œstrogènes. (*Voir à la page 403.*)
- Cessez de prendre de la caféine, sous quelque forme que ce soit, même du déca, pendant deux semaines. La caféine irrite la vessie. Réintroduisez ensuite le café dans votre alimentation pour voir si les symptômes reviennent.
- Buvez de grandes quantités d'eau ou de jus de canneberge sans sucre (ou avec un édulcorant artificiel) dès que vous ressentez des symptômes dans la région de la vessie. Boire beaucoup de liquide amène à uriner plus souvent, ce qui favorise l'expulsion de toute bactérie enfouie dans l'organisme, alors que le jus

de canneberge diminue la capacité des bactéries à infecter la muqueuse de l'urètre et de la vessie.

- Essayez les capsules de canneberge offertes dans les boutiques d'aliments naturels. Suivez la posologie. Les canneberges contiennent une substance qui empêche les bactéries de se fixer sur les parois de la vessie, ce qui diminue le risque d'infections récurrentes.
- Prenez régulièrement un probiotique pour aider les bactéries «alliées» à coloniser vos intestins. Comme l'anus et l'urètre sont tellement rapprochés l'un de l'autre, la multiplication des bactéries bénéfiques dans une région du corps aide aussi la région voisine. Mon probiotique favori est le PB 8; lequel n'a pas besoin d'être réfrigéré.
- Si les traitements mentionnés ici ne donnent pas de résultats, vous pourriez essayer d'utiliser des herbes chinoises et recevoir des traitements d'acupuncture. C'est très efficace contre les infections récurrentes des voies urinaires.

Voilà. Puissent ces renseignements vous donner un peu d'espoir et vous permettre d'envisager certaines solutions avec sérénité. Ne vous résignez pas à porter des couches pour adultes jusqu'à la fin de vos jours lorsqu'il y a tant de solutions qui s'offrent à vous. Vous n'êtes pas seule — l'incontinence est plus répandue que le diabète. Elle est aussi souvent plus facile à traiter! Mais vous devez faire le premier pas. Demandez de l'aide.

Chapitre 9

Le sexe et la ménopause : mythes et réalité

Vous souvenez-vous de votre premier amour ? Jamais la lune et les étoiles ne vous avaient paru aussi brillantes, n'est-ce pas ? Les paroles des chansons que vous entendiez à la radio semblaient n'avoir été écrites que pour vous. Vous aviez une telle énergie, une telle vitalité et un tel enthousiasme que vous pouviez très facilement sauter des repas. Quand une femme tombe amoureuse, une vague d'énergie la submerge ; elle devient euphorique, pleine de vigueur, de bienveillance et de créativité... et son désir sexuel est très fort — souvent même insatiable. Elle est littéralement excitée.

Cette excitation qui empêche de manger et de dormir n'est pas ressentie uniquement par les jeunes femmes submergées par l'amour pour la première fois de leur vie. Nous pouvons en faire l'expérience à tout âge, chaque fois que nous établissons des liens profonds, sur les plans émotionnel et spirituel, avec une autre personne. Notre force vitale — notre désir — attire vers nous, tel un aimant, des gens et des événements inspirants. Lorsque cette sorte de connexion existe entre deux personnes, nous savourons intensément la reconnaissance de la véritable nature de l'un et de l'autre. C'est comme une intoxication. Mais pour ressentir cela, il faut commencer par le vivre soi-même.

On nous a incitées à croire que seuls les amoureux pouvaient éprouver cette merveilleuse sensation de communion. Notre culture, à travers ses livres, ses films et ses images médiatiques, présente l'amour et la sexualité comme la principale, sinon la seule voie d'accès au bonheur. Mais il s'agit d'une vérité fragmentaire. Lorsque nous sommes totalement « branchées » à la source d'énergie fondamentale de l'Univers — autrement dit, quand nous sommes amoureux avec notre propre vie —, nous pouvons alors recréer la chimie amoureuse simplement en demeurant présentes à l'énergie vitale du monde qui nous entoure et qu'on trouve en nous. Elle est partout — dans la beauté de la nature, dans la poursuite d'une cause qui nous est chère, dans l'utilisation de nos forces créatrices. Tomber amoureuse et être excitée par la vie elle-même, quelle que soit la forme, est une expérience à ce point puissante que certaines femmes, ayant traversé la période ménopausique depuis un certain temps déjà, ont vu réapparaître leurs menstruations.

En d'autres mots, en replaçant l'énergie sexuelle dans un contexte plus vaste — en la considérant comme une force de vie ou comme l'Énergie fondamentale —, on comprend alors que la santé et la vitalité de notre sexualité sont inexorablement liées à la santé et à la vitalité de notre existence.

L'ANATOMIE DU DÉSIR

Au mitan de la vie, le défi consiste à retrouver ce sentiment amoureux d'une autre façon, sans attendre qu'une autre personne vienne combler tous nos besoins. Nous devons tous élargir notre « répertoire personnel » afin d'accéder à l'Énergie fondamentale dans notre vie.

Tandis qu'elles franchissent cette étape, plusieurs femmes estiment que, pour puiser directement à la Source de leur énergie, elles doivent d'abord retirer leur énergie du monde des relations humaines et du travail pendant un certain temps, afin d'effectuer un travail intérieur qui leur permettra de réexaminer leurs buts, leurs frontières et leurs relations. La pulsion sexuelle de nombreuses femmes décline temporairement en raison de ce repli vers l'intérieur.

Bien qu'on attribue le plus souvent la baisse de la pulsion sexuelle lors de la ménopause à une carence hormonale reliée justement à la situation ménopausique, les recherches les plus récentes sur la fonction sexuelle au mitan de la vie (recherches menées de plus en plus souvent par des femmes) ont montré que la situation ménopausique, en soi, n'est pas reliée à la plupart des aspects du fonctionnement sexuel. Même si certaines femmes observent une décroissance du désir, une perte d'intérêt pour le sexe et des changements en ce qui concerne l'excitation sexuelle, les recherches portant sur des femmes ménopausées, non fumeuses et ayant des partenaires n'indiquent pas de changements dans la satisfaction sexuelle, la fréquence des rapports sexuels et la difficulté d'atteindre l'orgasme[1].

De plus, les chercheurs ont démontré que les perceptions d'une femme quant au fait « d'être ménopausée » peuvent aussi affecter son fonctionnement sexuel, particulièrement si on l'a conditionnée à croire que ses années d'activités sexuelles étaient terminées ! Pendant des années et des années, on a mis dans la tête des femmes que la ménopause marquait la fin de leur attrait sexuel. Lorsqu'on vous a fait croire que vous n'étiez plus désirables ou attirantes, cette croyance peut certainement affecter votre pulsion sexuelle — sans parler de l'image que vous avez de votre corps et de l'estime de soi ! Des études plus anciennes, portant sur des femmes qui souhaitaient obtenir des traitements pour leurs symptômes ménopausiques, ont renforcé ce préjugé culturel. Il est bien documenté, par exemple, que les femmes qui recherchent des traitements pour la ménopause ont tendance à se plaindre d'un surcroît de stress dans la vie et souffrent davantage de dépression nerveuse, d'anxiété et de symptômes psychologiques que les femmes qui ne recherchent pas ces traitements. Naturellement, ces facteurs sont tous fortement reliés à la fonction sexuelle.

La vérité sur la fonction sexuelle et la ménopause

La fonction sexuelle est un phénomène complexe et intégré qui reflète la santé et l'équilibre non seulement des ovaires et des hormones, mais aussi du système cardiovasculaire, du cerveau, de la moelle épinière et du système nerveux périphérique. En outre, chaque facteur affectant la fonction sexuelle possède ses propres influences sous-jacentes qui sont de nature psychologique, socioculturelle, interpersonnelle et biologique. Heureusement, la recherche actuelle sur la femme et la sexualité tient enfin compte de l'aspect réellement complexe de l'excitation sexuelle féminine. Par conséquent, tout le concept du prétendu dysfonctionnement sexuel féminin est à revoir. Les nouvelles recherches (faites en grande partie par des femmes) jettent de plus en plus de lumière sur la façon dont, invariablement, les états psychologiques jouent sur les réactions biologiques. Ces recherches ont fini par valider ce que les femmes savaient déjà, à savoir que l'expérience de l'excitation sexuelle chez une femme est plus influencée par ses pensées et ses émotions que par une réponse venant de ses organes génitaux. En d'autres mots, ses émotions et ses pensées doivent être en harmonie avec l'objectif de la satisfaction sexuelle pour que son corps performe sur le plan sexuel[2]. Ce sont de très bonnes nouvelles ! Quand vous apprenez à changer vos pensées, vous pouvez changer votre expérience sexuelle.

- En fait, la vérité est que la satisfaction d'une femme dans une relation et son attitude par rapport à la sexualité et au vieillissement, à la sécheresse vaginale et à son bagage culturel ont un impact beaucoup plus grand sur sa fonction sexuelle que la ménopause comme telle[3].
- Ce que l'on appelait autrefois le « dysfonctionnement » sexuel féminin pourrait bien être une adaptation logique à certaines expériences négatives passées, à la douleur lors de rapports sexuels, à la fatigue, à la dépression et à la médication. Ou encore, il pourrait relever d'une absence d'intimité émotionnelle avec son partenaire[4].
- Il n'y a rien dans la transition ménopausique, en soi, qui entraîne une baisse de la libido chez des femmes en santé et heureuses à cette étape de leur vie. En fait, l'arrivée d'un nouveau partenaire sexuel constitue le premier indice annonciateur d'une bonne libido à la ménopause — même chez les femmes ayant déjà eu des problèmes sexuels dans des relations antérieures[5].

- Les réactions sexuelles génitales des femmes ménopausées et préménopausées ne diffèrent pas de façon significative[6].
- La fonction sexuelle masculine pose un problème à de nombreuses femmes au mitan de leur vie. Il faudra consacrer plus d'études sur l'influence qu'exerce le dysfonctionnement érectile du partenaire mâle dans la vie sexuelle d'une femme. Plusieurs hommes au mitan de leur vie sont aux prises avec ce problème, et certains ne sont pas à l'aise d'en parler ou de chercher un traitement. (Pour obtenir des informations importantes sur cette question, lisez le livre de Harry Fisch, intitulé *The Male Biological Clock: The Startling News About Aging, Sexuality, and Fertility in Men* [Free Press, 2005].)
- La santé générale de la femme, autant sur le plan mental que sur le plan physique, a plus de conséquences sur sa fonction sexuelle que sur sa situation ménopausique.
- Le tabagisme a un plus grand impact sur la fonction sexuelle d'une femme que sa situation ménopausique. La circulation sanguine dans les organes génitaux et les autres organes des fumeuses est plus faible. Les substances toxiques contenues dans la cigarette empoisonnent aussi les ovaires et modifient les taux hormonaux.
- La sécheresse vaginale est plus courante au mitan de la vie en raison de la baisse du taux d'œstrogènes dans le vagin. Par conséquent, cela entraîne chez ces femmes, plus fréquemment que chez les jeunes femmes, une douleur au cours des relations sexuelles, à moins qu'elles n'aient été au préalable pleinement excitées ou adéquatement lubrifiées.
- On constate des variations significatives sur les plans ethnique et culturel chez les femmes ménopausées. Des études ont montré que, comparativement aux femmes blanches, les Afro-Américaines ont une fréquence de rapports sexuels plus élevée, que les Hispaniques ont une jouissance et une excitation physique moindres, et que les Chinoises et les Japonaises ont plus de douleur et une excitation sexuelle moindre[7].

La résolution des problèmes dans une relation existante peut avoir un effet sur la vie sexuelle qui est comparable à l'arrivée d'un nouveau partenaire sexuel — une femme, qui prend la décision d'avoir plus de plaisir et de jouissance avec l'homme (ou la femme) qu'elle aime, connaît une montée en flèche de son énergie vitale, laquelle se traduit par une montée équivalente de son énergie sexuelle. En revanche, le fait de ressasser de vieilles colères et de nourrir du ressentiment étouffe rapidement la libido.

Une vie sexuelle active et joyeuse peut avoir à son tour des effets toniques étonnants. Rien n'illustre mieux le parallélisme entre l'énergie sexuelle et l'énergie vitale que le pouvoir de guérison propre à la sexualité, lorsque celle-ci peut s'exprimer librement. Dans son livre publié en 1999, intitulé *Reclaiming Goddess Sexuality: The Power of the Feminine Way*, Linda Savage nous explique comment elle a guéri de la maladie de Crohn, une maladie chronique caractérisée par une inflammation du tractus gastro-intestinal qui entraîne une diminution de poids, de la diarrhée, et des selles sanguinolentes, en plus d'accroître le risque de développer un cancer des intestins. L'auteure ne pesait plus que 40 kilos au moment où elle a rencontré un homme avec qui elle a développé une relation exceptionnelle. En quelques semaines, toute trace de sa maladie avait disparu. La puissance de l'énergie sexuelle, qui constitue l'une des nombreuses formes que peut emprunter la force vitale, est, selon l'auteure, la seule responsable de sa guérison.

Cela ne signifie pas pour autant que je recommande de sortir immédiatement et d'avoir des rapports sexuels pour vous guérir d'une maladie. L'énergie sexuelle ne peut devenir une source de guérison qu'à l'intérieur d'une relation d'amour inconditionnel vous permettant de sentir que votre corps, votre âme et votre psyché sont aimés par une autre personne — ou par vous-même. *N'oubliez pas que vous n'êtes pas obligée d'avoir un partenaire pour sentir monter en vous l'énergie revigorante de votre propre sexualité. Tout ce que vous avez à faire c'est de commencer à vous percevoir comme une femme sexuellement désirable!*

En gardant tout cela à l'esprit, n'oubliez pas non plus que durant la transition périménopausique — compte tenu de toutes les transformations et de tous les changements qui s'opèrent —, notre libido peut sembler être reléguée à l'arrière-plan pendant un certain temps, tandis que nous établissons de nouvelles priorités dans notre vie et que nous réévaluons quotidiennement l'utilisation que nous faisons de notre énergie. Ce changement de direction de l'énergie vitale est parfaitement normal — et il constitue un investissement qui peut rapporter d'importants dividendes —, mais cette situation est temporaire. Il n'y a aucune raison pour que cette baisse de la pulsion sexuelle devienne permanente chez une femme ménopausée.

LES MODIFICATIONS DE LA FONCTION SEXUELLE AU MITAN DE LA VIE

Voici certains changements dans la fonction sexuelle associés à la périménopause. En parcourant cette liste, vous réaliserez rapidement que c'est le changement lui-même — et non pas la nature de ce changement — qui constitue le dénominateur commun.

- Augmentation du désir sexuel ;
- Changement d'orientation sexuelle ;
- Diminution de l'activité sexuelle ;
- Sécheresse vaginale et perte d'élasticité du vagin ;
- Douleur ou sensation de brûlure durant les rapports sexuels ;
- Diminution de la sensibilité du clitoris ;
- Augmentation de la sensibilité du clitoris ;
- Diminution de la réceptivité à la stimulation sexuelle ;
- Augmentation de la réceptivité à la stimulation sexuelle ;
- Orgasmes superficiels ou plus rares ;
- Éveil sexuel et orgasmes plus fréquents.

LA SEXUALITÉ À LA MÉNOPAUSE : NOTRE HÉRITAGE CULTUREL

Que ça nous plaise ou non, notre sexualité a été, et continue à être, sous l'influence d'une culture dominée par les hommes, qui fonctionne intrinsèquement selon deux poids, deux mesures. En voici un exemple : dans un ouvrage à succès récent, présentant différentes méthodes pour ralentir le processus de vieillissement, on a évalué la qualité de la vie sexuelle d'un homme ainsi que ses prétendus effets sur sa santé, en calculant méticuleusement et exclusivement le nombre total d'orgasmes qu'il pouvait avoir en une année — considérant qu'un chiffre supérieur à 300 représentait le meilleur indice de santé. Par contre, en ce qui concerne les femmes, l'auteur ne s'est pas donné la peine de répertorier ou de calculer le nombre d'orgasmes nécessaires annuellement pour favoriser leur longévité. On obtenait des points uniquement en étant « satisfaites de la quantité et heureuses de la qualité » de nos orgasmes. Heureusement, les données sur les femmes commencent à être aussi abondantes que celles sur les hommes !

La règle des deux poids, deux mesures, s'applique aussi dans d'autres circonstances : les hommes peuvent acheter du Viagra sur des centaines de sites Internet sans consulter de médecin, alors que les femmes ne peuvent toujours pas se procurer de pilules contraceptives sans d'abord consulter leur médecin afin d'obtenir une ordonnance. Certaines publicités à la télé s'adressent même directement au tiers de la population masculine, qui, semble-t-il, souffre de dysérection, en leur faisant savoir qu'ils peuvent maintenant acheter le traitement idéal. Il suffit de prendre un comprimé pour obtenir une érection fiable sans être tenu d'établir un lien entre son cœur et son pénis. Que l'effet secondaire le plus tristement célèbre de ce médicament soit l'arrêt cardiaque n'a donc rien d'étonnant.

Dans la lignée de cette logique phallocentrique, je suis tombée un jour sur une étude en cours où l'on évaluait l'efficacité d'une crème vaginale à base de Premarin en présentant ce produit comme une sorte de « Viagra pour femme » à l'intention de la conjointe dont le mari prenait déjà du Viagra. L'hypothèse de départ veut que la pulsion sexuelle des femmes diminue au mitan de la vie à cause de l'amincissement des parois du vagin et de la sécheresse vaginale. Les chercheurs avancent que le fait d'insérer de la crème Premarin dans le vagin d'une femme augmenterait le taux d'œstrogènes dans cette région, ce qui rendrait la relation sexuelle plus agréable pour la femme (en tenant pour acquis que celle-ci entretienne des rapports sexuels réguliers avec un homme dont le pénis est « amélioré » grâce au Viagra). Lorsque j'ai discuté de cette étude avec la Dre Mona Lisa Schulz, elle m'a répondu : « Appliquer une crème à base d'œstrogènes dans le vagin d'une femme et s'attendre à ce que cette crème joue le rôle du Viagra est une véritable plaisanterie. Tout ce qu'on fait, c'est de réduire le vagin et la sexualité de la femme à une piste d'envol qui a besoin d'être dégivrée pour que l'avion puisse décoller plus facilement. » Pour la plupart des femmes, le désir sexuel implique bien plus que la quantité d'œstrogènes présente dans le vagin (bien que la crème d'œstrogènes puisse assurément aider certaines femmes). Avant toute chose, la réaction sexuelle féminine dépend d'une stimulation adéquate et soutenue du clitoris et de ses 8 000 terminaisons nerveuses. En général, cela ne peut s'accomplir par une simple pénétration. Deuxièmement, le désir sexuel d'une femme sollicite tout son être — physique, hormonal, émotionnel, psychologique et spirituel. De plus, nous sommes profondément affectées par le toucher, le goût, les odeurs, aussi bien que par les émotions. Ce sont des composantes de notre sexualité.

Et cela me fait penser que le mot « vagin » est dérivé d'un mot latin signifiant « fourreau de l'épée ». Nous ne sommes pas, semble-t-il, beaucoup plus avancées à notre époque qu'au temps des anciens Romains à cet égard. Trop de femmes considèrent la sexualité et le corps de la femme avant tout comme un moyen de répondre aux besoins et aux désirs de l'homme plutôt qu'aux siens. Cette attitude et les croyances qui y sont associées exercent une influence sur tous les aspects de notre vie, y compris sur la recherche médicale à la base des traitements pour la santé des femmes.

Dans une étude récente intitulée « *Vaginal Changes and Sexuality in Women with a History of Cervical Cancer* », les auteurs ont noté que les femmes traitées pour un cancer du col avaient observé que des changements dans l'anatomie et la fonction de leur vagin avaient des répercussions négatives sur leur fonction sexuelle, dont une diminution de la lubrification, de l'élasticité et du gonflement des organes génitaux, durant l'excitation sexuelle. Les auteurs ont déclaré que les femmes aux prises avec ces problèmes les avaient qualifiés de «très perturbants», puis ils ont enchaîné en formulant les observations qui suivent :

> Bien que de nombreuses études fassent état de la souffrance associée à la perte d'un sein, la souffrance résultant d'une opération dans le vagin a été négligée. Une recherche effectuée en 1998, visant à recenser la littérature à partir des termes «cancer», «sein» et «perturbation», a permis de trouver 197 documents de référence. Par contre, une recherche réalisée à partir du terme «vagin», substitué au mot «sein», n'a fourni que deux documents de référence. Or on peut présumer que les changements dans le vagin affecteront la fonction sexuelle au moins autant que la perte d'un sein. Une raison évidente de cet intérêt prédominant pour le sein vient du fait que, dans les pays développés, le cancer du sein est beaucoup plus fréquent que le cancer des organes génitaux féminins. Néanmoins, le manque de documentation sur les effets des changements en ce qui concerne le vagin est notable, et il n'est peut-être pas hors de propos de s'interroger sur les raisons non scientifiques de la chose. Pour les hommes, les seins ont une valeur autant esthétique que sexuelle, ce qui peut avoir une influence sur les politiques de recherche de la médecine traditionnelle où les chercheurs mâles prédominent[8].

Surmonter les obstacles culturels : première étape pour réveiller la libido

Malgré les progrès accomplis, le changement d'attitude envers les femmes et leur sexualité s'effectue très lentement dans notre culture, et de nombreuses femmes n'ont jamais eu le sentiment d'avoir le droit d'explorer leur propre énergie sexuelle et de la redéfinir dans leurs propres termes. Dans son livre *Reclaiming Goddess Sexuality*, Linda Savage écrit ce qui suit :

> Les femmes veulent que la beauté du contexte dans lequel se déroulent les relations sexuelles soit plus importante que l'acte lui-même. Elles souhaitent être touchées avec sensualité, sans précipitation. Elles veulent sentir que leurs partenaires éprouvent une passion intense pour elles, qui démontre à quel point ceux-ci ont besoin d'elles, plutôt que de sentir qu'ils ne recherchent qu'un orgasme

pour relaxer. Tout bien considéré, les femmes veulent être aimées sincèrement et reconnues comme des êtres de grande valeur[9].

Le fait que ce besoin ne soit pas entièrement satisfait chez les femmes dans notre culture est ce qui explique pourquoi l'industrie du roman d'amour récolte des millions de dollars avec des livres dont le contenu en matière de sexualité est de plus en plus érotique et explicite. Plusieurs femmes ont une très forte dépendance envers ces histoires, parce qu'elles présentent des femmes qui sont aimées passionnément pour ce qu'elles sont, et non uniquement pour leur corps.

LORI — Ce que j'ai fait par amour

Au fil des ans, Lori avait réalisé peu à peu que sa vie sexuelle avec Roy, son mari, ne satisfaisait pas ses besoins. «Il n'y avait jamais de câlins, de caresses; rien pour me donner envie d'aller plus loin. Et il voulait faire l'amour au moins une fois par jour — plus sa journée au travail avait été difficile, plus il en avait besoin. Pour lui, c'était un moyen d'évacuer la tension. Pour moi, c'était devenu mécanique et assez insatisfaisant.» Avec l'aide d'un thérapeute conjugal, Roy a pris conscience des besoins de Lori, et ensemble, ils ont appris de nouvelles techniques qui leur ont permis, à tous deux, de découvrir un monde nouveau. «C'était devenu très plaisant de faire l'amour», écrivit Lori. Mais le besoin de Roy de «se libérer de la pression» du travail n'avait pas disparu pour autant, et recommencer comme avant, retrouver les mêmes habitudes constituait un recul pour Lori. «Pour être honnête, cela me rendait folle de rage», dit-elle. «J'avais envie de crier : as-tu écouté?» Au cours des rencontres suivantes, le thérapeute a amené Lori à considérer que, dans le cadre d'une relation égalitaire, elle devait aussi être prête à répondre aux attentes de Roy.

En règle générale, le thérapeute de Lori avait raison. Tous les couples doivent apprendre à faire des compromis de façon à ce que les besoins de chaque personne soient satisfaits, et le domaine sexuel ne fait pas exception. Mais certains aspects de l'histoire de Lori et de Roy me touchaient profondément lorsque j'ai parlé à Lori pour la première fois, alors qu'elle vint me consulter à l'âge de 45 ans au sujet de l'hormonothérapie, au moment où ses périodes menstruelles commencèrent à être irrégulières.

Je tenais à m'assurer que Lori ne croyait pas que c'était son « boulot » de soulager Roy de sa tension et de son stress en lui permettant d'utiliser son corps chaque jour d'une façon qui ne lui convenait pas. J'ai reconnu la légitimité de sa colère, et je lui ai signalé que c'était son baromètre qui lui signifiait que son problème était réel et qu'elle devait s'en occuper. Deuxièmement, je lui ai expliqué que lorsqu'un individu a un tel besoin de relations sexuelles pour soigner son stress, c'est que quelque chose ne va pas dans sa vie. Je lui ai demandé si leur thérapeute avait suggéré à Roy d'examiner sa vie, son travail et son niveau de stress. Lori dit qu'elle avait soulevé cette question durant les séances, mais le thérapeute avait affirmé qu'il s'agissait d'un problème individuel et non d'un problème de couple. Comme Roy avait refusé de suivre une thérapie individuelle, elle n'avait plus abordé la question.

Voilà un exemple parfait d'une thérapie de couple qui va de travers. Plus de 96 % des thérapies de couples hétérosexuels sont initiées par des femmes, lesquelles brandissent généralement cette solution au-dessus de la tête de leur mari en la présentant comme la dernière chance de sauver leur mariage. Avec réticence, l'homme accepte habituellement de participer, souvent en se disant : « C'est son problème, mais je vais y aller tout de même ». La plupart du temps, il est incapable ou récalcitrant à comprendre que ses propres problèmes font partie de la dynamique du couple.

Plusieurs thérapeutes m'ont confié en toute sincérité que si l'attention était portée directement sur les problèmes de l'homme, ce dernier devenait si mal à l'aise qu'il pouvait mettre fin à la thérapie sur-le-champ. C'est pourquoi le thérapeute essayait d'intéresser le client aux prétendus problèmes de couple. Trop souvent, les préoccupations personnelles de la femme sont subordonnées aux besoins du « couple ». Cette sorte de thérapie peut durer des années et permettre d'atténuer suffisamment la tension pour que les partenaires puissent rester ensemble ; mais la dynamique fondamentale de la relation fondée sur le pouvoir ne change jamais, car les comportements individuels de base restent exactement les mêmes. Dans une telle dynamique, il n'y a aucune chance pour que le pouvoir de transformation d'un véritable partenariat se concrétise.

Pour créer un véritable partenariat, Roy avait besoin de voir qu'il utilisait Lori sexuellement comme s'il s'agissait d'une drogue pour soulager son stress. Lori ne pouvait en aucune façon éprouver un sentiment de communion véritable ou se sentir vraiment aimée tant et aussi longtemps que le soulagement du stress constituait le motif principal qui poussait son mari à faire l'amour. Même s'il me semblait parfaitement raisonnable qu'en guise de compromis, ils fassent «l'amour à la va-vite» de temps à autre, l'exigence quotidienne de Roy d'utiliser la sexualité pour se soulager de son stress me paraissait un signe de dépendance sexuelle et de dysfonctionnement. Et bien sûr, de cette façon, Lori ne pouvait apprécier leurs relations sexuelles. Roy devait assumer lui-même son besoin et gérer son stress, et il devait recourir à un ensemble de moyens beaucoup plus vaste pour y parvenir. L'exercice physique, la méditation et même la masturbation pouvaient en faire partie. Bien qu'on s'attende à ce que les femmes fassent leur «devoir conjugal», et cela depuis des siècles, et bien qu'elles l'aient toujours fait de crainte que les hommes n'aillent voir ailleurs «pour satisfaire leurs besoins», ces présupposés n'ont plus leur place à partir du moment où les partenaires veulent développer une joyeuse communion au mitan de la vie.

Un an plus tard, lors de son examen, Lori me déclara que Roy avait pris conscience peu à peu de la nécessité de changer d'emploi s'il ne voulait pas suivre les traces de son père qui était mort à l'âge de 60 ans, un an seulement après avoir quitté un emploi qu'il avait toujours détesté. Roy avait aussi trouvé plusieurs moyens pour réduire son stress; il suivait des cours de yoga deux fois par semaine et faisait partie de l'équipe de basket de l'entreprise où il travaillait. Grâce à ces changements, sa pression artérielle et son taux de cholestérol étaient revenus à la normale, et il commençait à être fier de lui-même, car il avait réussi à maîtriser différents aspects de sa vie et s'était libéré d'un comportement qui avait probablement contribué à la mort prématurée de son père. Quand Lori se rendit compte qu'il devenait plus autonome sur le plan émotionnel, elle le trouva plus attirant — au point d'initier désormais des relations sexuelles.

Ce que le Viagra nous apprend sur notre sexualité

Le Viagra et l'immense publicité qui l'accompagne nous en apprennent beaucoup sur les valeurs véhiculées par notre société. Bien sûr, ce médicament et d'autres médicaments apparentés peuvent s'avérer une bénédiction pour la qualité de vie d'un couple, lorsque le partenaire masculin souffre de dysfonctionnement érectile. (Notez, toutefois, que de nouveaux rapports associent ces médicaments à l'augmentation de l'incidence d'une maladie appelée « neuropathie optique ischémique » (NOI), laquelle peut entraîner la perte de la vision. En octobre 2005, Public Citizen a envoyé à la FDA une pétition qui demandait d'inscrire un avertissement clair sur les étiquettes de chacun des médicaments reliés au dysfonctionnement érectile. Si votre partenaire dépend de ces médicaments, ne vous découragez pas, il existe toutes sortes de façons de traiter le dysfonctionnement érectile — par la nutrition, les plantes et l'exercice !) Il existe aussi, en dehors des rapports sexuels, d'autres façons de s'épanouir sexuellement. L'amélioration de la performance sexuelle basée uniquement sur la manipulation médicale des organes génitaux de l'homme ne suffit pas à guérir une relation qui nécessite plus d'amour et d'attention — ou qui doit peut-être prendre fin.

Notre culture nous incite à oublier la nature holistique de la fonction sexuelle, et comment celle-ci peut profondément se transformer lorsque les partenaires ont réellement établi des liens solides issus du cœur et de l'esprit. Il est bien documenté, par exemple, que l'excitation et la phase de plateau dans la réaction sexuelle peuvent être prolongées si le lien entre l'homme et la femme n'est pas uniquement physique, mais aussi sentimental et spirituel. En fait, les hommes et les femmes peuvent connaître une jouissance et un épanouissement sexuels supérieurs à ce qu'ils éprouvent ou vivent habituellement. La première étape pour expérimenter cette jouissance consiste à savoir qu'elle est possible et bénéfique pour la santé[10]. Au mitan de la vie, plusieurs couples découvrent qu'ils ont le temps et le désir d'être entièrement présents à leur partenaire sur ce plan, et par conséquent, leurs relations sexuelles deviennent alors les plus agréables de toute leur vie. Cela est dû en partie au fait que les femmes plus âgées et plus expérimentées tendent à être moins inhibées que durant leur jeunesse. Elles connaissent mieux leurs corps. J'ai entendu raconter ce genre d'histoire des centaines de fois dans mon bureau. Mais pour certaines personnes, faire l'amour est simplement une tâche à accomplir parmi d'autres. Voici ce que la Dre Patricia Love, sexologue, a écrit :

> La sensualité ainsi que la capacité de se sentir bien dans son corps, de prendre son temps et de communiquer par tous les pores de sa peau sont autant d'éléments qui manquent dans plusieurs relations de couple... Trop souvent, les hommes et les femmes vont au lit alors qu'ils sont un peu endormis et absorbés par autre chose, et machinalement, ils tripotent les organes génitaux de leur partenaire. L'objectif non verbalisé est de passer d'un état neutre à l'orgasme en 15 minutes, comme une voiture qui démarre, accélère et passe de 0 à 60[11].

Ce qui en résulte est ce que les sexologues appellent le «*spectatoring*», c'est-à-dire une déconnexion mentale durant les rapports sexuels, alors que les partenaires pensent davantage à leur boulot ou aux travaux domestiques qu'à la personne qui se trouve à leurs côtés. Pour l'homme, cela peut se traduire par des difficultés érectiles ; pour la femme, par une difficulté à atteindre l'orgasme. L'homme qui songe d'abord au Viagra pour être «sauvé» ne tient pas compte bien souvent de l'importance d'établir un lien plus profond avec lui-même et avec son amoureuse. Une femme liée intimement à un homme qui éprouve le besoin d'utiliser le Viagra pour traiter son impuissance aurait intérêt à se questionner sur la qualité de leur relation. Les choses non dites, les problèmes et les sentiments gênants dont on n'ose parler, peuvent compromettre l'érection et l'orgasme et constituer un risque pour la santé des partenaires sur d'autres plans.

VICTOR ET LE VIAGRA — La complainte de Ginny

Mariés depuis 30 ans, Victor et Ginny avaient entretenu une relation plutôt harmonieuse. Victor avait toujours été fier de sa virilité, et le couple avait une vie sexuelle très active et plaisante depuis des années, faisant l'amour environ trois fois par semaine. À l'âge de 45 ans, cependant, Victor remarqua que ses érections n'étaient plus aussi fermes qu'avant, et que parfois il lui fallait plus de temps pour les obtenir. Il réalisa même que de temps en temps il était incapable de maintenir une érection suffisamment longtemps pour permettre à Ginny d'avoir un orgasme. Peu à peu, ils espacèrent leurs relations sexuelles, et bientôt, ils ne firent l'amour qu'une fois par deux semaines, environ. Cela ne préoccupait pas vraiment Ginny parce qu'elle était particulièrement occupée avec la nouvelle entreprise de restauration qu'elle venait de mettre sur pied — ce dont elle rêvait depuis toujours. Son entreprise prenait son envol, et maintenant que leur plus jeune enfant venait de quitter la maison pour le collège, Ginny n'était donc plus obligée de concentrer toute son attention sur les besoins de son mari et de ses enfants. Mais Victor, qui projetait de prendre sa retraite dans un an ou deux, n'était pas du tout satisfait de sa vie. Au moment où il s'apprêtait à ralentir ses activités, Ginny s'en allait dans le vaste monde.

Victor consulta son médecin qui lui prescrivit du Viagra. Il fut enchanté du résultat. Mais pas Ginny. Le Viagra avait introduit un élément « mécanique » dans leur vie sexuelle. Elle n'aimait pas être obligée d'avoir des relations sexuelles simplement parce que Victor avait pris sa pilule, et elle commença à passer de plus en plus de temps à l'extérieur de la maison — en partie parce qu'elle avait beaucoup de plaisir à son travail, et en partie parce qu'elle n'avait pas envie d'avoir des rapports sexuels « sur demande ». Je lui ai demandé ce qu'elle pensait du Viagra, et voici ce qu'elle m'a répondu : « Je pense que ça allait mieux sans ce produit. J'aime Victor et ça ne me dérange pas du tout que ça prenne un peu plus de temps pour que son pénis durcisse. Je sais généralement quoi faire pour l'aider. Maintenant, j'ai l'impression qu'une composante émotionnelle vitale de nos rapports sexuels a été remplacée par une pilule. »

Il ne s'agit pas ici d'une situation exceptionnelle. Le changement qui s'est opéré dans la fonction sexuelle de Victor est lié, du moins en partie, au sentiment d'avoir perdu un certain pouvoir dans le monde extérieur, même s'il a pris sa retraite de son plein gré. Bien que le Viagra soit probablement une solution relativement sécuritaire durant un certain temps, Victor pourrait obtenir beaucoup plus de satisfaction s'il se donnait un nouvel objectif de vie auquel il pourrait consacrer une bonne partie de son énergie. Sinon, il ne pourra pas avoir le même niveau d'énergie que sa femme, au lit ou ailleurs, sans l'aide d'un médicament quelconque. Cela ne signifie pas qu'il n'existe aucune raison valable d'utiliser le Viagra. Par cette réflexion, ce que je veux surtout indiquer c'est que la fonction sexuelle est liée à bien plus que la dimension du pénis et la durée d'une érection. Les hommes peuvent aussi faire beaucoup de choses pour améliorer leur santé, leur circulation et leur fonction érectile. L'exercice, un régime alimentaire réduisant l'inflammation, et un bon programme de suppléments constituent des points de départ à privilégier.

UNE PÉRIODE IDÉALE POUR REDÉFINIR ET ACTUALISER NOS RELATIONS INTERPERSONNELLES

Si j'avais écrit tout ceci avant la première édition de ce livre, je l'aurais fait en me disant que cela ne s'appliquait pas à moi. Plusieurs d'entre vous se feront peut-être aussi cette réflexion : « C'est intéressant, mais mon partenaire et moi avons une excellente relation », et vous avez sans doute raison, en général. Pour plusieurs d'entre nous, les relations que nous avons maintenues au fil des années ont été très utiles et mutuellement bénéfiques, même passionnées. Cependant, il est souvent nécessaire de renégocier certaines ententes de l'ancienne relation, au moment d'entrer dans les années de transformation du mitan de la vie. Même si votre relation de couple a été excellente jusqu'à présent, selon toute probabilité, vous aurez besoin d'ajuster votre vie pour être en harmonie avec la personne que vous êtes en train de devenir.

Cette nécessité de changement peut devenir manifeste lorsqu'une femme se rend compte que sa libido décline progressivement. Tout comme les animaux sauvages refusent de s'accoupler en captivité à moins que leur environnement soit en parfait équilibre, de même, les partenaires peuvent éprouver des difficultés d'ordre sexuel si un certain déséquilibre se manifeste dans leur relation. Les attentes de la femme en ce qui concerne sa relation se modifient également à la ménopause, et ce changement doit commencer par sa relation avec elle-même.

Comme nous l'avons vu précédemment, c'est généralement la femme qui sacrifie sa carrière et son épanouissement personnel afin de soutenir les membres de sa famille et de prendre soin d'eux, même si elle travaille à temps plein à l'extérieur de la maison. Ce ne sont pas uniquement les diktats traditionnels de la société, mais aussi les hormones courant dans ses veines qui encouragent la femme à donner priorité à sa famille, à prodiguer soins, chaleur et protection aux personnes qu'elle aime. À la ménopause, les changements hormonaux ne constituent qu'un des éléments de la transformation qui s'opère en elle, laquelle commence sur un plan énergétique pour ensuite déclencher des changements non seulement sur le plan biologique, mais aussi par rapport à l'intuition, la perception, le système nerveux, les émotions, la pulsion créatrice, et les champs d'intérêt de la femme. Alors que la femme passe la première moitié de sa vie à mettre au monde différentes personnes (au sens propre comme au sens figuré), tout dans le processus de transition ménopausique indique que, durant la seconde partie de sa vie, elle doive se mettre au monde elle-même.

En suivant ce processus, vous découvrirez peut-être que vous n'aimez pas vraiment votre vie et que votre libido en souffre. La même chose peut se produire si vous avez trop donné de vous-même dans votre relation. En fait, une baisse de la pulsion sexuelle peut constituer l'un des premiers signaux d'alerte indiquant que votre amour de la vie décline — que votre force vitale décline. C'est seulement en remettant en question ce qui n'est plus viable dans votre relation et en travaillant ensemble pour remodeler cette dernière, que vous et votre partenaire pourrez ranimer votre énergie vitale, retrouver votre passion, qu'elle soit sexuelle ou autre. Les partenaires doivent faire des efforts pour que se produise la guérison — vous devez être prêts à vous interroger, et à entendre les réponses à des questions assez difficiles pour renouveler votre relation.

LES TÂCHES QUI N'EN FINISSENT PLUS ENTRAÎNENT LE DÉCLIN DE LA LIBIDO

Quelqu'un m'a fait parvenir anonymement le petit texte suivant tiré d'un site Internet. Ce paragraphe à lui seul résume bien les doléances de plusieurs femmes parvenues au mitan de la vie — et illustre clairement la différence entre leur vie et celle de leur mari.

> Maman et papa écoutaient la télé quand maman dit : «Je suis fatiguée, et il est tard. Je pense que je vais aller me coucher.» Elle se rendit à la cuisine, prépara des sandwiches pour les casse-croûte du lendemain, rinça les bols de maïs soufflé, sortit un paquet de viande du congélateur en prévision du prochain dîner, vérifia s'il restait des céréales dans la boîte, remplit le sucrier, plaça des bols et des cuillères sur la table, et prépara la cafetière pour le lendemain. Puis, elle plaça quelques vêtements humides dans la sécheuse, mit une brassée dans la lessiveuse, repassa une chemise et fixa solidement un bouton. Elle ramassa les journaux éparpillés sur le plancher ainsi que les morceaux du casse-tête laissés sur la table, et rangea l'annuaire téléphonique dans le tiroir. Elle arrosa les plantes, vida la corbeille à papier et suspendit une serviette pour la faire sécher. Elle bâilla, s'étira, et se dirigea vers sa chambre. S'arrêtant en chemin à côté du bureau, elle écrivit un mot pour le professeur, déposa un peu d'argent en prévision de la sortie éducative et récupéra un cahier d'exercices caché sous le fauteuil. Elle signa une carte d'anniversaire pour une amie, inscrivit l'adresse sur l'enveloppe et colla un timbre ; puis elle dressa une courte liste d'épicerie. Elle posa la carte et la liste près de son sac à main. Après avoir nettoyé son visage, maman fit pénétrer rapidement dans les pores de sa peau un lait hydratant, se lava les dents, utilisa le fil dentaire et se coupa les ongles. Son mari l'appela en disant : «Je croyais que tu allais te coucher.»
>
> «J'y vais», dit-elle. Elle versa de l'eau dans le plat du chien et mit le chat dehors, puis s'assura que toutes les portes étaient bien verrouillées. Elle jeta un coup d'œil dans la chambre de chaque enfant, éteignit une lampe de chevet, suspendit un chemisier, jeta quelques chaussettes sales dans le panier d'osier, et eut une brève conversation avec son ado qui n'avait pas encore terminé ses devoirs. Dans sa chambre, elle régla le réveil, disposa quelques vêtements pour le lendemain et redressa le support à chaussures. Elle ajouta trois éléments à la liste des choses à faire pour le lendemain.
>
> Au même moment, son mari ferma la télé et annonça à la cantonade : «Je vais me coucher», ce qu'il fit.

MARY — Le dévouement et l'épuisement ont eu raison de sa libido

Infirmière diplômée, Mary avait grandi au sein d'une famille irlandaise catholique. Comme elle était l'aînée de cinq enfants, on s'attendait depuis toujours à ce qu'elle prenne soin de ses parents, de ses frères et de ses sœurs. Lorsque sa mère est décédée subitement, le père de Mary, un alcoolique parvenu aux premiers stades de la démence, vint vivre avec elle et Jeff, son mari, un policier. Même si sa fratrie comprenait quatre autres personnes, Mary n'avait jamais remis en question son rôle de soignante attitrée de la famille. Mais le besoin pressant qu'éprouvent tant de femmes à la ménopause d'avoir du «temps pour elles-mêmes» a amené Mary non seulement à ne plus éprouver de désir sexuel, mais à se sentir complètement épuisée sur le plan émotif. Elle avait récemment reçu un diagnostic d'hypothyroïdie, elle avait un surplus de poids, sa peau était sèche, elle souffrait aussi de dépression, de léthargie et de fatigue, et elle avait constamment envie de dormir. Bien que son médecin de famille lui ait prescrit un traitement à base d'hormones thyroïdiennes, son état dépressif ne s'améliora guère. De plus, même avec des taux d'œstrogènes, de progestérone et de testostérone normaux, elle n'avait plus du tout de désir sexuel.

Lorsqu'une femme souffre d'épuisement après avoir beaucoup pris soin des autres, on constate bien souvent que son corps est littéralement «vidé». Certaines carences en nutriments, tels que les vitamines du complexe B et le magnésium, peuvent contribuer à son état de fatigue. Les surrénales produisent peut-être trop d'adrénaline ou trop de cortisol, ou encore, après des années et des années de stress continu sans pouvoir «refaire le plein», pas suffisamment de cortisol. Dans l'un ou l'autre cas, le résultat final est le même : l'épuisement physique. À l'instar de Mary, plusieurs femmes fantasment sur des nuits de sommeil délicieuses plutôt que sur des activités sexuelles. Il est intéressant de noter que le sommeil est souvent la meilleure façon de restaurer l'équilibre hormonal.

J'ai proposé à Mary une série de mesures qui mettaient l'emphase sur la transformation en profondeur de son style de vie. Je lui ai dit qu'elle avait besoin d'aide à la maison, au moins deux jours par semaine. Elle devait aussi améliorer ses habitudes alimentaires en diminuant radicalement sa consommation de glucides comme les gâteaux, les friandises, les biscuits, et en augmentant sa consommation de protéines, d'acides gras essentiels, de fruits et de légumes frais. Je lui ai aussi suggéré de prendre des multivitamines en forte concentration, de se coucher à 22 h tous les soirs, et d'avoir au moins 8 heures de sommeil par nuit — préférablement 10 ! Mary savait depuis longtemps qu'elle devait effectuer des changements dans sa vie, et elle avoua qu'elle se sentait soulagée qu'une autorité médicale la soutienne dans ses efforts pour effectuer ces changements indispensables à tout son organisme — et en particulier, à sa libido — afin que celui-ci retrouve un fonctionnement optimal. Si elle ne mettait pas un frein à l'épuisement chronique de sa force vitale en prenant suffisamment de repos, en faisant de l'exercice, et en s'alimentant de façon adéquate, sa libido allait en payer le prix, tout comme les autres aspects de sa santé. Il est navrant de constater que plusieurs femmes cantonnées dans un rôle de soignante aient besoin d'une « prescription » médicale pour se donner la permission de vivre plus sainement.

LES TAUX HORMONAUX NE SONT QU'UNE DES COMPOSANTES DE LA LIBIDO

L'une de mes collègues a subi une hystérectomie à l'âge de 48 ans ; on lui a enlevé l'utérus, mais ses ovaires sont demeurés intacts. Comme ce genre d'intervention réduit considérablement l'approvisionnement en sang des ovaires, on observe après l'opération une baisse marquée des taux d'œstrogènes et de testostérone. C'est la raison généralement invoquée pour expliquer le fait que plusieurs femmes éprouvent divers problèmes sexuels à la suite d'une hystérectomie. Ma collègue, qui venait de nouer une nouvelle relation juste avant son opération, était impatiente de quitter l'hôpital et de retrouver le lit de son nouvel amant. Elle me dit : « Quand une personne que vous aimez profondément vous attend, il y a de fortes chances que vous n'ayez pas de problèmes de désir, de lubrification ou autre. » C'est exactement ce que montrent les nouvelles recherches. Par contre, si votre relation de couple est problématique depuis des années, si votre désir sexuel est faible ou inexistant (peut-être parce que vous ignorez comment combler vos besoins sexuels), mais que vous continuez d'avoir des relations sexuelles avec votre partenaire malgré tout, il y a de fortes chances pour que votre corps fasse tout ce qu'il peut pour vous empêcher de vous retrouver dans cette situation inconfortable. Il est bien documenté, par exemple, que les femmes timides dont les liaisons amoureuses s'avèrent problématiques éprouvent peu d'excitation génitale, avec peu ou pas du tout d'orgasme. En revanche, les femmes qui s'affirment sur le plan sexuel ont plus de désir sexuel et des orgasmes plus fréquents, et elles sont généralement plus satisfaites tant sur le plan de leurs relations sexuelles que sur le plan de leurs relations maritales[12].

Mona Lisa Schulz, psychiatre et neurologue, fait remarquer que les impulsions sexuelles et le désir sont contrôlés, en partie, par les lobes frontaux du cerveau, et tout ce qui vient modifier l'activité du lobe frontal peut affecter la libido — positivement ou négativement. Les lobes frontaux sont des zones cérébrales impliquées dans le choix et l'orientation des pensées conscientes. Ces lobes peuvent aussi inhiber les désirs effrénés et les canaliser vers un comportement socialement approprié. Un dysfonctionnement du lobe frontal appelé « dépression » fait souvent décroître la libido. Mais lorsqu'il s'agit de la dysfonction du lobe frontal appelée « démence », les impulsions sexuelles peuvent devenir exubérantes et conduire parfois à un comportement embarrassant sur le plan social. Le cas d'une religieuse que j'ai traitée autrefois constitue un bon exemple. Cette femme éprouvait un besoin incontrôlable de se masturber en tout temps. Cela ne la dérangeait pas, personnellement, mais sa communauté en était bouleversée. Elle reçut par la suite un diagnostic de démence et fut traitée par un neurologue.

Les changements dans la libido peuvent, bien sûr, être provoqués par une diminution des taux d'hormones, particulièrement chez les femmes qui ont subi une opération ou qui ont pris des médicaments ayant déclenché une ménopause artificielle[13]. Cependant, d'après mon expérience professionnelle, il y a autant de chances, sinon plus, qu'une diminution de la force vitale provoque le déclin de l'appétit sexuel. Deux facteurs, généralement sous-estimés, auraient un impact potentiel sur la libido : l'état de la relation d'une femme avec son partenaire sexuel, et l'expression de son amour de la vie sur les plans émotionnel et spirituel. Fait intéressant, ces facteurs peuvent modifier eux-mêmes les taux d'hormones[14].

Une femme dotée d'une forte énergie vitale, qui aime sa vie, qui se sent attirante et qui sait comment atteindre l'excitation sexuelle, peut conserver une forte libido, malgré toutes les variations de ses taux hormonaux. Certaines recherches ont démontré que les changements hormonaux à la ménopause ne sont pas eux-mêmes responsables de la baisse de la libido. En fait, la relation entre les hormones et la libido est aussi problématique que la question de l'œuf et de la poule, car il semble tout aussi plausible qu'une force vitale chancelante soit le résultat, plutôt que la cause, d'une vie sexuelle déclinante.

Par conséquent, je voudrais encourager les femmes à prendre en compte la qualité de leur lien avec la vie — avec l'énergie fondamentale —, tout en étudiant la question hormonale, qui est une problématique généralement mieux acceptée, au moment où elles évalueront leur vie sexuelle ainsi que la possibilité de demander de l'aide pour l'améliorer, à cette étape-ci de leur vie. J'encourage également toutes les femmes à reconsidérer la façon dont elles se perçoivent sur le plan sexuel, en ce qui concerne l'attrait qu'elles exercent sur les autres. Il est important de vous percevoir comme étant séduisante et désirable, même si vous n'êtes pas présentement en relation. N'oubliez pas que la qualité vibratoire de nos pensées crée un champ magnétique autour de nous, qui nous amène à nous retrouver dans certaines situations. Une femme branchée sur son énergie fondamentale a le pouvoir de transformer son lien corps-esprit ainsi que son expérience sexuelle, mais tout cela commence par la perception qu'elle a d'elle-même.

D'AUTRES MOYENS POUR FAVORISER LA LIBIDO : LES ŒSTROGÈNES ET LA PROGESTÉRONE

Cela dit, il est possible qu'une femme vive un déclin de sa libido durant et après la ménopause, même si elle est engagée dans une véritable relation égalitaire qui nourrit sa force vitale au lieu de la drainer. Pour une femme en amour avec sa vie, dont l'énergie vitale— avec laquelle fusionne l'énergie sexuelle — circule librement et vigoureusement, il se peut que le déclin de la libido soit attribuable à des facteurs secondaires hormonaux ou nutritionnels. Des facteurs, tels que l'hystérectomie, l'ablation des ovaires (ou la diminution de la fonction ovarienne) et la ménopause précoce (avant l'âge de 40 ans), peuvent aussi avoir un effet indésirable sur l'équilibre hormonal[15].

Plus nous approfondissons nos connaissances sur le rôle des œstrogènes et de la progestérone dans diverses fonctions du corps, comme la circulation, la transmission neuronale et la division cellulaire, plus il est évident qu'une baisse du taux de ces hormones peut modifier la réaction à la stimulation sexuelle chez certaines femmes[16].

- Tout le système nerveux est entouré de cellules sensibles aux œstrogènes[17]. Par conséquent, il semble tout à fait logique qu'une diminution du taux d'estradiol puisse avoir un effet inhibiteur sur la transmission nerveuse durant les relations sexuelles chez certaines femmes. La recherche a montré qu'une carence en œstrogènes peut effectivement provoquer une neuropathie périphérique — une forme de dysfonction nerveuse qui rend la femme moins sensible au toucher et aux vibrations. L'estradiol de remplacement peut rétablir cette sensibilité à un niveau comparable à celui des femmes ayant encore leurs menstruations.
- Une diminution des taux d'estradiol et de progestérone peut avoir un effet sur l'excitation sexuelle, la sensibilité, les sensations et l'orgasme d'une femme, étant donné qu'à un niveau optimal, ces hormones augmentent l'apport sanguin dans les régions sexuellement sensibles. En d'autres mots, la réaction physique d'une femme à la stimulation sexuelle peut être plus lente et moins

susceptible de conduire à l'orgasme en raison de la diminution de la vitesse et de la quantité de l'afflux sanguin dans les régions sexuelles sensibles — lesquelles peuvent aussi être moins sensibles qu'avant à cause d'un mauvais fonctionnement du système nerveux résultant d'une carence en œstrogènes[18]. Il est aussi parfaitement possible d'apprendre à maximiser la sensation dans ces zones en consacrant du temps à apprendre à se faire plaisir soi-même par la stimulation de ses parties génitales.

- Un taux d'œstrogènes trop bas peut provoquer l'atrophie des cellules de la région génitale, et par conséquent, l'amincissement des tissus du vagin et de l'urètre, d'où les rapports sexuels qui peuvent alors devenir douloureux. Les femmes aux prises avec une carence en œstrogènes sont sujettes à des problèmes urinaires, tels que des infections urinaires récurrentes ou l'incontinence à l'effort.
- La production de sécrétions vaginales durant la phase de l'excitation et l'acte sexuel est aussi liée à la présence des œstrogènes. Une baisse du taux de ces hormones peut être à l'origine de la diminution des sécrétions, d'où la sécheresse vaginale et des rapports sexuels douloureux. Comme on a généralement tendance à évaluer le niveau d'excitation sexuelle d'une femme selon la quantité de ses sécrétions et la facilité avec laquelle le vagin est lubrifié, un manque de sécrétions vaginales peut nous amener à penser que la femme est peu excitée sexuellement. Alors que l'anticipation de la douleur peut avoir un effet néfaste sur l'excitation sexuelle, la libido ne constitue pas le véritable problème dans de telles circonstances. En raison de la puissance du lien entre le corps et l'esprit, certaines femmes peuvent apprendre à leur corps à se lubrifier adéquatement, simplement en se stimulant elles-mêmes.
- La progestérone a d'autres effets sur la libido, bien que l'on ait moins étudié la question comparativement à l'œstrogène, mais ces effets ne sont pas moins importants pour autant. La progestérone jouerait un rôle prépondérant dans « l'entretien » de la fonction sexuelle et empêcherait la libido de la femme de décliner. En outre, comme c'est un précurseur de l'œstrogène et de

la testostérone, la progestérone contribue à maintenir des taux suffisamment élevés de ces hormones pour procurer à la femme un plaisir sexuel optimal. Dans la mesure où son équilibre est respecté, la progestérone contribue à stabiliser l'humeur et à maintenir la fonction thyroïdienne normale, améliorant ainsi la libido autant d'un point de vue émotionnel que d'un point de vue métabolique.

En conclusion, une carence en œstrogènes et/ou en progestérone peut diminuer la libido d'une femme en orchestrant certains changements physiques qui, tout simplement, rendent les relations sexuelles moins plaisantes. La sécheresse et l'amincissement des parois vaginales peuvent provoquer un malaise physique durant les rapports sexuels, tout comme les spasmes vaginaux. Des modifications de la fonction nerveuse sont susceptibles d'engourdir des parties du corps habituellement sensibles, et des changements dans la circulation sanguine peuvent entraîner une diminution de la réaction physique à la stimulation, rendant ainsi l'orgasme encore plus difficile à atteindre.

Des recherches ont montré que des effets inhibiteurs sur la libido risquent davantage de se produire lorsque le taux d'estradiol dans le sang (l'œstrogène naturel le plus puissant sur le plan biologique) descend en dessous de 50 pmol/l. Le taux d'estradiol présent dans la salive peut aussi être mesuré — 1 pg/ml représentant un seuil critique pour un fonctionnement sexuel normal[19]. L'afflux sanguin dans le vagin et la vulve augmente de façon spectaculaire lorsque des suppléments permettent de ramener le taux d'estradiol à un niveau normal, et, bien souvent, cela suffit à raviver la pulsion sexuelle. Une personne spécialisée dans les soins de santé pour les femmes peut facilement vous aider à atteindre ce niveau. Le traitement doit être adapté à chaque femme ; un timbre cutané contenant de l'estradiol (d'une teneur de 0,1 mg en général), ou encore un comprimé de 0,5 à 1 mg d'estradiol, deux fois par jour, constitue habituellement un traitement doux et efficace permettant d'obtenir un taux adéquat. Et quand, durant les premiers stades de la périménopause, le taux de progestérone décline, alors que celui des œstrogènes demeure normal — ce qui se produit chez plusieurs femmes —, l'application de ¼ de cuillerée à thé de crème de progestérone naturelle, que l'on fait pénétrer, deux fois par jour, dans les paumes des mains ou à un endroit où la peau est lisse, peut avoir un effet régénérateur sur une libido défaillante.

JEANNETTE — Où est passée mon énergie sexuelle?

«Dave et moi avons traversé une période difficile», me raconta Jeannette. «Mais je suis convaincue que notre relation a grandi en même temps que nous — nous n'avons jamais été aussi bien ensemble. L'unique problème est que je n'ai pas envie de faire l'amour, pas du tout. J'aime Dave sincèrement, mais je pourrais passer le reste de mes jours sans faire l'amour, et ça ne me ferait rien du tout.»

Âgée de 45 ans, Jeannette avait vu apparaître les premiers signes de la périménopause. Elle n'avait pas encore eu de bouffées de chaleur ni de problèmes de sécheresse vaginale, mais ses menstruations, autrefois «réglées comme une horloge», étaient devenues irrégulières. Elle avait peut-être eu quelques sueurs nocturnes, mais elle n'en était pas certaine — «c'était ça, ou il y avait trop de couvertures sur mon lit».

Les analyses d'hormones révélèrent que son taux d'œstrogènes se situait à l'intérieur de l'échelle assez large correspondant à une situation normale, mais son taux de progestérone était plutôt bas, alors que son taux de testostérone était bien inférieur à la normale pour une femme de cet âge. Nous en avons discuté, puis nous avons décidé de faire monter son taux de progestérone à l'aide d'une crème contenant 2% de progestérone naturelle. Jeannette devait faire pénétrer ¼ de cuillerée à thé de cette crème dans les paumes de ses mains et aux poignets, deux fois par jour. Ensuite, après avoir décidé de prendre un supplément de testostérone en comprimé, elle s'est rendue dans une pharmacie magistrale avec son ordonnance. «Cela a fait toute la différence, m'a-t-elle confié plus tard. J'ai envie de faire l'amour plus souvent, et même lorsque mon désir n'est pas très fort, ma libido se réveille beaucoup plus rapidement qu'avant.»

LA TESTOSTÉRONE : L'HORMONE DU DÉSIR ?

Bien que l'on ait écrit abondamment, dans les journaux populaires, sur le rôle de la testostérone dans la pulsion sexuelle, une carence en testostérone est sans doute la cause la moins fréquente du déclin de la libido chez une femme — elle vient en fait en quatrième place, loin derrière les problèmes relationnels et la baisse du taux de progestérone et/ou d'œstrogènes. La raison pour laquelle la testostérone a reçu autant d'attention — mis à part le fait qu'elle est considérée universellement comme l'hormone mâle — s'explique en partie par son effet très spécifique. Alors que l'œstrogène et la progestérone jouent un rôle de soutien chez la femme dans le maintien d'une saine libido, un supplément de testostérone peut directement et rapidement stimuler la pulsion sexuelle, autant chez les hommes que chez les femmes, dans la mesure où la baisse de la libido est attribuable au faible taux de cette hormone.

Contrairement à la croyance populaire, cependant, le taux de testostérone ne chute pas de façon notable après la ménopause. En fait, chez la plupart des femmes (mais pas toutes), les ovaires sécrètent *plus* de testostérone après la ménopause que durant la préménopause. Par contre, chez certaines femmes, le taux de testostérone s'abaisse progressivement, à partir de la fin de la vingtaine jusqu'au mitan de la vie, et ce déclin peut être suffisamment important pour nuire à la pulsion sexuelle.

Parfois, le déclin de la testostérone, et par conséquent de la libido, se produit soudainement plutôt que graduellement lorsque les ovaires ont été enlevés ou ne fonctionnent plus. La même chose peut se produire si les surrénales sont épuisées. (*Voir le chapitre 4.*) Cela vient du fait que les ovaires et les surrénales (tout comme le foie et les tissus adipeux) produisent des hormones stéroïdes, connues sous le nom d'« androgènes », parmi lesquelles on retrouve la testostérone. Si vous connaissez une perte ou une baisse soudaine de la fonction ovarienne à la suite de traitements de chimiothérapie, de radiations ou d'une opération chirurgicale, vous allez sans doute constater une diminution importante de votre libido parce que votre corps n'a pas eu le temps de stimuler la production d'androgènes à d'autres sites qui en produisent. Des femmes aux prises avec ce problème répètent souvent : « je ne me sens plus moi-même... c'est comme si j'avais perdu mon énergie vitale». Elles voient décliner leur libido — ainsi que leur énergie sexuelle. La raison pour laquelle cela ne se produit pas chez *toutes* les femmes dont la fonction ovarienne est perturbée, c'est que le corps de certaines femmes *est* capable de stimuler la production d'androgènes d'autres sites en limitant au maximum la durée de l'interruption de la sécrétion d'hormones. Mais pour celles dont le corps ne s'ajusterait pas aussi facilement, une prescription de suppléments hormonaux peut s'avérer nécessaire pour rétablir le taux d'androgènes.

Quant aux femmes dont le taux de testostérone a décliné de façon significative, quelle qu'en soit la raison, les suppléments de testostérone produisent souvent l'effet recherché sur la libido. Certaines recherches ont démontré que 65 % des femmes ménopausées, avec un faible taux de testostérone et à qui l'on a donné des suppléments, ont expérimenté une nette amélioration de la libido, de la réaction à la stimulation sexuelle, de la fréquence des activités et des fantasmes sexuels ainsi que de la sensibilité des zones érogènes[20].

Cependant, d'après mon expérience, une femme ne pourra obtenir des résultats entièrement satisfaisants qu'à condition d'avoir une perception positive d'elle-même et de sa sexualité, ainsi qu'une relation saine avec son partenaire. Ceci est particulièrement vrai au mitan de la vie, alors que la femme a moins tendance à balayer sous le tapis son ressentiment. Lorsque la relation privilégiée qu'elle entretient avec une autre personne est problématique, un supplément de testostérone a très peu de chances de stimuler efficacement sa pulsion sexuelle.

Si, par contre, vous croyez que le déclin de votre libido peut être lié à un faible taux de testostérone ou de l'un des autres androgènes, vous pourriez faire vérifier votre taux de testostérone libre et/ou de DHEA. Cette analyse peut être effectuée à partir d'un prélèvement de sang ou de salive. Demandez à votre médecin d'effectuer ce prélèvement, ou faites parvenir vous-même un prélèvement de votre salive à un laboratoire. (*Voir à la section «Ressources» les différents laboratoires offrant ces analyses.*)

Si votre taux est bas, votre médecin pourrait vous prescrire de la testostérone naturelle, ce que vous pourrez vous procurer dans une pharmacie magistrale. On peut obtenir de la testostérone naturelle sous forme de capsule ou de crème vaginale. La dose de départ habituelle est de 1 à 2 mg tous les deux jours, en augmentant graduellement la dose, si nécessaire. Une autre option consiste à prendre une dose de 5 à 10 mg de supplément de DHEA, vendu sans ordonnance, une ou deux fois par jour. Chez certaines femmes, ce précurseur de la testostérone élèvera suffisamment son taux pour raviver une pulsion sexuelle déclinante. Un grand nombre d'études sont en cours dans cet important domaine.

AIDE À LA LUBRIFICATION

Certaines femmes découvrent au mitan de leur vie que, même si elles sont prêtes mentalement, le corps ne l'est pas toujours. Leur libido n'est pas en cause, mais pour des raisons qu'elles ne comprennent pas, elles n'ont plus suffisamment de lubrification. Il existe une variété de traitements qui peuvent aider à résoudre ce problème.

NATALIE — Sauvegarder sa relation amoureuse

Natalie avait 52 ans lorsqu'elle vint me consulter la première fois. Brad, son mari, l'accompagnait. Natalie était en bonne santé, mais elle avait des problèmes sexuels. La lubrification de son vagin était nettement insuffisante, et faire l'amour devenait assez problématique pour elle. Elle avait également éprouvé à quelques reprises un besoin pressant d'uriner ainsi qu'une sensation de brûlure dans l'urètre, ce qui ressemblait fort à une infection urinaire.

J'observais la façon dont Brad et Natalie se comportaient ensemble, et je voyais que, même si Brad était gêné de parler de tout ça, il se préoccupait sincèrement de sa femme. Il ne voulait pas la blesser, mais il ne comprenait pas ce qui n'allait pas dans leurs relations sexuelles. Ils exprimèrent tous deux leur crainte de voir ce problème s'aggraver et les éloigner l'un de l'autre. L'examen gynécologique permit de découvrir un amincissement significatif des parois vaginales, ce qui les rendait moins résistantes et plus sensibles à l'irritation et au malaise engendrés par la dilatation et la friction inévitables durant les rapports sexuels. L'amincissement des parois vaginales expliquait également les symptômes d'infection urinaire, étant donné que celui-ci est généralement associé à l'amincissement et à l'irritation du tiers du passage externe de l'urètre. L'examen de Natalie révéla aussi un manque de lubrification naturelle, ce qui rendait les relations sexuelles plus traumatisantes pour elle et beaucoup moins plaisantes pour les deux. Comme je me doutais que Natalie était en périménopause ; j'ai effectué un prélèvement vaginal que j'ai fait parvenir à un laboratoire afin d'obtenir ce qu'on appelle un « indice de maturation ». Cette analyse permet d'évaluer le nombre de cellules qui reçoivent suffisamment d'œstrogènes, et le nombre de cellules qui n'en reçoivent pas suffisamment. J'ai fait analyser également ses taux d'œstrogènes, de progestérone et de testostérone. Sa testostérone se situait bien dans les limites normales, mais ses taux d'œstrogène et de progestérone étaient bas. L'indice de maturation confirma qu'elle souffrait de vaginite atrophique, une expression désignant simplement une carence en œstrogènes dans les cellules de la muqueuse vaginale, qui entraîne l'amincissement et l'inflammation de cette dernière.

J'ai expliqué à Natalie les différents traitements possibles, et je lui ai finalement prescrit une crème vaginale à base d'estriol, ainsi qu'une crème à base de progestérone applicable sur n'importe quelle partie du corps. Plus tard, en refaisant d'autres analyses et en ajustant le dosage selon son état, nous avons pu établir, en moins de trois mois, le seuil optimal pour les taux d'œstrogènes et de progestérone qui convenait à cette étape particulière de sa vie. Un mois plus tard, lors de son examen de rappel, Natalie me confia que leurs relations sexuelles étaient « revenues à la normale ». C'est exactement ce à quoi je m'attendais. Le traitement complet de la sécheresse et de l'amincissement de la muqueuse vaginale qui se manifestent au cours de la périménopause est facile, sécuritaire et très efficace.

GRACE — Entreprendre une nouvelle relation

Grace avait 55 ans lorsqu'elle est venue me voir pour un bilan de santé. Son mari était décédé cinq ans auparavant. Grace avait été heureuse et avait pu s'épanouir dans cette union qui avait duré une vingtaine d'années, et elle ne cherchait pas un nouveau partenaire. Elle appréciait la vie active qu'elle menait à enseigner le tennis, à jardiner et à voyager. Puis, un jour, elle rencontra un homme qu'elle n'avait pas vu depuis des années et qui avait été un de ses petits amis à l'époque où elle était au lycée. Lui aussi était veuf — sa femme était décédée plusieurs années auparavant. Comme il vivait dans l'Utah, et elle, dans le Maine, ils ont commencé à s'écrire et à se téléphoner. Il venait de l'inviter à passer quelques semaines sur son ranch au moment où elle est venue me consulter. Il l'avait demandée en mariage et souhaitait qu'elle réfléchisse à sa proposition. Même si elle ne projetait pas vraiment d'avoir des relations sexuelles avec lui durant cette visite, elle voulait être prête. Comme plusieurs femmes, Grace craignait que son vagin se soit « ratatiné » en raison de son abstinence depuis tant d'années. Je lui ai donné l'assurance que cet organe était conçu pour être fonctionnel durant toute la vie d'une femme, même si, après quelques années d'inactivité, il pouvait avoir besoin d'un peu d'aide. (Ce n'est pas toujours le cas. Les femmes qui se procurent toutes seules du plaisir par pénétration vaginale maintiennent souvent une excellente fonction vaginale, même si elles n'ont pas souvent de rapports sexuels. Bien sûr, plusieurs femmes atteignent l'orgasme et ont une bonne lubrification vaginale sans pénétration.)

Grace était ménopausée depuis cinq ans ; elle avait décidé de ne pas prendre d'hormones de remplacement parce que sa densité osseuse était excellente, et elle ne voulait en aucune façon risquer de développer un cancer du sein.

Lors de l'examen pelvien, cependant, le vagin de Grace me parut un peu rouge, et sa muqueuse, un peu mince. Cet amincissement des parois entraîne parfois de la douleur durant les rapports sexuels chez certaines femmes, alors que pour d'autres, ce n'est pas le cas — cela dépend des personnes. Une femme suffisamment stimulée sexuellement a souvent une lubrification adéquate et n'a pas besoin de suppléments hormonaux. Il était tout à fait possible que Grace n'ait aucun problème dans ses rapports sexuels, mais d'un autre côté, compte tenu de la nouveauté de sa situation, je préférais lui présenter différentes options. Grace ne voulait pas courir de risques. Même si elle n'avait éprouvé aucun malaise ou sensation de sécheresse dans le vagin au cours des 10 dernières années, elle voulait être certaine d'être à l'aise en ayant des rapports sexuels.

Je lui ai présenté trois produits : une crème vaginale à base d'estriol, l'anneau vaginal Estring, ou un lubrifiant sans hormones, sécuritaire et très efficace. Grace a choisi la crème vaginale à base d'œstrogènes (estriol). Conséquemment, une fois arrivée dans l'Utah, trois semaines plus tard, le produit aura déjà agi, favorisant l'absorption des œstrogènes et l'épaississement de sa muqueuse vaginale. Elle tenait aussi à revenir me voir juste avant de partir en voyage afin que je puisse mesurer les progrès accomplis. L'estriol est un œstrogène naturel qui ne stimule pas autant la croissance des tissus du sein ou de l'utérus en comparaison à d'autres œstrogènes comme l'estrone et l'estradiol. On peut le prendre par voie orale ou en application locale pour diminuer la sécheresse vaginale. Lorsque la crème est appliquée dans le vagin uniquement, l'estriol est sans danger, même si vous avez eu un cancer du sein, de l'utérus ou des ovaires, ou si vous craignez de voir apparaître certains problèmes associés aux œstrogènes. On peut se procurer de l'estriol avec une ordonnance dans une pharmacie magistrale ; en application locale, cette hormone a un effet bénéfique sur les tissus vaginaux sensibles aux œstrogènes. Toutes les crèmes classiques à base d'œstrogènes — telles que Premarin ou Estrace, ou l'estradiol présent dans l'anneau vaginal (Estring) — sont également efficaces pour traiter l'amincissement et la sécheresse vaginale, mais ces œstrogènes peuvent aussi favoriser la croissance des tissus du sein et de l'utérus, ce qui peut être préoccupant si vous avez déjà eu un cancer de ces organes. Cependant, à faible dosage, ces produits ne semblent pas créer de problème important. Tout comme l'estriol, ces crèmes s'avèrent aussi très utiles pour traiter l'incontinence urinaire, conséquence d'une carence en œstrogènes localisée.

J'ai recommandé à Grace d'utiliser la crème quotidiennement pendant une semaine, pour constituer ce qu'on appelle la « kératinisation de l'épithélium du vagin », puis de faire une à trois applications par semaine pour maintenir la souplesse, la résilience et l'hydratation des tissus du vagin. Je lui ai dit aussi que des rapports sexuels réguliers augmenteraient l'apport en sang dans son vagin. Avec cet apport sanguin, la stimulation répétée ainsi que l'étirement du vagin, elle aurait de moins en moins besoin d'utiliser la crème — peut-être au point de l'éliminer complètement, appliquant, au besoin, qu'un soupçon de lubrifiant qu'elle pourrait se procurer sans ordonnance.

Médicaments lubrifiants sans ordonnance

En plus de l'estriol, que l'on peut se procurer avec une ordonnance, il existe plusieurs produits lubrifiants tout aussi efficaces pour soulager la sécheresse vaginale. La bonne vieille gelée K-Y est en vente dans toutes les pharmacies — bien que ce lubrifiant soluble dans l'eau ne soit pas suffisant pour certaines personnes, tandis que pour d'autres, il laisse des résidus ennuyeux. Parmi les autres lubrifiants très efficaces, il y a Crème de la Femme (que l'on peut se procurer chez Amazing Solutions, www.amazing-solutions.com/creme.html) ; Albolene (en pharmacie) ; et Emerita's Personal Lubricant, qui contient une certaine quantité d'extraits de plantes apaisantes, comme le *calendula* (en vente dans les magasins d'aliments naturels ou chez Emerson Ecologics, www.emersonecologics.com). Plusieurs herbes médicinales prises de façon systémique peuvent aussi aider à stimuler la lubrification vaginale, notamment l'actée à grappes noires, l'igname sauvage, le dong quai, et le gattilier. Les suppositoires de vitamines E sont aussi efficaces. Plusieurs femmes constatent également une amélioration de la résilience et de l'hydratation de leur vagin dès qu'elles consomment régulièrement des aliments à base de fèves de soja entières — plus la quantité d'isoflavones consommées quotidiennement est élevée, plus grande est l'efficacité. (Prenez note cependant que les lubrifiants à base d'huile peuvent affaiblir les condoms au latex et les diaphragmes, et réduire leur efficacité.)

Une autre façon de favoriser la santé du vagin consiste à pratiquer régulièrement les exercices de Kegel pour stimuler et renforcer les muscles du plancher pelvien. Ils sont faciles, et on peut les pratiquer n'importe quand, n'importe où ; personne ne s'en rendra compte. Des études ont montré qu'en plus d'augmenter l'apport sanguin (lequel contribue à améliorer l'épaisseur des parois vaginales et la lubrification), ces exercices peuvent aussi améliorer la libido en augmentant la tumescence et la sensibilité du clitoris ainsi que l'intensité de l'orgasme. Un autre bienfait des exercices de Kegel est d'aider à prévenir ou à guérir l'incontinence urinaire (les fuites). (*Voir le chapitre 8.*)

DIRE LA VÉRITÉ

Arrivées au mitan de leur vie, de plus en plus de femmes s'interrogent sur leur sexualité et se sentent à l'aise d'en parler librement et franchement. Voici quelques aspects de la question que vous voudrez peut-être réexaminer.

- ACCEPTEZ VOTRE PROPRE SEXUALITÉ. Tous les humains ont une sexualité — cela fait partie de la nature humaine. Le vagin de la femme se lubrifie à intervalles réguliers durant le sommeil, et l'homme a des érections. Mais l'expression de votre sexualité à l'état d'éveil dépend de plusieurs facteurs, entre autres de votre éducation, de vos taux d'hormones, de votre état de santé général, et du degré de satisfaction que vous éprouvez avec votre partenaire sexuel, si vous en avez un présentement. L'aspect le plus important que j'aimerais que toutes les femmes considèrent est que, grâce au pouvoir de leurs émotions et de leurs pensées, elles peuvent apprendre à se stimuler elles-mêmes et à se sentir plus désirables sexuellement. Ce changement, à lui seul, peut être révolutionnaire.
- CESSEZ DE COMPTABILISER. Qu'est-ce qu'une vie sexuelle normale ? Vous seule pouvez répondre à cette question — pour vous-même. Afin de vous aider à vous faire une opinion personnelle sur la question, laissez-moi vous rappeler que nous vivons dans une société qui confond souvent la quantité et la qualité. Même la profession médicale réduit parfois la qualité de la vie

sexuelle à la fréquence des rapports sexuels. C'est rendre un bien mauvais service aux couples, car plusieurs ont l'impression, inévitablement, de ne pas être à la hauteur. Pour remettre un peu les choses en perspective, vous serez sans doute rassurées d'apprendre qu'à la suite d'une étude récente effectuée à l'Université de Chicago, on a rapporté qu'il est tout à fait fréquent chez des couples d'avoir des relations sexuelles trois fois par mois et d'être entièrement satisfaits. Posez-vous la question suivante, et répondez-y honnêtement : idéalement, combien de temps aimeriez-vous consacrer chaque semaine à vos activités sexuelles — seule ou avec un partenaire ? Comme dans tout autre domaine, lorsque nous prêtons attention à un aspect particulier, celui-ci s'améliore. La simple intention d'améliorer votre vie sexuelle peut suffire à provoquer cette amélioration !

- RESPECTEZ VOTRE PULSION SEXUELLE. Selon la Dre Patricia Love, sexologue, on peut établir trois catégories relatives à la pulsion sexuelle innée : élevée, modérée, ou faible[21]. Les individus dont le taux de testostérone est relativement élevé ont généralement une pulsion sexuelle plus grande que ceux dont le taux de testostérone est bas. Ces derniers constatent souvent après la lune de miel une baisse d'intérêt pour la chose, et il leur faut alors déployer beaucoup d'énergie pour initier ou s'investir à fond dans les jeux sexuels. Comme il arrive assez fréquemment qu'une personne ayant un taux de testostérone élevé soit attirée par une personne ayant un taux de testostérone moindre, il y a de fortes chances pour que l'appétit sexuel des partenaires diffère de temps en temps. Mais cela ne signifie pas que l'un des deux ait « tort » ou soit « anormal ».

  Notre culture nous porte à croire que quelque chose ne va pas aussitôt que nous perdons notre fougue initiale, mais la vérité est que le paroxysme émotionnel et physiologique que l'on atteint lors d'une nouvelle relation sexuelle doit par la suite faire place à une forme de passion et d'intimité plus consciente et sophistiquée.

- AYEZ DES RELATIONS SEXUELLES SÉCURITAIRES. Un grand nombre de femmes qui aujourd'hui traversent la période de la périménopause ont vécu la révolution sexuelle des années 1970, et plusieurs ont eu de multiples partenaires sexuels. Plusieurs aussi étaient mariées ou entretenaient des relations monogames lorsque l'épidémie du sida a éclaté au début des années 1980. Si vous avez divorcé depuis ce temps ou si vous êtes veuve aujourd'hui, il se peut que vous ne soyez pas vraiment au courant des risques que vous courez en ayant des relations non protégées. Il vous faut savoir que 11 % des nouveaux cas d'infection par le VIH se retrouvent parmi les personnes de 50 ans et plus, et que, de 1991 à 1996, le pourcentage de personnes atteintes a augmenté deux fois plus vite dans ce groupe d'âge que dans celui des jeunes adultes[22].

Il est bien facile de se faire croire que la personne qui deviendra son partenaire sexuel ne sera probablement pas infectée. Vous êtes peut-être très douée pour évaluer les gens, mais même si un individu en particulier peut vous sembler sans danger, il faut considérer que vous ignorez tout des autres partenaires qu'il ou qu'elle a eus. N'oubliez pas non plus qu'il existe beaucoup d'autres maladies transmises sexuellement (MTS), dont l'herpès génital, les condylomes et l'hépatite B. Au cours de la périménopause et de la postménopause, les femmes courent plus de risques de contracter une MTS en comparaison des jeunes femmes. À cause de la diminution de la lubrification vaginale et de l'amincissement des parois du vagin, des déchirures microscopiques peuvent se produire plus facilement lors des rapports sexuels, facilitant ainsi le passage des bactéries et des virus.

Avoir des relations sexuelles sans risque implique de garder hors du vagin, de l'anus et de la bouche, les fluides corporels de votre partenaire. Les fluides corporels comprennent le sperme, les sécrétions vaginales, le sang, les suppurations des lésions attribuables aux MTS, telles que les éruptions herpétiques. Bien que pour plusieurs personnes, le concept de relations sexuelles sécuritaires se résume à l'utilisation du condom, en réalité, ce concept englobe bien d'autres éléments. Cela veut aussi dire d'être honnête avec vous-même en évaluant le risque que vous courez en ayant des relations non protégées avec un partenaire dont vous ignorez tout de la situation en matière de MTS. Cela signifie également qu'avant d'avoir des rapports sexuels avec une personne, d'attendre de la connaître suffisamment bien pour pouvoir discuter avec elle de vos activités sexuelles passées respectives et de certaines questions, comme l'utilisation d'un condom ou l'analyse de prélèvements sanguins. Même si ce genre de conversation est rarement facile, c'est une bonne façon de mesurer le degré d'intimité entre vous et votre partenaire.

- UTILISEZ UN MOYEN CONTRACEPTIF SI NÉCESSAIRE. J'ai vu trop de femmes dont la vie a été complètement bouleversée par une grossesse, alors qu'elles étaient persuadées de ne plus pouvoir être enceintes et d'en avoir fini une fois pour toutes avec les couches et les sièges d'auto pour bébé. Même si vous sautez des menstruations régulièrement, vous pouvez encore ovuler. En règle générale, vous devriez utiliser un moyen contraceptif durant une année complète après votre dernière période menstruelle. Bien entendu, vous ne saurez pas qu'il s'agit vraiment de votre dernière période avant qu'une année entière sans menstruations ne se soit écoulée.

RAVIVER LA LIBIDO EN 10 ÉTAPES

Helen Singer Kaplan, psychiatre et pionnière dans l'étude de la sexualité des humains, a créé l'expression « monogamie brûlante » pour décrire la capacité de faire durer la passion sexuelle dans une relation monogamique dans laquelle les partenaires sont engagés l'un envers l'autre. La Dre Patricia Love a identifié neuf facteurs qui aident à maintenir le désir bien vivant. Comme elle l'explique dans son livre intitulé *Hot Monogamy*, ces facteurs sont tous reliés de sorte que le progrès accompli dans l'un des domaines aura des effets bénéfiques sur les autres[23].

1. LA COMMUNICATION. Même si vous et votre partenaire n'avez pas beaucoup discuté de vos relations sexuelles jusqu'à présent, le besoin de parler librement de changements dans ce domaine se fera

de plus en plus pressant. Une bonne façon de commencer est de confier simplement à votre partenaire ce qui se produit en vous, ce qui préparera le terrain pour de futures discussions concernant les ajustements que vous aimeriez faire. Je recommande aussi la lecture de *Mama Gena's School of Womanly Arts* (Simon & Schuster, 2002) ainsi que *Mama Gena's Owner's and Operator's Guide to Men* (Simon & Schuster, 2003), de Regena Thomashauer. Ces livres sont remplis de merveilleux conseils, inspirants et pratiques, qui vous permettront d'accéder à votre pouvoir féminin dans une relation.

2. L'AMBIANCE. Au milieu de la vie, les femmes doivent assumer la responsabilité de se mettre dans l'ambiance, même si le désir ne se manifeste pas aussi spontanément qu'avant. Une collègue âgée de 55 ans m'a dit que pour elle « vieillir signifiait *décider* d'avoir une vie sexuelle au lieu d'être *incitée* à en avoir une ». (*Vous trouverez des suggestions dans la section « Sensualité », un peu plus loin.*) Vous serez heureuse d'apprendre que le fait de se mettre dans l'ambiance est un choix qui commence dans votre esprit !

3. L'INTIMITÉ. Prenez le temps d'instaurer un climat d'intimité. Il n'y a rien de mieux pour favoriser une vie sexuelle saine que de partager régulièrement avec son partenaire ses pensées et ses sentiments. L'une des choses vraiment bien au mitan de la vie est que nous avons souvent plus de temps à passer avec notre partenaire que jamais auparavant. Ce temps peut se transformer en seconde lune de miel. Récemment, un de mes collègues et sa femme ont pris de longues vacances en Europe. C'était leur premier grand voyage depuis la naissance de leurs quatre enfants. À son retour, lorsque je lui ai demandé comment s'était déroulé le voyage, il m'a répondu : « C'était comme si on refaisait connaissance. Je me suis souvenu pourquoi je l'avais épousée. » L'une de mes patientes m'a expliqué à quel point c'était régénérant de pouvoir faire l'amour sans qu'il y ait d'enfants à la maison. Elle a ri et a dit : « On peut s'exprimer tout haut ! »

4. LA TECHNIQUE. L'expérience et la pratique vous permettront de découvrir ce qui excite votre partenaire et ce qui vous excite.

Découvrir ce qui vous fait plaisir et vous permet d'atteindre l'orgasme est très précieux, car lorsque vous faites l'amour avec un partenaire, vous pouvez lui enseigner ce qui vous convient et ce qui ne vous convient pas, comme vous l'avez déjà découvert. Si vous ne savez pas comment vous y prendre, je vous suggère de lire un peu plus sur le sujet. On trouve une excellente section sur ce processus dans le livre *Ose : l'orgasme sensuel extrême* (Tabou, 2007) des docteurs Steve et Vera Bodansky. Vous allez peut-être trouver que l'appareil connu sous le nom de Eroscillator pourrait vous aider (www.eroscillator.com). Mais en général, j'estime que l'usage abusif de vibrateurs diminue en fait la sensibilité avec le temps.

5. LA VARIÉTÉ. Avec votre partenaire, discutez de la possibilité d'utiliser votre créativité pour renouveler et rendre plus agréable votre façon de faire l'amour. Pour vous aider, je recommande le disque numérique intitulé *10 Secrets to Great Sex* (www.bettersex.com).

6. LE ROMANTISME. Vous et votre partenaire devez apprendre à démontrer votre amour de façon concrète. Des fleurs, une carte de souhaits, des sorties spéciales, etc., sont toutes des attentions qui permettent de garder le romantisme bien vivant.

7. L'IMAGE CORPORELLE. Patricia Love décrit l'image que l'on a de son corps comme « l'image intérieure de son "moi" extérieur ». Beaucoup de femmes ne se sentent pas bien dans leur peau parce qu'elles ont appris à se comparer aux modèles retouchés et parfaits que nous présentent les médias. Ceci est particulièrement vrai lorsque notre corps commence à changer au mitan de la vie. Quand nous n'aimons pas notre corps, il est très difficile d'être pleinement présente en faisant l'amour. Si l'image que vous avez de votre corps constitue un problème pour vous, pratiquez cet exercice : tenez-vous devant un miroir, deux fois par jour pendant un mois, regardez-vous droit dans les yeux et prononcez d'une voix forte « je m'accepte de façon inconditionnelle dès maintenant ». Consacrez du temps à admirer votre reflet dans le miroir. Plus vous pratiquerez cet exercice et plus vous aurez l'impression qu'une lumière émane de votre Être. Ceci peut

sembler absurde, mais ça fonctionne — et cela peut vous indiquer sur-le-champ les domaines de votre vie où vous devez faire preuve d'amour et de compassion. Plus vous aimerez votre corps, plus vous vous sentirez érotique. Le sentiment d'être séduisante se développera par un travail intérieur sur vos pensées et vos croyances.

8. LA SENSUALITÉ. Pour améliorer votre libido, vous devez être prête à vous détendre et à participer avec tous vos sens aux jeux de l'amour :

La vue. Selon le feng shui, l'art chinois de l'harmonisation, la chambre à coucher doit être un lieu de repos et de détente, et non un endroit où l'on paie les factures et où l'on regarde la télé. La chambre doit être un lieu sensuel. Pour y parvenir, choisissez avec votre partenaire des couleurs pour les draps et les murs de votre chambre qui rendront votre environnement romantique.

Plusieurs couples aiment regarder ensemble des films sensuels. La plupart des femmes, y compris moi-même, trouvent que les films sensuels doivent avoir une bonne bande sonore, une bonne histoire, et un bon éclairage. Voici quelques suggestions : *Emmanuelle I* et *II*, *Delta de Vénus* et *À fleur de peau*. Plusieurs femmes aiment aussi la littérature érotique, laquelle a tendance à laisser plus de place à l'imagination que le cinéma. Personnellement, j'aime les histoires érotiques compilées par Lonnie Barbach, comme *Pleasures* et *The Erotic Edge*. L'œuvre érotique d'Anaïs Nin (*Le delta de Vénus* et *Les petits oiseaux*) a aussi traversé l'épreuve du temps. Les récits romantiques peuvent également vous aider à vous mettre dans l'ambiance. Voici deux récits que je préfère et qui possèdent d'excellentes sections érotiques : *La vallée des chevaux*, de Jean Auel, et *Le chardon et le tartan*, de Diana Gabaldon. (Note : Soyez exigeante en ce qui concerne le choix de matériel érotique, et assurez-vous que les films, photos ou livres que vous regardez ne présentent aucune scène dégradante pour la femme. De telles images ne favorisent pas du tout l'érotisme. Faire l'amour doit être une activité qui contribue au bien-être et à l'estime de soi des deux partenaires. Si vous êtes présentement avec un partenaire dont les exigences sexuelles vous semblent rabaissantes, d'une façon ou d'une autre, allez chercher de l'aide.)

L'odeur. Les femmes sont plus sensibles aux odeurs que les hommes, et nous préférons souvent des odeurs différentes. Vous et votre partenaire devez, en toute franchise, discuter des odeurs que vous trouvez déplaisantes, telles que la sueur ou la mauvaise haleine, par exemple. L'aromathérapie peut jouer un rôle merveilleux — mais vous devez vous entendre sur le choix des arômes. À propos des senteurs, la science des phéromones, bien qu'encore à ses débuts, est fascinante. Les recherches de Winnifred Cutler, Ph.D., ainsi que celles d'autres chercheurs ont clairement montré que les phéromones sont des molécules qui exercent une attraction sexuelle importante et qui sont sécrétées par les glandes du pubis et des aisselles. Quand les femmes ovulent, elles sécrètent des phéromones qui les rendent plus attirantes pour les hommes. Les hommes aussi sécrètent des phéromones qui ont un effet similaire sur les femmes. Les femmes ayant subi une hystérectomie peuvent voir diminuer leur sécrétion de phéromones — ce qui peut aussi être le cas de femmes au mitan de leur vie, qui n'ont plus d'ovulation. Heureusement, on retrouve des phéromones dans le commerce, que l'on peut ajouter à son parfum ou simplement appliquer sur la peau. Bien qu'il faille encore plus d'études sur la question, nous disposons déjà d'une grande quantité d'informations (et de témoignages) sur l'efficacité des phéromones, de sorte que je n'hésiterais pas à tenter l'expérience pour voir l'effet que cela produit sur votre vie sexuelle et votre sensualité. (*Voir l'Athena Institute, www.athenainstitute.com ; ou Love Scent, www.love-scent.com.*) N'oubliez pas que le fait de se sentir séduisante est l'élément le plus puissant en matière d'attraction sexuelle.

Le toucher. Donnez-vous mutuellement des massages des pieds et des épaules. Apprenez à *recevoir*. Vous seriez surprise de constater le nombre de femmes qui ont de la difficulté à rester immobiles et à éprouver du plaisir de cette façon. Confiez à votre partenaire ce qui vous fait du bien et ce qui vous rend mal à l'aise. N'oubliez pas le clitoris ! Plus de 60 % des femmes n'atteignent pas l'orgasme par la pénétration. Pour ces personnes, le sexe manuel ou oral s'avère nécessaire ; essayez aussi de vous placer sur votre partenaire.

Le goût. Si cela vous intéresse, il existe plusieurs possibilités dans ce domaine, comme des huiles parfumées.

Le son. Écoutez de la musique sensuelle pour vous mettre dans l'ambiance. Branchez le répondeur téléphonique, assurez-vous que les enfants ne sont pas là et que la porte est bien verrouillée. La plupart des femmes n'arrivent pas à se concentrer sur les jeux de l'amour lorsqu'elles craignent qu'un de leurs enfants entre dans la pièce à l'improviste.

9. LA PASSION. La Dre Love fait remarquer qu'il est impossible d'aimer passionnément une personne qu'on ne connaît pas. Pour elle, la passion est « la capacité de combiner une forte excitation sexuelle avec l'amour que nous éprouvons pour notre partenaire ». Quelle que soit la distance qui nous sépare de cet idéal, c'est un but auquel nous pouvons toutes aspirer — c'est un exemple de ce qui est possible de réaliser au mitan de notre vie, au moment où notre énergie appelée « kundalini » monte jusqu'à notre cœur, et que nous pouvons parvenir à une fusion de la sexualité et de la spiritualité ; non seulement dans nos organes génitaux, mais aussi dans notre cœur et notre âme.

10. TIREZ PARTI DU POUVOIR DE LA JOUISSANCE. N'oubliez pas que le cerveau est le plus gros organe sexuel du corps. Votre capacité à choisir la façon de penser le sexe et la sexualité est votre meilleur allié pour réinventer vos relations sexuelles au mitan de la vie. Le désir d'une femme — son aptitude à l'excitation sexuelle — est l'un des plus puissants aphrodisiaques au monde. Une femme qui se sent désirable et irrésistible a la capacité d'éveiller sa sexualité et donc d'avoir d'une vie beaucoup plus agréable. Sa force vitale et son enthousiasme sont contagieux. Si vous n'avez pas présentement de partenaire, cultivez une relation sensuelle avec vous-même. Plus vous devenez séduisante et attirante (pour vous-même), plus vous serez heureuse et en santé.

Les deux choses qui nous empêchent d'éprouver ce désir naturel pour toutes formes de plaisir, y compris le plaisir sexuel, sont la colère et le manque de confiance en soi. Au mitan de la vie, lorsque tous les problèmes non résolus de la première moitié de notre existence refont surface pour être réglés, il faut un grand courage pour se réapproprier sa colère et l'utiliser comme combustible afin de consumer des années de doute envers soi-même et d'inhibition — sur les plans sexuel ou autre. La décision de se percevoir comme une femme irrésistible, attirante, belle et digne de plaisir est un acte de pouvoir. Le fait de prendre la décision de dire à ses partenaires et à ses enfants ce que l'on veut, sans colère ou ressentiments excessifs, est aussi un acte de pouvoir. C'est un travail intérieur. Nous n'avons pas besoin, pour nous sauver, d'un chevalier servant, d'un nouvel emploi ou d'implants mammaires. Nous avons besoin de savoir, du plus profond de nos cellules, que nous méritons le meilleur de ce que la vie peut offrir — et que nous avons le pouvoir d'attirer tout cela, en consacrant temps et attention à ce qui nous apporte du plaisir. Le creuset de la ménopause constitue la meilleure période pour dissoudre complètement le doute envers soi-même et la colère, de sorte que nous puissions vraiment revendiquer l'érotisme — la force vitale — dans notre vie.

Chapitre 10

Alimenter votre cerveau : sommeil, dépression et mémoire

LES CHANGEMENTS QUI S'OPÈRENT DANS NOTRE CERVEAU AU MITAN DE notre vie nous préparent à vivre avec plus de sagesse que jamais auparavant. Cette nouvelle sagesse s'installe dans notre cerveau au moment où nous passons du courant alternatif de nos années de menstruations au courant plus direct mis à notre disposition après la ménopause. Pendant que cet ajustement naturel s'effectue, il se peut que nous soyons perturbées par certains symptômes, tels que l'insomnie, la dépression et les pertes de mémoire. Au lieu d'endosser le point de vue habituel de la société, lequel nous incite à croire que nous commençons la longue et lente glissade vers la sénilité et la dépression, nous devons réaliser que les changements cérébraux que nous vivons sont généralement normaux — ce sont de simples cahots sur la route, des secousses temporaires qui peuvent s'atténuer, pourvu que nous ayons le courage de les percevoir comme des messages de notre sagesse intérieure. À ce jour, aucune recherche n'a indiqué que la ménopause faisait augmenter le risque de développer une maladie mentale, qu'il s'agisse de dépression, de pertes de mémoire ou d'anxiété, sauf si nous avons déjà une prédisposition à l'une de ces maladies. La périménopause *amplifie* nos pensées et nos comportements cérébraux, mettant en lumière les aspects qui nécessitent plus d'attention et des corrections.

Le fait de combattre ou d'essayer de contrôler ces symptômes mentaux par le déni, les drogues, ou même par une forte dépendance envers des techniques mentales comme la méditation, est voué à l'échec. Nous devrions plutôt tenir compte des messages qui se cachent derrière nos symptômes, nous aider nous-mêmes en cherchant de l'information pertinente, et, si nécessaire, être prêtes à poser des gestes de façon à changer notre vie.

Nous devons faire preuve de beaucoup de courage et de confiance en adoptant cette approche, car notre culture nous pousse généralement à vouloir tout contrôler. Certaines femmes doivent traverser une période de dépression très pénible avant de pouvoir lâcher prise.

PRUDENCE — La sirène anxieuse

Prudence était avocate dans une entreprise, et son mari, professeur dans un collège. Elle vint me consulter alors qu'elle était enceinte de son premier enfant à l'âge de 34 ans. Elle et son mari semblaient former un couple parfait, et leur style de vie ainsi que leur carrière parallèle aurait pu faire l'envie de bien des gens. La grossesse de Prudence, de même que son accouchement, se déroula normalement, mais aussitôt après, elle sombra dans une dépression profonde qui dura six mois. Durant cette période, elle consulta un psychiatre et prit des antidépresseurs pendant un an environ. Par la suite, son état demeura stable, sauf durant la période prémenstruelle, moment où elle était aux prises avec des symptômes assez prononcés, tels que l'anxiété, des changements d'humeur et des envies irrépressibles de sucre. Ces symptômes faisaient leur apparition au milieu de son cycle et se manifestaient jusqu'au premier jour de ses règles. Prudence parvint à les contrôler en utilisant une crème de progestérone, en suivant un régime alimentaire précis, et en faisant des exercices physiques. Je n'ai pas insisté pour connaître ce qui, dans sa vie, avait pu favoriser l'apparition des symptômes liés au SPM. Le traitement fonctionnait, Prudence était satisfaite, et je sentais intuitivement qu'elle ne souhaitait pas examiner davantage sa vie ou sa psyché. Mais son attitude se transforma à la périménopause.

Au milieu de la quarantaine, alors que ses périodes menstruelles étaient irrégulières, elle n'arrivait plus à contrôler ses symptômes liés au SPM. Elle ne savait plus à quel moment utiliser la crème de progestérone, et sa discipline d'auparavant, pour pratiquer ses exercices et suivre fidèlement son régime, disparut. De plus, elle éprouvait souvent de la difficulté à s'endormir le soir. Prudence avait aussi un autre souci qui m'a beaucoup surprise : chaque fois qu'elle sautait une période, elle craignait d'être enceinte. Comme son mari avait subi une vasectomie après la naissance de leur enfant, je savais que quelque chose avait changé dans sa vie.

Lorsque je lui ai demandé si elle traversait une période particulièrement stressante, elle m'a confié qu'elle avait une aventure avec un collègue de travail.

> Je ne sais pas ce qui m'a pris. Je n'aurais jamais cru pouvoir faire une chose pareille. Mais c'est comme si j'avais été envoûtée. Quand je suis avec David, je me sens jeune et complètement dingue — comme si une partie de mon être dont je ne soupçonnais même pas l'existence s'était réveillée. Pour la première fois de ma vie, j'ai envie de porter des sous-vêtements noirs érotiques. À mon bureau, alors que je devrais étudier des documents juridiques, je fantasme sur mon prochain voyage d'affaires en sa compagnie. Quand je pense à lui ou que je suis avec lui, j'ai l'impression de m'envoler plus haut que les nuages. Mais quand je dois rentrer à la maison et que je ne peux le voir pendant un certain temps, je m'écroule. Je me sens anxieuse et déprimée, et je ne peux dormir.

Au départ, Prudence voulait simplement connaître mon opinion sur la contraception, et elle se demandait également si elle devait reprendre des antidépresseurs ou commencer à utiliser des somnifères. Elle voulait aussi savoir quel effet pouvaient avoir les médicaments sur sa pulsion sexuelle renouvelée. Même si j'étais d'accord qu'une forme quelconque de pharmacothérapie pourrait contribuer à soulager ses symptômes, je voulais aussi aider Prudence à faire le lien entre les symptômes psychologiques qu'elle éprouvait durant sa périménopause et les événements de sa vie.

Pourquoi avait-elle cette aventure à ce moment précis de sa vie? Elle m'a dit en premier que son mariage allait bien et que son mari était un homme bon. Mais après quelques minutes, elle a fondu en larmes ; elle me révéla que son mari n'avait pas été titularisé à son université, et que depuis un an, il était difficile à vivre. Comme c'est souvent le cas, le mari de Prudence traversait lui aussi sa crise de la quarantaine, mais il préférait ne pas en parler. C'était particulièrement difficile pour Prudence, dont la vie au travail n'avait jamais été aussi agréable. En fait, elle passait de plus en plus de temps au bureau, fuyant le découragement et la dépression manifeste de son mari.

J'ai demandé à Prudence ce que lui avait apporté son aventure amoureuse. Elle réfléchit un instant et répondit : « Elle m'a permis de me sentir vivante, forte et séduisante comme jamais auparavant. » Ce n'était pas dans ses habitudes d'agir ainsi, mais cette aventure lui avait permis de réveiller une partie de son cerveau — le lobe temporal — à moitié endormi, probablement depuis la fin de son adolescence ou le début de la vingtaine, qui, comme nous l'avons vu précédemment, s'active de plus en plus au cours de la périménopause. La Dre Mona Lisa Schulz, spécialiste en neurosciences, mentionne que cette région du cerveau est associée à l'extase, à la sensualité et à la créativité, et que ses messages sont souvent annihilés par notre lobe frontal — la partie de notre cerveau associée aux règles, aux réglementations et à la morale traditionnelle.

Au mitan de la vie, notre corps et notre cerveau recherchent à tout prix l'équilibre. Les personnes qui ont développé à l'excès leurs facultés intellectuelles et qui ont toujours tout contrôlé dans leur vie ont besoin de se libérer et de devenir plus tolérantes et spontanées, alors que les personnes qui ont vécu au jour le jour, à la recherche du plaisir et en donnant libre cours à leur créativité, doivent maintenant structurer davantage leur vie et se discipliner pour rester en santé.

Bien que je ne recommande pas à mes clientes d'avoir des aventures au mitan de leur vie, je dois reconnaître le caractère thérapeutique que peut revêtir, pour des femmes comme Prudence, une expérience passionnelle qui leur permet de lâcher prise. Malheureusement, une aventure constitue rarement un cadre sain pour renoncer au besoin de tout contrôler et pour apprendre à se faire confiance et à agir en utilisant consciemment sa créativité et l'extase. La liaison amoureuse devient souvent un moyen de contrôler le plaisir, en ne se permettant de le ressentir que dans le cadre de relations sexuelles, et seulement à l'intérieur de paramètres contraignants et secrets.

J'ai suggéré à Prudence de réfléchir pendant quelques mois, seule ou avec l'aide d'un thérapeute ou d'un autre professionnel, aux questions suivantes : Aimait-elle son mari ? Voulait-elle encore demeurer avec lui et vieillir avec lui ? Dans quelles circonstances son aventure avec un collègue avait-elle commencé ? Quels sentiments cette liaison avait-elle fait naître chez elle ? Croyait-elle possible de connaître pareille extase dans d'autres domaines de sa vie ? Cette liaison était-elle suffisamment importante pour courir le risque de perdre la vie qu'elle avait bâtie avec son mari ? Était-elle prête à voir le lien qui existait entre ses symptômes et sa vie ?

Prudence me dit qu'elle allait réfléchir à toutes ces questions. Puis, elle a consulté un psychiatre pour sa dépression, son anxiété et son insomnie. Pendant les deux années qui ont suivi, elle a pris différents médicaments, mais aucun d'eux n'a été efficace à long terme et tous ont entraîné des effets secondaires. On lui a prescrit du Prozac, du Celexa, de l'Effexor, du Xanax, du Valium, de l'Elavil, du Desyrel et finalement du Nardil, un inhibiteur de la monoamine oxydase (IMAO) qui nécessite d'adopter un régime alimentaire particulier. Après toutes ces tentatives pour trouver la paix à l'aide de médicaments, elle s'est rendu compte que plusieurs de ses symptômes étaient toujours là.

Prudence ne revint à mon bureau que deux ans et demi plus tard afin de passer un examen médical. Sa liaison amoureuse avait pris fin, et elle était encore mariée. Je lui ai demandé des nouvelles de son mari, et elle a déclaré que ce dernier avait accepté un nouveau poste de professeur, mais il travaillait sans enthousiasme en attendant l'heure de la retraite. En examinant ma patiente, j'ai découvert une petite bosse bien distincte dans son sein gauche. Préoccupée, je l'ai envoyée consulter un médecin dans un centre local spécialisé dans les soins du sein pour obtenir un diagnostic et un traitement éventuel. Au moment de quitter mon bureau, Prudence s'est mise à sangloter. À travers ses larmes, elle m'a dit : « J'ai l'impression d'avoir perdu la maîtrise de mon corps. Plus j'essaie de contrôler mes symptômes, plus ça va mal. Je ne sais plus quoi faire. » J'ai dit à Prudence qu'elle avait fini par toucher « le fond du baril » — un lieu plutôt inconfortable, mais à partir duquel on pouvait remonter à la surface et vivre pleinement.

Prudence travaille maintenant avec un thérapeute qui examine avec elle les aspects de sa vie où des changements s'imposent. La bosse dans son sein s'est révélée être un carcinome *in situ*, et elle est suivie régulièrement par un chirurgien. À l'annonce de ce diagnostic, le futur lui parut bien incertain : la science médicale ne peut identifier actuellement les carcinomes *in situ* qui se transformeront en cancers envahissants. Le corps de Prudence lui soumettait un dilemme qui ne pouvait tout simplement pas être résolu par le contrôle ou la recherche d'informations. Elle a fini par lâcher prise et a compris qu'elle devait vivre et s'occuper de sa santé, un jour à la fois.

Le mitan de la vie nous enseigne une vérité libératrice : plusieurs aspects de notre vie — notre famille, notre conjoint, nos enfants, notre emploi — ne sont simplement pas sous notre contrôle. Pour conserver notre santé mentale, nous devons trouver l'équilibre entre la certitude et l'ambiguïté. Au milieu de la vie, la forme de certitude et de contrôle qui bien souvent nous a été utile autrefois doit maintenant laisser place à une autre manière d'être. Il nous faut apprendre à faire confiance à notre sagesse intérieure, à une réalité que nous ne pouvons voir, goûter, toucher ou mesurer — encore moins contrôler.

FAVORISER LE SOMMEIL AU MILIEU DE LA VIE

Un peu comme à l'adolescence, des perturbations du cycle du sommeil surviennent souvent chez les femmes au mitan de leur vie. Certaines découvrent qu'elles ont besoin de dormir plus longtemps qu'avant, d'autres souffrent d'insomnie ou réalisent que leur sommeil n'est plus aussi réparateur.

Malheureusement, l'insomnie rend la transition ménopausique encore plus difficile. Un mauvais sommeil ou une période trop courte de sommeil fait monter nos taux de corticostéroïdes et de catécholamines, des hormones du stress qui, avec le temps, peuvent détruire notre équilibre hormonal et affaiblir notre système immunitaire. Des études indiquent que 20 % à 40 % des femmes ont des problèmes de sommeil, et qu'elles présentent un risque beaucoup plus élevé en comparaison des hommes de souffrir d'insomnie après l'âge de 35 ans[1]. Durant la périménopause, les femmes ont souvent besoin de plus d'heures de sommeil que les hommes du même âge[2].

Le sommeil ravive autant l'énergie physique que l'énergie mentale. Des expériences pratiquées sur des animaux ont montré que certains d'entre eux mouraient si on les privait de sommeil. Si nos périodes de sommeil sont trop courtes, nous devenons irritables, fatiguées et somnolentes. Notre concentration ainsi que notre efficacité et notre motivation au travail diminuent, et on constate également plus d'erreurs de jugement. C'est pourquoi l'Administration fédérale de l'aviation a édicté des règles très strictes concernant la durée du sommeil des membres de l'équipage. Lorsque nous manquons de sommeil, nous sommes plus sujets aux accidents, car notre cerveau succombe à des « microsommeils » qui ne sont pas toujours apparents pour les gens de notre entourage.

L'insomnie : un message de notre guide intérieur

Au mitan de la vie, l'insomnie et la fatigue découlent fréquemment d'émotions refoulées et irrésolues, comme la colère, la tristesse et l'anxiété, lesquelles accompagnent souvent les importants changements en cours. Les substances chimiques du cerveau intervenant dans le processus du sommeil se modifient chez plusieurs femmes durant cette période, et elles sont aussi profondément affectées par leurs émotions.

Par exemple, il arrive fréquemment qu'après un conflit avec son conjoint, une femme se sente encore épuisée le lendemain — même si elle se couche tôt et dort pendant 10 heures. L'une de mes patientes a compris un jour qu'il y avait un lien entre son insomnie et une inquiétude qui la rongeait, relativement à sa fille apparemment incapable de choisir une carrière et d'organiser sa vie. Ma cliente a pu résoudre son problème de sommeil le jour où elle a pris la décision de ne plus permettre à sa fille âgée de 23 ans de demeurer chez elle sans apporter sa contribution au foyer. Elle l'a obligée à trouver un travail — n'importe lequel — et à se prendre en main.

L'une de mes patientes rendue à l'étape de la périménopause ne pouvait comprendre pourquoi elle souffrait de trouble du sommeil. Elle n'avait pas de bouffées de chaleur ou de sueurs nocturnes, elle ne buvait pas de café et n'était pas particulièrement stressée. Je lui ai demandé si elle dormait mieux lorsqu'elle n'était pas couchée dans le même lit que son mari. Elle a répondu : « Oui, en effet, j'ai remarqué ça. » Sa sagesse intérieure lui faisait signe, lui ai-je dit. « Mais, que faire ? Ne pas dormir avec son mari, c'est impensable ! » Je ne pouvais décider à sa place des dispositions qu'elle devait prendre à ce sujet ; mais il lui fallait tenir compte de ses observations. Je lui ai suggéré de dormir dans une autre pièce pendant un certain temps. La réponse de son mari à cette proposition pourrait lui apprendre beaucoup. Cette nouvelle entente pourrait même favoriser par la suite leur intimité.

De combien d'heures de sommeil avons-nous besoin ?

Notre rythme biologique est rudement éprouvé par la vie moderne qui, en effet, exige beaucoup de notre système nerveux sympathique, lequel nous garde éveillées. Nous oublions souvent que, du point de vue de l'évolution, l'ampoule électrique n'a fait son apparition que tout récemment, et que la plupart des gens ne sont pas constitués pour demeurer éveillés jusqu'à minuit tous les soirs. Faire une sieste, dormir plus tard lors d'un matin maussade, ou se mettre au lit au coucher du soleil est considéré avec mépris dans notre culture. Nous vouons un culte aux individus hyperactifs travaillant 16 heures par jour, et nous nous vantons de ne pas avoir besoin de dormir beaucoup !

À la faculté de médecine, particulièrement après le déjeuner, alors que j'assistais à une conférence, je fantasmais. J'imaginais qu'il y avait un lit sur l'estrade où je pourrais dormir pendant que le conférencier débitait son discours. Une partie de cette fatigue était causée par un faible taux de sucre dans le sang ; je mangeais trop d'aliments contenant des glucides. Mais même en adoptant un meilleur régime alimentaire, je n'aurais pu demeurer éveillée en ne dormant que cinq ou six heures chaque nuit. Chaque fois que je manque de sommeil, je me sens extrêmement assommée le matin, et j'ai de la difficulté à me motiver pour faire mon travail. Nous devons faire preuve de souplesse et de compassion envers nous-mêmes, et respecter nos besoins lorsque la vie exige davantage de nous. Que cela nous plaise ou non, ce dont nous avons réellement besoin durant ces périodes où nous sommes très sollicitées est de nous mettre au lit et de laisser notre système nerveux parasympathique agir de façon à nous redonner des forces. La sieste d'après-midi, qui est si décriée, peut s'avérer extrêmement revigorante. Certaines entreprises ont même réalisé que la productivité de leurs employés augmentait lorsque ceux-ci avaient la possibilité de faire une sieste. Le sommeil constitue une fonction aussi indispensable à l'organisme que la respiration ou la nutrition. Les médecins et les scientifiques ne savent pas exactement pourquoi le sommeil est si important sur le plan physiologique, mais la plupart considèrent que le sommeil joue un rôle essentiel dans la consolidation des apprentissages, le fonctionnement de la mémoire et la détente générale du corps, et qu'il nous aide également à classer dans notre esprit et notre corps ce que nous avons appris ou expérimenté durant la journée. Vous avez probablement remarqué combien une bonne nuit de sommeil vous aide à intégrer de nouvelles informations ou même de nouvelles habiletés physiques, comme certains exercices ou pas de danse que vous aviez de la difficulté à apprendre le jour précédent. Quand nous nous permettons de « laisser reposer » quelque chose durant la nuit, nous favorisons le développement de certains liens que nous n'aurions pu établir plus tôt.

La recherche a montré que lorsque nous suivons notre rythme biologique interne, nous obtenons le sommeil le plus reposant. Pour certaines personnes, cela signifie se lever en même temps que le soleil et se coucher relativement tôt, entre 21 h et 22 h. Il faut de la discipline pour respecter un tel horaire, mais ce dernier ne correspond peut-être pas à votre rythme naturel. Songez à une période de votre vie au cours de laquelle vous aviez l'esprit clair et la sensation d'être reposée. À quelle heure vous couchiez-vous et à quelle heure vous leviez-vous ? En d'autres mots, synchronisez vos activités quotidiennes avec votre horloge biologique.

Plusieurs de mes patientes ménopausées étaient consternées de constater que la quantité de sommeil dont elles avaient besoin un an ou deux ans plus tôt n'était plus suffisante. J'ai réalisé moi aussi que j'avais besoin de beaucoup plus d'heures de sommeil durant ma périménopause qu'au cours des années précédentes. Compte tenu de tous les changements qui se produisaient dans ma vie, je savais que mon corps avait trouvé le meilleur moyen pour refaire ses forces. Durant l'adolescence et la périménopause, nous avons besoin de plus de sommeil que durant les autres périodes de notre vie — c'est une nécessité sur le plan biologique. Il est important pour une femme de reconnaître ce fait, de l'accepter et de s'accorder, d'une façon ou d'une autre, tout le repos dont elle a besoin. Pour plusieurs, cela implique de dormir de 8 à 10 heures par nuit. Lorsque je voyage ou durant une période de stress, je dors souvent pendant 12 heures ! Et je ne me sens plus du tout coupable.

Trucs pour mieux dormir

Voici quelques suggestions pour mieux dormir durant la périménopause. Bien sûr, ce qui fonctionne pour une personne ne sera pas nécessairement efficace pour une autre, et vous devrez peut-être faire plusieurs essais avant de découvrir ce qui vous convient. Expérimentez certaines techniques favorisant le sommeil, telles que la méditation ou des exercices de relaxation profonde ; écoutez de la musique douce ; ou sirotez une tasse de camomille bien chaude avant de vous coucher. Quelle que soit votre routine, libérez-vous de « l'anxiété de performance » — ne vous inquiétez pas du petit nombre d'heures de repos dont vous bénéficierez si vous ne tombez pas endormie en vous couchant ; ne regardez pas le réveil ; et par-dessus tout, ne revoyez pas mentalement la liste de choses à faire pour le lendemain, ce qui maintiendrait votre esprit constamment occupé. Vous risqueriez alors de développer des habitudes d'oiseau de nuit dont vous auriez beaucoup de mal à vous débarrasser plus tard.

- APAISEZ VOS BOUFFÉES DE CHALEUR. Les bouffées de chaleur et les sueurs nocturnes sont de loin les causes les plus courantes du manque de sommeil durant la ménopause. À moins que vous soyez en mesure de faire une sieste durant la journée, vous devriez en priorité faire diminuer vos bouffées de chaleur de façon à pouvoir obtenir le repos dont vous avez besoin durant la nuit.

  Comme je l'ai expliqué précédemment, les bouffées de chaleur et les sueurs nocturnes sont provoquées par des modifications des neurotransmetteurs du cerveau, lesquelles dépendent, en partie, des perturbations des taux d'œstrogènes ou des écarts prononcés entre les taux d'œstrogènes et de progestérone (même lorsque le taux d'œstrogènes global est normal.) En plus de maintenir l'équilibre hormonal, la progestérone a aussi un effet calmant sur le système nerveux central, particulièrement sur le cerveau[3]. Cela implique qu'un déséquilibre des œstrogènes peut constituer un irritant cérébral, affectant l'organisme un peu comme le fait l'adrénaline.

  Les troubles du sommeil sont l'une des raisons les plus fréquentes pour lesquelles je recommande la crème de progestérone naturelle, des œstrogènes de remplacement, l'acupuncture, ou des herbes médicinales (seules ou en combinaison), pour aider les femmes à stabiliser leurs taux hormonaux. Mais n'oubliez pas que les perturbations hormonales ne constituent pas le seul facteur responsable des troubles du sommeil. Les bouffées de chaleur sont aussi exacerbées par des problèmes non résolus, de l'anxiété et un stress chronique qui alimentent ces symptômes.
- NOURRITURE POUR MIEUX DORMIR. Un taux élevé de sucre sanguin et d'insuline est souvent associé à un piètre sommeil parce qu'il provoque de l'inflammation cellulaire partout dans le corps — incluant le cerveau. En adoptant le régime alimentaire présenté dans le chapitre 7 (en ajoutant, par exemple, des aliments comme le soja), il peut souvent en résulter une bonne nuit de sommeil. La

règle d'or à suivre est de ne pas vous coucher l'estomac plein. Un reflux gastrique peut se produire lorsque vous demeurez allongée et que votre estomac est plein, car le contenu de l'estomac exerce une forte pression qui submerge le sphincter pylorique et les aliments (ou l'acide gastrique) sont alors refoulés dans l'œsophage. Par conséquent, vous aurez des aigreurs d'estomac, un goût désagréable dans la bouche, et possiblement, une détresse respiratoire dont les symptômes sont semblables à ceux de l'asthme. Il faut idéalement attendre trois heures après avoir mangé avant de vous mettre au lit (ou de vous allonger sur le canapé).

En revanche, une collation judicieusement choisie avant d'aller au lit peut vous faire du bien. Lorsqu'une collation est relativement élevée en protéines et faible en glucides, ou élevée en sucres complexes (non raffinés), elle n'est pas difficile à digérer. Cela inclut les fruits frais, le fromage, le riz brun, une pomme de terre au four, de la viande maigre, du tofu, ou du fromage cottage. Notez ce qui ne figure pas sur cette liste : un Ring Ding au chocolat, des biscuits, une pointe de tarte ou de pizza, des carrés au chocolat, de la crème glacée, des biscuits à la crème ou des croustilles. Les aliments raffinés et transformés ne favorisent ni le repos ni la détente ni le genre de « dépôt » dont vous avez besoin de faire dans votre compte de banque santé pour refaire vos forces en vue de la journée suivante.

Prendre des suppléments d'antioxydants deux fois par jour peut aussi favoriser un sommeil réparateur.

- ÉVITEZ LA CAFÉINE. Même une seule tasse de café le matin peut perturber le sommeil le soir. L'organisme de la femme élimine beaucoup plus lentement la caféine que celui de l'homme. En plus d'affecter le système nerveux central, la caféine, particulièrement celle que l'on retrouve dans le café, constitue un irritant pour la vessie : vous vous réveillerez la nuit pour uriner.
- ÉVITEZ L'ALCOOL. L'alcool est un sédatif, mais il perturbe aussi l'activité du tronc cérébral et le mécanisme du sommeil, provoquant ainsi une insomnie par ricochet — ce qui signifie que vous risquez davantage de vous réveiller au milieu de la nuit parce que votre corps exigera d'autres sédatifs pour se rendormir.

- FAITES DE L'EXERCICE RÉGULIÈREMENT. Parmi une panoplie de bienfaits, l'exercice régulier favorise un sommeil réparateur. Cependant, des exercices vigoureux pratiqués de trois à six heures avant l'heure du coucher vont à l'encontre du but recherché. Une activité soutenue accélère le métabolisme et stimule le système nerveux central, rendant alors plus difficile d'avoir un sommeil paisible. Par contre, des exercices de relaxation, tels que le hatha-yoga et la méditation, sont très utiles. Expérimentez en observant les réactions de votre corps après avoir pratiqué certaines activités avant l'heure du coucher. En règle générale, il est préférable de réduire ses activités une heure ou deux avant de se mettre au lit.
- DORMEZ DANS L'OBSCURITÉ. L'éclairage électrique, les phares des voitures, et même un clair de lune filtrant par la fenêtre de votre chambre peut perturber votre nuit de sommeil. S'il y a trop de lumière dans la pièce où vous dormez, installez une toile à la fenêtre de façon à ce que vous ne puissiez pas voir votre réveil. Prendre conscience du temps qui passe peut être une source d'anxiété, si vous avez tendance à faire de l'insomnie. Vous pouvez essayer de porter des oreillers à yeux ; c'est ce que je fais lorsque la pièce dans laquelle je dois dormir est trop claire. J'ai aussi installé dans ma chambre un diffuseur d'huile essentielle de lavande qui aide à créer une ambiance relaxante.
- COUVREZ LES MIROIRS DE VOTRE CHAMBRE, LE SOIR, OU ENLEVEZ-LES. Si vous avez des miroirs dans votre chambre que vous pouvez apercevoir une fois étendue sur votre lit, cela pourrait vous empêcher de vous endormir. Les reflets peuvent engendrer un sentiment d'insécurité et de la nervosité. Selon les principes du feng shui, l'art asiatique ancien qui nous enseigne à tenir compte de l'environnement, les miroirs animent une pièce et augmentent la circulation de l'énergie. Manifestement, c'est exactement à l'opposé de ce que vous recherchez dans un lieu destiné au repos et à la détente. On peut résoudre le problème en couvrant les miroirs avec des rideaux que l'on retire durant le jour.
- DÉVELOPPEZ ET OBSERVEZ UN RITUEL AVANT DE VOUS COUCHER. Certaines substances qui aident à dormir, telles que la mélatonine, la

valériane, et d'autres remèdes naturels (*voir à la page 431*), peuvent avoir un effet bénéfique sur votre sommeil durant plusieurs nuits, mais il est essentiel d'élaborer et de pratiquer un rituel avant de vous mettre au lit, basé sur de saines habitudes de sommeil. C'est ce qu'on appelle dans le jargon du métier « une bonne hygiène du sommeil ».

Premièrement, précisez l'heure à laquelle vous aimez vous réveiller et calculez ensuite à quelle heure vous devez vous coucher pour obtenir une période de sommeil suffisante. Couchez-vous toujours à la même heure, chaque soir, même durant les week-ends, pour permettre à votre horloge biologique de se stabiliser.

Enlevez les vêtements que vous portiez durant la journée, et enfilez quelque chose de plus confortable (un pyjama par exemple) au moins une demi-heure avant de vous coucher, afin d'indiquer à votre corps qu'il est temps de ralentir son activité. Il faut aussi que votre rituel dans la salle de bain se déroule au moins une demi-heure avant le coucher — le brossage des dents, le lavage du visage et la prise de médicaments pour la nuit — afin que vous puissiez vous mettre directement au lit sans avoir à vous réveiller pour accomplir ces tâches.

- CHOISISSEZ BIEN VOS ACTIVITÉS. Ne lisez pas, ne regardez pas et n'écoutez pas quoi que ce soit qui pourrait vous perturber (particulièrement les nouvelles de 23 h) avant de vous coucher. Cela pourrait activer votre système nerveux sympathique et interrompre les fonctions de « repos et de remise en forme » du système nerveux parasympathique. (Lorsque je suis allée voir le film *Titanic* avec mes enfants, les images des personnes en train de se noyer ou de geler m'ont empêchée de dormir cette nuit-là.) Aussi, s'il vous plaît, sortez la télé de votre chambre. Sur le plan énergétique, le simple fait d'avoir une télé dans votre chambre signifie que tous les soucis du monde ne sont pas bien loin : il suffit de tourner un bouton...
- ÉVITEZ LES DISCUSSIONS STRESSANTES SUR LE PLAN ÉMOTIF OU LES CONVERSATIONS TÉLÉPHONIQUES QUI POURRAIENT S'AVÉRER DIFFICILES LORSQUE L'HEURE DU COUCHER APPROCHE. Chez certaines personnes, les questions litigieuses qui n'ont pu être discutées avec l'être aimé

peuvent provoquer de l'insomnie. Il importe ici d'apprendre à vous connaître et de décider lucidement de la stratégie qui fonctionne le mieux pour vous.

- ARRÊTEZ LA ROUE DE LA GERBILLE QUI TOURNE DANS VOTRE TÊTE. L'un des problèmes les plus fréquents à l'origine de l'insomnie est le syndrome de «la roue de la gerbille» qui tourne dans la tête — ressasser sans arrêt certains soucis, des paroles qu'on n'a pas dites, des gestes qu'on n'a pas posés ou la liste des choses à faire le lendemain. Lorsque je me retrouve dans cet état, je sors du lit, je prends certaines plantes (Amantilla et Babuna) sous forme de teinture (*voir à la page 431*), je me plonge dans un bain chaud et je lis un bon livre. Puis, quand je commence à m'endormir, je songe à l'amour de Dieu et je le laisse entrer dans mon sommeil et dans mes rêves. Une demi-heure plus tard environ, je retourne me coucher sans regarder le réveil.
- METTEZ VOS INQUIÉTUDES AU LIT. Une autre façon de se débarrasser de la roue de la gerbille est d'écrire sur une feuille de papier tout ce qui vous tracasse, juste avant de fermer la lumière. Puis, confiez vos soucis à la puissance supérieure de votre choix afin qu'elle vous guide dans la recherche d'une solution à vos problèmes pendant que vous dormez. Imaginez ensuite qu'à votre réveil, le lendemain matin, vous aurez une meilleure perspective et que vous saurez quelle action entreprendre pour améliorer votre situation.
- AMÉLIOREZ LA SURFACE SUR LAQUELLE VOUS DORMEZ. Plusieurs personnes font tout ce qu'elles peuvent pour avoir une bonne nuit de sommeil, mais elles dorment sur un matelas qui a perdu depuis longtemps la capacité de les soutenir. Vous passez près d'un tiers de votre vie à dormir. Assurez-vous d'être bien soutenue durant cette période de temps.

Prescription de somnifères : attention!

Si vous devez absolument prendre des somnifères, faites-le avec modération. Plusieurs médecins prescrivent volontiers des médicaments pour favoriser le sommeil, tels que Lunesta et Ambien. (Sur la liste des médicaments les plus souvent prescrits en 2003, Ambien se classe au 26e rang.) Parmi les autres somnifères, on trouve ceux qui appartiennent au groupe des benzodiazépines, tels que le diazépam (Valium), le lorazépam (Ativan), et le témazépam (Restoril). Toutes ces substances se lient aux récepteurs GABA du cerveau et produisent un effet calmant. Ces drogues créent une accoutumance et perdent leur efficacité avec le temps, étant donné que le cerveau développe une tolérance au médicament, et vous devez prendre des doses de plus en plus fortes pour obtenir un effet similaire. Plusieurs femmes âgées à qui l'on avait prescrit des comprimés de Valium contre l'anxiété et l'insomnie durant leurs années de périménopause étaient encore sous la dépendance de ce produit 30 ans plus tard. Ces médicaments peuvent être utiles, mais n'en prenez que durant 7 à 10 jours consécutifs, pas plus.

Parmi les autres médicaments qui au départ peuvent aider à régler les problèmes de sommeil, on retrouve les inhibiteurs spécifiques du recaptage de la sérotonine (ISRS), tels que la fluoxétine (Prozac), la venlafaxine (Effexor), et la sertraline (Zoloft). Tout comme les benzodiazépines, ces antidépresseurs peuvent aussi perdre de leur efficacité avec le temps.

Les remèdes d'endormissement offerts en vente libre, telle la diphenhydramine (Sominex ou Benadryl), interfèrent avec la production d'acétylcholine, une substance chimique présente dans le cerveau, qui joue un rôle important dans le fonctionnement de la mémoire. Avec le temps, l'usage de ces drogues peut entraîner des problèmes de mémoire sévères et de la confusion.

Produits naturels pour favoriser le sommeil

Progestérone naturelle. Essayez, à l'heure du coucher, la crème pour la peau contenant 2 % de progestérone naturelle (¼ à ½ cuillerée à thé). La progestérone naturelle se lie aussi aux récepteurs GABA du cerveau et elle a un effet calmant. L'accoutumance aux effets produits sur le cerveau est très rare, mais elle existe ; en 20 ans de pratique, je n'ai été témoin de cela qu'une seule fois.

Amantilla et Babuna. L'Amantilla et le Babuna sont des médicaments naturels produits respectivement à partir de plants de valériane (*Valeriana officinalis*) et de fleurs de manzanille (*Matricaria recutita*, communément appelé « camomille »). Dans un essai randomisé à double insu, avec placebo et multicentrique, de ces deux médicaments à base de plantes, on a administré aux sujets, 30 minutes avant le coucher, 15 gouttes de chacun ou 15 gouttes des deux médicaments ensemble. Le pourcentage d'efficacité pour faciliter le sommeil des patients était de 82,5 % pour l'Amantilla, et de 68,8 % pour le Babuna[4]. Personnellement, je prends 15 gouttes de Babuna 30 minutes avant de me mettre au lit quand je suis surexcitée ou anxieuse, et je prends ensuite 15 gouttes d'Amantilla juste avant d'éteindre les lumières. J'apprécie beaucoup le fait que ces teintures ne présentent aucun effet secondaire. (*Voir la section « Ressources ».*)

Valériane. Des études ont montré que cette plante était tout aussi efficace pour favoriser le sommeil et prévenir les réveils durant la nuit que les benzodiazépines et les barbituriques, lorsque ces derniers étaient pris à faible dosage. Toutefois, la valériane ne provoque pas de somnolence durant la journée[5]. Elle a cependant très mauvais goût, c'est pourquoi je vous recommande de la prendre sous forme de capsule. La dose, à prendre à l'heure du coucher, est de 150 à 300 mg d'un produit normalisé contenant 0,8 % d'acide valérénique.

Mélatonine. La mélatonine, qui est une hormone sécrétée par la glande pinéale du cerveau, suit le cycle de la lumière et de l'obscurité. Elle provoque l'endormissement. La sécrétion naturelle de mélatonine est perturbée par la dépression, les quarts de travail changeant, les troubles affectifs saisonniers ainsi que le décalage horaire, et les suppléments de mélatonine aident souvent à régler les problèmes de sommeil associés à ces situations. La dose habituelle est de 0,5 à

3,0 mg, à prendre une heure avant le coucher. Si vous êtes affectée à des quarts de travail qui changent régulièrement, vous pouvez conserver un cycle de sommeil normal en prenant de la mélatonine environ une heure avant de vous mettre au lit — même si vous devez vous coucher au milieu de la journée. La mélatonine vous aide aussi à rajuster votre horloge biologique si vous devez entrer dans un nouveau cycle sommeil/éveil.

5-HTP. La mélatonine est tirée de la molécule 5-HTP (5-hydroxytryptophane), un précurseur qui s'est avéré très efficace dans le traitement des problèmes de sommeil, du SPM, ainsi que des troubles affectifs saisonniers. Ce produit est sans danger et facilement disponible. Généralement, la dose de départ est de 100 mg, trois fois par jour. On peut augmenter graduellement cette dose sur une période de plusieurs mois de façon à atteindre 200 mg, trois fois par jour[6].

Note : Même des substances naturelles telles que la valériane et la progestérone naturelle peuvent finir par perdre de leur efficacité avec le temps, car elles se lient aux mêmes endroits dans le cerveau que les médicaments prescrits pour les problèmes de sommeil. Il est donc préférable de les utiliser avec modération et seulement après avoir essayé d'autres moyens pour obtenir une bonne nuit de sommeil[7].

LA DÉPRESSION : UNE OCCASION DE GRANDIR

Vingt-cinq pour cent des femmes souffriront d'une dépression majeure au moins une fois au cours de leur vie. C'est aux femmes que sont prescrits la grande majorité de médicaments tels que Prozac et Elavil.

Cependant, contrairement à la croyance populaire et à l'opinion médicale d'autrefois, la dépression est *moins* fréquente chez les femmes qui sont dans la quarantaine ou la cinquantaine que chez les femmes appartenant à d'autres groupes d'âge[8]. Cela dit, il y a tout de même un nombre important de femmes qui deviennent dépressives ou qui voient certains symptômes d'une dépression déjà présente s'aggraver au moment où elles atteignent le mitan de leur vie. La Dre Gladys McGarey, une de mes amies qui pratiquent la médecine familiale depuis plus de 40 ans, m'a dit qu'avant l'arrivée de l'hormonothérapie et des antidépresseurs, elle voyait parfois des femmes qui, pour surmonter les difficultés liées au changement, fermaient la porte de leur chambre et restaient au lit, laissant les membres de leur famille s'occuper de tous les détails de la vie quotidienne. Quelques mois plus tard, plusieurs d'entre elles émergeaient de la chrysalide de la dépression, revigorées et prêtes à affronter la seconde moitié de leur vie. À ce moment-là, bien sûr, les membres de la famille n'avaient plus exactement les mêmes attentes par rapport au rôle et aux obligations que la mère était censée remplir.

Heureusement, il existe aujourd'hui différents moyens pour aider les femmes à traverser une période de dépression. Si vous êtes déprimée, vous devez absolument agir pour obtenir de l'aide. La dépression peut vous priver du plaisir de réaliser certaines choses ou vous empêcher d'effectuer des changements positifs dans votre vie. De plus, elle constitue un facteur de risque très important dans les cas d'ostéoporose et de coronaropathie[9].

N'oubliez pas que la dépression, la tristesse ou la colère accompagnent souvent cette rapide évolution sur le plan émotionnel qui touche notre psyché durant cette période. Le simple fait de comprendre ce processus est parfois suffisant pour traverser ces jours sombres. Dans certains cas, il est nécessaire de recourir à une aide extérieure, laquelle peut prendre la forme d'une diète, d'herbes médicinales ou même d'antidépresseurs. Avant de faire un choix, vous devez vous poser les questions suivantes.

- Suis-je dépressive ? (La dépression se cache souvent sous divers symptômes inexpliqués, tels que la douleur chronique, la constipation, les maux de tête, les problèmes d'humeur ou la lombalgie.)
- À quoi puis-je relier ma dépression ?
- Quel médicament pourrait m'aider ?

L'exposé ci-dessous va vous aider à répondre à ces questions.

Anatomie de la dépression

La dépression possède un large spectre : elle va du coup de cafard, qui s'en va tout seul, en passant par la douleur normale à la suite d'un deuil, jusqu'à une maladie plus dangereuse et persistante. Dans la dépression majeure, telle qu'elle est définie dans les manuels de psychiatrie, on n'observe pas uniquement une humeur dépressive, mais également des changements dans l'apparence, le comportement, le discours, la perception et les pensées. Quand vous êtes déprimée, votre compréhension et votre jugement peuvent être affectés, tout comme votre capacité à travailler, à prendre soin de vous-même et à fonctionner dans la société. Les gens déprimés peuvent paraître tristes ou sans expression. Cela se traduit parfois par une posture et une apparence vestimentaire pitoyables. Si vous êtes déprimée, il se peut que vos activités normales quotidiennes ne vous procurent plus beaucoup de plaisir et que vous commenciez à vous plaindre de certaines douleurs physiques qui autrefois ne vous préoccupaient pas vraiment. (Des statistiques recueillies dans des centres de traitement de la douleur chronique indiquent que 90 % des personnes souffrant de douleur chronique présentent des facteurs de stress émotionnels, dont la dépression, qui contribuent de façon significative à leurs douloureux symptômes[10].) La dépression est souvent accompagnée de problèmes de sommeil : une personne, par exemple, aura de la difficulté à sortir du lit, souffrira d'insomnie ou se réveillera trop tôt. En ce qui concerne l'appétit, des perturbations — perte d'appétit ou excès — peuvent entraîner un gain ou une perte de poids importante. Vos pensées peuvent être affectées par la dépression, et il est possible que vous ayez de la difficulté à vous concentrer et à vous rappeler certaines choses. (Au milieu de leur vie, plusieurs femmes accusent le vieillissement d'être responsable de leurs pertes de mémoire, alors que celles-ci sont plutôt attribuables à la dépression[11].) Vos pensées peuvent se mettre à tourner en rond, et il se peut que vous éprouviez constamment un sentiment de culpabilité et d'incompétence, des remords, du désespoir, et de l'impuissance. Si la dépression s'aggrave, des pensées de mort et de suicide peuvent faire leur apparition.

Si vous vous reconnaissez dans cette description, je vous recommande fortement de consulter un médecin ou un spécialiste en soins de santé mentale diplômé, sans plus attendre. Avec cette personne-ressource, vous pourrez évaluer si vous souffrez d'une dépression majeure et si vous avez besoin de médicaments et de l'aide d'un professionnel pour examiner à fond certains problèmes émotionnels refoulés qui contribuent peut-être à vous maintenir dans cet état. Il est temps de vous occuper de certains de vos besoins qui n'ont pas été satisfaits. Ce traitement peut vous sauver la vie.

La dépression et l'hormonothérapie

Toutes les hormones sexuelles, incluant la progestérone, les œstrogènes et les androgènes, peuvent affecter l'humeur, la mémoire et les facultés intellectuelles de façons complexes et étroitement liées. Les sites récepteurs de ces hormones sont présents partout dans le cerveau et le système nerveux, et le tissu nerveux lui-même en produit. On a découvert, par exemple, que l'œstrogène, l'hormone prédominante durant la première moitié du cycle menstruel, augmentait la production de bêta-endorphines, qui, à leur tour, amélioraient l'humeur autant chez les femmes ménopausées que chez celles qui avaient encore leurs menstruations[12]. L'œstrogène ferait aussi monter les taux de sérotonine et d'acétylcholine, des neurohormones associées à l'humeur positive et au processus normal de mémorisation[13]. Même si les androgènes, comme la testostérone, n'ont pas été aussi bien étudiés que l'œstrogène, ceux-ci semblent également améliorer l'humeur et la vitalité dans certains cas[14]. Tout cela pris en compte, il n'est pas étonnant d'entendre plusieurs femmes affirmer qu'elles se sentent mieux lorsqu'elles prennent des hormones de remplacement sous une forme ou une autre. L'une de mes collègues m'a dit qu'elle n'a besoin que d'une petite quantité d'œstrogènes (moins de 1 mg d'estradiol, deux fois par semaine) pour ne pas broyer du noir. En tant que médecin, elle recommande ce traitement. Cependant, quand les doses d'œstrogènes ou d'androgènes sont trop élevées, des effets négatifs en lien avec le système nerveux central se produisent souvent chez certaines femmes, qui ont rapporté des maux de tête par exemple ou plus d'anxiété. La progestérone synthétique est souvent associée à la dépression chez les femmes. Par contre, la progestérone bio-identique produit rarement cet effet. Compte tenu des résultats de l'étude de la WHI, le consensus à ce jour est que nous ne disposons pas d'un nombre suffisant de données pour recommander l'HTS comme principal traitement de la dépression. Mais j'ai le sentiment que pour plusieurs femmes, cette question vaut la peine d'être examinée.

IRIS — Au mitan de la vie, un nuage descend

À l'âge de 51 ans, Iris vint pour une première consultation à mon bureau. Elle n'avait plus de menstruations depuis six mois. Iris était une femme en santé, très mince et séduisante, qui faisait régulièrement de l'exercice, prenait des suppléments alimentaires et adorait son travail. Elle déclara qu'un an auparavant, un gros nuage avait assombri son humeur, et, depuis ce temps, elle n'avait pas réussi à s'en débarrasser. Elle ne pouvait identifier aucun problème majeur ou autre changement dans sa vie qui aurait pu la mettre dans un tel état. Comme ses taux d'œstrogène et de progestérone étaient bas, nous avons décidé d'essayer une hormonothérapie substitutive à base d'œstrogènes avec de la progestérone naturelle.

Quand Iris revint me voir deux mois plus tard, elle paraissait complètement transformée. « Quelques jours après avoir commencé à prendre de l'œstrogène et de la progestérone, me dit-elle, j'ai eu l'impression que la lumière était revenue dans ma tête. »

Pendant les deux années qui ont suivi, tout allait bien pour Iris. Puis sa dépression est revenue, même si elle prenait encore des hormones substitutives. Elle avait des retours en arrière et des souvenirs de sévices sexuels qui remontaient à sa prime enfance. Rétrospectivement, elle s'aperçut que ces souvenirs avaient commencé à refaire surface durant sa périménopause. Elle avait essayé de les ignorer et de continuer sa vie, mais ceux-ci avaient fini par l'entraîner dans un état dépressif dont elle avait pu réprimer les symptômes grâce à l'œstrogène et à la progestérone. Lorsque même ces substances avaient cessé d'être efficaces, elle avait compris que «la seule façon de s'en sortir était d'aller au fond des choses». Elle devait permettre à son corps de ressentir, et à son esprit, de savoir ce qui s'était passé dans son enfance, pour qu'elle puisse enfin se libérer de cette peine refoulée tout au long de sa vie.

Iris a consulté une artothérapeute expérimentée qui l'a aidée à s'impliquer pleinement dans un processus créatif et à travailler avec ses rêves. Elle s'est aussi engagée à recevoir durant un certain temps un massage complet chaque semaine pour l'aider à relâcher sa tension musculaire. Plus tard, elle m'a confié : «J'ai été tellement surprise quand mes larmes se sont mises à couler la première fois que la massothérapeute m'a touchée. Intuitivement, cette femme savait qu'elle devait laisser mon corps s'exprimer, et je me sentais en sécurité. Je me suis abandonnée et je me suis permis de ressentir ce qui montait en moi. J'ai sangloté, sans me retenir.»

En six mois, la dépression d'Iris a complètement disparu et n'est jamais revenue. Iris a le sentiment qu'elle doit continuer de prendre des hormones substitutives, et c'est ce qu'elle fait. Bien souvent, une femme parvient à se libérer de son état dépressif seulement lorsqu'elle ressent sa colère, une colère qui a parfois été remplacée par de la «gentillesse» pendant des années. La colère est toujours préférable à la dépression parce qu'elle mobilise nos énergies et nous amène à changer. C'est une étape, et non une destination. Mais je vous l'assure, c'est une étape où se manifeste une grande puissance qui peut vous libérer et vous rendre vivante!

Traiter la dépression : l'approche classique

Aujourd'hui, les antidépresseurs constituent généralement le premier traitement offert en cas de dépression. Des médicaments populaires, tels que la fluoxétine (Prozac), le citalopram (Celexa), l'escitalopram (Lexapro), la paroxétine (Paxil), et la sertraline (Zoloft) ont pour effet, entre autres choses, d'augmenter la disponibilité de la sérotonine, un neurotransmetteur du cerveau. (Comme plusieurs autres médicaments apparentés, ces substances appartiennent à la classe des inhibiteurs sélectifs du recaptage de la sérotonine (ISRS).) Les antidépresseurs tricycliques, un autre groupe de médicaments prescrits couramment, sont utilisés avec succès depuis de nombreuses années. L'imipramine (Tofranil) et l'amitriptyline (Elavil) font partie des tricycliques.

Certes, ces médicaments peuvent être utiles ; toutefois, il faut savoir que les antidépresseurs, comme n'importe quelle drogue modifiant la chimie du cerveau, sont susceptibles de provoquer des effets secondaires parfois assez pénibles. Le Prozac et d'autres ISRS peuvent provoquer des nausées, la perte d'appétit, des maux de tête, de la nervosité, de l'insomnie, le syndrome des jambes sans repos, des difficultés d'ordre libidinal et un dysfonctionnement sexuel. Les antidépresseurs tricycliques peuvent entraîner des effets secondaires, tels qu'une vision trouble, des étourdissements, la sécheresse de la bouche, des perturbations de la fréquence cardiaque, de la constipation et des troubles de mémoire. Vous devrez peut-être essayer différents médicaments et dosages avant de découvrir ce qui vous convient.

Malgré ces difficultés, on considère en général qu'il vaut la peine de faire l'essai d'un antidépresseur pendant six mois si vous êtes malheureuse et inapte à vous sortir de cet état. Dans le meilleur des cas, le médicament agira de façon à atténuer progressivement votre dépression. Ceci vous procurera l'énergie nécessaire pour mobiliser vos propres ressources afin d'effectuer les changements qui s'imposent dans votre vie.

Pour compléter votre traitement, je recommande ce qui suit :

- NE PRENEZ PAS D'ALCOOL. La consommation d'alcool peut prolonger votre dépression. Cela s'explique en partie par le fait que l'alcool est en soi un agent dépressif, et aussi parce que les femmes utilisent trop souvent l'alcool comme un moyen pour supprimer leurs émotions.
- FAITES RÉGULIÈREMENT DE L'EXERCICE. L'exercice modifie la chimie du cerveau, en augmentant le taux de bêta-endorphines et de monoamines et en abaissant celui des catécholamines, et l'entraînement, aussi bien aérobique que non aérobique, s'est avéré utile

pour les personnes souffrant de dépression légère ou modérée. (Certaines études ont montré que 50 % des gens aux prises avec une dépression se sont guéris uniquement par la pratique d'exercices[15].) S'astreindre à certains exercices de 20 à 30 minutes par jour, 4 ou 5 fois par semaine, peut avoir un effet positif significatif sur votre humeur. Peu importe ce que vous faites — même le fait de danser dans la maison en écoutant la radio peut vous aider.

- SORTEZ DE LA MAISON ET EXPOSEZ-VOUS À LA LUMIÈRE NATURELLE LE PLUS SOUVENT POSSIBLE. Cela aide à combattre les troubles affectifs saisonniers et contribue à hausser de façon naturelle le taux de sérotonine de votre cerveau. Pour avoir suffisamment de lumière en hiver, vous aurez peut-être besoin d'un caisson lumineux ou d'ampoules électriques offrant le spectre complet de la lumière. (*Voir la section « Ressources ».*)
- PRENEZ DES MULTIVITAMINES DE QUALITÉ POUR FAVORISER LE BON FONCTIONNEMENT DE VOTRE CORPS ET DE VOTRE CERVEAU, ET EFFORCEZ-VOUS DE BIEN MANGER. Pour un fonctionnement optimal à tous les niveaux, il est important que votre cerveau bénéficie d'un taux de sérotonine équilibré ainsi que de tous les acides gras essentiels (particulièrement les oméga-3) et du glucose dont il a besoin. Évitez les glucides raffinés, consommez des protéines au moins trois fois par jour, et assurez-vous d'inclure régulièrement dans votre régime alimentaire une source d'oméga-3. Une bonne portion de glucides complexes (avec des protéines) fournit à l'organisme une quantité adéquate de tryptophanes, un précurseur de la sérotonine. (*Voir le chapitre 7.*)
- ÉVITEZ DE CONSOMMER FRÉQUEMMENT DU SUCRE RAFFINÉ ET DES BOISSONS CONTENANT DE LA CAFÉINE. Certaines études nous portent à croire que ces produits joueraient un rôle dans la dépression récurrente.
- DONNEZ AU MÉDICAMENT LA CHANCE D'AGIR. La moitié des personnes qui cessent de prendre leur médication à l'intérieur de trois mois se retrouvent de nouveau en dépression. Pour éviter cette situation, il est préférable de prendre un médicament pendant au moins six mois si la dépression est suffisamment grave pour requérir un tel traitement.

- ESSAYEZ DES SOLUTIONS DE RECHANGE SAINES AUX PSYCHOTROPES. (*Voir la section «Suppléments pour combattre la dépression» à la page 443.*)

Les antidépresseurs ne guérissent pas la dépression

Plusieurs experts croient que la dépression est une maladie récurrente. Entre 50% et 85% des patients qui ont été traités avec succès à la suite d'une dépression majeure revivent d'autres épisodes ultérieurement. Des études ont montré que chez environ 80% des gens consommant des antidépresseurs, la dépression refaisait son apparition moins de trois ans après l'arrêt de la médication[16]. Bien que ces statistiques semblent plutôt sombres, elles le seraient beaucoup moins si nous acceptions de jeter un regard lucide sur ce qu'est vraiment la dépression.

Trop souvent les antidépresseurs sont prescrits pour combler une sorte de vide, comme si la dépression était simplement une «carence en Prozac». Mais la dépression n'est pas un simple trouble chimique qui vous tombe dessus au moment où vous vous y attendez le moins. La dépression n'est pas un état naturel de l'être humain. Des études ont montré que la dépression était pratiquement inexistante au sein de plusieurs populations autochtones. La dépression est une conséquence de notre manière de vivre. Pour la surmonter, nous devons accepter d'effectuer certains changements qui favoriseront une saine activité de la biochimie du cerveau. Sinon, la dépression risque de réapparaître. Les antidépresseurs et le fait d'obtenir de l'aide auraient un effet placebo très significatif. Quand vous avez le sentiment d'obtenir de l'aide, tout naturellement votre état physique s'améliore. Je n'ai jamais prescrit d'antidépresseurs de quelque nature que ce soit, à moins que ma patiente n'accepte d'entreprendre une thérapie et de se faire aider pour identifier les aspects de sa vie nécessitant des changements. En d'autres mots, nous — autant l'ensemble de la société que les individus — devons comprendre que le fait de prendre le bon médicament n'assure pas automatiquement la guérison d'une dépression.

Comme pour tout symptôme, la dépression constitue un moyen avec lequel la sagesse intérieure de votre corps vous fait savoir qu'il y a quelque chose qui ne tourne pas rond dans votre vie. Souvent, le message à tirer est qu'une partie de votre Être ne grandit plus ou stagne, ou encore que vous avez perdu la passion de vivre, un élément essentiel pour vous sentir bien vivante. Elle vous signale peut-être aussi que vous êtes en colère contre quelqu'un, mais que vous ne vous sentez pas libre de l'exprimer directement. La dépression peut aussi résulter d'un deuil que vous n'avez pas encore fait et de la peine qui l'accompagne, soit à la suite d'une séparation ou du décès d'un être cher.

Le meilleur remède que je connaisse pour traiter la dépression consiste à être parfaitement honnête envers vous-même à l'égard des émotions que vous ressentez — même, et surtout, par rapport à ces sentiments qu'on vous interdisait d'éprouver, comme la jalousie, la colère, la culpabilité, la peine et la rage. Tous ces sentiments font partie de la nature humaine. Ils ne vous feront jamais de tort si vous savez les reconnaître simplement, les exprimer en toute liberté et en fin de compte les accepter sans vous reprocher quoi que ce soit. Puis, il vous faut passer à l'action. Je n'ai jamais vu la dépression s'alléger sans que la personne qui en souffre ne pose un geste positif pour s'aider. Cela pourrait être quelque chose d'aussi simple que de faire du bénévolat dans un refuge pour animaux.

D'après mon expérience, le fait de demeurer dans un emploi ou une relation sans issue constitue un facteur majeur associé à la dépression sévère et chronique chez les femmes. Si vous vous sentez dépressive et « sans vie » depuis six mois et plus, il est fort possible que vous ayez à vous libérer de la souffrance causée par une perte importante dans votre vie ; ou de la colère, du ressentiment ou d'un sentiment de résignation que vous éprouvez parce que vous conservez un emploi ou une relation privilégiée qui ne vous ressource pas au plus profond de vous-même. Au milieu de leur vie, de nombreuses femmes finissent par avoir suffisamment de force intérieure, d'expérience à l'égard de la vie, et d'un système d'appui assez solide pour qu'elles se permettent de ressentir et d'exprimer une peine issue de leur passé qui n'avait pas été reconnue jusque-là. Celles qui sont prêtes à effectuer ce genre de travail voient souvent leur dépression et les autres symptômes qui l'accompagnent s'atténuer rapidement. Il n'existe pas de médicaments, de suppléments, d'exercices ou de plantes médicinales pour résoudre ce problème. Néanmoins, ces traitements peuvent vous offrir un appui appréciable pendant que vous travaillez à résoudre les problèmes qui vous empêchent d'avancer dans la vie.

Je vous suggère de songer à prendre un antidépresseur si l'une des affirmations suivantes correspond à votre situation :

- Vous avez eu trois épisodes dépressifs ou plus.
- Vous avez souffert durant toute votre vie de dépression mineure et vous avez eu également un épisode de dépression majeure (double dépression).
- Vous avez encore des symptômes après avoir cessé un traitement à l'aide d'antidépresseurs.
- Vous souffrez de dépression pour la première fois et vous êtes au mitan votre vie ou en postménopause.

Les antidépresseurs, sont-ils sans danger ?

N'importe quelle drogue destinée à modifier la chimie du cerveau, qui est consommée durant une longue période de temps, est susceptible d'entraîner des effets secondaires. De plus, plusieurs psychotropes populaires sur le marché présentement sont trop récents pour que quiconque puisse affirmer sans l'ombre d'un doute qu'ils ne présentent aucun danger à long terme. Candace Pert, la scientifique qui a découvert les sites récepteurs de plusieurs substances chimiques importantes du cerveau associées à l'humeur a fait le commentaire qui suit :

> Je suis très inquiète du monstre que Solomon Snyder, neuroscientifique à l'Université John Hopkins, et moi-même avons créé en découvrant, il y a 25 ans, les liens existant entre les médicaments et certains sites récepteurs. Le Prozac et les autres substances actives qui interagissent avec les récepteurs de la sérotonine et qui

> sont utilisés comme antidépresseurs peuvent aussi provoquer des problèmes cardiovasculaires chez certaines personnes sensibles lorsqu'elles en font usage sur une longue période de temps — ce qui est devenu une pratique courante aujourd'hui, malgré l'insuffisance d'études sur les dangers potentiels.
>
> Le public est mal informé du rôle précis que jouent les ISRS [Prozac, fenfluramine (un composant du Fen-Phen), Zoloft, Paxil, Zyban, etc.], alors que la profession médicale sous-estime leur action dans le cerveau et se soucie peu du corps, comme s'il n'existait que pour supporter la tête[17].

Je suis entièrement d'accord avec ces propos, particulièrement depuis la « découverte » d'un nouveau médicament pour traiter le SPM dont on a fait une forte promotion auprès des femmes. Ce médicament, le Sarafem, *est simplement du Prozac sous une autre forme* et avec une nouvelle indication — une indication qui, assurément, encourage les femmes à nier la sagesse de leur corps.

On pourrait comparer les psychotropes à un pont utile au moment de traverser la rivière de votre vie, alors que le courant est particulièrement tumultueux. Mais ne prévoyez pas demeurer sur ce pont jusqu'à la fin de vos jours. Le véritable traitement de la dépression consiste à apprendre à exprimer pleinement vos émotions puis à prendre les mesures positives qui s'imposent.

Suppléments pour combattre la dépression

Si vous préférez essayer des solutions de rechange aux médicaments sur ordonnance, vous trouverez ici une description des vitamines, des herbes médicinales et d'autres suppléments dont l'efficacité clinique a été démontrée. (N'oubliez pas de suivre également les suggestions concernant le mode de vie indiquées aux pages 438-439.) Si vous prenez des médicaments sur ordonnance, consultez d'abord votre médecin.

Vitamines et autres nutriments. Des carences en biotine, en acide folique, en vitamine B_6 (pyridoxine), en vitamine B_{12} et en vitamine C ont toutes été associées à la dépression. On a démontré, par exemple, qu'une carence en vitamine B_6 abaissait le taux de sérotonine. La vitamine B_6 agit sur la production des neurotransmetteurs de la monoamine, lesquels jouent un rôle important dans la stabilisation de l'humeur. Des carences en calcium, en cuivre, en magnésium et en acides gras oméga-6 seraient aussi liées à la dépression. Pour obtenir un effet préventif et thérapeutique, vous pouvez ajouter les suppléments alimentaires suivants à votre programme[18] :

- *Pyridoxine (B_6).* La dose recommandée est de 50 à 500 mg par jour (en association avec les autres vitamines du complexe B mentionnées à la page 712).
- *Vitamine C.* La dose recommandée est de 1 000 mg par jour.
- *Acides gras oméga-3.* La dose recommandée d'AEP (acide eicosapentaénoïque) et d'ADH (acide docosahexaénoïque) est de 1 000 à 2 000 mg, deux fois par jour.
- *Magnésium.* Chez plusieurs femmes, une carence en magnésium est associée à l'anxiété. La prise de 400 à 1 000 mg par jour est souvent très efficace, avec une bonne multivitamine et une bonne source d'oméga-3, c'est la première chose que je recommande.

Millepertuis. Beaucoup de recherches ont été effectuées sur cette plante, laquelle contient des ingrédients actifs, dont l'hypéricine et l'hyperforine. Certaines études indiquent qu'elle est aussi efficace que le Prozac pour traiter la dépression légère à modérée. La dose habituelle est de 300 mg d'extrait de plante normalisé, avec une teneur de 0,3 % d'hypéricine et de 3 % d'hyperforine, trois fois par jour.

Valériane. Si l'anxiété est l'une des composantes de votre dépression, prenez de la valériane en plus du millepertuis. La dose habituelle est de 100 à 300 mg d'extrait normalisé contenant 0,8 % d'acide valérénique.

Ginkgo. Si vous êtes âgée de 50 ans ou plus, et que des problèmes d'attention et de mémoire sont associés à votre dépression, vous pouvez prendre du Ginkgo biloba en plus du millepertuis La dose habituelle est de 40 à 80 mg, trois fois par jour.

Inositol. L'inositol constitue une bonne solution de rechange à plusieurs antidépresseurs couramment prescrits. Ce produit est offert en vente libre[19]. On ne sait pas encore exactement de quelle façon cette substance agit, mais son mode d'action semble être lié au système de la sérotonine, affectant les mêmes voies chimiques du cerveau que les antidépresseurs tricycliques et les ISRS, sans les effets secondaires. J'ai prescrit de l'inositol à plusieurs patientes qui l'ont bien toléré. L'une d'entre elles, une femme ayant d'importants antécédents familiaux en rapport avec la dépression, l'a utilisé après la perte d'un être cher. Voici ce qu'elle en dit : « Autrefois, j'aurais sombré dans le chagrin comme dans un grand trou noir. Cette fois-ci, en prenant de l'inositol, j'ai ressenti en profondeur tous les sentiments qui accompagnent un deuil, mais j'ai pu traverser cette période sans glisser dans la dépression. » Habituellement, la dose thérapeutique de départ est de 12 g par jour ; cependant, certaines recherches ont montré que l'inositol était bien toléré à des doses aussi élevées que 18 à 20 g par jour. (*Voir la section « Ressources ».*)

5-HTP. Le 5-hydroxytryptophane est une substance naturelle produite par l'organisme à partir du tryptophane, un acide aminé qui est un important précurseur de la sérotonine. Même si l'on retrouve le tryptophane dans plusieurs aliments, notre régime alimentaire habituel ne nous permet pas toujours d'éviter une carence en sérotonine. (Autrefois, les suppléments de tryptophane étaient largement utilisés pour favoriser le sommeil, mais ils ont été retirés du marché après la découverte de certains produits contaminés.) Le 5-HTP peut être extrait de certaines plantes, et on le trouve maintenant en vente libre sous forme de supplément alimentaire. En Europe, ce produit approuvé depuis plusieurs décennies est utilisé pour soigner la dépression ainsi que les problèmes de sommeil. Certaines personnes ont rapporté éprouver parfois des nausées, mais il est possible de contrer cet effet secondaire en consommant ce supplément en préparation entérosoluble. La dose habituelle est de 100 à 200 mg, 3 fois par jour. (*Voir la section «Ressources».*)

SAM-e. La S-adénosyl-L-méthionine joue un rôle-clé dans la croissance et l'entretien des cellules. Sur le plan moléculaire, elle contribue également à la formation de neurotransmetteurs essentiels dans la stabilisation de l'humeur et l'amélioration de la clarté mentale. De plus, comme la SAM-e possède des propriétés antioxydantes et anti-inflammatoires, elle favorise également le bon fonctionnement du système immunitaire, la santé des articulations, la mobilité et le bien-être général[20]. La dose habituelle est de 800 à 1600 mg par jour. (*Voir la section «Ressources».*)

Si votre problème principal est la dépression légère et/ou l'anxiété, et que vous prenez déjà un comprimé d'une bonne multivitamine avec des oméga-3 et du magnésium, je vous recommanderais alors d'ajouter du millepertuis. Cette plante est utilisée depuis des centaines d'années en toute sécurité. Si après deux mois vous n'observez pas d'amélioration, prenez plutôt du 5-hydroxytryptophane. Des effets bénéfiques ont été observés, particulièrement chez les personnes dépressives aux prises avec des problèmes de poids et d'insomnie. Assurez-vous d'obtenir ce produit de source fiable, vu la possibilité de contamination. Si, en plus de la dépression, vous souffrez également de trouble panique, de névrose obsessionnelle ou d'anxiété, alors je vous recommande d'essayer l'inositol.

N'oubliez pas que toutes les suggestions mentionnées précédemment conviennent à certaines personnes, mais pas à toutes. Cela reste vrai, que vous choisissiez de prendre des médicaments ou des suppléments, de pratiquer des exercices, de suivre une thérapie ou toute autre approche. Vous devez expérimenter pour trouver l'approche la plus adaptée à vos besoins. Pour une approche globale de la dépression, de l'anxiété et des problèmes de mémoire, je vous recommande de consulter le livre de la Dre Mona Lisa Schulz, neuropsychiatre, intitulé *The New Feminine Brain* (Free Press, 2005).

PERTES DE MÉMOIRE À LA MÉNOPAUSE : EST-CE LA MALADIE D'ALZHEIMER ?

Plusieurs femmes ont l'impression d'avoir « l'esprit embrouillé », comme si elles avaient « des boules de coton dans la tête », durant la périménopause. Elles ne se souviennent plus de certains mots, de l'endroit où elles ont mis certains objets, et elles ont de la difficulté à mettre de l'ordre dans leur chéquier. Ce n'est pas le début de la maladie d'Alzheimer. C'est un état tout à fait normal dont plusieurs femmes font l'expérience au moment où des changements s'opèrent sur le plan hormonal, tandis que de nouvelles connexions s'établissent dans leur cerveau. Certaines femmes sont terrifiées lorsqu'elles ont l'esprit embrouillé, à cause de leur besoin immense d'être « en possession de tous leurs moyens intellectuellement ». D'autres personnes sont prêtes à traverser cette étape après avoir été rassurées sur la normalité du processus — qui s'inscrit dans le développement de la sagesse, laquelle nous amène à concentrer notre attention sur ce qui se passe en nous. La même chose se produit souvent au cours de la période prémenstruelle et après un accouchement.

Les problèmes de mémoire qui surviennent au mitan de la vie sont aussi dus à un trop-plein temporaire, venant des nombreuses sollicitations extérieures à gérer dans un temps insuffisant pour y répondre. C'est comme essayer de faire un appel téléphonique le jour de la fête des Mères : vous ne pouvez y arriver parce que toutes les lignes sont occupées. Si vous ne pouvez vous rappeler quelque chose instantanément, détendez-vous, faites autre chose pendant un certain temps, donnez-vous le temps et l'espace nécessaires, respectez votre rythme afin de permettre à votre cerveau d'extraire l'information emmagasinée. En étant angoissée et en vous dénigrant, vous ne ferez qu'aggraver les choses.

Mais le nombre de nos cellules cérébrales ne diminue-t-il pas ?

C'est à 20 ans que le cerveau d'une femme est le plus volumineux ; puis il s'atrophie progressivement durant le reste de sa vie.

«Plus c'est gros, mieux ça vaut», si c'était vrai, cela signifierait que c'est à 20 ans que notre sagesse et notre intelligence sont le plus développées. Cette idée est complètement ridicule et vous vous en apercevez immédiatement lorsque vous écoutez les émissions de la chaîne MTV.

En réalité, des études ont montré qu'au cours de notre vie, alors que nous devenons de moins en moins naïves et de plus en plus sages, le fonctionnement de notre cerveau est modelé par notre expérience. On peut comparer le cerveau à un arbre que l'on doit tailler régulièrement pour lui donner la forme, le volume et le fonctionnement idylliques. La perte des cellules cérébrales avec l'âge est semblable à la perte des branches inutiles de l'arbre. De plus, alors que le nombre de neurones diminue, les connexions entre les cellules continuent de se multiplier. Ces connexions — établies grâce aux ramifications des axones et des dendrites — se font de plus en plus nombreuses avec l'âge, alors que notre capacité de faire des associations complexes augmente. Bref, avec l'âge et l'expérience, votre cerveau devient toujours plus efficace et sophistiqué.

Il existe des liens entre tous les types de démence (incluant la maladie d'Alzheimer) et les dommages causés au tissu cérébral par les radicaux libres. C'est la surproduction de substances chimiques inflammatoires sur le plan cellulaire qui est à l'origine de ces dommages et qui entraîne par la suite la détérioration ou la mort des cellules cérébrales. Les dommages causés par les radicaux libres et l'inflammation du tissu qui en résulte représentent la voie habituelle empruntée par les agents stressants de toutes sortes — autant sur les plans émotionnel, physique et environnemental — qui affectent négativement chaque tissu de notre corps, notre cerveau y compris[21].

Des études ont également démontré que les personnes qui ont un niveau d'instruction élevé, une bonne santé et une aisance financière — avec une intelligence et un statut social plus élevés que la moyenne, et qui se passionnent encore pour certaines activités — ont de très bonnes chances, lorsqu'elles prennent de l'âge, de conserver leur mémoire intacte jusqu'à un âge avancé. En fait, ces personnes peuvent même l'améliorer, avec ou sans œstrogène[22].

Prévenir la maladie d'Alzheimer : des leçons à tirer de l'étude portant sur un groupe de religieuses

Même si on leur a souvent répété que les modifications des facultés mentales et de l'attention sont tout à fait normales à la périménopause, plusieurs femmes craignent malgré tout de devenir démentes et de perdre leur indépendance en vieillissant. La maladie d'Alzheimer affecte aujourd'hui environ quatre millions d'Américains, et c'est la cause première de la perte d'autonomie et de l'institutionnalisation des personnes âgées. Cette maladie fait son apparition plus tôt chez les femmes que chez les hommes, et près de deux tiers des cas rapportés sont des femmes — en partie, parce que les femmes vivent plus longtemps, tout simplement. Actuellement, environ 5 % des femmes souffrent d'un type de démence à l'âge de 60 ans. Le nombre de cas atteint 12 % chez les personnes âgées de 75 ans et plus. Après l'âge de 85 ans, de 28 % à 50 % des gens souffrent d'une forme de démence quelconque — cela dépend de l'étude à laquelle vous vous référez. (Plusieurs experts estiment que le pourcentage de 50 % est nettement exagéré[23].) Compte tenu de ces chiffres, toutes les femmes voudront faire tout ce qui est en leur pouvoir pour prendre soin de leur cerveau et en améliorer le fonctionnement au cours de la périménopause —longtemps avant que des problèmes de mémoire ou de démence n'aient la possibilité de se développer.

Le nom de cette maladie nous vient d'Alois Alzheimer, un neuropathologiste allemand qui, en 1906, avait observé au microscope le tissu cérébral d'une femme de 55 ans qui avait passé la dernière année de sa vie dans un établissement psychiatrique où elle était sujette à des accès de colère et de paranoïa. Alzheimer a identifié deux substances présentes dans son cerveau qui ont été associées à la maladie : des *plaques* denses formées par la protéine bêta-amyloïde à l'extérieur des cellules cérébrales, et des *enchevêtrements* filandreux à l'intérieur des cellules nerveuses elles-mêmes. Les opinions sont partagées à savoir si ces plaques et enchevêtrements sont responsables de la maladie d'Alzheimer. Nous savons cependant qu'il y a beaucoup de chevauchements entre la démence sénile causée par une insuffisance vasculaire cérébrale et l'accident vasculaire cérébral. Nous savons également que ce dernier est associé aux plaques et enchevêtrements de la maladie d'Alzheimer.

Il existe aussi une composante génétique dans la maladie d'Alzheimer[24]. Mais même si plusieurs personnes de votre famille ont souffert de cette maladie, cela ne signifie pas que vous allez inévitablement en hériter. La fonction cérébrale est multifactorielle, c'est-à-dire qu'elle est affectée par divers aspects de notre vie, depuis la quantité de légumes riches en antioxydants que nous consommons jusqu'à notre niveau d'instruction. Elle est aussi modelée par les événements et les comportements développés depuis l'enfance jusqu'à un âge avancé. C'est pourquoi il n'y aura jamais une hormone ou un médicament miracle qui pourrait protéger votre cerveau durant toute votre vie. En revanche, vous pouvez exercer une influence sur la santé de votre cerveau par les choix que vous faites par rapport à votre mode de vie.

La démonstration la plus convaincante est sans nul doute la célèbre étude impliquant plusieurs centaines de religieuses de la School of Sisters of Notre Dame, qui ont donné leur cerveau afin que des recherches puissent être effectuées après leur décès[25]. Comme ces femmes ont passé la majeure partie de leur vie dans leur communauté, il existe une foule de données sur chacune d'elles, s'étendant souvent sur plusieurs décennies. On a fait une découverte surprenante, selon laquelle une aptitude supérieure ou inférieure à développer une « pensée complexe » — appelée « densité des idées » — dans les premières années de l'existence a été mise en corrélation avec la probabilité de développer plus tard la maladie d'Alzheimer. Dès leur entrée au couvent (habituellement au début de la vingtaine), on a demandé à chacune des religieuses d'écrire une autobiographie. Lorsque les linguistes ont analysé ces données plusieurs années plus tard, ils ont établi une corrélation surprenante entre les compétences linguistiques des sœurs et l'apparition éventuelle de la maladie. Plus la « densité de la représentation » était faible, plus le risque était élevé.

Une autre découverte fascinante tirée de cette étude est que la présence de plaques et d'enchevêtrements dans le cerveau n'indiquait pas toujours le statut mental d'un sujet. Avant son décès, survenu à près de 90 ans, l'une des religieuses avait des facultés mentales et une attitude générale impressionnantes. Or, en pratiquant l'autopsie, les chercheurs furent très étonnés de déceler une grave perte de neurones et plusieurs enchevêtrements amyloïdes dans son cerveau. Ce témoignage illustre une grande vérité : le corps physique et l'esprit sont inextricablement liés. Chez les gens optimistes, pleins d'entrain et qui continuent de s'intéresser à différentes choses, comme c'était le cas pour cette religieuse, on se rend compte bien souvent que les limitations anatomiques n'entraînent pas nécessairement une incapacité.

D'un autre côté, l'étude effectuée sur ces religieuses a permis de démontrer qu'une maladie des petits vaisseaux sanguins, se manifestant sous forme de petits accidents vasculaires cérébraux, constitue un indice sérieux de démence. La dépression chronique semble aussi être en corrélation avec la maladie d'Alzheimer. Lorsque le courant sanguin est bloqué dans une partie de notre corps, c'est toute notre force vitale qui est bloquée. De la même façon, la dépression constitue un blocage de notre force vitale.

L'ŒSTROGÈNE ET LA MALADIE D'ALZHEIMER

Une quantité impressionnante d'études a montré que l'utilisation de l'œstrogène permettait de retarder ou même de prévenir la maladie d'Alzheimer[26]. Cependant, ce ne fut pas le cas avec l'étude de la WHI, en 2006, qui a révélé une augmentation du risque avec les produits Premarin et Prempro. Néanmoins, il a été démontré que l'œstrogène (tout comme la progestérone et la testostérone) stimulait la régénération des neurones endommagés. L'œstrogène augmenterait aussi la production de l'acétylcholine, un neurotransmetteur qui régule le processus de la mémoire, de l'apprentissage et d'autres fonctions cognitives. En fait, l'estradiol (un type d'œstrogène naturel) se lie aux zones du cerveau associées à la mémoire : le cortex, l'hippocampe et le cerveau antérieur basal. On a également trouvé que l'œstrogène améliorait la ramification des cellules nerveuses[27]. Certaines recherches ont aussi montré que les femmes ayant les plus hauts taux d'estradiol endogène couraient le moins de risque de développer la maladie d'Alzheimer[28].

Malgré les résultats de l'étude de la WHI, on a accumulé suffisamment de preuves pour démontrer les effets bénéfiques des hormones sur la fonction cérébrale[29] — et pas uniquement l'œstrogène. Par exemple, le risque de démence précoce est légèrement plus élevé chez les femmes qui ont connu une ménopause prématurée. On a aussi constaté que de petites quantités d'œstrogènes de base sont essentielles pour certaines fonctions de la mémoire. De nombreuses femmes en produisent suffisamment tout au long de leur vie, alors qu'il en est autrement pour d'autres. La recherche de la Dre Barbara Sherwin a montré que la mémoire verbale des femmes diminuait après une hystérectomie, lorsque les ovaires avaient été enlevés en même temps que l'utérus, mais que tout revenait à la normale lorsque la patiente prenait des hormones de substitution[30]. La Dre Sherwin n'avait utilisé que des œstrogènes de remplacement, mais d'autres études font état du rôle de la progestérone et probablement aussi des androgènes[31].

Les hormones ovariennes se lient aussi à des régions du cerveau qui sont importantes pour la régulation de l'humeur. Ceci expliquerait en partie pourquoi, selon certaines recherches, l'œstrogène aurait un effet antidépresseur significatif tandis que la progestérone ferait diminuer l'anxiété et favoriserait un sommeil réparateur. Bien que les résultats des recherches sur les liens entre l'œstrogène et la mémoire ne soient pas concluants, la prise d'une petite quantité d'œstrogènes bio-identiques (et/ou de progestérone ou de testostérone) peut certainement améliorer le fonctionnement cérébral chez certaines femmes. Toutefois, on ne devrait pas prescrire des hormones uniquement pour cette raison.

PROTÉGER VOTRE CERVEAU SANS RECOURIR AUX HORMONES

Voici quelques conseils visant à favoriser la santé de votre cerveau :

ALIMENTEZ VOTRE CERVEAU EN NUTRIMENTS. Un régime alimentaire riche en sucres raffinés et en gras partiellement hydrogénés est associé à des carences en nutriments essentiels au fonctionnement optimal du cerveau. Pour la fonction cérébrale comme pour chacun des autres aspects de la santé, je vous recommande d'adopter un régime alimentaire relativement faible en gras et très riche en fruits, légumes et céréales de grains entiers. Des études ont révélé qu'on retrouvait souvent chez les patients souffrant de démence et de dépression un taux inadéquat de zinc, de vitamines B (particulièrement de vitamine B_1 ou thiamine), de sélénium, et d'antioxydants, comme les vitamines E et C, par comparaison avec les sujets dont les fonctions mentales sont normales.

Le zinc, par exemple, est indispensable au transport optimal des vitamines B dans le liquide céphalorachidien. Ce liquide baigne et nourrit le cerveau ainsi que la moelle épinière. Plusieurs femmes ont un régime alimentaire qui ne leur permet pas de maintenir un taux adéquat de zinc[32]. Dans une recherche menée auprès de patients atteints de démence grave, on a administré à 10 d'entre eux des suppléments vitaminiques durant deux mois, tandis que les membres du groupe placebo n'en recevaient aucun. Un mois plus tard, l'examen clinique a permis de démontrer que la mémoire des patients ayant reçu des suppléments s'était améliorée[33]. Certains experts ont aussi le sentiment qu'il existe un lien entre la maladie d'Alzheimer et l'incapacité pour certaines personnes âgées à extraire des aliments qu'elles consomment, suffisamment de minéraux, de vitamines et d'oligo-éléments essentiels[34]. Elles peuvent aussi avoir de la difficulté à faire passer ces nutriments du sang au cerveau. Sachant que les suppléments alimentaires améliorent la mémoire des personnes atteintes de démence, imaginez le potentiel préventif d'une alimentation adéquate pour votre cerveau !

NE DONNEZ AUCUNE CHANCE AUX RADICAUX LIBRES D'ENDOMMAGER LES TISSUS DE VOTRE CERVEAU. La santé du cerveau est très affectée par les radicaux libres. Prenez de bons antioxydants. Adoptez un régime alimentaire riche en vitamines C, E, B (incluant l'acide folique) et en sélénium[35]. Dans le groupe des antioxydants puissants, on peut nommer les proanthocyanidines que l'on retrouve dans l'écorce de pin et les pépins de raisin. (Les doses recommandées sont indiquées au chapitre 14.) Des études ont établi que le risque d'accident vasculaire cérébral est peu élevé chez les femmes qui consomment au moins cinq portions de fruits et de légumes par jour. Manifestement, la protection du cerveau est une autre raison de manger en quantité de ces aliments riches en nutriments.

- ÉVITEZ DE FUMER ET DE PRENDRE DE L'ALCOOL EN QUANTITÉ EXCESSIVE. Il est bien connu que la cigarette est un facteur de risque important des maladies cardiovasculaires et d'altérations des petits vaisseaux sanguins, ce qui a pour effet de diminuer l'apport en oxygène dans certaines régions du corps, dont le cerveau. Une consommation excessive d'alcool affecte le cerveau antérieur basal, une région associée à la mémoire.
- FAITES DE L'EXERCICE. Des chercheurs du Aging Research Center de l'institut Karolinska, en Suède, ont découvert que les personnes qui font de l'exercice au moins deux fois par semaine diminuent leur risque de 50 % de souffrir de démence, et de 60 %, de développer la maladie d'Alzheimer. Cette étude, qui est la première à établir clairement une relation à long terme entre l'activité physique et la démence à une époque ultérieure dans la vie, a suivi 1 449 participants au mitan de leur vie puis 21 ans plus tard, alors qu'ils étaient âgés de 65 à 79 ans. Lors du deuxième examen, on a observé des signes évidents de démence chez 117 sujets ainsi que la maladie d'Alzheimer chez 76 personnes. Mais chez les participants qui faisaient de l'exercice, le risque associé à ces maladies était réduit de façon importante, même après avoir effectué des corrections en fonction d'autres facteurs liés au style de vie. Fait intéressant, on a observé les plus grands bienfaits chez les sujets ayant une prédisposition génétique à la démence et à la maladie d'Alzheimer[36]. L'exercice met certainement en branle un mécanisme dans tout le corps qui favorise la santé du cerveau. Il permet aussi d'augmenter la circulation

sanguine[37]. Au fond, toute activité qui augmente le rythme cardiaque et fait transpirer est efficace !

- AUGMENTEZ LE TAUX D'ACÉTYLCHOLINE DE VOTRE CERVEAU. Plusieurs facteurs peuvent affecter le taux d'acétylcholine et, ultérieurement, votre mémoire. Si vous prenez déjà des œstrogènes ou d'autres hormones pour traiter certains symptômes, continuez d'en prendre — bien que je ne recommande pas de prendre des hormones uniquement pour prévenir la maladie d'Alzheimer, je crois que celles-ci ont de bonnes chances d'avoir un effet bénéfique sur votre taux d'acétylcholine. Évitez de consommer tout médicament connu pour abaisser le taux d'acétylcholine[38]. Il est étonnant de constater à quel point ils sont nombreux, et que bien peu de médecins sont au courant de l'effet nocif qu'ils exercent sur la fonction cérébrale. Vérifiez sur l'étiquette de tout médicament destiné à favoriser le sommeil et à combattre le rhume ou les allergies s'il contient de la diphenhydramine. En voici quelques exemples : Sominex, Benadryl, Tylenol PM, Excedrin PM, Contac Day & Night, et Tylenol Flu PM. La dextrométhorphane, une substance utilisée contre la toux, affecte également l'acétylcholine et produit d'autres effets anticholinergiques susceptibles de détériorer la mémoire. On retrouve cette substance dans le Robitussin DM et dans plusieurs autres médicaments contre la toux et le rhume.
- HAUSSEZ VOTRE TAUX DE DHEA. Selon certaines études, la DHEA et d'autres hormones associées (telles que la prégnènolone et la progestérone) agissent comme des neurotransmetteurs dans le cerveau et pourraient favoriser le même genre de ramifications des dendrites et des axones entre les cellules du cerveau que l'œstrogène. La meilleure façon d'améliorer le taux de DHEA est de suivre le programme d'amélioration des surrénales mentionné à la page 164.

Choix d'aliments favorisant la fonction cérébrale

Les suppléments alimentaires indiqués ci-après ont tous contribué à améliorer la mémoire de nombreuses personnes. Essayez une seule substance à la fois afin de vérifier si elle est efficace pour vous. Laissez-vous guider par votre intuition pour faire un choix. Il y a de fortes chances que votre première impulsion soit la bonne.

Ginkgo. Le Gingko biloba est la plante médicinale la plus souvent prescrite en Europe ; plus de 40 études à double insu ont permis de démontrer son efficacité. Il semble qu'elle augmenterait la circulation sanguine dans le cerveau, et qu'elle soit couramment utilisée pour traiter le blocage des petites artères du cerveau causé par l'artériosclérose. La dose habituelle est de 40 à 80 mg, trois fois par jour.

Gotu Kola. Bien connu pour être la « plante de la mémoire », le gotu kola (*hydrocotyle asiatica*) augmente aussi la circulation sanguine dans le cerveau. La dose habituelle est de 90 mg par jour. *Note :* Le gotu kola est un stimulant et ne devrait pas être pris à l'heure du coucher.

Oméga-3. Les fibres nerveuses que l'on retrouve dans tout le corps sont recouvertes d'une substance grasse appelée « myéline ». Pour que votre cerveau et vos nerfs fonctionnent bien, vous devez absorber quotidiennement de petites quantités de gras de très bonne qualité (et non du gras partiellement hydrogéné). Deux études effectuées sur des rats (et une autre sur des souris) ont montré que le fait d'ajouter au régime alimentaire un supplément d'ADH (acide docosahexaénoïque), qui est un acide gras oméga-3, permettrait d'améliorer la mémoire de façon significative — une étude indique un changement positif très important après quatre jours seulement[39] ! Des chercheurs néerlandais, qui ont suivi plus de 1 600 adultes âgés de 45 à 70 ans pendant 6 ans, ont conclu que les personnes qui consomment régulièrement plus d'oméga-3 obtiennent de meilleurs résultats lorsqu'elles sont soumises à une batterie de tests en lien avec la santé du cerveau, dont la mémoire[40]. Je recommande de consommer des poissons gras, tels que le saumon ou les sardines, des graines de lin moulues ou de l'huile de poisson sous forme de supplément. L'ADH (l'acide docosahexaénoïque) extrait des algues, en dose de 100 à 400 mg par jour, constitue un bon choix lorsqu'il s'agit de prendre de l'huile sous forme de supplément, particulièrement pour les végétariens. Vous pouvez aussi vous procurer des suppléments d'huile de poisson sans mercure (incluant les oméga-3 bio d'USANA et l'huile de saumon sockeye de l'Alaska de Vital Choice). (*Voir la section « Ressources »*.)

Soja. Au Japon, où la consommation de soja est beaucoup plus élevée qu'aux États-Unis, l'incidence de la maladie d'Alzheimer et d'autres formes de démence est beaucoup plus faible. Après avoir effectué des recherches, le Bowman Gray School of Medicine de l'Université Wake Forest a obtenu récemment un brevet afin d'utiliser le soja pour prévenir la maladie d'Alzheimer[41]. Des recherches préliminaires ont indiqué que les phytoestrogènes du soja agissaient sur le cerveau comme l'estradiol, mais avec une force moindre[42]. Les isoflavones du soja agissent aussi comme des antioxydants dans le cerveau[43]. Plusieurs études indiquent que le soja peut contribuer à améliorer la mémoire en six semaines à peine, lorsqu'on l'intègre au régime alimentaire habituel[44]. Une étude récente a montré que des femmes postménopausées ayant consommé 60 mg d'isoflavones de soja par jour, pendant six semaines, avaient amélioré leur mémoire non verbale à court terme, la souplesse de leurs facultés mentales et leur capacité à planifier[45]. Une autre étude menée auprès de femmes postménopausées a montré que la consommation d'isoflavones de soja améliorait la mémoire verbale[46]. Et comme le soja favorise de façon certaine le bon fonctionnement du système cardiovasculaire, il peut aussi aider à prévenir les accidents vasculaires cérébraux qui accompagnent si souvent la démence.

Substances nuisibles pour votre cerveau

Aluminium. De l'aluminium a été retrouvé dans les cerveaux de patients atteints de la maladie d'Alzheimer, et cette maladie a été associée à une augmentation du taux d'aluminium dans les tissus ainsi qu'à une diminution des taux de zinc et de sélénium. Bien que la nature du lien ne soit pas encore claire, certains témoignages suggèrent que l'aluminium serait, de fait, toxique pour le cerveau des individus génétiquement prédisposés à la maladie d'Alzheimer. S'il y a dans votre famille une personne qui souffre de cette maladie, je vous recommande d'éviter les batteries de cuisine en aluminium, les déodorants contenant de l'aluminium, les boissons gazéifiées en canettes, et la poudre à lever contenant de l'aluminium. (Utilisez la poudre Rumford's, par exemple, au lieu de la poudre Calumet ou Clabber Girl[47].)

Excitotoxines. L'aspartame commercialisé sous les noms d'Equal et de NutraSweet a un effet excitotoxique — ce qui signifie qu'il provoque une « surchauffe » des cellules nerveuses. Chez les personnes sensibles à ce produit, cette substance peut provoquer la mort des cellules du cerveau. C'est l'une des raisons pour lesquelles l'aspartame a été associé à un syndrome semblable à celui de la sclérose en plaques chez certaines femmes[48]. C'est l'aspartame présent dans les colas diète qui semble causer les plus graves problèmes.

Plusieurs femmes ont développé une dépendance aux colas diète ; elles en boivent plusieurs litres par jour tout en ne trouvant pas dans leur alimentation régulière suffisamment de nutriments. Chez les individus sensibles à l'aspartame, une telle situation s'avère propice à l'apparition d'une grande variété de symptômes neurologiques : maux de tête, étourdissements, crises d'anxiété, perte de mémoire, trouble de l'élocution, engourdissements, spasmes musculaires, sautes d'humeur, dépression grave, modifications de la personnalité, SPM, insomnie, fatigue, hyperactivité, palpitations, arythmie, douleur thoracique, déficit auditif, tintement d'oreilles, vision trouble, diminution des sensations gustatives, lésions cutanées, nausée, troubles digestifs, rétention d'eau et crises. Si vous avez déjà souffert de tels troubles, évitez de consommer des édulcorants artificiels, particulièrement les colas diète. (Les symptômes produits par l'aspartame disparaissent lorsque cesse la consommation de ce produit). Le stevia (une plante) est un édulcorant qui ne présente pas de danger. Le glutamate de sodium est une autre excitotoxine qui non seulement affecte négativement le cerveau, mais que l'on ajoute aussi à la malbouffe pour stimuler l'appétit. Vous n'en avez pas besoin !

MSRE (modulateurs sélectifs de récepteurs des œstrogènes). Étant donné le rôle des hormones ovariennes dans le fonctionnement cérébral, les médicaments anti-œstrogéniques, tels que le tamoxifène (visant à prévenir le cancer du sein) et le raloxifène (prévention de l'ostéoporose), suscitent des inquiétudes légitimes au sujet des répercussions dans tout l'organisme de la privation d'œstrogènes sur une longue période de temps. Nous possédons des preuves incontestables indiquant que le tamoxifène, en plus de contrer les effets de l'œstrogène dans les seins, bloque aussi certains effets de cette hormone sur le cerveau[49]. Le raloxifène (Evista), un médicament prescrit aux femmes pour prévenir l'ostéoporose, affecte également le cerveau. C'est l'une des raisons pour lesquelles les bouffées de chaleur qui sont déclenchées par l'activité de l'hypothalamus font partie de la liste des effets secondaires des MSRE. La dépression fait aussi partie du grand nombre d'effets secondaires mentionnés. Bien que l'usage de ces médicaments soit justifié, et qu'ils conviennent à certaines femmes qui présentent un risque élevé de développer un cancer, on accorde une attention insuffisante aux inconvénients potentiels bien réels de ces médicaments.

Si présentement vous prenez du tamoxifène ou du raloxifène, il est doublement important pour vous de suivre certaines suggestions mentionnées plus haut afin de protéger vos fonctions cérébrales. Plusieurs femmes, par exemple, ont vu leur dépression (reliée à l'utilisation du tamoxifène) s'atténuer dès qu'elles ont commencé à prendre de fortes de doses de soja — probablement à cause des hormones contenues dans le soja. (*Pour plus de détails sur les MSRE, voir les chapitres 5 et 13.*)

DÉVELOPPER AU MAXIMUM SA SAGESSE AU MITAN DE LA VIE

Votre cerveau pourrait se comparer à un muscle. Si vous voulez qu'il demeure au meilleur de sa forme, vous devez l'utiliser régulièrement. La fonction cérébrale est aussi profondément affectée par nos attentes et notre attitude devant la vie. Bien qu'il n'y ait aucune préparation — hormonale ou autre — capable de « guérir » le vieillissement, il existe plusieurs moyens de préserver la vitalité du mental.

ÉTAPE UN. Ne vous laissez pas envahir par des pensées stéréotypées concernant le processus de vieillissement. Par exemple, si vous oubliez quelque chose, ne dites pas : « Je n'ai plus autant de mémoire qu'avant. » Ne vous permettez pas d'émettre des commentaires du genre : « Je suis trop vieille pour ça ! » J'ai vu des femmes adopter une pareille façon de pensée alors qu'elles étaient âgées d'à peine 30 ans ! Ma mère m'a raconté qu'à ses 60 ans, sa boîte aux lettres s'est soudainement remplie de publicités de toutes sortes pour « améliorer » sa santé — depuis les couches pour l'incontinence jusqu'aux prothèses auditives. Elle a tout simplement « recyclé » cette information dans la corbeille à papier du bureau de poste. Commencez dès maintenant à vous percevoir comme une personne plus jeune, libérée des problèmes liés à l'âge que les médias ne cessent de présenter comme inévitables pour toutes les femmes. Quand j'utilise un appareil pour faire de l'exercice, par exemple, je le programme toujours de façon à ce que mon âge corresponde à 40 ! Même si l'idée de « penser jeune » peut vous paraître simpliste, il s'agit de l'un des comportements les plus importants à adopter pour vous maintenir en santé. En fait, l'intériorisation des stéréotypes négatifs au sujet du vieillissement (lesquels ont tendance à s'installer dès l'enfance, comme l'idée qu'en vieillissant on devient inutile) se traduit vraiment par une augmentation du risque de décès prématuré.

Examinez ceci : une étude menée auprès de 600 personnes de 50 ans et plus, effectuée par la Dre Becca Levy, chercheuse à l'Université Yale, a montré que les sujets qui avaient une perspective plus positive sur le vieillissement, au moment où ils étaient des adultes relativement jeunes, vivaient en moyenne 7,5 années de plus que les sujets ayant adopté un point de vue moins positif — même après avoir pris en compte des variables telles que l'âge, le sexe, le statut socioéconomique, la solitude et l'état de santé global. La perception des sujets sur le vieillissement avait un plus grand impact sur leur longévité que le fait d'avoir une pression artérielle basse et un faible taux de cholestérol (chacun de ces éléments étant associé à une augmentation de la longévité de quatre années de plus), ou encore, le fait d'avoir un indice de masse corporelle bas, de n'avoir jamais fumé, et de faire de l'exercice (chacun de ces éléments pouvant ajouter jusqu'à trois ans de plus à votre vie). « Deux messages se dégagent de notre étude », disent les chercheurs. « Le premier, plutôt décourageant, c'est que les perceptions négatives de soi peuvent diminuer l'espérance de vie, tandis que l'autre, plus encourageant, est que les perceptions positives de soi peuvent prolonger l'espérance de vie[50]. »

L'un des moyens que j'utilise régulièrement pour « programmer » mon propre esprit afin de me sentir jeune et pleine de vigueur est l'affirmation. Voici quelques-unes de mes préférées (je les récite à voix haute chaque matin pendant que je m'entraîne sur un vélo elliptique).

> « Mon corps est maintenant radieux, en santé, magnifique, flexible, fort et éternellement jeune. L'esprit de la puissance et de l'amour divins se manifeste maintenant à travers tout mon corps et prend la forme d'une santé, d'une beauté et d'une jeunesse radieuses. »
>
> « J'éprouve de la reconnaissance en songeant que mon corps, mon mental, mon esprit et mon comportement sont maintenant en harmonie et me permettent de conserver ma taille et mon poids idéals facilement. »

ÉTAPE DEUX. Demeurez active mentalement et en lien avec d'autres personnes. S'exposer à de nouvelles idées, à de nouvelles personnes et à de nouveaux environnements est aussi essentiel à la santé mentale que l'exercice physique l'est pour le cœur, les muscles et les os[51]. N'oubliez pas que l'apprentissage crée de nouvelles connexions neuronales même dans un vieux cerveau[52]. Sortez du territoire familier où vous êtes à l'aise. Développez un vaste réseau social composé d'individus de tous âges. Prenez des cours, rencontrez des amis, pratiquez un nouveau sport ou une nouvelle activité, démarrez une entreprise ou entreprenez une nouvelle carrière, faites du bénévolat. Tonifiez vos cellules cérébrales et vos circuits neuronaux avec de nouvelles idées, de nouvelles connexions et de nouvelles pensées chaque jour. J'ai commencé à suivre des cours de tango argentin cette année et j'adore ça !

J'ai remarqué que certaines de mes amies plus âgées ont souvent l'air absent lorsqu'elles se retrouvent dans un groupe de personnes qu'elles ne connaissent pas ou dans une situation qui ne leur est pas familière. Bien que, chez elles, tout aille bien, lorsqu'elles sont confrontées à une situation différente, en présence de nouvelles personnes, elles semblent incapables de participer à la conversation. Elles ont passé tellement de temps à éliminer de leur environnement toute nouveauté, s'enfonçant toujours plus profondément dans la sécurité de leur routine quotidienne, qu'elles ont perdu la capacité de s'adapter au changement. Il est tragique de voir ce qui arrive au visage, au corps et à l'esprit de ces personnes autrefois pleines de vitalité lorsqu'elles commencent à glisser sur cette pente.

Marian Diamond, une scientifique renommée qui effectue des recherches sur le cerveau, a dit : « Il y a un principe très simple concernant le cerveau. Utilisez-le ou alors vous le perdrez. » Lorsque notre système nerveux ne reçoit plus de stimulation de l'extérieur, il s'atrophie ; ce phénomène a clairement été démontré en laboratoire. Dans une étude effectuée sur de vieux rats, Diamond a ajouté de nouveaux objets, avec, entre autres choses, des jouets pour enrichir l'environnement de certains rats tout en laissant les autres petits animaux dans leur environnement habituel. À la fin de l'étude, les rats qui avaient pu profiter d'un environnement plus riche possédaient davantage de substance corticale que ceux dont l'environnement était resté inchangé. Il est intéressant de constater que ce changement dans la structure du cerveau s'est produit même chez de vieux rats ayant déjà complété 75 % de leur vie[53].

ÉTAPE TROIS. Développez une attitude optimiste envers la vie. L'optimisme — la capacité de percevoir le verre comme étant à moitié plein plutôt qu'à moitié vide — est un agent de protection naturel contre la dépression. Une quantité impressionnante de recherches ont documenté ce fait : les optimistes sont en meilleure santé et vivent plus longtemps. Dans une étude portant sur un groupe de personnes qui ne présentaient aucun facteur de risque d'affections cardiaques, par exemple, on a découvert que le risque de crise cardiaque était quatre fois plus élevé chez les personnes dépressives que chez les individus optimistes et non dépressifs. Aussi, comme la maladie du cœur est aussi associée à la démence, vous pouvez facilement faire le lien entre une attitude saine et un cerveau en santé.

ÉTAPE QUATRE. Travaillez activement sur vos pensées et vos comportements de façon à modifier certains traits de personnalité — tels que l'hostilité, les pensées pessimistes et la tendance à vous isoler des autres —, lesquels sont connus pour entraîner des décès prématurés et des incapacités physiques. Si nécessaire, cherchez de l'aide auprès d'un thérapeute. La thérapie cognitivo-comportementale (TCC) peut vous aider à prendre conscience des pensées négatives qui vous restreignent et à trouver des façons de les réorienter de façon plus positive et libératrice. Il ne s'agit pas de nier les difficultés de la vie pour autant. Cette forme de thérapie vous enseigne à assumer votre situation et à valider vos expériences, mais aussi à les gérer de façon plus constructive. Vous apprenez ainsi à moins vous en faire. Pour vous aider à utiliser votre propre pouvoir pour modifier vos pensées, je vous recommande de lire *I Can Do It!* (Hay House, 2004), de Louise Hay, ainsi que *L'étonnant pouvoir de l'intention délibérée* (Éditions AdA Inc., 2007), d'Esther et Jerry Hicks.

ÉTAPE CINQ. Développez un sens de l'humour sain et exprimez-le. Voici des outils pour vous aider à développer votre sens de l'humour : de Loretta LaRoche, une vidéo intitulée *How Serious Is This?*, ou son livre *Relax, You May Only Have a Few Minutes Left* (Villard, 1998). Ou encore, regardez à la télé des reprises de comédies que vous avez aimées des années auparavant.

ÉTAPE SIX. Ayez une bonne alimentation et faites de l'exercice régulièrement. Un grand nombre de recherches ont démontré que presque toutes les formes de démence étaient dues, en partie, à une maladie des petits vaisseaux sanguins de notre cerveau. Les principales raisons pour lesquelles ces changements dans les vaisseaux sanguins se produisent chez tant de gens sont la mauvaise alimentation et le manque d'exercice. Bougez chaque jour. Marchez et pratiquez des sports, tels que la danse aérobique, la natation ou l'haltérophilie. Les mouvements permettent au courant sanguin d'atteindre tous les organes — dont le cerveau — et de fournir aux tissus plus d'oxygène et de nutriments. Vous pouvez aussi combler votre besoin d'activités sociales en même temps que votre besoin d'exercice en choisissant un sport non compétitif que vous pratiquerez avec un groupe de personnes pour le simple plaisir de bouger.

ÉTAPE SEPT. Exercez-vous à exprimer pleinement vos émotions et réglez vos problèmes au fur et à mesure. Le comportement émotionnel associé à la cardiopathie et au durcissement des artères du cerveau se définit par une tendance à éviter de ressentir pleinement les émotions — que ces émotions soient positives ou négatives. L'une de mes patientes qui était entrée en périménopause m'a confié un jour ce qui suit.

> J'ai grandi dans une famille où l'on nous a enseigné à avoir peur des émotions fortes. Je n'avais pas la permission de me sentir trop bien — ou très mal —, quelle qu'ait été la situation. Si un membre de la famille avait besoin de pleurer, on lui disait de se rendre dans le sous-sol de la maison et d'enfouir son visage dans un oreiller afin de ne pas déranger les autres. Si l'un de nous manifestait bruyamment sa joie après avoir gagné une partie ou parce qu'il avait obtenu de bonnes notes à l'école, on lui disait de ne pas trop « en tirer gloire ». J'ai donc appris à me méfier de toute une gamme d'émotions — pratiquement toutes sauf l'ennuyante et terne amabilité. Ce n'est pas étonnant si l'on retrouve des deux côtés de ma famille beaucoup de cas de démence, de dépression et de maladie du cœur. Aujourd'hui parvenue au mitan de ma vie, j'ai l'impression qu'il me faut repartir à zéro et réapprendre à ressentir les émotions. Souvent, je dois prêter attention aux symptômes physiques que j'éprouve et je ne fais que les observer jusqu'à ce que je ressente l'émotion qui y est associée.

Si, par exemple, vous vous sentez triste, laissez-vous ressentir pleinement cette émotion. Vous découvrirez qu'elle se dissipe tranquillement. Mais si au lieu d'agir ainsi, vous vous efforcez de ressentir autre chose et vous vous critiquez parce que vous avez cette émotion

« déplaisante », alors cette émotion restera prisonnière de votre corps et s'exprimera peut-être plus tard sous forme de maladie.

Par ailleurs, l'hostilité est un état émotionnel récurrent et paralysant. Il peut être très destructeur pour soi-même de demeurer longtemps dans cet espace, et la meilleure façon d'en sortir consiste à trouver une chose appréciable dans chaque situation que vous rencontrez, même s'il devait ne s'agir que d'une toute petite chose, jusqu'à ce que l'appréciation, comme schème mental et émotionnel, se substitue à l'hostilité.

ÉTAPE HUIT. Ne prenez jamais votre retraite. Parvenue au mitan de votre vie, ne commencez pas à songer à « la retraite » comme le font la plupart des gens. Au lieu de cela, imitez Dolly Parton : découvrez ce que vous aimez faire comme travail, et vous ne travaillerez pas un seul jour de votre vie ! Vous souhaitez peut-être ne plus occuper un emploi dans une entreprise, ou quitter votre patron, mais vous devez trouver quelque chose qui vous intéresse — un travail rémunéré ou non — chaque jour de votre vie.

En guise de conclusion, prenez en considération l'expérience suivante. Au cours d'une étude récente effectuée au Boston's Beth Israel Deaconess Hospital, le Dr Jeffrey Hausdorff, gérontologue, et Becca Levy, étudiante diplômée de Harvard, ont analysé l'effet des croyances inconscientes sur la vitesse d'une personne pratiquant la marche à pied. Cette vitesse décline souvent avec l'âge, et ce fait, combiné à des problèmes d'équilibre et de coordination ainsi qu'à d'autres facteurs, comme les médicaments, produit la démarche « avec déplacement latéral » stéréotypée des aînés. Les chercheurs ont d'abord observé des individus en santé âgés de 63 à 82 ans, en les faisant marcher dans un couloir de la longueur d'un terrain de football. Ils ont mesuré la vitesse et la « durée du mouvement », le temps écoulé avant que chaque pied touche le sol. Ensuite, les participants ont joué durant une courte période à un jeu à l'ordinateur. Sur la moitié des ordinateurs, des mots positifs, tels que « doué », « sage » et « intelligent », apparaissaient sur l'écran juste assez longtemps pour que le subconscient puisse l'enregistrer. L'autre groupe voyait surgir sur l'écran des mots négatifs tels que «sénile», «non autonome», et «malade». Puis on a demandé aux participants d'effectuer le même parcours dans le couloir. Les personnes influencées positivement ont démontré une augmentation de leur vitesse de marche de 9%, une meilleure «durée de leur mouvement», et une démarche moins hésitante. La performance du groupe de personnes influencées négativement est restée la même, peut-être parce que ces gens, comme la plupart d'entre nous, avaient déjà l'esprit saturé par les stéréotypes négatifs dont nous abreuve la société sur le vieillissement[54].

Cette étude nous envoie un signal clair; nous devons prendre conscience de nos propres croyances sur le vieillissement et des effets physiques qui en résultent. J'ai vu trop de femmes parler de la «détérioration» de leur corps alors qu'elles avaient à peine 30 ans! Et qui n'a pas vu ces ballons noirs, et entendu ces blagues au sujet de «l'autre versant» à des fêtes d'anniversaire d'amies qui venaient d'avoir 40 ans?

La Dre Ellen Langer, psychologue de Harvard et auteure du livre *Mindfulness*, qui est devenu un classique depuis lors, a constaté ceci : «Les cycles de vieillissement "réguliers et irréversibles" que nous traversons dans les derniers stades de la vie humaine ne sont peut-être que le produit de certains postulats définissant la façon dont nous sommes censées vieillir. Si nous ne nous croyons pas obligées de reproduire ces façons de penser astreignantes, nous aurons certainement plus de chance de remplacer ces années de déclin par des années épanouissantes et bien remplies[55].»

Amen.

Chapitre 11

Du bouton de rose au fruit de l'églantier : cultiver la beauté au milieu de la vie

Je n'oublierai jamais la dernière fois où Mlle Alice Chalifoux, mon ancien professeur de harpe, est venue emprunter ma harpe pour ses étudiants afin l'utiliser au camp musical d'été de Camden, dans le Maine — où elle enseigne depuis plus de 60 ans, et où j'ai suivi mes premiers cours à l'âge de 14 ans.

Bien qu'elle ne se soit jamais vraiment préoccupée de son régime alimentaire, de l'exercice physique et des suppléments alimentaires, Mlle Chalifoux avait des yeux brillants, une peau rose, fraîche et douce ; elle n'était jamais malade et elle faisait toujours preuve d'un sens de l'humour irrévérencieux et truculent, tout à fait charmant. Avec son regard pétillant, elle m'a dit qu'elle travaillerait beaucoup moins cet été-là. Elle n'enseignerait que 36 heures par semaine, soit environ la moitié du temps qu'elle avait consacré à l'enseignement jusqu'alors. Elle était le parfait exemple de la femme magnifiquement en harmonie avec l'énergie qui se déploie à cette étape de la vie que j'appelle la force « du fruit de l'églantier » ; elle semait ses graines de sagesse et inspirait les gens partout sur son chemin. Son âme espiègle rayonnait à travers tous les pores de sa peau et donnait à son visage un air de jeunesse. Mlle Chalifoux était âgée de 92 ans.

Personne ne niera que chaque saison possède sa propre beauté et sa sagesse particulière. Il en est vrai de même pour les saisons de notre vie. La plupart d'entre nous connaissent ou ont croisé sur leur chemin au moins une femme comme Mlle Alice Chalifoux. Elle est la preuve vivante que la beauté peut s'exprimer dans chaque saison de l'existence ; tout dépend de notre manière de vivre.

On pourrait comparer la femme périménopausée à une rose épanouie en fin d'été ou à l'automne, au moment où elle commence à se transformer en un fruit de l'églantier brillant et juteux — qui est la partie de la rose qui abrite les graines à partir desquelles des centaines de roses pourront se développer. Malheureusement, jusqu'à tout récemment, notre culture a voué un culte uniquement à l'étape de développement du « bouton de rose », occultant ainsi, en partie, la beauté des autres étapes. En fait, il n'y a pas si longtemps, on retrouvait souvent ce bouton de rose symbolique dans les publicités destinées à vendre aux femmes des médicaments classiques contenant des hormones substitutives. Le message subliminal était clair : si vous utilisez des hormones de remplacement, vous pourrez demeurer à l'étape du bouton de rose le reste de vos jours, sans avoir besoin de vivre le processus menant à la pleine maturité et de développer la force et la puissance du fruit de l'églantier. Mais c'est une fausseté.

Lorsque vous êtes en voie de devenir un fruit de l'églantier, vous ne pouvez redevenir un bouton de rose, même si notre culture essaie par tous les moyens de nous amener à le faire. Apprendre à développer au maximum la force et la résilience présentes à l'étape du succulent fruit de l'églantier est absolument essentiel si vous voulez paraître et vous sentir vraiment bien, et vous épanouir totalement au mitan de la vie ! Souvenez-vous simplement qu'au moment où vous commencez à vous transformer en « fruit de l'églantier », toute tentative pour demeurer à l'étape du bouton de rose peut paraître désespérée et ridicule. Ce serait comme essayer de recoller les feuilles d'automne dans les arbres puis les peindre en vert pour simuler le printemps. Ça ne fonctionne pas. Nous devons plutôt apprécier la force et la beauté qui se manifestent à la saison où nous sommes, au lieu de mourir d'envie de retrouver ce qui ne peut plus être.

Ce sera peut-être une tâche difficile à accomplir si, avant la ménopause, vous aviez l'habitude d'utiliser votre beauté et votre corps pour attirer l'attention des hommes chaque fois que vous faisiez votre apparition dans une pièce. Si vous étiez ainsi, vous connaissez très bien le pouvoir de la beauté féminine extérieure et vous en avez peut-être tiré profit depuis votre adolescence. Si votre beauté a séduit les gens pendant des années, il y a de fortes chances que ce soit plus difficile pour vous de devenir un fruit de l'églantier que pour une personne qui n'a pas eu ce genre d'expérience et qui, par conséquent, a dû trouver beaucoup plus tôt à l'intérieur d'elle-même sa valeur et sa beauté. J'ai connu une personne dans cette situation, autrefois. Puis, à l'âge de 45 ans, elle s'est mise à pleurer parce que les hommes ne tournaient plus la tête dans sa direction lorsqu'elle entrait dans une pièce. Autant son apparence et la séduction qu'elle exerçait sur les hommes de pouvoir lui avaient permis d'acquérir influence et argent, autant le fait de devenir un fruit de l'églantier fut pour elle une expérience très difficile — elle recevait le signal que ses anciens artifices ne lui seraient plus d'aucun secours durant la seconde partie de sa vie. Celles d'entre vous qui n'ont jamais vécu une telle expérience auront probablement plus de facilité à s'adapter à l'étape du fruit de l'églantier. En fait, si vous êtes un peu comme moi — et je sais que plusieurs d'entre vous le sont —, vous découvrirez peut-être avec plaisir que vous vous intéressez maintenant aux vêtements, aux soins de la peau et au maquillage, pour la première fois de votre vie. De plus, vous découvrirez sans doute que tout ce que vous avez accompli au cours de la première moitié de votre vie vous a permis de développer l'estime de soi et la confiance en soi qui contribuent à vous faire sentir plus forte que jamais auparavant.

Que nous ayons été ou non des beautés éblouissantes, nous voulons toutes être à notre avantage à tout âge. Durant la périménopause, alors que nous écoutons cette voix qui nous incite à retrouver notre véritable nature, nous découvrons tout à coup qu'une lumière intérieure nous éclaire. Nous ne redeviendrons jamais des boutons de rose, mais nous pouvons tout de même demeurer aussi séduisantes que possible en prêtant attention à la santé de notre peau et de notre corps. Il se peut même que nous ayons recours à la chirurgie plastique ou à d'autres procédures esthétiques. Les fruits de l'églantier qui commencent à mûrir ont plus de choix que jamais auparavant.

ACCEPTER AVEC SÉRÉNITÉ LES MODIFICATIONS DE LA PEAU

L'un des éléments les plus difficiles à accepter pour plusieurs femmes parvenues au mitan de la vie est de voir leur peau commencer à s'affaisser et à devenir « rugueuse ». C'est à la fin de la trentaine que j'ai remarqué que ma peau se modifiait peu à peu. Elle avait tendance à s'assécher autour des yeux, et de petites rides commençaient à se creuser. Quand ces rides sont devenues visibles, j'ai décidé de les aimer, car elles me rappelaient les yeux de mon père — je revoyais son visage souriant et ses yeux plissés par tant de rires. Mais je voulais aussi faire tout ce que je pouvais pour empêcher ces lignes de s'approfondir et devenir encore moins attrayantes avec le temps.

L'une des abonnées à mon bulletin a décrit avec éloquence ce dilemme si fréquent au milieu de la vie, lié aux changements cutanés qui surviennent et leur impact potentiel sur le plan émotif.

> J'ai 48 ans, je suis en grande forme, et j'ai un poids que je considère comme idéal pour moi. Je fais de l'exercice régulièrement et je soulève des poids et haltères dans le cadre de mon entraînement. Je fais des randonnées pédestres chaque fois que j'en ai la possibilité. Malgré cela, on dirait que la peau de mes jambes est devenue extrêmement flasque, presque du jour au lendemain. Lorsque je regarde mes jambes tout en marchant, je peux voir la peau de mes cuisses trembler à chaque pas. Je suis convaincue que le soleil ainsi que les cinq kilos que j'ai perdus et retrouvés si souvent pendant de nombreuses années en sont responsables. Y a-t-il une solution ? J'utilise maintenant de la crème solaire chaque fois que je vais dehors, je ne prends jamais de bains de soleil, et j'essaie de conserver un poids stable. Dois-je me résigner à porter des robes longues ? Puis-je prendre certains suppléments ? Y a-t-il un moyen de reconstituer le collagène ? Une opération chirurgicale pourrait-elle régler le problème ? Après 27 ans de mariage, je suis engagée présentement dans un processus de divorce et, bien sûr, je suis très préoccupée par mon apparence. Toute suggestion sera bienvenue.

Heureusement, il existe de nombreux moyens pour préserver la santé de notre peau et même réparer certains dommages au mitan de la vie. Mais tout en utilisant différentes ressources, nous devons traverser cette période avec courage et vivre pleinement, joyeusement, en dépit de certaines contraintes comme le vieillissement de la peau et les transformations de notre corps. Ma propre expérience ainsi que ma pratique médicale m'ont enseigné que cela est beaucoup plus difficile à faire lorsque nous sommes confrontées à un divorce ou à la perte du partenaire de notre vie.

Néanmoins, il est important de se souvenir que plusieurs femmes découvrent l'amour et le bonheur au mitan de leur vie et plus tard, malgré certains dommages causés par le soleil ou l'affaissement de certaines parties de leur corps. J'ai eu l'occasion de constater encore une fois la véracité de cette affirmation lors d'une rencontre où j'ai discuté avec deux femmes bien différentes. L'une d'elles, une femme superbe d'un peu moins de 40 ans avec un visage presque parfait et une peau sans défaut, qui était aussi une femme d'affaires accomplie, se plaignait de ne pouvoir trouver un seul homme intéressant avec qui elle pourrait être heureuse.

Une demi-heure plus tard, j'ai rencontré une autre femme dont le visage plutôt ordinaire révélait une grande vitalité. Âgée d'environ 55 ans, elle n'était pas maquillée et avait un surplus de poids de 15 à 20 kilos. Comme nous abordions les problèmes médicaux, elle me confia qu'elle avait subi une mastectomie plusieurs années auparavant, une opération qui avait altéré gravement l'aspect de sa poitrine. Au cours de la conversation elle déclara : « Je pense que nous sous-estimons les hommes, qu'en dites-vous ? Ils peuvent être si charmants. » Elle fréquentait trois hommes, dont l'un d'entre eux était destiné à devenir son mari ! Le simple fait d'être auprès de cette femme me rendait heureuse ; j'appréciais sa beauté intérieure et son sens de l'humour. En comparant son énergie et son attitude à celles de la très belle femme qui faisait tourner les têtes, j'ai réalisé à quel point l'image de la beauté physique peut nous sembler éphémère dès qu'elle n'est plus éclairée par une véritable beauté intérieure.

Ce que j'ai appris en écoutant ces femmes m'a beaucoup réconfortée, et j'y repense chaque fois que je suis sur le point de succomber au cliché véhiculé par la culture et les médias qui dit « qu'à partir de la mi-trentaine, les choses ne font qu'empirer pour les femmes, que nos meilleures années sont derrière nous, et que plus personne ne nous aimera parce que nous n'avons plus 25 ans». J'ai compris un jour que rien n'était plus éloigné de la vérité. En fait, plusieurs hommes m'ont dit que chez une femme, c'est l'enthousiasme dont elle fait preuve dans sa vie, sa façon de s'accepter, et son côté ludique qu'ils trouvent le plus attirant.

Notions élémentaires sur la peau : notre système nerveux externe

Certains facteurs accélèrent le vieillissement de la peau — lequel se manifeste par un manque d'éclat, un teint jaunâtre, une pigmentation irrégulière, la sécheresse et les rides —, et pour contrer ces effets, vous devez d'abord comprendre le rôle et la physiologie de votre peau.

La peau provient d'une couche de tissu embryonnaire appelée «neuroectoderme», soit la même couche de tissu à partir de laquelle sont issus le cerveau et le système nerveux périphérique. La peau agit comme une sorte de cerveau externe, collectant des renseignements sur notre environnement extérieur grâce à sa capacité de ressentir la pression, la température, le plaisir et la douleur. La peau est aussi la plus grande et la plus importante partie du système immunitaire.

Les recherches de la Dre Tiffany Field sur l'action extrêmement bienfaisante du massage sur le système immunitaire ont fourni des preuves incontestables de l'existence de liens profonds entre la peau et tous les aspects de notre santé, depuis nos émotions jusqu'à l'absorption des nutriments. Notre peau constitue, au sens propre du terme, une frontière entre notre organisme et l'environnement. En tant que première ligne de défense contre les éléments parfois hostiles de cet environnement — dont les bactéries, les virus, les rayons ultraviolets en quantité excessive, le vent, la pollution atmosphérique ainsi que la fumée secondaire —, elle n'est pas uniquement vulnérable à ce qui se passe à l'extérieur de nous, mais elle est aussi affectée par notre environnement interne, autant sur le plan émotionnel que sur le plan nutritionnel.

L'état de votre peau en dit long sur votre degré d'adaptation et votre sentiment de sécurité par rapport à votre environnement. Indubitablement, il émane un éclat des femmes qui sont heureuses et satisfaites de leur vie qu'aucune opération chirurgicale ne peut reproduire. Seul le fait de se relier à l'énergie fondamentale peut le créer. Si, pour une raison quelconque, vous avez l'impression de ne pas être en sécurité ou de ne pas pouvoir être vous-même dans votre environnement, tout en n'étant pas pleinement consciente de ce fait, votre peau réagira peut-être pour vous faire signe. En dermatologie, il est bien connu que pour obtenir de meilleurs résultats, les patients doivent parfois recevoir simultanément des traitements pour la peau, l'esprit et les émotions. Par exemple, on sait que la dermatite et l'urticaire sont deux conditions provoquées par une combinaison de facteurs psychologiques et physiques, tandis que des troubles tels que le psoriasis, la perte de cheveux et l'eczéma sont aussi déclenchés par des facteurs psychologiques. Presque toutes les femmes se sont retrouvées un jour ou l'autre avec un gros bouton sur le nez alors qu'elles devaient participer à un événement social important et qu'elles étaient très préoccupées par leur apparence ; ou encore, elles ont eu une poussée d'herpès buccal (bouton de fièvre) juste avant de se rendre à un rendez-vous galant ; ou de l'urticaire prurigineuse après avoir accepté un nouvel emploi ou déménagé dans une nouvelle ville. Tôt ou tard, tout ce que nous sommes et avons été se manifeste sur notre visage.

L'anatomie de la peau

La peau est constituée de trois couches : l'épiderme (la couche superficielle), le derme et, sous ces deux couches, l'hypoderme, constitué surtout de tissus adipeux. Mince comme une feuille de papier, l'épiderme est une couche protectrice composée de cellules mortes qui baignent dans l'huile et l'humidité. Ces cellules sont continuellement poussées vers la surface où elles s'aplatissent et meurent avant d'être remplacées par de nouvelles cellules. Tandis que nous vieillissons, ce processus d'élimination et de remplacement ralentit, ce qui est l'une des raisons pour lesquelles la peau a tendance à perdre de sa « fraîcheur ».

À la base de l'épiderme se trouve la couche basale qui contient des cellules appelées « mélanocytes », lesquels fabriquent de la mélanine. La quantité et le type de mélanine déterminent la couleur de la peau — une caractéristique héritée de vos parents.

C'est dans le derme, la couche qui constitue environ 90 % de la peau, que l'on retrouve les récepteurs nerveux et les vaisseaux sanguins. Cette couche contient également les glandes sudoripares et les glandes sébacées. Rattachées aux follicules pileux, ces dernières produisent une substance huileuse (le sébum). Inévitablement, les comédons et les boutons font leur apparition lorsque les canaux situés à la base des follicules pileux qui transportent le sébum sont obstrués. La sueur et les sécrétions huileuses produites dans le derme aident à protéger la peau des infections en créant un manteau acide protecteur, mais ce manteau peut facilement être perturbé par l'utilisation de détersifs puissants et de savons dont le pH est déséquilibré.

Deux protéines (le collagène et l'élastine), que l'on retrouve également dans la couche dermique, donnent à la peau son élasticité

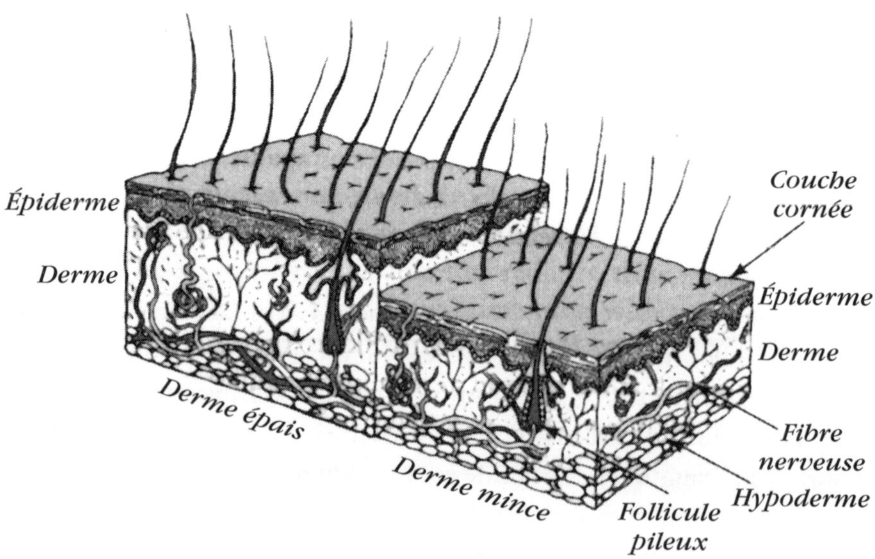

Figure 14. L'ANATOMIE DE LA PEAU

et sa flexibilité. La production de collagène commence à baisser dans une proportion de 1 % par année en moyenne, dès le début de la vingtaine. Au mitan de la vie, il est possible que nous ayons déjà perdu plus de 20 % de notre couche de collagène, bien que ce pourcentage varie considérablement d'un individu à l'autre et que ce ne soit pas inévitable. Plus votre peau est foncée, cependant, plus elle contient du collagène et de l'élastine. Voilà pourquoi la peau et les os des femmes dont la peau est foncée résistent mieux aux « outrages du temps » en comparaison des femmes d'origine caucasienne. Aussi, cela explique également pourquoi les femmes dont la peau est noire ou brune auront généralement la peau moins ridée comparativement aux femmes dont la peau est blanche. Starr Jones Reynolds, une personnalité télévisuelle, l'exprime ainsi : « La peau des Noires ne se crevasse pas. » Les femmes dont la peau est jaune se situeraient un peu entre les deux.

En plus de la couche de collagène qui s'amincit avec le temps, les glandes sébacées voient généralement leurs sécrétions diminuer de sorte que la peau a tendance à s'assécher. Vers l'âge de 50 ans environ, la capacité de cicatrisation de la peau diminue également, pour des raisons encore inexplicables, mais qui sont peut-être liées aux dommages causés par les radicaux libres. (*Voir la section suivante.*)

Les radicaux libres et le vieillissement de la peau

Si vous jetez un coup d'œil à la peau du bas de votre dos et de vos fesses, vous remarquerez une chose importante : la peau qui a été protégée de la pollution environnementale et des rayons du soleil est plus douce et moins ridée que partout ailleurs sur votre corps. Cela signifie que l'âge chronologique n'est pas le seul facteur qui influence le vieillissement de la peau. L'environnement intérieur et extérieur à notre corps l'affecte également.

Le vieillissement prématuré de la peau et de toutes les cellules du corps est lié à la production de radicaux libres — des molécules d'oxygène devenues instables après avoir perdu un électron au cours d'interactions avec d'autres molécules dans notre corps, lesquelles se sont produites durant des processus métaboliques aussi simples que la respiration et la digestion. Les radicaux libres se forment également lorsque nous sommes exposés aux rayons du soleil ; lorsque nous nous retrouvons régulièrement avec un taux élevé de sucre sanguin et d'insuline (hausse de la glycémie) ; ou lorsque nous sommes en contact avec diverses toxines, incluant la fumée de cigarette et les polluants atmosphériques. Le stress émotionnel provoque aussi des dommages en lien avec les radicaux libres résultant de l'action du cortisol et de l'adrénaline dans l'organisme. Ces radicaux libres instables s'agitent dans notre organisme ; ils s'attachent aux membranes des cellules de pratiquement n'importe quel tissu disponible afin d'utiliser un électron de ces tissus pour se stabiliser. S'ils s'emparent d'un électron de collagène, par exemple, cela endommagera ce dernier. Avec le temps, la peau durcit et se décolore, et elle perd de son élasticité. Ce processus ressemble à celui du fer qui rouille lorsqu'il est exposé aux intempéries.

Les rides sont le résultat de la dégradation des fibres d'élastine et de collagène dans les couches les plus profondes de la peau. Le collagène et l'élastine donnent à la peau sa résilience, ce qui lui permet de s'étirer et de se contracter. Quand le collagène se dégrade, la peau a tendance à s'affaisser et à se rider.

Les radicaux libres peuvent aussi endommager et dégrader les gras présents dans les cellules et les membranes cellulaires, ainsi que l'ADN des cellules, là où réside le code génétique. Avec le temps, les membranes cellulaires deviennent raides au lieu d'être fluides et flexibles. Il ne fait pas de doute que les dommages causés par les radicaux libres sont l'une des principales causes du vieillissement, dont le plissement de la peau ainsi que les maladies liées à l'âge, telles que la cardiopathie, la maladie d'Alzheimer, l'arthrite, etc. L'augmentation de l'indice glycémique provoquée par la consommation d'une trop grande quantité d'aliments raffinés contribue également au vieillissement prématuré.

Dans la mesure où notre vie quotidienne nous amène inévitablement à produire certains radicaux libres, il n'est pas étonnant que notre corps ait développé des moyens de défense pour les combattre.

Ce système de défense repose sur des molécules appelées « antioxydants ». Parmi eux, on compte les vitamines C et E que l'on retrouve dans certains aliments et dans d'autres substances produites par notre organisme, comme le glutathion, la catalase et la superoxyde dismutase. Les antioxydants agissent en donnant des électrons aux radicaux libres instables, les rendant ainsi inoffensifs en les empêchant de se lier à d'autres molécules et d'endommager nos tissus.

Compte tenu de ce système de défense, on pourrait se questionner sur les causes du vieillissement. Comme pour toutes choses, il s'agit d'une question d'équilibre. Même si notre corps fabrique des antioxydants et qu'on en retrouve aussi dans les aliments et les suppléments que nous consommons, il arrive parfois que notre système antioxydant soit submergé par le grand nombre de radicaux libres produits par la fumée de cigarette, par exemple, ou la pollution de l'air, l'exposition aux rayons solaires ou un régime alimentaire riche en gras trans et autres ingrédients dits « sous-optimaux », un taux élevé de sucre sanguin ainsi que le stress émotionnel sous toutes ses formes. Les dommages produits par ces radicaux libres sont appelés « stress oxydatif ». Des centaines de recherches sur le sujet ont montré qu'il est possible d'arriver à maintenir le stress oxydatif au taux le plus bas possible dans notre organisme en ingérant des antioxydants, en recherchant des produits qui en contiennent, en évitant les toxines dans notre environnement, en adoptant un régime alimentaire à faible teneur en glucides, et en conservant un bon équilibre émotionnel.

Comment la fumée de cigarette endommage la peau

C'est au mitan de la vie que les effets néfastes de la fumée deviennent aussi visibles que le nez au milieu du visage. Les femmes qui fument beaucoup ont le teint plus blême et plus de ridules et de rides que les non-fumeuses. Ceci est causé en partie par la nicotine qui diminue la circulation sanguine dans la peau. Moins de circulation signifie moins de nutriments amenés jusqu'à la peau et une diminution de la capacité de cette dernière à éliminer les matières toxiques produites par le métabolisme cellulaire. Tout ceci entraîne un ralentissement de la croissance et nuit à la régénérescence de la peau.

De plus, la fumée de cigarette empoisonne directement les ovaires, d'où une baisse du taux d'œstrogènes, lequel est essentiel à la conservation des fibres d'élastine et de collagène.

Comment les rayons ultraviolets endommagent la peau

On estime qu'environ 70 % des changements de notre peau au cours du processus de vieillissement résultent des dommages causés aux fibres de collagène dans le derme. Les rayons du soleil, en particulier, font perdre à la peau sa résilience et son élasticité[1]. Surexposée de façon chronique aux rayons du soleil, la peau demeure dans un état constant de légère inflammation. Bien que nous ayons toutes été amenées à croire qu'un bronzage nous fait paraître plus jeune, c'est une illusion : la légère inflammation et le gonflement de la peau bronzée atténuent temporairement les rides et nous donnent une apparence plus jeune. Mais lorsque le bronzage disparaît, les rides réapparaissent, et on constate alors que la peau a perdu sa structure normale.

L'exposition excessive aux rayons ultraviolets provoque une inflammation des tissus, laquelle commence par endommager les radicaux libres des membranes des cellules de la peau, libérant ensuite des substances chimiques nocives qui provoquent une inflammation et qui finissent par altérer les fibres de collagène et d'élastine. Ces fibres qui, à l'origine, étaient flexibles et douces deviennent par la suite rigides et dures. Le processus de vieillissement dans lequel est engagé le collagène de la peau est assez semblable à ce qui se produit lorsqu'on laisse tomber sur une plaque chauffante le blanc clair et malléable d'un œuf : la protéine fluide du blanc d'œuf se transforme en protéine dénaturée — une sorte de protéine dense, dure et rigide. Les rayons ultraviolets endommagent également les vaisseaux sanguins de la peau, diminuant ainsi la circulation sanguine et l'apport de nutriments à cet organe. Ceci explique en partie pourquoi certaines personnes voient les vaisseaux sanguins de leur nez et de leurs joues se dilater — ce dont elles se passeraient bien. La pigmentation irrégulière, la rugosité et l'épaississement de la peau résultent de la perturbation des processus immunitaire et de reproduction cellulaire à mesure que nous vieillissons. Ces perturbations ne sont pas inévitables ; elles proviennent des dommages causés à l'ADN et des agents agressifs de toutes sortes qui entraînent une réaction d'oxydation, tout particulièrement les dommages causés par les rayons ultraviolets du soleil.

Une glycémie trop élevée et un régime alimentaire pauvre en nutriments endommagent la peau

Personne ne met en doute les bienfaits pour la santé des fruits et des légumes riches en nutriments, des protéines maigres, des bons gras, et d'une quantité suffisante de fibres. Ce que la plupart des gens ne réalisent pas cependant est que le même régime alimentaire qui aide à prévenir le diabète et la cardiopathie procure aussi un teint radieux. Un régime dans lequel on retrouve une trop grande quantité de glucides raffinés hausse le taux de sucre dans le sang trop rapidement. Et une glycémie trop élevée déclenche un processus appelé « glycosylation » (ou glycation), dans lequel le sucre se combine avec des protéines dans le sang et dans tout l'organisme. La compréhension de ce processus est à la base du test sanguin d'hémoglobine Alc que l'on utilise pour déterminer si la glycémie d'un diabétique est bien contrôlée. Le test d'hémoglobine Alc permet de mesurer la quantité d'hémoglobine qui a été affectée négativement par le taux de sucre dans le sang pendant une certaine période de temps. Une trop grande quantité de glucides raffinés et une quantité insuffisante de nutriments entraînent aussi de l'inflammation cellulaire et la glycosylation dans le collagène de la peau. Quand ce phénomène se produit, le collagène se durcit et devient ferme, un peu comme le blanc de l'œuf cuit dont j'ai parlé précédemment.

Pour que la peau soit saine et se renouvelle, il faut des vaisseaux sanguins en santé. Mais quand vos fibroblastes (les cellules qui fabriquent le collagène) n'obtiennent pas les nutriments dont ils ont besoin, et que votre collagène est endommagé par la glycosylation, l'apparence de votre peau s'en ressent. Pour régénérer votre peau, vous devez aussi consommer des oméga-3 de bonne qualité. L'effet sur la peau d'un régime alimentaire à faible teneur en glucides et riche en nutriments constitue la base sur laquelle s'est appuyé le Dr Nicholas Perricone pour écrire son livre intitulé *The Wrinkle Cure* (Rodale, 2000). L'auteur prodigue de judicieux conseils en matière de diététique, lesquels favorisent également la prévention du cancer et de la cardiopathie. (*Voir le chapitre* 7.)

TRAITEMENT ET PRÉVENTION DES RIDES

La clé du succès pour une peau d'apparence plus jeune à la périménopause consiste à éviter de fumer et de se surexposer aux rayons du soleil (le plus tôt sera le mieux), à adopter un régime alimentaire à faible teneur en glucides et à faire usage d'antioxydants, en application topique et par ingestion. Une pigmentation irrégulière, une peau rude et une hyperkératose sont des conséquences directes d'une perturbation dans les processus de reproduction cellulaire et immunologique. Comme je l'ai expliqué plus haut, ces problèmes surviennent à la suite de dommages causés à l'ADN et de stress oxydatif résultant de l'absorption de rayons ultraviolets. Cependant, certaines femmes, en vertu de leurs gènes, semblent avoir une peau jeune et exempte de rides toute leur vie durant, peu importe le nombre de fois qu'elles ont été exposées au soleil. Mais, au mitan de leur vie, la plupart des femmes doivent aider leur peau, la préserver ou la traiter.

Au cours des 10 dernières années environ, de nombreuses recherches ont été effectuées sur le rôle des antioxydants pour prévenir et même éliminer les dommages causés par les radicaux libres et l'inflammation des tissus qui sont à l'origine du vieillissement de la peau. Une exposition trop importante au rayonnement solaire combinée avec les effets d'un régime alimentaire faible en nutriments et trop de stress sont responsables du genre de détérioration de la peau que nous commençons à remarquer durant la périménopause. Mais comme il est possible d'agir sur ces facteurs, on peut interrompre une grande partie de la détérioration en cours et même renverser la vapeur.

Programme de soins de la peau au mitan de la vie

- NETTOYEZ VOTRE PEAU RÉGULIÈREMENT. On dit de la peau qu'elle est un « troisième rein » parce qu'elle élimine quotidiennement presque autant de déchets de l'organisme que ces organes. Si votre peau est sèche, vous devez la nettoyer complètement une fois par jour. Si elle est grasse, il serait préférable de le faire deux fois par jour. Enlevez tout maquillage chaque soir. Prenez soin de votre visage et n'oubliez pas votre cou — c'est le premier endroit où se remarquent les effets du vieillissement. Un nettoyage en profondeur lave les pores de la peau et permet à cette dernière d'éliminer efficacement les déchets pendant que vous dormez et que votre organisme se régénère.

  Utilisez une lotion nettoyante ou un savon qui préserve le manteau acide de la peau parce qu'elle constitue l'une des défenses naturelles de votre organisme contre les infections et les éruptions cutanées. Lorsque vous achetez un savon ou une lotion nettoyante, assurez-vous que les mots « pH équilibré » sont bien inscrits sur l'étiquette. Il existe plusieurs excellents produits sur le marché.

  Si vous avez la peau grasse, ne faites pas un usage abusif d'astringents, car ces produits contiennent habituellement de l'alcool. Ils peuvent aggraver le problème et endommager votre peau avec le temps.
- RESSERREZ LES PORES APRÈS LE NETTOYAGE. Utilisez une lotion tonique pour resserrer les pores après le nettoyage, particulièrement si votre peau est grasse. Ou utilisez simplement de l'eau froide — c'est efficace pour tous les types de peau.
- RÉGÉNÉREZ LA PEAU À L'AIDE DE GOMMAGES EXFOLIANTS ET D'ANTIOXYDANTS TOPIQUES. L'une des raisons pour lesquelles la peau commence à vieillir et à paraître plus terne au mitan de la vie est que la régénération cellulaire et la croissance de la peau diminuent.

Par conséquent, les nouvelles cellules qui rendent votre peau éclatante, celles qui sont aussi plus bombées, ont tendance à demeurer sous la surface. Pour aider à éliminer la vieille peau morte, à ouvrir les pores et à accélérer la croissance de nouvelles cellules, vous avez besoin de procéder régulièrement à un gommage exfoliant. Ceci peut s'effectuer mécaniquement, à l'aide d'un gant de toilette, ou avec des produits contenants des agents acidifiants, entre autres les acides alpha-hydroxy, bêta-hydroxy ou glycolique. (*Voir plus bas.*)

Évitez d'utiliser des nettoyants abrasifs qui sont fabriqués à partir d'écales de noix — cela équivaudrait à nettoyer votre peau avec du papier de verre. Ce frottement trop rude peut entraîner la rupture de capillaires et la formation de petites écorchures qui accroissent le risque de faire de l'acné ou de développer une infection.

Si votre peau est grasse, versez une lotion nettoyante douce sur un gant de toilette, et utilisez ce dernier pour faire un gommage de la peau tous les soirs. Utilisez toujours un gant de toilette propre pour diminuer la quantité de germes avec lesquels votre peau pourrait entrer en contact. Appliquez ensuite un produit doux à base d'acides alpha-hydroxy, bêta-hydroxy ou glycoliques et/ou l'un des produits contenant des antioxydants que je recommande plus bas. Plusieurs produits sur le marché contiennent des antioxydants et des agents acidifiants. Si vous avez la peau sèche ou sensible, oubliez le gant de toilette et utilisez simplement une préparation à base d'acides alpha-hydroxy (AHA) ou d'antioxydants pour effectuer l'exfoliation.

- ENDUISEZ CHAQUE JOUR VOTRE VISAGE, VOTRE COU ET VOS MAINS D'UN PRODUIT CONTENANT UN FILTRE SOLAIRE. Prenez l'habitude d'appliquer tous les matins sur votre visage, votre cou et vos mains un écran solaire dont le facteur de protection solaire (FPS) est de 15 ou plus — sauf durant de brèves périodes de temps, tôt le matin ou en fin d'après-midi, durant lesquelles je vous recommande fortement de prendre un « bain de soleil » afin que votre organisme conserve un taux optimal de vitamine D. (*Voir le chapitre 12.*)

- HYDRATEZ VOTRE PEAU. Si le produit que vous utilisez, contenant des acides alpha-hydroxy, des antioxydants ou un filtre solaire, ne contient pas une base hydratante, terminez vos soins de la peau quotidiens en appliquant une crème hydratante légère pour le jour et une préparation plus riche pour le soir. Ceci facilitera la rétention de l'eau dont les cellules de la peau ont tant besoin, et contribuera à garder ces dernières bombées.

Exfoliants et antioxydants

ACIDES DE FRUITS. Les acides alpha-hydroxy (AHA) et d'autres acides de fruits effectuent une double tâche. Ils jouent un rôle d'exfoliant et d'antioxydant, et renforcent l'efficacité des autres antioxydants dans votre préparation de soins pour la peau. En tant qu'exfoliants, ils agissent de trois façons : 1. Ils aident à dissoudre la « colle » qui agglomère les cellules mortes de la peau, rendant ces dernières plus faciles à enlever, de sorte que les nouvelles cellules bien dodues peuvent monter à la surface ; 2. Ils augmentent l'hydratation de la peau en haussant la production de glycosaminoglycanes (GAG), présents dans les interstices de la matrice du collagène[2], augmentant ainsi le degré d'humidité dans la peau, lequel contribue à réduire les ridules et les rides ; 3. Ils favorisent la reconstitution de l'élastine et du collagène et peuvent même contribuer à épaissir un peu ces fibres.

Les produits commercialisés contiennent généralement de 5 % à 10 % d'acides de fruits, des concentrations suffisamment faibles et sans danger pour tous les types et toutes les couleurs de peau. Il est toujours préférable, cependant, de faire un essai en appliquant le produit dans le creux intérieur du coude ou juste sous le menton. Si vous avez une peau sensible, commencez par utiliser un produit contenant 5 % de substances actives. Si vous le tolérez bien, utilisez progressivement un produit à teneur plus élevée — de 10 à 12 %. Avant que votre peau s'habitue, vous éprouverez peut-être une légère sensation de picotement en utilisant certains produits. Les produits composés d'une concentration plus forte en

AHA (jusqu'à 70 %) servent à éclaircir la peau ou à provoquer une exfoliation plus profonde. Ils ne devraient être utilisés que par des esthéticiennes professionnelles ou des médecins.

Que votre peau soit sèche ou grasse, les acides de fruits l'aident à retrouver son état normal. Si elle est grasse, ils éliminent la couche supérieure de cellules mortes, permettant au gras de sortir plus facilement du follicule sans toutefois faire disparaître l'humidité essentielle à la peau. Si votre peau est sèche, les agents acidifiants enlèvent la couche sèche et morte et stimulent la régénération cellulaire.

Généralement, il faut compter environ deux semaines après l'utilisation régulière d'un acide de fruit pour observer des résultats intéressants. Ils peuvent réduire les rides et améliorer la rugosité, le teint jaunâtre, et l'hyperpigmentation de la peau, avec des concentrations aussi faibles que de 5 à 8 %[3]. La plupart des gens commencent par utiliser un AHA seulement le soir, mais si le produit s'avère efficace pour vous, vous pouvez ensuite l'appliquer deux fois par jour.

En tant qu'antioxydants, les acides de fruit peuvent aussi atténuer certains dommages causés par les radicaux libres, résultant d'une exposition aux rayons du soleil et à la pollution de l'air.

Vitamines et plantes antioxydantes. On découvre de plus en plus de plantes naturelles, de vitamines et d'herbes qui, lorsque appliquées directement sur la peau, aident celle-ci à résister aux dommages causés par les radicaux libres et l'inflammation. Plusieurs de ces substances aident aussi à renverser le processus de vieillissement. Les antioxydants ont un effet synergique, et ils sont plus efficaces quand on les combine[4]. Par exemple, la vitamine C et la vitamine E sont efficaces pour supprimer les effets d'un coup de soleil sur la peau, lorsqu'on les utilise ensemble[5].

Différents types d'antioxydants exercent leurs effets de différentes façons. Ceux qu'on appelle les antioxydants non enzymatiques (les vitamines C et E, par exemple) s'épuisent, tandis qu'ils débarrassent le corps des radicaux libres. Par conséquent, ils doivent être remplacés régulièrement, tout particulièrement dans des conditions où le nombre de radicaux libres est élevé, comme lorsqu'on doit supporter un stress émotionnel important ou lorsqu'on se trouve à l'extérieur, exposée au vent et au soleil. Voilà pourquoi il vaut mieux appliquer au moins un produit le matin pour protéger la peau durant le jour, et un autre le soir, pour augmenter le taux d'humidité et combattre les dommages causés par les radicaux libres. Un bon programme de soins de la peau à base d'antioxydants améliorera la circulation sanguine, diminuera l'œdème et les bouffissures (incluant celles sous les yeux), atténuera les ridules et les rides, aidera possiblement à refermer les pores de la peau, diminuera la rugosité et redonnera à la peau son éclat naturel et sain.

Voici une liste de quelques-uns des antioxydants les plus étudiés, mais il y en a certainement d'autres.

Vitamine C. Les recherches ont montré que lorsque la vitamine C — un antioxydant puissant qui peut agir à plusieurs niveaux — était administrée sous une forme appropriée, elle pouvait adoucir une peau vieillissante et lui redonner un éclat de jeunesse. Ce n'est que l'un des aspects du rôle bien documenté que joue cette vitamine dans la protection de pratiquement tous les organes contre les effets du vieillissement. La vitamine C est essentielle à la production et à l'entretien du collagène dans la peau. Elle aide aussi à guérir l'inflammation en bloquant la production de certaines substances chimiques inflammatoires.

Le problème avec l'utilisation de la vitamine C naturelle en application topique est qu'elle est très acide et irrite la peau. Elle est aussi hydrosoluble et se dégrade rapidement, perdant sa puissance en 24 heures. C'est pourquoi plusieurs produits contenant de la vitamine C classique ne sont pas efficaces. Mais quand la vitamine C est combinée à certaines substances qui la rendent plus assimilable biologiquement, elle n'est plus acide, elle conserve ses propriétés antioxydantes et elle améliore le collagène. Lorsqu'elle devient assimilable par les cellules, la vitamine C peut pénétrer dans la mince membrane qui enrobe la cellule et offrir ainsi une protection maximale contre les radicaux libres, à l'endroit où ceux-ci font le plus de ravages — la membrane extérieure de la cellule. Des études ont montré que la vitamine C sous forme liposoluble est absorbée beaucoup plus rapidement et atteint une concentration 10 fois plus élevée dans la peau que la vitamine C naturelle (acide ascorbique). La vitamine C, sous forme de substances telles que le tétrahéxyldécyl ascorbate, est aussi un produit stable qui peut être ajouté aux crèmes et lotions, où il conservera sa puissance pendant des mois.

Les crèmes contenant de la vitamine C favorisent la guérison des coups de soleil. Et comme les composés de vitamine C liposolubles contribuent à stimuler la croissance des fibroblastes — les cellules qui aident à produire le collagène et l'élastine dans la peau des humains —, il a été démontré qu'elle aide à réduire les ridules et les rides, à raffermir la peau qui s'affaisse lorsque le collagène est endommagé, et à guérir la peau enflammée ou irritée. Elle donne aussi à la peau un aspect éclatant. (*Voir la section «Ressources».*)

Les tocotriénols et la vitamine E. Jusqu'à tout récemment, les scientifiques croyaient que les tocophérols, particulièrement le d-alpha-tocophérol, constituaient la partie la plus puissante du complexe de vitamine E, et les alpha-tocophérols ont été largement utilisés dans les cosmétiques et autres produits pendant plus de 30 ans. L'alpha-tocophérol est souvent utilisé dans les cosmétiques sous forme d'ester, suivant l'hypothèse qu'un processus appelé «hydrolyse enzymatique» allait lui redonner une forme active dans la peau. Mais ce n'est pas le cas parce que, dans la couche cornée de la peau, où les propriétés défensives antioxydantes de la vitamine E sont le plus nécessaires, il ne faut qu'une très faible activité enzymatique pour changer l'ester en une forme adéquate. Le résultat est que de nombreux produits à base de «vitamine E» demeurent largement inactifs.

La forme topique idéale de vitamine E est un mélange naturel de tocophérols et de tocotriénols, un autre constituant du complexe de la vitamine E. Les tocotriénols empêchent la formation du peroxyde — un autre dommage causé par les radicaux libres — beaucoup plus efficacement que ne le fait l'alpha-tocophérol, et ils sont plus efficaces à augmenter la quantité de diverses enzymes de la peau qui aident à protéger cette dernière contre les effets néfastes des rayons ultraviolets. En fait, la recherche nous porte à croire que les tocotriénols sont de 40 à 50 fois plus puissants que les autres formes de vitamine E[6]. Ce type de vitamine E relativement nouveau, à forte action thérapeutique, est extraite de l'huile de son de riz ou de palme par un procédé spécial. Le liquide produit peut facilement être incorporé dans des crèmes, des lotions, des shampoings ou d'autres produits cosmétiques. Les tocotriénols topiques sont utilisés pour traiter les cheveux endommagés et secs, la peau très sèche, et les ongles cassants. Pour être certaine d'employer le bon produit, vérifiez si les mots « à haute teneur en vitamine E » ou « HPE » apparaissent sur l'étiquette.

Appliqués de façon topique, les tocotriénols et les tocophérols pénètrent rapidement dans la peau et se concentrent davantage dans la couche cornée superficielle, là où il y a plus de risque que la peau soit endommagée par les rayons UV[7]. On a aussi découvert que la vitamine E, tout comme la vitamine C, entravait l'action de certaines enzymes (collagénases), lesquelles dégradent le collagène après une exposition aux rayons ultraviolets. (*Pour plus d'information sur les tocotriénols et les soins de la peau, visitez le site Web du Dr Randall Wilkinson, dermatologue et créateur des produits pour la peau Trienelle, au www.trienelle.com.*)

COENZYME Q_{10}, OU UBIQUINONE. Ce puissant antioxydant est essentiel pour la santé de tout le système cardiovasculaire à cause de sa capacité à aider les mitochondries cellulaires à produire de l'énergie. Mais il joue aussi le rôle d'un antioxydant et favorise l'inhibition des collagénases[8]. Une étude allemande a permis d'observer une diminution de 23 % des ridules sur le visage des sujets lorsqu'une crème contenant la coenzyme Q_{10} a été utilisée de façon topique[9]. Vous trouverez facilement ces crèmes à base de coenzyme Q_{10} dans les magasins d'aliments naturels et autres commerces.

MÉLATONINE. Les effets de la mélatonine sur le sommeil et les cycles diurnes sont bien connus, mais cette substance est aussi un antioxydant puissant. Il a été démontré que des applications topiques de mélatonine étaient efficaces pour atténuer la rougeur provoquée par les rayons UV, exerçant par conséquent un effet anti-inflammatoire puissant[10].

Proanthocyanidines (ou Procyanidines) et catéchines. On trouve des composés polyphénoliques dans une variété de plantes, et ceux-ci ont des effets bénéfiques chez les humains. Par exemple, ce sont les polyphénols que l'on retrouve dans le thé vert qui ont des effets bénéfiques sur les parois des vaisseaux sanguins. Les procyanidines et les catéchines, présentes dans les pépins de raisin, le thé vert, les pommes vertes et d'autres sources, ont une activité antioxydante importante[11].

Autres substances pour améliorer la peau

Pentapeptides et microcollagène. Les fibroblastes sont les cellules qui produisent le collagène dans la peau. Pour des raisons qui ne sont pas encore claires, ces cellules produisent moins de collagène avec l'âge. Nous savons cependant qu'elles n'ont pas perdu leur capacité de le faire, car lorsqu'on place de vieux fibroblastes dans une culture cellulaire et qu'on les stimule à l'aide de facteurs de croissance, ils peuvent produire des quantités significatives de collagène[12].

L'un des facteurs qui stimulent les fibroblastes à produire du collagène est un petit segment de la molécule de collagène elle-même que l'on appelle « fragment pentapeptide[13] ». Les chercheurs ont découvert qu'il pouvait stimuler efficacement la synthèse à la fois du collagène et de la fibronectine, les deux étant des composantes importantes de la matrice interstitielle présente autour des cellules de la peau[14].

L'expérimentation de ce pentapeptide (3 % de concentration) sur un groupe de 35 sujets pendant une période de 6 mois a démontré des changements significatifs à très significatifs, par comparaison avec une crème placebo et un produit commercial contenant 5 % de vitamine C[15].

Liposomes. Les liposomes sont de petits sacs recouverts d'une membrane, qui sont 300 fois plus petits que les cellules humaines et très utiles pour aider certaines substances à traverser la barrière efficace que la peau produit pour établir une protection. Ils consistent en une membrane lipidique à base de lécithine entourant des matériaux spécifiques dont les cellules ont besoin. À cause de leur petite taille et de leur structure similaire à celle des cellules, les liposomes appliqués sur la peau peuvent pénétrer facilement dans les diverses couches de la peau.

Quand elle atteint les cellules de la peau, la membrane du liposome se fond dans la membrane cellulaire, libérant son contenu dans le cytoplasme de la cellule pendant une période de six à huit heures. Les dispositifs d'administration des liposomes augmentent de façon importante l'efficacité de n'importe quel ingrédient actif présent dans une préparation de soins de la peau, rendant cette dernière approximativement 10 fois plus efficace que lorsqu'elle est appliquée sans le dispositif d'administration des liposomes[16].

Comment évaluer une préparation de soins pour la peau

Les plus récents ingrédients utilisés pour les soins de la peau sont si efficaces qu'ils appartiennent à une catégorie tout à fait nouvelle appelée « cosméceutique », étant donné que ces produits ont des effets pharmacologiques sur la structure et la fonction de la peau. La FDA considère ces produits comme des cosmétiques, et ils sont soumis à la même réglementation que ces derniers.

Il nous faut maintenant examiner deux points en lien avec ce qui précède. Le premier est que les fabricants de cosmétiques n'ont pas le droit de prétendre (que ce soit vrai ou faux) qu'un produit ou un ingrédient a la capacité de provoquer des changements permanents dans la peau. Cela limite énormément la possibilité d'un fabricant de fournir aux consommateurs des références produites par des chercheurs indépendants sur l'action d'un produit ou de ses ingrédients.

Deuxièmement, les normes en matière d'étiquetage des cosmétiques n'exigent pas que le fabricant indique précisément les quantités ou les pourcentages des ingrédients, même si tous les ingrédients doivent apparaître sur l'étiquette. Ce qui veut dire que le consommateur ne sait pas si un produit contient une quantité significative d'un ingrédient (c'est-à-dire la quantité et le pourcentage jugés efficaces par les études cliniques !). La réglementation sur l'étiquetage exige que les ingrédients soient inscrits par ordre descendant, du plus important au moins important, pour ceux qui représentent 1 % ou plus du poids total. Les ingrédients qui représentent moins de 1 % du total peuvent être inscrits dans n'importe quel ordre. Par conséquent, l'étiquette est d'une utilité limitée pour déterminer la concentration de certains ingrédients qui pourraient être très efficaces à faible concentration. Un produit contenant 1 % de mélatonine, par exemple, pourrait être impossible à distinguer d'un produit contenant 0,001 %. Un produit peut contenir seulement quelques molécules d'un ingrédient efficace qui maximisera la mise en marché, mais minimisera l'efficacité ! Par conséquent, le consommateur est obligé de se fier à des comptes rendus indépendants proposés dans la littérature scientifique ou des comptes rendus indépendants de produits particuliers. Dans la section « Ressources », je vous présente certains produits dont je connais l'efficacité pour en avoir fait l'expérience personnellement et pour avoir passé en revue la documentation scientifique s'y rapportant.

Le dilemme des agents de conservation

La loi exige que les produits de soins de la peau soient préservés afin de prévenir la prolifération de bactéries ou de mycoses dont le caractère dangereux est connu. (Des cas de cécité ont été signalés après que certaines personnes aient utilisé du mascara qui avait été contaminé par des bactéries *pseudomonas*.) La plupart des compagnies répondent à cette exigence en ajoutant des agents de conservation chimiques classiques appelés « parabènes » ainsi que d'autres agents libérateurs de formaldéhyde. (Vérifiez sur les étiquettes des produits si les mots suivants apparaissent : hydantoïne DMDM, imidazolidinylurée, quaternium-15, chlorure de benzalkonium, bromure de benzalkonium, chlorhexidine, chlorure de cétylpyridinium, ou thimérosal.) Bien que les agents de conservation soient efficaces et donnent aux produits une longue durée de conservation, ils ne sont pas, en eux-mêmes, parfaitement sécuritaires — particulièrement lorsqu'on les applique sur la peau pendant de nombreuses années.

Certains se retrouvent à de faibles taux dans la nature. En général, plus d'un parabène est utilisé afin de pouvoir tuer un plus vaste éventail de germes. Avec le temps, les parabènes peuvent irriter la peau et provoquer des allergies au contact. Ils peuvent aussi agir comme des toxines dans l'environnement et s'accumuler dans les tissus, entre autres dans les seins. D'autres études devront être effectuées pour évaluer le risque associé à une utilisation prolongée des parabènes et des agents libérateurs de formaldéhydes.

Vous verrez peut-être aussi des allégations concernant les « agents de conservation naturels ». On trouve souvent dans ces produits des huiles essentielles telles que l'huile de Mélaleuca à feuilles alternes ou l'huile de pépins de pamplemousse. Ces « agents de conservation naturels » ne se prêtent pas à certaines variations dans les formules nécessitant de créer toute une gamme de produits. En d'autres mots, leur usage est restreint, et il arrive parfois que leur efficacité, en tant qu'agent de conservation ou d'agent antimicrobien, soit douteuse. Il est prudent d'utiliser si possible des produits qui ne contiennent pas d'agents de conservation potentiellement dommageables afin de limiter notre exposition à ces substances chimiques courantes au cours de notre vie. (*Voir la section « Ressources ».*)

Produits de soins de la peau vendus sur ordonnance seulement

Si vous suivez le régime alimentaire que je recommande au chapitre 7 et qui permet d'équilibrer le taux d'insuline, et si vous adoptez le programme de soins de la peau mentionné plus haut, en incluant un bon produit contenant au moins deux ou trois antioxydants décrits précédemment, vous n'aurez probablement besoin de rien d'autre pour votre peau. Néanmoins, il est intéressant de connaître les médicaments populaires prescrits pour les soins de la peau. Il en existe deux sortes : les dérivés de l'acide rétinoïque et les produits contenant des hormones.

Dérivés de l'acide rétinoïque. Le Retin-A, le Retin-A Micro et le Renova sont tous des médicaments vendus sur ordonnance qui sont dérivés de l'acide rétinoïque, une forme de vitamine A qui aide à prévenir ou à réduire les ridules et les rides, à réparer les dommages causés par le soleil et à traiter l'acné.

Ces substances sont des antioxydants puissants. L'utilisation régulière d'un produit vendu sur ordonnance et contenant de l'acide rétinoïque peut entraîner une réduction des ridules et des rides existantes, stimuler la circulation sanguine de la peau, répartir plus également la pigmentation et aider à prévenir la formation de nouvelles ridules et de rides.

Mais l'acide rétinoïque ne convient pas à toutes les personnes. Parmi les effets secondaires, on retrouve la rougeur, la sécheresse, les démangeaisons et l'augmentation de la photosensibilisation. Si vous n'adoptez aucune autre mesure pour améliorer votre peau, vous devrez compter entre deux et six mois de traitement avant de pouvoir observer un changement significatif, et vous devrez à tout prix utiliser régulièrement un écran solaire.

Personnellement, j'ai utilisé une sorte de Retin-A, un produit prescrit à de nombreuses femmes avant de découvrir les recherches et les produits du Dr Perricone. Bien que le Retin-A soit efficace et ne provoque pas d'irritation, j'avais la peau excessivement pelée, ce dont je me rendais compte parfois dans des moments fâcheux — habituellement en observant mes joues et mon menton dans un miroir, juste avant de prononcer une conférence ! Ce ne sont pas toutes les femmes qui se retrouvent aux prises avec ce problème, mais j'ai découvert que j'obtenais de meilleurs résultats avec les antioxydants topiques et systémiques que j'utilise maintenant.

Application topique d'hormones substitutives. La peau contient des sites récepteurs d'hormones, et comme l'œstrogène possède aussi des propriétés antioxydantes, de nombreuses recherches ont démontré que cette hormone aidait à préserver la couche de collagène de la peau. La baisse du taux d'hormones constitue l'une des raisons pour lesquelles la couche de collagène s'amincit durant la périménopause. Plusieurs femmes, qui se sont retrouvées en ménopause à la suite d'une opération chirurgicale ou après avoir pris certains médicaments, ont pu observer que leur peau se modifiait quelques mois après le déclin de leurs réserves hormonales — sauf dans les cas où elles avaient remplacé ces hormones ou pris des phytohormones.

La recherche a montré que l'application topique d'œstrogènes pouvait augmenter l'épaisseur de la couche de collagène, rétrécir les pores de la peau, et aider cette dernière à retenir l'humidité. En Europe, l'œstrogène est souvent prescrit pour aider à embellir la peau. En application topique, les hormones vous procureront les mêmes bénéfices.

Si vous prenez déjà des hormones substitutives bio-identiques (*voir pages 190-197*), demandez à votre médecin de vous prescrire des hormones par le biais d'une pharmacie magistrale afin que le pharmacien intègre ces hormones à une lotion pour la peau. Selon mon expérience, cette façon de prendre des hormones substitutives enchante les femmes. Elle améliore la peau, favorise la rétention de l'humidité, et procure en même temps tous les bienfaits des hormones substitutives. Comme pour tout genre d'hormonothérapie, il est toujours préférable de commencer par prendre des doses qui demeurent efficaces tout en étant les plus faibles possible. Un taux trop élevé peut provoquer une sécrétion excessive d'huile, de l'acné, et même une croissance excessive de poils sur le visage.

Œstrogène topique. Si vous ne prenez pas d'hormones substitutives actuellement et que vous souhaitez obtenir les bienfaits de l'œstrogène pour la peau, demandez à votre médecin de vous prescrire une petite quantité de cette hormone uniquement dans ce but. Dans une pharmacie magistrale, le pharmacien pourra mélanger une petite quantité d'estradiol ou d'estriol à un onguent ou à une crème. L'utilisation de cette crème est efficace et sans danger, et ne produit pas d'effets secondaires néfastes comme peut le faire l'utilisation d'une quantité excessive d'œstrogènes. Lors d'une étude effectuée en 1996, on a découvert que l'utilisation de l'œstrogène dilué en application topique améliorait de façon notable l'élasticité et la fermeté de la peau, en plus d'augmenter l'humidité de la peau, de resserrer les pores et de diminuer la profondeur des rides. La dose utilisée dans cette étude était de 1 g d'onguent contenant 0,01 % d'estradiol et 0,3 % d'estriol, appliqué quotidiennement sur le cou et le visage. Les analyses des échantillons sanguins prélevés mensuellement chez les patientes qui avaient participé à cette étude — pour déterminer les taux d'estradiol, de FSH (hormone folliculo-stimulante) et de prolactine — n'ont révélé aucun changement hormonal systémique significatif lorsque des quantités de produits dilués étaient utilisés sur la peau[17].

Progestérone topique. Plusieurs de mes patientes ont observé une amélioration de leur peau, entre autres, une plus grande humidification, l'atténuation des taches de vieillesse, ainsi qu'une diminution de « l'acné du mitan de la vie », lorsqu'elles ont utilisé une crème corporelle contenant 2 % de progestérone naturelle. Si ce produit vous convient, vous n'aurez peut-être pas besoin d'utiliser d'autres produits ni d'obtenir une prescription de crème contenant de l'œstrogène.

Une peau superbe, un reflet de votre intérieur : aliments et suppléments adéquats

Pour avoir une belle peau, il ne s'agit pas simplement de travailler « l'extérieur ». La peau est le miroir de votre intérieur autant que de votre extérieur, et elle révèle votre état de santé. Prenez des vitamines antioxydantes *(voir d'autres détails plus bas)*, et consommez au moins cinq portions de fruits et de légumes quotidiennement. Des études cliniques ont démontré que les centaines de substances présentes dans ces aliments — telles que le lycopène de la tomate, la lutéine des légumes vert foncé et des légumes jaunes, ainsi que les antioxydants présents dans les baies — aidaient à prévenir et à réparer les dommages causés à la peau par le soleil. Comme les antioxydants travaillent en synergie, plus grande est la variété de fruits et de légumes consommés, meilleurs seront les résultats.

Le régime alimentaire que je recommande au mitan de la vie vous permet de conserver un taux normal d'insuline, d'équilibrer vos taux d'hormones, en plus de vous aider à garder votre peau en bon état. Limitez votre consommation de caféine, et réduisez le plus possible votre consommation d'aliments à indice glycémique élevé, tels que biscuits, bonbons, tartes, gâteaux, et pains à base de farine raffinée. Tous ces aliments peuvent entraîner une sécrétion d'insuline excessive, et par conséquent, une rétention des fluides. Ils sont dépourvus des vitamines et des minéraux qui nourrissent la peau, et se dégradent rapidement sous forme de sucres, lesquels, comme je l'ai expliqué plus haut, font perdre au collagène sa flexibilité. (C'est l'une des raisons pour lesquelles les diabétiques, dont le taux de sucre dans le sang n'est pas parfaitement contrôlé, développent souvent des cataractes dans les cristallins de leurs yeux qui sont très riches en collagène, ce qui explique également la difficulté à guérir leurs blessures. C'est pour cette raison également que les suppléments d'antioxydants administrés oralement atténuent certains effets secondaires liés au diabète.)

Fibres. Assurez-vous de consommer suffisamment de fibres. Rien n'affecte plus rapidement la peau que la constipation chronique ! J'ai vu plusieurs cas d'acné se dissiper complètement après que la fonction intestinale a été régularisée. L'une des façons les plus efficaces de le faire est de consommer ¼ de tasse de graines de lin doré moulues chaque jour. En plus de vous procurer plus de 11 g de fibres, les graines de lin vous fournissent des acides gras oméga-3 et des phytoestrogènes qui embelliront votre peau. Les fruits et les légumes contiennent des antioxydants, et ils sont aussi riches en fibres.

Eau. Vous observerez probablement une amélioration importante de votre peau si vous buvez huit verres d'eau (de 250 ml) par jour.

Poisson. Le poisson, particulièrement le saumon, les sardines et l'espadon, est riche en gras oméga-3, lesquels favorisent la formation d'une membrane cellulaire saine partout dans l'organisme.

Soja. Parmi les bienfaits du soja les plus couramment mentionnés par des femmes qui ont intégré dans leur régime alimentaire des quantités significatives de protéines de soja (de 100 à 160 mg d'isoflavones de soja par jour), et ce, durant plusieurs mois, on constate une amélioration du teint, des cheveux et des ongles. Dans une étude récente effectuée auprès de 40 femmes postménopausées qui prenaient du soja Revival, on a observé chez 93 % d'entre elles une amélioration significative de la peau (notamment, la desquamation et la décoloration de la peau qui ont diminué après trois mois, et les rides, après six mois). Les femmes ont aussi signalé des améliorations significatives de leur chevelure (l'aspect rêche et terne, le manque de souplesse et l'apparence générale) ainsi que de leurs ongles (rugosité, stries, effritement, fissures et apparence générale[18]). Une femme qui a pris le supplément de soja Revival a écrit : « Après deux mois d'utilisation de cette boisson à base de soja, j'ai constaté que mes ongles étaient plus forts et plus résistants, que mes cheveux avaient plus de corps, et que ma peau n'avait jamais été aussi éclatante. Je suis ravie. » Les phytoestrogènes contenus dans les produits à base de soja aident à renforcer le collagène partout dans le corps, que ce soit la peau du visage, les tissus du vagin ou les os, alors que les isoflavones de soja peuvent jouer le rôle d'antioxydants pour protéger la peau contre la détérioration provoquée par les radicaux libres[19]. Le soja fournit aussi des protéines de haute qualité essentielles au développement et à l'entretien de l'organisme humain.

Suppléments pour la peau. Bien que toute la variété de suppléments que je recommande d'utiliser au mitan de la vie exerce une action bénéfique sur la peau (*voir le chapitre 7*), les antioxydants — tels que la coenzyme Q_{10}, la vitamine C, la vitamine E, les tocotriénols et les proanthocyanidines — sont particulièrement importants.

La recherche a montré, par exemple, que les proanthocyanidines extraites de l'écorce de pin ou des pépins de raisin aident à protéger la peau contre les effets néfastes d'une surexposition aux rayons ultraviolets. Lors d'une étude, on a trouvé que cet antioxydant puissant avait pu prévenir l'activation des rayons ultraviolets dans une certaine région des noyaux cellulaires de la peau, réduisant ainsi l'inflammation qui se produit après un coup de soleil[20]. Plusieurs personnes ont fait état d'une amélioration remarquable de leur peau, de leurs ongles et de leurs cheveux après avoir utilisé ce même antioxydant. La dose habituelle est de 40 à 120 mg par jour. Personnellement, j'en prends de 60 à 80 mg par jour et même plus, quand je voyage ou quand je suis soumise à un stress.

La coenzyme Q_{10}, que l'on retrouve dans chaque cellule de notre corps, est liposoluble et elle se concentre dans la membrane plasmique des cellules afin de nous protéger contre l'action dévastatrice des radicaux libres. Cet antioxydant s'épuise lorsque la peau est exposée aux rayons ultraviolets et à d'autres éléments polluants de l'environnement. Il est donc logique de l'incorporer à votre régime alimentaire ou de l'utiliser en application topique. On le trouve dans la viande rouge, le saumon et les noix. La coenzyme Q_{10} facilite le métabolisme cellulaire. La dose habituelle sous forme de supplément est de 30 à 100 mg par jour.

La prise de suppléments de vitamines E et C aiderait aussi à protéger la peau contre les dommages causés par les radicaux libres pr.sents à cause des rayons ultraviolets et qui peuvent provoquer des changements dans la peau. Les doses administrées pour cette étude étaient de 200 mg seulement pour la vitamine C, et de 1 000 UI, pour la vitamine E[21]. On peut s'attendre à ce que les résultats soient encore plus impressionnants avec les nouvelles formules de vitamine E, qui sont encore plus efficaces — les tocotriénols. Le programme de suppléments recommandé au chapitre 7 vous procurera tous les nutriments dont vous avez besoin pour nourrir votre peau.

DES PRODUITS POUR LES SOINS DE LA PEAU DANS VOTRE RÉFRIGÉRATEUR

Une ou deux fois par semaine, si vous en avez le temps, vous pouvez donner à votre visage une bonne dose d'antioxydants, d'acides de fruits et de phytohormones en utilisant des ingrédients que vous pourrez trouver directement dans votre réfrigérateur. Choisissez les aliments qui stimulent le plus votre odorat ; vous retirerez les bienfaits de l'aromathérapie en même temps que les bénéfices directs pour votre peau. Le yogourt nature appliqué sur le visage constitue un masque nourrissant qui procure à votre peau les bienfaits de l'acide lactique ainsi que les effets hydratants des protéines du lait. Vous pouvez lui ajouter un fruit frais en purée. (N'utilisez pas de yogourt sucré. Le sucre est dommageable pour la peau.)

J'aime appliquer de minces tranches de concombre sur mes paupières et mes joues pour m'aider à relaxer et à me préparer avant une soirée. Grâce aux antioxydants qu'ils contiennent, les sacs de thé vert humides appliqués sur les paupières ont aussi un effet apaisant. Les fruits frais en purée, tels que des pêches, des fraises ou des pommes, peuvent aussi être mélangés avec des flocons d'avoine finement moulus pour former un masque facial nourrissant. Vous pouvez aussi utiliser du persil ou même du basilic frais, du romarin ou du thym. N'oubliez pas, la peau absorbera les nutriments de ces aliments en 15 minutes environ, ainsi vous n'êtes pas obligée de demeurer étendue plus longtemps pour retirer les bienfaits d'un masque facial régénérateur.

L'ACNÉ AU MITAN DE LA VIE

Tout ce qui nuit au système immunitaire, qu'il s'agisse de stress émotionnel ou d'une carence nutritionnelle, aura tendance à exacerber les problèmes sous-jacents conduisant à l'acné. Ainsi en est-il du déséquilibre hormonal dans lequel se retrouve l'organisme lorsqu'il produit trop d'androgènes. Chaque fois que vous êtes soumise à un stress, l'équilibre de votre cortisol et de votre insuline risque fort d'être perturbé, ce qui peut aussi affecter votre peau ainsi que tout votre organisme. Le bouleversement émotif qui vous habitait à l'adolescence refait souvent surface au cours de la périménopause en même temps que les oscillations hormonales qui aggravent la situation. Ce n'est donc pas étonnant si des éruptions cutanées se manifestent aussi souvent durant cette période.

Êtes-vous susceptible et avez-vous besoin de vous affirmer ?

L'adolescence et le mitan de la vie sont deux périodes-clés de développement dans notre vie, alors que nous suivons un processus d'individuation et que nous tentons d'établir notre identité à travers nos relations avec les autres. La peau constitue la première surface de contact entre la mère et l'enfant et, durant toute notre vie, elle représente une frontière entre nous et les autres. Certains chercheurs croient qu'une maladie de la peau peut être considérée comme une tentative pour définir qui nous sommes à l'intérieur de nos relations avec les autres et préciser ce que doit être une saine frontière entre nous et les autres[22]. Je suis d'accord.

Au début de la trentaine, une période de la vie durant laquelle les hormones sont relativement stables et la peau généralement à son meilleur, j'ai développé une très étrange poussée d'acné. Il m'a fallu un certain temps pour comprendre ce qui se passait. Je n'avais jamais eu de véritables problèmes de peau durant mon adolescence ; je faisais de l'exercice régulièrement, je prenais des vitamines, et mon régime alimentaire était constitué d'aliments non raffinés, c'est pourquoi je fus très étonnée de faire de l'acné, soudainement, à mon âge. Or, à cette époque, je travaillais dans un bureau où mes idées sur la nutrition, les émotions et le lien corps-esprit n'étaient pas bien acceptées. Je gérais cette situation en faisant usage d'un humour autodépréciatif, en espérant que cette façon d'agir me faciliterait les choses et me permettrait de m'adapter. Je recherchais désespérément l'approbation de mes collègues et j'étais si susceptible que j'essayais constamment de prévenir toute critique de mes idées et de mes convictions. Finalement, à l'âge de 35 ans, j'ai réalisé que je ne pouvais continuer à dépenser autant d'énergie à m'adapter. Ainsi, après une période d'introspection intense, j'ai fait un acte de foi et j'ai quitté mon emploi pour fonder avec des associées Women to Women. Le problème de peau que je traînais depuis quatre ans a disparu en moins de trois mois et n'est jamais réapparu, même aujourd'hui alors que je me retrouve en plein cœur des changements hormonaux du mitan de la vie !

FORMATION DE L'ACNÉ

1. Des hormones androgènes, telles que la DHEA et la testostérone, stimulent la production de sébum par les glandes sébacées.

2. Le sébum accélère la décomposition de la couche externe de la peau (les cellules riches en kératine qu'on appelle la « couche cornée »). Par conséquent, les cellules mortes et le gras bouchent les pores et les follicules pileux.

3. Une bactérie de la peau connue sous le nom de « *Propionibacterium acnes* » se nourrit de sébum puis le décompose en acides gras libres.

4. Les acides gras libres attirent des globules blancs et d'autres molécules inflammatoires (les eicosanoïdes) du système immunitaire.

5. Un bouton d'acné ou un comédon apparaît.

Les hormones et l'acné au mitan de la vie

De nombreuses études montrent que l'activité des glandes sébacées s'accroît sous l'influence des androgènes, tels que la DHEA et la testostérone, et qu'elle décroît sous l'influence de l'œstrogène ou l'ablation des ovaires — ce qui fait baisser les taux d'androgènes[23]. Cela explique pourquoi les pilules contraceptives aident souvent à faire disparaître l'acné. Mais que des taux élevés d'hormones provoquent ou non l'apparition de l'acné demeure une question très personnelle. Les femmes qui souffrent d'une forme d'acné grave ont généralement des prédispositions génétiques qui entraînent une sensibilité de leur peau aux androgènes, même lorsque leurs taux hormonaux sont normaux.

Quand les glandes sébacées sont petites, comme chez les enfants et les personnes âgées, l'acné ne se manifeste pas. Elle apparaît généralement pour la première fois à l'adolescence lorsque les glandes sébacées commencent à se développer. Elle apparaît surtout sur le visage, le dos et la poitrine. Les endocrinologues ont pendant longtemps soutenu une théorie selon laquelle l'acné serait une maladie du système endocrinien résultant d'une production anormale d'androgènes. Les follicules pileux et les glandes sébacées qui y sont attachées contiennent une enzyme spécifique appelée la « 5 alpharéductase », laquelle peut convertir l'œstrogène en une forme particulière de testostérone. Voilà pourquoi certaines femmes voient leurs problèmes d'acné s'accentuer au fur et à mesure que leur taux d'œstrogènes s'élève, soit parce qu'elles sont en périménopause soit parce qu'elles prennent des doses d'hormones substitutives beaucoup trop élevées. Cependant, deux femmes qui suivent exactement la même hormonothérapie, qui ont le même régime alimentaire, et qui sont soumises à un même niveau de stress dans leur vie peuvent avoir des réactions cutanées tout à fait différentes. C'est pourquoi toute forme de traitement, incluant les médicaments prescrits, est pertinente et utile.

Traitements naturels pour l'acné

Si vous êtes aux prises avec un problème d'acné léger ou modéré, je vous recommande de suivre le programme de traitement naturel décrit ci-dessous. Si vous souffrez d'un grave problème d'acné, vous pourriez ajouter un des médicaments mentionnés plus bas, ou suivre les conseils d'un spécialiste en soins de la peau.

- AYEZ UNE BONNE ALIMENTATION. Suivez le régime alimentaire décrit au chapitre 7, car ce régime riche en fibres permet d'abaisser le taux d'insuline. Comme je l'ai expliqué précédemment, un régime composé d'une trop grande quantité d'aliments à indice glycémique élevé est associé à un taux d'insuline excessif, lequel à son tour, peut entraîner une production anormalement élevée d'androgènes. Pour plusieurs femmes, c'est tout ce dont elles ont besoin pour se débarrasser complètement de leur acné.
- PRENEZ DES SUPPLÉMENTS. Prenez des suppléments complets de vitamines et de minéraux tous les jours. (*Voir le chapitre* 7.) Il est

bien documenté que le zinc ainsi que les vitamines C et B sont essentiels au bon maintien de la peau. De nombreuses femmes observent une amélioration spectaculaire de leur chevelure et de leur peau lorsqu'elles adoptent un bon programme de suppléments.

- ÉLIMINEZ L'EXCÈS DE RÉSERVES LIPIDIQUES. Conservez le pourcentage de vos réserves lipidiques à un «taux santé». L'excès de tissus adipeux est associé à un taux anormalement élevé d'androgènes. Même une diminution des réserves lipidiques d'à peine deux à cinq kilos peut produire une différence significative en ce qui concerne l'insuline et les androgènes, car ce gras affecte les glandes sébacées.
- SUIVEZ LE PROGRAMME GÉNÉRAL DE SOINS DE LA PEAU CONSEILLÉ AUX FEMMES QUI SONT AU MITAN DE LEUR VIE (PAGES 481-482). N'oubliez pas que les acides de fruits (sans aucun autre traitement) sont souvent très efficaces contre l'acné. Un bon programme de soins de la peau à base d'antioxydants aide généralement à atténuer ou à éliminer les cicatrices laissées par l'acné. Les traitements à l'aide d'une lumière intense pulsée font parfois des merveilles pour les vieilles cicatrices d'acné.
- ESSAYEZ LES REMÈDES MAISON SUR LES BOUTONS. Lorsque vous remarquez qu'un bouton est en train de se former, le soir même, appliquez de l'huile de Mélaleuca. L'action des propriétés antibactériennes de cette huile montre une régression significative du bouton souvent observable le matin suivant. Certaines femmes utilisent l'huile de Mélaleuca quotidiennement.

  Un autre traitement efficace consiste à fabriquer une pâte de bicarbonate de soude avec du jus de citron et à l'appliquer sur le bouton. Le bicarbonate de soude constitue également un excellent agent exfoliant à moins que votre peau ne soit sensible.
- ENLEVEZ LES COMÉDONS. Obtenez un traitement facial professionnel pour enlever les comédons environ une fois par mois, jusqu'à ce que votre peau en soit complètement débarrassée. Par la suite, vous pouvez enlever les comédons en utilisant les bandes de nettoyage en profondeur, par exemple, celles qui sont fabriquées par Bioré et qu'on trouve facilement en vente libre. Pour éviter

de trop assécher la peau, n'utilisez ce produit qu'une fois par semaine.

Médicaments pour traiter l'acné

Dérivés de la vitamine A. L'acide rétinoïque (Retin-A, Retin-A Micro et Renova, en application topique) ainsi que l'isotrétinoïne (Accutane, absorbé de façon systémique) sont autant de médicaments disponibles sur ordonnance qui favorisent la régénération cellulaire et la libre circulation du sébum. L'Accutane est un dérivé de la vitamine A qui se prend oralement et qui inhibe de manière très active la production de sébum et la croissance des bactéries à l'origine de l'acné. C'est le traitement le plus sûr dans les cas graves d'acné, quand les autres traitements s'avèrent inefficaces. Cependant, ce produit est très irritant et ne devrait jamais être utilisé par une femme enceinte ou qui souhaite le devenir, car il peut entraîner des malformations congénitales[24].

Peroxyde de benzoyle et produits contenant du soufre. Une grande variété de lotions, de crèmes ou de gels contenant du peroxyde de benzoyle ou du soufre sont souvent employés pour leurs propriétés antibactériennes et leur capacité d'assécher la peau. Le peroxyde de benzoyle pénètre dans le follicule pileux et produit de l'oxygène, supprimant ainsi la croissance des bactéries responsables de l'acné — lesquelles se développent dans un environnement dépourvu d'oxygène. Bien que ces traitements soient souvent efficaces, ils peuvent être très irritants pour la peau. Je recommande la trousse de traitement de l'acné (Acne Recovery System Kit) de Trienelle (www.trienelle.com), qui permet à l'utilisateur d'ajuster ses doses de peroxyde de benzoyle et d'autres préparations antiacnéiques afin de minimiser l'irritation et de maximiser l'efficacité.

Antibiotiques. La tétracycline ou l'érythromycine agissent en empêchant les bactéries responsables de l'acné de décomposer le sébum en acides gras libres, ce qui provoque l'apparition des boutons. Je déconseille l'utilisation des antibiotiques, car ils tuent aussi les bonnes bactéries présentes dans les intestins, nuisant ainsi à l'absorption des nutriments et provoquant de la diarrhée et des infections aux levures à répétition. Ils peuvent aussi entraîner une résistance aux antibiotiques.

Pilules contraceptives. Les contraceptifs oraux sont souvent utilisés pour réduire la production de sébum. Ils affaiblissent le signal envoyé au cerveau servant à stimuler la production d'hormones. Je vous conseille d'éviter ces hormones synthétiques, sauf si vous croyez n'avoir d'autres choix et si vous êtes incapable et réticente à adopter un régime alimentaire plus sain ou à utiliser l'un des traitements topiques recommandés précédemment.

L'ACNÉ ROSACÉE

L'acné rosacée est une maladie courante au mitan de la vie (dans la quarantaine et la cinquantaine), autant chez les femmes que chez les hommes. Essentiellement, la rosacée est un trouble neurologique des vaisseaux sanguins du visage qui rend ces derniers hypersensibles. Cela entraîne une dilatation des vaisseaux sanguins des joues, du nez et du haut de la poitrine, laquelle est accompagnée d'une sensation de brûlure, d'un afflux de sang au visage, et de l'apparition de papules rouges et de pustules. L'acné rosacée illustre clairement le lien direct entre les émotions et la peau, car le problème s'aggrave toujours au moment où les femmes doivent supporter un stress émotionnel significatif. Des études psychologiques ont établi un lien entre l'acné rosacée et le rougissement excessif. Bien que le rougissement constitue une réaction normale à des émotions telles que l'excitation, la honte ou la gêne, la réaction normale du corps des personnes souffrant d'acné rosacée est exagérée parce que l'émotion est ressentie trop fréquemment ou trop longtemps. Des études ont montré, par exemple, que les personnes sujettes à cette maladie sont souvent perfectionnistes et animées par un très fort besoin de plaire aux autres. Elles sont aussi enclines à éprouver des sentiments excessifs de culpabilité et de honte[25]. Les éléments qui «déclenchent» la rosacée sont nombreux; ils comprennent des changements dans la température, certains aliments, le stress, des perturbations émotionnelles, l'exercice et plusieurs produits de soins pour la peau. En général, la rosacée commence entre l'âge de 30 et 60 ans, bien qu'elle puisse commencer dès l'adolescence, et dans certains cas assez rares, pendant l'enfance.

CHERYL — L'acné rosacée et la honte

Cheryl est venue me consulter pour la première fois lorsqu'elle avait 42 ans et que l'irrégularité de ses périodes menstruelles l'importunait. Elle avait aussi des rougeurs persistantes autour du nez et sur les joues, et elle avait reçu de sa dermatologue un diagnostic d'acné rosacée. Elle prenait différents antibiotiques topiques pour traiter ce problème, sans beaucoup de résultats. Son problème semblait toujours s'exacerber avant ses menstruations, mais comme ses règles étaient irrégulières et se produisaient parfois toutes les deux semaines, elle ne savait jamais à quel moment sa peau aurait une belle apparence ou quand une poussée d'acné se déclarerait.

En travaillant avec Cheryl au cours de l'année suivante, nous avons toutes les deux remarqué que le rougissement de sa peau, tel un baromètre, indiquait les moments où elle traversait une tempête émotionnelle. Et des bouleversements, il y en avait beaucoup dans sa vie. Durant l'année où son acné rosacée était apparue, elle avait eu une liaison avec un homme marié — un professionnel qui travaillait dans le même bureau qu'elle. Avec le temps, elle a découvert qu'elle n'était pas la seule femme à avoir des relations sexuelles avec cet homme. Un profond sentiment de honte s'est alors emparé d'elle. Abusée sexuellement par son père durant son enfance, elle avait gardé ce secret pendant des années. Mais Cheryl était une femme très courageuse. Elle s'est jointe à un groupe de femmes victimes d'inceste et a suivi une thérapie individuelle. En même temps, elle a consacré beaucoup d'énergie à améliorer son régime alimentaire et son mode de vie sur tous les plans. Au cours des années qui ont suivi, Cheryl est devenue beaucoup plus forte et plus indépendante. Elle a même eu le courage de se pardonner pour avoir eu des relations sexuelles avec un homme sans scrupules. Comme Cheryl est entrée en contact avec sa sagesse intérieure, elle a aidé son organisme avec un bon régime alimentaire et en faisant de l'exercice, et son acné rosacée s'est estompée, lentement mais sûrement. Elle a encore quelques poussées à l'occasion, uniquement lorsqu'elle retrouve de vieux schémas émotionnels de honte et d'impuissance — des émotions qu'elle peut maintenant gérer efficacement, car elle a développé l'estime de soi et elle sait comment s'y prendre.

Différents traitements

Le traitement classique de l'acné rosacée comprend des médicaments oraux et topiques qui ont des propriétés anti-inflammatoires (tels que les antibiotiques ou les isotrétinoïnes) ainsi qu'un anti-inflammatoire topique (tel qu'un produit à base de métronidazole). Ce traitement est généralement suivi pendant quatre à six mois, jusqu'à ce que la rosacée soit maîtrisée. (Souvent, les antibiotiques sont inutiles, car rien ne permet d'affirmer que ce problème soit causé par une bactérie anormale dans la peau.) Par la suite, seul le traitement topique est poursuivi. Le fait de prendre des antibiotiques oraux pendant une aussi longue période de temps crée bien sûr un problème de déséquilibre de la flore intestinale. Voilà pourquoi je recommande toujours de prendre un probiotique (de l'acidophilus, par exemple) en même temps que des antibiotiques. L'inflammation cellulaire aggrave la rosacée (et presque toute autre maladie d'ailleurs), c'est pourquoi il est utile également d'adopter un régime alimentaire qui permet de maintenir un taux normal d'insuline. Cela signifie de manger des quantités minimes ou d'éliminer complètement les aliments « blancs », entre autres, le pain blanc, les pommes de terre blanches, les produits contenant du sucre, et les boissons gazeuses. Il est préférable de consommer beaucoup de fruits frais et de légumes, lesquels regorgent d'antioxydants qui aident à combattre l'inflammation. Il est utile également d'utiliser des produits de soins corporels sans agents de conservation, qui ne contiennent pas de parabènes ni d'autres irritants. (*Voir la section «Ressources».*) Assurez-vous d'éviter les produits contenant des acides alpha-hydroxy, car ils sont parfois irritants. Vous devriez aussi éviter d'utiliser des hydrocortisones, du peroxyde de benzoyle et des rétinoïdes topiques.

Pour des raisons encore obscures, lorsqu'il est intégré au régime alimentaire, le chlorhydrate de bétaïne, une substance qui augmente le taux d'acidité stomacale, favoriserait le traitement de l'acné rosacée chez certaines femmes. Si vous décidez de prendre ce supplément, qui est disponible en vente libre dans les magasins d'aliments naturels, assurez-vous de toujours le prendre au moment du repas afin d'éviter les brûlures d'estomac. La dose habituelle est de 500 à 1 000 mg à prendre aux repas. La lumière intense pulsée est parfois très efficace également.

UNE APPROCHE PSYCHOSOMATIQUE DES PROBLÈMES DE PEAU

Vous reconnaissez-vous dans le profil psychologique que je viens de tracer d'une personne atteinte d'acné rosacée ou d'acné de l'adulte ? Si oui, la prochaine fois que vous vous sentirez bouleversée par un sentiment d'anxiété, de colère ou de honte, essayez de tenir compte des conseils suivants.

1. Inspirez profondément — laissez entrer l'air jusque dans votre ventre. (Souvent, nous cessons de respirer quand nous vivons une forte émotion, comme si nous voulions cesser de la ressentir.) Expirez et continuez de respirer profondément.
2. Fermez les yeux.
3. Identifiez la région de votre corps où vous ressentez l'émotion.
4. Décrivez ce que vous ressentez. Pouvez-vous donner à cette émotion une forme, une couleur ou un son ?
5. N'essayez pas de modifier votre émotion. Permettez-vous de la ressentir pleinement, telle qu'elle est. Témoignez de l'affection envers vous-même parce que vous avez cette émotion.

6. Continuez de respirer et de bouger — la respiration et le mouvement vous aideront à éprouver pleinement cette émotion puis à vous en libérer.

Il y a de fortes chances pour que vous observiez ceci : dès que vous donnez à votre émotion l'occasion d'être ressentie pleinement, elle s'apaise aussitôt. Vous pouvez utiliser cette technique chaque fois que vous ressentez une émotion difficile à gérer. Et devinez quoi ? Vous découvrirez que vous avez la capacité de la maîtriser sans avoir recours à une aide extérieure.

DES POILS AUX MAUVAIS ENDROITS

Plusieurs femmes parvenues au milieu de leur vie observent une présence accrue de poils épais ou foncés sur le menton ou la lèvre supérieure. Même si c'est très désagréable, il s'agit d'un changement tout à fait naturel provoqué par l'élévation progressive du ratio androgène/œstrogène, qui se produit au cours de la périménopause. Les androgènes peuvent transformer un duvet de pêche en poils plus épais (poils adultes). Parfois, cependant, une pilosité excessive sur le visage peut être le signe d'un déséquilibre hormonal, comme celui qui accompagne le syndrome des ovaires polykystiques, par exemple. Plusieurs femmes, dont le régime alimentaire est trop riche en glucides raffinés, se retrouvent fréquemment avec un problème de pilosité sur le visage — les glucides ayant la propriété de favoriser la production d'androgènes. Mais généralement, la croissance de poils sur le visage au mitan de la vie n'est pas synonyme de problèmes hormonaux ou nutritionnels ; elle est simplement le résultat normal de l'élévation du taux d'androgènes.

Ces mêmes hormones androgènes associées à l'épaississement et au noircissement des poils de la lèvre supérieure et du menton peuvent aussi provoquer la perte de poils sur d'autres parties du corps — ou la perte des cheveux. Les hormones androgènes affectent les follicules pileux du cuir chevelu en raccourcissant ce qu'on appelle la « phase anagène » (la phase de la croissance dans le cycle de vie des cheveux), d'où l'amincissement du cheveu. L'effet des androgènes sur les poils ou les cheveux variera selon l'emplacement de ces derniers. La quantité et la sensibilité des récepteurs d'androgènes présents dans les follicules pileux varient en fonction de la partie du corps. Ce qui explique pourquoi des androgènes présents en quantité excessive peuvent amincir les cheveux, tandis qu'ils feront augmenter la quantité et l'épaisseur des poils sur le visage. Et bien sûr, non seulement la sensibilité des androgènes varie d'une partie du corps à l'autre, mais elle varie également d'un individu à l'autre. Un taux relativement bas d'androgènes peut entraîner une croissance de la pilosité du visage chez certaines femmes sans que ce soit le cas pour d'autres. La pilosité du visage et du corps varie également selon le groupe racial. Les hommes et les femmes de type caucasien, à la peau et aux cheveux foncés, ont généralement une pilosité plus forte que les personnes aux cheveux blonds ou à la peau claire.

Techniques d'épilation

Même s'il s'agit d'un phénomène normal, vous voudrez peut-être contrer cette pilosité excessive du visage (ou du corps) à l'aide de soins esthétiques. En général, je ne recommande pas d'arracher les poils, de les raser ou de les épiler à la cire parce qu'avec le temps, ces méthodes peuvent déformer le follicule pileux, rendant l'épilation permanente plus difficile si vous décidez d'y avoir recours plus tard. Mais avant d'opter pour l'épilation permanente, vous voudrez peut-être essayer le régime alimentaire qui permet d'équilibrer le taux d'insuline, tel que je l'ai suggéré au chapitre 7. Comme solution temporaire, il est préférable de couper le poil aussi près que possible de la peau ou de le teindre. Si vous décidez d'avoir recours à l'épilation permanente, n'oubliez pas que les poils fins qui n'ont pas été stimulés par les androgènes (le duvet présent partout sur le corps) peuvent subir l'influence de ces hormones à n'importe quel moment durant la périménopause ou après. Même si vous avez fait enlever tous les poils épais qui apparaissaient, votre corps produira peut-être de nouveaux poils régulièrement, et ce, tout particulièrement durant les périodes de stress, quand les taux d'hormones androgènes s'élèvent. Parfois, la croissance des poils est aussi stimulée par la prise de certaines hormones, par votre régime alimentaire ou par votre niveau de stress.

Électrolyse. L'électrolyse est une technique utilisée par une professionnelle qualifiée, qui consiste à acheminer un courant électrique dans le follicule pileux par l'intermédiaire d'une aiguille placée soigneusement. Plusieurs traitements sont parfois nécessaires pour détruire complètement le follicule pileux et pour empêcher le poil de repousser. L'électrolyse n'est pas un traitement agréable, c'est pourquoi vous pouvez demander à votre médecin de vous prescrire un anesthésique local connu sous le nom d'EMLA (lidocaïne et prilocaïne), que vous devez appliquer sur votre peau une heure avant le traitement. Avec le temps et des séances régulières d'électrolyse — habituellement de quelques semaines à quelques mois —, vous aurez beaucoup moins de poils foncés. Mais vous devrez probablement continuer de recevoir des traitements à peu près tous les mois, lorsqu'un nouveau duvet se transforme en poils adultes. Assurez-vous de recevoir vos traitements d'une professionnelle en électrolyse diplômée et très expérimentée.

Épilation au laser. La technologie utilisée pour l'épilation au laser s'améliore constamment, et elle peut s'avérer très efficace. Tout comme l'électrolyse, ce traitement est douloureux, c'est pourquoi on utilise un anesthésique topique (EMLA) avant de l'effectuer. Comme c'est un domaine en constante évolution, assurez-vous de recevoir vos traitements d'un médecin expérimenté qui connaît bien cette technologie.

Médicaments prescrits. Les médicaments mentionnés à la page 515 pour traiter la perte des cheveux peuvent, ironiquement, être efficaces pour soigner la pilosité du visage, car ces deux problèmes résultent parfois de changements hormonaux qui se produisent à la ménopause. La spironolactone en particulier est un antiandrogène puissant qui est parfois efficace lorsqu'il est utilisé de façon topique.

L'alopécie androgénique : la chute des cheveux causée par un déséquilibre hormonal

Bien que certaines femmes commencent à perdre leurs cheveux à la ménopause en raison des changements hormonaux qui se produisent dans leur organisme, tel n'est pas le cas pour la majorité d'entre elles. Rendre la ménopause responsable d'une perte de cheveux significative serait aussi absurde qu'affirmer que la démence est une conséquence normale du vieillissement. Néanmoins, la chute des cheveux demeure un problème assez fréquent chez les femmes durant la périménopause, qui mine la confiance et l'estime de soi en plus de faire obstacle au plein épanouissement sur le plan social.

L'alopécie androgénique, qui entraîne ce qu'on appelle la calvitie commune chez l'homme, est de loin la cause la plus fréquente de l'amincissement et de la perte de cheveux chez les femmes parvenues au mitan de leur vie. Il est typique de voir le cheveu s'amincir, le front se dégarnir — bien que chez les femmes, cette dernière caractéristique se retrouve rarement. Près de 13 % des femmes en périménopause, et 37 % de celles qui ont achevé leur transition ménopausique, souffrent à divers degrés d'une perte de cheveux liée aux changements hormonaux.

J'ai reçu récemment une lettre d'Evelyn, une des abonnées à mon bulletin, qui illustre bien le problème.

> Je vous écris dans l'espoir d'obtenir des éclaircissements sur les hormones substitutives naturelles. J'ai 44 ans et j'ai subi une hystérectomie complète en juillet dernier à cause des fibromes qui s'étaient développés dans mon utérus. Mon médecin m'a prescrit des comprimés Premarin, j'ai commencé à les prendre et je n'ai pas eu de problèmes. Cependant, comme j'avais lu plusieurs livres sur l'hormonothérapie naturelle, j'ai décidé de prendre la préparation prescrite par mon médecin. J'ai commencé par utiliser la lotion à base d'hormones — quatre gouttes — pour atténuer mes bouffées de chaleur. Après un certain temps, j'ai remarqué que ma peau devenait grasse et que je commençais à avoir des problèmes d'acné. Aussi, ce qui me préoccupait par-dessus tout était de voir mes cheveux s'amincir très rapidement.
>
> Une analyse sanguine a permis de vérifier que mes taux d'hormones se maintenaient dans des limites normales, que tout allait

> bien du côté de ma glande thyroïde, et que mes taux d'hormones étaient plus élevés que ceux d'une jeune femme en santé. J'essaie en ce moment de diminuer mes doses d'hormones pour voir si cela aura un effet sur mes cheveux, car je sais qu'une trop grande quantité d'œstrogènes peut provoquer leur chute. Mon médecin me suggère de recommencer à prendre des hormones de synthèse ; il dit que c'est une solution efficace qu'il préconise depuis plus de 20 ans. Aujourd'hui, je suis en proie à la confusion et je ferais n'importe quoi ou presque pour empêcher mes cheveux de tomber. Pourriez-vous me donner un conseil, s'il vous plaît, pour m'aider à régler ce problème ?

Il semble assez clair que l'organisme d'Evelyn convertit les œstrogènes en androgènes, et que ces derniers exercent une influence sur les follicules pileux. Voilà pourquoi sa peau est de plus en plus grasse et acnéique, et ses cheveux s'amincissent.

Bien que le type d'hormonothérapie qu'elle suit présentement soit efficace pour plusieurs femmes, les hormones transdermiques qui pénètrent directement dans le courant sanguin peuvent atteindre des taux beaucoup plus élevés que les hormones prises oralement. J'ai suggéré à Evelyn de prendre, par voie orale, une préparation d'œstrogène/progestérone, ou de diminuer de beaucoup la quantité d'œstrogènes et de progestérone topiques qu'elle utilise habituellement. Pour des raisons encore obscures, certaines femmes obtiennent plus de succès en prenant des hormones par voie orale. J'ai recommandé à Evelyn de suivre scrupuleusement un régime alimentaire permettant d'abaisser le taux d'insuline, afin d'éviter que la consommation de glucides raffinés ne provoque un excès d'insuline qui stimulerait davantage la production d'androgènes. Je lui ai suggéré également de prendre de fortes doses de suppléments de soja afin de diminuer ses bouffées de chaleur et de conserver ses os en bonne santé. La prise de phytohormones lui permettra de diminuer ses doses d'œstrogènes, et son organisme disposera ainsi de plus petites quantités de cette hormone à convertir en androgènes.

Si, comme Evelyn, vos follicules pileux sont particulièrement sensibles aux androgènes, toute hormonothérapie comportant une quantité trop importante pour votre organisme de ces hormones provoquera la chute de vos cheveux. Le problème disparaîtra au moment où vous cesserez de prendre le médicament. Toutefois, dans la plupart des cas, la chute des cheveux liée à un problème hormonal n'est pas causée par la prise d'hormones substitutives; elle résulte plutôt d'un déséquilibre dans la production hormonale de l'organisme lui-même.

La chute des cheveux liée aux androgènes pourrait se comparer au «canari dans la mine». Ce symptôme signale souvent la présence d'un déséquilibre hormonal beaucoup plus important affectant un grand nombre de femmes à un degré ou un autre. Comme je l'ai mentionné plus tôt, 37% des femmes ménopausées voient leurs cheveux s'amincir à divers degrés en raison d'une augmentation de la production d'androgènes. Par contre, de 10 à 15% des femmes sont aux prises avec plusieurs symptômes très marqués appartenant au syndrome androgénique qui présente les caractéristiques suivantes : acné au visage, alopécie androgénique, obésité dans la partie supérieure du corps (silhouette en forme de pomme), résistance à l'insuline, augmentation de la pilosité du visage, et détérioration du profil lipidique.

Ce syndrome, qui recoupe la résistance à l'insuline (dont j'ai parlé brièvement au chapitre 7), est associé au syndrome des ovaires polykystiques, à l'hypersécrétion des glandes surrénales, à des facteurs génétiques, à un surplus de tissus adipeux ou à des causes inconnues. Comme tous ces facteurs préparent le terrain au développement précoce d'une maladie du cœur et du diabète, cette perte de cheveux associée aux hormones doit être interprétée comme un indice d'un déséquilibre systémique beaucoup plus grand qu'on peut corriger par toutes sortes de moyens.

Comment faire repousser vos cheveux — et améliorer votre santé par la même occasion

Premièrement, consultez votre fournisseur en soins de santé et passez un examen afin de savoir si une cause systémique est à l'origine de la chute de vos cheveux. En identifiant le type de perte de cheveux qui vous affecte, il pourra déterminer la nature du traitement qui a le plus de chances d'être efficace.

Vérifiez si vos taux d'hormones sont normaux. Même si, chez la grande majorité des femmes qui perdent leurs cheveux, les taux d'androgènes sont tout à fait normaux, il est important de déceler les anomalies rares qui se manifestent parfois et aussi de se rappeler qu'en règle générale, ce n'est pas tant le taux absolu d'androgènes qui constitue un problème, mais la forte sensibilité aux androgènes des follicules pileux. Demandez à votre médecin de vérifier vos taux d'hormones thyroïdiennes, de DHEA, de testostérone libre et d'androstènedione. Si votre cas semble correspondre à la description du syndrome androgénique (si vos symptômes sont très marqués), faites vérifier votre profil lipidique, votre pression artérielle et votre taux de sucre dans le sang.

Même si vos taux d'hormones s'avèrent normaux, considérez les conseils suivants.

- Adoptez le régime alimentaire permettant d'équilibrer les hormones, tel qu'il est décrit dans le chapitre 7.
- Éliminez de votre organisme les tissus adipeux en trop. Faites évaluer vos réserves lipidiques par votre médecin ou un entraîneur à un centre de conditionnement physique. Un pourcentage de 30 % ou plus signifie que ces réserves excessives constituent un facteur favorisant la production d'androgènes, ce qui peut également faire grimper vos taux d'insuline, de lipides et de pression artérielle à des niveaux néfastes pour votre santé. Le surplus de réserves lipidiques — causé par un style de vie sédentaire ainsi qu'un régime alimentaire trop riche en gras trans et en glucides raffinés — constitue sans doute un aspect majeur du problème qu'il faut prendre en considération, non seulement pour traiter la chute de cheveux associée au déséquilibre des androgènes, mais aussi pour résoudre les autres problèmes de santé qui y sont souvent reliés.
- Prenez de bons suppléments de vitamines et de minéraux pour favoriser la repousse abondante de vos cheveux. (*Voir le chapitre 7.*)
- Essayez les herbes médicinales chinoises. Le Shou Wu Pian est une plante médicinale qui, bien souvent, stimule de façon très

efficace la croissance des cheveux. Mon acupuncteur l'utilise depuis des années, et j'ai eu l'occasion d'observer d'excellents résultats, dont une diminution des cheveux gris. (*Voir la section «Ressources».*)

Traiter en surface — les aérosols à base de minoxidil et de trétinoïne : Le minoxidil est présentement le seul médicament approuvé par la FDA pour ses effets bénéfiques sur la croissance des cheveux. C'est un médicament qui, lorsque pris oralement, abaisse la pression artérielle en dilatant les vaisseaux sanguins. On a découvert par hasard qu'il favorisait la pousse des cheveux. Bien que l'on ne comprenne pas encore exactement comment il agit en application topique, on constate qu'il pourrait augmenter la grosseur du follicule pileux, prolonger la phase de croissance de ce même follicule, augmenter la circulation sanguine dans la peau et accélérer la synthèse de l'ADN. Les effets secondaires sont rares, mais il n'est pas impossible que surviennent une irritation de la peau et une augmentation de courte durée de la fréquence cardiaque. Dans le cadre d'une étude, l'utilisation durant 40 semaines d'une solution contenant 2 % de minoxidil a permis d'augmenter la masse totale de la chevelure de plus de 40 %[26]. Les chercheurs ont aussi mélangé une solution contenant 2 % de minoxidil avec 0,025 % de trétinoïne (Retin-A) qu'ils ont vaporisée sur le cuir chevelu des sujets 4 fois par jour. Après 6 mois, ils ont observé une amélioration significative de la qualité des cheveux chez 90 % des femmes ayant participé à cette étude[27].

Médicaments prescrits contre la chute des cheveux due aux hormones. Les médicaments prescrits par les médecins pour traiter les déséquilibres hormonaux systémiques sont efficaces chez certaines femmes qui perdent leurs cheveux en raison d'un problème lié à un déséquilibre hormonal. Trop souvent, malheureusement, ces traitements aident à soulager les symptômes sans traiter vraiment les causes sous-jacentes — un surplus de tissus adipeux, un régime alimentaire malsain, une vie sédentaire, etc. Ils ne vont pas vous aider à découvrir comment vous guérir vous-même en utilisant votre sagesse intérieure, celle de votre corps. Si vous décidez de prendre l'un des médicaments indiqués plus bas, complémentez-les avec un style de vie et un régime alimentaire appropriés.

- *Pilules contraceptives* contenant de 30 à 40 µg d'éthinyl œstradiol, pendant 20 jours du cycle menstruel. Les pilules contraceptives réussissent parfois à stopper la chute des cheveux androgénique pour la même raison qu'elles aident à traiter l'acné. Elles diminuent la sensibilité de l'organisme aux effets des androgènes sur les follicules pileux et sur les glandes sébacées qui y sont attachées.
- *Dexaméthasone*, de 0,125 à 0,375 mg, à l'heure du coucher. La dexaméthasone est un puissant stéroïde qui entrave la production d'androgènes, permettant ainsi d'augmenter la densité de la chevelure. On l'utilise aussi dans le traitement de l'acné qui, chez beaucoup de femmes, accompagne l'alopécie. Malheureusement, ce stéroïde peut provoquer tous les effets secondaires caractéristiques d'un excès de cortisol, tels que l'augmentation du taux d'insuline, l'amincissement de la peau et des os, et une augmentation de la vulnérabilité aux infections.
- *La spironolactone* est un antiandrogène administré par voies orale ou topique. Prise oralement, elle abaisse le taux total de testostérone libre. En application topique, elle réduit la quantité d'androgènes affectant directement le follicule pileux.

Chez certaines femmes, une prescription individualisée d'hormones substitutives pour la peau, comme celle décrite au chapitre 5 et ci-dessus pour la peau, peut aider à équilibrer les taux d'hormones et à abaisser la quantité d'androgènes.

Tirez le meilleur parti de votre chevelure

Tandis que vous essayez de résoudre votre problème en intervenant autant à l'intérieur qu'à l'extérieur de votre corps, vous voudrez quand même vous montrer sous votre meilleur jour. Tirez le meilleur parti de ce qui vous reste de cheveux... et sachez les mettre en valeur.

Consultez un professionnel qui se spécialise dans les postiches, les rallonges de cheveux, les tresses et les permanentes. Vous voudrez peut-être aussi prendre des renseignements sur les transplantations de cheveux auprès d'un dermatologue ou d'un chirurgien plasticien[28].

Voici quelques trucs pour enjoliver les cheveux clairsemés.

- Utilisez un shampoing doux, et évitez de vous laver la tête plus d'une fois tous les deux jours.
- Ne brossez pas vos cheveux lorsqu'ils sont mouillés — cela étire le cheveu.
- Éviter de tirer sur vos cheveux — vous risquez de les briser.
- Le chlore endommage les cheveux. Rincez-les avec de l'eau pure. Si votre eau est chlorée, utilisez un filtre qui enlève le chlore.
- Demandez à votre coiffeuse de vous recommander des produits professionnels qui donnent plus de volume aux cheveux fins.

QUAND DE BONS SOINS DE LA PEAU NE SUFFISENT PLUS : OPTEZ POUR DES MESURES COSMÉTIQUES

Il arrive parfois qu'un bon régime alimentaire et d'excellents soins de la peau ne soient pas suffisants pour obtenir les résultats souhaités. Si votre visage présente un défaut « voyant » qui vous agace chaque fois que vous vous regardez dans le miroir, vous auriez peut-être intérêt à rechercher de l'aide. Qu'il s'agisse d'améliorer votre sourire par des traitements cosmétiques de dentisterie ou d'éliminer des poches sous les yeux qui vous font toujours paraître épuisée même quand vous ne l'êtes pas, il n'y a pas de doute que le fait de remédier à un « accroc » obsédant dans votre apparence contribuera à rehausser votre qualité de vie. Voilà pourquoi tant de femmes périménopausées se font poser un appareil orthodontique, ou se font faire un peeling de façon à redonner à leur visage une apparence de fraîcheur impossible à réaliser autrement. Le domaine de la chirurgie esthétique se développe à une vitesse vertigineuse en raison des nombreuses améliorations technologiques et d'une demande en perpétuelle croissance.

Dans notre culture, il semble presque impossible d'accepter que le processus de vieillissement se déroule normalement sans que nous souhaitions modifier certaines régions de notre visage, particulièrement les paupières et le menton. Si vous faites partie du groupe de chanceuses dont les paupières ou les bajoues tombantes n'indisposent pas, tant mieux pour vous. Si, cependant, pour améliorer votre apparence, vous désirez subir une rhytidectomie, une chirurgie esthétique des paupières, un peeling, une liposuccion, une chirurgie au laser, ou tout autre traitement esthétique, alors tant mieux pour vous également. Au fil des ans, j'ai recommandé à de nombreuses patientes différentes chirurgies esthétiques ou traitements dermatologiques. Elles ont presque toutes été enchantées des résultats.

En plus d'avoir dirigé plusieurs patientes vers des services de chirurgie esthétique alors que je travaillais encore pour Women to Women, j'ai même suivi à cette époque un cours sur les traitements de rajeunissement en profondeur de la peau du visage — le peeling. Nous exécutions le traitement à la clinique puis nous suivions les patientes dans une maison privée quatre jours durant. J'ai toujours considéré ce traitement comme une sorte d'expérience de « cocon » où les femmes, qui venaient tout juste de recevoir leur traitement et qui se sentaient vulnérables, étaient soignées dans la chaleur et la sécurité en un lieu où elles se défaisaient de leur vieille peau et se préparaient à affronter le monde avec un nouveau visage. Je dois admettre que les résultats étaient spectaculaires chez les femmes (et chez un homme) qui ont suivi tout le processus. J'étais toujours excitée le dernier jour, d'assister au moment de « dévoilement », tandis que nous aidions nos patientes à enlever leur masque de poudre et à appliquer un maquillage sur leur peau rajeunie, mais encore très rouge. C'était particulièrement vrai pour celles dont le difficile et douloureux passé avait creusé leur visage en y laissant des traces visibles de colère et de peine profonde qu'elles avaient réussi à évacuer par la suite. Pratiquement toutes les femmes que j'ai traitées avaient effectué un profond travail intérieur. Elles souhaitaient maintenant que leur apparence corresponde à leur intérieur.

L'une de mes patientes avait fait corriger ses yeux à l'âge de 41 ans, environ un an après avoir subi une mastectomie. Une fois les poches sous les yeux disparues, grâce à une intervention chirurgicale, elle avait retrouvé une fraîcheur et une luminosité qu'elle n'avait pas ressenti depuis bien des années. Sa nouvelle allure amenait cette femme à voir les choses différemment tout en aidant sans doute son système immunitaire.

Des chirurgies esthétiques particulièrement efficaces

Pour répondre aux désirs des bébé-boumeuses de paraître aussi jeunes que possible, le plus longtemps possible, une gamme de traitements esthétiques et de soins de la peau tout nouveaux sont maintenant proposés pour rajeunir une peau vieillissante et lui permettre de bien paraître pendant des années. Il y a, entre autres, les traitements à l'aide de la lumière intense pulsée (IPL) qui sont très efficaces pour réduire les rides, procurer un teint égal à la peau, épaissir la couche de collagène et corriger la télangiectasie. Le traitement IPL est généralement effectué en cinq séances environ, suivies par un traitement d'entretien tous les six mois. Vous pouvez faire alterner ce traitement avec une dermabrasion glycolique afin d'obtenir un mini-rajeunissement de votre peau tous les trois mois environ. D'autres traitements au laser ou à l'acide peuvent atténuer les dommages causés par le soleil et vous permettre de repartir sur une bonne base, ce que l'on peut maintenir avec un bon programme de soins pour la peau.

Si vous décidez de consulter un chirurgien plasticien ou si vous avez déjà convenu avec un spécialiste d'une opération à venir, voici quelques recommandations.

- Assurez-vous que ce soit pour votre bien-être propre. Ne le faites pas pour votre mari, votre petit ami ou votre mère. Au cours des années, j'ai observé que les résultats d'une chirurgie esthétique sont toujours supérieurs lorsque les motivations de la cliente sont claires.

- Choisissez le bon médecin. En ce qui concerne la chirurgie esthétique, particulièrement les techniques au laser, il y a beaucoup de chevauchements entre la dermatologie et la chirurgie esthétique. Par exemple, le peeling au laser pratiqué sur les paupières (effectué habituellement dans le cabinet d'un médecin) donne d'aussi bons résultats qu'une rhytidectomie réalisée par un chirurgien. Consultez un chirurgien plasticien diplômé, ou dans le cas d'une intervention au laser, un dermatologue ou tout autre médecin ayant reçu une formation complète en technologies au laser.
- Ne choisissez pas un médecin uniquement parce qu'il offre les prix les plus bas. Toute intervention chirurgicale ou au laser comporte un certain risque. Ce risque augmente si le médecin rogne sur les coûts des soins et de la sécurité afin de maintenir les prix bas.
- Assurez-vous d'être tout à fait à l'aise avec le professionnel que vous choisissez. (Le même critère s'applique chaque fois qu'une personne vous prodigue des soins corporels, quels qu'ils soient — y compris le dentiste.) Posez-vous la question suivante : « Est-ce que cette personne adopte un type d'approche clinique, objective, et curative qui va me permettre de me sentir à l'aise, même si je devais m'exposer devant elle en étant vêtue uniquement de sous-vêtements tandis qu'elle observerait mon corps et prendrait des photos pour le traitement ? » Un bon médecin saura vous mettre à l'aise même dans une telle situation. Si vous éprouvez un quelconque malaise, allez ailleurs. La chose est arrivée à l'une de mes amies, qui avait consulté un chirurgien plasticien afin de faire corriger son nez et redresser sa cloison nasale. (Cette femme avait le nez brisé depuis son enfance.) Le chirurgien regardait fixement ses seins, relativement petits, alors qu'elle tâchait d'attirer son attention sur son nez. Elle n'avait aucune envie d'avoir des implants mammaires. Même si cet homme possédait d'excellentes références et avait reçu une formation dans les meilleurs établissements américains en plus d'être techniquement tout à fait compétent, il y avait

chez lui ce que j'ai fini par appeler le « facteur sordide ». Son attitude rendait mon amie mal à l'aise. Elle a choisi un autre chirurgien. La désagréable impression qu'elle avait ressentie lors de la première consultation se confirma un peu plus tard quand elle apprit par le téléphone arabe que le même chirurgien avait parlé à sa femme, médecin elle aussi, de certaines opérations chirurgicales qu'il avait pratiquées tout en dévoilant les noms de ses patientes. Ces informations avaient fait le tour de la communauté. Une telle violation du secret professionnel est tout à fait inacceptable, mais ce sont des choses qui arrivent. Vous pouvez éviter ce genre de situation en faisant confiance à votre intuition autant qu'aux références du chirurgien.

- Restez discrète dans la mesure du possible sur votre décision de subir une chirurgie. Vous seriez étonnée du nombre de préjugés que vos amis entretiennent à ce sujet — selon l'endroit où vous habitez. (Le sud-ouest des États-Unis est présentement le leader dans le domaine de la chirurgie esthétique[29].) Par exemple, certaines de vos amies penseront peut-être que vous n'êtes pas très évoluée spirituellement du seul fait que vous voulez faire enlever les poches sous vos yeux. En vérité, votre apparence ne les concerne pas du tout.
- Si possible, ayez votre opération dans un endroit éloigné de votre lieu de résidence. Un trop grand nombre de mes patientes, dont le visage après l'opération était tuméfié, comme si elles avaient été battues, ont trouvé difficile de rester à la maison et de devoir répondre au plombier qui sonnait à la porte, au postier ou à tout autre visiteur.
- Prenez votre temps. La convalescence, à la suite d'une opération des paupières ou d'une autre partie du visage, prend habituellement deux semaines au moins avant que vous soyez présentable. Employez cette période de temps pour lire ou prendre une retraite bien méritée qui rompra avec votre routine habituelle. Ceci accélérera le processus de guérison et vous aidera autant sur le plan intérieur que sur le plan extérieur.
- Prenez les dispositions nécessaires pour qu'on prenne soin de vous au moins durant les trois premiers jours après l'opération.

Même si vous vous sentez bien, il est possible que vous soyez plus fatiguée que d'habitude ; vous aurez peut-être la larme facile et serez un peu plus émotive durant cette période. Accordez-vous toute la marge de manœuvre dont vous avez besoin — vous le méritez bien !

- Faites provision de Yannan Pei Yan, une herbe médicinale chinoise brevetée, et commencez à prendre un comprimé quatre fois par jour, dès que possible après l'opération. Cette herbe accélère la guérison et réduit de beaucoup les contusions. Je recommande également l'absorption d'au moins 2 000 mg de vitamine C pendant 2 semaines avant l'opération, et 4 semaines après l'opération, de façon à mieux reconstituer le collagène de la peau. Vous pouvez aussi utiliser une crème corporelle contenant de l'ester de vitamine C, qui accélérera la guérison.
- Faites de la visualisation à l'aide de cassettes, avant et pendant l'opération, et demandez à votre chirurgien et à l'anesthésiste de soutenir votre démarche. (*Voir la section «Ressources».*)
- Soyez réaliste. La chirurgie esthétique ne va pas changer votre vie, même si notre culture essaie de nous le faire croire. Si vous êtes très belle en dehors, mais laide en dedans, déprimée ou malheureuse, votre charme va commencer à s'estomper 30 secondes après avoir fait votre entrée dans une pièce. Je suis certaine que vous avez déjà vécu l'expérience de rencontrer des gens qui sont devenus de plus en plus attirants à mesure que vous découvriez et appréciez l'humour, la joie et le plaisir de vivre qui émanaient d'elles, quelle que soit la situation.

LES VARICES

Il y a de fortes chances pour que vous n'appréciiez guère les varices bleues et protubérantes, et que vous souhaitiez tout faire pour éviter d'en avoir — ou, si vous en avez déjà quelques-unes, pour les atténuer. Toutefois, les varices ne constituent pas seulement un problème d'apparence. Quand elles sont très développées, elles produisent souvent une vive douleur aux jambes, particulièrement à la fin de la journée. Heureusement, il existe plusieurs moyens d'empêcher leur apparition ou leur progression.

Commençons par examiner leur nature et les raisons de leur développement. Le mot «varice» fait référence à une veine dilatée et sinueuse, située juste sous la peau. Très souvent, les valvules de ces veines, conçues pour empêcher le sang de refluer, cessent de fonctionner correctement. Lorsqu'une de ces veines superficielles s'étire en perdant de son élasticité et que la valvule ne ferme plus hermétiquement, le sang reflue et s'accumule dans la veine affectée, laquelle se dilate en formant un amas de tissus bleutés sous la peau. Les varices peuvent être très volumineuses et ressembler à des vers de terre bleus, ou encore, elles peuvent être très petites et bleu violacé. Ces petites «étoiles» vasculaires se déploient souvent en éventail sur la cuisse. Mais qu'elles soient grosses ou petites, les varices sont la conséquence d'une mauvaise circulation sanguine.

Régime alimentaire et varices

Il est évident que la cause première des varices tient à un régime alimentaire riche en glucides raffinés et pauvre en fibres — le même régime est associé à la cardiopathie, au cancer du sein et à une piètre qualité de la peau. Un tel régime alimentaire entraîne souvent de subtiles carences nutritionnelles, un surplus de poids et de la constipation, autant de problèmes contribuant à augmenter la pression intra-abdominale, laquelle avec les années finit par exercer une pression excessive sur les veines de nos jambes[30]. La toux chronique produit un résultat similaire — de même qu'une trop grande quantité de tissus adipeux dans l'abdomen.

Dans la campagne africaine, là où le régime se compose en grande partie d'aliments entiers riches en fibres et de très peu d'aliments raffinés, les varices sont pratiquement inexistantes. Étant donné que notre régime alimentaire est très différent, presque tous les citoyens de notre pays risquent fort de voir apparaître sur leurs jambes au moins quelques veines dilatées. Les varices sont aussi susceptibles d'être aggravées par les changements hormonaux qui affectent les femmes à trois époques différentes de leur vie : au début de la période menstruelle, durant la grossesse, et au début de la ménopause. Pendant ces périodes, de subtils changements dans la circulation sanguine se produisent souvent, ce qui augmente le risque d'endommager nos parois veineuses. À cause de ces changements hormonaux, même une femme âgée d'à peine 20 ans risque d'avoir des varices. Chez les hommes, au contraire, les varices se développent régulièrement jusqu'à l'âge de 70 ans environ, sans lien apparent avec les hormones.

Prévention et traitement des varices

Maintenant que vous savez à quoi vous en tenir à ce sujet, voyons plutôt par quels moyens garder vos veines en parfait état.

- DONNEZ À VOS JAMBES LE SOUTIEN DONT ELLES ONT BESOIN. Si vous avez déjà des varices ou si vous avez des antécédents familiaux, portez des bas de maintien ou des bas de contention chaque fois que vous devez rester debout durant une longue période de temps. Soulevez vos jambes aussi souvent que possible. Comme ce problème se retrouve justement dans mes antécédents familiaux, je portais toujours des bas de contention lorsque j'étais résidente et de garde la nuit. Le fait de porter ces bas me donnait toujours un regain d'énergie. Je n'étais que dans la vingtaine à l'époque, mais après être restée debout toute la nuit, j'avais mal aux jambes et mes chevilles enflaient si je ne portais pas ces bas. (Je portais des bas Jobst ; les bas T.E.D. sont aussi de bonne qualité. On peut s'en procurer dans une pharmacie. Certaines compagnies d'assurance acceptent de rembourser le coût de cet achat, pourvu que vous ayez une ordonnance de votre médecin.) Si vous avez des varices, évitez de porter des bas standards à hauteur de genoux ou des bas-cuissardes, car leur élastique entrave la circulation sanguine favorisant ainsi l'accumulation de sang dans les veines — ce qui constitue la cause première du problème.

- SI VOUS PRENEZ DES ŒSTROGÈNES, ASSUREZ-VOUS DE PRENDRE LES BONNES DOSES. De faibles doses d'œstrogènes substitutives ne semblent pas entraîner la formation de varices chez les femmes ; mais il arrive que la prise de ces hormones provoque parfois de la douleur dans les jambes, lesquelles enflent davantage, de sorte que les varices déjà existantes semblent se développer un peu plus. Si vous avez déjà constaté pareil phénomène, songez à diminuer vos doses.
- ÉVITEZ LA CONSTIPATION EN ADOPTANT UN RÉGIME ALIMENTAIRE COMPORTANT UNE QUANTITÉ ADÉQUATE DE FIBRES, SUFFISAMMENT D'EAU, ET TRÈS PEU DE GLUCIDES RAFFINÉS.
- FAITES TRAVAILLER VOS MUSCLES DE FAÇON À ACTIVER VOTRE CIRCULATION SANGUINE. Les exercices rythmiques, tels que la marche, le vélo, la course ou la natation, activent la circulation sanguine, tandis que l'action mécanique des muscles expulse le sang des veines et le fait retourner vers le cœur. J'ai vu plusieurs femmes guérir leurs varices symptomatiques et améliorer l'apparence de leurs jambes en suivant fidèlement un programme d'exercices.
- NOURRISSEZ ET PROTÉGEZ LES PAROIS DE VOS VEINES. Le myrtillier (*Vaccinium myrtillus*) contient des flavonoïdes appelés « anthocyanosides », lesquels sont de puissants antioxydants qui améliorent la circulation microvasculaire et protègent les parois veineuses. Les bleuets et les groseilles exercent les mêmes effets. Ces substances haussent également le taux sanguin d'une hormone appelée « prostacycline » (un eicosanoïde), laquelle entrave l'agrégation plaquettaire — ainsi, le sang circule plus librement dans les vaisseaux. Cette plante a été utilisée avec succès pour aider à prévenir et à traiter les varices durant la grossesse[31]. La dose habituelle est de 160 mg par jour (pour une prévention générale des varices), et peut aller jusqu'à 480 mg par jour, dans le cas des varices déjà existantes. Les flavonoïdes présents dans les baies, particulièrement les myrtilles, les mûres sauvages et les framboises contribuent efficacement à conserver les veines en santé.
- GARDEZ VOS PAROIS VEINEUSES BIEN LISSES. La recherche a montré que chez les individus aux prises avec des varices, le processus de dégradation de la fibrine dans les parois veineuses s'effectue

difficilement. La fibrine est une protéine qui joue un rôle dans la coagulation du sang. Lorsqu'elle n'est pas métabolisée adéquatement par une enzyme appelée « activateur du plasminogène », elle se dépose sur les parois artérielles et les tissus environnants, les rendant durs et grumeleux. Normalement, les vaisseaux veineux contiennent suffisamment d'activateurs du plasminogène pour empêcher l'accumulation de la fibrine. Mais dès que les veines se transforment en varices, le taux d'activateurs du plasminogène décroît[32]. Vous devez alors en trouver ailleurs.

La broméline, une substance que l'on retrouve dans l'ananas, agirait de la même manière que l'activateur du plasminogène pour provoquer la dégradation de la fibrine[33]. Sous forme de supplément, on peut l'utiliser pour traiter les varices déjà existantes ou, en plus petites quantités, pour prévenir leur formation.

La dose habituelle de broméline est de 125 à 450 mg, trois fois par jour, au moment où l'estomac est vide. Prenez de très petites quantités pour une prévention générale, et de plus grandes quantités pour traiter les varices déjà présentes. On peut se procurer facilement cette substance dans les magasins d'aliments naturels. Vous pouvez aussi l'obtenir en consommant des ananas.

ASSUREZ-VOUS DE PRENDRE DES QUANTITÉS ADÉQUATES DE VITAMINE E. Comme une carence en vitamine E a été associée à l'augmentation des varices, assurez-vous de prendre suffisamment de cette vitamine chaque jour. La dose adéquate est de 100 à 400 UI par jour, soit la quantité que j'ai recommandé d'inclure dans votre complexe de vitamines et de minéraux à prendre quotidiennement.

Quand faut-il songer à un traitement — intraveineux au laser (EVLT) ou sclérosant ?

Si vos varices vous font souffrir ou vous importunent d'une façon ou d'une autre — par exemple, si vous êtes trop mal à l'aise pour porter un short ou un maillot de bain —, et si les mesures mentionnées plus haut s'avèrent insuffisantes, je vous conseille d'examiner un nouveau traitement, relativement rapide, simple et efficace : le traitement intraveineux au laser (EVLT) pratiqué par des radiologistes interventionnels (des spécialistes qui utilisent les ultrasons pour les aider à établir un diagnostic et à effectuer le traitement).

Le taux de réussite de cette méthode est de 98 %, et, règle générale, celle-ci ne requiert qu'une seule intervention — bien qu'une première consultation soit nécessaire pour que le spécialiste puisse évaluer vos veines en utilisant les ultrasons. Voici comment ça se passe : après avoir administré un anesthésique (dans la cheville ou le genou, habituellement), le médecin pratique une minuscule incision et insère un très petit cathéter dans la veine endommagée. Une fibre laser est enfilée dans le cathéter et dirigée jusqu'à l'extrémité de la veine problématique. On donne à la patiente une autre dose anesthésiante, qui engourdit toute la jambe et vide la veine de tout le sang qui s'y trouvait. Quand le médecin déclenche le laser, le rayon chauffe l'intérieur de la paroi veineuse, ce qui l'amène à s'effondrer et à se fermer complètement. Le faisceau est ensuite utilisé sur toute la longueur de la veine pour traiter la zone problématique en entier.

Le médecin vérifie à l'aide des ultrasons si la veine est complètement fermée, puis il retire le cathéter et met un pansement sur la jambe. Lorsqu'elle quitte la pièce, la patiente porte un bas de contention qui monte jusqu'à la taille, qu'elle doit conserver pendant 7 à 10 jours. Toute l'intervention ne prend généralement que 90 minutes, et la patiente peut immédiatement reprendre la plupart de ses activités — à l'exception de soulever des poids de plus de deux kilos et demi pendant environ une semaine.

Les effets secondaires les plus fréquents sont une légère enflure, de légères contusions ou une douleur peu importante, lesquels peuvent s'accentuer durant la première semaine suivant le traitement. Des médicaments offerts en vente libre, tels que Motrin ou Tylenol, parviennent facilement à éliminer de tels problèmes, et certaines patientes affirment même que la douleur qu'elles ont ressentie après l'opération était inférieure à celle qu'elles ressentaient avant la chirurgie ! Il arrive parfois que le site de l'incision s'infecte — un problème qui est traité à l'aide d'antibiotiques. En général, les patientes reviennent pour un examen de suivi après deux semaines, puis de nouveau, deux ou trois mois plus tard pour s'assurer que la veine demeure scellée.

Richard Baum, un radiologiste interventionnel au Brigham and Women's Hospital de Boston, m'a dit que, de toutes les interventions qu'il pratique, ce qui inclut le contrôle d'une hémorragie qui permet au sujet d'avoir la vie sauve, les patients qui sont les plus reconnaissants sont ceux qui subissent cette intervention ! (*Pour de plus amples renseignements, visitez les sites Web suivants : www.evlt.com ou www.veins.nu. Aussi, si vous songez à recevoir ce traitement, considérez le Comprehensive Vein Care Center du Brigham and Women's Hospital, une des meilleures cliniques des États-Unis. Pour plus d'information, visitez le site www.bostonveins.com.*)

D'un autre côté, si vous êtes aux prises avec de disgracieuses étoiles vasculaires qui ne vous font pas souffrir, il y a de bonnes chances pour que vous n'ayez besoin que d'une simple intervention pratiquée dans un cabinet de médecin : qu'on appelle « sclérothérapie » — une technique sécuritaire pratiquée depuis 50 ans en Europe et qui gagne en popularité aux États-Unis. Après avoir fait une évaluation à l'aide d'ultrasons, le médecin (habituellement un dermatologue) injecte dans la veine une solution qui irrite ses parois ; la veine enfle et l'approvisionnement en sang est interrompu. Aucune anesthésie n'est nécessaire, mais le traitement doit parfois être répété plusieurs fois.

Si vous décidez de subir une intervention dans vos veines, je vous recommande de suivre mes conseils concernant la santé des veines avant et après votre traitement. Ainsi, vous risquerez moins d'être aux prises avec des problèmes récurrents.

Malgré tous nos efforts pour conserver une apparence jeune, la vie nous soumet à bien des épreuves qui tôt ou tard s'inscrivent dans notre corps et sur notre visage. Heureusement, au mitan de la vie, nous sommes, pour la plupart, beaucoup mieux outillées pour faire face à cette situation qu'à 20 ans, époque où nous étions convaincues qu'il suffisait de perdre quelques kilos ou de changer la forme de notre nez pour que tout soit parfait dans notre vie. Nous pouvons encore être belles, particulièrement parce que l'épreuve de la périménopause nous enseigne à accorder un peu moins d'importance à notre image. Nous avons assez de maturité pour nous réjouir d'avoir des jambes qui peuvent encore bouger, même si leur apparence n'est pas parfaite, et de pouvoir rire quand c'est drôle, même si cela doit creuser des rides autour de nos yeux. Quel soulagement !

Chapitre 12

Garder la tête haute toute sa vie : la santé des os

AU COURS DE L'ÉTÉ QUI A PRÉCÉDÉ LA RÉDACTION DE CE LIVRE, J'AI EU la chance d'assister au spectacle de Tina Turner, véritable légende du rock. Âgée de plus de 60 ans — âge où la plupart des femmes se sont déjà résignées à ralentir leurs activités et à « se la couler douce » —, Tina brûle les planches avec ses imposants talons hauts (un exploit athlétique en soi) pendant deux bonnes heures. Elle chante à pleins poumons sur cette musique énergique qui la caractérise, éclipsant les danseurs qui l'accompagnent et qui n'ont pas la moitié de son âge. Sa performance époustouflante anéantit toute notion selon laquelle la diminution de l'endurance physique ferait partie intégrante du vieillissement. J'étais bien contente que mes filles, alors adolescentes, m'aient accompagnée, et qu'elles puissent aussi intérioriser cette image de santé et de puissance féminine. Ce soir-là, le spectacle de Tina Turner m'a rappelé (de nouveau) que nous, femmes au mitan de la vie, pouvons affiner nos habiletés, conserver notre force physique et en profiter durant plusieurs années encore, à condition de continuer à bouger, de faire travailler nos muscles régulièrement — et, bien sûr, de nous débarrasser de tous ces Ikes qui nous empêchent d'avancer.

Tina Turner — ainsi que des milliers de femmes plus âgées qui gardent la tête haute — nous présente une solution efficace pour éviter de souffrir d'ostéoporose. Vous n'avez pas besoin de regarder bien loin pour découvrir des femmes courbées ou paralysées par cette terrible maladie. L'ostéoporose commence à se développer dès la périménopause chez les femmes prédisposées, mais ses effets n'apparaissent parfois qu'au bout de 20 ans, et même plus, alors qu'il est souvent trop tard pour intervenir de façon efficace. Quand il est question de la santé des os, la prévention est essentielle. Cette prévention doit commencer le plus tôt possible. La périménopause est une période idéale pour consolider vos os — ceux-ci forment la base de tout votre être physique et ils vous permettent d'avancer dans la vie.

L'OSTÉOPOROSE : L'AMPLEUR DU PROBLÈME

La déperdition osseuse commence silencieusement, de façon asymptomatique. Dans les premiers stades, on l'appelle « ostéopénie ». Au fur et à mesure que la maladie progresse jusqu'à l'ostéoporose proprement dite, les os deviennent de plus en plus poreux, cassants et sujets aux fractures. Dans la National Institutes of Health Consensus Conference, on définit l'ostéoporose comme une maladie caractérisée par une augmentation de la fragilité du squelette, une faible densité osseuse (une mesure de la densité minérale osseuse en dessous de -2,5), et une détérioration de la micro-architecture[1]. Ne vous méprenez pas : il s'agit d'une maladie potentiellement mortelle. On estime généralement que vers l'an 2020, 40 millions d'Américaines seront âgées de plus de 65 ans ; 18 à 33 % de ces femmes auront subi une fracture de la hanche avant l'âge de 90 ans, et 12 à 20 % d'entre elles mourront à la suite de complications liées à cet accident. (Le risque à vie de décès attribuable à une fracture de la hanche chez une femme de 50 ans est égal au risque à vie de décès causé par le cancer du sein.) De toutes celles qui ne mourront pas des suites de cet accident, 50 % ne retrouveront jamais la capacité de marcher, et par conséquent, seront privées de leur autonomie.

L'ostéoporose augmente aussi le risque de fractures du poignet et de lésions vertébrales par écrasement, ce qui entraîne souvent une incapacité, de la douleur et un préjudice esthétique. Ce sont les lésions vertébrales par écrasement, provoquant l'affaissement de la colonne vertébrale, qui sont à l'origine de la posture recroquevillée et courbée, de la déformation ostéoporotique postménopausique et du grossissement de l'abdomen si fréquents chez les aînées. Si votre mère ou votre grand-mère est aux prises avec ce problème, il se peut que vous en souffriez à votre tour dans l'avenir — à moins que vous n'agissiez maintenant.

Lorsqu'elles atteindront l'âge de 85 ans, la majorité des femmes d'origine caucasienne vivant aux États-Unis souffriront d'une déformation partielle de leur colonne vertébrale[2]. Le risque pour les Afro-Américaines est moindre, alors que le risque pour les Américaines d'origine asiatique se situe quelque part entre les deux. La différence tient en partie du fait que les femmes dont la peau possède plus de pigments ont aussi une matrice collagène plus épaisse, laquelle contribue à la formation des os. Les hommes ont également des os plus épais et plus forts que ceux des femmes pour des raisons génétiques d'une part, et d'autre part, parce que leur taux de testostérone (un recalcifiant) est plus élevé. Bien que les hommes puissent aussi développer de l'ostéoporose, leur problème est souvent lié à la

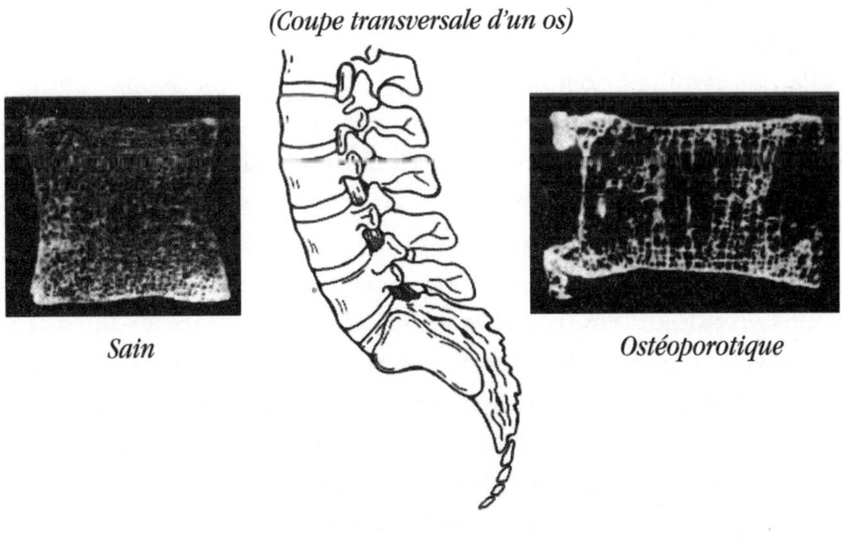

Figure 15. VERTÈBRES FÉMININES

consommation d'alcool ou à l'usage de stéroïdes, et la maladie fait son apparition plus tard que chez les femmes. Présentement, l'ostéoporose coûte au système de santé environ 18 milliards de dollars annuellement. Les fractures de la hanche représentent 80 % du coût global, soit en moyenne 35 000 $ par patient[3].

Compte tenu de ces statistiques décourageantes, il n'est pas étonnant que tant de médecins soient enclins à prescrire rapidement des médicaments tels que l'alendronate (Fosamax). N'oubliez pas, cependant, que les statistiques sont établies à partir de l'observation de toute une population donnée et peuvent n'avoir aucun lien avec vous. Au cours de ma pratique, j'ai vu des femmes de 80 ans dont la densité osseuse correspondait à celle d'une femme d'environ 25 ans. J'ai rencontré aussi des femmes de 25 ans avec une ossature comparable à celle d'une personne de 80 ans. Aujourd'hui, il existe plusieurs traitements naturels sécuritaires pour vous aider à conserver vos os en bonne santé ou à améliorer leur état.

NOTRE CORPS PEUT DEMEURER ROBUSTE TOUTE NOTRE VIE

L'affaiblissement des os ou les fractures qui surviennent avec l'âge ne sont pas inhérents à la condition humaine en général, ni à celle des femmes postménopausées en particulier. Nous sommes conçues pour vivre sur cette planète avec des os solides capables de nous soutenir, de la jeunesse à la vieillesse. À l'instar d'autres maladies dégénératives si fréquentes dans la civilisation occidentale — telles que la maladie coronarienne, l'hypertension et l'obésité —, l'ostéoporose est inconnue ou très rare chez les peuples indigènes dont le mode de vie traditionnel se caractérise par des liens très forts avec la Terre et sa sagesse. Le sentiment profond du lien qui nous unit à la Terre favorise la santé de notre premier centre émotionnel — cette partie de notre « anatomie émotionnelle » qui est associée à un sentiment fondamental d'appartenance et de sécurité. Ce sentiment de sécurité exerce une influence sur nos os, notre sang et notre système immunitaire.

Lorsque toute une culture enseigne aux femmes à considérer leur corps comme un véhicule incontrôlable et peu fiable, il ne faut pas s'étonner que tant de femmes aient perdu le sentiment d'avoir une connexion profonde et une base solide avec ce dernier — d'où les maladies du premier centre émotionnel, telle l'ostéoporose. Également, il n'est pas surprenant qu'on observe chez un grand nombre de femmes une déperdition osseuse de plus en plus précoce, un effet secondaire d'un régime alimentaire basé sur des aliments raffinés, une consommation insuffisante de nutriments et un style de vie sédentaire.

Comme nous le verrons dans ce chapitre, la gravité terrestre elle-même (les exercices de port de poids) et la lumière solaire constituent des outils précieux pour favoriser la santé des os.

LA COMPOSITION D'UN OS EN SANTÉ

Si vous voulez que vos os restent sains et vigoureux, il vous faut comprendre le processus dynamique et naturel qui permet à votre corps d'élaborer et de remodeler vos os durant toute votre vie. Le processus à l'origine de l'ostéoporose est un véritable mécanisme de survie qui s'est développé au cours de millions d'années d'évolution dans le but d'aider votre organisme à conserver son équilibre biochimique. Lorsqu'on travaille de concert avec la sagesse profonde du corps, même les os qui ont déjà commencé à s'affaiblir peuvent retrouver une certaine vigueur.

Le métabolisme osseux est un processus complexe à l'intérieur duquel des équipes de construction et de démolition travaillent côte à côte. Chacun de nos 206 os abrite des cellules qui fabriquent constamment une structure protéique constituée de collagène. Les minéraux véhiculés par le sang s'attachent ensuite à cette matrice, durcissent et se transforment en os. Ces mêmes os possèdent aussi des cellules pouvant défaire cette structure. Durant notre enfance, pendant que nous grandissons, les constructeurs des os gardent une longueur d'avance sur les destructeurs. Mais l'équilibre peut se modifier lorsque nous vieillissons. Une grande variété de problèmes —

dont la dépression, une carence en vitamine D et en minéraux de recalcification ainsi que l'usage de stéroïdes — peuvent faire en sorte que les ostéoblastes, ces cellules qui fabriquent les os, soient dépassés par les ostéoclastes, les cellules qui dégradent le tissu osseux. Il en résulte un affaiblissement des os.

Les os sont des entrepôts de minéraux essentiels

Les os sont le principal entrepôt de calcium, de phosphore, de magnésium, ainsi que d'autres minéraux, lesquels sont tous indispensables au bon fonctionnement de chacune des cellules de notre corps. Le calcium, par exemple, régule des processus allant des battements du cœur et de la coagulation sanguine aux décharges des cellules nerveuses. Lorsque le taux de calcium dans le sang est bas, une série de réactions complexes et intrinsèquement liées sur le plan biologique se produisent.

- La glande parathyroïde (située dans le cou) libère l'hormone parathyroïde (PTH).
- La PTH stimule les reins pour convertir les réserves de vitamine D de l'organisme en une forme active et libérer une certaine quantité de calcium prélevé à la surface des os. Elle ralentit également la minéralisation des os, laquelle requiert également du calcium.
- La vitamine D activée agit sur les intestins en augmentant l'absorption du calcium extrait des aliments, encourage les reins à retenir le calcium qui autrement serait évacué dans l'urine, et facilite la libération du calcium de l'os.

Dès que le taux de calcium dans le sang redevient acceptable, tous ces mécanismes de rétroaction s'inversent. De façon similaire, des boucles de rétroaction complexes se mettent en place lorsque les autres minéraux essentiels sont métabolisés[4].

Ce sont les ostéoclastes qui ont pour fonction de dégrader des fragments d'os microscopiques, libérant ainsi des minéraux dans le sang. Chaque jour, plus de 300 mg de calcium prélevé de nos os sont dissous. Après un an, c'est 20 % de la masse osseuse d'un adulte qui est recyclée et remplacée, tandis que les os se dégradent et se renouvellent constamment pour répondre aux besoins généraux de notre organisme. Lorsque les minéraux prélevés sont plus nombreux que ceux qui sont apportés, la masse osseuse diminue.

Les os se remodèlent constamment pour s'adapter au stress physique et à la tension

L'ostéocyte, la cellule de base de l'os, possède d'étonnantes propriétés. Il peut, par exemple, jouer le rôle de détecteur de tension et évaluer la force du stress exercée sur un os. Bien que notre compréhension de ce mécanisme soit encore limitée, nous savons qu'une force exercée sur un os déclenche un minuscule courant électrique qui attire du calcium et d'autres minéraux sur le site. On appelle ce phénomène « l'effet piézoélectrique », et il est semblable au mécanisme opérationnel des cristaux de quartz dans les appareils électroniques et les horloges.

Ce qui est fascinant dans ce processus, c'est qu'il tient compte de l'endroit exact où le tissu osseux doit être renforcé et où il doit être réduit. On nous répète constamment que « l'os de la hanche est lié à l'os de la cuisse », mais il y a bien plus qu'une simple proximité anatomique. Tous nos os, à l'instar de toutes les cellules de notre corps, sont reliés les uns aux autres sur le plan fonctionnel. Une pression exercée sur un os de la jambe aidera non seulement à développer cet os, mais influencera aussi la densité osseuse de notre colonne vertébrale et de nos épaules[5]. Une pression régulière exercée sur les os est absolument essentielle pour conserver des os robustes. On les utilise ou on les perd. Il est bien documenté, par exemple, que l'état d'apesanteur dans lequel vivent les astronautes provoque une perte osseuse significative, tout comme le fait de demeurer au lit longtemps.

Une autre pièce du puzzle se met en place lorsqu'on comprend que les ostéoblastes et les ostéoclastes, les constructeurs et les destructeurs, communiquent par l'entremise des protéines appelées « ostéoprotégérine » (OPG) et « ligand de l'OPG ». Comme l'expliquait un chercheur : « Le ligand de l'OPG est semblable à l'accélérateur de votre voiture. Si vous "pesez sur le champignon", vous perdez de la substance osseuse. L'OPG est le frein de votre système. Si vous activez cette protéine, vous augmentez la substance osseuse. L'équilibre entre les deux détermine la masse osseuse[6]. » Les scientifiques découvrent maintenant que presque toutes les substances jouant un rôle dans la déperdition osseuse réduisent la production d'OPG ou augmentent la production de ligands de l'OPG — ou les deux à la fois. Par exemple, la prednisone est un médicament susceptible de produire une perte osseuse rapide et importante. En laboratoire, le traitement des ostéoblastes (les bâtisseurs d'os) avec la prednisone empêche ces cellules de fabriquer des OPG tout en leur permettant d'élever leur production de ligands de l'OPG. À l'opposé, l'œstrogène stimule la production d'OPG des ostéoblastes.

L'état du système immunitaire et la santé des os sont aussi intimement liés — ce qui n'a rien d'étonnant quand on sait que les deux sont sous l'influence du premier chakra. Les ostéoclastes (les destructeurs d'os) sont issus des mêmes cellules de la moelle osseuse qui fabriquent les globules blancs. Cela aide à comprendre pourquoi les personnes aux prises avec des problèmes très différents, tels que l'arthrite rhumatoïde, le lupus, le diabète, la sclérose en plaques, l'hépatite, la dépression et le lymphome, font aussi de l'ostéoporose en plus de présenter les symptômes propres à leur maladie. Les scientifiques ont découvert qu'à la moindre stimulation, les lymphocytes T inactifs — des éléments omniprésents dans notre système immunitaire — commencent à fabriquer des ligands de l'OPG. Et chaque fois que les lymphocytes T sont incités à passer à l'action (comme dans le cas d'une infection chronique ou d'une maladie auto-immune), il y a déperdition osseuse.

La fonction des ostéoclastes comme celle des ostéoblastes est influencée par divers facteurs, dont l'état nutritionnel, les taux d'œstrogènes, de testostérone, d'hormones thyroïdiennes et d'insuline ainsi que d'autres hormones (comme la norépinéphrine et le cortisol), qui sont libérées lorsqu'une personne est aux prises avec un

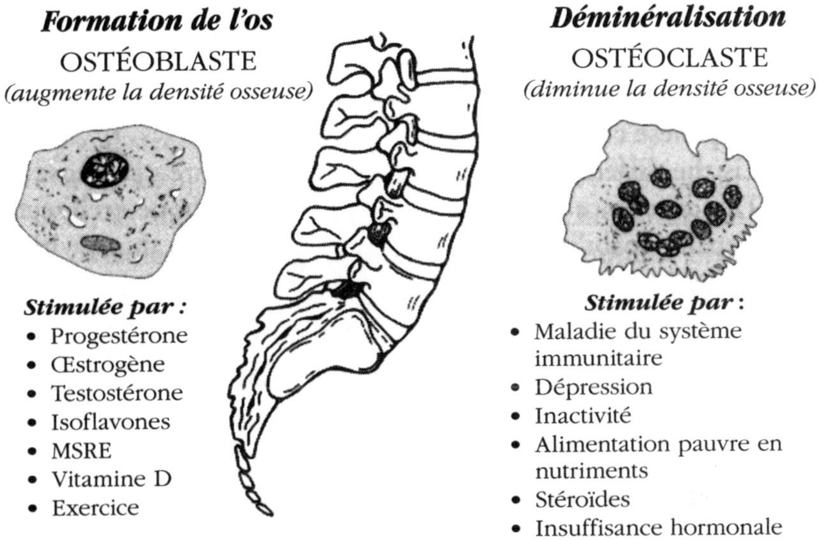

Figure 16. REMODELAGE DES OS

stress émotionnel[7]. Certaines pistes de recherche nous permettent également de croire que les ligands de l'OPG peuvent inciter les ostéoclastes ou d'autres substances, telles que les cytokines (des substances chimiques inflammatoires), à dégrader le cartilage. Avec le temps, cela entraîne la destruction des articulations et l'apparition de l'arthrite. Des essais cliniques menés actuellement par des chercheurs utilisent un type d'OPG synthétique à effet prolongé pour contrer les ostéoclastes et ainsi stopper la déperdition osseuse.

Les hauts et les bas du cycle de vie d'un os

Le squelette commence à se développer dans l'utérus de la mère et grandit rapidement tout au long de l'enfance, de l'adolescence et au début de l'âge adulte. Il atteint sa taille maximale et sa plus forte densité (appelée « pic de la masse osseuse ») entre 25 et 30 ans. Au cours de sa vie, une femme peut perdre jusqu'à 38 % de sa masse osseuse maximale, tandis qu'un homme n'en perdra pas plus de 23 %[8]. Mais certaines personnes résistent à la déperdition osseuse[9]. Une étude a montré, par exemple, que 38 % des hommes et 2 % des femmes âgés de 55 à 64 ans n'avaient pratiquement pas perdu de substance osseuse sur une période de 11 ans[10]. Néanmoins, plusieurs femmes commencent à perdre une partie de leur masse osseuse à la fin de la trentaine, longtemps avant que leur taux d'œstrogène commence à chuter. Cette perte a tendance à s'accélérer à la périménopause. Les femmes d'origine caucasienne perdent en moyenne de 2% à 4% de leur masse osseuse par an au cours des 5 premières années suivant la ménopause. Par la suite, cette perte s'atténue visiblement ou disparaît[11]. Chez les hommes, une déperdition osseuse rapide est plus susceptible de se produire vers la fin de la soixantaine.

Il est important de se rappeler que des femmes en santé peuvent perdre une partie de leur masse osseuse sans pour autant que cette perte corresponde nécessairement à un risque accru de fracture. Des milliers de personnes ayant une très faible densité osseuse marchent tous les jours — et seul un petit pourcentage de ces gens subit des fractures. Il a été démontré par exemple qu'au Japon, la densité osseuse de la hanche est manifestement plus faible qu'aux États-Unis, et pourtant l'incidence de fractures de la hanche y est deux fois et demie plus faible. De plus, les Japonais consomment moins de calcium que nous[12].

Alors, pourquoi certains os se fracturent-ils et d'autres non? Deux facteurs expliquent cette différence : l'architecture fondamentale de l'os et la capacité qu'il a de se régénérer par lui-même. Il semble que même les personnes affectées par un problème d'ostéoporose possèdent une masse osseuse suffisante pour résister au stress et aux tensions de la vie quotidienne. La recherche a montré, par exemple, qu'une vertèbre qui a perdu 50% de sa masse osseuse est encore assez forte pour supporter 5 fois la charge maximale à laquelle elle est normalement soumise. Autrement dit, l'os ne se fracturera pas, pourvu qu'il n'y ait pas d'autres anomalies. Cela signifie que plusieurs femmes ayant reçu un diagnostic de faible densité osseuse ne subiront jamais de fractures.

Mais nous savons tous que des fractures osseuses se produisent chez des femmes aux prises avec un problème d'ostéoporose, même lorsque la pression exercée est très faible. En fait, des études bien documentées ont montré que des fractures spontanées de la hanche se produisaient chez certaines femmes et que c'était ces fractures qui provoquaient leur chute — et non l'inverse. C'est pourquoi la diminution de la densité minérale de l'os n'est sûrement pas le seul facteur responsable des fractures ostéoporotiques. Il doit y avoir autre chose qui pose problème par rapport à la qualité de l'os et au processus d'autorégénération[13]. Des carences nutritionnelles, le manque d'exercice, une carence en vitamine D, et une trop grande quantité d'insuline sont responsables de la piètre qualité des os[14].

L'anatomie de l'os

Il existe deux types d'os : l'os trabéculaire et l'os cortical. L'os cortical, c'est la couche extérieure de l'os, une couche protectrice très rigide. Il possède plus de calcium que l'os trabéculaire (la partie interne), lequel est spongieux et constitué de moelle, où sont fabriquées les cellules sanguines. Tous les os de notre corps sont constitués à 80 % d'os corticaux et à 20 % d'os trabéculaires. Les bras et les jambes sont composés en majeure partie de substances corticales ; la hanche, des deux substances, corticales et trabéculaires, en parties égales ; et la colonne vertébrale, les côtes, la mâchoire et les deux tiers inférieurs du poignet, principalement de substances trabéculaires. Comme l'os trabéculaire est poreux et moins dense et qu'il occupe une plus grande superficie que l'os cortical, il est plus exposé à la déperdition osseuse. Cela explique en partie pourquoi les fractures ostéoporotiques ont tendance à se produire plus tôt dans la colonne vertébrale et au poignet, alors que les fractures de la hanche surviennent plus tard.

Les os doivent être suffisamment forts pour supporter une pression de centaines de kilos, mais suffisamment flexibles pour résister à diverses torsions sans se briser. Ce sont les protéines vivantes du collagène, constituant environ 23 % de la matière de tous les os, qui assurent la flexibilité de ces derniers. (C'est la même substance qui donne à la peau son élasticité et sa densité. Une peau mince est aussi associée à une ossature frêle.) Les minéraux attachés à la matrice de collagène adoptent la même structure que le cristal, ce qui procure à l'os sa rigidité et sa résistance.

Comme tous les animaux, nous avons été conçus pour conserver durant toute notre vie des os solides et résistants. Si nous avons atteint le pic de la masse osseuse dans la vingtaine, alors nous pouvons supporter une certaine diminution de la masse osseuse au cours des années subséquentes, sans pour autant être une personne à risque de fractures. Mais étant donné les vicissitudes de notre vie moderne, comme le manque ou l'excès d'exercices, le tabagisme, un régime alimentaire déficient, une carence en vitamine D, l'anorexie ou la boulimie, bien des femmes n'atteignent jamais le pic de la masse osseuse avant l'âge de 30 ans. De plus, la matrice de l'os *qui s'est développée* est parfois anormale. Ainsi, plusieurs femmes abordent la périménopause avec un déficit en matière de capital osseux.

La Dre Susan Brown — spécialiste en anthropologie médicale et directrice de l'Osteoporosis Education Project, également auteure d'un livre révolutionnaire intitulé *Better Bones, Better Body : Beyond Estrogen and Calcium* (Keats Publishing, 2000) — attire notre attention sur le fait que l'ossature des personnes vivant dans les pays occidentaux devient de plus en plus faible et que nous devons faire face actuellement à une véritable épidémie de déficience osseuse[15]. Selon certaines recherches, les femmes qui vivaient sur cette planète il y a plusieurs centaines d'années avaient des os plus forts que les femmes d'aujourd'hui. Aussi, il y a environ 12 000 ans, dans les populations du Proche-Orient, la masse osseuse était environ 20 % plus élevée qu'elle ne l'est aujourd'hui[16]. (Et ils ne consommaient pas beaucoup de lait de vache !)

L'OSTÉOPOROSE : ÊTES-VOUS UNE PERSONNE « À RISQUE » ?

Pour évaluer le risque que vous courez de voir vos os s'amincir et se fragiliser, parcourez la liste suivante. Si aucun des facteurs de risque mentionnés ne vous concerne, il y a de bonnes chances pour que vos os soient en excellente santé. Conservez simplement le mode de vie sain que vous avez adopté. Si, en revanche, vous possédez plusieurs de ces facteurs de risque, vous devriez prendre les mesures qui s'imposent dès maintenant afin de pouvoir faire des pas (littéralement !) dans le futur ! Notez que certains facteurs de risque de l'ostéoporose et de la maladie de cœur se chevauchent[17]. En prenant en main votre santé osseuse, vous aiderez aussi votre cœur.

- Votre mère a reçu un diagnostic d'ostéoporose ou subi une fracture de la hanche ou toute autre fracture ostéoporotique. Même si l'ostéoporose est une maladie courante dans votre famille, vous pouvez encore agir pour la prévenir.
- Vous avez la peau claire et les yeux bleus. À cause de facteurs génétiques, les blondes aux yeux bleus et les rouquines ont moins de collagène dans la peau et les os que les personnes à la peau brune, noire, rouge ou jaune. Elles possèdent donc moins de matrices sur lesquelles les minéraux peuvent se déposer. Les Noires courent moins de risque que les Caucasiennes de faire de l'ostéoporose, car elles ont généralement des os plus épais et une couche de collagène plus solide.
- Vous êtes plutôt mince ou grande, ou vous avez une petite stature, ou moins de 18 % de réserves lipidiques dans l'organisme. Les grandes femmes, particulièrement celles qui ont de petits os, peuvent être à risque pour des raisons strictement mathématiques : elles ne peuvent donc perdre une grande quantité de substance osseuse une fois parvenues à la ménopause. De plus, c'est dans les tissus adipeux de la femme qu'est fabriquée la plus grande partie de l'œstrogène naturel durant et après la périménopause. Moins il y a de gras, moins le corps produira d'œstrogènes pour soutenir les os.
- Vous fumez. Les substances chimiques présentes dans la fumée de cigarette empoisonnent les ovaires et font baisser prématurément vos taux hormonaux. L'œstrogène, la testostérone et la progestérone contribuent à la protection des os.
- Vous passez la majeure partie de vos journées à l'intérieur. Les femmes qui ne sont que très peu exposées à la lumière du soleil peuvent avoir une carence en vitamine D naturelle, laquelle est

produite normalement lorsque la peau est exposée au soleil. La vitamine D est essentielle à une saine minéralisation des os. De plus en plus d'études indiquent que les femmes qui subissent des fractures ostéoporotiques ont un taux de vitamine D sérique de 20, ou inférieur à ce chiffre. Le lien entre la lumière solaire et la santé des os est si important que j'ai consacré une section complète à ce sujet un peu plus loin dans ce chapitre.

- Vous êtes sédentaire et passez moins de quatre heures par jour debout. Les os ne demeurent en santé qu'à la condition de supporter régulièrement des vecteurs de force verticaux. Un mode de vie sédentaire n'offre pas suffisamment d'occasions d'effectuer des exercices de port de poids de façon à stimuler la croissance osseuse. Plusieurs études ont montré que le fait de rester au lit était associé à l'ostéoporose. À l'opposé, un entraînement aux poids augmenterait la densité osseuse, même chez les femmes postménopausées qui ne prennent pas d'œstrogènes de remplacement.
- Vous êtes (ou avez été) une « fanatique du conditionnement physique » ; vous devenez irritable et déraisonnable lorsque vous ne pouvez pratiquer la course ou tout autre exercice chaque jour. Une fana de l'entraînement physique suit souvent une diète pour perdre du poids, et/ou pratique régulièrement des exercices exténuants, par exemple en vue d'un marathon. Les restrictions alimentaires et le stress chronique généré par un entraînement excessif peuvent nuire à l'apport en minéraux et à leur absorption. Ils perturbent également ce qu'on appelle l'« axe hypothalamo-hypophysaire » — la délicate boucle de rétroaction dans laquelle sont impliqués le cerveau, le corps et les taux hormonaux. La pratique abusive d'exercices physiques sur une longue période de temps sans un apport adéquat de minéraux ou de calories entraîne des fractures de stress chez plusieurs personnes, entre autres, les danseurs de ballet, les gymnastes, les joueurs de soccer, et les coureurs de compétition. Le nombre de ces fractures est présentement en hausse chez les jeunes athlètes et ceux-ci risquent de développer plus tard de l'ostéoporose.

- On retrouve dans vos antécédents médicaux de l'aménorrhée (absence de règles) associée à un excès d'exercices et/ou à de l'anorexie d'origine nerveuse[18]. L'aménorrhée est le résultat d'une perturbation dans l'axe hypothalamo-hypophysaire, semblable à celle que l'on retrouve dans la dépression. Il en résulte une baisse des taux d'œstrogènes, d'androgènes et de progestérone, ainsi qu'un profil des eicosanoïdes favorisant le développement de l'ostéoporose et d'autres maladies[19].
- Vous buvez plus de 25 g d'alcool par jour. (Les portions suivantes contiennent environ 10 g d'alcool : 340 ml de bière, 112 ml de vin, et 42 ml de toute boisson composée de 80 % d'alcool[20].) L'alcool interfère avec les fonctions des ostéoblastes et des ostéoclastes et nuit ainsi à la production de nouvelle substance osseuse ou à la reconstitution de vieux os[21].
- Votre foie doit fournir un effort excessif. Le foie doit absolument produire et métaboliser de l'œstrogène pour assurer la croissance et la conservation d'os robustes, et ce, quel que soit l'âge. Deux consommations quotidiennes d'alcool, des médicaments difficiles à assimiler (par exemple, certains médicaments qui abaissent le taux de cholestérol) et une infection avec hépatite virale constituent pour le foie des facteurs de stress significatifs qui peuvent compromettre la santé des os.
- Vous buvez plus de deux unités de caféine par jour (96 ml de café = 1 unité ; 340 ml de cola = 0,4 unité). La caféine augmente l'excrétion de calcium dans l'urine ; plus vous en consommez, plus vous perdez du calcium. Si dès le départ votre consommation de calcium est relativement basse, la caféine consommée régulièrement risque d'entraîner une perte osseuse significative. Si, par ailleurs, la quantité de calcium et de minéraux présente dans votre organisme est élevée, une ou deux tasses de café par jour seront sans doute inoffensives. Note : Même si le thé contient de la caféine, les recherches indiquent que le thé vert de même que le thé noir contribuent à augmenter la masse osseuse — probablement parce qu'ils contiennent des phytoestrogènes.
- Vous souffrez ou avez souffert d'une dépression nerveuse, qui s'est prolongée durant une période de temps significative.

Plusieurs études ont montré que la dépression constituait un facteur de risque indépendant pour l'ostéoporose. On retrouve chez les gens déprimés un taux élevé d'une substance chimique du système immunitaire appelée « IL-6 », laquelle stimule de façon excessive les ostéoclastes (les cellules responsables de la dégradation osseuse). La dépression est aussi associée à des anomalies dans l'axe hypothalamo-hypophyso-surrénalien et à une sécrétion élevée de cortisol qui prédisposent le sujet à la déperdition osseuse[22].

- Votre régime alimentaire est pauvre — peu de fruits frais et de légumes-feuilles verts, mais beaucoup d'aliments-camelotes. Un tel régime ne procure pas à votre organisme les minéraux et autres nutriments indispensables à la croissance et au maintien d'une solide ossature[23].
- Vous avez traversé une ménopause précoce (avant l'âge de 40 ans), vous avez subi une ablation des ovaires, votre ménopause a été précipitée par des traitements de chimiothérapie ou des radiations, et/ou vos cheveux ont grisonné prématurément. Une femme qui entre en ménopause de façon prématurée, quelle qu'en soit la raison, court un risque accru de souffrir d'ostéoporose, à moins qu'elle n'adopte une hormonothérapie adéquate durant les années où son corps aurait normalement maintenu un niveau de production hormonale élevé. La ménopause précoce, qui n'est pas attribuable à une opération chirurgicale, et le grisonnement prématuré des cheveux qui l'accompagne souvent sont le résultat d'une réaction auto-immune affectant les ovaires et les follicules pileux. L'origine de ces réactions n'est pas encore bien connue.
- Vous consommez régulièrement des médicaments contenant des stéroïdes parce que vous souffrez d'asthme ou de lupus. Ces médicaments accélèrent la dégradation des tissus du corps — dont la matrice de collagène, autant celle de la peau que celle des os[24]. Les stéroïdes diminuent également la sensibilité des intestins à la vitamine D, ce qui réduit conséquemment l'absorption du calcium[25]. Un usage prolongé de stéroïdes peut aussi abaisser de façon significative les taux d'œstrogènes et d'androgènes[26].

- Vous prenez des antiépileptiques régulièrement ou des benzodiazépines, tels que le diazépam (Valium), le chlordiazépoxide (Librium) ou le lorazépam (Ativan)[27]. Les recherches indiquent que ces médicaments interfèrent aussi avec le métabolisme des os.
- Vous avez passé deux tests de densité osseuse sur le même appareil, à au moins six mois d'intervalle, qui ont rapporté des scores sous la valeur normale pour votre âge, soit -2,5 d'écarts-types.
- Votre glande thyroïde ne fonctionne pas normalement. Les femmes souffrant d'hyperthyroïdie font partie du groupe de personnes à risque, car l'hormone thyroïdienne (la thyroxine) produite en trop grande quantité stimule la dégradation osseuse effectuée par les ostéoclastes. Les femmes souffrant d'hypothyroïdie peuvent aussi être à risque, si elles prennent des médicaments pour traiter ce problème en doses excessives. Si vous souffrez d'une maladie de la glande thyroïde, assurez-vous de ne recevoir que la plus faible dose d'hormone thyroïdienne possible qui convient à votre état, et suivez un bon programme axé sur la santé des os[28]. (Si vous souhaitez connaître une approche holistique pour traiter la maladie thyroïdienne, lisez le livre du Dr Ridha Arem, *The Thyroid Solution : A Mind-Body Program for Beating Depression and Regaining Your Emotional and Physical Health* (Ballantine Books, 1999).

Que vous risquiez ou non de faire de l'ostéoporose, gardez à l'esprit que tout comme le reste de votre corps, l'os est un être vivant qui se transforme constamment. Cela signifie qu'il est toujours possible d'intervenir — à l'aide de médicaments ou en modifiant ses habitudes alimentaires, par exemple — pour favoriser la production de la substance osseuse.

MESURER LA DENSITÉ OSSEUSE

Les femmes qui ne possèdent pas de facteurs de risque pour l'ostéoporose n'ont *pas* besoin de passer un test de densité osseuse.

Celles qui présentent des facteurs de risque devraient faire évaluer leur densité osseuse avant ou pendant la périménopause. Même si les tests de densité osseuse ne permettent pas de mesurer la qualité des os, ils permettent d'évaluer la quantité. Une faible densité osseuse minérale est statistiquement associée à un risque accru de fracture. Bien qu'il y ait peu de chances qu'une fracture se produise avant l'âge de 70 ou 80 ans, il est préférable d'intervenir assez tôt afin d'éviter des problèmes ultérieurement. Malheureusement, plusieurs compagnies d'assurance refusent de rembourser le coût des tests de densité osseuse à moins que vous ne possédiez des documents attestant que vous avez déjà subi une fracture ostéoporotique. Une attitude typique en Occident où l'on adopte une approche de «crise» en médecine en négligeant la prévention. Toutefois, je vous encourage fortement à le faire et à considérer cette analyse comme un investissement pour votre santé.

Densité osseuse du talon

Le test de densité osseuse du talon, à l'aide d'un appareil tel qu'un OsteoAnalyzer, est un instrument de mesure adéquat et bon marché pour les femmes de tous âges. Par exemple, on l'utilise pour évaluer l'état de certaines adolescentes qui suivent une diète et présentent des risques de ne pas atteindre la densité maximale pour leurs os. Il n'est pas nécessaire d'obtenir une ordonnance pour passer un test de densité de l'os du talon, même que plusieurs pharmacies offrent ce service. Cette analyse n'est pas aussi précise que le test DEXA — lequel dresse un portrait plus complet de la situation *(voir ci-dessous)* —, car une seule région du corps est mesurée. Mais ce test constitue un bon outil de détection précoce.

Le test ADEX

L'absorptiométrie double énergie à rayons X (ADEX) est le nec plus ultra en matière de test d'ostéodensitométrie, actuellement.

Une très faible dose de rayons X est utilisée pour mesurer la densité osseuse de la colonne vertébrale et des hanches. Cette densité osseuse est ensuite inscrite sur un graphique, ce qui permet de la comparer avec la densité osseuse normale pour un âge donné. La National Osteoporosis Foundation (NOF) et l'Organisation mondiale de la santé (OMS) inscrivent toutes deux la mesure de la densité sur une courbe standard, où 0 équivaut à la norme. On peut alors déterminer le degré de gravité d'une perte osseuse par la distance plus ou moins grande qui sépare la valeur représentant la densité osseuse mesurée de la valeur moyenne. Comme vous pourrez le constater en examinant le tableau plus bas, la NOF et l'OMS ont des standards de classification de l'ostéopénie et de l'ostéoporose légèrement différents.

Tout comme l'analyse de la densité osseuse du talon, l'ADEX nous donne une image statique — un instantané. Une seule lecture ne vous dira pas si votre densité osseuse augmente, diminue ou demeure stationnaire au fil du temps. Vous devez passer au moins deux tests successifs, à six mois d'intervalle, pour déterminer la tendance et savoir si vous devez modifier votre approche pour favoriser la santé de vos os. Par exemple, la densité osseuse des femmes qui ont une petite ossature peut se situer à l'extrémité la plus basse de l'ADEX sans que la santé de leurs os soit menacée.

Les grands centres médicaux ainsi que plusieurs médecins offrent les tests ADEX. Vous devez obtenir une ordonnance. Comme les lectures varient d'un appareil à l'autre, essayez de passer vos tests avec le même appareil.

CLASSIFICATION DE LA DENSITÉ OSSEUSE

	OMS	NOF
CYCLE MENSTRUEL	0 à -1,0	0 à -1,0
OSTÉOPÉNIE	-1,0 à -2,5	-1,0 à -2,0
OSTÉOPOROSE	moins de -2,5	moins de -2,0

Source : Organisation mondiale de la santé. *Assessment of Fracture Risk and Its Application to Screening for Postmenopausal Osteoporosis*, Rapport technique, série 843, Genève, 1994.

Évaluation de l'épaisseur de la peau

Plusieurs études ont montré que la mesure de l'épaisseur de la peau — laquelle dépend de la santé du collagène —, effectuée à l'aide d'ultrasons, était aussi précise que les tests classiques de densité osseuse pour évaluer le risque de fracture[29]. L'évaluation devient encore plus précise lorsque l'épaisseur de la peau et la densité osseuse sont évaluées en même temps. Malheureusement, ce test n'est pas effectué sur une large échelle aux États-Unis. Mais vous auriez intérêt à en parler à votre médecin, car il se trouve peut-être près de chez vous un centre médical où vous pourriez le passer.

Analyse urinaire des produits de dégradation de l'os

En se dégradant, l'os libère de minuscules fragments de collagène dans l'urine, des fragments susceptibles d'être mesurés. Comme la dégradation de l'os est normale jusqu'à un certain point, on retrouve dans l'urine de tous les individus une certaine quantité de fragments de collagène. Mais lorsque les produits de dégradation s'y retrouvent en très grande quantité, c'est parfois le signe d'une perte osseuse trop rapide et, par conséquent, nuisible pour la santé[30]. Il existe plusieurs types d'analyses d'urine — Pyrilinks et Osteomark, par exemple. Contrairement aux mesures statiques des examens de tomodensitométrie, ces tests vous donnent une lecture jour après jour de l'état métabolique de vos os, bien avant qu'un test de densité osseuse ait pu déceler un problème. Ils vous permettent aussi de surveiller vos progrès après le début d'un traitement. Vous pouvez vous procurer des trousses d'analyse sans ordonnances et demander qu'on vous fasse parvenir les résultats par la poste, à votre domicile. (*Voir la section «Ressources».*)

En conclusion

L'analyse de la densité osseuse et le test d'urine forment un couple idéal. Une simple analyse de densité osseuse (soit du talon soit au moyen d'un test ADEX complet) vous fournira des données de base si vous êtes une personne à risque. Vous devez habituellement attendre entre six mois et un an avant de savoir si votre densité osseuse augmente, diminue ou demeure stable. Il arrive parfois que les résultats des tests subséquents se situent encore dans la partie la plus basse du graphique, même si vous avez stoppé le processus de déperdition osseuse ou si vos os ont commencé à se recalcifier[31]. C'est ici qu'entre en jeu le test d'urine. Il peut révéler immédiatement une perte osseuse, et si tel est le cas, vous pouvez repasser ce test tous les mois de façon à vous assurer que le programme de recalcification osseuse que vous avez adopté est efficace. Si votre substance osseuse se retrouve encore en trop grande quantité dans votre urine, vous le saurez immédiatement ! Dès que les tests montrent que vos os sont stables, je vous suggère de repasser un test d'urine pour évaluer la perte osseuse, chaque année ou tous les deux ans.

À l'aide de ces tests, les femmes parvenues au milieu de leur vie peuvent suivre l'évolution de leur situation afin de stopper la perte osseuse et même augmenter leur densité osseuse, des années avant que l'ostéoporose se manifeste. Ils vous permettent de veiller à votre santé quotidiennement, sans attendre l'apparition des symptômes !

HELGA — Exercice quotidien, perte osseuse quotidienne

C'est à l'âge de 57 ans qu'Helga est venue me consulter pour la première fois, soit 5 ans après la fin de ses périodes menstruelles. Active et en santé, cette femme faisait de l'équitation presque tous les jours, passait de longues périodes de temps à l'extérieur, et accomplissait elle-même la plupart des durs travaux à l'écurie. Elle n'avait jamais fumé et ne buvait qu'un verre de vin à l'occasion. Jamais incommodée sérieusement par quelque symptôme que ce soit, elle ne voulait pas prendre d'œstrogènes et tenait simplement à s'assurer du bon état de sa santé générale et de ses os.

Blonde aux yeux bleus et à la peau claire, Helga avait toujours été mince. Elle avait une ossature frêle et ne pesait que 48 kilos pour une taille de 1,62 m. Le premier test qu'elle a passé indiquait que sa densité osseuse se situait à -2,0 d'écart-type sous la moyenne ;

mais cela ne m'inquiétait pas vraiment. C'était vraisemblablement sa frêle ossature, et non une perte osseuse significative, qui expliquait cet écart. Je lui ai prescrit de bons suppléments (*voir plus bas*) et je lui ai suggéré de repasser un test de dépistage six mois plus tard. Les résultats suivants indiquèrent une légère baisse par rapport au premier test, mais cette baisse n'était pas encore vraiment significative. Par mesure de prudence, je lui ai fait passer un test d'urine Pyrilinks. Je fus très étonnée de constater que les résultats indiquaient une perte osseuse assez rapide.

Compte tenu de sa réticence à prendre des œstrogènes ou tout autre médicament de recalcification, je lui ai suggéré de prendre un produit à base de fèves de soja entières, qui lui permettrait d'absorber 180 mg d'isoflavones par jour, une dose qui, selon les recherches, est tout à fait suffisante pour préserver et pour augmenter la densité osseuse. Je lui ai aussi recommandé de prendre 30 mg de progestérone naturelle sous forme de crème corporelle.

Je me demandais si la perte osseuse continue d'Helga, eu égard à son style de vie sain, pouvait être attribuable à une dépression ou à d'autres pertes. Helga était originaire de la Suède et avait émigré aux États-Unis à l'âge de 30 ans. Elle avait épousé un Américain avec qui elle avait eu trois enfants. Elle et sa famille avaient toujours effectué régulièrement des séjours en Suède pour revoir sa mère. Mais cette dernière étant décédée récemment, Helga n'avait plus de famille dans son pays d'origine. En outre, le plus jeune de ses enfants venait de quitter la maison. J'ai dit à Helga que la santé de nos os était souvent menacée à certaines époques de notre vie, alors que nos assises mêmes sont ébranlées et que des changements irrévocables se produisent. Bien que stoïque de nature, Helga reconnut qu'elle avait éprouvé beaucoup de chagrin au cours de la dernière année.

Bien que nous ne puissions jamais remplacer les membres de notre famille, ni « revenir en arrière », nous pouvons tous trouver appui et réconfort en établissant de nouvelles relations dans notre vie. Voilà pourquoi, en plus d'ajouter des œstrogènes sous forme de soja et de la crème de progestérone à son programme de suppléments et d'entraînement physique, j'ai suggéré à Helga d'établir de nouveaux liens sociaux avec des personnes originaires de Suède de façon à reprendre contact avec son héritage. Moins de deux mois plus tard, ses tests Pyrilinks indiquaient un retour à la normale et la déperdition osseuse s'était arrêtée.

LOUISE — Il n'est jamais trop tard

Louise avait 86 ans quand son fils l'emmena pour la première fois à mon bureau pour une consultation concernant l'ostéoporose. Louise, une femme blanche de très petite ossature qui ne pesait pas plus de 46 kilos, s'était brisé la hanche l'année précédente, et, à deux reprises, la prothèse insérée s'était déplacée. On lui avait dit qu'elle était aux prises avec un grave problème d'ostéoporose, et ses médecins ne croyaient pas pouvoir faire grand-chose pour elle. L'un d'eux avait même suggéré de la placer dans un corset plâtré pendant six mois, ce qui l'avait effrayée au plus haut point (à juste titre d'ailleurs, car l'immobilisation amène toujours les os à se détériorer davantage).

Louise avait un esprit très vif et, jusqu'au jour où elle s'était fracturé la hanche, elle avait toujours eu une vie sociale très active. Elle avait géré un portefeuille d'actions imposant, elle avait vécu seule et pris soin d'elle-même. Voici ce qu'elle m'a raconté : « Au début des années 1990, j'ai participé à l'étude de la Women's Health Initiative pour déterminer si le calcium était nécessaire ou non dans le développement des os. J'ai découvert récemment que durant toutes ces années, on m'avait donné un placebo, et non du calcium ou de la vitamine D. J'étais furieuse ». De fait, Louise fait partie des « personnes à risque », et elle avait donc vraiment besoin de minéraux, d'un programme d'exercices et de vitamine D. Elle craignait qu'il soit maintenant trop tard pour elle. Je lui ai dit que rien ne pouvait être plus loin de la vérité. Je lui ai demandé d'adopter un bon programme de suppléments (*voir le chapitre* 7) et de prendre 1 200 mg de calcium, 1 000 UI de vitamine D, et 600 mg de magnésium. Je l'ai aidée aussi à trouver un chirurgien orthopédiste qui pouvait réparer correctement sa hanche, et non pas la reléguer toute sa vie à un fauteuil roulant simplement parce qu'elle était âgée. Elle a donc subi l'opération nécessaire et elle s'est remise magnifiquement. Refusant de prendre des médicaments contre la douleur, elle a commencé à suivre un programme de réadaptation physique vigoureux. Deux mois après son opération, un de ses amis, qui était médecin, l'accosta à son église et lui dit : « Louise, vous pourriez très bien me donner votre déambulateur parce que j'en ai plus besoin que vous. »

Effectivement, Louise se déplaçait partout en portant son déambulateur au lieu de s'en servir. À présent, ses os se recalcifient, ses ongles poussent de façon saine, ce qui ne lui était pas arrivé depuis des années, et elle a repris complètement son ancienne vie sociale — en plus de conduire sa voiture !

PROGRAMME DE RECONSTITUTION DES OS

Quel que soit le nombre de facteurs de risque que vous avez identifiés, il n'est jamais trop tard (ni trop tôt) pour recalcifier vos os — même si vous avez 90 ans ou si vous avez subi une perte osseuse significative. Aussi longtemps que vous êtes en vie, vos os demeurent des organes vivants et dynamiques qui sont influencés quotidiennement par chaque aspect de votre vie, depuis vos émotions jusqu'à votre régime alimentaire. Premièrement, attaquez-vous aux facteurs de risque sur lesquels vous avez un certain contrôle.

- DIMINUEZ OU ÉLIMINEZ COMPLÈTEMENT L'ALCOOL ET LA CAFÉINE DE VOTRE RÉGIME ALIMENTAIRE.
- CESSEZ DE FUMER. L'acupuncture peut vous être d'un grand secours à cet égard.
- SUIVEZ LE RÉGIME ALIMENTAIRE POUR LA PÉRIMÉNOPAUSE PRÉSENTÉ AU CHAPITRE 7. Mangez cinq portions de fruits et de légumes à faible teneur en sucre par jour. Ces aliments sont riches en potassium et en bore, des éléments qui contribuent à protéger vos os en inversant le processus de perte de calcium dans l'urine[32].
- CONSOMMEZ DES PHYTOESTROGÈNES. Le soja et les graines de lin moulues sont particulièrement efficaces. Plusieurs études récentes indiquent que les protéines de soja consommées régulièrement exercent sur les os un effet protecteur comparable à celui de l'œstrogène. Une étude à double insu d'une durée de six mois

menée à l'Université de l'Illinois a démontré que les femmes postménopausées qui avaient adopté un régime alimentaire riche en isoflavones de soja étaient protégées contre la perte osseuse au niveau de la colonne vertébrale[33]. À l'automne 2005, les résultats d'une étude effectuée auprès de plus de 24 000 Chinoises ont été publiés dans les *Archives of Internal Medicine*. Les chercheurs ont remarqué que les femmes qui consommaient 13 g ou plus de protéines de soja chaque jour risquaient deux fois moins de subir une fracture osseuse que les sujets qui n'en consommaient que 5 g ou moins par jour[34]. Ces données suscitent l'enthousiasme, particulièrement lorsqu'on songe qu'il suffit de boire deux verres de lait de soja pour obtenir cette quantité de protéines.

Lors d'une étude effectuée au Danemark, on a donné à la moitié des participantes deux verres de lait de soja avec isoflavones, tandis que l'autre moitié buvait la même quantité de lait de soja, mais sans isoflavones. On a mesuré la perte osseuse après deux ans, puis quatre ans plus tard. On n'a découvert pratiquement aucune perte osseuse chez les femmes postménopausées du premier groupe, dans les intervalles de temps mentionnés ! Dans le deuxième groupe, on a observé une diminution de la masse osseuse d'un peu plus de 4 %, ce qui est encore inférieur à ce que de nombreuses femmes postménopausées expérimentent. Les chercheurs ont conclu que même si le lait de soja que ces femmes avaient bu n'avait aucune isoflavone, la consommation quotidienne de protéines de soja offrait quand même une certaine protection à la santé des os de ces femmes[35].

Lors d'une autre étude, on a suivi 50 femmes postménopausées qui consommaient quotidiennement 3 portions de lait de soja (environ 200 ml chacune) ou 3 poignées de noix de soja grillées, pour un total de 60 à 70 mg d'isoflavones de soja par jour. Après 12 semaines, les chercheurs ont remarqué une augmentation de 13 % des ostéocalcines, un marqueur de la formation osseuse, et une diminution de 14,5 % des marqueurs d'ostéoclastes, les cellules responsables de la déperdition osseuse. Ils n'ont pas étudié les bienfaits du soja en comparaison avec ceux de l'hormonothérapie substitutive, mais ils ont découvert que la protéine de soja procurait certains bénéfices dans la formation osseuse que les œstrogènes ne procuraient pas[36].

- FAITES VÉRIFIER VOTRE TAUX DE VITAMINE D ET ASSUREZ-VOUS D'EN PRENDRE ENTRE 800 ET 5 000 UI PAR JOUR — ET PROFITEZ AUSSI DE LA LUMIÈRE SOLAIRE ! Je recommande une exposition au soleil d'une durée de 15 minutes au plus, tôt le matin ou en fin d'après-midi, 3 ou 4 fois par semaine — tout en vous assurant que votre peau ne brûle pas. En hiver, vous pouvez utiliser un lit de bronzage pendant 8 à 10 minutes, une fois par semaine.
- BUVEZ DU THÉ VERT. Le thé vert est particulièrement riche en phytohormones et en antioxydants. Une étude a montré que les femmes qui buvaient du thé vert ou noir régulièrement avaient des os plus forts comparativement aux femmes dans le groupe témoin[37]. Je garde toujours au frigo un pichet de thé vert naturel décaféiné, et j'en bois régulièrement au cours de la journée.
- FAITES RÉGULIÈREMENT DES EXERCICES AVEC PORT DE POIDS. Vous devez faire au moins trois séances d'exercices par semaine. Si vous soulevez des poids, deux séances par semaine sont suffisantes — mais des activités telles que la marche et le yoga peuvent aussi être efficaces.
- SI VOUS ÊTES DÉPRESSIVE, OBTENEZ UN TRAITEMENT APPROPRIÉ. L'exercice régulier et l'exposition à la lumière naturelle constituent parfois le remède idéal. Si vous travaillez sous un éclairage fluorescent, remplacez-le par un éclairage en spectre continu. Même si la plupart des luminaires offrant un éclairage en spectre continu ne procurent pas de rayons UVB nécessaires pour stimuler l'absorption de la vitamine D et du calcium, ils aident certainement à soulager la dépression et le trouble affectif saisonnier. Fait intéressant, on a découvert que le millepertuis, un supplément nutritif dont les effets antidépresseurs ne sont plus à démontrer, abaisse aussi le taux d'une cytokine appelée « IL-6 », l'une des substances chimiques qui provoquent l'inflammation cellulaire et qui influencent l'activité du système immunitaire. La normalisation du

taux de cette cytokine peut influencer favorablement la densité osseuse. On ne sait pas précisément si les antidépresseurs standards produisent un effet semblable.

- FAITES VÉRIFIER VOS TAUX D'HORMONES. Plusieurs femmes postménopausées ont un taux de testostérone tout aussi normal que celui d'une femme préménopausée, ce qui leur permet de mieux résister à l'ostéoporose sans être obligées de prendre des suppléments hormonaux. En outre, chez certaines femmes, le taux d'œstrogènes se situe dans la zone dite normale du graphique (dans la partie inférieure), comme chez les femmes préménopausées, et ce, longtemps après la ménopause. Si c'est votre cas, vous n'aurez pas besoin de recourir à des médicaments pour conserver votre masse osseuse.

Hormones qui favorisent la formation osseuse

La prise de suppléments d'œstrogènes (prescrits beaucoup plus souvent que les suppléments de DHEA ou de testostérone) s'est avérée efficace pour prévenir la déperdition osseuse, mais, compte tenu des risques associés à l'hormonothérapie substitutive, je recommande la prise de vitamine D et de minéraux et de l'exercice. Et si rien d'autre n'est efficace, je recommande des médicaments qui empêchent la résorption, tels que Fosamax, comme premier traitement. Mais si vous suivez une hormonothérapie substitutive pour d'autres raisons, ce traitement favorisera la protection de vos os aussi longtemps que vous le suivez. En fait, la première indication approuvée par la FDA pour les œstrogènes de remplacement était la prévention de l'ostéoporose. Certaines études ont fait état d'une diminution de près de 50% du risque de fracture avec l'hormonothérapie substitutive classique[38]. L'étude de la WHI, de 2002, a confirmé ces données. Toutefois, cela ne signifie pas pour autant que les femmes ont besoin d'une œstrogénothérapie pour conserver une masse osseuse adéquate. On a observé chez les femmes dont le corps continue à produire naturellement ne serait-ce qu'une faible quantité d'estradiol ou de testostérone, une baisse significative du risque d'ostéoporose comparativement à celles qui n'ont plus cette capacité[39].

Rappelez-vous, cependant, que beaucoup d'autres facteurs, et non pas uniquement les hormones, affectent la masse osseuse. Il a été démontré, par exemple, que la moitié de la perte osseuse totale des vertèbres qui affectera une Américaine durant sa vie surviendra avant l'arrivée de la ménopause[40]. De plus, certaines études ne sont pas parvenues à démontrer l'existence de différences significatives dans la densité osseuse de la colonne vertébrale et de la hanche entre les femmes pré-ménopausées et périménopausées et celles qui avaient complété leur transition ménopausique. Par exemple, la recherche effectuée au USDA Human Nutrition Research Center on Aging n'a pu démontrer que la déperdition osseuse de la hanche ou du poignet s'accélérait chez les femmes à l'orée de la ménopause. Les chercheurs n'ont pas non plus découvert de changement significatif de la densité minérale osseuse dans le groupe de femmes pris dans son ensemble ; un résultat qui s'est avéré le même dans une étude suédoise[41]. Certains spécialistes ont même émis l'hypothèse que seulement 10 % à 15 % de la masse squelettique d'une femme serait affectée par l'œstrogène[42]. De plus, certaines femmes, qui suivent une œstrogénothérapie, perdent tout de même une partie de leur masse osseuse avec le temps[43]. Il est clair que les hormones jouent un rôle important dans la santé des os, mais il ne s'agit que d'un facteur parmi d'autres. Si, par exemple, vous prenez des œstrogènes, je vous recommande de prendre les plus faibles doses d'œstrogènes possible, car il a été démontré que des doses infimes suffisaient à protéger les os.

Songez à prendre des hormones substitutives ou des médicaments de recalcification si vous avez subi une baisse de taux hormonaux associée à l'une des conditions citées ci-dessous.

- Antécédents personnels d'aménorrhée d'une durée d'un an ou plus ;
- Ménopause précoce, provoquée par une opération chirurgicale ou médicinale ;
- Antécédents personnels d'utilisation de stéroïdes ;

- Antécédents familiaux de problèmes importants d'ostéoporose (mère ou grand-mère aux prises avec un problème d'ostéoporose évident);
- Un diagnostic d'ostéopénie ou d'ostéoporose.

N'oubliez pas que les hormones de remplacement ou la médication de recalcification aident à préserver la densité osseuse tant et aussi longtemps que vous en prenez. Dès que vous cessez d'en prendre, vous commencez à perdre une partie de votre substance osseuse. Il en va de même pour l'exercice qui exerce une influence bénéfique sur les os.

Si vous ne pouvez prendre des œstrogènes ou des androgènes, essayez de prendre de la progestérone naturelle — soit sous forme de crème transdermique (teneur de 2 %), soit sous forme de pilules vendues sur ordonnance (Prometrium) —, ou encore un produit préparé dans une pharmacie magistrale. Des études ont montré que les progestatifs synthétiques (acétate de médroxyprogestérone ou AMPR) pouvaient stimuler les ostéoblastes (lesquels favorisent la formation osseuse), et la progestérone naturelle pourrait avoir le même effet positif sur la densité osseuse[44]. Des études randomisées à double insu avec groupe placebo montrent que de faibles doses d'AMPR avec de l'œstrogène préviennent les fractures, entre autres, celles de la hanche[45]. D'autres essais comparatifs ont montré que de faibles doses d'AMPR avec des doses d'œstrogènes plus faibles que la normale augmentaient de façon significative la densité des os de la colonne vertébrale[46].

La Dre Jerilynn Prior, endocrinologue, fondatrice et directrice scientifique du Center for Menstrual Cycle and Ovulation Research (CeMCOR), à Vancouver, C.-B., croit que la thérapie à base de progestérone est tout aussi efficace que les bisphosphonates, les médicaments pour les os les plus forts qui existent actuellement sur le marché. (*Consultez, plus loin dans ce chapitre, la section intitulée «Et les médicaments de recalcification?».*) La Dre Prior recommande des dosages de 10 mg par jour de progestatif synthétique, ou de 300 mg par jour de progestérone naturelle (prise à l'heure du coucher parce qu'elle suscite l'envie de dormir) — suffisamment pour atteindre des taux dans le sang d'au moins 18 ou idéalement de 45 nmol/L[47].

Nutriments indispensables à la formation osseuse

Actuellement, moins de 11 % des Américaines absorbent une quantité adéquate de calcium chaque jour — sans parler de tous les autres nutriments indispensables à une saine croissance des os. Même si vous avez un bon régime alimentaire, assurez-vous de retrouver dans votre programme de suppléments quotidien les éléments suivants :

Magnésium	600 à 800 mg (en raison des pratiques agricoles, beaucoup d'aliments contiennent trop peu de cet élément essentiel ; c'est pourquoi il faut le prendre en supplément[48])
Calcium	600 à 1 200 mg[49]
Vitamine D	800 à 5 000 UI
Vitamine C	1 000 à 3 000 mg
Bore	4 à 12 mg[50]
Zinc	15 mg
Manganèse	2 à 5 mg
Cuivre	2 à 3 mg
Vitamine K	70 à 140 μg

Suppléments de calcium et de magnésium

Les études ont clairement démontré que les suppléments de calcium aidaient à augmenter la masse osseuse et à prévenir les fractures[51]. Il rend aussi plus efficaces les suppléments de vitamine D, les hormones substitutives et le programme d'exercices des personnes traitées pour l'ostéoporose.

Je préfère prendre des suppléments de minéraux chélatés avec des acides aminés, car ils sont plus faciles à absorber — citrate de calcium, citrate/malate de calcium ou une préparation contenant un des éléments suivants : ascorbate de calcium, fumarate de calcium, succinate de calcium ou tartrate de calcium. Les cristaux d'hydroxyapatite constituent également une bonne source de calcium, laquelle favorise la formation des os. Assurez-vous de toujours prendre du magnésium en même temps que du calcium. Le ratio calcium/magnésium idéal est de 1:1, mais une proportion 2:1 est aussi acceptable. (*Voir la section «Ressources».*)

Bien qu'aujourd'hui on fasse la promotion des comprimés Tums comme suppléments de calcium, j'estime que c'est un mauvais choix. Premièrement, Tums est un antiacide qui abaisse le taux d'acide chlorhydrique dans l'estomac — or l'acide chlorhydrique est essentiel à l'absorption optimale du calcium. En vieillissant, plusieurs personnes se retrouvent déjà avec un taux d'acide chlorhydrique inadéquat susceptible d'entraîner des problèmes digestifs. Pourquoi accentuer le problème ? Deuxièmement, les comprimés Tums ne contiennent ni magnésium ni aucun des nutriments indispensables à la formation des os. Une carence en magnésium constitue un problème aussi important pour la santé des os qu'une quantité inadéquate de calcium ; et comme l'équilibre entre le calcium et le magnésium est d'une importance cruciale, les deux devraient toujours être présents dans les suppléments. En fait, un déséquilibre marqué dans le rapport calcium/magnésium peut réduire la capacité de l'organisme à absorber le magnésium extrait des aliments. Des études sur l'alimentation ont montré que 80 % à 85 % des Américaines consomment moins de magnésium que la ration alimentaire recommandée (RAR). Un apport trop élevé ou disproportionné de calcium peut aussi nuire à l'absorption du manganèse et du fer, interférer dans le processus de synthèse de la vitamine K, et augmenter l'excrétion du phosphore dans les selles. Enfin, de très fortes doses de carbonate de calcium (4 à 5 g par jour) — le type de calcium présent dans les antiacides — peuvent provoquer de graves dommages aux reins, un trouble appelé «syndrome de Burnett[52]».

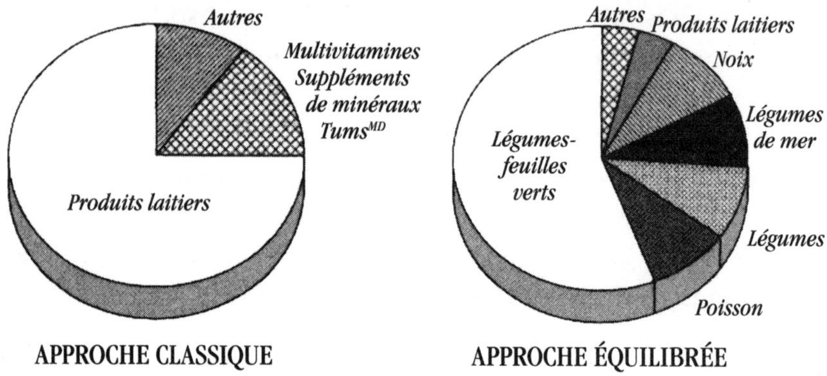

Figure 17. SOURCES DE CALCIUM

Le lien entre le calcium et les protéines

Rachel, une des abonnées à mon bulletin, m'a interrogée au sujet des protéines — une question que l'on me pose très souvent.

> J'ai 50 ans et je suis en périménopause. Après un examen à l'aide d'un appareil ADEX, on m'a dit que je faisais de l'ostéoporose ; bien que ma gynécologue ne pose pas le même diagnostic, car pour l'instant, les résultats indiquent -2,0 pour la colonne vertébrale, et -2,4 pour les hanches. La situation demeure préoccupante (du moins, c'est ce que je crois), et je ne suis même pas encore ménopausée. Parmi mes facteurs de risque, il y a le fait que je viens tout juste de cesser de fumer (en fait, j'y suis arrivée après avoir pris connaissance de cette nouvelle) ; de plus, mon père fait de l'ostéoporose, et j'ai une petite ossature.
>
> Plutôt que de suivre une hormonothérapie substitutive ou de prendre du Fosamax, je tente d'inverser le processus en surveillant mon alimentation, en prenant des suppléments, et en faisant de l'exercice.
>
> Voici le programme que j'ai adopté : je m'entraîne au moins cinq fois par semaine ; je fais de la marche rapide, de l'haltérophilie, et je pratique le tai chi. J'ai de la difficulté à trouver une nutritionniste qui connaît bien la question de l'ostéoporose. Toutes les recherches dont j'ai pris connaissance disent qu'un régime alimentaire à forte teneur en protéines entraîne une élimination importante du calcium par les voies urinaires. Cependant, j'ai lu

récemment dans *Women's Bodies, Women's Wisdom* que certains chercheurs remettent en question cette théorie. Pouvez-vous me fournir plus d'information sur vos découvertes? Quelle quantité de protéines devrais-je prendre quotidiennement? Faut-il consommer des protéines d'origine animale, ou peut-on s'en procurer autrement?

Plusieurs nutritionnistes considèrent qu'un trop grand apport protéique favorise l'ostéoporose et les affections rénales, et certaines recherches appuient cette théorie[53]. Cependant, le Dr Larrian Gillespie, chirurgien urologue et auteur du livre *The Menopause Diet* (Healthy Life Publications, 2003), fait remarquer que la plupart des recherches pertinentes ont été réalisées dans des hôpitaux sur des personnes diabétiques qui ne pouvaient absolument pas se passer d'insuline ou dont la santé était compromise d'une façon ou d'une autre[54]. Bien que certaines recherches aient démontré que même chez les gens en santé, une quantité excessive de protéines, particulièrement sous forme de viande rouge, pouvait provoquer une perte de calcium dans l'urine, cet effet reste minime en comparaison des effets néfastes sur les os causés par un déséquilibre de certaines substances chimiques inflammatoires, en raison d'un niveau de stress trop élevé et d'une consommation importante d'alcool et de glucides raffinés.

En fait, depuis que les humains vivent sur cette planète — soit environ un million d'années —, l'alimentation de base a presque toujours été constituée de noix, de graines, de fruits (selon la saison), auxquels se sont ajoutées les protéines animales. L'agriculture, qui a permis aux humains d'adopter une alimentation riche en grains et en produits laitiers, existe depuis à peine 10 000 ans. Des recherches récentes sur l'alimentation à l'époque paléolithique ont permis de découvrir que les cueilleurs-chasseurs — et les personnes vivant encore au sein de sociétés semblables aujourd'hui — étaient, à tous égards, en meilleure santé que les individus dont l'alimentation de base était constituée de grains. En outre, ils ne souffraient pas d'ostéoporose[55].

En conclusion, la même quantité de protéines essentielle à la santé (en général) est égale à celle dont nous avons besoin pour protéger nos os. Pour une femme mesurant 1,65 m et pesant 64 kilos (la taille et le poids moyens d'une Américaine), cela signifie environ 27 g de protéines à chaque repas, trois fois par jour (pour un total d'environ 81 g par jour). Vingt-huit grammes de viande ou de poisson contiennent environ 7 g de protéines ; une portion de 110 g fournit les protéines dont nous avons besoin. Les œufs contiennent 6 g de protéines chacun. Un œuf blanc en contient 4 g. Une portion de 28 g de fromage à pâte dure contient de 6 à 7 g de protéines. Une portion de 28 g de fromage à pâte molle en contient de 3 à 4 g. Les fromages en grains, tels que le cottage ou le caillé, contiennent 7 g par ¼ de tasse, et le tofu, 10 g par ¼ de tasse. Vérifiez les renseignements nutritionnels sur les étiquettes des produits offerts au marché d'alimentation ; ils y sont presque toujours inscrits.

Les gens physiquement actifs ont besoin de plus de protéines que les sédentaires. Les femmes plus corpulentes ont aussi besoin de plus de protéines. En fait, parce qu'elles suivent une diète et ne sont pas bien informées, beaucoup trop de femmes ne consomment pas suffisamment de protéines.

ALIMENTS RICHES EN CALCIUM[56]

Il existe plusieurs bonnes sources de minéraux dans l'alimentation. Le yogourt est l'un des aliments les plus faciles à digérer. Une tasse de yogourt contient environ 300 mg de calcium. Cependant, les Américains ont été culturellement conditionnés à considérer les produits laitiers comme l'élément le plus important pour la santé des os. Sachez que 100 g de sardines en conserve contiennent aussi 300 mg de calcium, y compris une grande quantité d'oméga-3, soit de bons gras pour la santé.

Aliment	Quantité	Calcium (mg)
Légumes-feuilles verts (cuits, à moins d'indication contraire)		
Chou cavalier	1 tasse	300
Légumes sauvages (chou gras, oignons sauvages)	1 tasse	350

Aliment	Quantité	Calcium (mg)
Brocoli	1 tasse	150
Chou frisé	1 tasse	179
Épinard	1 tasse	278
Feuilles de navet	1 tasse	229
Feuilles de betterave	1 tasse	165
Pak-choï	1 tasse	200
Feuilles de moutarde	1 tasse	150
Rhubarbe	1 tasse	348
Cresson (cru)	1 tasse	53
Persil (cru)	1 tasse	122
Feuilles de pissenlit	1 tasse	147
Légumes de mer (cuits, à moins d'indication contraire)		
Hijiki	1 tasse	610
Wakame	1 tasse	520
Kombu (varech)	1 tasse	305
Agar-agar (flocons « Kanten ») utilisé pour épaissir les sauces, etc.	1 tasse (flocons séchés) (16 c. à table)	400
Dulse	1 tasse (séchée)	567
Poisson (os : la principale source de calcium)		
Sardines (avec les os)	100 g en conserve (égouttées)	300
Saumon (en conserve)	1 tasse	431
Huîtres (crues)	1 tasse	226
Haricots et légumineuses		
Tofu (ferme)	115 g	80-150
Tempeh	115 g	172
Pois chiches	1 tasse (cuits)	135
Haricots noirs	1 tasse (cuits)	135
Haricots pintos	1 tasse (cuits)	128

Aliment	Quantité	Calcium (mg)
Tortillas, maïs	2	120
Noix et graines		
Graines de sésame (doivent être moulues pour être absorbées)	3 c. à table	300
Amandes	1 tasse	300
Graines de tournesol	1 tasse (écalées)	174
Noix du Brésil	1 tasse	260
Noisettes	1 tasse	282
Autres sources		
Mélasse	1 c. à table	137
Jus d'orange, enrichi de calcium (Minute Maid)	1 tasse	210
Eau minérale		
Perrier	1 litre	140
Mendocino	1 litre	380
San Pellegrino	1 litre	200
Apollinaris	1 litre	91
Contexeville	1 litre	451
Produits laitiers		
Lait		
Écrémé	1 tasse	300
Entier	1 tasse	288
Fromage (américain, suisse, cheddar)	42 g	300
Lait glacé	1 tasse	204
Yogourt sans gras	1 tasse	294
Fromage cottage (faible en gras)	1 tasse	150

Aliments riches en magnésium

Aliment	Par portion de 100 g (mg)
Kombu	760
Son de blé	490

Aliment	Par portion de 100 g (mg)
Germe de blé	336
Mélasse	258
Amandes	270
Dulse	220
Arachides	175
Millet	162
Tofu	111
Chou cavalier	57
Haricots cuits	37

ET LES MÉDICAMENTS DE RECALCIFICATION ?

Beaucoup trop de médecins prescrivent à leurs clientes l'un des nouveaux médicaments pour reconstituer les os, dès le premier signe d'une diminution de la masse osseuse — même aux femmes qui sont bien loin d'être atteintes d'ostéoporose ou même d'ostéopénie de façon significative. Cependant, il existe plusieurs solutions de rechange sécuritaires et efficaces qui prennent davantage en compte la sagesse du corps.

Voici un bref aperçu des médicaments prescrits le plus souvent dans le but de favoriser la reconstitution osseuse. Tout comme pour les hormones substitutives, ils agissent aussi longtemps qu'on les prend, sans plus.

Bisphosphonates. Les bisphosphonates sont les plus largement prescrits comme agents « anti-résorbables », et ils sont présentement considérés comme le traitement de première ligne contre l'ostéoporose postménopausique. Ces médicaments interfèrent avec la fonction des ostéoclastes, contribuant ainsi à prévenir la dégradation des os. Les recherches ont montré qu'ils augmentaient la masse osseuse de la colonne vertébrale et des hanches et réduisaient le risque de fractures de la colonne vertébrale, presque autant que les œstrogènes de remplacement[57]. Des essais cliniques ont montré que chez les femmes aux prises avec un problème d'ostéoporose, l'alendronate (Fosamax), le risedronate (Actonel) et l'ibandronate (Boniva) réduisaient l'incidence de fracture à la hanche, aux vertèbres et à d'autres os, d'environ 50 %, particulièrement au cours de la première année de traitement[58]. Cependant, ces médicaments peuvent avoir des effets secondaires. Le Fosamax, par exemple, peut provoquer de la nausée, de la constipation et des brûlures d'estomac. Lors de certaines études, au moins le tiers des participantes étaient affectées par des problèmes liés à l'acidité stomacale, et une personne sur huit devait être traitée. Certaines ont même développé de graves ulcères de l'œsophage[59]. Environ 50 % des femmes ont abandonné le traitement moins d'un an après l'avoir entrepris. Toutefois, les bisphosphonates peuvent convenir aux femmes qui risquent de faire de l'ostéoporose et qui ne peuvent pas — ou ne veulent pas — prendre d'autres médicaments ou adopter d'autres mesures pour développer leur masse osseuse. Parmi les effets secondaires les plus souvent mentionnés pour l'Actonel, on retrouve des douleurs au dos, aux articulations et à l'estomac, de la nausée et des vomissements. Je suis très préoccupée par les effets secondaires fâcheux à long terme de ces médicaments. Par exemple, on a rapporté de graves pertes osseuses dans la mâchoire chez certaines femmes.

Evista (Raloxifène). Tout comme le tamoxifène, un médicament apparenté, ce modulateur sélectif de récepteurs des œstrogènes (MSRE) a un effet œstrogénique sur les os, mais il exerce également un effet anti-œstrogénique sur les tissus du sein. Bien que l'on ait démontré qu'Evista favorisait la formation osseuse tout en diminuant le risque de fractures de la colonne vertébrale de 40 %, il n'abaisse pas l'incidence de fractures de la hanche, pour des raisons qu'on ne comprend pas encore très bien[60]. Parmi les effets secondaires, on compte les bouffées de chaleur. La possibilité qu'un risque de démence soit associé à ce médicament me préoccupe grandement parce que, tout comme le tamoxifène, ce médicament annule les effets bénéfiques habituels de l'œstrogène (même l'œstrogène fabriqué naturellement par notre corps) sur les cellules du cerveau.

Calcitonine. La calcitonine est un peptide présent dans la nature qui bloque partiellement l'activité des ostéoclastes et qui régule la perte de calcium dans l'urine. Il s'agit d'une forme synthétique (administrée en injection ou par voie nasale) de l'hormone parathyroïde. Elle réduit le risque de fracture à la colonne vertébrale (mais pas les fractures à la hanche), ainsi que la douleur provoquée par de nouvelles fractures à la colonne vertébrale. La nausée et les bouffées vasomotrices sont au nombre des effets secondaires. La plupart des experts s'entendent pour dire que les bisphosphonates sont plus efficaces[61].

En conclusion, chaque personne dont la densité osseuse est faible doit avoir un apport suffisant en vitamine D, en calcium et en magnésium. Pour plusieurs, l'utilisation, une fois par semaine, d'alendronate ou de risedronate (ou encore d'ibandronate, une fois par mois) pourrait aussi s'avérer utile — mais je préfère que toutes les femmes essaient d'abord des méthodes naturelles.

RENFORCEZ-VOUS

Quels que soient le régime alimentaire adopté, les suppléments ou les médicaments employés, il est encourageant d'apprendre que, en général, les exercices avec port de poids et les exercices de renforcement musculaire, en particulier, jouent un rôle crucial dans le développement (et la conservation) d'une ossature saine. Si vous ne faites pas régulièrement de l'exercice, sachez que vous n'êtes pas la seule. Soixante pour cent de la population des États-Unis est sédentaire, ce qui est l'une des principales raisons pour lesquelles l'ostéoporose prend des proportions épidémiques. N'oubliez pas que ce n'est pas le processus de vieillissement en lui-même qui provoque l'amincissement des os — c'est le fait que trop de femmes diminuent leurs activités et cessent d'utiliser leurs muscles.

Les exercices avec port de poids favorisent la formation des os en stimulant la minéralisation et la reconstitution osseuse. Chacun des principaux muscles de notre corps est rattaché à un os par des tendons. Chaque fois qu'un muscle se contracte, il exerce une force sur l'os auquel il est rattaché. Toute activité qui contribue au développement d'un muscle exerce également une pression sur l'os et contribue à la formation de la masse osseuse. Nous savons, par exemple, que chez les joueurs de tennis, la densité osseuse présente dans le bras qui tient la raquette est beaucoup plus grande que celle de l'autre bras. Le yoga et le tai chi aident aussi à développer la masse osseuse. Mais c'est l'haltérophilie qui constitue la méthode de renforcement des os la plus complète.

La Dre Miriam Nelson, de l'Université Tufts, a effectué des recherches révolutionnaires qui montrent comment l'entraînement avec poids peut ralentir et même inverser le processus de déperdition osseuse. La Dre Nelson a observé deux groupes de femmes postménopausées, parmi lesquels aucun sujet ne prenait d'œstrogènes de remplacement, de médicaments de recalcification, ou tout autre supplément. Au début de l'étude, les deux groupes se composaient de personnes sédentaires, mais en bonne santé. Dans un groupe, les personnes sont demeurées sédentaires, tandis que l'autre groupe a suivi un programme d'exercices simples. Au bout d'un an, les femmes qui avaient soulevé des poids pendant 40 minutes, deux fois par semaine, avaient remarquablement amélioré leur condition sur plusieurs plans. Leurs résultats aux tests de résistance ont progressé jusqu'à correspondre à ceux de femmes en fin de trentaine ou au début de la quarantaine. Sans suivre de diète, elles ont vu leur silhouette s'amincir — les muscles étant moins volumineux que les tissus adipeux. Leur équilibre s'est aussi grandement amélioré, ce qui aide à prévenir les chutes. Voici le résultat le plus intéressant : alors que la densité osseuse des personnes demeurées sédentaires avait diminué d'environ 2 % durant l'année, celle des femmes soumises à l'entraînement avait augmenté de 1 %[62].

Mais le fait de développer une ossature plus vigoureuse n'est pas le seul avantage à vous renforcer. La Dre Nelson a observé un changement inattendu, mais très intéressant, chez les femmes qui avaient pratiqué l'haltérophilie — un changement que j'avais aussi observé à plusieurs reprises au cours de ma pratique. En quelques semaines, les femmes qui s'étaient entraînées se sentaient plus heureuses, plus énergiques, et avaient plus confiance en elles. Au fur et à mesure que leurs muscles prenaient de la vigueur, ces femmes devenaient plus actives et plus audacieuses. Afin de pouvoir mesurer les résultats de façon précise, elles avaient accepté de ne pas suivre d'autres programmes de conditionnement physique. Or ces femmes qui autrefois passaient beaucoup de temps devant la télé pratiquaient maintenant le canotage, le patin à roues alignées ou la danse, car l'envie leur en était venue. Les travaux de la Dre Nelson ont aussi confirmé que l'haltérophilie, tout comme les exercices aérobiques, aidait à combattre la dépression et à traiter l'arthrite[63].

Les joies et les bienfaits du conditionnement physique sont si grands que je veux à tout prix vous motiver à le pratiquer et à devenir forte. De tous les moyens dont nous disposons pour rester en santé, énergique et séduisante, l'exercice est celui qui procure le plus de bienfaits proportionnellement au temps qu'il faut y consacrer. Quels que soient votre âge et votre condition physique actuelle, l'exercice peut améliorer votre état et vous permettre de retrouver un second souffle — c'est garanti. En 1994, des chercheurs ont pu en faire la preuve en mettant sur pied un programme d'exercices de renforcement musculaire à l'intention des patientes à la santé fragile résidant en maison de santé, dont la moyenne d'âge était de 87 ans. Les personnes faisant partie du programme effectuaient durant 45 minutes des exercices de renforcement pour la hanche et les genoux, trois jours par semaine. En 10 semaines, leur force a augmenté de plus de 100 %. Dans le groupe témoin, la force des personnes qui ne faisaient pas d'exercices a décliné d'environ 1 %. L'amélioration de la force musculaire après l'entraînement n'était liée ni à l'âge, ni au sexe, ni au diagnostic médical, ni aux capacités fonctionnelles des participants. Après avoir suivi le programme, certains sujets qui avaient auparavant utilisé des cadres de marche n'eurent besoin que d'une canne. Le programme d'entraînement a également amélioré leur capacité de monter un escalier, leur vitesse de marche et leur niveau d'activité physique en général[64].

Si l'on peut obtenir de tels résultats chez des octogénaires à la santé fragile vivant en maison de santé, songez à l'effet que l'exercice pourrait avoir chez une personne de 50 ans le plus souvent affalée devant la télé. L'espérance de vie des femmes parvenues au mitan de leur vie est actuellement de 85 ans, si ce n'est de 100 ans. Vous ne pouvez laisser vos muscles et vos os décliner à cette époque de votre existence. Il vous reste encore trop d'années où vous pourriez jouir d'une grande qualité de vie. Il n'y a aucune découverte de médicaments ou d'avancées technologique ou génétique à l'horizon qui pourront être aussi bénéfiques pour votre santé que l'exercice physique. En devenant et en restant forte, vous retirerez des bienfaits absolument incomparables. En outre, les femmes qui font de l'exercice assidûment vivent six ans de plus que celles qui n'en font pas. Si vous croyez ne pas avoir le temps de pratiquer certains exercices, je vous suggère de remettre en question cette idée. Avancer lentement avec un déambulateur au lieu d'aller à grands pas et avec assurance prend bien du temps. Et c'est décidément une perte de temps colossale que de mourir six ans trop tôt.

Presque toutes les femmes que je connais sont trop occupées pour faire de l'exercice. Elles ne trouvent jamais assez de temps dans une journée pour faire tout ce qu'elles ont à faire. Si vous attendez d'avoir accompli toutes vos tâches pour faire de l'exercice, autant attendre un miracle. De la même manière que vos muscles ne deviendront pas plus fermes si vous ne les faites pas travailler — en vous penchant et en soulevant un poids assez lourd, par exemple —, l'exercice n'occupera une place dans votre vie que si vous en faites une priorité, comme le fait de vous brosser les dents ou de prendre une douche. La première chose à changer si vous voulez faire de l'exercice régulièrement est votre façon de penser. Ne cherchez pas d'excuses.

QUE FAUT-IL DE PLUS POUR VOUS CONVAINCRE DE BOUGER ?

- Aimez-vous être active physiquement ? Songez à un moment de votre vie où vous avez ressenti une joie intense à danser, à courir, à nager ou à sauter. À quand remonte la dernière occasion où vous avez éprouvé pareil sentiment ?
- Quand avez-vous ressenti pour la dernière fois le sentiment d'être complètement détendue après une journée entière passée à pratiquer une activité agréable — le ski, la randonnée pédestre, la voile, la danse ou le patin à roues alignées ?

- Quel type d'activités aimiez-vous pratiquer durant votre enfance ? Votre adolescence ?
- Qu'est-ce qui vous empêche de faire de l'exercice présentement ?
- Si vous ne faites plus d'exercice aujourd'hui, quand avez-vous cessé d'en faire ? Pourquoi ?
- Avez-vous l'impression de ne pas avoir le temps de faire de l'exercice ? Pourquoi ?

L'EXERCICE : CHANGER SON ATTITUDE

Ma mère a eu 80 ans cette année, et pour célébrer l'événement, tous les membres de notre famille élargie se sont réunis dans ma ville natale pour une grande fête et pour faire d'autres activités, dont le ski alpin, le ski de fond et la raquette à neige. Ma mère n'a pas eu de difficulté à suivre ses petits-enfants, et elle skie toujours magnifiquement. Chaque été, elle organise, pour un groupe de femmes dans la quarantaine, une randonnée pédestre dans les Adirondacks qu'elles ont baptisée Camp Edna. Ces femmes apprécient grandement l'expérience et l'expertise de ma mère. Ainsi, à un âge où plusieurs femmes se contentent de regarder la partie en restant assises dans les gradins, non seulement ma mère joue le rôle d'entraîneur de l'équipe, mais elle est aussi « sur la patinoire ». Elle se lève souvent à six heures, tond la vaste pelouse de la ferme où j'ai grandi, arrose toutes les fleurs et joue deux parties de tennis avec ses amies. À l'occasion, elle joue aussi 18 trous au golf.

Ma mère maintient un niveau d'activités physiques hors du commun, et je ne prétends pas en faire un modèle, pour moi ou pour quiconque, à moins d'y trouver autant de satisfaction. Mais la condition physique de ma mère et ses prouesses m'ont aidée, ainsi que mes filles, à comprendre que le déclin physique et la faiblesse ne faisaient pas obligatoirement partie du vieillissement. En fait, j'ai reçu cet héritage avant ma naissance : ma mère a fait du ski et de la randonnée durant chacune de ses grossesses et elle a continué par la suite à pratiquer ces activités en transportant sur son dos chacun de ses enfants.

Malgré cet héritage, j'éprouve encore beaucoup de réticences par rapport à la pratique du sport et à l'entraînement physique. Contrairement à ma mère et à mes frères et sœurs, lorsque j'étais plus jeune, je ne souhaitais pas passer toutes mes vacances sur les pentes de ski ou à escalader des montagnes en traînant un gros sac sur le dos. J'aimais lire — au coin du feu en hiver et sur une branche d'un arbre en été. Adolescente, je rêvais d'une matinée de Noël où tous les membres de la famille seraient réunis, détendus, et discuteraient tout en buvant un chocolat chaud, comme cela se passait dans les films. Mais invariablement, dès que les cadeaux étaient déballés, tout le monde se précipitait dehors pour effectuer quelques descentes sur les pentes du centre de ski local avant l'arrivée de la parenté pour le dîner. Ma seule chance de connaître la chaleureuse communion familiale à laquelle j'aspirais tant était de traîner mon équipement et de me joindre à eux. Et c'est ce que je faisais. J'ai appris à skier plutôt bien. (Cette année, je suis retournée à la maison familiale pour la première fois depuis 30 ans, et j'ai finalement vécu le Noël de mes rêves — être assise auprès du feu en compagnie de ma mère, de mes frères et de mes sœurs. Et personne n'est allé faire du ski !)

Mais en dépit de tous mes efforts, je n'ai jamais pu égaler les performances sportives de ma mère et de ma fratrie. Durant l'été de mes 13 ans, par exemple, j'ai pratiqué mes coups au tennis en faisant rebondir la balle sur la porte de la grange tous les jours pendant 6 bonnes semaines. L'unique commentaire de mon père fut : « Tu manies ta raquette comme si c'était un balai. » De telles réflexions sur mes performances sportives ont constitué pour moi un fardeau pendant bien des années. C'est pourquoi au mitan de ma vie, dans un éclair de lucidité, j'ai décidé de me débarrasser de cet « héritage » et de m'exercer plutôt à lever des haltères. À l'âge de 45 ans, j'ai pris des leçons de tennis — une activité thérapeutique à mes yeux, que j'ai pratiquée bien plus pour me libérer de mon passé que par désir de jouer régulièrement. À la fin de la saison, j'ai découvert que j'étais parfaitement capable de faire une partie de tennis tout en y prenant plaisir. Plus tard, au cours de l'été, j'ai même joué en double avec ma mère et mon frère. Toute une guérison !

Dans son livre *Body, Mind, and Sport* (Three Rivers Press, 2001), le Dr John Douillard, également expert en conditionnement physique, indique que 50 % des femmes subissent leur premier échec personnel à l'école à l'occasion d'une activité organisée dans le cadre d'un cours d'éducation physique. Il explique que ce sentiment d'être « perdante » sur le plan physique peut les suivre le reste de leurs jours. Au cours de votre périménopause, vous devez vous poser cette question : « Est-ce que je veux encore risquer de compromettre ma santé et mon bonheur à cause d'un événement traumatisant survenu au gymnase durant mes études secondaires ou avec mes parents à l'âge de six ans ?

Prenez votre journal intime et inscrivez tous vos souvenirs concernant l'activité physique et les sports que vous pratiquiez de 11 à 13 ans. Quelles étaient vos activités préférées ? Celles qui vous rendaient le plus heureuse ? Quels souvenirs gardez-vous du cours d'éducation physique ? Que pensaient les membres de votre famille de l'activité physique ? Quelles sont vos convictions profondes en ce qui a trait aux capacités physiques d'une femme de votre âge ? D'une femme âgée de 75 ans ? De 90 ans ? Quelle était la condition physique de votre mère ? De votre grand-mère ? Qu'éprouvez-vous lorsque vous entrez dans un gymnase ?

Mona Lisa Schulz, ma collègue, a réussi à modifier à plusieurs reprises son « héritage » à l'égard de la forme physique, et elle a fini par trouver un certain équilibre. Durant son enfance et son adolescence, prendre des vacances familiales consistait à se rendre en voiture au pied d'une montagne de la Nouvelle-Angleterre, à manger un sandwich, puis à rentrer à la maison. Mona Lisa mourait d'envie de sortir de la voiture et de grimper jusqu'au sommet de la montagne. Mais sa mère avait toujours mal au dos, et son père souffrait de migraines et de douleurs constantes à la poitrine. Un jour, à l'âge de 16 ans, elle voulut faire du ski. Sa mère lui dit : « N'y va pas, sinon je te renie. Tu nous as déjà donné suffisamment de soucis comme ça. » (À l'époque, Mona Lisa avait déjà subi une opération majeure destinée à corriger une scoliose.) Elle est allée faire du ski malgré tout, et finalement, elle affirma sa différence à l'égard de sa famille en montrant ce dont elle était capable et en devenant une athlète accomplie en course à pied et en cyclisme — des sports qu'elle avait tendance à pratiquer à l'excès pour échapper au stress familial. Des problèmes constants au niveau de la colonne vertébrale l'ont obligée à mettre un terme à ces activités, mais elle a continué de relever des défis sur le plan physique. Encore forte aujourd'hui, elle garde la forme en pratiquant la marche, le cyclisme, ainsi que des exercices quotidiens sur divers appareils de conditionnement physique. Elle a fini par trouver un certain équilibre, elle aussi.

Des exercices pour une excellente santé sur tous les plans

Au mitan de la vie, j'ai finalement découvert quel type d'exercice convenait à mon corps et à mon tempérament en prenant conscience que mes habiletés sportives, ma force et ma condition physique ne concernaient que moi et mon corps — et qu'il ne s'agissait pas de moyens pour obtenir l'approbation familiale ou pour correspondre aux normes culturelles définies par la société. Quels que soient votre héritage ou votre expérience passée en matière de conditionnement physique, vous devez savoir que l'exercice pratiqué vigoureusement et régulièrement est absolument nécessaire pour bien vivre durant la deuxième partie de votre existence. L'exercice vigoureux envoie des signaux positifs à tout votre corps, lesquels haussent vos taux d'hormones de croissance. L'exercice dit à votre corps de demeurer vigoureux, dynamique, en santé et de grandir. Demeurer assise sur un divan et manger des aliments-camelotes et boire trop d'alcool envoient à votre corps le message opposé : vieillir, se détériorer et décliner. C'est aussi simple que cela.

Demandez-vous quelles activités vous aimeriez pouvoir pratiquer jusqu'à la fin de vos jours. J'ai essayé pendant des années d'avoir du plaisir en pratiquant le jogging — c'était très « à la mode » dans les années 1970 et 1980. Mais je n'ai jamais réussi. Même en courant régulièrement tout autour de la résidence et du collège de médecine où j'étudiais, je n'ai jamais éprouvé cette indéfinissable sensation « d'ivresse du coureur », peu importe la distance parcourue ou la vitesse maintenue. En fait, je détestais ça. Finalement, je me suis donné la permission de cesser cette activité.

Aujourd'hui, je ne pratique que les activités qui me procurent du plaisir. J'adore les exercices Pilates. Il s'agit d'une technique corps-esprit développée par Joseph Pilates, qui met en jeu l'esprit, les muscles (grâce aux étirements, entre autres) et la respiration, tout à la fois. J'aime aussi prendre conscience des progrès accomplis depuis 1998. Je suis maintenant plus forte, plus mince et plus flexible que je l'étais il y a huit ans ! La technique Pilates, comme toute discipline qui sollicite autant l'esprit que le corps, finit par les transformer tous deux. Je pratique aussi le yoga à l'occasion, et je m'entraîne régulièrement avec des poids. J'aime être capable de soulever des objets lourds — je sais que je pourrais facilement enlever la fenêtre obstruant la sortie de secours d'un avion si c'était nécessaire ! Des muscles vigoureux vous aident à avancer avec confiance dans la vie.

RUTH — Plus jamais affalée devant la télé

Ruth, une femme de 55 ans, est venue me consulter parce qu'elle éprouvait de la douleur dans diverses régions du corps et ne dormait pas bien. Après avoir élevé ses cinq enfants, elle songeait à quitter son poste de secrétaire et d'employée de l'État pour prendre sa retraite. Ruth n'avait jamais fait d'exercice de façon régulière. Son premier test de densité osseuse révéla une légère perte osseuse en dépit du fait que Ruth prenait des œstrogènes de remplacement depuis sept ans, en raison de l'hystérectomie et de l'ablation de ses ovaires qu'elle avait subies et de saignements abondants. Je lui ai recommandé d'améliorer son régime alimentaire et d'y ajouter des suppléments, et j'ai exhorté ma cliente à adopter un programme d'exercice, car en restant trop longtemps affalée devant la télé, elle risquait de voir tous ses rêves de retraite dorée compromis.

Ruth a décidé de pratiquer la marche tous les jours en compagnie de quelques amies. En l'espace de trois mois, elle avait perdu cinq kilos sans modifier son régime alimentaire, ses douleurs avaient disparu, et jamais son sommeil n'avait été aussi bienfaisant depuis des années. Plus tard au cours de la même année, elle et son mari ont commencé à faire du ski et de la randonnée pédestre. J'essaie encore de convaincre Ruth de commencer à s'entraîner avec des poids, mais même sans cela, sa densité osseuse est demeurée stable. Le conditionnement physique et les exercices en plein air font désormais partie intégrante de sa vie.

Commencez quelque part : n'importe où

Si l'haltérophilie ou toute activité de ce genre ne vous dit rien présentement, prenez la ferme décision de pratiquer une autre activité physique 10 minutes par jour — sans plus —, et ce, durant 30 jours. Voici ce que je vous conseille : faites tourner un disque que vous aimez et dansez dans toutes les pièces de la maison. Même si vous êtes assise dans un fauteuil roulant, vous pouvez remuer le haut de votre corps. Pas d'entourloupettes, pas de faux-fuyants. Je vous assure qu'à la fin de ces 30 jours — ou même plus tôt —, vous aurez hâte de pratiquer votre danse quotidienne. Cet exercice tout simple réveillera ce désir irrésistible de bouger qui sommeille en chacune de nous — bien qu'il soit endormi plus profondément chez certaines personnes !

Le mouvement est contagieux. Cette danse que vous exécutez aujourd'hui dans votre salle de séjour finira par réveiller suffisamment vos muscles au point de les inciter à en faire davantage. Vous pouvez toujours prendre votre chat dans vos bras et danser avec lui. (C'est un entraînement avec poids, après tout !) Commencez très lentement, inspirez et expirez par le nez — afin de faciliter l'expansion de la partie inférieure de vos poumons. Il vous faudra peut-être un certain temps pour augmenter la flexibilité de votre cage thoracique, alors ne vous découragez pas si en inspirant par le nez vous vous sentez essoufflée au départ. N'allez jamais au-delà d'un certain seuil de confort pour ce qui est de votre respiration et de votre rythme cardiaque. Mais chaque jour, exigez de votre corps qu'il bouge un petit peu plus rapidement ou qu'il se penche davantage. Le simple fait de bouger enclenche le processus de reconstitution osseuse.

Cherchez de l'aide

Après avoir pratiqué la danse durant un mois, bouger sera devenu pour vous une habitude. Il sera temps alors de commencer votre entraînement avec les poids. Je vous suggère de vous rendre dans un centre de conditionnement physique ou un gymnase, ou encore de vous inscrire à un cours pour adulte à l'école secondaire de votre quartier. Demandez à un membre du personnel de vous aider à établir un programme personnalisé d'exercices de renforcement. Ainsi, vous apprendrez à exécuter correctement les mouvements et vous pourrez plus tard les adapter de façon à les pratiquer chez vous.

Le choix de s'entraîner à la maison ou dans un gymnase dépend de votre style de vie et de votre tempérament. J'ai essayé les deux, et j'ai trouvé que les deux façons de faire présentaient des avantages et des inconvénients. L'avantage principal du gymnase tient à ce que votre séance n'est pas interrompue par un appel téléphonique ou par qui que ce soit. De plus, comme tout l'espace est consacré au conditionnement physique, vous êtes plus motivée. D'autre part, il arrive parfois que le temps alloué aux déplacements représente une difficulté supplémentaire. Quant à moi, j'ai adopté le programme suivant : une séance d'une heure d'exercices Pilates dans un centre de conditionnement physique sous la surveillance d'un entraîneur ; 30 minutes d'exercices Pilates sur matelas chez moi ; une heure d'entraînement aérobique avec poids avec vidéocassette, à une fréquence de deux fois par semaine pour chacune des activités. Je pratique aussi la marche de façon assidue pendant 45 minutes. Je n'ai pas toujours eu la possibilité d'inscrire autant d'activités physiques à mon agenda. L'un des avantages de la périménopause est que j'ai beaucoup plus de liberté pour planifier mes activités, comparativement à toute autre période de ma vie. Et je découvre que j'aime faire de l'exercice comme jamais auparavant.

Augmenter sa force au quotidien

Voici quelques trucs qui vous permettront de renforcer vos muscles quotidiennement. Essayez-les pendant que vous conversez au téléphone ou durant vos moments libres. Ils couvrent tous les principaux groupes musculaires.

- POSITION SUR LES ORTEILS. Tenez-vous debout, face à un mur, à une distance de 30 cm environ, les pieds écartés de la largeur des épaules. Posez légèrement le bout de vos doigts au mur pour vous aider à conserver votre équilibre. (Plus vous améliorerez votre performance, moins vous aurez besoin de vous servir du mur.) Maintenant, levez-vous sur la pointe des pieds le plus haut possible, comptez jusqu'à trois en gardant la position et en respirant normalement, puis redescendez lentement. Respirez. Répétez huit fois. Au fur et à mesure que votre corps se renforce, vous pourrez conserver la position plus longtemps de façon à la maintenir durant 30 secondes.
- POSITION SUR LES TALONS. Tenez-vous debout face à un mur de façon à pouvoir y appuyer les mains, si nécessaire. Soulevez lentement les orteils et roulez sur la plante de vos pieds, jusqu'à ce que vous vous retrouviez en équilibre sur les talons. Gardez la position en comptant jusqu'à trois. Reprenez lentement la position initiale. Respirez. Répétez huit fois. À la longue, vous pourrez augmenter le nombre de répétitions et maintenir la position tout en comptant jusqu'à 30.

  Les deux exercices présentés ci-dessus mettent à contribution le poids de votre corps pour renforcer vos jambes et pour améliorer votre équilibre ainsi que votre souplesse.
- TRACTIONS AU SOL. Même si plusieurs femmes les détestent, rien ne renforce autant le haut du corps que les tractions. Vous pouvez commencer doucement en pratiquant des tractions au mur. Tenez-vous debout à environ 1 m du mur. Penchez-vous vers l'avant, les coudes pliés, et posez les paumes des mains sur le mur. Poussez en conservant le dos parfaitement aligné avec les jambes, vous assurant que votre tête est bien alignée avec votre dos, et non pas projetée vers l'avant. Répétez l'exercice huit fois. Augmentez progressivement jusqu'à 24 (soit trois séries de huit répétitions).

Lorsque vous exécuterez ce mouvement facilement, vous serez prête à pratiquer les tractions au sol. Commencez en vous mettant à quatre pattes et en gardant les bras bien droits. Maintenant, pliez les coudes et approchez le tronc du sol. Procédez lentement et continuez de respirer. Essayez de faire quatre tractions. Augmentez progressivement jusqu'à 16 (soit deux séries de huit répétitions).

Quand vous aurez acquis une force suffisante, vous pourrez exécuter des tractions complètes. Mettez-vous à quatre pattes. Étirez ensuite les jambes vers l'arrière de façon à ce que tout votre poids repose sur vos orteils et sur vos bras. Tout votre corps doit être parfaitement droit, la tête alignée avec la colonne vertébrale. N'élevez pas les hanches ! Maintenant, descendez le tronc jusqu'à ce qu'il touche presque le sol. Poussez ensuite avec les bras. Maintenez la position. Répétez. Exécutez quatre fois le mouvement. Avec le temps et la pratique, vous pourrez le répéter huit fois pour finir par exécuter deux séries de huit tractions chacune.

- POIDS. Placez un ensemble d'haltères gradués (de 1 à 10 kilos, selon votre force) devant la télé. Durant les publicités ou même en écoutant vos programmes préférés, vous pouvez facilement exécuter quelques-unes des séries d'exercices suivants : flexion des biceps, développé vertical et assis, tirage-poitrine, tirage pour le dos, et extension des triceps. L'idée est de placer les haltères à un endroit où vous passez régulièrement.

Prenez votre temps. Votre corps sera très indulgent et très coopératif si vous lui témoignez respect et affection. Chaque fois que vous pratiquez l'haltérophilie, demandez à votre corps s'il est disposé à respirer un peu plus profondément ou à soulever un poids un peu plus lourd. Ne le brusquez pas. Les jours où vous vous sentez en grande forme, faites-en davantage. Quand vous vous sentez mal fichue, faites-en moins. L'exercice exige de la discipline, c'est vrai. Mais après vous être engagée à en faire régulièrement, chassez de votre tête tout entraîneur maniaque. Le plaisir, la joie, et la conscience que vous avez de votre corps sont vos meilleurs alliés, ceux qui peuvent le mieux vous motiver.

Prévenir la douleur aux hanches, aux épaules et au dos

Pour plusieurs femmes, les problèmes articulatoires commencent à la périménopause ; elles observent, par exemple, une baisse d'amplitude articulaire dans l'épaule ou la hanche. Quand j'ai commencé à suivre des cours Pilates, j'étais aux prises avec un problème chronique à la hanche droite, qui a pu être résolu grâce à des exercices conçus pour assouplir cette articulation. Intuitivement, je savais qu'avec cette approche, je n'aurais pas besoin d'une prothèse un jour. (Il y a eu plusieurs problèmes à la hanche droite dans ma famille. Mon père aurait eu besoin d'une prothèse quand il est décédé, mais il a refusé l'opération.) Au début de la cinquantaine, j'ai aussi commencé à éprouver une forte douleur à l'épaule droite et l'amplitude de mes mouvements a diminué. De nouveau, les étirements et les exercices doux de la méthode Pilates m'ont aidée à régler ce problème. Aujourd'hui, mon amplitude articulaire est meilleure qu'elle ne l'était quand j'avais 30 ans !

Vous devez conserver votre amplitude de mouvement et votre colonne vertébrale bien alignée et étirée afin d'éviter que vos nerfs rachidiens se coincent, ce qui pourrait provoquer de la douleur au dos, à la hanche ou dans d'autres parties du corps. Les exercices Pilates et le yoga réussissent à merveille dans ce domaine. Il existe également un ingénieux programme que tout le monde peut suivre à la maison, qui s'appelle le Core Program, lequel a été développé par la physiothérapeute Peggy Brill. Il s'agit de plusieurs séries d'exercices qui peuvent être pratiqués dans un petit espace avec uniquement un matelas et quelques poids pour les chevilles. Des milliers de femmes, dont ma mère, ont vu leur corps se transformer en suivant ce programme régulièrement. (*Pour de plus amples renseignements, lisez* The Core Program : Fifteen Minutes a Day That Can Change Your Life *(Bantam Books, 2001), de Peggy W. Brill, ou visitez son site Web au www.brillpt.com.*)

Suppléments pour la santé des articulations

Parce que le cartilage de vos articulations a tendance à s'user avec les années, il est très important de fournir à ces dernières toute la nourriture dont elles ont besoin. Des anti-inflammatoires non stéroïdiens, tels qu'Advil et Motrin, ont été impliqués dans la destruction du cartilage avec le temps. Bien que ces populaires médicaments en vente libre contribuent certainement à diminuer la douleur articulatoire, ils font plus de tort que de bien à long terme. Comme solutions de rechange, plusieurs femmes ont adopté d'autres moyens qui leur procurent un soulagement significatif de la douleur articulatoire et de l'arthrite en prenant les suppléments indiqués ici en plus d'une bonne multivitamine :

- Le sulfate de glucosamine : 1 000 mg, deux fois par jour;
- Le curcuma : 250 mg, deux fois par jour;
- Les gras oméga-3 : 1 000 à 4 000 mg par jour;
- Les proanthocyanidines (OPC), extraites des pépins de raisin ou de l'écorce de pin. Commencez par une dose de départ de 2 mg par kilo de poids corporel. Prenez cette quantité en doses réparties sur 10 à 14 jours. Par la suite, vous pouvez diminuer la quantité pour prendre une dose régulière de 60 à 200 mg par jour. (*Voir la section «Ressources».*)

LUMIÈRE SOLAIRE ET SANTÉ DES OS

On nous met constamment en garde contre les dangers de l'exposition aux rayons solaires — du vieillissement prématuré jusqu'au cancer de la peau. Encore que ces risques soient très bien documentés, on les surestime généralement, particulièrement en ce qui concerne les personnes vivant dans les climats nordiques où, manifestement, l'exposition à la lumière solaire ne constitue pas un problème durant la plus grande partie de l'année. Les femmes postménopausées vivant dans les latitudes nordiques perdent de 3% à 4% de leur masse osseuse chaque hiver — on peut établir cette latitude en traçant une ligne sur une carte qui va de Boston en passant par Chicago jusqu'à la frontière séparant l'Oregon de la Californie[65]. Dans le nord du Maine, même par une belle journée ensoleillée du mois de décembre, vous n'êtes pas assez longtemps exposée aux rayons ultraviolets pour produire de la vitamine D — à moins d'exposer une grande partie de votre peau au soleil de midi, pendant 30 à 50 minutes environ, ce qui serait un taux d'exposition peu commun. Le problème se complique si votre régime alimentaire est déjà faible en calcium et en vitamine D. Quarante pour cent des personnes qui subissent une fracture de la hanche dans les latitudes nordiques ont une carence en vitamine D. Par ailleurs, les femmes dont le régime alimentaire est adéquat en calcium et autres nutriments peuvent regagner une partie de leur masse osseuse durant les mois d'été moyennant une exposition régulière aux rayons du soleil.

En vérité, la lumière solaire peut améliorer votre santé et littéralement vous sauver la vie. Les rayons ultraviolets du soleil contribuent à fabriquer la vitamine D requise par votre organisme. Comme toujours, la modération est la clé du succès.

La vitamine D est une hormone qui aide les os à absorber le calcium. Si la quantité de vitamine D qui circule dans votre sang est insuffisante, votre organisme ne pourra pas utiliser le calcium fourni par les aliments ou les suppléments. C'est pourquoi la vitamine D constitue un important facteur de prévention de l'ostéoporose. Actuellement, la ration alimentaire recommandée (RAR) pour la vitamine D est basée sur la quantité indispensable à la prévention du rachitisme. Le taux de vitamine D des personnes rachitiques est beaucoup trop bas, ce qui entrave considérablement la production de nouvelles substances osseuses. Chez les adultes, on appelle ce phénomène l'« ostéomalacie », un ramollissement graduel ou un affaiblissement des os à la suite d'un arrêt de la calcification du tissu osseux.

Pour prévenir le rachitisme, une quantité minime de vitamine D est requise (200 à 400 UI par jour). Mais un taux optimal de vitamine D procure bien d'autres bénéfices. Par exemple, un taux adéquat de vitamine D peut aider à combattre l'hypertension, si bien que la pression artérielle est plus basse chez les personnes dont le taux de vitamine D est élevé[66]. Cette vitamine peut aussi ralentir la progression de l'arthrose et faire baisser la prévalence de la sclérose en plaques[67]. La vitamine D aide aussi à prévenir certains cancers, tels que le cancer du sein, des ovaires, de la prostate et le cancer colorectal. En fait, une carence en vitamine D expliquerait peut-être en partie pourquoi l'incidence du cancer du sein est plus élevée dans les latitudes nordiques que dans le Sud.

Or, pour abaisser le risque de développer ces maladies, particulièrement le cancer du sein, des ovaires ainsi que le cancer colorectal, le taux de vitamine D dans le sang doit être plus élevé que celui que peut procurer une cuillerée à thé d'huile de foie de morue ou un supplément habituel de vitamine D. L'exposition régulière aux rayons du soleil constitue le moyen le plus efficace et le plus sécuritaire d'y parvenir.

La lumière solaire versus les suppléments de vitamine D

Notre corps est conçu pour obtenir la vitamine D du soleil. Pendant des millénaires, nos ancêtres ont parcouru les plaines d'Afrique en laissant de grandes surfaces de leur corps exposées à la lumière solaire. Le temps d'exposition à la lumière du soleil est un indice bien plus fidèle de la présence de la vitamine D dans votre organisme que votre consommation d'aliments. En fait, la vitamine D obtenue par la consommation alimentaire ne se retrouve qu'en faible quantité dans votre sang. Ceci s'explique en partie par le fait que les besoins en vitamine D (lorsque prise oralement) varient considérablement d'un individu à l'autre. En outre, alors qu'il est possible de prendre une surdose toxique de vitamine D sous forme de suppléments, l'exposition aux rayons du soleil ne peut en aucun cas produire une trop grande quantité de cette vitamine dans l'organisme. C'est que notre corps dans sa sagesse a développé un mécanisme grâce auquel il peut fabriquer, à partir de la lumière solaire, la quantité exacte de vitamines D dont il a besoin — ni plus, ni moins. De plus, la vitamine D fabriquée par l'organisme à partir de la lumière solaire (les rayons ultraviolets, particulièrement les UVB) est supérieure à celle que l'on retrouve dans les suppléments oraux en ce qui a trait à l'absorption du calcium[68].

L'exposition à la lumière solaire peut vous aider à retrouver un taux normal de vitamine D. Si vous exposez votre visage et vos mains au soleil sans mettre d'écran solaire pendant 20 minutes environ, de 3 à 5 ois par semaine, et ce, 4 à 5 mois par année (entre les mois d'avril et d'octobre dans les latitudes nordiques — en haut du 40e parallèle), vous recevrez sans doute suffisamment de rayons UVB pour conserver intacte votre masse osseuse — parce que votre organisme a la capacité de stocker la vitamine D et de l'utiliser durant les périodes de faible ensoleillement. On a ici un exemple de la sagesse de la nature, car toutes les régions des États-Unis ne reçoivent pas la même quantité de rayons ultraviolets au cours d'une année. Si votre peau est très foncée, vous devez être exposée plus longtemps aux rayons solaires — parfois même pendant une à deux heures pour obtenir les mêmes résultats.

Plus la surface de la peau exposée est grande, plus la vitesse avec laquelle votre corps fabriquera la vitamine D est grande. Voilà pourquoi certains experts recommandent une exposition de tout le corps sur une base régulière. En fait, une exposition de tout le corps pendant 15 minutes équivaut à une dose de vitamine D de 10 000 UI prise oralement. (Mais une exposition prolongée aux rayons ultraviolets ne procurera pas à votre organisme un taux de vitamine D plus élevé.) Toutefois, avec l'âge, la capacité qu'a notre corps de fabriquer sa propre vitamine D diminue. C'est pourquoi, si vous êtes âgée de plus de 65 ans, vous devrez peut-être rester plus longtemps au soleil pour obtenir les mêmes bénéfices. En règle générale, le fait que votre peau rougisse lorsqu'elle est exposée directement à la lumière solaire, peu importe la durée de l'exposition, indique que vous avez reçu suffisamment de rayons UVB pour permettre à votre corps de fabriquer de la vitamine D.

Comment prendre du soleil en toute sécurité

Toute personne peut obtenir en toute sécurité la quantité de lumière solaire dont elle a besoin en allant à l'extérieur régulièrement. Les bienfaits que procurent de courtes expositions aux rayons UVB sont si importants que le Dr Michael Holick, endocrinologue, et ses collègues du Boston University Medical Center étudient présentement les effets de la lumière artificielle (UVB) sur les aînés. La NASA a aussi demandé au Dr Holick d'équiper les navettes spatiales de tels systèmes d'éclairage afin de contrer les effets de l'apesanteur sur les os lors des missions de longue durée[69].

Du point de vue de la sécurité, il est préférable de s'exposer au soleil en début de matinée ou en fin d'après-midi. Personnellement, je fais une promenade de 45 minutes environ, quatre fois par semaine, le matin, durant les mois d'été. Je porte un short et un débardeur pour m'assurer une exposition adéquate au soleil. Lorsque je ne peux sortir le matin, j'essaie de faire une promenade à la fin de l'après-midi ou en début de soirée, périodes où il y a encore suffisamment de lumière, mais où le danger de surexposition est minime. En dehors de ces moments de la journée consacrés à « refaire le plein de vitamine D », j'utilise un écran solaire.

Évitez le soleil de midi et les coups de soleil. Presque tous les cancers de la peau sont associés aux effets néfastes d'une surexposition aux rayons du soleil sans la protection adéquate qu'offrent les antioxydants. En fait, une exposition excessive aux rayons UV (au point de provoquer une insolation) n'augmentera pas votre taux de vitamine. Chez les personnes à peau claire, 20 minutes d'exposition sont suffisantes pour obtenir un taux maximum.

D'autres moyens faciles d'améliorer votre taux de vitamine D consistent à ouvrir la fenêtre de votre voiture pendant que vous conduisez, à rouler en décapotable, ou même à laisser les fenêtres de votre maison ouvertes durant un certain temps. Vous pouvez aussi installer un « coin soleil » dans une pièce de votre maison, ouvrir une fenêtre et prendre un bain de soleil sans avoir à sortir de chez vous. Voilà une solution pratique pour les citadins.

Que faire lorsque vous manquez de soleil ?

La vitamine D est une hormone essentielle. En l'absence de lumière solaire, vous devez la trouver dans votre régime alimentaire.

Bien qu'il soit presque impossible d'obtenir cet indispensable taux élevé de vitamine D dans le sang sans une exposition adéquate aux rayons solaires, il a été clairement démontré que les suppléments de vitamine D aidaient les femmes à reconstituer ou à conserver leur masse osseuse[70].

Les gens de moins de 65 ans devraient prendre entre 800 UI et 1 000 UI par jour. Les personnes de 65 ans et plus devraient prendre entre 800 UI et 2 000 UI par jour, pourvu qu'elles puissent le tolérer. (Vous aurez peut-être besoin d'une quantité plus faible ou plus grande. N'oubliez pas que la lumière solaire est plus fiable que n'importe quel supplément.) Le foie, l'huile de foie de morue et le jaune d'œuf constituent de bonnes sources alimentaires de vitamine D.

Pourquoi le lait enrichi de vitamine D n'est-il pas une solution ?

Bien qu'on nous ait enseigné qu'il était possible d'obtenir toute la vitamine D dont nous avions besoin en consommant des produits laitiers, en réalité, ce n'est pas toujours le cas. Le Dr Michael Holick a étudié la teneur en vitamine D du lait enrichi, et il a découvert que bien souvent la vitamine D ne s'y retrouvait pas en quantité suffisante à cause de problèmes liés au traitement du produit. En fait, plus de 50 % des produits laitiers analysés contenaient moins de vitamine D que ce qui était écrit sur l'emballage. Quinze pour cent des produits laitiers ne contenaient pas du tout de vitamine D ! Quant au lait écrémé, il est difficile d'y intégrer la vitamine D, car celle-ci est liposoluble et requiert une certaine quantité de gras pour se mélanger au produit. Voilà pourquoi il se peut qu'on ne retrouve que très peu ou pas du tout de vitamine D dans les produits à base de lait écrémé[71].

En cas de doute, passez de nouveaux tests

Si une analyse de votre densité osseuse ou un test d'urine révèle que vous faites de l'ostéoporose, je vous recommande de faire aussi analyser votre taux de vitamine D dans votre sang. Il s'agit d'une simple analyse de votre formule sanguine. Un taux de vitamine D dans le sang de 20 à 25 nmol/l ou moins indique une carence importante. Des découvertes récentes indiquent que chez les femmes qui font de l'ostéoporose, on retrouve un taux de vitamine D de 20 mg/dl ou moins ! Le taux idéal se situe dans la zone supérieure d'une échelle normale, soit de 45 à 250 nmol/l environ. Un taux supérieur à 100 nmol/l diminue l'hypertension[72]. Un taux de 75 nmol/l et plus ralentit la progression de l'arthrose. Au cours de certaines études menées auprès de maîtres-nageurs et de fermiers — des personnes exposées aux rayons du soleil la plupart du temps —, on a découvert que leurs taux de vitamine D approchaient les 100 nmol/l. Vous voudrez peut-être aussi faire vérifier le taux de vitamine D dans votre sang — même si vous êtes en santé —, dans le cas où vous auriez des doutes concernant la quantité de vitamine D fabriquée par votre organisme à partir de la lumière solaire. Si ce taux est faible, exposez-vous plus souvent aux rayons solaires de façon à prévenir certains problèmes, même si vos os semblent en santé présentement.

Un jour, une femme âgée de 45 ans environ, qui passait l'été dans le Maine, est venue me consulter. Lors de ses séances régulières de jogging, cette femme portait toujours des vêtements longs et recouvrait d'un écran solaire les parties de son corps exposées aux rayons. Bien qu'elle vive la plus grande partie de son temps dans le Sud-Ouest, une région très ensoleillée à longueur d'année, elle évitait le soleil à tout prix, car elle craignait de développer un cancer de la peau. Une analyse du taux de vitamine D dans son sang indiqua un niveau de 25 nmol/l, soit une carence grave. Je lui ai alors recommandé de prendre quotidiennement, tôt le matin, un bain de soleil de 15 minutes dans son jardin. En deux mois, son taux de vitamine D dans le sang est redevenu normal, et son système immunitaire ainsi que son humeur se sont tous deux grandement améliorés. En moins de six mois, sa densité osseuse a aussi augmenté. Elle a également découvert d'autres bénéfices : elle s'est complètement débarrassée de tous les rhumes et de tous les maux et douleurs qui lui empoisonnaient l'existence.

Devriez-vous fréquenter un salon de bronzage ?

Bien que les dermatologues craignent comme la peste les salons de bronzage à cause des dangers de surexposition, je les recommande lorsque le risque d'ostéoporose, de dépression ou de certains types de cancers est élevé et qu'il n'existe pas d'autres façons pour la cliente de s'exposer aux rayons UVB.

Une séance de 5 à 10 minutes dans un salon de bronzage, 1 ou 2 fois par semaine durant les mois d'hiver, peut augmenter le taux de sérotonine dans le cerveau, contrer la dépression, favoriser la formation osseuse, contribuer au soulagement des symptômes de l'arthrite et peut-être aussi, favoriser la prévention de certains cancers. Comme pour l'exposition à la lumière naturelle, il importe de veiller à ne jamais avoir de coups de soleil, d'éviter également que votre peau ne rougisse, et de vous assurer qu'une quantité suffisante d'antioxydants vient renforcer votre organisme.

Prenez des antioxydants

De plus en plus d'études montrent que les antioxydants, tels que la vitamine E, la vitamine C, les proanthocyanidines et le bêta-carotène aident à protéger la peau contre les dommages que peut causer le soleil et favorise sa cicatrisation rapide. (*Voir le chapitre 11, pour plus d'information.*)

Attention : certains médicaments entraînent une sensibilité à la lumière solaire

N'oubliez pas que plusieurs médicaments fréquemment prescrits augmentent la sensibilité à la lumière solaire et le risque d'attraper un coup de soleil si vous demeurez à l'extérieur trop longtemps. Parmi ceux-ci on retrouve : des antibiotiques, tels que l'azithromycine (Zithromax), la minocycline (Minocin), la tétracycline et les sulfamides ; des médicaments utilisés dans le traitement du diabète (de la famille de la sulfonylurée, par exemple) ; certains médicaments employés dans le traitement de la peau, tels que Retin-A et Renova ; et des diurétiques thiazidiques. Il est toujours préférable de consulter votre pharmacien.

RAFFERMIR SES LIENS AVEC LA TERRE PAR LA PHYTOTHÉRAPIE

Selon les herboristes traditionnels, notre corps puise dans les plantes que nous consommons régulièrement, autant leur énergie que leurs vitamines et leurs minéraux — un excellent moyen de rester en lien avec la nature et de raffermir notre premier centre émotionnel. L'avoine (*Avena sativa*) et la paille d'avoine (la tige, la feuille et la fleur de l'avoine), par exemple, poussent dans des climats froids et humides caractérisés par des vents violents et des orages soudains. Ces plantes rustiques sont riches en calcium, en fer, en phosphore, en vitamine du complexe B, en potassium, en magnésium, ainsi qu'en vitamines A et C[73].

Susun Weed, une herboriste renommée, a découvert que la prise régulière d'infusions de certaines plantes dont les nutriments sont facilement assimilables aidait à augmenter la densité osseuse en plus de procurer d'autres bienfaits. L'une de mes collègues nutritionnistes préconise aussi leur consommation. Prendre régulièrement des infusions constitue un moyen efficace et bon marché pour augmenter sa consommation de minéraux.

Comment préparer une infusion

Les infusions sont plus concentrées que les tisanes. Utilisez 30 g de feuilles séchées (deux poignées de feuilles déchiquetées ou trois poignées de feuilles entières). Placez-les dans une jarre d'un litre. Remplissez-la d'eau bouillante, mettez le couvercle en place, puis laissez infuser durant quatre heures à la température de la pièce. Vous pouvez conserver cette infusion au frigo[74]. Buvez-en deux tasses chaque jour.

Quand vous prenez de la paille d'avoine ou toute autre plante médicinale, ouvrez votre esprit à la sagesse de la Terre et de la nature incarnée dans cette plante. Soyez patiente et persévérante. Sentez comme vos os deviennent aussi forts et résistants que les montagnes et les rochers qui forment l'épine dorsale de la planète.

Chapitre 13

La santé du sein

Je me souviens d'avoir passé plusieurs soirées dans la salle de travail et d'accouchement de l'hôpital avec l'une de mes collègues sages-femmes. Bien que ses enfants aient presque atteint l'âge adulte, cette femme empoignait parfois sa poitrine lorsqu'elle entendait les pleurs d'un bébé ou voyait un nouveau-né particulièrement adorable. «Je ressens un tel fourmillement dans les seins que j'ai l'impression que je pourrais nourrir moi-même cet enfant», disait-elle dans de tels moments.

Les seins constituent littéralement et symboliquement une source de nourriture en plus de contribuer à la formation de liens affectifs agréables. Leur double rôle provient en partie d'une hormone du cerveau appelée «prolactine». Cette substance, activée après l'accouchement de la femme, favorise la lactation ainsi que la formation de liens affectifs, de sorte que lorsqu'une mère donne la tétée, la prolactine facilite la libre circulation du lait et l'expression de l'amour de la mère pour son enfant. La mère en retour est récompensée non seulement par les sensations physiques très agréables qu'elle éprouve, mais aussi par le sentiment de plénitude émotionnelle que lui procure le fait de nourrir un être qu'elle aime profondément. La prolactine a un effet si puissant que plusieurs femmes ont une montée de lait — comme un réflexe, une détente —, même à certains moments où elle n'allaite pas. Le simple fait de penser à leur enfant ou d'entendre ses pleurs suffit à déclencher ce réflexe.

Mais la sécrétion de prolactine ne se produit pas uniquement durant la période d'allaitement. On a découvert que le taux de prolactine augmente autant chez les hommes que chez les femmes, lorsque ceux-ci sont impliqués dans une interrelation agréable et bienfaisante. Il n'y a donc rien d'étonnant à ce que des émotions comme l'amour et la compassion, qui nourrissent nos âmes, s'accompagnent souvent de la même sensation de fourmillement dans les seins que celle ressentie par les mères qui allaitent — et si bien décrite par ma collègue sage-femme.

J'aime à penser que ce fourmillement est bien la preuve que l'expression « le lait de la bonté humaine » est plus qu'une simple métaphore. L'amour est intégré profondément à notre biologie. Voilà pourquoi il semble si naturel et agréable à la plupart des femmes de prendre soin des autres, et pourquoi aussi nous nous surprenons si souvent à « materner » autrui. Lorsque l'émotion de l'amour circule librement, cette même hormone, qui favorise l'établissement de liens entre les humains, circule aussi dans notre corps et nos seins resplendissent de santé.

NOTRE HÉRITAGE CULTUREL : PRENDRE SOIN DES AUTRES ET SE SACRIFIER

L'amour réciproque a un effet revigorant et il favorise la guérison dans la mesure où nous pouvons, à l'intérieur de nos relations, recevoir autant que nous donnons. Mais cet idéal ne se réalise pas aussi souvent qu'on pourrait le croire. La plupart des femmes ont été conditionnées à prendre soin des autres même si elles devaient bien souvent mettre en péril leur propre bien-être. Tout au long de l'Histoire, l'aptitude des femmes à se sacrifier pour le bien d'autrui a été vénérée. Il n'est pas étonnant que la rengaine de Tammy Wynette, « Stand by Your Man », soit la chanson country la plus populaire de tous les temps. Or il s'est avéré que l'homme avec qui Tammy était mariée la battait, ce qui montre clairement à quel point «l'inclination» à prendre soin des autres peut perturber l'équilibre et faire pencher dangereusement la balance du côté du sacrifice de soi.

Les seins constituent la partie de notre anatomie associée le plus souvent à l'aspect nourricier. C'est aussi la partie du corps la plus chargée de signification, celle qui est exploitée de façon flagrante par notre culture qui en fait une arme puissante dans la bataille pour obtenir l'amour et l'approbation de l'homme. Puissants symboles que ces seins. Dans le film *Erin Brockovich*, estomaqué, le patron de l'insolente héroïne demande à son assistante juridique comment elle a réussi, sans expérience et sans formation, à recueillir autant de renseignements pertinents et accablants sur les pratiques environnementales polluantes d'une grande entreprise de services. Splendidement voluptueuse, avec son affriolant décolleté, l'actrice Julia Roberts répond : «On appelle ça des nénés, Ed.»

Pas surprenant que l'une de mes amies, après avoir eu vent de mon divorce, m'ait demandé si j'allais me faire poser des implants mammaires. Notre culture nous incite à croire que sans une paire de seins à tout casser, une femme parvenue au mitan de sa vie ne peut absolument pas attirer et rencontrer un autre homme. Pas besoin de chercher d'autres illustrations de notre besoin d'amour — et d'expliquer davantage jusqu'où ce besoin peut nous conduire, n'est-ce pas?

La question des seins au mitan de la vie

Au mitan de la vie, un signal d'alarme retentit en nous : il est temps désormais de pourvoir à nos propres besoins. Nos enfants quittent ou ont quitté la maison depuis longtemps; l'époque où l'éducation d'une famille exigeait le sacrifice de soi tire à sa fin, et nous avons maintenant l'occasion de réexaminer notre vie. Si nos relations interpersonnelles nous empêchent de nous réaliser, nous devons songer à les transformer. Un défi se pose à nous au cours de la périménopause : celui d'être vraie, de créer d'authentiques relations de partenariat avec des personnes capables de nous aimer et d'apprécier notre véritable nature.

Apprendre à développer des relations mutuellement nourrissantes, comme une forme d'engagement à nous aimer et à prendre soin de nous-mêmes sur tous les plans, nous permettra d'améliorer la santé de tous nos organes. Mais cette transformation a des chances d'affecter tout particulièrement les seins, car ceux-ci sont localisés dans le quatrième centre émotionnel, lequel est associé à la capacité d'exprimer la joie, l'amour, la peine et le pardon, aussi bien que la colère et l'hostilité. Si ces émotions sont refoulées, c'est la santé des poumons, du cœur et des seins — tous des organes situés dans le quatrième centre émotionnel —, qui risque alors d'en souffrir.

Entretenir des relations affectueuses et nourrissantes et prendre carrément soin de soi en faisant des choix de vie adéquats favorisent la santé des seins. Un tel comportement n'a rien d'égoïste ; en fait, il nous permet de donner davantage aux autres. La sagesse inhérente du corps qui se manifeste lors de l'allaitement peut encore nous inspirer. Une mère bien reposée, bien nourrie et heureuse constate une amélioration à la fois de la qualité et de la quantité de son lait. Nous devons nous rappeler cette leçon au mitan de la vie, alors que les multiples occasions de nous transformer sont sans bornes, et que le prix à payer, si nous laissons passer ces occasions, peut être très élevé.

Les douleurs aux seins au mitan de la vie

En raison des changements hormonaux associés à la périménopause, plusieurs femmes souffrent de douleurs aux seins, particulièrement durant la seconde moitié du cycle menstruel, qui va de l'ovulation jusqu'au déclenchement des menstruations. Cette douleur aux seins va et vient apparemment aléatoirement, mais elle est souvent associée à l'absence d'ovulation et à une stimulation excessive de l'œstrogène. Ce problème disparaît souvent de lui-même et n'est pas un signe de cancer. Une amélioration du régime alimentaire et la prise d'une bonne multivitamine suffisent généralement à apaiser l'inflammation qui cause la douleur. (*Voir au chapitre 6, «Aliments et suppléments pour faciliter la transition ménopausique».*) Aussi, la consommation d'aliments tels que le soja et le lin peut aider. La

Dre Dixie Mills, une experte du sein, estime qu'un échogramme est souvent très rassurant pour les femmes vraiment inquiètes.

La douleur au sein est souvent le signe qu'une femme doit effectuer une mise à jour sur le plan émotionnel. L'histoire suivante est un merveilleux exemple du pouvoir thérapeutique du lien corps-esprit sur les seins au mitan de la vie.

L'histoire de CATHERINE

Catherine avait des seins fibrokystiques, et d'aussi loin qu'elle s'en souvienne, elle avait toujours éprouvé des douleurs dans cette région avant ses menstruations. Lorsqu'elle atteignit la quarantaine, la douleur et les bosses augmentèrent au point où la douleur ne lui laissait de répit qu'une semaine par mois. Elle cessa de boire du café, elle prit tous les suppléments dont elle avait entendu parler qui pourraient régler ce problème, elle utilisa des compresses à l'huile de ricin et elle suivit des traitements d'acupuncture de façon régulière. Elle consulta également un herboriste qui lui concocta un remède à base de plantes, expressément pour elle. « Mes seins étaient au centre de toute mon existence ! » déclara-t-elle. Son docteur, bien que sympathique, lui dit qu'il ne voyait pas ce qu'elle pourrait faire de plus et, voulant la rassurer, il affirma que, compte tenu du développement possible des seins fibrokystiques, sa situation n'était pas si mauvaise.

Puis elle rendit visite à sa famille pendant deux semaines à Noël. Elle fut tellement occupée par les achats et les commissions de dernière minute, avant son départ, qu'elle oublia d'apporter ses suppléments. « Du moment où je n'ai plus eu à me concentrer sur la prise de nombreuses pilules, à faire la tournée des praticiens ou à imaginer comment questionner discrètement mes amies sur leurs seins, je me suis aperçue que j'avais moins mal aux seins », observa-t-elle. « Mais je savais que le fait de ne prendre aucun supplément et de passer moins de temps à m'inquiéter de mes seins n'allait pas suffire à chasser la douleur. C'est alors que j'ai réalisé qu'il me faudrait aborder ce problème sous un autre angle. » Elle décida de faire un bilan. Ce faisant, elle prit conscience qu'une douleur intense était d'abord apparue lors d'une autre visite dans sa famille, environ quatre ans auparavant. Le déclencheur avait été une remarque de son oncle, lancée en plaisanterie, à l'endroit de sa grand-mère qui se plaignait constamment d'avoir mal aux seins. «J'étais très proche de ma grand-mère», me confia-t-elle, «et mon oncle ainsi que ma mère formulaient régulièrement des commentaires à son sujet que j'estimais négatifs. Plusieurs de ces commentaires concernaient notre relation toute particulière — ce qui sous-entendait que ces critiques pouvaient tout aussi bien s'appliquer à moi».

Catherine a réalisé que, même si elle avait identifié ses émotions sur le plan intellectuel, elle ne s'était pas vraiment permis de les ressentir complètement. Elle s'est souvenue d'une expression qu'un de ses professeurs de yoga répétait souvent : «Pour guérir, il faut ressentir.» Catherine a alors décidé de consacrer ses pratiques de yoga et de méditation aux éléments émotionnels susceptibles de favoriser ses douleurs aux seins. «J'ai littéralement consacré mes pratiques à mes seins!» m'a-t-elle dit. Elle s'est aussi entraînée à pardonner, ce qui constitue un merveilleux tonique pour toutes les manifestations à l'intérieur du quatrième centre émotionnel (dans lequel se retrouvent les seins, les poumons, le cœur et les épaules). Pendant les mois qui suivirent, elle a évacué sa colère qu'elle n'avait jamais exprimée envers sa famille, ce qu'elle avait porté pendant presque toute sa vie. Et cela a fonctionné. «Alors que ma famille compte dernièrement de plus en plus sur mon soutien, car mon oncle est maintenant rendu aux derniers stades d'un cancer du poumon et toute cette situation est extrêmement émotionnelle, mes seins vont bien — peu importe ce que je consomme, y compris la caféine. Depuis que j'ai commencé à évacuer mon bagage émotionnel par le pardon, mes seins m'ont effectivement pardonné. C'est un vrai miracle.»

FACTEURS DE RISQUE DU CANCER DU SEIN

Le mitan de la vie est aussi l'époque où, statistiquement parlant, le risque de développer un cancer du sein augmente. En fait, dans les sociétés industrialisées, l'âge vient en tête de liste des facteurs de risque du cancer du sein[1], mais c'est seulement parce que l'âge est généralement associé aux risques cumulatifs de modes de vie malsains. Souvenez-vous que la vaste majorité des femmes ne contractent pas le cancer du sein.

- Âge (pour les 50 ans et plus, le risque augmente avec l'âge jusqu'à 80 ans);
- Menstruations précoces (avant l'âge de 12 ans);
- Antécédents familiaux de cancer du sein, soit selon des liens de parenté de premier degré (mère, sœur, fille), ou de second degré (tante maternelle ou paternelle, grand-mère);
- Ménopause tardive (après 55 ans);
- Accouchement d'un premier enfant après l'âge de 30 ans;
- Absence de grossesses menées à terme;
- Hormonothérapie substitutive prolongée (supérieure à cinq ans);
- Maladie du sein bénigne avec hyperplasie atypique (révélée par une biopsie);
- Prise de poids significative après la ménopause;
- Consommation régulière d'alcool;
- Faibles taux de vitamine D;
- Antécédents médicaux faisant état de radiation à forte dose dans la poitrine;
- Sommeil insuffisant durant la nuit.

Note : Une ménopause précoce ou déclenchée à la suite d'une opération chirurgicale abaisse le risque de cancer du sein.

LE CANCER DU SEIN ET LES ÉMOTIONS

Comme toute autre maladie, le cancer a une composante émotionnelle aussi bien que physique. Plusieurs femmes aux prises avec un cancer du sein ont tendance à cacher leurs émotions derrière un visage stoïque et à entretenir des relations humaines où elles donnent plus qu'elles ne reçoivent. Il y a au cœur de ce comportement la croyance fondamentale que nous ne méritons pas mieux.

Le refus de reconnaître et d'exprimer nos émotions peut parfois atteindre un niveau très élevé sur le plan pathologique. Une femme est venue me consulter un jour en se plaignant de difficultés respiratoires. Elle n'avait personne à ses côtés pour la réconforter. Je lui ai fait passer des tests qui ont bien vite confirmé mes craintes : son cancer du sein, diagnostiqué un an auparavant, s'était répandu dans ses poumons. Elle n'avait jamais cherché à se faire traiter pour ne pas « déranger » son mari et ses enfants. En fait, ceux-ci ignoraient même la gravité de son état. Je lui ai dit, aussi doucement que possible que ses choix, bien qu'inspirés par un esprit de générosité et de sacrifice, n'aidaient personne en réalité, encore moins elle-même. Elle avait besoin de réconfort et d'affection, et les membres de sa famille devaient être mis au courant de sa situation de façon à pouvoir l'aider.

Selon mon expérience, beaucoup de femmes ont nié pendant si longtemps leurs besoins propres qu'elles ignorent même leur existence. L'une de mes amies m'a raconté que tout au long de son enfance et de son adolescence, chaque fois qu'elle exprimait un quelconque désir, sa mère répondait invariablement : « Ne le demande pas, n'y pense même pas. » On imagine facilement l'influence qu'une telle attitude peut avoir sur la capacité d'une personne d'exprimer ses besoins et ses sentiments honnêtement, ou même de les identifier ! Pas surprenant que tant de femmes veulent à tout prix éviter de paraître centrées sur elles-mêmes — au point même de risquer de développer une grave maladie et d'en mourir.

Plusieurs études scientifiques viennent aujourd'hui confirmer que la façon de gérer nos émotions peut influer sur l'incidence du cancer du sein et la guérison. Lors d'une étude, effectuée auprès de 119 femmes âgées de 20 à 70 ans qui avaient subi une biopsie dans un sein après détection d'une bosse suspecte, on s'est intéressé à l'impact que pouvaient avoir des circonstances défavorables sur la probabilité que cette bosse devienne cancéreuse. Des moments de crise grave, comme un divorce, le décès d'un être cher ou la perte d'un emploi dans les cinq années précédant l'apparition de la bosse, faisaient effectivement augmenter le risque que celle-ci devienne cancéreuse. Or, fait intéressant, la façon de faire face à l'adversité constituait aussi un facteur significatif dans le développement du cancer. Les personnes qui, plongées dans des crises graves, acceptaient d'exprimer pleinement leur peine, risquaient trois fois *moins* de souffrir d'un cancer du sein que celles qui cachaient leurs émotions derrière un visage courageux ou qui noyaient leur souffrance dans toutes sortes d'activités[2].

La psychologue clinique, la Dre Lydia Temoshok, professe des idées similaires dans le livre, *The Type C Connection* (Random House, 1992), qu'elle a écrit en collaboration avec Henry Dreher. Après avoir répertorié des centaines d'observations cliniques, elle a identifié ce qu'elle appelle le « schéma comportemental de type C ». Ce sont des femmes invariablement aimables, accommodantes et apaisantes, ayant l'esprit de sacrifice — et incapables en outre d'exprimer leurs émotions, particulièrement la colère. Ce schéma comportemental, selon la Dre Temoshok, est associé à divers cancers, dont le cancer du sein.

« Le commentaire le plus courant chez cette sorte de patiente souffrant d'un cancer du sein ou d'un cancer gynécologique est celui-ci : "Je ne m'inquiète pas pour moi, mais seulement pour ma famille" », note Dreher. « Ces patientes, aux cancers très agressifs et potentiellement mortels, faisaient preuve d'abnégation profonde et n'exprimaient pas leurs besoins et leurs sentiments[3]. »

Le refus d'exprimer notre peine épuise nos réserves d'énergie vitale, nous privant ainsi des ressources indispensables à la guérison. Lorsque nous sommes confrontées à une perte importante, nous devons entreprendre un douloureux et pénible processus qui consiste à lâcher prise de façon radicale : nous devons confier notre sort à une force et à une réalité qui nous dépassent. Appelez-les comme vous voudrez — Dieu, l'Univers, peu importe —, il s'agit de permettre à cette force de guérir nos vies, et ceci n'est possible qu'à condition d'assumer et de vivre pleinement notre peine.

Une autre étude a montré que la façon dont une femme percevait les liens qu'elle avait établis avec les membres de sa famille — et la possibilité pour elle d'obtenir de l'aide de cette même famille — affectait la fonction de son système immunitaire, et par conséquent, sa capacité de guérir. On a observé chez les femmes aux prises avec un cancer du sein qui ne se sentaient pas soutenues par leur entourage un affaiblissement du système immunitaire et des probabilités de guérison[4]. Par ailleurs, il n'est pas nécessaire que l'appui provienne de la famille pour exercer un impact positif sur les chances de survie de la personne. Des études ont montré que les groupes d'entraide destinés aux personnes souffrant d'un cancer du sein ou d'autres groupes de soutien caractérisés par l'ouverture et le partage honnête des expériences vécues étaient associés à une augmentation de la longévité et une diminution du taux de récurrence de la tumeur[5].

MARY — Un plan pour 10 ans

Mary avait 41 ans au moment où elle a pris rendez-vous avec ma collègue, la Dre Mona Lisa Schulz, pour un examen intuitif. Mariée à un homme d'affaires à l'esprit extrêmement compétitif, qui passait plus de temps sur la route qu'à la maison, Mary rêvait du jour où l'entreprise de son mari serait suffisamment autonome pour qu'il puisse voyager moins. Elle-même avait autrefois exercé une fonction de cadre supérieur au sein d'une entreprise en informatique, mais avec deux enfants âgés de six et neuf ans, elle était maintenant mère à temps plein à la maison. Elle et son mari avaient établi un plan sur 10 ans pour le travail, le budget et la famille. En conformité avec ce plan, elle avait abandonné sa carrière afin de se consacrer à l'éducation de leurs deux enfants et de ceux qu'ils prévoyaient avoir dans un avenir assez rapproché.

Cependant, il y avait un problème. Cinq ans seulement après l'élaboration de ce plan, Mary se retrouvait épuisée. Elle confia à la Dre Schulz qu'elle avait décidé de ne pas mettre au monde un troisième enfant avant d'avoir compris pourquoi elle se sentait si mal tout le temps. Elle voulait savoir ce que son corps et sa fatigue essayaient de lui dire. Voilà pourquoi elle avait pris rendez-vous avec Mona Lisa.

La lecture que fit la Dre Schulz de l'état de Mary révéla un schéma énergétique semblable à celui « d'une veuve qui fait les cent pas sur le quai, en regardant constamment du côté de la mer, dans l'attente anxieuse du retour de son mari ». En se basant sur la lecture de la nature énergétique de sa cliente, elle lui a appris que, comme d'autres femmes qui adoptaient le même type de comportement, elle était susceptible de développer des masses hormonosensibles aux seins. (Étant donné que la Dre Schulz ne pose jamais de diagnostics durant ses lectures, elle n'utiliserait jamais de mots tels que « cancer du sein » ou même « tumeur bénigne au sein », lesquels sont des termes médicaux utilisés pour un diagnostic.)

À ce stade, Mary lui révéla qu'elle avait effectivement reçu un diagnostic de cancer du sein quatre ans plus tôt. L'opération, la chimiothérapie et la radiothérapie semblaient avoir réussi à éradiquer la tumeur, mais toute cette expérience l'avait épuisée.

La Dre Schulz lui demanda ce qui, selon elle, se passait dans sa vie. Mary savait qu'il y avait un déséquilibre dont elle souffrait, mais elle n'en connaissait pas la cause exacte. Elle s'ennuyait de son ancien travail et elle se rendait compte que le fait de rester à la maison ne convenait pas à son tempérament, mais elle se croyait obligée de s'en accommoder du mieux qu'elle pouvait afin de respecter le plan établi. Elle avait conscience également de son profond désir de voir son mari s'impliquer dans l'éducation de leurs enfants, mais elle était incapable de verbaliser ce désir, car il pouvait nuire au travail de son mari et compromettre la réalisation du plan initial.

La Dre Schulz expliqua à Mary que toute maladie est un hologramme dont les composantes — génétique, environnementale, physique, nutritionnelle, émotionnelle, spirituelle et comportementale — se manifestent simultanément. Pour Mary, la compréhension de cet hologramme exigeait qu'elle remette en question la validité de ce plan qui les emprisonnait, elle et son mari, dans un mode de vie insatisfaisant pour les deux. Son cancer du sein avait constitué un signal, et la fatigue dont elle souffrait était un signal de plus. Elle devait s'ouvrir et écouter le message que son corps essayait de lui transmettre. Elle devait reconnaître qu'elle n'avait pas le tempérament d'une femme au foyer. Certaines femmes, bien sûr, s'épanouissent dans de telles circonstances à condition d'avoir, comme Mary, les ressources financières nécessaires pour soutenir ce train de vie. Mais il n'en allait pas de même pour Mary.

Mary n'avait jamais avoué son insatisfaction parce qu'elle et son mari étaient profondément attachés non seulement à leur plan initial, mais aussi à une vision complètement dépassée de leur rôle respectif — selon lequel la femme est gardienne de la famille et de la maison à temps plein, alors que l'homme est un bon pourvoyeur. Comme elle n'était pas heureuse, tout était de sa faute, se disait Mary. Elle n'était pas une bonne mère, voilà tout — et c'est pourquoi elle croyait devoir combattre plutôt qu'assumer ce sentiment.

Programme pour favoriser la santé des seins par la pleine expression de ses émotions

La Dre Schulz et moi-même avons élaboré ce programme pour Mary et pour d'autres femmes parvenues au mitan de leur vie, qui sont disposées à prendre plus soin de la santé de leurs seins.

- SOYEZ HONNÊTE AU MOMENT D'EXAMINER CE QUE VOUS RESSENTEZ. La Dre Schulz a remarqué que Mary restait douce et gentille, même lorsqu'elle se trouvait dans une situation très difficile. Elle disait par exemple : « Ce n'est pas si mal. Ça va, je vais y arriver. » Et deux secondes plus tard, elle confiait à la Dre Schulz combien elle se sentait frustrée par sa situation. Ses réponses me faisaient penser à un épisode de la vieille série télévisée *Golden Girls*, dans lequel Blanche devait faire face à la décision de son fils d'épouser une femme beaucoup plus âgée et enceinte de lui. Quand une amie lui demandait ce qu'elle avait l'intention de faire, elle répondait : « Faire ce que font toutes les mères. Dire à mon fils que je l'aime et que, quoi qu'il fasse, je l'appuierai, puis me plaindre sans arrêt devant quiconque voudra bien m'écouter. » Ce schéma comportemental, bien qu'amusant dans une série télévisée, a pour effet de court-circuiter l'énergie de notre quatrième centre émotionnel.

  Pour créer la santé et non le chaos dans notre centre émotionnel, nous devons faire disparaître de notre vocabulaire des mots tels que « Je vais très bien », lorsqu'ils recouvrent des émotions réelles et pénibles qui ne demandent qu'à s'exprimer. Vous devrez peut-être travailler avec un thérapeute qui vous aidera à vous observer honnêtement en premier lieu, puis à exprimer ce que vous ressentez devant votre partenaire ou les autres membres de votre famille.

  Vous devez aussi trouver le courage d'identifier honnêtement (et pour vous-même) tous les aspects de votre vie que vous n'êtes pas prête à changer. À cause de cet héritage culturel concernant les seins, il n'est pas étonnant de voir la crainte du cancer du sein occulter complètement le risque que nous font courir d'autres problèmes qui peuvent nous tuer directement ou indirectement, tels que la maladie cardiaque ou le fait d'être battue par un mari ou un petit ami. ***J'en suis venue à croire que la crainte du cancer du sein sert à masquer à nos propres yeux la chose qui nous fait réellement peur — être abandonnée et délaissée, alors que nous recherchons désespérément l'amour véritable et que nous essayons d'améliorer notre relation avec notre partenaire***. (Note : Lorsque ma collègue, la Dre Dixie Mills, experte en cancer du sein, a lu cela, elle m'a dit que «cette phrase est si importante qu'il faudrait faire en sorte qu'elle saute aux yeux».) L'une de mes patientes aux prises avec un cancer du sein, qui subvenait seule aux besoins du ménage et qui avait les moyens de changer sa vie, a fini par admettre qu'elle demeurait dans ce mariage sans amour parce qu'il lui semblait plus facile de mourir que de courir le risque de se retrouver seule et abandonnée.

- DESSINEZ VOTRE PLAN DE VIE. Vous avez le pouvoir d'améliorer dès maintenant votre vie relationnelle et amoureuse ! Ce processus commence par l'amélioration de votre relation avec vous-même. Dessinez un plan de vie couvrant une ou deux années, pour vous seulement (et non pour votre partenaire ou les membres de votre famille). Passez au moins 30 minutes à rêver à la façon dont vous aimeriez occuper votre temps. Où aimeriez-vous aller ? Avec qui aimeriez-vous être ? Et ainsi de suite. Nous avons parlé à Mary de notre façon de concevoir un plan de vie, et elle a admis que la seule pensée d'avoir un troisième enfant l'épuisait. Peu à peu, elle a fini par admettre que le fait de mettre au monde deux autres enfants, même si c'était prévu dans le terrible plan de 10 ans, ne lui convenait peut-être pas. Manifestement, tout le corps de Mary, et particulièrement ses seins, essayaient depuis longtemps de lui faire comprendre cela.
- ÉTABLISSEZ VOTRE BUDGET ÉNERGÉTIQUE. Dressez un bilan en inscrivant dans une colonne les activités qui vous redonnent de l'énergie, et dans l'autre, celles qui vous épuisent. Puis établissez un plan de dépenses quotidiennes qui fait pencher la balance du côté des activités qui vous revigorent. (Si vous avez de jeunes

enfants, par exemple, je vous suggère de faire des échanges de gardiennage avec d'autres mères ou grands-mères habitant dans votre voisinage.) Engagez-vous à pratiquer au moins une activité par semaine qui vous est agréable — peu importe ce qu'en pensent les membres de votre famille. Il s'agit d'un processus, non d'un objectif. J'ai mis quatre ans avant de révéler à mon mari que je recevais des massages tous les mois. Cette pratique était devenue régulière, et pourtant je n'avais pas le courage d'admettre devant lui que je dépensais temps et argent pour une activité si bienfaisante et agréable qui ne me procurait en retour rien d'immédiatement quantifiable.

- RESTEZ EN CONTACT AVEC VOTRE CRÉATIVITÉ ET VOTRE PLAISIR. Gardez votre esprit actif. Mary avait l'impression que le sien était en train de rouiller complètement. De toute évidence, cette femme avait besoin de la stimulation qu'offre un emploi. Ne laissez pas votre esprit et votre créativité se détériorer ou ne permettez pas à votre vrai moi de se perdre dans les corvées quotidiennes. Si vous ne travaillez pas à temps plein à l'extérieur de la maison, songez à la possibilité de suivre un cours ou de vous engager dans une activité stimulante sur une base régulière. Je me suis rendu compte maintes et maintes fois que le simple fait d'avoir un horaire m'aidait à conserver et à diriger mon énergie. (Je suis toujours beaucoup plus concentrée lors de mes pratiques de harpe quand je sais que je vais jouer en public dans les jours à venir.) Rien ne peut remplacer la discipline, l'ordre et l'organisation de sa vie quotidienne. Assurez-vous simplement que ce soit vous qui créez cette structure — et non le contraire.
- RÉÉVALUEZ PÉRIODIQUEMENT VOS OBJECTIFS ET VOTRE PLAN. C'est ce que je fais chaque année dans les jours suivant ou précédant mon anniversaire de naissance ainsi qu'aux périodes de solstice et d'équinoxe — moments où l'énergie créatrice de la Terre nous est le plus favorable. Mettez de côté tout ce qui est manifestement obsolète et incompatible avec votre sagesse intérieure naissante. Mary nous a raconté par la suite qu'elle avait demandé à son mari comment *son* corps réagissait à leur plan de 10 ans, et il a répondu que son vieil ulcère s'était réveillé dernièrement.

Mais il n'avait pas voulu lui en parler avant, car il se croyait tenu de témoigner son amour et son appui à sa famille en jouant son rôle de « bon pourvoyeur ». Cette anecdote illustre bien comment un mariage établi sur des bases solides peut se transformer et évoluer lorsque les partenaires sont honnêtes l'un envers l'autre — et envers eux-mêmes — sur leurs propres besoins.

MODE DE VIE ET SANTÉ DU SEIN

Bien que je sois convaincue que le fait de prendre soin de soi, de développer des relations mutuellement enrichissantes et de rompre avec toute forme de ressentiment constitue les éléments les plus importants pour nous donner de l'énergie et favoriser la santé de nos seins sur une base quotidienne, je considère aussi que cette santé, comme pour tout autre organe du corps, est aussi affectée par ce que nous mangeons ainsi que par les choix de vie que nous effectuons.

Alimentation et cancer du sein

Un nombre appréciable de recherches ont permis d'établir un lien entre la consommation de gras alimentaire et une grande variété de symptômes aux seins ainsi que le cancer du sein. Voilà pourquoi, pendant de nombreuses années, j'ai conseillé à mes patientes, particulièrement celles pour qui le risque de développer un cancer du sein était élevé, d'adopter un régime alimentaire à faible teneur en gras et riche en fibres — lequel était le plus apte à favoriser la santé des tissus du sein. Comme ce type de régime alimentaire était souvent supérieur sur le plan nutritionnel à celui qu'avaient adopté mes patientes auparavant, celles-ci observaient souvent une amélioration de leurs symptômes, telles les douleurs au sein et les modifications fibrokystiques. (Bien qu'on parle souvent de « maladie », il s'agit en fait d'une simple variation anatomique qui fait en sorte que les zones glandulaires sont plus proéminentes et donc plus facilement repérables au toucher.) Un régime alimentaire faible en gras et riche en fibres augmente également l'excrétion de l'œstrogène en trop, abaissant ainsi le risque d'une stimulation excessive des tissus du sein sensibles à l'œstrogène.

Toutefois, certaines recherches récentes laissent entendre que la corrélation entre le cancer du sein et le gras ne serait pas aussi directe qu'on le croyait auparavant. Ces résultats proviennent d'une analyse du régime alimentaire de 88 795 femmes âgées de 30 à 55 ans, qui ont participé à la célèbre Nurses' Health Study en répondant à des questionnaires détaillés sur leurs habitudes alimentaires tous les quatre ans, soit de 1980 à 1994. Dans cette phase de l'étude, les chercheurs se sont concentrés sur le facteur «gras» parce qu'on savait que chez les femmes asiatiques — dont le régime alimentaire est beaucoup plus faible en gras — le taux de cancer du sein était de beaucoup inférieur. Cependant, la Nurses' Health Study a démontré qu'on ne retrouvait pas plus de cancers du sein chez les femmes consommant beaucoup de gras que chez celles qui consommaient moins de 20% de leurs calories sous forme de gras. En outre, il n'y avait pas de différence dans l'incidence du cancer du sein entre le groupe de personnes qui consommaient des gras saturés, ou même des gras trans (si décriés), et les sujets qui consommaient des gras provenant principalement de source végétale ou de poisson!

Devant ces surprenants résultats, l'auteure principale de l'étude, la Dre Michelle Holmes, professeure de médecine à Harvard, a déclaré : «Nos recherches indiquent qu'il est peu probable que les femmes dont le régime alimentaire est faible en gras soient protégées contre le cancer du sein. De même, il semble qu'un régime à forte teneur en gras n'augmenterait pas le risque de développer cette maladie[6].»

Si j'avais pris connaissance de semblables résultats dans les années 1980, j'aurais été étonnée, mais aujourd'hui, ce n'est plus le cas. Le cancer du sein est une maladie multifactorielle qui comporte des aspects nutritionnels, émotionnels et génétiques. D'un point de vue nutritionnel, il devient évident que le sucre et les glucides raffinés constituent un facteur de risque beaucoup plus important que le gras alimentaire, mais malheureusement, on n'en a pas tenu compte dans cette étude. On a aussi négligé d'autres facteurs qui pourraient expliquer le faible taux de cancer du sein chez les femmes asiatiques. L'absorption de différents micronutriments, la forte consommation d'hormones extraites de plantes, telles que les isoflavones présentes dans le soja, ainsi qu'une faible quantité de glucides raffinés dans le régime alimentaire sont peut-être des facteurs qui permettent d'abaisser le risque de cancer du sein[7].

Le lien entre le gras alimentaire et le cancer du sein mérite encore qu'on s'y intéresse ; toutefois, vu la grande quantité de données qui établissent une relation entre la consommation excessive de gras et la cardiopathie ainsi que d'autres conditions médicales graves, je recommande d'éviter l'excès de gras alimentaire, particulièrement les gras trans et saturés. En fait, on a découvert récemment, à partir d'une vaste étude prospective auprès de femmes postménopausées ayant un cancer du sein, que les femmes qui réduisaient leur consommation de gras réduisaient également le risque de récidive de leur cancer dans une proportion de 12 à 8 % sur 5 ans. Elles avaient aussi perdu au moins deux kilos[8].

Sucre, insuline et cancer du sein

Le cancer du sein est certainement associé à une substance appelée « facteur de croissance insulinomimétique de type 1 (IGF-1) ». Cette substance affecte la croissance des cellules du sein dans l'utérus de la mère, durant la puberté et la vie adulte. Une activité anormale de l'IGF-1 est causée par un taux d'insuline trop élevé — résultat direct d'un régime alimentaire trop riche en glucides raffinés. Un taux d'insuline élevé déclenche une cascade métabolique qui aboutit à l'inflammation cellulaire. Or l'inflammation est un précurseur du cancer. (*Voir chapitre 7.*) Des taux élevés d'insuline suppriment également la globuline spécifique se liant aux hormones sexuelles (SHBG), laquelle circule ordinairement partout dans le corps en se liant à l'œstrogène et en réduisant son activité. Le fait qu'il y ait moins de SHBG dans le système sanguin, une plus grande quantité d'estradiols biologiquement actifs atteignent le tissu du sein et en stimulent la croissance. Avec les années, ce surplus relatif d'œstrogènes peut faire augmenter le risque de cancer du sein[9]. Une nouvelle étude menée en Italie a permis de découvrir une association directe entre le risque de cancer du sein et la consommation d'aliments sucrés ayant un index et une charge glycémique élevés (les biscuits, les brioches, les gâteaux, les feuilletés, la crème glacée, le sucre, le miel, la confiture, la marmelade et le chocolat), lesquels augmentent l'insuline et ses facteurs de croissance[10].

Consommation d'alcool

Plusieurs études ont établi un lien entre la consommation d'alcool et un risque accru de cancer du sein. Ce risque augmente proportionnellement à la quantité d'alcool consommée. Dans la Nurses' Health Study, par exemple, les chercheurs ont découvert que le risque de développer un cancer du sein était 60 % plus élevé chez les femmes qui prenaient une consommation ou plus par jour que chez les femmes qui ne buvaient pas[11]. Cela s'explique en partie par l'influence de l'alcool sur la capacité du foie à transformer efficacement l'œstrogène.

La consommation d'alcool peut constituer un risque encore plus élevé pour les femmes qui prennent des œstrogènes de remplacement par voie orale. Dans le cadre d'une étude, on a pu observer chez les femmes qui prenaient des œstrogènes et un progestatif synthétique par voie orale et qui buvaient l'équivalent d'un demi-verre de vin, une augmentation du taux d'estradiol dans le sang de l'ordre de 327 %. Rien de tel ne se produisait chez les femmes non soumises à une hormonothérapie substitutive par voie orale. Cette augmentation significative du taux d'estradiol se produisait moins de 10 minutes après la consommation d'alcool[12]. Dans la Nurses' Health Study, on n'a pas observé pareille augmentation chez les participantes dont l'apport moyen d'acide folique était d'au moins 600 µg par jour. (Je recommande à toutes 800 µg par jour !) L'alcool est un inhibiteur bien connu de l'acide folique, lequel est indispensable au bon fonctionnement des mécanismes de réparation de l'ADN. Une consommation élevée d'acide folique peut par conséquent prévenir certaines mutations génétiques conduisant au cancer[13].

Ce lien entre l'alcool et le cancer du sein comporte un autre aspect. Les femmes utilisent trop souvent l'alcool pour éviter de ressentir certaines émotions douloureuses, comme la peine et la colère ou le profond désir d'amour et de liens affectifs — lesquelles sont associées à une augmentation du risque de maladie dans les organes du quatrième chakra.

Tabagisme

Une étude publiée en 1996, dans le *Journal of the American Medical Association*, révèle qu'une enzyme défectueuse, présente chez des millions d'Américains — chez la moitié de toutes les femmes de race blanche et dans une proportion encore plus grande chez les femmes originaires du Moyen-Orient —, est susceptible d'élever le risque de cancer du sein chez les fumeuses. Parmi les femmes chez qui l'on retrouve cette enzyme défectueuse, celles qui fument beaucoup et qui ont atteint la ménopause risquent quatre fois plus que les non-fumeuses de développer un cancer du sein. Les femmes postménopausées qui sont porteuses de cette enzyme et qui fumaient à l'âge de 16 ans ou avant (quelle que soit la quantité) présentent un risque similaire — ce qui vient conforter la thèse selon laquelle l'exposition à certaines substances toxiques affecte défavorablement le mode d'expression de l'ADN durant les stades de la vie où le tissu du sein se développe[14].

Le tabagisme, comme la consommation d'alcool, abaisse le niveau d'énergie du quatrième centre émotionnel — ce qui nous paralyse souvent devant les situations auxquelles nous devons faire face, et ralentit notre capacité à les modifier.

Exercice

Comme bon nombre d'études en témoignent, l'exercice régulier abaisse considérablement le risque de cancer du sein et procure de nombreux autres avantages très bien documentés[15].

Le fait de s'exercer régulièrement normalise les taux d'insuline et de sucre dans le sang tout en abaissant les surplus de réserves lipidiques, ce qui contribue à maintenir un taux d'œstrogènes normal. Les femmes qui font de l'exercice durant une heure environ, quatre fois par semaine, réduisent leur risque de cancer du sein d'au moins 37 %[16]. Vous n'êtes pas obligée d'effectuer des exercices épuisants pour obtenir ces bienfaits. La marche, le jardinage et la danse sont tout aussi efficaces.

Sommeil

Selon une étude finlandaise menée en 2005 auprès de plus de 12 000 femmes, les femmes qui dorment régulièrement neuf heures ou plus par nuit diminuent leur risque de tumeurs au sein d'un tiers, comparativement à celles qui dorment sept ou huit heures chaque nuit[17]. Plusieurs études récentes ont montré que l'exposition à la lumière tard en soirée peut augmenter le risque de cancer du sein. La raison en est que la lumière en pleine nuit, si elle est vive, interrompt la production de l'hormone mélatonine[18]. Une chercheuse de Harvard, la Dre Eva Schernhammer, a montré que les femmes ayant des concentrations de mélatonine supérieures à la normale ont moins de prédispositions au cancer du sein[19]. (La recherche de la Dre Schernhammer citée précédemment a permis d'observer que les travailleuses de nuit présentaient un risque 50 % plus élevé de développer un cancer du sein que les autres travailleuses[20].) Assurez-vous donc de dormir un nombre d'heures suffisant dans une pièce sombre toutes les nuits. L'utilisation d'une veilleuse, si elle est tamisée, n'est pas associée à un risque plus élevé.

SANTÉ DU SEIN ET ALIMENTATION

En me basant sur des recherches actuelles bien documentées, je vous suggère de suivre un régime alimentaire équilibré favorisant la régularisation de l'insuline (*voir au chapitre 7, les grandes lignes de ce programme*). Mais avant tout, je vous encourage vivement à bien vous alimenter chaque jour en consommant des aliments délicieux et sains. Bien manger vous permettra de développer votre plein potentiel[21].

Je m'interroge sur la valeur de toute approche, nutritionnelle ou autre, qui promet de «prévenir» tous les problèmes. Bien que le régime alimentaire que je suggère ici soit riche en nutriments et favorise la régulation de l'insuline — ce qui, comme l'ont démontré de nombreuses recherches, aide à équilibrer les hormones et donc à améliorer la santé en général —, un problème demeure : même des femmes dont l'alimentation est irréprochable développent parfois un cancer du sein. Si le choix de vos aliments est motivé uniquement par le désir de «prévenir», vous risquez, en vertu de la loi de l'attraction, d'attirer dans votre corps l'énergie même de la maladie que vous redoutez, en même temps que l'aliment santé !

Dans l'étude mentionnée ci-dessus, par exemple, on retrouvait chez les infirmières qui consommaient la plus faible quantité de gras (moins de 20 % de leur consommation de calories quotidiennes), le taux le plus élevé de cancer du sein de tout le groupe. Bien qu'étonnantes au premier coup d'œil, ces données viennent confirmer une autre découverte, celle de la relation entre le cancer du sein et le sacrifice de soi, une association prouvée scientifiquement. Si vous craignez le cancer du sein, cela vous aidera-t-il de devenir une martyre de l'alimentation, de vous priver constamment de ces aliments que vous aimez et que vous trouvez nourrissants ? Imaginez-vous en train de manger une petite salade verte pendant que vous mourez d'envie de manger quelque chose de plus substantiel, vous disant : «Je me prive, car je veux prévenir le cancer du sein.» Est-ce que cela vous semble rassasiant et sain ? Pour ma part, je ne le pense pas. (Personnellement, je ne peux imaginer une vie agréable sans un peu de chocolat de très bonne qualité !)

Cela dit, permettez-moi de revoir avec vous les règles de base.

- MANGEZ BEAUCOUP DE FRUITS, DE LÉGUMES ET DE GRAINES DE LIN. Les recherches démontrent que les femmes qui excrètent la plus grande quantité de lignanes — lesquelles se forment dans le tractus intestinal à partir de substances provenant des plantes — présentent le risque le plus faible de développer un cancer du sein[22]. L'aliment possédant la plus grande concentration connue de lignanes (qui sont de véritables promotrices de la santé) est la graine de lin. Je vous suggère de consommer quotidiennement ¼ de tasse de graines de lin fraîches et moulues. Les régimes alimentaires riches en substances végétales sont généralement riches en fibres, ce qui, selon les recherches, facilite l'excrétion dans les selles de l'œstrogène en surplus[23]. Commencez par une cuillerée à table quotidienne et augmentez par la suite. (J'ai un petit moulin à café que j'utilise exclusivement pour les graines de lin.)

De nombreuses études ont aussi démontré que certaines épices, ainsi que certains fruits et légumes, tels que le brocoli, le chou frisé, le chou cavalier, le chou (les légumes appartenant à la famille des crucifères), les tomates, le curcuma, l'ail et l'oignon contiennent des antioxydants et d'autres substances phytochimiques qui offrent une protection contre les dommages causés aux cellules et contre les mutations provoquées par les radicaux libres. Ils peuvent aussi empêcher les substances cancérogènes d'atteindre ou d'agir sur des sites critiques précis partout dans le corps[24]. L'indole-3-carbinol, l'ingrédient actif modulateur d'œstrogènes présent dans les légumes crucifères, est aussi offert sous forme de supplément.

- CONSOMMEZ LE MOINS POSSIBLE DE GLUCIDES RAFFINÉS. Le tissu du sein est sensible aux surplus d'androgènes et d'œstrogènes, lesquels sont normalisés avec un régime alimentaire qui permet de conserver le taux d'insuline et de sucre dans le sang à un niveau normal. Avec le temps, vous apprécierez énormément cette façon de manger.
- MANGEZ DU SOJA. Les aliments à base de fèves de soja entières aident souvent à atténuer la sensibilité et la douleur aux seins en plus d'offrir une certaine protection aux femmes à haut risque ou qui souffrent déjà d'un cancer du sein. Ces aliments contiennent des isoflavones qui protègent le tissu sensible à l'œstrogène contre une stimulation excessive par cette hormone[25]. Il

est préférable d'absorber des isoflavones sous forme d'aliments entiers plutôt que de prendre des extraits purifiés de soja offerts en comprimés ou capsules. Plus vous mangez d'aliments à base de soja, plus vous serez protégée.

Certaines femmes ont exprimé leur inquiétude au sujet des phytoestrogènes contenus dans le soja et dans certaines plantes recommandées pour la ménopause. Aucun risque de cancer du sein associé à l'œstrogénothérapie ne s'applique à la consommation de ces hormones végétales. Aucune étude n'a établi un lien quelconque entre l'augmentation du cancer du sein et les hormones contenues dans les aliments à base de soja entier, le dong quai, le gattilier ou l'actée à grappes noires. De fait, plusieurs études ont montré que ces plantes offraient une protection à cause de leurs qualités adaptogènes, c'est-à-dire leur capacité de moduler l'activité de l'œstrogène dans notre corps d'une façon saine et équilibrée.

POURQUOI LE SOJA EST SÉCURITAIRE POUR LE TISSU MAMMAIRE

Une étude effectuée sur des souris, qui a démontré une augmentation des tumeurs mammaires lorsqu'elles étaient exposées au Prevastein (une isoflavone isolée du soja), a fait l'objet d'une très grande attention des médias à l'automne 2005[26]. De nombreuses femmes étaient manifestement inquiètes, particulièrement celles qui consommaient du soja. Voici ce qu'il faut savoir.

Prevastein est une forme d'isoflavones purifiées extraites chimiquement. Les produits à base de soja intégral ne contiennent pas ce type d'ingrédient. Les extraits purifiés de brocoli, de carotte, de pomme de terre, de choux de Bruxelles, de tomate, etc., se sont avérés toxiques, et je déconseille la consommation de substances extraites de plantes qui ont été purifiées chimiquement.

Les résultats d'études menées sur des souris sont considérés par la plupart des experts comme non pertinents pour les études sur l'être humain, car les souris métabolisent le soja différemment des humains (tout comme les chiens ne peuvent manger de chocolat). Les souris et les rats font des milliers de fois plus de métabolites de soja en comparaison des humains. Les souris utilisées dans cette étude développent spontanément un cancer du sein avec n'importe quel régime alimentaire (elles sont élevées précisément pour cette raison), et la quantité d'isoflavones administrée (130 mg/kg du poids corporel) dans cette étude serait impossible à absorber pour un être humain consommant un produit à base de soja intégral (c.-à-d. que la femme moyenne pesant 63,5 kilos devrait consommer 30 laits fouettés d'un produit comme Revival, lequel contient déjà 180 mg d'isoflavones de soja par portion). Les études effectuées sur les souris, où l'on a utilisé le germe de soja (la fève de soja entière), n'ont pas montré un accroissement des cellules du sein[27] — seuls des extraits hautement purifiés ont eu cet effet chez les souris. Dans des études récentes menées sur des singes et des humains, on a administré du soja dans une proportion de 200 à 1 000 mg par jour sans qu'on observe de stimulation de la glande mammaire. En fait, dans ces nouvelles études, on note que le soja abaisse les taux d'œstrogènes, amène le métabolisme œstrogénique à produire des métabolites plus sains, et diminue la densité de la mammographie[28].

Une étude d'un an, portant sur le Revival (un lait fouetté par jour) et des patientes atteintes de cancer du sein, a permis de découvrir que ce produit diminue effectivement l'inflammation du tissu[29]. En fait, les laits fouettés au soja, faits de fèves entières, sont présentement utilisés dans trois nouvelles études menées à l'Université Johns Hopkins, où l'on trouve des échantillons de lait fouetté (de marque Revival) dans le hall du centre de recherches sur le cancer pour les patientes atteintes de cancer du sein ! Dans une autre étude d'une durée de trois ans effectuée sur des singes (c.-à-d. sur un modèle qui correspond aux humains — et non pas sur des souris ou des rats), on a donné à ces singes 400 mg par jour d'isoflavones de soja entier. À la fin des trois années, aucune stimulation endométriale ou mammaire n'a été observée, et le profil hormonal a été favorablement amélioré, réduisant ainsi le risque de cancer du sein[30].

- CONSOMMEZ DES ACIDES GRAS OMÉGA-3. Les recherches ont montré que le risque de cancer du sein était plus faible chez les femmes dont le régime alimentaire est riche en oméga-3. On a découvert également que le fait d'ajouter des oméga-3 au régime alimentaire permettait d'obtenir un meilleur ratio oméga-3/oméga-6 dans le tissu du sein en moins de trois mois[31]. Plusieurs de mes patientes ont vu les tissus cicatriciels entourant leurs implants mammaires s'adoucir de façon significative lorsqu'elles ont ajouté des oméga-3 à leur régime alimentaire quotidien. Un régime alimentaire ayant une teneur adéquate en oméga-3 aide aussi à prévenir l'inflammation et la croissance de tumeurs partout dans le corps. Vous obtiendrez suffisamment d'oméga-3 en mangeant du saumon, des sardines ou de l'espadon, deux à trois fois par semaine. Ou encore, vous pouvez prendre de 100 à 400 mg par jour d'ADH ou des suppléments d'huile de poisson (de 1 000 à 5 000 mg d'oméga-3 par jour). Les graines de lin moulues constituent une autre bonne source d'oméga-3. Comme je l'ai mentionné plus haut, la consommation de graines de lin durant la périménopause est extrêmement bénéfique, et je recommande à toutes les femmes d'en prendre ¼ de tasse par jour.

- PRENEZ SUFFISAMMENT DE VITAMINE D. De plus en plus souvent, les cliniciens trouvent des taux faibles de vitamine D dans le sérum des femmes atteintes de cancer du sein (ainsi que d'autres cancers). Celles dont les taux sont les plus faibles (moins de 25 mg/dl dans le sang) courent les risques les plus élevés. On nous a lavé le cerveau avec l'idée qu'il fallait éviter le soleil à tout prix, et les femmes n'obtiennent pas suffisamment de vitamine D dans leur alimentation ou en suppléments. Il y a des récepteurs de vitamine D sur toutes les cellules du système immunitaire, et des quantités optimales de cette hormone/vitamine sont indispensables à une immunité adéquate. En plus d'une exposition modérée au soleil (environ 10 minutes par jour), je recommande aussi la prise d'au moins 1 000 UI de vitamine D_3 par jour. Cela contribuera également à augmenter la densité osseuse. (*Voir au chapitre 12.*)
- PRENEZ DES SUPPLÉMENTS DE COENZYME Q_{10}. La coenzyme Q_{10} (ou ubiquinone) est naturellement présente dans le corps et les viscères d'animaux. Elle améliorerait, semble-t-il, le fonctionnement du système immunitaire. Des centaines d'études ont aussi démontré qu'elle pouvait aider les personnes aux prises avec une maladie cardiaque congestive. Selon plusieurs études, les femmes aux prises avec un cancer du sein présentent une carence en coenzyme Q_{10}. La prise de coenzyme Q_{10} en doses relativement

élevées (soit de 90 à 350 mg par jour) a été associée à une rémission complète ou partielle du cancer du sein[32]. Dans le chapitre 7, je recommande à toutes les femmes périménopausées d'en prendre de 10 à 100 mg par jour. Si votre risque de cancer du sein est élevé, je vous suggère d'augmenter la dose de 70 à 100 mg par jour. Comme les statines (des médicaments prescrits pour abaisser le taux de cholestérol) abaissent aussi le taux de coenzyme Q_{10}, toutes les femmes qui prennent ces médicaments devraient aussi prendre ce supplément.

DÉPISTAGE DU CANCER DU SEIN

On a enseigné à la plupart des femmes que l'autoexamen des seins et la mammographie régulière étaient essentiels à la santé du sein. Des témoignages encourageants nous indiquent que le taux de mortalité liée au cancer serait effectivement en baisse. Ce qui n'est pas clair, toutefois, est de savoir si cette baisse est simplement attribuable au fait que l'on diagnostique aujourd'hui plus de précancéreuses, qui ne seraient jamais décédées de toute façon. Récemment, l'utilisation de clichés échographiques s'est aussi avérée utile dans l'établissement d'un diagnostic précoce du cancer du sein.

Bien que la mammographie puisse être un élément important de la détection précoce, n'oubliez pas cependant qu'elle ne peut *prévenir* le cancer du sein. Au mieux, elle permet au médecin de poser un diagnostic, et selon toute vraisemblance, de traiter la maladie plus rapidement. Je m'inquiète aussi du fait que les grandes campagnes nationales, visant à convaincre les femmes de passer régulièrement une mammographie, ont incité toute une génération à croire que le dépistage du cancer du sein suffisait à garantir la santé du sein. Participer au dépistage de la maladie ne remplace en aucun cas la nécessité d'apprendre et d'adopter des pensées et des comportements propices à la prévention et à la santé et qui sont susceptibles de nous transformer.

Selon les circonstances et les individus, je recommande la mammographie, l'autoexamen des seins et toutes les autres techniques de dépistage. Mais toute femme périménopausée doit connaître les limites du dépistage et s'occuper de la santé des cellules de ses seins quotidiennement en consommant une nourriture saine et des suppléments, en évitant l'excès d'alcool, en éliminant le tabagisme et en s'engageant dans des relations humaines mutuellement satisfaisantes.

Détection précoce : le pour et le contre

L'idée que le cancer du sein puisse être guéri par une détection précoce et un traitement rapide repose sur la croyance selon laquelle tous les cancers du sein se développeraient à la même vitesse. Mais ce n'est pas le cas. Certains cancers évoluent rapidement et d'autres lentement, ce qui explique en partie pourquoi presque toutes les femmes ont connu au moins une personne (ou ont entendu parler d'une femme) qui, après avoir passé son examen de mammographie habituel où tout semblait normal, a reçu un diagnostic de cancer du sein quelques mois plus tard. Une explication plausible est que la mammographie détecte, semble-t-il, plus facilement une tumeur non agressive et qui évolue lentement, comparativement aux types de cancer dont souffraient ces femmes. Une étude menée au Yale-New Haven Hospital, en 1988, auprès des femmes ayant reçu leur premier traitement contre le cancer du sein a montré, par exemple, que pour les femmes dont le cancer avait été détecté par une mammographie seule le pronostic était excellent, non seulement en raison d'une détection précoce, mais parce que les cancers ainsi décelés avaient une croissance relativement lente, ou étaient même à l'état latent, et ne requéraient donc qu'un traitement minimal. Aussi, plusieurs de ces femmes souffraient de ce qu'on appelle un « carcinome canalaire *in situ* (CCIS) », un type de pathologie du sein qui très souvent demeure à l'état latent pendant toute la vie de la femme.

Des autopsies pratiquées sur des femmes décédées à la suite d'autres causes, telles qu'un accident, ont effectivement permis d'établir que 40 % de ces femmes avaient à divers degrés un CCIS dans leurs seins[33]. D'autres études ont confirmé que l'incidence des CCIS avait plus que quadruplé depuis 1980 ; ce type de cancer compte maintenant pour près de la moitié de tous les cancers détectés par mammographie. La cause principale de cette importante augmentation est attribuable à l'utilisation largement répandue du dépistage par mammographie. Le Dr Gilbert Welch, chercheur au Dartmouth-Hitchcock Medical Center, a bien expliqué la nature du dilemme dans cet énoncé : « Notre capacité à détecter de subtiles formes de cancer du sein est une épée à double tranchant. D'un côté, elle nous offre l'espoir de prévenir certains cas graves de cancer du sein grâce à la détection précoce et au traitement. Mais d'un autre côté, elle entretient l'inquiétude et oblige à classer plus de femmes comme ayant cette maladie, même si plusieurs d'entre elles ne développeront jamais un cancer invasif[34]. »

Le dilemme CCIS

Le CCIS (ou cancer du sein, stade 0) présente un véritable dilemme, autant pour les femmes que pour les médecins. Bien qu'une technologie de plus en plus sophistiquée et précise continue à améliorer notre capacité à détecter des formes précoces de cancer du sein, nous ne savons pas toujours comment tirer parti de ces connaissances. Ce qui est clair cependant, c'est que le CCIS chez la majorité des femmes qui en sont atteintes ne deviendra pas nécessairement un cancer invasif. Dans 98 % des cas, ce cancer ne se propage pas — et les femmes n'en meurent pas, ce qui signifie que seul un traitement minimal (s'il y a lieu) s'impose. Pourtant, plusieurs femmes aux prises avec un CCIS sont soumises à un traitement très agressif : intervention chirurgicale (souvent une mastectomie), parfois suivie de radiothérapie ou d'un traitement à base de tamoxifène — ou les deux. Comme nous sommes incapables d'identifier les types de CCIS ou les femmes chez qui ils ont des chances de progresser, nous traitons tout le monde. Nombreuses sont les femmes, naturellement, qui veulent être traitées parce qu'elles ont peur. Des chercheurs de Yale ont noté, par exemple, que parmi les 31 femmes dans leur étude aux prises avec un CCIS, qui ont toutes survécu sans qu'il y ait de rechute, 48 % ont subi une mastectomie. Les auteurs déclarent : « Étant donné qu'aucune des patientes n'est décédée du cancer, et qu'il n'y a eu aucune rechute, indépendamment de l'importance du traitement reçu, la nécessité d'utiliser des formes agressives de thérapie doit être reconsidérée[35]. » C'est bien le moins qu'on puisse dire. Le taux élevé de CCIS détectés par mammographie peut aussi être un facteur expliquant la baisse de décès attribuables au cancer du sein à laquelle nous avons assisté ces 20 dernières années et qui a été tellement célébrée. Les femmes ayant reçu un diagnostic de CCIS ne seraient pas décédées de toute façon. Elles seraient mortes « avec », et non en raison de leur supposée maladie.

Inquiétudes concernant le dépistage du cancer du sein

Il y a de cela plusieurs années, j'ai prononcé une conférence en Californie devant un auditoire composé de médecins, de professionnels du monde de la santé, et d'autres personnes intéressées par une approche holistique de la santé. J'ai présenté les données sur la mammographie et le CCIS, et j'ai avancé l'idée que les femmes aimeraient sans doute disposer de cette information au moment de prendre une décision sur la pertinence de passer une mammographie, le choix du moment et la fréquence. Les réactions m'ont consternée.

Dans les toilettes pour dames, durant la pause, certaines femmes étaient déconcertées et bouleversées. Elles croyaient profondément à la valeur des mammographies et se sentaient en sécurité lorsqu'elles passaient ces examens. J'avais introduit le doute dans leur esprit. Une question me trottait dans la tête : est-ce que, en disant la vérité au sujet des interrogations suscitées par l'avancement de la technologie et concernant le dépistage et le traitement, j'avais brisé le serment d'Hippocrate que j'avais prononcé : « Avant tout, ne pas causer de tort. » Puis, en toute lucidité, je me suis dit qu'une période de confusion précède souvent une période de clarté, au cours de laquelle nous pouvons vraiment agir. Si le fait de passer par une période d'incertitude et de questionnement devait amener ces femmes à se fier davantage à leur sagesse intérieure, alors, à long terme, j'aurais fait plus de bien que de mal. Après tout, il n'y a rien de bénin dans une intervention chirurgicale, une radiothérapie et une chimiothérapie, avec tous les effets secondaires que l'on connaît, particulièrement quand ces traitements ne sont pas absolument nécessaires.

Après l'épisode des toilettes pour dames, un radiologiste qui dirigeait un centre de dépistage du cancer du sein vint me rejoindre sur la scène, furieux : « Réalisez-vous que vous êtes dangereuse ? » lança-t-il d'une voix courroucée. « Je n'arrive pas à croire que vous dites ce genre de truc aux femmes. Vous me décevez. Vous mettez en danger la vie des femmes. » Il ne s'intéressait pas aux explications scientifiques qui venaient appuyer mes affirmations, et j'ai immédiatement compris que nous n'allions pas avoir une discussion sereine sur la question de la mammographie. Il avait une idée bien arrêtée. J'ai alors appris d'une façon directe et pénible que lorsqu'il s'agit de seins et de mammographie, la discussion devient vite très émotive, et que cela n'a plus rien à voir avec la science.

En janvier 1997, les National Institutes of Health ont convoqué un groupe d'experts prestigieux pendant 6 semaines durant, au cours desquelles ils ont passé en revue plus d'une centaine de publications scientifiques et écouté 32 présentations orales sur le sujet. Ils en sont arrivés à la conclusion qu'ils ne pouvaient recommander aux femmes âgées de 40 à 50 ans de passer régulièrement une mammographie, faute de preuves suffisantes[36]. Ils ont, eux aussi, été l'objet d'attaques déloyales. Dans un éditorial sur la question, et en réponse aux protestations particulièrement véhémentes d'un radiologiste, le Dr Kenneth Prager, président du comité éthique du Columbia-Presbyterian Medical Center, à New York, a écrit : « Se pourrait-il que ce radiologiste, qui vilipende les conclusions du groupe d'experts, ne se préoccupe pas uniquement du bien-être des femmes, mais aussi du portefeuille des radiologistes, compte tenu des millions de dollars qui seraient dépensés si l'on recommandait officiellement à toutes les femmes dans la quarantaine de subir une mammographie[37] ? »

Et le débat continue de faire rage. Le cas en question : une étude rapportée dans l'édition de juillet 2005 du *Journal of the National Cancer Institute* dans laquelle on a trouvé que la mammographie pratiquée sur toutes les femmes sans distinction n'avait démontré aucun avantage en termes de vies sauvées[38]. Plus tard la même année, une étude dans le *New England Journal of Medicine* a montré que la moitié de la baisse de décès consécutifs à un cancer du sein était attribuable à la mammographie[39].

La question ne consiste pas uniquement à savoir si les mammographies annuelles sont ou ne sont pas rentables, ou même si elles sauvent des vies. Le débat met aussi en lumière le fait que les tests de dépistage de routine annuels peuvent en fait causer du tort. D'abord et avant tout, la procédure en soi n'est pas toujours bénigne. Une étude de 1994, publiée dans *The Lancet*, a montré que la compression du sein provoquée par l'appareil peut causer la rupture de petites tumeurs *in situ*, amener la propagation des cellules cancéreuses dans les tissus avoisinants, et entraîner par la suite des cancers et des métastases plus invasifs[40].

Mais le dommage le plus courant causé par le test de dépistage de routine met en cause l'incidence de faux résultats positifs (l'affirmation qu'il y a quelque chose d'anormal, alors que ce n'est pas le cas), lesquels surviennent dans environ 10 % des mammographies. Et le risque augmente avec le temps. En 2000, le *Journal of the National Cancer Institute* a signalé que le risque cumulatif d'avoir de fausses mammographies positives est très important pour de nombreuses femmes. L'étude a noté que, à la neuvième mammographie, le risque de faux résultat positif était aussi élevé que 100 % pour les femmes chez qui l'on retrouve des facteurs de risque multiples élevés[41]. Une autre étude a estimé qu'après 10 mammographies, environ la moitié de toutes les femmes (49 %) auront un faux résultat positif, ce qui aura entraîné une biopsie par aspiration ou une biopsie ouverte dans une proportion de 19 %[42].

Dans deux comptes rendus publiés dans *The Lancet*, les chercheurs danois Ole Olsen et Peter Gotzsche ont examiné sept études cliniques comparatives randomisées de mammographies. Ils ont découvert que non seulement ces tests de dépistage ne sauvaient pas de vies, mais qu'ils entraînaient souvent des traitements inutiles et qu'ils étaient liés à un accroissement de 20 % des mastectomies — dont plusieurs n'étaient pas nécessaires[43].

Lors d'une étude réalisée en 2000 sous les auspices du *Journal of the National Cancer Institute*, auprès de 40 000 Canadiennes âgées de 50 à 59 ans, on a conclu que les mammographies annuelles n'étaient pas plus efficaces pour réduire les décès attribuables au cancer du sein que les examens réguliers du sein. La mammographie n'a pas augmenté le taux de survie dans le groupe de femmes qui avaient reçu un diagnostic de cancer du sein[44]. Une autre étude, publiée dans le *Journal of the American Medical Association*, a établi que les femmes âgées de 70 ans et plus bénéficiaient très peu de la mammographie[45]. Les cancers détectés à cet âge ne les auraient jamais tuées.

En dépit des preuves allant à l'encontre des tests de dépistage de routine, 19 organisations médicales, dont l'American College of Obstetricians and Gynecologists, recommandent actuellement la mammographie annuelle pour les femmes. Je suis néanmoins d'accord avec Cornelia Baines, professeure émérite à l'Université de Toronto et ancienne directrice adjointe de la Canadian National Breast Screening Study, qui a récemment déclaré : « Je reste convaincue que l'actuel enthousiasme pour la mammographie est basé davantage sur la peur, le faux espoir et la "cupidité" que sur des preuves[46]. »

Mes suggestions pour le dépistage du cancer du sein

- FAITES-VOUS EXAMINER RÉGULIÈREMENT PAR UN PROFESSIONNEL EN SOINS DE SANTÉ À DES INTERVALLES QUI VOUS CONVIENNENT VRAIMENT. Un examen annuel convient parfaitement à certaines femmes. Pour d'autres, qui connaissent bien leurs seins, cela pourrait être beaucoup moins fréquent. La prochaine fois que vous passerez un examen physique, demandez à votre médecin de revoir avec vous brièvement l'anatomie de vos seins afin de savoir exactement ce qui est normal au toucher. (Beaucoup trop de femmes croient que leurs seins sont pleins de bosses alors qu'elles ne touchent en réalité que le tissu glandulaire normal.) Après avoir identifié au toucher ce qui est normal, apprenez à connaître vos seins à différents moments de votre cycle menstruel, parce que la sensation au toucher est différente selon le niveau hormonal. Les seins sont généralement plus faciles à examiner durant la première moitié du cycle menstruel, au moment où la stimulation hormonale est la plus faible. Durant la périménopause, cependant, alors que les périodes menstruelles deviennent irrégulières, il n'y a aucune façon de déterminer précisément dans quelle partie de votre cycle vous vous trouvez. Vos seins peuvent parfois rester gonflés pendant des semaines comme si vous étiez en période « prémenstruelle ». C'est généralement parce que le taux de progestérone est faible, et non pas à cause d'une anomalie. Il est important de connaître cette variation.

TRANSFORMEZ L'AUTOEXAMEN RÉGULIER DE VOS SEINS. Pendant des décennies, on a encouragé les femmes à examiner leurs seins régulièrement en disant que c'était un moyen de repérer un cancer du sein à un stade le plus précoce possible, de le faire traiter très tôt, et donc de sauver des vies. Cela a engendré une approche « trouvez et détruisez », qui incite à transformer vos mains en détecteurs de mines, comme si vous partiez à la recherche d'une chose qui pourrait vous tuer. Il ne faut donc pas s'étonner que plusieurs femmes n'effectuent pas cet examen préventif régulier, et finissent par en éprouver de la culpabilité. Comme l'a écrit le Dr Francis Moore de la faculté de médecine de Harvard : « Quel homme aimerait être obligé de baisser son pantalon devant un miroir une fois par mois, d'examiner avec attention ses testicules en les palpant de façon systématique pour vérifier s'il y a des tumeurs[47] ? » Pourtant, personne n'a sérieusement contesté la pertinence de procéder à des autoexamens du sein (AES) jusqu'à tout dernièrement, quand les résultats d'un vaste essai randomisé sur l'AES ont été publiés, lesquels indiquaient que cette pratique ne modifiait pas le taux de mortalité consécutif à un cancer du sein.

L'étude impliquait plus de 260 000 femmes de Shanghai, qui ont été divisées en deux groupes et suivies pendant cinq années.

La moitié du groupe avait fait l'apprentissage de l'autoexamen du sein, et cette pratique avait été renforcée sur les lieux de travail, tandis que l'autre moitié, ou groupe témoin, n'avait reçu aucune formation à ce sujet et n'avait pas été encouragée à adopter cette pratique. Au bout de cinq ans, l'étude a permis de découvrir que les femmes du groupe pratiquant l'AES avaient repéré plus de bosses bénignes dans leurs seins, comparativement aux femmes du groupe témoin, mais cela n'avait en rien réduit leur taux de mortalité. Ce taux était resté le même dans les deux groupes. Les auteurs de l'étude ont conclu « qu'il faudrait informer les femmes qui choisissent de pratiquer l'AES que l'efficacité de cette pratique n'a pas été démontrée, et qu'elle peut augmenter leurs chances d'avoir à subir une biopsie bénigne du sein[48] ».

Cela ne veut pas dire que vous ne devriez pas connaître vos seins. Cela signifie simplement qu'un changement de paradigme s'impose. Il est tout à fait possible qu'une femme, qui prête attention et prodigue des soins affectueux à ses seins sur une base régulière, influence les cellules de ses seins de façon positive et propice à la santé. Voilà pourquoi je recommande l'automassage mensuel du sein comme solution de rechange saine et viable à l'AES, désormais passé de mode. (Évitez de le faire si vous avez reçu récemment un diagnostic de cancer du sein, car cela peut augmenter la propagation de la tumeur.) De nombreuses femmes ne touchent jamais à leurs seins avec amour ou tendresse ; on les a conditionnées à croire que leurs seins sont la propriété de leurs partenaires et qu'ils ne font pas réellement partie de leur propre corps. Réintégrez vos seins dans votre vie en apprenant à bien les connaître et en les palpant régulièrement. Ainsi, l'autoexamen des seins régulier deviendra pour vous une occasion de guérir. Le massage du sein active le drainage lymphatique, augmente la circulation sanguine et oxygène les tissus — ce sont d'excellentes façons d'améliorer la santé du sein. Après tout, au cours des millions d'années de l'évolution humaine, les femmes ont nourri leurs bébés pendant la plus grande partie de leurs années reproductives — un processus qui procure une très grande stimulation aux seins. Ce massage non axé sur la sexualité peut aussi être pratiqué par votre partenaire dans un esprit d'entraide.

Voici une technique élaborée par Dana Wyrick, qui pratique une forme de thérapie visant à traiter le lymphœdème à la Mesa Physical Therapy et à la San Diego Virtual Lymphedema Clinic, à San Diego, en Californie[49].

Automassage de la poitrine et des seins

Je conseille de procéder à ce massage dans l'environnement le plus agréable possible, dans un bain parfumé à l'eau de rose et en écoutant votre musique préférée, par exemple. Massez chaque côté de votre poitrine séparément. Les instructions ci-dessous s'appliquent au massage du côté gauche ; pour le côté droit, inversez simplement les instructions en utilisant l'autre main. Procédez délicatement. L'objectif est de *faire bouger la peau*, et non de masser les muscles. La série d'exercices suivants, lorsqu'on les pratique correctement, aident les capillaires lymphatiques à éliminer les toxines et les impuretés des tissus du corps. Le léger mouvement accélérera aussi le transport des impuretés vers les ganglions lymphatiques, où elles seront traitées et rendues inoffensives. La lymphe nettoyée retournera dans la circulation sanguine, et les impuretés désormais inoffensives seront transportées vers les poumons, les reins et le côlon pour être éliminées.

1. Avec les trois premiers doigts de votre main droite, localisez le creux situé au-dessus de votre clavicule gauche. En partant de l'épaule, caressez légèrement la peau en l'étirant dans le creux et en dirigeant votre main vers votre cou. Répétez ce mouvement entre 5 et 10 fois.

2. Maintenant, couvrez la partie poilue de votre aisselle gauche avec les doigts de votre main droite posés à plat. Étirez la peau de votre aisselle vers le haut de 5 à 10 fois.

3. Ensuite, avec les doigts de la main droite posés bien à plat, caressez légèrement (« câlinez ») la peau du sternum jusqu'à l'aisselle.

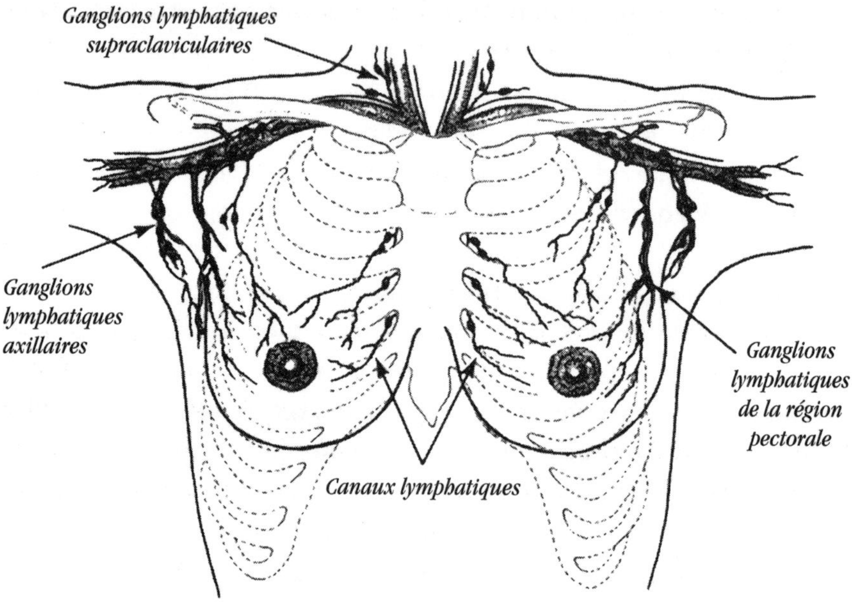

Figure 18. LE SYSTÈME LYMPHATIQUE
Chaque cellule dans les seins et les autres organes baigne dans la lymphe. La lymphe transporte les nutriments et les cellules immunitaires à travers tout le corps et filtre les produits de dégradation à travers les ganglions lymphatiques où ils seront nettoyés. La stimulation de la circulation lymphatique par le massage régulier des seins et des parois de la cage thoracique contribue à maintenir la santé du tissu du sein.

Effectuez ce mouvement au-dessus, sur, et sous le sein, en répétant chaque parcours de 5 à 10 fois.

4. Finalement, en utilisant toujours la paume de votre main droite, massez doucement le côté gauche depuis la taille jusqu'à l'aisselle. Répétez 5 à 10 fois.

Maintenant, changez de main et massez le côté droit de votre poitrine.

- MAMMOGRAPHIES POUR LES FEMMES ÂGÉES DE 35 À 50 ANS. Passez une mammographie et/ou une échographie annuelles ou bisannuelles, ou tout autre examen utilisant une technique de détection visuelle, si vos antécédents familiaux relatifs au cancer du sein sont positifs ou si vous croyez que ce genre d'examen apaisera votre angoisse. (La paix de l'esprit produit des changements très positifs dans le corps sur le plan biochimique.) Si quelqu'un de votre famille, parente avec vous au premier degré, a développé un cancer du sein avant la ménopause, songez à passer une mammographie annuellement, en commençant cinq ans avant l'âge où cette personne a reçu son diagnostic.

Plusieurs médecins recommandent aux femmes présentant un risque peu élevé de passer une première mammographie à l'âge de 35 ans, puis tous les 2 ans, de 40 à 50 ans. J'adapte cette recommandation en fonction des facteurs de risque et des désirs de mes clientes. J'ai aussi eu quelques patientes (et un certain nombre de bonnes amies) qui refusaient catégoriquement de passer un tel examen. Je respecte leur décision dans la mesure où elles l'ont prise en toute connaissance de cause et non sous l'effet de la peur. Si vous faites ce choix, faites savoir à votre médecin que vous désirez vous impliquer dans les soins à apporter pour conserver votre santé et dégagez-la (ou dégagez-le) de toute responsabilité quant à votre décision d'éviter la mammographie. Dites-lui que vous êtes prête à mettre cela par écrit et à signer un refus de traitement officiel. Un cancer du sein non diagnostiqué est l'une des raisons les plus fréquemment invoquées pour intenter des poursuites contre des médecins !

Note : Chez les femmes de moins de 50 ans (et parfois chez certaines femmes plus âgées), le tissu conjonctif canalaire normal peut rendre les seins extrêmement denses. Les mammographies sont alors difficiles à lire et à interpréter, car les rayons X ne peuvent pénétrer dans le tissu trop dense. Chez les femmes plus âgées, ce tissu dense est souvent remplacé par du gras — la mammographie est alors plus précise. Environ 50 femmes sur 1 000, dont les seins sont denses, devront se soumettre à des examens additionnels, tels que mammographie, échographie ou même biopsie, avant de recevoir un diagnostic et de savoir si elles ont ou non un cancer du sein. On estime que seulement deux d'entre elles auront un cancer du sein[50]. Les autres traverseront souvent une période de grande anxiété que j'aimerais pouvoir leur épargner ! La Dre Dixie Mills a dit ceci : « Je recommande souvent à une femme de passer une mammographie de base afin de voir la densité de son tissu (un facteur impossible à déterminer par la palpation) et de tenir compte de cette information quand elle choisit un mode de dépistage. On ne devrait pas faire sentir aux femmes qu'elles sont à blâmer pour la densité de leurs seins ; ce facteur relève d'images mammographiques limitées à des teintes de noir, de gris et de blanc sur une photo bidimensionnelle. »

- MAMMOGRAPHIES POUR LES FEMMES DE 50 ANS ET PLUS. Toutes les principales associations médicales s'entendent pour dire que la mammographie annuelle, pour une femme de 50 ans et plus, favorise la détection précoce et abaisse le taux de mortalité du cancer du sein. Idéalement, vous devriez passer vos mammographies dans un centre multidisciplinaire spécialisé dans le traitement du sein, où l'on pourra prendre immédiatement connaissance des résultats de l'examen et vous faire passer d'autres types d'examens de façon à préciser le diagnostic et à vous fournir les traitements appropriés. De nos jours, la plupart des principaux centres médicaux possèdent de telles cliniques. Toutefois, je suis encore préoccupée par l'effet cumulatif des radiations annuelles sur la santé du tissu mammaire.

Si vous découvrez une bosse dans votre sein

- SI VOUS DÉCELEZ UNE BOSSE, CONSULTEZ UN MÉDECIN. Il est important de consulter un médecin qui vous accompagnera tout au long du processus visant à découvrir si la bosse dans votre sein est bénigne ou cancéreuse. Le fait d'attendre et d'imaginer le pire est manifestement malsain. La Dre Dixie Mills déclare : « Plusieurs femmes qui viennent me voir ont déjà rédigé leur testament. »
- FAITES-VOUS TOUJOURS ACCOMPAGNER. Plusieurs femmes ayant découvert une bosse dans leur sein sont trop effrayées et bouleversées pour poser des questions et explorer toutes les options qui

s'offrent à elles avec leur médecin ou un autre professionnel du domaine médical. Le fait d'avoir quelqu'un à vos côtés vous aidera à vous concentrer ; il ou elle pourra prendre des notes que vous pourrez revoir ensemble plus tard.

- NE PERMETTEZ PAS À QUICONQUE DE VOUS PRESSER DE PRENDRE UNE DÉCISION. Plusieurs options sont offertes pour le diagnostic et le traitement des bosses dans les seins dont la cytoponction, la biopsie à l'aiguille et la biopsie chirurgicale. La plupart des bosses ou densités s'avèrent bénignes. Ce sont souvent de simples kystes remplis de liquide qui peuvent être aspirés sur place dans le cabinet du médecin. Si le liquide est clair, vous recevez en même temps votre diagnostic et votre traitement. Il n'est pas nécessaire d'en faire plus. La plupart du temps, les bosses ou densités présentes dans les seins sont provoquées par une stimulation hormonale et disparaissent après le déclenchement des menstruations. C'est particulièrement vrai durant la périménopause alors que l'œstrogène présent dans les seins subit souvent une stimulation excessive. L'une de mes patientes a développé de grosses bosses douloureuses dans les deux seins tout au long de sa périménopause. Elle était très effrayée, car il était plutôt difficile d'identifier ce qui se passait réellement dans ses seins. Après sa dernière menstruation, ceux-ci ont finalement repris leur consistance normale, et les bosses ont complètement disparu.
- SI VOUS N'ÊTES PAS TOUT À FAIT À L'AISE AVEC UN PREMIER DIAGNOSTIC, CONSULTEZ UN AUTRE MÉDECIN. Même si vous avez un cancer, le fait de prendre quelques semaines, ou même quelques mois, pour trouver un médecin en qui vous avez confiance et avec qui vous êtes à l'aise ne devrait pas compromettre votre traitement. C'est ce qui se passe dans la grande majorité des cas.

SI VOUS AVEZ REÇU UN DIAGNOSTIC DE CANCER DU SEIN

Joignez un groupe d'entraide formé de personnes atteintes d'un cancer du sein ou tout autre groupe semblable dans votre région. Les études ont montré que les groupes d'entraide dans lesquels les personnes faisaient preuve d'ouverture et de franchise étaient associés à une augmentation de la longévité et à une baisse du taux de récurrence des tumeurs. De plus, un groupe d'entraide est un endroit très sécurisant pour apprendre à demander ce dont vous avez besoin — ou même à découvrir ces besoins en tout premier lieu.

Les livres suivants ainsi que d'autres ressources procureront un grand soutien à votre sagesse intérieure durant cette période et constitueront également une mine de renseignements utiles.

Sacred Choices : The Gentle Art of Disarming a Disease and Reclaiming Your Joy, de Judie Chiappone (Holistic Reflections, 2000).

My Healing from Breast Cancer, de la Dre Barbara Joseph (Keats Publishing, 1996).

Breast Cancer Survivor's Club, de Lillie Shockney, R. N. (Windsor House Publishing Group, 1996).

The Cancer Report: The Latest Research in Psychoneuroimmunology (How Thousands Are Achieving Permanent Recoveries), de John Voell et Cynthia Chatfield (Change Your World Press, 2005). (Pour plus de renseignements sur cette recherche, visitez le site www.cancer-report.com.)

Le Moss Reports, du Dr Ralph W. Moss (www.cancerdecisions.com).

La Dre Dixie Mills propose un excellent site Web sur la santé du sein (www.drdixiemills.com).

LE RISQUE DE CANCER DU SEIN MIS EN PERSPECTIVE

Beaucoup de femmes surestiment le risque de développer un cancer du sein. De récents sondages effectués auprès de femmes âgées de 45 à 64 ans ont révélé que 61 % d'entre elles craignaient le cancer (surtout le cancer du sein) plus que toute autre maladie. Seulement 9 % des femmes interrogées craignaient par-dessus tout de développer une maladie cardiaque, bien que celle-ci constitue la première cause de mortalité chez les femmes et provoque plus de décès chaque année que les 14 autres causes réunies[51]. Le cancer du sein ne constitue même pas la principale cause de décès provoqué par un cancer chez les femmes. Ce triste honneur revient au cancer du poumon.

Bien que chacune de nous connaisse probablement une femme atteinte d'un cancer du sein, et bien que le cancer du sein soit la forme de cancer la plus répandue chez les Nord-Américaines, le risque à vie de développer un cancer du sein — avec ses chiffres alarmants d'une femme sur neuf (ou d'une femme sur sept, dans le cas des Caucasiennes[52]) — ne s'applique qu'à la condition de dépasser l'âge de 85 ans[53]. Les probabilités que cette femme (une sur huit), qui développera effectivement un cancer du sein, reçoive son diagnostic après l'âge de 65 ans sont de 50 %, et de 60 %, pour que son décès soit attribuable à une autre cause.

Kelly-Anne Phillips et ses collègues du Princess Margaret Hospital, à Toronto (Ontario, Canada), ont établi une grille très utile basée sur l'incidence et les taux de mortalité inscrits en 1995 dans l'Ontario Cancer Registry. Voici ce qu'on peut y lire.

Sur 1 000 femmes nées en bonne santé et encore en vie :

- De 35 à 39 ans : 986 seront toujours en vie. Parmi elles, l'une de ces femmes aura un cancer du sein, aucune n'en mourra, et deux femmes décéderont d'autres causes.
- De 40 à 44 ans : 983 seront toujours en vie. Parmi elles, cinq auront un cancer du sein, l'une d'elles en mourra, et quatre autres femmes décéderont d'autres causes.
- De 45 à 49 ans : 977 seront toujours en vie. Parmi elles, huit auront un cancer du sein, deux en mourront, et six autres femmes décéderont d'autres causes.
- De 50 à 54 ans : 968 seront toujours en vie. Parmi elles, 11 auront un cancer du sein, 3 en mourront, et 11 autres femmes décéderont d'autres causes[54].

La crainte irrationnelle du cancer du sein génère beaucoup de souffrance chez les femmes et empêche plusieurs d'entre elles de recueillir les bénéfices de certains traitements au cours de la périménopause — comme la prise de soja ou de progestérone bio-identique en doses élevées, d'œstrogène bio-identique et de testostérone à faible dosage —, lesquels peuvent soulager certains symptômes et aider à prévenir des maladies qui risquent bien plus de compromettre la longévité et la qualité de vie.

LE GÈNE DU CANCER DU SEIN : DEVRIEZ-VOUS PASSER UN TEST ?

De tous les cancers du sein, 95 % au moins ont peu ou rien à voir avec la génétique. Le reste est attribuable aux mutations héréditaires de deux gènes distincts : le BRCA1 et le BRCA2. Les femmes qui héritent d'une mutation du gène BRCA1 présentent un risque plus élevé que celles qui héritent d'une mutation du gène BRCA2. On estime à 56 % leur risque à vie de développer un cancer du sein, et à 15 %, celui de développer un cancer des ovaires avant l'âge de 70 ans. Bien que les connaissances soient encore très limitées en ce qui concerne les mutations du gène BRCA2, on considère que celles-ci pourraient être responsables de 40 % des cancers du sein héréditaires[55].

La fréquence et les implications des mutations génétiques susceptibles d'entraîner un cancer du sein sont encore mal connues — en partie parce que le BRCA1 est complexe et parce que plusieurs mutations distinctes de ce gène ont été découvertes. On a détecté récemment une mutation particulière du BRCA1 chez environ 1 % des Juifs originaires d'Europe de l'Est. Différentes mutations ont été découvertes dans d'autres populations. En outre, des transformations génétiques autres que celles provoquées par les mutations des gènes BRCA1 et BRCA2 peuvent aussi favoriser le développement du cancer du sein. Ajoutez à cela les problèmes techniques liés au séquençage complet du gène, il devient évident que les tests génétiques visant à établir le risque de cancer du sein ne sont pas encore au point. Un test négatif pour ce gène ne sera pas vraiment significatif dans les cas où l'on retrouve dans les antécédents familiaux de la patiente plusieurs cas de cancers du sein et des ovaires[56]. Par ailleurs, si une seule personne de la famille est aux prises avec un cancer du sein ou des ovaires, les probabilités que ce cancer ait été provoqué par une mutation des gènes BRCA1 ou BRCA2 sont assez faibles.

Le Dr Francis Collins, du National Center for Human Genome Research de Bethesda, au Maryland, résume bien le dilemme actuel posé par le résultat positif d'un test génétique du cancer du sein.

> Nous ne sommes sûrs de rien présentement quant aux soins médicaux appropriés pour les femmes chez qui l'on retrouve ces mutations. Bien que les mammographies soient généralement utiles pour la détection précoce du cancer du sein chez les femmes de plus de 50 ans, aucune donnée ne nous laisse croire que le fait de passer régulièrement une mammographie avant cet âge — en plus de l'autoexamen des seins et de l'examen effectué par un médecin ou une infirmière — réduirait le risque de mortalité causée par un cancer du sein métastatique chez les femmes à haut risque et porteuses des mutations du gène BRCA1. Nous ne savons toujours pas comment utiliser de façon appropriée des mesures radicales comme la mastectomie prophylactique, compte tenu du peu d'études dont nous disposons sur le développement du cancer qui peut occasionnellement se produire dans la petite quantité de tissu épithélial résiduel après une intervention chirurgicale... Il est urgent que des recherches cliniques soient effectuées pour répondre à toutes ces interrogations[57].

Bien que des progrès aient été accomplis en ce qui concerne la législation fédérale afin de protéger les femmes pour qui le test s'avère positif, le simple fait de passer ce test élève le risque de discrimination en matière d'assurance-maladie, d'assurance-vie et d'assurance-invalidité ainsi que d'employabilité[58].

Le fond du problème c'est que même si un test négatif relatif au gène du cancer du sein peut apporter un grand soulagement à une personne dont les antécédents familiaux sont positifs, il ne procure pas la certitude que cette personne ne développera pas de cancer du sein. Je ne vous recommande pas de passer ce test à moins que deux membres rapprochés de votre famille ou plus n'aient déjà souffert d'un cancer du sein ou des ovaires.

Les femmes proactives, âgées de 35 à 74 ans, qui n'ont jamais reçu un diagnostic de cancer, mais qui ont une sœur qui en a souffert, peuvent participer à la Sister Study. Cette étude nationale, menée par une filiale des National Institutes of Health, se propose de suivre 50 000 femmes pendant une période d'au moins 10 ans afin d'apprendre comment l'environnement et les gènes sont susceptibles d'affecter le risque de contracter un cancer du sein. (*Pour plus d'information, visitez le site www.sisterstudy.org.*)

Vous devriez également rechercher l'avis d'un professionnel dans le domaine de la génétique, qui a une connaissance approfondie et une formation en la matière, avant et après avoir obtenu les résultats de votre test. Si votre test est positif, obtenez les soins médicaux appropriés d'un professionnel engagé dans un protocole de recherche de façon à mieux comprendre l'origine de ces troubles de fonctionnement. Le service des renseignements du National Cancer Institute (1 800 4-CANCER) peut vous fournir de l'information sur les services en génétique offerts dans des centres spécialisés en cancer et soutenus par l'institut.

Voici une troisième option : un test génomique, effectué par un docteur compétent en médecine nutritionnelle et fonctionnelle, peut vous aider à diminuer encore plus vos risques en apportant des changements ciblés dans votre style vie. (*Voir www.functionalmedicine.org.*) Il est également extrêmement important de se souvenir que de très nombreuses femmes ont guéri leur vie — et leur cancer —, en effectuant des changements dans leur style de vie, entre autres, la remise à jour d'une programmation infantile ancienne, démodée et autodestructrice !

LES EFFETS DE L'HTS SUR LA SANTÉ DU SEIN

En dépit du fait que la plupart des femmes n'auront pas de cancer du sein — qu'elles prennent ou non des hormones substitutives —, il demeure toutefois que le lien documenté entre les hormones et ce cancer est une préoccupation pour toutes les personnes concernées. Presque toutes les femmes se posent cette question : « Quelle est l'influence des hormones sur le risque de développer un cancer du sein ? » La réponse dépend du type d'hormones utilisées, de la dose et des facteurs de risque inhérents à chaque personne. Ces questions ont été soulevées dans une lettre que j'ai reçue d'un homme préoccupé par les effets possibles des suppléments hormonaux sur la santé de sa femme.

> Ma femme a cessé récemment de prendre les comprimés Premarin qu'elle utilisait pour réprimer ses bouffées de chaleur pour prendre de la crème de progestérone naturelle par voie transdermique. Par la suite, la sensibilité et la douleur qu'elle ressentait dans les seins ont complètement disparu, de même que ses maux de tête. De plus, ma femme a obtenu un soulagement presque complet de ses bouffées de chaleur. Mais j'ai lu certains articles sur l'existence possible d'un lien entre la progestérone et le cancer du sein, et je voudrais être certain que ma femme s'est engagée sur la bonne voie — et qu'aucun effet non anticipé ne puisse survenir et lui causer du tort dans l'avenir.

La description de l'expérience vécue par cette femme dans cette lettre illustre bien les effets secondaires provoqués par Premarin, qui était le médicament le plus souvent prescrit, jusqu'à tout récemment, pour les symptômes périménopausiques. La douleur aux seins est l'une des réactions négatives les plus courantes, causée par toutes les variétés d'œstrogènes substitutifs ; de 20 % à 35 % des femmes à qui l'on a prescrit des doses standards et non individualisées s'en plaignent[59]. La chose est particulièrement inquiétante pour les femmes dont les antécédents familiaux ou personnels comportent une affection bénigne des seins (connue aussi sous le nom de « fibrose kystique du sein »), laquelle a été associée dans le passé à une augmentation du risque de cancer du sein. Une recherche plus récente, cependant, n'a pas réussi à démontrer l'existence d'un lien entre cette affection mammaire bénigne et le risque accru de développer un cancer du sein[60].

Les maux de tête constituent également un effet secondaire fréquemment relevé, ce qui s'explique par le fait que l'œstrogène peut être métabolisé en une substance similaire à l'adrénaline et provoquer des migraines qui se manifestent par un martèlement dans les tempes. En revanche, comme l'a montré la recherche, la progestérone bio-identique fait disparaître les bouffées de chaleur sans entraîner un seul de ces effets secondaires.

Néanmoins, plusieurs personnes s'inquiètent des problèmes de santé potentiels à long terme résultant de la prise de progestérone, car des études récentes réalisées par le National Cancer Institute (NCI) et la Women's Health Initiative (WHI) font état d'une augmentation du risque de cancer du sein chez les femmes qui prennent des hormones substitutives (œstrogène/progestatif) pendant une longue période de temps. Ce que la plupart des gens (y compris les médecins) ne comprennent pas est la différence entre les hormones synthétiques à doses non individualisées, utilisées dans les études du NCI et de la WHI, et l'œstrogène et la progestérone bio-identiques, utilisés à faibles doses individualisées.

Voyons les faits : l'étude du NCI était une vaste recherche épidémiologique menée auprès de 48 355 femmes qui ont pris de l'œstrogène et un progestatif pendant différentes périodes de temps, entre les années 1980 et 1995. Le risque de développer un cancer du sein était 40 % plus élevé chez les femmes dont le poids était normal et qui prenaient la combinaison hormonale pendant 5 ans, comparativement à celles qui ne prenaient pas d'hormones substitutives. (Curieusement, on ne retrouvait pas un risque accru chez les femmes ayant un excès de poids, bien que ce type de femmes soit à très haut risque dans tous les cas, car les réserves lipidiques de l'organisme fabriquent de l'œstrogène.) Elles présentaient également un risque plus élevé de cancer du sein que les femmes qui ne prenaient que de l'œstrogène[61]. L'étude de la WHI, en 2002, a montré que sur les 10 000 femmes ayant pris Prempro, il y aurait 8 cas additionnels de cancer du sein, comparativement au groupe placebo.

Même si ce chiffre de 40 % semble très effrayant, voici ce qu'il signifie en réalité : si vous prenez 100 000 femmes âgées de 60 à 74 ans qui ont un poids normal et qui ne prennent pas d'hormones substitutives, vous pouvez vous attendre à voir 350 cas de cancer du sein se développer sur une période de 5 ans. Si toutes ces femmes prenaient une combinaison d'hormones substitutives (œstrogène classique et progestatif), alors le nombre de cas augmenterait pour atteindre le chiffre de 560. Comme vous le constaterez rapidement, la vaste majorité des femmes n'auront pas de cancer du sein, avec ou sans hormones.

Disons les choses autrement : statistiquement parlant, sur 1 000 femmes n'ayant jamais pris d'hormones classiques prescrites, 77 auront un cancer du sein avant l'âge de 75 ans. Pour les femmes ayant pris des hormones pendant 5 ans, ce chiffre grimpe à 79 ; 10 ans plus tard, ce chiffre est de 83 ; et 15 ans après, il est de 89. Encore une fois, la vaste majorité des femmes qui prennent des hormones substitutives (même sous une forme que je considère sous les standards) n'auront pas de cancer du sein.

L'autre point important à considérer est que pratiquement toutes les femmes qui ont participé à cette étude — et à la plupart des autres études ayant établi un lien entre les hormones substitutives et le cancer du sein — prenaient des doses non individualisées composées d'un mélange d'œstrogènes (il s'agissait probablement de Premarin) et de progestatif synthétique Provera. Le Premarin a été l'œstrogène le plus souvent prescrit dans ce pays pendant des décennies, et il est presque toujours prescrit en combinaison avec le progestatif synthétique Provera, le plus souvent dans une préparation connue sous le nom de Prempro. Dans l'étude de la WHI, *toutes* les femmes prenaient du Prempro. La prise de chacune de ces hormones non bio-identiques comporte ses propres risques.

Les études ont montré que lorsque le Premarin se métabolise dans le corps, les produits de dégradation sont biologiquement plus forts et par conséquent plus susceptibles de promouvoir le cancer que les produits de dégradation des œstrogènes bio-identiques[62]. Il a aussi été démontré qu'il peut y avoir une variance du taux d'œstrogènes dans le sang, lequel peut parfois être jusqu'à 10 fois plus élevé, et même plus, chez les femmes qui prennent la *même* dose standard de Premarin — habituellement 0,625 mg[63]. Ce qui est encore plus troublant est que plusieurs des participantes à ces études prenaient des doses encore plus élevées, soit 1,25 mg par jour.

Les progestatifs synthétiques présentent aussi certains problèmes. Ils peuvent se lier autant aux récepteurs d'œstrogènes qu'aux récepteurs d'androgènes des cellules et stimuler ainsi la croissance de tissu malsain. Ils peuvent aussi *augmenter* l'activité biologique de l'œstrogène. Cela peut expliquer pourquoi les femmes participant à l'étude du NCI, qui prenaient de l'œstrogène avec un progestatif synthétique, présentaient un risque plus élevé de développer un cancer du sein que celles qui ne prenaient que de l'œstrogène[64]. Cette même association a été observée dans la Million Women Study, menée au Royaume-Uni[65], et également dans l'étude de la WHI. Au cas où vous suivriez présentement une hormonothérapie substitutive, vous pourriez vérifier si les produits que vous prenez contiennent un des progestatifs synthétiques suivants : acétate de médroxyprogestérone ou AMPR (marques de commerce : Provera, Amen, Prempro) ; noréthindrone (marques de commerce : Femhrt, Activella) ; ou norgestimate (marque de commerce : Levlite). Si tel est le cas, je vous suggère d'opter pour des hormones bio-identiques.

Une nouvelle étude effectuée en Australie, qui a permis d'analyser plusieurs études sur l'HTS et le risque de cancer du sein, indique que le risque de cancer du sein relié à l'œstrogène n'est pas aussi élevé qu'on le supposait. Les chercheurs estiment que l'utilisation de l'HTS pendant 5 ans, à partir de l'âge de 50 ans, affecte à peine les risques cumulés de cancer du sein jusqu'à l'âge de 79 ans. Un usage prolongé sur une période de 10 ans accroît le risque de 0,5 %, et sur une période de 15 ans, de 0,9 %. Lorsque l'HTS est interrompue, le risque relatif décline rapidement jusqu'à zéro[66]. Les mêmes chercheurs ont trouvé un résultat similaire avec l'HTS utilisée en Californie[67].

Pour résumer la situation, l'HTS semble augmenter légèrement le risque de cancer du sein, mais pas autant qu'on le supposait autrefois. Il est sans doute plus sécuritaire d'utiliser des hormones bio-identiques en doses individualisées lorsqu'on décide d'entreprendre une HTS.

HORMONES BIO-IDENTIQUES ET RISQUE DE CANCER

On a de bonnes raisons de croire que l'utilisation à long terme d'un mélange d'œstrogènes bio-identiques à faible dosage, équilibré avec de la progestérone bio-identique, n'augmentera que très peu ou pas du tout le risque de cancer du sein[68]. Voici ce que toute femme devrait savoir.

Œstrogène

Les seins sont des organes glandulaires extrêmement sensibles aux changements hormonaux cycliques qui se produisent dans le corps. Dans la première partie du cycle menstruel, l'œstrogène tend à favoriser la croissance du tissu du sein ; dans la deuxième partie, la progestérone stabilise cette croissance et affine le tout. C'est durant les périodes menstruelles que nos seins sont les plus petits, au moment où les deux hormones sont à leur plus bas niveau. Durant la périménopause, caractérisée par la prédominance en œstrogènes et une carence relative en progestérone, le volume des seins d'une femme peut augmenter et devenir plus sensibles en raison de l'absence du cycle de croissance/décroissance qui assure la stabilité du tissu du sein.

Pendant des décennies, plusieurs études ont démontré que, à l'exception des phytoestrogènes contenus dans les aliments complets, l'œstrogène — quelle que soit sa provenance, même celui produit par notre propre corps — peut stimuler la croissance du tissu du sein. Chez les sujets sensibles, cette croissance peut être associée à un risque accru de cancer du sein[69]. C'est cette sensibilité à l'exposition permanente et ininterrompue à l'œstrogène qui explique certains facteurs de risque du cancer du sein, comme l'apparition précoce des premières règles, la ménopause tardive, l'absence de grossesses, et l'obésité. La consommation d'aliments qui haussent le taux d'insuline favorise également la stimulation hormonale du tissu dans le sein. Par conséquent, afin de préserver la santé de vos seins, utilisez la plus petite quantité possible d'œstrogènes bio-identiques susceptibles de vous procurer les résultats escomptés. Et faites vérifier vos taux d'hormones, s'il y a lieu, histoire de vous assurer qu'il n'y a pas surdose.

Si le cancer du sein fait partie de vos antécédents familiaux (grand-mère, mère, sœur ou tante maternelle), ou si vous avez le gène du cancer du sein, vous voudrez peut-être éviter de prendre des œstrogènes de remplacement, même si leurs bénéfices sont bien connus.

Choisir de ne pas prendre d'œstrogènes ne signifie pas pour autant que vous allez souffrir en silence. Plusieurs solutions de rechange peuvent atténuer vos symptômes, améliorer votre santé et protéger vos seins, dont l'exercice, l'amélioration de votre régime alimentaire, le soja entier, les herbes médicinales et la progestérone naturelle. Ces solutions sont très efficaces.

Estriol. Des études préliminaires ont montré que le risque de cancer du sein était plus faible chez les femmes présentant un taux très élevé d'estriol dans leur urine. Une étude de l'Université hébraïque de Jérusalem a montré que l'estriol a effectivement un effet anti-œstrogénique s'il est administré en doses suffisantes, car il empêche l'estradiol de se lier aux tissus sensibles à l'œstrogène, comme ceux du sein et de l'endomètre, de sorte que les tumeurs ne se forment pas[70]. Lors d'une étude récente initiée à Berkeley, on a observé chez des rats, à qui l'on avait administré de l'estriol et de la progestérone pendant trois semaines, une réduction significative de l'incidence du cancer du sein[71]. Devant de telles preuves, plusieurs médecins ont parfois utilisé l'estriol, un œstrogène bioidentique qui ne peut être breveté, dans le programme de remplacement hormonal de leurs patientes. L'estriol est biologiquement plus faible que l'estradiol et l'estrone, les deux autres œstrogènes produits naturellement par l'organisme. Comme je l'ai déjà expliqué au chapitre 9, il est très efficace en application locale sur un tissu sensible à l'œstrogène comme celui du vagin. L'estriol est communément utilisé en Europe et procure un bon soulagement des symptômes ménopausiques. Il est important de noter que l'estriol a été relié à l'otospongiose chez certaines femmes, une condition possédant une composante génétique où trois petits os situés au milieu de l'oreille fusionnent et cessent donc de transmettre le son au cerveau. Allez-y prudemment avec l'estriol si vous avez des antécédents familiaux reliés à l'otospongiose. Note : D'autres études sur l'estriol n'ont pas été reproduites — sans doute pour des raisons financières. L'estriol, en dépit de ses promesses, devra donc être plus étudié.

Progestérone

Bien que les études largement publicisées du NCI et de la WHI, mentionnées précédemment, aient prouvé que la progestérone synthétique (progestatif) n'offre pas de protection contre le cancer du sein et peut même le favoriser, leurs conclusions ne peuvent s'appliquer dans le cas de la progestérone bio-identique et naturelle présente dans certaines préparations, comme la crème Emerita ou les capsules Prometrium. En fait, sur le plan biologique, il est logique de penser que l'ajout de progestérone bio-identique (laquelle n'a pas d'activités androgénique ou œstrogénique) à une prescription d'œstrogènes de remplacement pourrait vraiment aider à protéger les seins contre une stimulation excessive des œstrogènes et par conséquent, contribuer à abaisser le risque de cancer du sein, pourvu que la dose soit faible. La progestérone bio-identique s'est avérée utile pour réduire la production de récepteurs d'œstrogènes à la surface des cellules du sein et abaisser la production d'œstrogènes à l'intérieur même des cellules du sein — certaines femmes éprouvent une sensibilité passagère dans les seins durant la première semaine d'utilisation de la progestérone bio-identique, car au départ, celle-ci augmente le nombre de récepteurs d'œstrogènes des cellules des seins. Toutefois, cet effet est de courte durée et disparaît complètement après quelques jours. Il n'existe aucune preuve évidente permettant de conclure que la progestérone bio-identique provoque une croissance ininterrompue du tissu du sein. De fait, il semble que ce soit plutôt le contraire.

Nous ne disposons pas de données suffisantes concernant les femmes qui utilisent des œstrogènes et de la progestérone bio-identiques. Nous avons un urgent besoin d'études qui pourraient comparer l'hormonothérapie substitutive individualisée et bio-identique avec les régimes synthétiques standards. Les résultats de l'étude de la WHI ont au moins permis d'établir un dialogue quant à la nécessité d'étudier d'autres formes d'HTS. Malheureusement, ces études ont aussi produit une réaction brutale contre l'HTS en général.

Les gènes, les hormones et le cancer du sein : le cycle de vie et de mort de la cellule

Si nous pouvions mener une étude exhaustive à long terme sur la progestérone naturelle, nous découvririons sans doute qu'elle offre une protection aux seins, particulièrement si on l'utilise sans œstrogènes durant la périménopause, moment où la prédominance des œstrogènes est si fréquente. L'explication de ce phénomène est liée au fait que la progestérone joue un rôle dans la mort de la cellule. Laissez-moi vous expliquer en quoi cela s'avère une bonne chose.

La nature dans sa sagesse a créé un équilibre entre la croissance et la mort des cellules du tissu du sein. Le cancer du sein est l'un des problèmes de santé qui apparaît lorsqu'il y a un déséquilibre entre ces deux processus. Le cancer du sein, comme tous les cancers, en fait, se caractérise par deux processus : (1) une division cellulaire excessive et incontrôlée, et (2) une anomalie en ce qui concerne la mort cellulaire programmée[72]. Les signaux qui orientent la croissance et le développement de la cellule ainsi que la mort cellulaire programmée (appelée « apoptose ») dépendent de l'interaction entre nos gènes et notre environnement. Bien que ce processus soit extrêmement complexe, nous commençons à mieux le comprendre grâce aux progrès de la biologie moléculaire. Par exemple, nous savons maintenant qu'un gène désigné le BCL2 empêche la cellule de mourir. Cette fonction est appropriée quand le tissu cellulaire du sein doit croître, par exemple durant la puberté et au stade ovulatoire du cycle menstruel[73]. Néanmoins, lorsque la fonction du BCL2 n'est pas modulée par d'autres facteurs, cela peut prolonger la durée de vie de la cellule de façon indue et possiblement entraîner une croissance incontrôlée, ce qui peut accroître le risque de cancer du sein. Le BCL2 est un proto-oncogène, c'est-à-dire qu'il peut favoriser le cancer, si son expression n'est pas contrôlée. (Et cela dépend de son environnement.)

Le p53 est un autre gène qui exerce une influence sur le tissu du sein. Contrairement au BCL2, le gène p53 supprime les tumeurs ; il stoppe la division cellulaire incontrôlée en favorisant le processus d'apoptose (la mort de la cellule). L'activation de ce gène aide à prévenir la croissance excessive de la cellule et le cancer qui en résulte.

Ainsi, les gènes p53 et BCL2 sont influencés par les hormones sexuelles, de sorte qu'ils peuvent favoriser le développement d'un cancer ou nous en protéger. L'œstrogène augmente l'expression du gène BCL2 et favorise ainsi la croissance des cellules du sein. Comme je l'ai déjà mentionné, ce n'est pas nécessairement une mauvaise chose. Mais une expression constante du gène BCL2 due à une quantité excessive d'œstrogènes peut provoquer dans les seins, l'utérus et les ovaires, une augmentation de la croissance du tissu sensible à l'œstrogène. Il est bien connu que le risque de cancer dans ces organes est associé à une stimulation œstrogénique excessive[74].

En revanche, la progestérone diminue l'expression du gène BLC2 tout en augmentant l'expression du gène p53, favorisant ainsi le processus de mort cellulaire programmée au moment approprié et contribuant à faire baisser le risque de cancer dans les tissus sensibles à l'œstrogène[75].

Une autre différence entre l'œstrogène et la progestérone est que ces hormones stimulent différents *types* de tissus du sein. L'œstrogène provoque la division et la croissance des cellules du sein formant le tissu canalaire. L'œstrogène, qui ne rencontre pas de résistance, a la capacité de provoquer une croissance incontrôlée du tissu du sein — et le développement d'un cancer. La progestérone, par contre, entraîne la différenciation des cellules du sein en cellules lobulaires — c'est ainsi que la nature prépare le corps à la production de lait dans l'éventualité d'une grossesse. Si la femme n'est pas enceinte, ces cellules lobulaires suivent simplement le processus de mort cellulaire programmée et meurent naturellement à la fin de leur cycle de vie. En d'autres mots, une cellule lobulaire bien différenciée ne peut se transformer en cancer.

Une analogie très pertinente m'a été fournie par le Dr David Zava, un chercheur expérimenté qui a étudié pendant des années l'influence des hormones sur le tissu du sein[76]. Le Dr Zava compare les différentes parties du tissu du sein aux parties d'un arbre. Le tissu canalaire, dont la croissance est favorisée par l'œstrogène, serait le tronc et les branches de l'arbre. Les cellules lobulaires, dont la croissance est favorisée par la progestérone, seraient les feuilles qui poussent à l'extrémité des branches. Lorsqu'une cellule de l'arbre devient une feuille, elle ne peut jamais redevenir un tronc ou une branche. Elle croît, atteint sa maturité, et finit par mourir à la fin de son cycle de vie programmé. Cependant, il n'en va pas de même pour le tronc ou les branches. Leurs cellules peuvent croître n'importe quand et former un nombre infini de branches ou d'excroissances sur les branches ou sur le tronc lui-même — exactement comme la prolifération cellulaire infinie d'un cancer du sein.

Compte tenu des processus mentionnés précédemment, il est logique de voir s'accroître chez les femmes soumises à une stimulation excessive des œstrogènes le risque de cancer du sein — que cette hormone soit produite dans leur propre corps (c.-à-d. durant les périodes de prédominance en œstrogènes si fréquentes durant la périménopause ; ou qu'il s'agisse d'une production excessive d'œstrogènes dans les cellules des tissus adipeux) ; ou que cette hormone vienne de l'extérieur (par l'œstrogénothérapie ou des agents environnementaux ayant une activité semblable à celle de l'œstrogène). Mais si ces femmes prennent suffisamment de progestérone de manière à équilibrer cet œstrogène, le risque diminue. Et c'est exactement ce que la littérature scientifique suggère[77].

Une recherche menée par la Dre Jerilynn Prior, endocrinologue, fondatrice et directrice scientifique du Centre for Menstrual Cycle and Ovulations Research (CeMCOR), à Vancouver, C.-B., montre que les taux d'œstrogènes chez les femmes sont considérablement plus élevés que la normale durant la ménopause. Pour rééquilibrer tout cela, la Dre Prior, qui est aussi l'auteure de *Estrogen's Storm Season : Stories of Menopause* (CeMCOR, 2005), prescrit avec succès de la progestérone à ses patientes ayant des symptômes ménopausiques. Sans aucune inquiétude quant à savoir si la progestérone ne va pas augmenter le risque de cancer du sein, la Dre Prior cite des études montrant que la progestérone fait opposition aux effets de l'œstrogène et peut ainsi diminuer le risque de cancer du sein.

Par exemple, une étude effectuée auprès de femmes présentant une *carence* en progestérone due à l'absence de cycles ovulatoires, qui ont été suivies dans une clinique de stérilité, a montré que leurs risques de développer un cancer du sein à la préménopause étaient 5,4 fois plus élevés que les femmes du groupe témoin. Lors d'une étude réalisée en 1995, au cours de laquelle on avait appliqué directement sur la peau des seins des timbres transdermiques de progestérone bio-identique, les chercheurs ont découvert que la progestérone pouvait empêcher la prolifération cellulaire dans le sein. Les doses utilisées étaient approximativement les mêmes que celles habituellement utilisées par une femme employant une crème transdermique, telle qu'Emerita ou Phytogest — en d'autres mots, une crème contenant 2% de progestérone appliquée deux fois par jour, selon les doses recommandées. Ces concentrations sont à peu près égales à celles que l'on retrouve durant la période ovulatoire chez la plupart des femmes[78].

Une autre étude a démontré que les femmes qui avaient un taux adéquat de concentration de progestérone sur le plan physiologique au moment de subir une opération chirurgicale pour un cancer du sein présentaient moins de risque de récurrence comparativement aux femmes dont le taux de progestérone était bas[79]. Cette étude a été reprise et a donné les mêmes résultats, ce qui a incité certains chirurgiens-oncologues à suggérer aux femmes d'appliquer une crème contenant 2% de progestérone sur leur peau, une semaine environ avant de subir une biopsie ou une opération chirurgicale dans un sein. La progestérone bio-identique, semble-t-il, pourrait améliorer la réponse immunitaire. Il apparaît également que toutes cellules tumorales susceptibles d'être libérées durant l'opération auraient aussi moins de facilité à se fixer sur d'autres sites pour y croître. Ceci explique peut-être pourquoi on remarque chez les femmes opérées pour un cancer du sein durant la phase lutéinique de leur cycle menstruel — alors que la concentration de progestérone est à son plus haut niveau — une baisse significative du taux de récurrence[80].

En 1996, un recensement des recherches effectuées sur la progestérone et la santé du sein indiquait que la progestérone bio-identique pourrait non seulement réduire la vitesse de propagation du cancer du sein, mais également l'incidence de nouveaux cas[81].

Bien que personne n'ait encore réalisé un essai clinique définitif à long terme sur la progestérone bio-identique, mon expérience clinique et celle de plusieurs de mes collègues, dont le Dr John Lee, un pionnier dans la recherche sur les hormones bio-identiques, me portent à croire que la progestérone bio-identique peut être bénéfique pour plusieurs femmes, particulièrement si celles-ci l'utilisent durant la périménopause. Aussi, il y a de fortes probabilités que l'on démontre un jour qu'elle abaisse le risque de développer un cancer du sein ou d'autres formes de cancer liées à la sensibilité aux œstrogènes, lesquels sont susceptibles de faire leur apparition durant cette période de la vie.

Les préparations à base de progestérone et les récepteurs de progestérone positifs du cancer du sein

On me demande souvent si une femme aux prises avec un cancer du sein, dont les tests des récepteurs de progestérone se sont avérés positifs, peut sans danger prendre de la progestérone. Il y a beaucoup de confusion sur ce que signifie le fait de subir une biopsie du sein qui indiquerait qu'il s'agit bien d'une tumeur à récepteurs de progestérone positifs, particulièrement chez les femmes qui utilisaient un produit à base de progestérone bio-identique au moment de leur diagnostic.

Voici les faits. Tous les cancers du sein dont les récepteurs de progestérone sont positifs possèdent aussi des récepteurs d'œstrogènes positifs. Comme l'œstrogène est reconnu pour stimuler la croissance de ce type de cellules cancéreuses, plusieurs personnes en viennent automatiquement à la conclusion que la progestérone a le même effet. Or, c'est tout à fait le contraire. La présence de récepteurs de progestérone positifs indique qu'un cancer est sensible aux effets équilibrants et anti-cancérogènes de la progestérone.

Pour comprendre ce paradoxe apparent, souvenez-vous que les hormones présentes dans le courant sanguin et dans le liquide entourant les cellules agissent en se liant aux récepteurs présents à la surface de la cellule. L'hormone s'adapte au récepteur comme une clé dans une serrure. Si le bon récepteur est là, le message hormonal parvient jusqu'aux chromosomes et active le gène approprié de façon à produire un effet spécifique sur la cellule. La progestérone envoie un signal à la cellule de cesser de se multiplier, tandis que l'œstrogène envoie le signal contraire. Pour cette raison, la progestérone bio-identique est probablement bénéfique pour les femmes aux prises avec un cancer du sein dont les récepteurs de progestérone sont positifs.

En général, les femmes aux prises avec une tumeur au sein, dont les récepteurs d'œstrogènes et de progestérone sont positifs, ont un bon pronostic, car la présence de ces deux récepteurs signifie que la tumeur est très bien différenciée et grossit plus lentement que les tumeurs moins bien différenciées.

Bien que je sois convaincue que la progestérone bio-identique est sans danger et même bénéfique pour les femmes souffrant d'un cancer du sein dont les récepteurs d'œstrogènes et de progestérone sont positifs, le sujet demeure controversé. Suivez votre guide intérieur et consultez un médecin.

Mon opinion sur la progestérone

- Si vous vous trouvez présentement en périménopause et utilisez une crème contenant de la progestérone ou toute autre forme de progestérone bio-identique — Prometrium ou Crinone, par exemple —, vous aidez votre corps à rétablir son équilibre hormonal, ce qui peut protéger vos seins d'une stimulation excessive des œstrogènes et des androgènes. Je vous recommande de continuer à l'utiliser jusqu'à la postménopause, à moins que votre guide intérieur ne vous suggère d'agir autrement.
- Si une prédominance œstrogénique ou androgénique constitue un risque pour vous, songez à prendre de la progestérone bio-identique. Voici les conditions associées à une prédominance en œstrogènes : périodes menstruelles irrégulières, pourcentage de tissus adipeux supérieur à 28 %, style de vie sédentaire,

syndrome des ovaires polykystiques, tumeur fibreuse dans l'utérus, sensibilité des seins, régime alimentaire à faible teneur en fibres et à forte teneur en glucides, périodes menstruelles abondantes et hormonothérapie exclusivement à base d'œstrogènes. La prédominance en androgènes est associée à l'acné, au syndrome des ovaires polykystiques et à l'alopécie séborrhéique masculine.

- Bien que tous les experts en santé des femmes ne s'entendent pas sur la question de la progestérone, je recommande pour ma part à toutes les femmes préoccupées par la santé de leurs seins de profiter des bénéfices importants que peut leur procurer la progestérone bio-identique, particulièrement au cours de la périménopause, lorsqu'on sait très bien que la femme est sujette alors à sauter des ovulations et par conséquent à voir son taux de progestérone baisser. Des doses substantielles de protéines de soja constitueraient une bonne solution de rechange à la progestérone. Utilisez la progestérone pendant deux ou trois semaines à l'intérieur du mois, puis sautez une semaine. C'est la meilleure façon sur le plan physiologique de l'utiliser. Si vous êtes postménopausée, passez un test salivaire ou sanguin afin de vous assurer que vous ne convertissez pas la progestérone en œstrogène.

Qu'en est-il de la testostérone ?

Les androgènes, tels que la testostérone et même la DHEA, peuvent être convertis en œstrogènes dans le corps, ce qui veut dire que le fait de prendre des suppléments de testostérone pourrait théoriquement hausser votre risque de cancer du sein. Utilisez-les en doses infimes, juste assez pour obtenir les résultats désirés, ou essayez d'abord des solutions de rechange.

Pour conclure, nous avons intérêt à effectuer les choix les plus judicieux possible si nous optons pour l'hormonothérapie de remplacement — c'est-à-dire adopter un programme personnalisé d'hormones substitutives bio-identiques lorsque c'est nécessaire, en prenant les doses les plus faibles possible, qui nous permettent d'obtenir les résultats escomptés. Après cela, il ne nous reste plus qu'à nous départir de l'illusion de pouvoir tout contrôler et à réaliser que les solutions parfaites n'existent pas. Nous faisons toutes de notre mieux avec l'information dont nous disposons actuellement. Mais cette information, tout comme nous, continue d'évoluer et de changer. Ce qui constitue la meilleure solution cette année ne sera peut-être pas identique l'année suivante. Quoi qu'il en soit, la plupart du temps, notre corps et nos cellules conservent leur santé — et c'est pourquoi la vaste majorité des femmes, avec ou sans hormones substitutives, ne développent pas de cancer du sein.

LE DILEMME DU TAMOXIFÈNE

Le tamoxifène (commercialisé sous le nom de Nolvadex) est régulièrement prescrit aux femmes qui sont aux prises avec certains types de cancer du sein et à celles qui courent un risque élevé de développer cette maladie, à des fins préventives. Il fait partie de la catégorie de médicaments appelée « modulateurs sélectifs de récepteurs des œstrogènes (MSRE) ». Parmi les autres MSRE, on trouve le raloxifène (Evista), qui est utilisé pour prévenir ou traiter l'ostéoporose et comme solution de rechange au tamoxifène pour les femmes postménopausées. On a découvert que les effets antiœstrogéniques du tamoxifène sur le tissu mammaire prolongeaient la durée de rémission et le taux de survie global chez les femmes aux prises avec un cancer du sein à récepteurs d'œstrogènes positifs. On l'a prescrit à des centaines de milliers de femmes, de sorte qu'il est devenu le médicament anticancéreux le plus communément utilisé aux États-Unis. Le tamoxifène est devenu un médicament générique au tout début de ce siècle, ce qui en a donc réduit le coût et les profits qu'il générait. Par conséquent, l'attention s'est tournée vers de nouveaux médicaments plus coûteux.

Le tamoxifène n'est pas exempt de risques significatifs, qui sont parfois attribuables à ses propriétés œstrogéniques, et d'autres fois, à ses effets anti-œstrogéniques. Certains chercheurs craignent que ses effets antio-estrogéniques sur le tissu cérébral haussent le risque de démence ou de dépression chez les femmes[82]. Selon mon expérience, plusieurs femmes prenant du tamoxifène souffrent de dépression, mais n'en parlent pas à leur médecin parce qu'elles craignent de l'ennuyer. Cela est particulièrement vrai pour les femmes qui n'ont plus de menstruations. Lorsqu'il exerce un effet œstrogénique, le tamoxifène entraîne certains changements dans la muqueuse utérine, allant de l'hyperplasie atypique (épaississement anormal) et polypes jusqu'au cancer invasif. Plus vous prenez longtemps ce médicament, plus grands sont les risques[83]. Cela signifie que toute femme prenant du tamoxifène devrait subir un examen régulier de l'utérus, à l'aide d'ultrasons ou d'autres moyens, de façon à s'assurer qu'elle ne développe pas un cancer de l'utérus.Le tamoxifène pose aussi un autre problème. Lorsqu'une femme prend ce médicament durant plus de cinq ans, celui-ci peut cesser son action anti-œstrogénique et commencer à agir davantage comme un œstrogène dans les seins[84]. En d'autres mots, une femme peut développer une résistance à ce médicament, et si elle développait de nouveau un cancer du sein, il se peut même qu'il résiste davantage au traitement[85]. Le tamoxifène est aussi associé à un risque accru d'AVC, de cataractes, et de caillots sanguins.

Le tamoxifène et la prévention du cancer du sein

Bien que des essais cliniques randomisés avec groupe placebo n'aient jamais été effectués, le tamoxifène est couramment approuvé et mis en marché à l'intention des femmes en santé ayant démontré un risque plus élevé de cancer du sein. Selon une étude très médiatisée menée par le National Cancer Institute (NCI), ce médicament a réduit le taux de cancer du sein anticipé dans un groupe de 13 000 femmes aux États-Unis et au Canada, ce taux est passé de 1 femme sur 130 à 1 femme sur 236. Statistiquement, cela représente une réduction de 50% du risque de cancer du sein chez les femmes qui prenaient ce médicament dans un but préventif — un chiffre qui a certainement attiré l'attention de tous. Même si deux autres études effectuées en Europe n'ont décelé aucun effet propice à la diminution du cancer du sein, le médicament a été approuvé récemment pour la prévention du cancer du sein chez les femmes présentant un risque élevé[86].

Après avoir été approuvé à titre préventif en 1998, Novaldex a fait paraître de nombreux messages publicitaires dans les grands magazines. L'un de ceux-ci disait : « Si vous craignez de développer un cancer du sein, préoccupez-vous davantage du chiffre 1,7 plutôt que de vous soucier de porter un 36 B. Sachez quel chiffre correspond à votre risque de développer un cancer du sein. Pour en savoir davantage sur Nolvadex et sur le test de probabilité de cancer du sein, composez le 1 800 898-8423. »

L'étude du NCI sur le tamoxifène et ses effets préventifs portait sur des femmes ayant un risque de 1,7 %. Le « chiffre correspondant au risque » est basé sur ce qu'on appelle le modèle de Gail, développé par un groupe de statisticiens du NCI à la fin des années 1980. L'objectif consistait à tenter d'évaluer le risque théorique de cancer du sein à partir des données obtenues auprès de 28 000 femmes de race blanche uniquement. Ceux qui ont développé cet outil d'évaluation admettent qu'il s'agit là d'un « modèle approximatif », ce qui n'est pas concluant en matière de preuve scientifique[87]. L'évaluation du risque du modèle de Gail, qui a été mise à jour et développée dans le but de promouvoir l'utilisation du tamoxifène, a fait l'objet de controverse dès le départ, et certains critiques prétendaient qu'on avait tendance à surévaluer ce risque. Même les créateurs du modèle de Gail affirment qu'il y a « trois sources majeures d'incertitude » dans leur modèle. Quoi qu'il en soit, on a tendance à minimiser ces incertitudes, ainsi que les risques reliés au médicament lui-même.

Par exemple, les femmes prenant du tamoxifène à titre préventif courent deux ou trois fois plus de risque de développer un cancer de l'utérus ou un caillot sanguin dans les poumons et les jambes, comparativement aux femmes du groupe témoin. L'AVC, les cataractes et les opérations chirurgicales visant à traiter ces dernières étaient aussi plus fréquents chez les femmes qui prenaient ce médicament. La plupart des femmes postménopausées ont également souffert de bouffées de chaleur et de pertes vaginales. Un assez grand nombre de femmes en bonne santé ont su intuitivement que les risques outrepassaient les bénéfices et elles ont décidé de prendre le risque de se passer du tamoxifène. Leur sagesse intérieure ne les a pas trompées.

En 2006, une nouvelle étude mentionnée dans le journal *Cancer* a montré que les femmes qui se situaient à l'extrémité inférieure sur l'échelle de risque ne vivaient pas plus longtemps parce qu'elles prenaient du tamoxifène. L'étude basée sur un modèle de population hypothétique, soit un groupe de femmes de 50 ans à risque élevé (1,7 % ou plus), a pris en compte l'incidence calculée des cancers du sein et de l'endomètre, les statistiques finales et les impacts non cancéreux chez celles qui prenaient du tamoxifène. Les chercheurs ont trouvé que le tamoxifène *augmentait* effectivement la mortalité chez les femmes ayant encore leur utérus, dont le risque était inférieur à 2,1 %. Pour celles, toutefois, dont le risque était très élevé (3 % ou plus), il y avait possiblement des bénéfices en ce qui concerne la diminution de la mortalité. Cet effet bénéfique était particulièrement élevé chez les femmes ayant subi une hystérectomie[88].

Aujourd'hui, le pendule est revenu au centre dans la mesure où l'on se tourne vers les MSRE et la prévention du cancer du sein. Dans un article publié dans *Medscape*, le Dr V. Craig Jordan (surnommé « le père du tamoxifène » par les médias), directeur scientifique du département de science médicale du Fox Chase Cancer Center, à Philadelphie, a déclaré : « Ce médicament doit être utilisé de façon très spécifique. Ce n'est pas le genre de médicament qu'on ajoute à l'eau du robinet et il exige du médecin un très grand discernement[89]. » Je suis on ne peut plus d'accord.

Mon avis sur le tamoxifène et les autres MSRE

- Si vous prenez déjà du tamoxifène sans être inquiète et que vous n'éprouvez pas d'effets secondaires, je vous recommande de continuer ainsi durant une période ne dépassant pas cinq ans.

- Si la consommation de tamoxifène diminue votre peur du cancer du sein de façon significative et vous apporte la paix, alors, bien sûr, prenez-en. C'est particulièrement vrai si vous avez vu votre sœur ou votre mère mourir à la suite d'un cancer du sein. En pareil cas, les bénéfices globaux du tamoxifène — y compris le sentiment de faire quelque chose pour vous protéger — peuvent très bien surpasser les risques.
- Si l'on vous propose du raloxifène, souvenez-vous que c'est un médicament du genre « à emballage différent, avec le même contenu ». Bien que vendu comme ayant une plus faible incidence d'effets secondaires que le tamoxifène, ses effets restent importants. Rappelez-vous également qu'il est exclusivement recommandé aux femmes postménopausées.
- Dans le cas où vous auriez déjà eu un cancer du sein, demandez à votre médecin si le type de cancer dont vous avez souffert a répondu adéquatement au tamoxifène, et si oui, pendant combien de temps vous devriez le prendre. N'oubliez pas que ni le tamoxifène ni le raloxifène ne diminuent le risque de cancer du sein à récepteur œstrogénique négatif — un type de cancer ayant tendance à être plus agressif.
- Si votre risque de développer un cancer du sein est élevé, abaissez ce risque en suivant les suggestions énumérées précédemment dans ce chapitre. Discutez avec votre médecin de la possibilité de prendre un MSRE, si votre risque est de 3 % ou plus, mais laissez votre guide intérieur prendre part à la décision.
- Si vous choisissez de prendre du tamoxifène ou du raloxifène, passez régulièrement des examens médicaux, dont un examen de dépistage permettant de déceler les anomalies dans l'endomètre ainsi que les cataractes.
- Vous pouvez atténuer certains effets secondaires du tamoxifène en prenant du soja ou des suppléments, et en suivant les conseils alimentaires donnés aux pages 612-618.
- Ne prenez pas de tamoxifène pendant plus de cinq ans, à moins que vous et votre médecin ne soyez convaincus que votre situation personnelle l'exige.

DE NOUVEAUX MÉDICAMENTS POUR COMBATTRE LE CANCER DU SEIN : HERCEPTIN (TRASTUZUMAB) ET ARIMIDEX (INHIBITEURS D'AROMATASE)

Deux nouveaux médicaments extrêmement prometteurs dans le traitement du cancer du sein nous aident à faire de grands pas dans la lutte contre cette maladie. L'un d'eux, l'anticorps trastuzumab (le nom générique pour désigner le médicament Herceptin), cible spécifiquement une protéine appelée « HER-2/neu », présente chez 15 à 25 % des patientes souffrant du cancer du sein. Bien que traditionnellement réservé au traitement des femmes ayant un cancer du sein avancé, le trastuzumab a prouvé récemment qu'il retardait aussi la croissance et la propagation des tumeurs chez les femmes qui sont dans les stades initiaux de la maladie. Les preuves présentées en mai 2005 au congrès de l'American Society of Clinical Oncology, indiquent que le trastuzumab a réduit le risque de récidive du cancer du sein dans ce groupe d'environ 50 %, et le risque de décès, d'environ 33 %. Ce n'est quand même pas un médicament miracle — il a été associé à un accroissement léger, mais réel du risque de développer un affaiblissement du muscle cardiaque. Il est le premier des médicaments avec lesquels les chercheurs espèrent mieux cibler la maladie. Si vous avez un cancer du sein, on devrait tester votre tumeur relativement au gène HER-2/neu.

Les inhibiteurs d'aromatase

Les inhibiteurs d'aromatase appartiennent à une autre classe de médicaments (dont l'anastrozole, le nom générique de l'Arimidex ; le létrozole, le nom générique du Femara ; et l'exémestane, le nom générique de l'Aromasin). Ces médicaments inhibent les surrénales, le stockage de gras et les tissus mammaires et autres, en les empêchant de convertir les précurseurs de stéroïdes en œstrogènes, d'où une baisse des taux d'œstrogènes dans le corps. Ces médicaments, administrés à des femmes postménopausées au stade initial du cancer du sein, diminuent le taux de récidive du cancer et allongent le temps entre deux épisodes pour celles qui connaissent ces récidives. Lors des tout premiers essais, Arimidex a retardé la progression de la tumeur de 11,1 mois en moyenne (alors que le tamoxifène ne retardait cette progression que de 5,6 mois). Les inhibiteurs d'aromatase causent également moins d'effets secondaires que le tamoxifène, même si celles qui en ont pris ont rapporté plus de douleur dans les articulations et de fractures osseuses, ainsi que de l'ostéoporose. Des femmes m'ont confié qu'elles éprouvaient d'intenses douleurs dans les articulations. On mène aujourd'hui des essais cliniques pour favoriser la prévention en utilisant cette classe de médicaments contre le CCIS (carcinome canalaire in situ).

En conclusion, je vous invite à prendre conscience du fait que le problème du cancer du sein ne peut se résoudre uniquement sur le plan physique. Vous n'êtes pas obligée de croire que votre corps a toujours besoin d'un médicament pour conserver sa santé. Pour avoir un tissu du sein en santé, chacune de nous doit être prête à adopter un mode de vie sain autant pour l'esprit et l'âme que pour le corps. Nous devons peut-être parfois recourir à des médicaments ou à une opération chirurgicale, alors que d'autres fois, nous n'aurons besoin que des stratégies naturelles que j'ai expliquées abondamment dans ce chapitre et à travers tout le livre — manger sainement, faire de l'exercice, cesser de fumer, réduire ou stopper sa consommation d'alcool, exprimer ses sentiments, aimer et être aimée.

Chapitre 14

Vivre avec cœur, passion et joie : écouter et prendre soin de son cœur au mitan de la vie

À L'ÉPOQUE DE LA PÉRIMÉNOPAUSE, LE RISQUE DE DÉVELOPPER UNE maladie du cœur, de souffrir d'hypertension ou de faire un AVC augmente de façon significative ; c'est le moment où le cœur et les vaisseaux sanguins qui nourrissent chaque cellule de notre corps se manifestent avec une intensité inhabituelle, comme s'ils nous demandaient de mieux les écouter et de ressentir comme jamais auparavant la délicieuse joie de vivre. Étant donné que la cardiopathie sous toutes ses formes fauche plus de vies que n'importe quelle autre maladie, le mitan de la vie constitue une période propice où une transformation est susceptible de vous sauver la vie.

En dépit du fait que 11 fois plus de femmes meurent d'une maladie cardiaque plutôt que d'un cancer du sein, un diagnostic tardif en ce domaine fait rarement l'objet d'une poursuite, tandis que c'est souvent le cas pour le cancer du sein. Les statistiques (qui ne s'appliquent pas obligatoirement à vous) montrent qu'une femme sur deux mourra d'une maladie cardiaque quelconque — qu'il s'agisse d'une maladie de l'artère coronaire entraînant une crise cardiaque ou un accident vasculaire cérébral (cet accident équivaut à une « crise cardiaque » du cerveau) ! En revanche, 1 femme sur 25 mourra d'un cancer du cerveau.

De nombreuses femmes ne réalisent pas qu'elles ont un problème cardiaque avant que la maladie soit à un stade avancé. D'autre part, nous percevons le cancer du sein comme un envahisseur venant de l'extérieur, de sorte que nous avons tendance à adopter une attitude combative à son égard, pour le meilleur ou pour le pire.

Quoi qu'il en soit, vous ne pouvez combattre votre cœur — vous devez plutôt obéir à ses ordres pour favoriser le retour à la santé de votre système cardiovasculaire, lequel, en retour, nourrira et régénérera tous les organes de votre corps durant le reste de vos jours. Le cœur nous enseigne d'une façon directe et continue. Et il nous sait gré de tenir compte de ses avertissements.

LE CŒUR S'EXPRIME À LA MÉNOPAUSE : MON HISTOIRE PERSONNELLE

Au chapitre 3, j'ai décrit ma première expérience de « nid vide » : comment je suis allée chercher ma benjamine à sa colonie de vacances pour l'amener visiter le collège de Darmouth, en conduisant pendant trois longues heures alors qu'elle était profondément endormie à mes côtés — et j'ai réalisé tout à coup que sa présence physique ne ferait pas disparaître le sentiment de vide que j'éprouvais. Mais il y a une suite à cette histoire. Le lendemain matin, j'ai fait une promenade. À peu près à mi-chemin, j'ai commencé à ressentir une douleur à la gorge qui irradiait jusqu'à la mâchoire. Quoi que je fasse, je n'arrivais pas à chasser cette douleur. C'était comme si une main me serrait l'œsophage. J'ai continué à marcher en me questionnant sur l'origine de ce symptôme. De retour à la maison, la douleur était toujours présente et impossible à ignorer. J'ai alors appelé mon amie Mona Lisa Schulz pour lui demander de me venir en aide.

La gorge est située dans le cinquième centre émotionnel, lequel est relié à la communication, et je cherchais à savoir si j'avais besoin d'exprimer quelque chose. Mona Lisa m'a rappelé que je n'avais jamais eu de problèmes d'expression personnelle. Le stoïcisme hérité de ma famille et la maladie cardiaque, qui faisaient partie de mes antécédents familiaux, indiquaient plutôt la présence de difficultés dans le quatrième centre émotionnel.

Nous nous sommes assises et nous avons consulté les cartes du tarot Motherpeace afin d'y voir un peu plus clair. Mon intuition, qui se reflétait dans les cartes, me fit comprendre que cette douleur dans la gorge et la mâchoire prenait naissance dans le cœur. Je me suis souvenue que les symptômes classiques de l'infarctus chez une femme sont souvent localisés dans le cou, la mâchoire et le haut de la poitrine. Tandis que je revoyais les événements des 24 dernières heures, j'en suis venue à comprendre que ce « mal de cœur », dans le sens littéral du terme, découlait de mon désappointement et de ma peine ressentis à la suite de ma rencontre avec ma fille — mon besoin de solidarité et d'amitié n'avait pu être comblé à ce moment. (Note : Ma collègue et amie savait aussi bien que moi que ma douleur ne nécessitait pas une visite à l'urgence !)

Préparer le terrain à la douleur du cœur

Avec le recul, je vois maintenant comment j'avais préparé le terrain et permis à cette douleur du cœur de se manifester. Plusieurs jours avant d'aller chercher ma fille, je savourais à l'avance cette rencontre et j'imaginais nos retrouvailles remplies d'amour et de chaleur. Je voulais répondre à tous ses besoins émotionnels et physiques. Je pensais que son retour m'aiderait à me guérir de la souffrance provoquée par mon divorce. Rétrospectivement, je m'aperçois qu'en voulant être très présente à tous ses besoins, j'avais pris soin d'elle comme j'aurais aimé qu'on prenne soin de moi. Après notre balade en voiture, j'espérais qu'elle accepterait de passer un peu de temps avec moi pour faire des courses et prendre un repas. Je n'ai pas fait une demande formelle. J'ai toujours refusé d'être cette sorte de mère qui manipule ses enfants, pour qu'ils accèdent à ses désirs, avec des scènes du genre après-tout-ce-que-j'ai-fait-pour-toi-tu-pourrais-au-moins-dîner-avec-moi. Consciente que cette approche confond l'amour avec la culpabilité et l'obligation, j'allais à l'extrême opposé. Il ne m'est jamais venu à l'esprit, par exemple, de demander à mes filles de passer une soirée ou une journée avec moi de temps à autre. Au lieu de cela, j'avais amené mes filles — et moi-même — à croire qu'il n'y avait chez moi aucun besoin que je ne pouvais combler toute seule. Pas étonnant que mon cœur ait été obligé de protester !

Un cœur stoïque : mon héritage

En demandant si peu, j'acceptais inconsciemment ce legs transmis par ma stoïque lignée maternelle, un héritage qui me prédisposait à la maladie de cœur : demandez peu et vous ne serez jamais déçue. Par contre, vous pouvez obtenir l'amour que vous méritez en rendant service aux autres. Et si vous devenez assez forte et assez débrouillarde pour répondre à vos propres besoins, vous ne vous sentirez jamais vulnérable et vous n'aurez pas à supporter d'éventuels rejets.

La frénésie avec laquelle j'avais décoré la maison durant les trois semaines précédant le retour de ma benjamine n'était pas motivée uniquement par le désir de créer un espace agréable pour moi, même s'il y avait un peu de cela. Je l'avais fait aussi pour faire plaisir à mes filles. Je voulais faire de cette salle de séjour familiale fraîchement décorée un lieu intéressant où elles pourraient veiller tard et regarder des films avec des amis sans craindre de me réveiller. Je désirais leur approbation.

Une fois rentrée à la maison, je me suis empressée de montrer à ma fille les nouvelles chambres, espérant entendre des oh ! des ah ! et des louanges. Elle jeta un bref coup d'œil autour d'elle, déclara qu'elle aimait bien, tout en se demandant pourquoi j'avais choisi ces coussins pour le canapé, puis entreprit de téléphoner à ses six amis qui lui avaient laissé des messages.

Tandis que je sortais les bagages de l'auto, ma fille conversait avec enthousiasme au téléphone ; et j'eus alors le sentiment de n'avoir été qu'une chauffeur de taxi bien utile. Quand mes enfants étaient plus jeunes, j'étais contente de leur procurer un endroit sûr et chaleureux où ils pouvaient s'épanouir. Je n'en demandais pas plus. Aujourd'hui, je désirais davantage. Mais je ne le savais pas encore. Un vague mécontentement m'habitait. Après tout, le comportement de ma fille était parfaitement normal; c'était une adolescente de 16 ans en santé, avec une vie sociale bien remplie.

Pourquoi mon cœur était-il si malade? Pourquoi avais-je eu cette douleur à la poitrine le matin suivant? Ma fille n'avait certainement rien à voir avec ça. Qu'est-ce que mon cœur essayait de me dire? Quelques jours plus tard, j'ai commencé à exhumer et à liquider un gros chagrin, un héritage devenu inutile.

Sauvegarder la paix à tout prix : une grande douleur pour le cœur

Comme ma mère avant moi, j'ai été conditionnée à croire que mon rôle consistait à maintenir la paix dans la famille et à créer un foyer confortable pour mon mari et mes enfants. Voilà ce que j'ai accompli — seule la plupart du temps — pendant toute la durée de mon mariage. Après notre séparation, je suis allée de l'avant selon mon habitude, en croyant que mes efforts bien intentionnés suffiraient au bonheur de mes enfants. À dire vrai, cela me brisait le cœur de leur faire subir les affres du divorce et aussi d'abandonner mon rôle de «pare-chocs émotionnel» au sein de la famille. Pendant tout ce temps, j'avais négligé le fait que j'avais moi aussi des besoins émotionnels et que j'étais, moi aussi, blessée et malheureuse de l'échec de mon mariage.

Comme je ne voulais pas que mes enfants aient de la peine — ce chagrin était pourtant inévitable —, j'avais fait tout ce que je pouvais pour entretenir l'illusion que notre vie n'avait pas changé. Je leur épargnais la réalité des comptes à payer et des tâches ménagères, sans jamais leur demander de m'aider. Mais mon cœur m'envoyait le douloureux message que je ne pouvais tout gérer constamment.

Intellectuellement, je savais que le fait de préserver ma santé (sur tous les plans) était de loin le meilleur moyen d'aider et de soutenir mes filles en cette période difficile. Cette douleur à la poitrine était le signe qu'il me fallait prêter attention aux besoins et aux désirs de mon propre cœur si je voulais réussir à le faire. Dès que j'ai entamé ce processus, je n'ai plus jamais éprouvé cette douleur dans le haut de la poitrine et dans le cou ; elle n'est jamais reparue.

Au mitan de ma vie, j'ai découvert brutalement qu'au plus profond de mon être, j'avais le sentiment de ne pas avoir une grande valeur, et d'aussi loin que je me souvienne, ce sentiment m'avait poussée à établir ma valeur en rendant service aux autres. En ce qui concerne ma famille, cette générosité était reliée à un sentiment de culpabilité inconscient, pour avoir mené une carrière que j'aimais tout en me demandant s'il n'aurait pas été préférable que je passe plus de temps à la maison. Je compensais le temps passé au travail — du moins, je le pensais — en me montrant aussi efficace et pleine d'entrain que possible, mon esprit nourricier prodiguant une musique de fond ininterrompue dans la vie de mes proches. C'est ce qu'on attendait de moi, tout simplement.

Ce stoïcisme et ce sentiment de dévalorisation s'expliquaient aussi par l'absence quasi totale de « sites récepteurs » dans mon corps et dans ma psyché, lesquels m'auraient permis de prévoir un espace pour mes besoins émotionnels. En d'autres mots, même si quelqu'un avait voulu être très attentionné envers moi, comme je l'étais pour mes enfants et mon mari, je n'aurais pas eu l'ouverture nécessaire pour me lier avec cette personne ou même la reconnaître. La musique aurait bien pu jouer, je syntonisais toujours une autre station radio.

Mon divorce m'a permis de redécouvrir les amis qui avaient toujours été là pour moi — et qui le seraient toujours. Mais je devais d'abord ouvrir mon cœur, reconnaître ma vulnérabilité et mes besoins avant d'être prête à demander de l'aide et à l'accepter au moment où on me l'offrirait. Cela ne s'est pas fait naturellement ou aisément, mais c'était mieux pour moi que de reprendre mon vieux scénario.

Au fil des ans, j'ai remarqué que bien des femmes adoptaient un comportement très sympa pour se faire accepter. L'une de mes amies m'a raconté que lorsqu'elle se sentait inadéquate ou lorsqu'elle avait l'impression de ne pas avoir de place, elle refaisait ce qu'elle avait toujours fait dans sa famille d'origine pour dissiper la tension : elle cuisinait, nettoyait, faisait les courses, et préparait les repas pour les autres.

Quand, pour la première fois, nous identifions les schémas qui bloquent l'énergie de notre cœur, nous avons tendance à nous blâmer nous-mêmes — ce qui a pour effet de refermer encore plus notre cœur. La première étape à franchir consiste à reconnaître que ces comportements, qui nous brisent littéralement le cœur à l'âge adulte, nous ont d'abord servi à nous adapter de façon remarquable à certaines situations pénibles de notre enfance. Ils nous étaient utiles alors et nous ont permis de devenir qui nous sommes. Aussi, la première chose à faire quand nous repérons ces schémas est de nous féliciter. Aujourd'hui, en réfléchissant à tout cela, je ne peux m'imaginer vivre en mettant mes désirs en veilleuse. Je sais maintenant que ces désirs font partie intégrante de cette sagesse intérieure qui me guide, et que je ferais courir un risque à ma santé si je les ignorais.

Désir ardent de liens, besoin de liberté

Je ne dis pas qu'au mitan de la vie, nous devons cesser de rendre service aux autres. Le fait de rendre service — pour d'autres raisons que celles d'être aimée et approuvée — est bon pour le cœur. Néanmoins, la plupart des femmes ne peuvent rendre service véritablement avant d'avoir appris à équilibrer leur besoin d'être en relation et leur besoin de liberté. Tout comme à l'intérieur du système nerveux autonome, les systèmes sympathique et parasympathique contrôlent constamment et magnifiquement le calibre de nos vaisseaux sanguins, de même nous avons besoin d'être libres *et* d'établir des liens. Nanna Aida Svendsen, écrivaine et enseignante originaire du Danemark, explique de façon éloquente cet équilibre :

> Le cœur, semble-t-il, désire ardemment entretenir des relations. Une grande souffrance survient au moment où les relations avec autrui semblent exiger le sacrifice de la relation avec soi-même. Je m'aperçois alors à quel point je me sens morte intérieurement — même si c'est parfois très subtil — quand j'essaie de correspondre à la définition que les autres ont de moi ou que j'essaie d'agir comme ils le souhaiteraient en reniant mes propres sentiments — ma relation avec moi-même. Quand la générosité

naturelle, la compassion et la bienveillance du cœur sont l'objet d'une distorsion ou d'une usurpation, le sentiment d'être bien vivante, généreuse, créative et authentique s'évanouit alors, et je me sens vide et épuisée. Cela exige une grande énergie de se modeler pour répondre aux besoins et aux attentes des autres, de satisfaire leurs demandes, et d'exister dans un état de codépendance. Peu importe si on cherche par ce biais à obtenir l'amour ou la sécurité, le prix à payer est toujours élevé. Il l'est aussi lorsqu'on demande aux autres de se conformer à nos besoins — de se soumettre à une sorte de hiérarchie au moment où le cœur cherche à entrer en relation. Vous pouvez voir le prix qu'il en coûte sur les visages de nombreux couples. Vous pouvez y lire la colère refoulée ou la mort. Bien que le cœur cherche l'amour et la véritable communication, il aspire, semble-t-il, à être libre[1].

LA MALADIE CARDIOVASCULAIRE : QUAND LE FLUX VITAL EST BLOQUÉ

La maladie cardiovasculaire résulte, en partie, d'une accumulation de gras oxydé dans les vaisseaux sanguins, lequel se calcifie avec le temps et endommage le cœur ainsi que les vaisseaux. L'accident vasculaire cérébral (AVC), qui tue 90 000 femmes chaque année, peut être comparé à un infarctus dans la tête. Ces AVC, tout comme les infarctus, sont causés par des vaisseaux obstrués ; seul leur emplacement diffère. Les recherches ont montré qu'en plus des dépôts en plaque propres à l'artériosclérose, des émotions, comme la dépression, l'angoisse, la panique et le chagrin, provoquent un resserrement des vaisseaux sanguins et entravent la libre circulation du sang[2].

Votre cœur bat 100 000 fois par jour et 36 millions de fois par année. Chaque fois qu'une constriction des vaisseaux sanguins se produit, ces derniers, ainsi que votre cœur, doivent fournir un plus grand effort pour fonctionner. De toute évidence, des facteurs émotionnels autant que physiques sont impliqués dans le maintien de la santé cardiaque. Au fil de mes années de pratique, j'ai vu des femmes heureuses, joyeuses, dont le taux de cholestérol était assez élevé, qui ont vécu en santé jusqu'à l'âge de 80 ou 90 ans, alors que des femmes beaucoup plus jeunes qui étaient aux prises avec des problèmes de dépression, d'anxiété ou d'hostilité ont vu se manifester leurs premiers symptômes de maladie cardiaque au début de leur cinquantaine en dépit d'un taux de cholestérol normal.

Une maladie cardiovasculaire qui se développe dans une quelconque région du corps se développera aussi dans tout le corps. Même si la plupart des femmes attendent au mitan de leur vie pour prendre des mesures préventives ou pour recevoir des traitements, la maladie cardiaque remonte en fait à l'enfance — elle commence à se développer dès que nous apprenons à refermer nos cœurs pour éviter les déceptions et les échecs.

Au mitan de la vie, nos cœurs nous demandent de nous éveiller et de vivre notre vérité personnelle afin qu'il y ait une corrélation parfaite entre nos affirmations et notre façon de vivre au quotidien. Barbara Hand Clow, astrologue, a écrit : « Le cœur ne s'ouvre pas si une personne se ment à elle-même ou aux autres, si elle manipule ou contrôle les autres, ou si elle est séparée d'autrui. » Elle poursuit en expliquant ceci : « Le chakra du cœur est perçu d'une façon très physique, et il est possible de sentir le cœur s'ouvrir au milieu de la vie, au moment où l'énergie de la kundalini y afflue. Plusieurs de mes clients, par exemple, disent ressentir une brûlure dans la région du cœur. » Si nous ne suivons pas les indications que nous donne notre corps et si nous ne nourrissons pas notre cœur et notre vie d'une énergie permettant l'expression complète de nos émotions, d'authentiques relations humaines, et la prise en compte de notre désir de mener une vie heureuse, nous risquons davantage d'être aux prises avec des problèmes d'hypertension, de démence ou encore de faire un AVC ou un infarctus.

Si, en revanche, nous avons le courage d'ouvrir nos cœurs au mitan de la vie, nous avons alors la possibilité de vivre pleinement et de retrouver cette joie de vivre caractéristique de l'enfance — à la différence que maintenant, nous avons les aptitudes nécessaires et le pouvoir de l'adulte pour diriger notre énergie de façon authentique. Barbara Clow a écrit : « L'ouverture du chakra du cœur est le signal d'une "incorporation radicale" — l'âme investit totalement le corps —, ce qui constitue l'expérience la plus exquise sur Terre. L'intégrité d'une personne dont le cœur s'ouvre est toujours stupéfiante[3]. »

LA CARDIOPATHIE : LES FAITS

- La maladie cardiaque commence en fait durant l'enfance, mais ne se manifeste souvent qu'à la ménopause.
- La maladie cardiaque (incluant l'hypertension et l'AVC) est la cause la plus fréquente de mortalité chez les femmes âgées de plus de 50 ans[4].
- La crise cardiaque, bien qu'elle se produise habituellement plus tard dans la vie, entraîne deux fois plus souvent la mort des femmes que celle des hommes[5].
- Une femme sur deux mourra un jour ou l'autre d'une maladie coronarienne ou d'un AVC.
- Seulement 1 femme sur 25 succombera à un cancer du sein[6].

LES PALPITATIONS : UN AVERTISSEMENT DU CŒUR

Bien sûr, à la ménopause, les palpitations cardiaques ressenties sont liées au changement hormonal. Toutefois, selon mon expérience, chez beaucoup de femmes parvenues au mitan de leur vie, elles sont causées principalement par une énergie cardiaque accrue qui essaie de se manifester et de s'incorporer dans leur vie. Au mitan de la vie, notre cœur et notre corps deviennent souvent incroyablement sensibles à ces choses nuisibles que sont la caféine, les glucides raffinés, l'aspartame, l'alcool ou le glutamate monosodique, par exemple, lesquels ont tous la capacité de stimuler excessivement le cœur. Vous devrez peut-être aussi éviter les films, les bulletins d'information à la télé, les livres ou individus violents, effrayants ou qui drainent votre énergie.

La lettre suivante, qui nous vient de Terri, une abonnée à mon bulletin mensuel, décrit bien la façon typique dont se manifestent les palpitations cardiaques au mitan de la vie.

> Je suis une femme de 48 ans sans aucun problème de santé sérieux. Je ne prends aucun médicament sur ordonnance. Je pratique la marche cinq fois par semaine et je vais au gymnase environ deux

fois par semaine pour faire des exercices avec des poids légers. Mes menstruations sont encore assez régulières. J'ai un régime alimentaire plutôt sain, même si ça pourrait être mieux. Je bois à peu près une tasse de café par jour, mais j'évite les boissons gazeuses en règle générale. Il y a un mois, après avoir mangé un repas-minute assez gras et bu une grande tasse de café en début de soirée, j'ai commencé à faire de l'arythmie cardiaque. C'était comme si mon cœur perdait la cadence et allait se mettre à battre hors de ma poitrine ! Cela a duré quelques jours, et je suis allée voir mon médecin. Elle m'a fait passer un électrocardiogramme, qui a révélé une légère anomalie, et elle m'a alors fixé un autre rendez-vous pour que je passe une échocardiographie à l'effort et un test de Holter. Naturellement, quand le temps est venu de passer ces tests, les palpitations avaient disparu et tout était normal. Puis, environ une semaine plus tard, elles ont recommencé. J'ai cessé de prendre du café et je me suis mise à faire plus de yoga. J'ai aussi commencé à prendre plus de magnésium en plus de mes comprimés multivitaminés. J'ai examiné de près ce qui se passait dans ma vie sans parvenir à trouver un événement susceptible d'expliquer l'origine de ces palpitations. Elles survenaient principalement la nuit au moment où j'étais au lit, particulièrement quand je me reposais sur le côté gauche. Mon docteur veut que je commence à prendre des bêta-bloquants à faible dose. Je lui ai dit que j'aimerais utiliser une crème à base de progestérone naturelle régulièrement pendant un mois ou deux, car j'ai le sentiment que ces palpitations sont liées à des changements hormonaux. J'aimerais vraiment éviter de prendre des médicaments pour le cœur. Mais ces palpitations finissent par interrompre mon sommeil et sont très inconfortables. Est-ce que ces palpitations sont liées à un problème hormonal ?

J'ai suggéré à Terri de suivre le programme pour la santé du cœur exposé dans ce chapitre. Comme elle est parvenue au mitan de sa vie, son cœur devient manifestement de plus en plus sensible ; il lui envoie un signal l'incitant à mieux le nourrir et à équilibrer liberté et relation. J'approuve son choix dicté par son intuition de commencer à utiliser de la progestérone naturelle afin de compenser une éventuelle prédominance en œstrogènes. En outre, la progestérone est reconnue pour son effet calmant sur le système nerveux. Elle peut aider à régler son problème de sommeil. De plus, son cœur lui demande d'arrêter la caféine. Chez une femme, il faut jusqu'à 10 heures pour métaboliser la caféine d'une seule tasse de café ; celle-ci exerce donc un effet stimulant sur le système nerveux central et sur les nerfs reliés au cœur pendant une longue période de temps.

Pour beaucoup de femmes, les palpitations cardiaques cessent dès qu'elles commencent à utiliser une crème à base de progestérone ou d'œstrogènes, qu'elles cessent de consommer des produits contenant de la caféine, et qu'elles normalisent en même temps leurs taux de sucre sanguin et d'insuline grâce à un changement de régime alimentaire. Mais il est aussi important de répondre aux aspirations de son cœur. Après avoir demandé un poste plus intéressant, chose qu'elle n'avait encore jamais osé faire, l'une de mes patientes aux prises avec des palpitations a réalisé que celles-ci avaient complètement disparu. Elle a obtenu une promotion et elle a découvert que son travail lui permettait de s'épanouir plus que jamais auparavant. Son cœur n'a plus besoin de parler aussi fort maintenant.

La relation cœur-cerveau

Rappelez-vous que les changements émotionnels et psychologiques qui se produisent durant les années de la périménopause sont au cycle complet de la vie, comme la semaine précédant les menstruations est au cycle menstruel. Toutes les interrogations que vous avez eues en période prémenstruelle et auxquelles vous avez peut-être évité de répondre jusqu'à présent — « Devrais-je quitter mon emploi ? » « Devrais-je continuer à développer cette relation ? » — resurgissent et vous frappent entre les deux yeux d'une façon implacable, exigeant une réponse maintenant. Bien que des femmes souffrant de palpitations me disent souvent avoir examiné leur vie sans y avoir trouvé de problèmes personnels dérangeants, je sais par expérience que notre corps nous « parle » seulement quand il semble incapable de se « faire entendre » autrement. Lorsque les questions d'amour, les questions de l'âme ou les passions inassouvies réclament notre attention, elles prennent souvent la forme de palpitations cardiaques. En acceptant de nous interroger sur leur

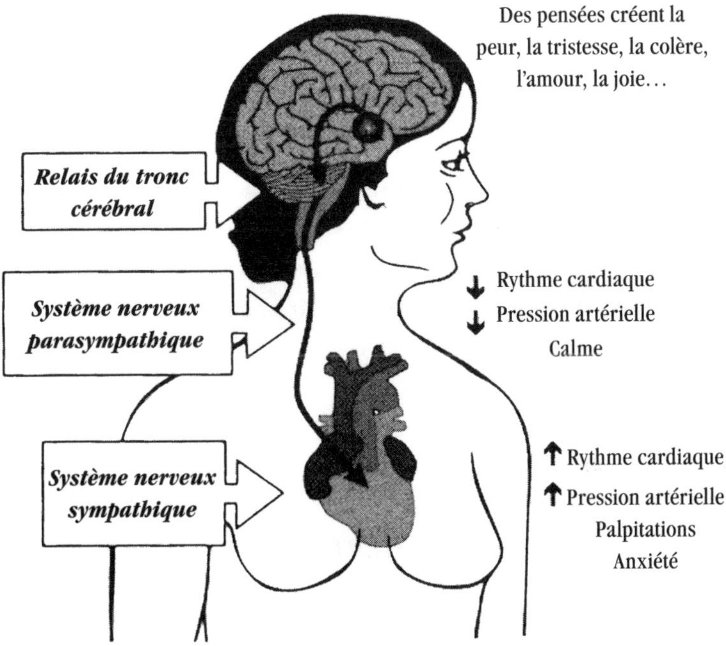

Figure 19. LA RELATION CŒUR-ÉMOTION
Les émotions ont des effets physiques directs sur le cœur et le système cardiovasculaire par l'entremise des systèmes sympathique et parasympathique.

signification, nous donnons à notre cœur la possibilité de se faire entendre. Lorsque nous agissons conformément à ce que nous dit notre cœur, les symptômes disparaissent le plus souvent.

Dans la préface du livre *The Heart Math Solution*, le Dr Stephan Rechtschaffen affirme ceci : « Le cœur est un objet physique, un organe rythmique et l'amour en soi[7]. » Le cœur, c'est un peu tout ça. Il est important de le comprendre et de prendre soin de cet organe dans cette perspective. Étant donné les relations complexes entre le cerveau et le cœur, nos pensées et nos émotions peuvent exercer une grande influence sur notre rythme cardiaque.

Prenons l'exemple dramatique d'une mort subite causée par une maladie cardiaque. Cette maladie fauche 450 000 vies chaque année aux États-Unis, et les recherches, surtout axées sur l'état physique du cœur lui-même, n'ont pas encore permis de réduire ce chiffre. La mort subite à la suite d'un arrêt cardiaque est causée par une arythmie fatale connue sous le nom de « fibrillation ventriculaire (FV) », une instabilité électrique du muscle cardiaque qui se perpétue, d'où l'incapacité pour le cœur de pomper du sang.

La FV peut se produire spontanément dans un cœur tout à fait normal, souvent au moment où il y a un obstacle pathologique à la circulation du sang dans les vaisseaux, un état souvent associé chez les humains à divers stress psychosociaux, tels que le deuil, le travail précaire ou les conflits conjugaux. Selon l'importance qu'une personne accorde au stress, les agents stressants affecteront ou non son cœur sur le plan physique[8].

SEXISME ET MALADIE DU CŒUR : NOTRE HÉRITAGE CULTUREL

Pendant des milliers d'années, notre culture a valorisé les cœurs masculins bien plus que les cœurs féminins. Les femmes dont les rêves et les aspirations ont renforcé le cœur, et les hommes aux cœurs tendres et vulnérables ont tous souffert en fin de compte. Voici les faits :

- La majeure partie des recherches sur la maladie du cœur et son traitement ont été effectuées sur des hommes, en dépit du fait que le système cardiovasculaire féminin diffère de celui de l'homme.
- Les connexions entre le cerveau et le cœur de la femme sont différentes de celles de l'homme. Les cerveaux masculins sont plus latéralisés que ceux des femmes, ce qui signifie qu'en général, la plupart des hommes utilisent un seul hémisphère à la fois, habituellement le gauche, lequel est associé au mode de pensée linéaire et logique. Les femmes, en revanche, utilisent les deux hémisphères simultanément et ont accès à leur hémisphère droit plus fréquemment. Ce dernier est associé à la musique, aux émotions, à l'intuition, et à un sentiment profond de plénitude. C'est ici que les choses deviennent intéressantes.

Il y a plus de connexions neuronales entre le cœur et l'hémisphère droit du cerveau qu'entre le cœur et l'hémisphère gauche. Par conséquent, une femme a constamment un plus grand lien neurologique et émotionnel avec son cœur que la plupart des hommes.

- En raison de cette différence dans les connexions cœur-cerveau, les femmes affectées par des problèmes cardiaques présentent des symptômes différents de ceux des hommes[9]. Chez les hommes victimes d'une crise cardiaque, on observe une douleur typique à la poitrine, qui se manifeste d'abord sous le sternum et s'étend à la mâchoire et dans le bras gauche. Les femmes aux prises avec ce grave problème peuvent très bien ne pas sentir de douleur à la poitrine. Au lieu de cela, elles peuvent ressentir d'abord une douleur à la mâchoire et faire une indigestion. Ou encore, le premier signe de crise cardiaque chez les femmes peut prendre la forme d'une insuffisance cardiaque globale, sans autre manifestation préalable — à l'exception de certaines variations sur l'enregistreur de temps d'un électrocardiogramme. Cet infarctus « silencieux » peut s'avérer fatal[10]. Les femmes qui ont des douleurs à la poitrine sont souvent plus limitées sur le plan fonctionnel que les hommes, mais très peu d'entre elles sont envoyées chez un cardiologue pour un examen approfondi.
- Jusqu'à tout récemment, la plupart des médecins ne tenaient pas compte de cette différence. Conséquemment, des problèmes cardiaques graves chez des femmes ont été sous-diagnostiqués et insuffisamment traités. Dans les faits, il y a probablement deux fois moins de femmes que d'hommes qui subissent une cathétérisation, une angioplastie, une thrombolyse ou un pontage coronarien. Le risque de mourir d'une maladie cardiaque dans un hôpital est deux fois plus élevé pour une femme que pour un homme.
- Quand une femme se présente dans le cabinet d'un médecin ou à une salle d'urgence et dit éprouver une douleur à la poitrine ou des palpitations, elle peut sembler anxieuse et dépressive, de sorte qu'on songe d'abord à diagnostiquer un trouble affectif plutôt qu'une maladie cardiaque. Il est vrai que les

troubles affectifs, comme la dépression, les phobies, la panique et l'anxiété, sont deux fois plus répandus chez les femmes que chez les hommes, mais ces choses-là ne sont pas « juste dans leur tête » — elles affectent leur corps aussi. Je garde un souvenir très vif de ma grand-mère maternelle et de la façon dont elle se tordait souvent les mains le soir. Même si elle adoptait toujours un comportement amical et gai, l'expression de ses mains apportait un démenti à son apparente « paix du cœur ». Elle a été terrassée par un infarctus à l'âge de 78 ans.

- Si un homme qui semble stressé se présente dans des circonstances semblables, il y a plus de chances qu'on associe correctement ses symptômes à un infarctus — même s'il manifeste de l'hostilité.
- Les vaisseaux sanguins des femmes sont plus petits que ceux des hommes et ils sont organisés différemment. C'est l'une des raisons pour lesquelles le pontage coronarien et l'angioplastie fonctionnent moins bien chez les femmes, et aussi pourquoi il y a plus de décès chez les femmes que chez les hommes à la suite de ces interventions. Plus de femmes que d'hommes ayant des artères coronaires prétendument normales subissent des infarctus ou font de l'angine et de l'ischémie myocardique. Par conséquent, un angiogramme normal (une étude du vaisseau sanguin) chez une femme présentant des symptômes ne signifie pas forcément que celle-ci ne souffre pas d'une maladie du cœur.
- Le taux de décès prématurés à la suite d'un infarctus est plus élevé chez les femmes que chez les hommes, même quand celles-ci reçoivent un traitement. Les chercheurs ne savent pas encore si cette différence est attribuable à une moyenne d'âge plus élevée au moment du diagnostic, à des vaisseaux plus petits, à une fréquence plus élevée de maladies concomitantes, ou à des soins médicaux inadéquats ou tardifs.
- Les modèles de pensée et de comportements associés à la cardiopathie chez les femmes diffèrent des modèles masculins. Une étude menée sur des hommes a permis d'établir une corrélation entre la mort subite résultant d'un infarctus et l'hostilité — le prétendu comportement de type A. Cela n'a pas encore

été démontré chez les femmes. Ce qui ne veut pas dire que les hommes sont par nature plus hostiles que les femmes. Chez ces dernières, l'hostilité s'exprime d'une façon différente. Des études récentes ont montré un lien entre l'hostilité et le durcissement des artères autant chez les hommes que chez les femmes, un phénomène qui commencerait dès l'âge de 18 ans[11]. Or les hommes ont tendance à manifester physiquement leur colère et leur frustration dans le monde extérieur, tandis qu'on a enseigné aux femmes à considérer ce genre de chose comme inacceptable et indigne d'une dame. Pour cette raison, les femmes ont appris à refouler ces sentiments, lesquels sont susceptibles de préparer le terrain à une grande quantité de problèmes cardiaques[12].

Permettez-moi d'utiliser l'analogie de deux casseroles d'eau sur une cuisinière. La casserole de droite — la femme — mijote à feu doux, avec un couvercle. La casserole de gauche — l'homme — n'a pas de couvercle, et la chaleur est extrême. La chaleur ou la colère de l'homme fera mijoter l'eau à gros bouillons dans la casserole, avec beaucoup de vapeur et de bruit. L'infarctus classique chez l'homme est comparable à la casserole qui déborde. La casserole de la femme ne débordera jamais, même si la chaleur est aussi forte ; on s'apercevra bientôt que l'eau s'est évaporée et que la casserole s'est fissurée. Mais comme il n'y avait ni vapeur ni bruit, personne ne s'est rendu compte du problème. La même chose se produit avec le système cardiovasculaire d'une femme.

Au cours des dernières années, on a informé les praticiens en soins de santé de l'existence de ces différences et on a insisté sur l'importance de faire une évaluation cardiaque complète chez les femmes présentant des symptômes tels que l'anxiété et les douleurs dans la poitrine. Tout en travaillant au développement d'une société égalitaire, nous prenons conscience de plus en plus de la réalité du sexisme dans le traitement des maladies cardiaques. Il est encourageant de constater que les National Institutes of Health et la FDA ont exigé l'inclusion des femmes dans les essais cliniques effectués pour tenter de résoudre les problèmes cardiaques. Le gouvernement a aussi fondé l'Office of Women's Health Research, lequel finance la Women's Health Initiative.

L'ARTÉRIOSCLÉROSE : RÉDUIRE LE RISQUE

L'artériosclérose est caractérisée par l'épaississement ou le durcissement de la paroi artérielle. Elle est à l'origine de toutes les maladies coronariennes, et responsable de la majorité des décès en Occident. Médicalement parlant, il est aujourd'hui bien documenté que le durcissement des artères est causé par les radicaux libres qui viennent endommager le revêtement endothélial des vaisseaux sanguins. Le stress glycémique, les gras trans, le stress émotionnel et les carences en micronutriments sont à la source de ce problème. Je me servirai d'un cas emprunté à la pratique intuitive de la Dre Mona Lisa Schulz pour démontrer comment les facteurs émotionnels sont étroitement liés aux antécédents familiaux et aux autres facteurs de risque.

KAREN — Un cœur à risque

Le jour où Karen a appelé Mona Lisa, elle a seulement mentionné son âge — 53 ans — avant de prendre rendez-vous pour une lecture. Mona Lisa a tout de suite deviné que les exigences de sa famille l'épuisaient. Elle a aussi remarqué que sa cliente cachait derrière un visage courageux et stoïque ses émotions et surtout ses sentiments de frustration, d'épuisement et de lassitude. Elle ne se plaignait jamais.

Lorsque Mona Lisa a procédé à une lecture de l'énergie de Karen au niveau de la tête, elle a perçu une flexibilité réduite de ses vaisseaux sanguins. Elle observa également un durcissement des vaisseaux du cœur. Mona Lisa a vu qu'elle présentait des symptômes d'étourdissement et un étrange sentiment de déséquilibre. Sa vision était trouble, et son rythme cardiaque irrégulier. En outre, elle a vu que Karen était profondément fatiguée.

Après cette première lecture, Karen a révélé à Mona Lisa qu'elle était mère d'une famille recomposée. En plus de ses trois enfants, elle devait prendre soin des enfants de son mari issus d'un premier mariage. L'un des enfants de Karen souffrait de multiples handicaps et de paralysie cérébrale. Les problèmes médicaux de cet enfant alourdissaient sérieusement la tâche de la mère. Puis Karen confia à la Dre Schulz que Dieu avait toujours été bon pour elle, et que même si son fardeau familial était bien lourd, elle avait l'impression de ne pas avoir le droit de se plaindre. Il lui semblait que les autres avaient plus de problèmes qu'elle. Après tout, elle était infirmière et parlait en connaissance de cause. Elle a admis enfin qu'elle avait laissé ses enfants abuser de sa bonne volonté, mais qu'elle était incapable de trouver les mots pour remédier à la situation. Dans les jours précédant son rendez-vous, elle avait détecté, à l'aide de son stéthoscope, un blocage de l'artère carotide dans son cou. Effrayée, elle avait consulté un médecin qui l'avait envoyée chez un cardiologue, lequel lui avait appris que son artère carotide était bloquée à 75 % et qu'il y avait aussi d'autres blocages dans ses artères coronaires.

Une maladie comporte plusieurs aspects différents. Elle est en partie génétique, en partie attribuable au régime alimentaire et en partie causée par les toxines présentes dans l'environnement. L'intuition médicale s'intéresse particulièrement aux aspects émotionnel et comportemental de la santé. Dans le cas de Karen, on retrouvait tous ces facteurs. Sa mère était décédée à la suite d'un AVC et son père, d'un infarctus. Ce dernier s'était toujours beaucoup soucié de son régime alimentaire, mais avait quand même un taux de cholestérol élevé et faisait de l'hypertension en dépit d'un bon suivi médical. Sa mère avait toujours été aux prises avec un surplus de poids, malgré tous ses efforts pour perdre quelques kilos. Ses parents étaient tous deux des gens stoïques du Minnesota, qui avaient élevé leurs enfants avec très peu d'argent et sans trop de soutien de la famille élargie. Karen n'avait jamais entendu l'un d'eux se plaindre, piquer une colère, ou même manifester son désaccord. De toute évidence, Karen tenait de ses parents autant sur le plan génétique que sur le plan émotionnel. Et comme eux, elle courait le risque de développer une maladie des vaisseaux sanguins.

Même si vos antécédents familiaux ressemblent à ceux de Karen, vous pouvez briser cette chaîne issue de votre héritage et abaisser le risque auquel vous êtes exposée. Dans un premier temps, il s'agit de comprendre le phénomène du durcissement des artères, les raisons de son apparition et les façons d'y remédier.

L'anatomie d'une artère

Les artères transportent le sang du cœur vers tous les organes et les tissus de notre corps. Elles sont tapissées de cellules endothéliales, lesquelles sécrètent des anticoagulants (des molécules qui préviennent la formation de caillots, l'occlusion coronaire, les crises cardiaques et l'embolie cérébrale) ainsi que des protéines favorisant la coagulation (lesquelles préviennent les saignements ou les hémorragies cérébrales). Si ce revêtement endothélial est endommagé, ou s'il produit trop de facteurs pro-coagulants associés au stress et à une inflammation cellulaire subséquente, le risque de crise cardiaque ou d'AVC augmente.

Dès l'enfance, suivant notre régime alimentaire, nos prédispositions génétiques et la façon d'exprimer nos émotions, nos vaisseaux sanguins commencent à se transformer. La célèbre Bogalusa Heart Study, par exemple, a montré que la cardiopathie pouvait commencer à se développer chez des enfants âgés d'à peine neuf ans[13].

Le texte ci-dessous décrit les trois étapes de développement de l'artériosclérose.

1. DÉPÔT DE STRIES LIPIDIQUES. On peut même en trouver chez les enfants. Les cellules immunitaires appelées « macrophages », situées à la surface des cellules endothéliales des vaisseaux sanguins, avalent le cholestérol LDL en circulation dans le sang. Les gouttelettes de gras s'accumulent, de sorte que des stries lipidiques se développent dans les artères coronaires et dans l'aorte. Le cholestérol LDL et d'autres composantes des plaques artérielles n'adhéreront pas à la couche endothéliale des parois des vaisseaux, à moins qu'il n'y ait au départ une lésion quelconque dans ces parois — résultant, en général, des dommages causés aux cellules par une alimentation à base d'aliments raffinés, la consommation de mauvais types de gras

alimentaires, les toxines environnementales (comme la fumée de cigarette), les substances chimiques créées par le stress, un régime alimentaire à faible teneur en nutriments ou une combinaison de tous ces facteurs.

2. FORMATION DE PLAQUES FIBREUSES. Avec le temps, les stries lipidiques s'agrandissent et provoquent des cicatrices dans la couche endothéliale sous-jacente, qui peuvent par la suite se transformer en plaques. Ces plaques sont des protubérances de cicatrices ou de tissus gras fibreux dans l'aorte, les artères coronaires et les artères carotides du cou qui amènent le sang jusqu'au cerveau et qui sont souvent impliquées dans les AVC. (C'est à cet endroit que Karen s'était rendu compte que sa circulation sanguine était obstruée.) Ces renflements en forme de dôme possèdent un noyau central composé de cristaux de cholestérol.

3. LÉSION COMPLIQUÉE. Le dôme de la plaque lipidique va finir par constituer un volume suffisamment important pour obstruer sérieusement les vaisseaux sanguins, ce qui réduira la circulation sanguine ainsi que la circulation des nutriments et de l'oxygène jusqu'aux tissus — comme des dépôts calcaires obstruant la plomberie. La plaque calcifiée peut aussi se fissurer. Dans pareil cas, le risque de rupture du vaisseau sanguin et de saignement augmente considérablement, et un AVC ou une hémorragie peut se produire. Des fragments de l'artère calcifiée risquent aussi de se détacher et d'être entraînés dans le flot sanguin jusqu'à des zones éloignées où ils se fixeront dans un vaisseau et bloqueront ultérieurement la circulation sanguine, provoquant ainsi un AVC (la mort du tissu cérébral), un infarctus (la mort du tissu cardiaque), ou la mort d'un tissu ailleurs dans le corps.

L'artériosclérose est associée à plusieurs maladies ou problèmes, entre autres le diabète, la résistance à l'insuline, l'hypertension, un régime alimentaire trop riche en glucides raffinés et trop pauvre en antioxydants, une insuffisance d'hormone thyroïdienne et une prédisposition génétique à produire un surplus d'homocystéine.

Comment savoir si vos vaisseaux sont en santé ?

Il arrive très rarement qu'un médecin puisse diagnostiquer l'artériosclérose seulement en détectant un son étrange (aussi appelé « bruit ») dans l'artère carotide, ou en entendant un petit bruit sec ou un battement de cœur anormal. Si vous souffrez de diabète ou d'hypertension, si vous avez un surplus de poids important, si vous ne faites pas d'exercice, si votre régime alimentaire est médiocre ou si vous fumez, vous avez probablement déjà commencé à faire de l'artériosclérose.

La plupart du temps, on ne découvre un problème d'artériosclérose qu'au moment où une personne subit un premier événement coronarien, comme un AVC ou une crise cardiaque. Les individus souffrant de douleur à la poitrine ou éprouvant de la difficulté à marcher en raison d'une insuffisance vasculaire sont souvent soumis à un test connu sous le nom d'« angiogramme », lequel permet de visualiser les vaisseaux sanguins grâce à l'injection d'une substance colorante. Parfois, on utilise les ultrasons d'un appareil de Doppler pour repérer les vaisseaux obstrués.

On se réjouira d'apprendre qu'il est possible de prévenir ou de faire régresser l'artériosclérose en modifiant le régime alimentaire et le mode de vie. Effectivement, la célèbre Nurse's Health Study, au cours de laquelle on a suivi plus de 84 000 femmes pendant plus de 14 ans, a démontré que le risque d'artériosclérose était très faible chez les femmes qui faisaient régulièrement de l'exercice, s'abstenaient de fumer, et suivaient le type de régime alimentaire recommandé au chapitre 7[14]. Je décrirai de façon plus détaillée certains facteurs de risque un peu plus loin. Toutes les femmes périménopausées devraient absolument passer un examen complet chez un praticien en soins de santé qui possède les qualifications requises pour évaluer l'état de leur système cardiovasculaire. Cette évaluation devrait comporter au minimum un examen physique et une analyse exhaustive des antécédents personnels et familiaux, un ECG, une évaluation de la pression artérielle et un profil lipidique.

FACTEURS ASSOCIÉS À UN RISQUE ACCRU DE MALADIE CARDIOVASCULAIRE

- Vous êtes ou vous avez été une fumeuse invétérée.
- Votre taux élevé de cholestérol LDL («mauvais» cholestérol) est supérieur à 130 mg/dl.
- Votre taux de cholestérol HDL («bon» cholestérol) est faible (inférieur à 46 mg/dl).
- Vous avez un excès de triglycérides, plus de 200 mg/dl.
- Votre pression artérielle est élevée, supérieure à 130/85.
- Votre taux d'homocystéine sanguin — un acide aminé — est élevé.
- Vous êtes obèse (un indice de masse corporelle supérieur à 25), avec un profil en forme de pomme (indiquant la présence d'une grande quantité de tissus adipeux au-dessus des hanches).
- Votre tour de taille est de 87,6 cm ou plus.
- Vous souffrez de parodontopathie.
- Vous avez le diabète.
- Vous êtes sédentaire et ne faites pas d'exercice.
- Vous avez dans vos antécédents une dépression clinique grave.

Cholestérol

Le profil lipidique est une évaluation de votre cholestérol total, du cholestérol LDL, du cholestérol HDL et du taux de triglycérides. Voici les chiffres qu'on aime retrouver dans un profil lipidique :

Cholestérol total. Sous la barre des 200. (Note : Si votre taux de cholestérol est légèrement supérieur à 200, ne vous inquiétez pas, pourvu que votre HDL soit suffisamment élevé.)

HDL (lipoprotéine de haute densité). Le cholestérol HDL — le «bon» cholestérol — devrait se situer à 45 ou plus; 67 ou plus représente le chiffre idéal. Il a été démontré qu'un faible taux de cholestérol HDL représente un facteur de risque plus élevé pour les femmes que pour les hommes. Les femmes dont le taux de cholestérol HDL est faible (35 ou moins) voient leur risque de maladie cardiaque septupler comparativement aux femmes dont le taux de HDL est normal[15]. Un faible taux de HDL est l'un des premiers indicateurs de résistance à l'insuline.

LDL (lipoprotéine de basse densité). Le cholestérol LDL — le « mauvais » cholestérol — devrait se maintenir à 130 ou moins. Le cholestérol LDL augmente après la ménopause chez beaucoup de femmes, un fait qui a été utilisé pour promouvoir l'œstrogénothérapie, laquelle fait baisser le taux de LDL. On estime que vous courez un risque très élevé de développer une coronaropathie si votre LDL est supérieur à 150 mg/dl (certains médecins utilisent même des chiffres plus bas). Le cholestérol LDL occasionne des dommages causés par les radicaux libres et forme des plaques dans les artères.

Triglycérides. Ce chiffre devrait être de 150 ou moins. Les triglycérides constituent un facteur de risque indépendant pour les femmes. Le taux de triglycérides idéal pour une femme est d'environ 75. Le risque de développer une maladie coronarienne pour une femme ayant un taux de triglycérides supérieur à 200 est de 14 %. Les taux élevés de triglycérides sont associés au gras toxique abdominal et au stress glycémique, en partie parce que le foie ainsi que d'autres zones du corps emmagasinent l'excès de sucre sanguin sous forme de triglycérides.

La relation entre le cholestérol total et le HDL. Aucun type de cholestérol n'est bon ou mauvais par nature. Les deux sont indispensables pour conserver une bonne santé, de même que l'équilibre entre les deux. Divisez le chiffre correspondant à votre cholestérol total par celui indiquant votre taux de cholestérol HDL. Si le résultat est de 4 ou moins, votre risque est faible, quel que soit votre taux de cholestérol total. Le ratio cholestérol total/HDL est un bien meilleur agent prédictif du risque que le simple chiffre correspondant au cholestérol total. Demandez à votre médecin de vous donner une copie de votre profil lipidique afin de pouvoir prendre connaissance de ces chiffres. Il est très motivant de voir votre profil lipidique s'améliorer d'année en année au mitan de votre vie alors que vous prenez soin de votre santé comme jamais auparavant.

Actuellement, 40 % des femmes de plus de 55 ans ont un taux de cholestérol élevé[16]. Même si l'interprétation des résultats du profil lipidique varie d'un laboratoire à l'autre, un taux de cholestérol total élevé, se situant entre 225 et 240 par exemple, n'indique pas nécessairement que le risque de développer une maladie cardiaque est très élevé, dans la mesure où le taux de cholestérol HDL est également élevé (45 ou plus). Étant donné que la plupart des études portant sur la cardiopathie et les taux de lipides dans le sang ont été effectuées sur des hommes, nous ne savons pas encore exactement quels sont les taux de lipides optimaux pour les femmes. Nous savons, par contre, que les femmes peuvent avoir un taux de cholestérol total plus élevé que celui des hommes sans qu'augmente pour autant leur risque de cardiopathie.

Si votre profil lipidique est normal, faites-le refaire tous les cinq ans au moins. Si votre glycémie est élevée, répétez le test plus souvent.

Si vos taux de cholestérol sont élevés, sachez que les changements apportés à votre régime alimentaire et un bon programme de suppléments peuvent abaisser ces taux de façon significative et rapide. Bien qu'il y ait plusieurs façons de le faire, j'ai un préjugé favorable envers le programme Redémarrage d'USANA. (*Voir page 303*) Bien souvent, ces modifications positives sont si motivantes qu'elles suscitent des changements de mode vie permanents, qui permettent de maintenir des taux de cholestérol sains et une perte de gras permanente. Si vous ne pouvez ou ne voulez pas améliorer votre mode de vie, prenez au moins des suppléments d'oméga-3 et envisagez de prendre de l'ail, lequel possède des propriétés antioxydantes. (Faites-le cuire légèrement, ou prenez un supplément, ce qui équivaut à 4 000 mg d'ail frais et à une quantité garantie de son ingrédient actif, l'allicine.)

Et les statines ?

Je suis très inquiète de l'utilisation abusive des statines (Lipitor, Crestor, Zocor, par exemple), lesquelles ont été prescrites à des millions de femmes sous prétexte que, parce qu'ils abaissent le taux de cholestérol, ils pourraient prévenir la maladie cardiaque. C'est le même genre de raisonnement qui a amené les médecins, dans les années 1980 et 1990, à prescrire le Premarin à des millions de femmes parce qu'on avait démontré qu'il élevait le taux de HDL (le bon cholestérol). Malheureusement, ce raisonnement présente une faille importante. Un taux élevé de cholestérol LDL ne constitue pas une maladie — au moins la moitié de toutes les personnes aux prises avec une maladie cardiaque n'ont même pas un taux de cholestérol élevé ! Le simple fait de diminuer le cholestérol LDL ne va pas prévenir la maladie cardiaque. Les causes de cette maladie sont l'inflammation cellulaire et les dommages aux parois artérielles qui oxydent le LDL, de sorte que ce dernier adhère aux parois des vaisseaux sanguins endommagés et forme une plaque. Ce problème peut être évité (ou la situation améliorée), grâce à un régime alimentaire adéquat, à l'exercice, à la réduction du stress et à la prise de nutriments appropriés sous forme de suppléments. (Note : Le taux de cholestérol LDL considéré comme « normal » a continuellement été abaissé avec les années, en grande partie à cause de l'influence occulte de l'industrie pharmaceutique, laquelle fournit la plupart des bourses de recherche octroyées aux facultés de médecine. Les recommandations de l'American Heart Association en 2004, quant au taux « normal » de LDL, ont été abaissées à 70, ce que j'estime ridicule[17].)

Voici ce que toute femme devrait savoir sur les statines. Malgré tout le battage publicitaire, de nombreuses études importantes sur ces substances n'ont pu montrer leur réelle utilité. Vous trouverez ci-dessous une liste partielle de ces études.

- L'essai clinique ALLHAT (annoncé en 2002) a été la plus importante étude au monde sur l'utilisation du Lipitor[18]. On y a traité 10 000 participants ayant un taux élevé de cholestérol LDL, soit avec des statines, soit avec des changements de mode de vie. Même si les sujets qui prenaient du Lipitor ont effectivement abaissé leur taux de cholestérol LDL de façon significative comparativement au groupe témoin, il n'y a eu aucune différence entre les deux groupes en ce qui concerne les taux de décès attribuables à une crise cardiaque !

- L'étude Heart Protection aurait soi-disant identifié des bienfaits « énormes » chez les participants ayant pris du Zocor pendant cinq ans, comparativement au groupe témoin qui ne prenait pas ce médicament[19]. Après cinq ans, le groupe qui prenait le médicament présentait un taux de survie de 87,1 %, comparativement à un taux de survie de 85,4 % pour l'autre groupe qui n'en prenait pas. Mais les taux de survie n'avaient rien à voir avec la baisse de cholestérol, de sorte qu'il n'y a pas eu de différence entre les deux groupes quant à la réduction des décès attribuables à une crise cardiaque.
- Le Japanese Lipid Intervention Trial, en 2002, est une étude qui a duré 6 ans et qui a été menée sur 47 294 patients traités au Zocor. Le médicament a abaissé le cholestérol LDL de façon spectaculaire chez certains participants, et modérément ou pas du tout chez d'autres. Au bout de cinq ans, on n'a pas observé de corrélation entre les taux de cholestérol et les taux de décès[20].
- En 2003, une méta-analyse, comportant 44 essais cliniques et impliquant 9 500 patients, a montré que le taux de décès dans le groupe qui prenait des statines était identique au groupe qui n'en prenait pas. Cependant, on constate avec inquiétude que 65 % des sujets qui prenaient des statines ont connu des effets secondaires préjudiciables, ce qui a amené plusieurs d'entre eux à se retirer de l'étude. En conclusion, les statines n'ont démontré aucun avantage dans la réduction du nombre global de décès[21].
- L'étude ASCOT-LLA (Anglo-Scandinavian Cardiac Outcomes Trial — Lipid Lowering Arm), en 2003, a permis de comparer les avantages liés au Lipitor versus le placebo, chez des sujets ayant un taux de cholestérol LDL normal, mais qui étaient aux prises avec un problème d'hypertension et d'autres facteurs de risque liés à la maladie cardiaque[22]. Après trois ans, on a attribué au Lipitor une baisse du risque de crise cardiaque et d'AVC. Mais aucune réduction de décès n'a été observée. En fait, il y a eu plus de décès dans le groupe de femmes qui prenaient du Lipitor que dans celui qui n'en prenait pas !

- L'étude de 2003 de la University of British Columbia Therapeutics Initiative a indiqué que les statines ne prévenaient pas la maladie cardiaque chez les femmes[23].

Les statines diminuent les réserves de certains nutriments vitaux

Si les statines étaient extrêmement efficaces pour abaisser le taux de mortalité attribuable à la maladie cardiaque, les avantages pourraient alors surpasser les risques. Mais tel n'est pas le cas manifestement. Et les risques, dont on parle très peu, sont considérables. Les effets secondaires graves attribuables aux statines résultent de la façon dont ils agissent. Les statines bloquent la production de cholestérol dans le corps en inhibant une enzyme appelée l'« HMG-CoA réductase ». C'est le même parcours que le corps utilise pour créer la coenzyme Q_{10} et des substances appelées « dolichols », deux éléments absolument essentiels à la bonne santé cellulaire. En bloquant la production de cholestérol, les statines bloquent aussi la production de ces nutriments vitaux.

Les dolichols dirigent les protéines vers les zones des cellules qui ont besoin d'être réparées. Sans eux, les cellules ne peuvent exécuter leur programmation génétique chargée du fonctionnement et de la restauration cellulaire. Les statines peuvent donc contrecarrer la réparation cellulaire. La coenzyme Q_{10} (l'ubiquinone ou la CoQ_{10}), qui est beaucoup mieux connue que les dolichols, est un nutriment cellulaire indispensable à la production d'énergie sous forme d'adénosine triphosphate (ATP) dans la partie de la cellule appelée « mitochondrie ». L'ATP est une molécule qui transporte de l'énergie pour faire fonctionner la cellule, un peu comme l'essence dans le moteur d'une voiture. Sans elle, rien ne va plus. Le cœur, en particulier, requiert une quantité énorme d'énergie et de CoQ_{10} pour fonctionner efficacement. La CoQ_{10} est également nécessaire pour le rôle vital joué par les membranes cellulaires (le « cerveau » réel de la cellule) et pour la formation du collagène et de l'élastine, lesquels constituent le tissu conjonctif de la peau, des muscles et des parois des vaisseaux sanguins. Comme chaque cellule du corps a besoin de la coenzyme Q_{10} pour fonctionner adéquatement, la déplétion de cette enzyme attribuable aux statines cause des problèmes dans tout l'organisme.

EFFETS SECONDAIRES DES STATINES

- *Faiblesse musculaire et fatigue.* C'est l'effet secondaire des statines le plus souvent mentionné, et il résulte directement de la déplétion de la CoQ_{10} dans les muscles et le cœur. La Dre Beatrice Golomb a étudié les effets secondaires de la statine et a rapporté que pratiquement tous les sujets ayant pris du Lipitor et environ un tiers des sujets ayant pris du Mevachor ont connu des problèmes musculaires[24].
- *Maladie cardiaque et insuffisance cardiaque.* Les taux de CoQ_{10} diminuent naturellement au fur et à mesure que nous vieillissons; ils décroissent d'environ 50% entre l'âge de 20 à 80 ans. C'est l'une des raisons pour lesquelles les risques de crise cardiaque, d'AVC et de cancer augmentent avec l'âge. Les statines épuisent encore plus les réserves de ce nutriment et accroissent ainsi le risque de myocardiopathie et d'insuffisance cardiaque. C'est dans le cœur que l'épuisement des réserves de la CoQ_{10} est le plus dangereux, car cet organe requiert tellement d'énergie qu'il doit constamment être réapprovisionné. Le docteur et cardiologue Peter Langsjoen a fait état des effets nuisibles du Lipitor chez 20 patients qui avaient commencé à prendre le médicament alors que leurs cœurs étaient parfaitement normaux. Après six mois et un faible dosage de Lipitor (20 mg par jour), les deux tiers des patients ont commencé à montrer des signes d'insuffisance cardiaque[25]. Le Dr Langsjoen attribue cet effet à la déplétion de la CoQ_{10}. Alors que le taux de crise cardiaque a quelque peu décru au cours des 20 dernières années, l'incidence de la myocardiopathie et de l'insuffisance cardiaque a augmenté. Je crains que ce problème s'aggrave davantage chez les sujets qui prennent des statines.
- *Dommages au foie.* Le foie désintoxique le sang en permanence et entraîne un grand nombre de réactions enzymatiques. Ainsi, il requiert, lui aussi, un bon approvisionnement en CoQ_{10}. Une carence, même légère, peut causer des problèmes au foie, ce qui se reflète par un accroissement des enzymes du foie lors d'un test sanguin. Les personnes qui prennent des statines doivent

faire vérifier régulièrement leur taux d'enzymes hépatiques, car les dommages au foie peuvent commencer dès qu'une personne commence à prendre ce médicament.

- *Dommages au cerveau et aux nerfs.* La CoQ_{10} est essentielle pour le fonctionnement normal du cerveau et des nerfs. Une carence de cette enzyme peut provoquer de la démence. Voilà pourquoi de nombreuses personnes qui prennent des statines ont des problèmes de mémoire, d'humeur et de confusion mentale. Lors d'une étude effectuée au Danemark sur 500 000 personnes, des chercheurs ont observé chez ceux qui prenaient des statines une hausse significative de l'incidence de neuropathies, dont la neuropathie périphérique[26]. Une autre étude a montré que la consommation de statines, pendant 2 ans ou plus, multipliait par 14 le risque de neuropathie, comparativement au groupe témoin[27].
- *Dépression.* Il est bien documenté qu'un faible taux de cholestérol est associé à la dépression et peut même accroître le risque de suicide. Cela est tout à fait logique. Le cholestérol est une composante essentielle du cerveau et du tissu nerveux. Il est un peu comme le «revêtement» sur les fils qui gèrent la conduction et la fonction nerveuses — incluant le maintien d'une humeur stable. On observe fréquemment des problèmes d'humeur et d'anxiété chez les femmes qui ont commencé à consommer des statines. Une étude portant sur 121 femmes, âgées de 18 à 27 ans, a montré que les femmes ayant un faible taux de cholestérol présentent deux fois plus de risque de dépression et d'anxiété[28]. Le fait de supplémenter le régime alimentaire avec de bons gras riches en oméga-3 règle souvent le problème de façon spectaculaire. Il en va de même dès que l'on stoppe la consommation de statines.
- *Cancer.* On a observé que les statines neutralisaient le système immunitaire (et c'est pour cette raison qu'on les prescrit parfois aux personnes souffrant d'une condition inflammatoire, telle que l'arthrite). Cela explique également pourquoi ces médicaments ont eu un certain effet sur la décroissance d'incidents cardiovasculaires tels que l'AVC, lequel résulte d'une inflammation dans les parois des vaisseaux sanguins. En fait, tous les avantages des statines pourraient venir de cet effet anti-inflammatoire. Malheureusement, il est bien documenté que les médicaments qui affaiblissent le système immunitaire accroissent le risque de cancer. Voilà pourquoi on a découvert dans des études menées sur des rongeurs que les statines causaient le cancer[29]. La raison la plus probable qui expliquerait

pourquoi nous n'avons pas encore mis en évidence cet effet dans les études sur les humains est que ces essais cliniques n'ont pas duré plus de deux à cinq ans. Il faudrait plus de temps pour observer cet effet. Il n'est pas surprenant de constater que la CoQ_{10} contribue efficacement à diminuer le risque de nombreux cancers, dont ceux du côlon, du rectum, du sein, du poumon, de la prostate et du pancréas[30].

Le risque accru de cancer du sein chez les femmes qui prennent des statines me préoccupe beaucoup, également[31]. En fait, l'essai CARE (Cholesterol and Recurrent Events), effectué au Brigham and Women's Hospital de Boston, a rapporté 12 nouveaux cas de cancer du sein dans le groupe de 250 femmes qui prenaient du Lipitor, alors qu'on a repéré qu'un seul nouveau cas dans le groupe avec placebo[32]. Bien qu'il n'y ait pas là une preuve de relation de cause à effet, cela reste certainement inquiétant. Bien que d'autres études n'aient pas réussi à démontrer cet effet, elles n'ont pas été effectuées à double insu avec groupe placebo[33].

Un mot sur l'industrie pharmaceutique

Il importe pour votre santé que vous réalisiez à quel point l'industrie pharmaceutique influence la recherche, les comptes rendus (autant dans les magazines spécialisés dans le domaine médical que dans les médias grand public) et les prescriptions médicales. L'usage abusif des statines est un excellent exemple de cette influence. La Dre Marcia Angell, ancienne rédactrice en chef du prestigieux *New England Journal of Medicine*, a documenté la façon dont les fabricants de médicaments influencent puissamment et efficacement la recherche, la prescription et les comptes rendus médicaux dans son livre intitulé *The Truth About the Drug Companies: How They Deceive Us and What to Do About It* (Random House, 2004). (*Pour plus d'information sur les débats reliés aux statines, lisez* Lipitor : Thief of Memory, Statin Drugs and the Misguided War on Cholesterol *[Infinity Publishing, 2004], de la Dre Duane Graveline, ancienne astronaute et chercheuse scientifique en médecine aérospatiale, qui a souffert à deux reprises d'amnésie totale après avoir pris du Lipitor sur la recommandation de son médecin.*)

La situation actuelle dans l'industrie pharmaceutique peut être comparée à celle de l'industrie du tabac et son influence sur la profession médicale dans les années 1940 et 1950, au moment où les docteurs et l'AMA vantaient les « bienfaits » du tabagisme à leurs patients et recevaient de généreuses sommes d'argent des grandes compagnies de tabac. La vérité a fini par triompher, et il en sera de même encore une fois.

Hypertension

La tension artérielle fluctue à tout moment, heure après heure, jour après jour, et c'est la raison pour laquelle on a observé un excès de diagnostics et de traitements inutiles pour des millions de personnes. On voit fréquemment la tension artérielle augmenter chez un patient simplement parce qu'il doit se présenter chez un médecin ! On appelle cela le « syndrome de la blouse blanche », et je l'ai constaté à plusieurs reprises. Par ailleurs, une hypertension authentique est un facteur de risque notoire de crise cardiaque, de maladie rénale et d'AVC. La tension artérielle devrait être de 130/85 ou moins. Plus de 20 % des Nord-Américaines âgées de 45 à 64 ans souffrent d'hypertension légère ou sévère, une condition qui, dans la célèbre Nurse's Health Study, a démontré un risque 3,5 fois plus élevé de coronaropathie[34].

Il est possible de faire baisser de façon significative sa pression artérielle en modifiant un des aspects suivants de son mode de vie : pratique régulière d'exercices (comme la marche rapide), rétroaction biologique (ou biofeedback), amélioration du régime alimentaire, ou perte de poids. La perte de 5 à 10 kilos contribuera souvent à abaisser de façon significative la pression artérielle, même chez des femmes dont le poids est très élevé. Si ces mesures ne sont pas suffisantes, il est alors préférable d'utiliser une médication qui abaissera la tension artérielle, même si ces médicaments produisent des effets secondaires tels que des étourdissements, des maux de tête et de la fatigue.

Faites vérifier à nouveau votre profil lipidique et votre pression artérielle à l'intérieur de trois à six mois. Note : Si vous adoptez le régime alimentaire permettant de normaliser le taux d'insuline que je recommande pour la périménopause, vous verrez probablement se produire des changements positifs en ce qui concerne votre profil lipidique, votre glycémie, ainsi que votre pression artérielle en l'espace de deux à quatre semaines.

Homocystéine

Un taux sanguin élevé d'homocystéine — un acide aminé présent en grande quantité dans les protéines animales — constitue un important facteur de risque des maladies cardiovasculaires. Au moins 10 % de la population présente une prédisposition génétique en ce qui a trait à l'homocystéine à forte concentration dans le sang, mais d'autres facteurs contribuent aussi à la hausse du taux de cette substance. En abaissant ce taux, on réduit de 20 % l'incidence de l'infarctus, de 40 % le risque d'AVC causé par un caillot sanguin, et de 60 % — un pourcentage impressionnant ! — le risque de formation d'un caillot veineux dans toute autre partie du corps. Les études ont révélé que la consommation d'aliments contenant des vitamines B12 et B6 et du folate pouvait favoriser la diminution d'un taux élevé d'homocystéine, tout comme la réduction de protéines animales dans votre alimentation peut avoir le même effet. Demandez à votre fournisseur de soins de santé de déterminer votre taux d'homocystéine. (Il devrait être inférieur à 7.) S'il est trop élevé, vous devrez ajouter de l'acide folique activé (L-méthyle folate), des vitamines B12 et B6 à votre régime alimentaire. Le L-méthyle folate est la forme d'acide folique la plus active que l'on peut utiliser sur le plan biologique. On a montré que la conversion de l'acide folique est fréquemment interrompue par des facteurs génétiques et reliés à l'âge, et des problèmes métaboliques. La consommation de folate activé permet d'éviter ces problèmes[35]. Il se peut que vous ayez aussi besoin de suppléments de folate (de 1 000 à 2 000 µg pendant 3 mois environ) ; après quoi vous pourrez diminuer vos doses de suppléments et ne prendre que la quantité nécessaire pour stabiliser votre taux. (Je fais partie des personnes dont la prédisposition génétique favorise un taux élevé d'homocystéine dans leur organisme, et j'ai pu ramener ce taux à la normale en prenant un supplément d'acide folique.)

La parodontopathie et le risque de maladie cardiaque

Un pourcentage significatif d'adultes aux États-Unis souffre d'une inflammation et d'une infection des gencives appelée « parodontopathie » ou « gingivite ». Ces dernières années, plusieurs études convaincantes ont démontré que la gingivite constituait un facteur de risque de la cardiopathie et de l'AVC. Même si personne ne peut affirmer que la parodontopathie est une cause directe de la maladie cardiovasculaire, les recherches ont clairement montré que cette maladie se retrouvait plus fréquemment chez les patients souffrant d'une maladie cardiaque sévère ou chronique. Cette association peut s'expliquer, en partie, par le fait que l'inflammation joue un rôle central autant dans la gingivite que dans le durcissement des artères. Il a aussi été démontré que l'inflammation qui se manifeste dans la parodontopathie est associée au rétrécissement des artères carotides, lequel constitue un facteur de risque de l'AVC[36].

On peut facilement prévenir (et même traiter) de l'extérieur la parodontopathie grâce à un brossage des dents adéquat, une bonne utilisation du fil dentaire et des visites régulières chez un dentiste pour un examen et un nettoyage. Une amélioration du régime alimentaire et la prise de suppléments aideront à traiter le problème de l'intérieur. Prendre soin de ses dents et de ses gencives est une façon pratique et facile d'éliminer au moins un facteur de risque lié à la cardiopathie ou à l'AVC.

Le tabagisme

Le tabagisme est responsable de 55 % des décès causés par une maladie cardiovasculaire chez les femmes âgées de moins de

75 ans, car il augmente énormément le stress oxydatif dans chaque cellule du corps. La Nurses' Health Study a permis de suivre plus de 117 000 infirmières âgées de 30 à 55 ans. Selon cette étude, le risque relatif d'une coronaropathie totale chez les fumeuses était quatre fois plus élevé que pour les femmes n'ayant jamais fumé. Mais dans le cas des femmes ayant cessé de fumer, le risque relatif de coronaropathie diminuait immédiatement à 1,5. Deux ans après avoir cessé de fumer, ce risque était au même niveau que celui d'une femme n'ayant jamais fumé. Le tabagisme est aussi responsable d'environ 29 % de tous les cancers. Depuis 1987, le cancer du poumon a constitué la principale cause de décès à la suite d'un cancer chez les femmes[37].

Au moins 13 études ont démontré que les menstruations des fumeuses cessaient de un à deux ans plus tôt que chez les non-fumeuses. La quantité de cigarettes fumées exerçait une influence sur ce phénomène, mais non le poids des sujets. On trouve également une baisse significative de la densité minérale de la hanche chez les fumeuses âgées de plus de 60 ans comparativement aux non-fumeuses[38].

COMMENT CESSER DE FUMER

Pour réussir, il faut vouloir cesser de fumer. Néanmoins, chaque nouvelle tentative augmente vos chances de succès. Le plus gros problème que rencontrent souvent les femmes désireuses de cesser de fumer est d'être obligées de changer leurs habitudes de vies et leur cercle d'amis et de commencer à se percevoir comme non-fumeuses.

L'acupuncture peut aider à y arriver, car elle favorise la désintoxication et contribue ainsi à vaincre la dépendance. Certaines femmes s'en sortent bien grâce au programme de Fumeurs anonymes ou aux timbres de nicotine.

Je vous conseille de téléphoner à l'hôpital de votre région pour connaître les programmes offerts, ou d'en discuter avec votre médecin.

L'âge

La seule raison pour laquelle l'âge est un facteur de risque de la cardiopathie tient au fait que, à l'orée de la cinquantaine, le processus d'occlusion des artères est souvent bien enclenché. La coronaropathie remonte dans bien des cas à l'adolescence. Elle résulte des décisions que vous prenez quotidiennement sur les plans émotionnel, physique et psychologique. Pour la traiter, la faire régresser ou la prévenir, vous devez avant tout effectuer des changements dans votre vie quotidienne, car c'est là que se trouve la source du problème.

Une vaste étude portant sur les facteurs de risque coronariens, effectuée auprès d'adolescents de 15 ans et de jeunes adultes, a démontré que 31 % des 197 hommes et 10 % des 197 femmes présentaient des calcifications dans les artères coronaires dès l'âge de 15 ans. Nous savons que ces calcifications sont étroitement liées à l'infarctus, à l'AVC et à l'anévrisme dans les années ultérieures. En essayant de dresser un portrait précis des individus les plus sujets à subir ces lésions, les chercheurs ont découvert que les facteurs suivants constituaient les meilleurs agents prédictifs de la pathologie coronarienne : un indice de masse corporelle élevé et un faible taux de « bon » cholestérol HDL[39]. Comme quoi, tous les chemins ramènent au stress glycémique !

Pouvoir versus sentiment d'impuissance

Si vous avez le sentiment de votre valeur, si vous pouvez effectuer certains choix et avez l'impression de posséder un certain pouvoir dans ce monde, alors votre cœur aura plus de chances de fonctionner de façon optimale. L'inverse est aussi vrai. Au moins deux études ont établi une corrélation entre le travail d'une femme et son état de santé. L'une de ces études a montré que les femmes mariées, avec ou sans enfants et occupant un emploi, disposent d'une meilleure santé. Si elles bénéficient en plus du soutien de leur mari, c'est encore mieux. On associe en outre une bonne santé à un travail complexe et stimulant qui encourage l'autonomie.

Par contre, si vous avez le sentiment de ne pas avoir de liberté d'action, le risque de maladie cardiaque augmente. Les employés de bureau soumis aux ordres de superviseurs exigeants, qui sont incapables d'exprimer leur colère dans leur milieu de travail, courent un risque accru de développer une maladie du cœur. Le fait d'être sous pression constitue également un facteur de risque associé à un piètre état de santé[40].

Lorsqu'une femme occupe un emploi qu'elle n'aime pas, elle ne peut exprimer sa colère et elle se sent prisonnière de cette situation. Ce conflit lui va directement au cœur, un organe très sensible aux effets de la surproduction de catécholamines sur une longue période de temps. Une femme dont le métier est stressant, qui a l'impression de ne pas pouvoir prendre de décisions, est aussi plus encline à fumer, ce qui provoque une hausse de la pression artérielle et du taux de cholestérol — deux facteurs de risque additionnels de la maladie du cœur.

Des études laissent entendre qu'un faible niveau d'instruction est invariablement associé à un risque accru de coronaropathie chez les femmes. Néanmoins, ce phénomène n'est pas nécessairement lié à l'instruction en tant que telle ; il s'explique plutôt par le fait que les femmes possédant un niveau d'instruction plus élevé ont tendance à mieux prendre soin d'elles-mêmes et à être conscientes qu'elles ont le pouvoir de choisir. Aussi, l'indice de masse corporelle et le tabagisme sont inversement proportionnels au degré d'instruction. L'acquisition de connaissances est aussi liée à une activité physique plus énergique pendant les temps libres. La condition physique (évaluée à l'aide d'un tapis roulant) a été liée au degré d'instruction des femmes, mais non à celui des hommes[41]. La bonne nouvelle est que vous n'avez pas besoin de retourner à l'école et de décrocher un diplôme universitaire pour changer votre perception et modifier votre mode de vie.

Le nombre de vos amis et associés ainsi que l'étendue de votre réseau social contribuent également à la bonne ou à la mauvaise santé de votre cœur. Il a été démontré que les femmes ayant de nombreux enfants, qui doivent constamment prendre soin de tout et de tous et qui ne sont pas soutenues sur le plan émotionnel, risquent davantage de développer une maladie du cœur. En revanche, les femmes qui ont le sentiment d'être appuyées par leurs familles sont moins à risque.

SHARON — Mourir pour ses avantages sociaux

Sharon a été l'une de mes patientes durant des années. Malgré ses 10 kilos en trop, elle pratiquait la marche régulièrement et vivait une relation de couple très heureuse qui lui était d'un grand soutien. Sa pression artérielle et son taux de cholestérol étaient normaux, et elle était en bonne santé. Elle prenait aussi du Premarin et du Provera — deux hormones qu'on lui avait prescrites au début de sa ménopause pour atténuer ses bouffées de chaleur. Cette approche lui convenait, de sorte qu'il n'y avait pas lieu de changer sa prescription. (À cette époque, on ne disposait pas encore des données sur les solutions de rechange qui sont offertes de nos jours.) À l'âge de 54 ans, Sharon a ressenti une douleur à la poitrine, et l'examen de son système cardiovasculaire a révélé un rétrécissement des artères coronaires. Elle a subi un pontage coronarien. J'ai demandé à Sharon si elle avait dû supporter un stress inhabituel à l'époque où sa douleur à la poitrine était apparue, ce à quoi elle a répondu qu'elle avait espéré prendre une retraite anticipée — elle était professeure et travaillait dans une université. Elle et son mari avaient acheté une maison en Floride où ils passaient tout leur temps libre. Puis elle avait appris qu'en prenant une retraite anticipée, elle ne pourrait obtenir tous les avantages sociaux liés aux prestations de retraite. Aussi, elle décida, sans grand enthousiasme, de conserver son poste pendant 10 autres années. C'est peu de temps après cette décision que sa douleur à la poitrine avait fait son apparition. Alors que je faisais son examen gynécologique annuel, je lui ai demandé si elle croyait que cela valait vraiment la peine d'occuper pendant 10 autres années un poste qui, littéralement, vidait son cœur de toute joie. Cette situation m'a rappelé que les gens qui gardent un travail qu'ils détestent uniquement pour obtenir leurs prestations de retraite ont rarement l'occasion de jouir de cet argent.

Les émotions cachées mènent à l'hypertension

Il est indubitable que des facteurs tels que l'obésité, la consommation de sel et un mode de vie sédentaire sont associés à l'hypertension. Il en va de même pour le stress. Mais ça ne se passe pas comme on nous l'a fait croire. Le Dr Samuel J. Mann, professeur de médecine clinique au Hypertension Center du New York-Presbyterian Hospital et du Weill Cornell Medical Center, à New York, a vu des milliers de gens aux prises avec des problèmes d'hypertension qui pouvaient prendre différentes formes. Avec les années, il a commencé à identifier un modèle qui ne correspondait pas à l'idée habituelle qu'on se faisait de l'hypertension. Dans son livre *Healing Hypertension: A Revolutionnary New Approach* (John Wiley, 1999), il déclare : « Même les patients ayant un grave problème d'hypertension ne semblaient pas plus perturbés que les autres sur le plan émotionnel. Au contraire, ils semblaient même moins affectés. Leur hypertension était davantage liée à ce qu'ils semblaient *ne pas ressentir* plutôt qu'à ce qu'ils *ressentaient*[42]. » Il a commencé à soupçonner qu'un trauma ancien, non soigné et refoulé pouvait être le grand coupable chez ses patients. Après tout, la colère et le stress peuvent élever la pression artérielle, mais seulement de façon temporaire, sans pour autant constituer les causes profondes de l'hypertension. Ce sont plutôt nos émotions cachées, selon le Dr Mann, celles que nous ne ressentons pas, qui mènent à l'hypertension et à d'autres troubles physiques inexpliqués. Pour traiter le problème d'hypertension à la source (ou tout autre problème), il est nécessaire de ramener au jour, à la conscience, ces émotions cachées afin de travailler sur elles.

Mon amie et collègue la Dre Annemarie Colbin, fondatrice du Natural Gourmet Institute for Health and Culinary Arts, à Manhattan, m'a fait part de son expérience personnelle concernant l'hypertension, une maladie qui s'est développée chez elle, même si elle avait adopté un style de vie très sain.

Je peux témoigner de la valeur de cette approche. À l'été 2000, j'ai lu un article au sujet du Dr Mann dans un petit journal gratuit distribué dans mon quartier, à New York. À l'époque, cela semblait relever d'un étonnant synchronisme, car je souffrais au même moment d'épisodes d'hypertension extrême — aussi élevés que 220/120. Je n'arrivais plus à dormir la nuit ou au plus, je dormais deux à trois heures à peine, ce qui était tout à fait nouveau dans ma vie. J'avais aussi des problèmes de concentration. Même si j'étais très réticente à la consommation de médicaments, j'en ai pris malgré tout après avoir consulté un médecin. J'ai aussi consulté des praticiens en médecine alternative — tels que mon chiropraticien, mon homéopathe et mon acupuncteur —, lesquels m'ont permis d'améliorer un peu ma situation, mais j'ai compris que ce ne serait pas suffisant.

Après avoir lu l'article sur le Dr Mann, j'ai acheté son livre et j'en ai appris un peu plus sur son point de vue original. Puis je l'ai consulté, et grâce à ses encouragements, j'ai commencé à examiner le type d'émotions qui se cachaient en moi. Il ne m'a pas fallu beaucoup de temps pour comprendre que je devais explorer mes souvenirs refoulés, ou peut-être préverbaux, de ces trois années passées à Budapest, en Hongrie, durant la Seconde Guerre mondiale — soit de l'âge de deux à cinq ans. Je vivais avec ma mère (j'ai su des années plus tard que mon père était dans un camp de travail forcé), et nous avons passé de nombreuses nuits dans des caves, avec 30 ou 40 étrangers, pour nous mettre à l'abri des bombes et des grenades. Sur le plan émotionnel, je savais que c'était énorme, mais je n'en avais gardé aucun souvenir.

Un jour du mois d'août, après un week-end où je n'avais dormi qu'une nuit sur trois, j'ai fait à nouveau de l'hypertension (200/100), et je suis allée faire une promenade dans le parc, pieds nus dans l'herbe. (C'est la façon que j'avais trouvée pour me déstresser.) Je repensais aux années de guerre, et aussi à ce que j'avais ressenti au cours de ma dernière nuit d'insomnie, et j'ai réalisé que j'étais tranquille et vigilante même si je ne dormais pas. Je ne pensais pas, je ne m'inquiétais pas, je n'étais pas agitée, et je ne me retournais pas sans arrêt dans mon lit. J'étais simplement en état d'alerte. J'avais le sentiment d'attendre. Je me suis demandé ce que j'attendais.

Puis je me suis souvenue de ma mère qui me disait comment, à un certain moment, alors que nous étions dans la cave, elle avait été convoquée à l'étage, en même temps qu'une autre jeune femme, par les soldats qui occupaient la maison pour faire la fête. Elle avait donc dû me laisser seule dans le sous-sol obscur avec tous les étrangers qui se souciaient de moi comme d'une guigne. C'est alors que je suis entrée en contact avec une terreur profonde, celle ressentie par une enfant de trois ou quatre ans — la peur que ma mère ne revienne pas. Un souvenir précis m'est revenu : je savais que je mourrais si elle ne revenait pas. Je n'avais plus de maison, plus de famille, plus d'amis, rien — nous étions seules toutes les deux, et sans elle, je n'avais aucune chance de survivre. Je pense que j'ai dû rester éveillée toute la nuit à attendre ma mère, et aujourd'hui, dans mes nuits insomniaques, c'est ce que je revivais. Je me suis étendue dans l'herbe, sur la terre ferme, et le corps secoué de tremblements, j'ai pleuré en ressentant cette vieille terreur et en l'évacuant.

Au bout d'un certain temps, je me suis calmée, je me suis relevée et je suis rentrée à la maison avec un étrange sentiment de soulagement. Puis j'ai vérifié ma pression sanguine. Elle était redescendue à 137/82 — en une heure! Je savais que j'étais sur la bonne piste. Depuis ce temps, ma tension a encore connu des hauts et des bas, et j'ai dû travailler fort sur le plan spirituel pendant un certain temps, mais au moment d'écrire ces lignes, quatre mois plus tard, ma tension demeure normale, semble-t-il, sans aucune médication. Je viens de passer quatre mois tourmentés et ce n'est pas encore terminé, mais j'ai la certitude d'être sur le point de me libérer de ce vieux bagage émotionnel, et je le dois aux idées révolutionnaires du Dr Mann.

Dépression

La dépression est toujours liée à un risque élevé de maladie cardiaque, autant chez les hommes que chez les femmes. Lors d'un récent sondage effectué auprès des abonnées à mon bulletin, 46% d'entre elles affirmaient que la dépression et l'anxiété constituaient leur principale préoccupation en matière de santé. Par contre, seulement 18% craignaient par-dessus tout de développer une maladie cardiaque. Ces femmes, comme la plupart des autres femmes, ne réalisent pas que les émotions associées à la tristesse, à la peine, à la colère ou à la dépression, ainsi qu'à la peur ou à l'anxiété, sont intimement liées à la cardiopathie (et à la santé des os).

Les vaisseaux sanguins des femmes sont plus petits que ceux des hommes et sont aussi extrêmement sensibles aux variations biochimiques qui se produisent dans l'organisme en réaction aux émotions de la vie quotidienne. Ces variations ont pour effet de contracter ou de dilater les vaisseaux sanguins. Lorsque vos vaisseaux sanguins se resserrent en réponse à des émotions telles que la colère, la peine ou la peur, le système nerveux sympathique déverse dans la circulation sanguine des substances chimiques qui contractent les vaisseaux. Le flot sanguin s'en trouve alors réduit, d'où les dommages causés aux tissus et une hausse de la pression artérielle.

Étant donné que les femmes sont en général plus sujettes à la dépression que les hommes et qu'au moins 25 % d'entre elles connaissent des épisodes dépressifs à un moment ou l'autre de leur vie, on peut en conclure que cette maladie constitue pour les femmes un facteur de risque très important, bien qu'il soit possible de le contrôler. Même si de nombreuses recherches indiquent que les hommes autant que les femmes souffrent souvent de dépression après avoir subi une crise cardiaque, de nouvelles données nous amènent à conclure que la dépression est un important facteur de risque indépendant de la cardiopathie. Une étude effectuée à l'Ohio State University College of Medecine and Public Health a montré récemment comment la dépression affecte en profondeur l'évolution de la coronaropathie chez les femmes. Même en tenant compte d'autres facteurs comme le tabagisme, l'obésité et le manque d'exercice, on a réalisé que le risque de développer une coronaropathie (sans que celle-ci provoque le décès du sujet) était 73 % plus élevé chez les femmes dépressives comparées aux femmes d'un groupe témoin[43]. Dans cette étude, on a aussi démontré que le risque de développer une coronaropathie était deux fois plus probable chez les femmes dépressives que les femmes non dépressives.

LES GLUCIDES, LE SUCRE ET LA SANTÉ DU CŒUR : CE QUE TOUTE FEMME DEVRAIT SAVOIR

Vous savez maintenant que la surconsommation de glucides raffinés joue un rôle dans le développement du diabète de type 2 (non insulinodépendant), une maladie dont l'incidence progresse rapidement, car les gens prennent de plus en plus de poids. Or, la plupart des femmes ignorent que ce modèle de consommation de glucides, qui est responsable de l'obésité, de la piètre qualité de la peau et du déséquilibre hormonal, représente aussi un facteur de risque de la cardiopathie, de l'hypertension, et de l'AVC. Aussi, on prescrit le plus souvent un régime alimentaire riche en glucides et faible en gras pour traiter et prévenir la maladie du cœur chez les hommes comme chez les femmes. Malheureusement, ce régime peut avoir exactement l'effet contraire. Comparé à un régime à forte teneur en protéines et en gras, qui fournit exactement le même nombre de calories, le régime riche en glucides s'est révélé propice à l'augmentation des facteurs de risque de la cardiopathie ischémique, tels que la hausse des taux de triglycérides et d'insuline chez les femmes postménopausées et en santé. Il abaisse également le taux de cholestérol HDL[44]. De plus, on a démontré que le fait de prendre un repas riche en glucides favorisait l'apparition précoce de l'angine et diminuait la tolérance à l'effort chez les patients souffrant de cardiopathie. C'est sans doute parce qu'un taux élevé d'insuline est susceptible de causer une constriction des artères coronaires artérioscléreuses[45].

Beaucoup de femmes dont les conjoints ont adopté un régime alimentaire riche en glucides et faible en gras à la suite d'un infarctus ont observé que ceux-ci perdaient du poids et voyaient leur taux de cholestérol total s'abaisser, tandis qu'elles-mêmes, en suivant exactement le même régime, prenaient du poids et perdaient même parfois une certaine quantité de leur « bon » cholestérol (HDL). Afin d'éviter cela, les femmes ne doivent consommer que des aliments contenant des glucides qui n'élèvent pas trop leur taux d'insuline, ou qui ne l'augmente pas trop rapidement[46]. *(Voir au chapitre 7.)*

Pour comprendre comment une quantité excessive de glucides peut contribuer au développement de la cardiopathie, il nous faut revenir à la question de l'insuline. Lorsque vous consommez des glucides qui sont convertis en sucre rapidement, votre corps déverse de l'insuline provenant du pancréas dans le sang. L'insuline est essentielle pour transporter le sucre présent dans votre courant sanguin jusque dans vos cellules, où il est utilisé comme source d'énergie. Mais l'insuline ne sert pas uniquement à réguler le sucre dans votre sang, elle aide également à contrôler l'accumulation de gras dans votre organisme. Or la maladie cardiaque se caractérise principalement par une trop grande quantité de gras dans les artères.

Voyons comment cela se déroule. L'insuline achemine les acides aminés, les acides gras et les produits de dégradation des glucides dans nos tissus. Elle régularise aussi la production de cholestérol de l'organisme. L'insuline demande au foie de commencer à produire du cholestérol LDL (le « mauvais » cholestérol), lequel, lorsqu'il atteint un niveau assez élevé — et dans les circonstances appropriées —, vient se coller aux parois des vaisseaux sanguins déjà endommagées par le stress glycémique (une glycémie trop élevée) et forme une plaque. Ce processus est l'essence même de la coronaropathie et de la maladie vasculaire cérébrale — le type de maladie artérielle qui affecte la fonction cérébrale et augmente les risques d'AVC et aussi de démence.

Si vous consommez beaucoup de sucre ou de glucides à indice glycémique élevé, comme les pâtes, le pain, les bonbons, les biscuits et les pommes de terre (ou de l'alcool), et si vous avez une prédisposition à l'hyperglycémie ou à la résistance à l'insuline (comme environ 75 % d'entre nous), votre foie est susceptible d'augmenter sa synthèse de LDL, lequel aura tendance à se coller aux vaisseaux sanguins enflammés pour former des plaques et causer ultérieurement l'artériosclérose ou le durcissement des artères.

L'insuline conduit aussi à une rétention des fluides dans les reins, d'une façon similaire à la rétention que l'on retrouve dans les cas de coronaropathie et d'insuffisance cardiaque congestive. Par conséquent, l'excès d'insuline constitue un facteur de risque significatif non seulement pour le diabète, mais aussi pour l'hypertension, la coronaropathie, l'obésité et l'augmentation du taux de cholestérol. La rétention des fluides causée par l'insuline explique pourquoi les individus dont l'organisme est sensible à cette hormone peuvent facilement gagner un ou deux kilos après un seul repas copieux riche en glucides. J'appelle cela des kilos « liquides ».

L'insuline et l'épaississement des parois des vaisseaux sanguins

En plus de tous les rôles importants qu'elle joue, l'insuline constitue également un facteur de croissance : l'excès d'insuline et une glycémie élevée entraînent une inflammation de la paroi des vaisseaux sanguins à travers tout le corps. Avec le temps, ce processus favorise la croissance des muscles lisses des vaisseaux sanguins, ce qui contribue à la formation de plaques et déclenche l'épaississement et le durcissement des parois artérielles. La consommation régulière de glucides produit dans le courant sanguin une quantité excessive de sucre qui s'attache de façon irréversible aux molécules de cholestérol LDL déjà fixées aux parois des vaisseaux sanguins. Ce processus pathologique qui se déroule dans les vaisseaux sanguins comprend aussi l'attaque des radicaux libres, lesquels endommagent les cellules un peu comme le fait la rouille sur une voiture[47].

En conclusion, si vous ne faites pas de l'exercice et mangez trop de glucides à indice glycémique élevé, votre corps va les convertir en excès de sucre sanguin, de gras et de cholestérol LDL. En outre, plus votre consommation de glucides raffinés sera élevée, plus vous souffrirez d'inflammation cellulaire, laquelle constitue le chemin habituel vers la cardiopathie[48].

Adoptez un régime alimentaire qui maintient l'insuline à un niveau assez bas — le même régime qui prévient « l'embonpoint du mitan de la vie », équilibre vos hormones, et améliore l'état de votre peau.

Certaines femmes arrivent à conserver un poids et un taux de cholestérol normaux tout en consommant beaucoup de glucides complexes, incluant les pains de grain entier, alors que d'autres femmes — comme moi et des millions d'autres — en sont incapables. Quoi qu'il en soit, vous ne pouvez vous tromper en adoptant un régime alimentaire composé surtout de protéines maigres, de gras « santé », et de fruits et légumes en abondance. Choisissez les plus colorés, comme les bleuets, les fraises, les feuilles de chou vert, les courges, et les choux frisés. Ce sont les plus riches en antioxydants. Des centaines d'études ont confirmé que les aliments riches en flavonoïdes, en caroténoïdes et autres antioxydants peuvent réduire le risque de maladie cardiovasculaire. Les femmes qui ont pris l'habitude de manger quatre à cinq portions de fruits et de légumes chaque jour (en particulier les légumes verts, les crucifères, les légumes verts à feuilles ainsi que divers agrumes) diminuent leur risque d'AVC de 28 à 35 % — on estime que chaque portion fait baisser le risque de 7 %[49].

Il a aussi été démontré que les isoflavones et autres substances présentes dans le soja avaient un effet bénéfique sur les lipides sanguins. Par exemple, une analyse de 38 essais cliniques contrôlés a révélé que la consommation de protéines de soja au lieu des protéines animales faisait décroître de façon significative le taux de cholestérol total, de LDL et de triglycérides[50]. La consommation régulière de protéines de soja et de graines de lin moulues est aussi associée à une diminution du taux de cholestérol et à une réduction du risque d'artériosclérose[51].

Enfin et surtout, évitez les gras trans.

SUPPLÉMENTS POUR PROTÉGER LE CŒUR

Vous trouverez ici une liste des aliments et suppléments cardioprotecteurs qui ont été les plus étudiés. Vous n'avez pas besoin de les prendre tous. On en retrouve plusieurs dans une bonne préparation élaborée spécialement pour les femmes. Mais vous pouvez facilement en ajouter quelques-uns à votre menu quotidien, comme un supplément de vitamine C, une tasse de thé vert, ou une gousse d'ail.

Magnésium

Le magnésium joue plusieurs rôles dans le corps, dont celui de stabiliser la conduction électrique à l'intérieur du muscle cardiaque. Il aide également à détendre les muscles lisses des vaisseaux sanguins[52] — contribuant à maintenir la pression artérielle et le tonus vasculaire à un niveau normal — ainsi qu'à combattre le stress glycémique en acheminant, par l'intermédiaire de l'insuline, le glucose jusqu'aux cellules. Comme il favorise la relaxation musculaire (y compris les muscles des artères coronariennes), il contribue très efficacement à prévenir les dommages cardiaques et même la mort consécutive à une crise cardiaque. (En fait, entre 40 et 60 % des morts subites consécutives à une crise cardiaque sont causées par un spasme dans les artères — et non par un blocage causé par un caillot sanguin ou l'arythmie cardiaque[53] !)

La carence en magnésium est relativement fréquente, comme l'agriculture commerciale repose aujourd'hui sur une surabondance d'engrais chimiques, et les aliments que nous consommons contiennent souvent très peu de magnésium. La transformation alimentaire est aussi responsable de cette faible présence de ce minéral dans notre alimentation. On associe également le stress mental et émotionnel chronique à une carence en magnésium, car l'activité des hormones du stress (le cortisol et l'adrénaline) entraîne la libération du magnésium des cellules, lequel sera finalement excrété par voie urinaire.

Les diurétiques causent aussi une perte de magnésium dans l'urine, ce qui explique pourquoi l'emploi régulier de diurétiques a été associé à la mort cardiaque subite. Si vous devez prendre des diurétiques pour traiter un problème d'hypertension ou pour toute autre raison, prenez des suppléments de magnésium, de potassium et de zinc. L'emploi abusif d'inhibiteurs de l'acide gastrique, comme le cimetidine (Tagamet) et le ranitidine (Zantac), peut aussi entraîner une carence en magnésium. Prenez entre 400 et 1 000 mg par jour en doses fractionnées aux repas.

En général, les grains entiers biologiques (dont le germe et le son de blé) et les légumes constituent de très bonnes sources de magnésium, de même que le sel de mer de qualité et les végétaux marins (tels que le varech). Parmi les autres bonnes sources, on trouve les amandes, les arachides et le tofu. Vous pouvez même obtenir du magnésium en ajoutant des sels d'Epsom (qui sont des sulfates de magnésium) dans l'eau de votre bain, et le magnésium sera absorbé par la peau.

Les suppléments de magnésium sont présentés sous différentes formes, dont l'oxyde de magnésium, le chlorure de magnésium et le magnésium chélaté. (On vend aussi le magnésium en combinaison avec le calcium.) Si vous êtes en santé, commencez par 200 mg, deux fois par jour. Si vous devez fournir des performances cardiovasculaires, augmentez la dose à 500 mg, deux fois par jour. (Vous saurez que vous avez atteint votre limite lorsque vos selles deviendront inconsistantes.) On peut aussi se procurer du magnésium transdermique préparé par le Dr Norm Shealy. (*Voir la section «Ressources».*) (Pour plus de renseignements sur le magnésium, lisez *The Miracle of Magnesium* [Ballantine Books, 2003], de la Dre Carolyn Dean, naturopathe.

Calcium

Le calcium est indispensable au bon fonctionnement de chaque cellule de votre corps de même qu'au système électrique de votre cœur. Une consommation adéquate de calcium aide à garder la pression artérielle à un niveau normal. Ce minéral agit de concert avec le magnésium, par conséquent, il importe de consommer suffisamment des deux éléments. En règle générale, pour assurer un bon équilibre, le ratio calcium/magnésium doit être de 1:1 ou de 2:1. Prenez entre 400 et 1 200 mg par jour, au moment des repas, en fonction de la quantité de calcium que vous fournit votre régime alimentaire.

Antioxydants

Des milliers d'études ont démontré la capacité des antioxydants à favoriser la santé du cœur, des vaisseaux sanguins et de tous les tissus de l'organisme en les aidant à résister aux dommages causés par les radicaux libres, donc à rester en santé. Bien qu'il y en ait d'autres, voici une brève description de ceux que je préfère[54].

Coenzyme Q_{10}. Ce nutriment se retrouve en forte concentration dans les abats, comme le foie, les reins et le cœur. Il aide à produire l'ATP, la molécule énergétique de base présente dans chaque cellule du corps. C'est aussi un puissant antioxydant. De nombreuses études témoignent de ses effets bénéfiques sur le cœur, autant pour la protection de la santé de cet organe que pour le traitement des maladies du cœur. (On a même découvert qu'en doses élevées, il pouvait permettre la guérison de certains types de cardiomyopathie[55].)

La coenzyme Q_{10} améliore les performances du cœur et permet à ce dernier de pomper efficacement le sang. Elle s'est aussi avérée utile pour réduire l'hypertension et l'insuffisance cardiaque congestive chez les sujets déjà affectés par une cardiopathie. La coenzyme Q_{10} est également très importante pour la santé du sein. Le taux de coenzyme Q_{10} dans les muscles du cœur peut être 10 fois plus élevé que dans les autres tissus, car le cœur fonctionne en permanence, il ne se repose jamais. C'est pourquoi tout problème qui empêche le cœur de faire son travail rend cet organe plus vulnérable aux attaques des radicaux libres.

Comme je l'ai mentionné précédemment, la prise de statines, tels que le lovastatin (Mevacor), le pravastatin (Pravachol) et l'atorvastatin (Lipitor), des médicaments destinés à abaisser le taux de cholestérol, risque d'entraîner une carence en coenzyme Q_{10} chez les femmes[56]. Les études ont révélé que près de la moitié des patientes souffrant d'hypertension ont une carence en coenzyme Q_{10}. Il apparaît que la prise de 50 mg de coenzyme Q_{10}, 2 fois par jour pendant 10 semaines, réduit la pression artérielle de façon significative[57]. Pour les personnes qui prenaient déjà des médicaments parce que leur pression artérielle était élevée, le besoin de ces médicaments antihypertenseurs a diminué graduellement en l'espace d'environ quatre mois et demi chez la moitié des sujets qui ont pris des suppléments de coenzyme Q_{10} (225 mg par jour) ; certains ont pu abandonner complètement leur médication[58]. Une étude comparative randomisée avec placebo, effectuée avec des sujets qui prenaient des suppléments de coenzyme Q_{10} avec ou sans statines, a montré que les suppléments de coenzyme Q_{10} réduisaient le risque de crise cardiaque et de décès de 50 %, peu importe si les sujets prenaient des statines ou non[59].

Je recommande de prendre au moins 30 mg par jour de coenzyme Q_{10}. Toute personne pour qui la cardiopathie se retrouve dans les antécédents familiaux devrait prendre, selon moi, de 60 à

90 mg par jour, afin d'aider à prévenir le développement de cette maladie. La dose peut être augmentée jusqu'à 300 à 400 mg par jour, pour les personnes aux prises avec une cardiopathie à un stade avancé[60]. (*Pour plus d'information, lisez* The Coenzyme Q_{10} Phenomenon, *du Dr Stephen Sinatra, cardiologue [Keats Publishing, 1998].*)

Caroténoïdes. Il existe des douzaines d'études montrant que les individus qui consomment de grandes quantités d'aliments riches en pigments courent un risque plus faible de développer une maladie cardiaque. Ces aliments regorgent de caroténoïdes, comme le bêta-carotène, ce qui, selon les recherches, contribuerait à faire baisser le risque d'endommager le cœur et les vaisseaux sanguins par les radicaux libres. Lors d'une étude portant sur des individus qui avaient déjà un problème d'angine instable et qui avaient subi un pontage coronarien, l'ajout de bêta-carotène à leur régime alimentaire a fait baisser de 50 % le nombre d'événements coronariens graves, comme la crise cardiaque, l'AVC, le recours à d'autres pontages coronariens et la mort cardiaque[61]. Le bêta-carotène empêche l'oxydation de la lipoprotéine LDL (le « mauvais » cholestérol). La dose habituelle de bêta-carotène est de 25 000 UI par jour sous forme de supplément.

Néanmoins, il vaut mieux prendre un mélange de plusieurs caroténoïdes plutôt qu'un seul. Par exemple, la lutéine présente dans le cholestérol HDL (le « bon ») peut aider à prévenir l'oxydation du cholestérol LDL. La meilleure façon d'obtenir de la lutéine est de consommer des fruits et des légumes, mais on peut aussi en trouver dans les boutiques d'aliments naturels sous forme de supplément — prenez 3 à 6 mg par jour. Le lycopène est un autre bon antioxydant ; mangez des tomates une ou deux fois par semaine, et vous aurez ainsi tout le lycopène dont vous avez besoin.

Vitamine E. Il a été démontré que cet antioxydant garde les plaquettes du sang « glissantes » et diminue par conséquent le risque de caillots sanguins. La vitamine E joue le rôle d'un anti-inflammatoire dans le muscle cardiaque. Elle peut aussi contrer l'arythmie et la cardiomyopathie. Dans la Nurses' Health Study, les participantes ayant pris entre 400 et 800 UI de vitamine E par jour ont diminué leur risque de crise cardiaque de 30 %[62]. La Cambridge Heart Study, qui s'est intéressée aux effets de la vitamine E sur 2 000 sujets souffrant d'une maladie du cœur, a permis de découvrir que ceux qui avaient pris entre 400 et 800 IU de vitamine E chaque jour voyaient leur maladie cardiovasculaire régresser de 77 % sur une période d'un an[63].

En 2005, une méta-analyse d'études antérieures, effectuée par le Dr Edgar Miller III, a créé une commotion quand elle a suggéré que la consommation de fortes doses de suppléments de vitamine E pouvait augmenter la mortalité chez les adultes[64]. Toutefois, dans l'analyse du Dr Miller, de nombreuses études importantes ayant impliqué des milliers de sujets ont été exclues parce que les taux de mortalité y étaient bas. Aucune de ces études n'a montré que la vitamine E haussait le taux de mortalité. En revanche, de nombreuses études analysées par le Dr Miller étaient plus petites (avec moins d'un millier de personnes), et ce sont seulement ces études plus petites qui ont démontré des effets nuisibles significatifs résultant de la prise de vitamine E. Un assez bon nombre d'entre elles portaient sur des populations anormales, c.-à-d. des adultes plus âgés ayant déjà une maladie dégénérative chronique avancée. Fait également révélateur, les analyses secondaires des chercheurs ont montré que les différences dans les taux de mortalité étaient statistiquement non significatives ; pour la plus haute dose de vitamine E, le risque de décès était en fait plus bas ! En conclusion, outre les preuves solides, comme celles de la Nurses' Health Study et de la Cambridge Heart Study qui ont montré que la vitamine E stimulait la santé cardiovasculaire, il y a aussi d'autres études qui ont établi que la vitamine E est associée à une réduction significative du cancer de l'intestin[65], qu'elle réduit le risque de démence[66], et ralentit même le développement des cataractes[67]. La vitamine E devrait vraiment faire partie d'un programme global de suppléments.

Le dosage est de 200 à 800 UI par jour de d-alpha-tocophérol (vitamine E de source naturelle ; vérifiez l'étiquette) ou de tocophérols conjugués.

Tocotriénols. Les tocotriénols font partie de la famille des composés de la vitamine E. Mais comparés à la vitamine E courante, ils sont, comme antioxydants, 40 à 60 fois plus puissants. Ils ont un effet positif sur les trois principaux facteurs de risque physiques pour la maladie coronarienne : les taux de cholestérol total, l'oxydation des lipoprotéines de basse densité (LDL, ou « mauvais » cholestérol) et l'agglutination des globules rouges, laquelle augmente la probabilité d'AVC[68]. Les dommages causés par les radicaux libres (stress oxydatif résultant d'un mauvais régime alimentaire, stress psychologique, tabagisme, etc.), qui accompagnent l'oxydation du LDL, sont particulièrement dangereux, car ils peuvent causer de graves blessures aux parois des artères et des veines.

Les tocotriénols abaissent le taux de cholestérol en favorisant la dégradation naturelle d'une enzyme (l'HMG-CoA réductase) qui contrôle la décomposition par le foie du cholestérol LDL. C'est la même enzyme qui est affectée par les statines, sauf que les tocotriénols agissent au moyen d'un mécanisme différent. Vous pouvez, pour cette raison, abaisser votre taux de cholestérol avec des tocotriénols plutôt que des statines.

La plupart des préparations multivitaminiques ne contiennent pas de quantité significative de tocotriénols, de sorte qu'il faut en ajouter. Si vous projetez d'utiliser des tocotriénols pour abaisser votre taux de cholestérol, prenez environ 50 mg par jour pendant un mois, puis diminuez la dose à 30 mg (deux capsules par jour). (Si vous prenez déjà des statines, ajoutez-y des tocotriénols, car ils fonctionnent en synergie avec les statines et augmentent donc leur efficacité. Prenez environ 30 à 55 mg par jour.) Les tocotriénols sont parfois inclus dans les suppléments vitaminiques ou offerts séparément. Les fruits frais, les légumes à feuilles vert foncé, les amandes, les arachides, et le germe de blé contiennent aussi des tocotriénols et d'autres types de vitamine E.

Sélénium. On a démontré que cet antioxydant réduisait les risques de lésions causées par les radicaux libres aux parois des vaisseaux sanguins. La dose habituelle est de 50 à 200 µg par jour.

Proanthocyanidines oligomériques (OPC). On range les proanthocyanidines dans la catégorie d'aliments appelés « flavonoïdes ». Le risque de maladie cardiovasculaire est inversement proportionnel à la consommation de flavonoïdes[69]. Les OPC proviennent des pépins de raisin ou de l'écorce de pin (une marque de commerce : Pycnogenol). Je pourrais difficilement me passer de ce supplément, tellement il procure de bienfaits. Rapidement absorbés dans le sang, les OPC aident à hausser le taux de vitamine E dans l'organisme en plus de prévenir l'oxydation du cholestérol LDL par les radicaux libres. En outre, ils améliorent l'élasticité de la peau et des vaisseaux sanguins en contrant les effets néfastes des radicaux libres sur le collagène ; ils réduisent ou éliminent les douleurs causées par l'arthrite ; ils contribuent à prévenir les problèmes de circulation sanguine et empêchent la coagulation excessive du sang. Ils concourent également à prévenir tous les symptômes d'allergie ou de rhume des foins. La dose habituelle est de 40 à 120 mg par jour.

Acide alpha-lipoïque (ALA). L'acide alpha-lipoïque est un antioxydant unique en son genre, car il est à la fois hydrosoluble et liposoluble. Cela signifie qu'il peut offrir une protection efficace contre les radicaux libres dans chaque partie de la cellule. On a aussi observé qu'il contribuait à préserver les taux de vitamines C et E entre les cellules et à régénérer un autre antioxydant appelé « glutathion ». L'acide alpha-lipoïque exerce également une influence positive dans le métabolisme de l'insuline ; en Allemagne, on a autorisé son utilisation dans le traitement de la neuropathie diabétique (lésion d'un nerf). On a démontré qu'il améliorait la circulation sanguine dans les nerfs et la peau. La dose habituelle est de 50 à 200 mg par jour.

Vitamine C. Selon les recherches, ce puissant antioxydant protège la couche endothéliale des vaisseaux sanguins et contribue à l'absorption du calcium et du magnésium, deux minéraux essentiels à la santé du cœur. On a observé qu'une dose quotidienne de 1 000 mg réduisait de façon significative la tension artérielle systolique, bien que ce mécanisme ne soit pas encore bien compris. Je recommande de prendre la forme traditionnelle d'acide ascorbique. Si vous avez l'estomac sensible, prenez de l'ascorbate. Je recommande de prendre au moins 1 000 à 3 000 mg par jour.

Vitamines B et acide folique

En général, plus de la moitié des femmes ne prennent pas suffisamment d'acide folique. Cette carence ne constitue pas seulement un risque pour leurs bébés de malformation du tube neural, tel le spina-bifida, mais aussi pour elles-mêmes, car elle augmente le risque d'artériosclérose et de cardiopathie. On a aussi découvert que les individus ayant les taux les plus élevés d'homocystéine sont aussi ceux qui ont les taux les plus bas d'acide folique, de vitamines B_{12} et B_6. Une dose d'acide folique supérieure à la ration alimentaire recommandée (RAR) est associée à un faible risque d'infarctus (car elle est susceptible d'inhiber l'agrégation plaquettaire et de prolonger le temps de coagulation), et elle est également l'antidote d'un taux élevé d'homocystéine[70]. Les femmes ayant un taux adéquat de vitamine B et de folate risquent nettement moins de développer une maladie du cœur[71].

Au quotidien, les doses habituelles de vitamine B_6 sont de 40 à 80 mg ; de vitamine B_{12}, de 20 µg ; et d'acide folique, de 400 à 1 000 µg. Il vaut toujours mieux les prendre avec toutes les vitamines du complexe B. (*Voir au chapitre 7.*)

ALIMENTS SANTÉ POUR LE CŒUR

Poisson. Certaines études ont montré que la consommation de 3 g par jour d'huile de poisson, contenant à la fois de l'AEP et de l'ADH, contribuait à protéger le cœur, car cela rend les plaquettes plus lisses et diminue l'inflammation cellulaire[72]. Une autre solution serait de manger trois portions de poisson d'eaux froides par semaine, par exemple, le saumon, le maquereau, l'espadon ou les sardines. Une portion de 120 g de saumon contient environ 200 mg d'ADH.

Si vous ne mangez pas de poisson régulièrement, ajoutez à votre régime alimentaire des suppléments d'oméga-3 extraits des huiles de poisson, de lin ou de chanvre, ou des suppléments d'ADH extraits des algues (une bonne solution pour les végétariens). La dose quotidienne habituelle est de 100 à 200 mg ; pour les autres acides gras oméga-3, elle est de 1 000 à 5 000 mg par jour.

Thé vert. Le thé vert contient des flavonoïdes auxquels on a donné le nom de composés polyphénoliques. Ces substances ont de puissants effets antioxydants égaux ou même supérieurs à ceux des vitamines C et E. En prenant aussi peu qu'une tasse de thé vert par jour, vous obtiendrez ces effets protecteurs[73].

Ail. On utilise l'ail depuis des siècles dans le traitement de l'hypertension. Une étude pilote a montré qu'à fortes doses (2 400 mg d'ail inodore par jour), l'ail abaissait de façon significative la tension artérielle diastolique et systolique. Comme l'acide alpha-lipoïque, l'ail semble accroître l'activité des cellules endothéliales qui produisent l'oxyde nitrique, lequel décontracte les vaisseaux sanguins.

De nombreuses études ont aussi révélé que la consommation régulière d'ail réduisait le taux de cholestérol de 10 % ou plus ainsi que le taux de triglycérides dans une proportion de 13 % ou moins. Elle peut aussi freiner l'agrégation plaquettaire et la formation de caillots sanguins[74].

La Commission E, en Allemagne, qui évalue la valeur thérapeutique des substances naturelles, recommande une dose quotidienne d'une à quatre gousses d'ail cru et frais. On estime qu'une telle quantité fournit 4 000 mg d'allicine, une des composantes de l'ail les plus bénéfiques. Plusieurs bons suppléments d'ail se retrouvent aujourd'hui sur le marché. Procurez-vous des suppléments qui contiennent de l'alliine, un ingrédient actif relativement inodore qui sera converti en allicine après son absorption dans l'organisme. Les produits contenant cette substance procurent tous les bienfaits de l'ail frais, mais d'une manière plus acceptable socialement. La dose quotidienne devrait être de 10 mg d'alliine — ou un potentiel total d'allicine de 4 000 µg. (*Voir la section « Ressources ».*)

Aubépine. Herboriste accomplie, Judith Berger est l'auteure d'un livre inspirant intitulé *Herbal Rituals*, dans lequel on apprend que l'aubépine — la feuille, la fleur et les baies (*Crataegus oxycantha*) —

en décoction ou en macération constitue « un valeureux et loyal allié pour ceux et celles qui cherchent à prévenir certains problèmes cardiaques transmis de génération en génération[75] ». Un extrait des baies d'aubépine diminue les palpitations, contribue à rétablir l'élasticité des vaisseaux sanguins, facilite la circulation des fluides dans le cœur, stoppe la dégénérescence du cœur causée par le gras, favorise la dilatation des artères coronaires en plus de réduire la pression artérielle. Les personnes souffrant d'une maladie du cœur sous médication peuvent aussi l'employer, car elle peut aider à diminuer leurs doses. Je consomme l'aubépine sous forme de tisane. Vous n'avez qu'à acheter un sac de baies d'aubépine biologiques dans une boutique d'aliments naturels et à les faire infuser dans de l'eau chaude. Il n'y a rien de trop formel dans cette méthode. En buvant cette tisane, j'ai l'impression de cultiver la santé de mon cœur, et non pas de soigner une cardiopathie. On n'a jamais trouvé d'effets secondaires indésirables à l'aubépine.

Si vous préférez prendre de l'aubépine en comprimé, recherchez un extrait normalisé, et utilisez un produit contenant 10 % de proanthocyanidines ou 1,8 % de vitexin-4-rhamnoside. La dose habituelle est de 100 à 250 mg, trois fois par jour.

Soja. Pendant des années, les études ont montré que le soja abaissait les taux de triglycérides et de cholestérol total, dont le cholestérol LDL (le « mauvais »), tandis qu'il augmentait le taux de cholestérol HDL (le « bon »)[76]. On a montré en outre que le soja réduisait les taux de protéine C réactive (CRP)[77] et d'homocystéine[78] dans le sang, deux indicateurs de problèmes cardiovasculaires. Certaines études ont même documenté des améliorations dans le diamètre des artères[79]. Cela peut être attribuable aux propriétés antioxydantes du soja, qui pourraient empêcher le cholestérol LDL de bloquer les artères[80]. Les données ont dépassé toute espérance à un point tel que, le 26 octobre 1999, la FDA a approuvé la recommandation suivante : la consommation de 25 g de protéines de soja par jour réduit le risque de maladie coronarienne[81].

Une étude a été menée récemment sur l'utilisation de laits fouettés et de barres nutritionnelles à base de soja ou de lait, comme substituts de repas. Les chercheurs ont observé chez les sujets qui consommaient les produits à base de soja une diminution de 15,2 % du taux de cholestérol total et de 17,4 % du cholestérol LDL, au bout de 6 semaines, ainsi qu'une diminution significative des triglycérides. Pour ceux qui prenaient des substituts de repas à base de lait, les statistiques étaient de 7,9 % et de 7,7 %, respectivement, sans aucune baisse des taux de triglycérides[82].

L'équilibre sodium-potassium

Le fait d'abaisser votre consommation de sodium et d'augmenter l'apport de potassium dans votre régime alimentaire facilitera le contrôle de l'hypertension, laquelle est un important facteur de risque des problèmes cardiaques et circulatoires[83]. Pour les 60 % d'individus dont l'hypertension est liée à la consommation de sodium, il est possible de neutraliser l'effet du sodium sur la pression artérielle en leur demandant d'augmenter leur consommation de potassium. Une carence alimentaire en potassium est causée par un régime alimentaire pauvre en fruits et légumes frais et riche en sodium. C'est la base même de la malbouffe ! Un régime riche en fruits, légumes et grains entiers peut vous procurer de 4 000 à 6 000 mg de potassium par jour. Des médicaments, tels que les diurétiques, les laxatifs, l'aspirine et autres, peuvent également faire baisser vos réserves de potassium. La pratique d'exercices sur une longue période de temps est aussi associée à une perte de potassium — la transpiration peut nous faire perdre jusqu'à 3 000 mg de potassium en une journée. Un régime riche en potassium et faible en sodium protège contre l'hypertension, l'AVC et la cardiopathie. On a démontré que les suppléments de potassium réduisaient de façon significative la pression artérielle diastolique et systolique, mais provoquaient des effets secondaires, comme la nausée, le vomissement, la diarrhée et les ulcères, lorsque administrés à forte dose sous forme de comprimés. Cela ne se produira pas si, pour augmenter votre taux de potassium, vous modifiez simplement votre régime alimentaire.

Le ratio potassium-sodium de la plupart des Américains est de 1:2, alors que les chercheurs préconisent un ratio de 5:1. Un repas composé de poulet frit ou d'une pizza viendra chambouler ce ratio. Des fruits et légumes, tels que les pommes de terre, les bananes et les pommes, sont si riches en potassium qu'il ne faudrait pas trop s'inquiéter de leur indice glycémique élevé. Ce sont des aliments entiers, et par conséquent, ils n'élèveront pas votre taux d'insuline au point de causer des dommages, sauf s'ils ont été transformés — en frites par exemple. Ce sont les glucides simples contenus dans les produits à base de farine blanche qui viennent chambouler le ratio potassium-sodium et le taux d'insuline. Voilà une autre bonne raison d'ajouter à votre régime cinq portions de fruits et légumes par jour.

Comme le magnésium et le potassium travaillent de concert sur le plan cellulaire, leurs taux baissent souvent en même temps.

ALIMENTS POUR AMÉLIORER VOTRE RATIO DE POTASSIUM-SODIUM

Pommes de terre	110:1 (ratio de potassium/sodium)
Carottes	75:1
Pommes	90:1
Bananes	440:1
Oranges	260:1

ET L'ASPIRINE ?

En 1982, le Dr John Vane a obtenu le prix Nobel pour avoir démontré que l'aspirine pouvait empêcher l'agglutination des plaquettes dans les vaisseaux sanguins. À la suite de cet exposé, la recommandation suivante a été largement diffusée : consommer de l'aspirine pour prévenir la formation de caillots dans les artères rétrécies par l'artériosclérose et pour diminuer le risque de crise cardiaque et d'AVC. Les études effectuées sur des sujets affectés par une ischémie des muscles cardiaques (une diminution de l'oxygénation du cœur) indiquent que ceux-ci peuvent certainement tirer avantage de la consommation d'aspirines[84].

La Women's Health Study, une étude récente portant sur 40 000 travailleuses de la santé âgées de plus de 45 ans, a permis de découvrir que les femmes qui prenaient tous les jours l'équivalent d'une aspirine pour enfant diminuaient de 17 % leur risque d'AVC. On n'a pas observé toutefois de réduction du risque de crise cardiaque. La consommation d'aspirine comporte toutefois des risques, lesquels demeurent toutefois relativement faibles lorsqu'il s'agit de doses peu élevées. Il y a eu 127 hospitalisations pour saignement gastro-intestinal chez les utilisatrices d'aspirine comparativement à 97 pour les non-utilisatrices[85]. (La consommation excessive d'alcool est un facteur de risque notoire relativement au saignement gastro-intestinal !)

L'aspirine agit en diminuant l'inflammation cellulaire et la « viscosité » subséquente des plaquettes. Mais il existe d'autres moyens plus sains et plus efficaces de parvenir à ce résultat sans effets secondaires.

Mangez des fruits et des légumes. Les études ont montré que les femmes qui consomment 5 à 6 portions de fruits et légumes par jour diminuent leur risque d'AVC de 31 %. Ce sont les crucifères, telles que le brocoli, le chou-fleur, les choux de Bruxelles et le chou, qui produisent les effets les plus puissants, suivies par les légumes verts à feuilles, les fruits et les jus de fruits acides[86].

Mangez des carottes. La Dre JoAnn Manson, ainsi que ses collègues de la Harvard Medical School, a suivi 87 000 infirmières pendant 8 ans, dans le cadre de la Nurses' Health Study. Elle a découvert que les femmes qui mangeaient cinq grosses carottes par semaine diminuaient leur risque d'AVC de 68 %, comparativement à celles qui ne mangeaient qu'une carotte par semaine[87].

Buvez du thé. Il a été démontré que la consommation de thé noir ou vert avait des effets bénéfiques sur l'endothélium des vaisseaux sanguins, ce qui contribue à diminuer le risque d'AVC[88]. La Zutphen

Elderly Study, effectuée dans les Pays-Bas, a permis de découvrir que les aliments contenant une grande quantité de quercétine (un antioxydant), tels que les pommes, le thé et les oignons, diminuaient également le risque d'AVC. La consommation de thé noir (5 tasses ou plus par jour) diminuait de 69 % le risque d'AVC[89].

Prenez des tocotriénols. Les tocotriénols agissent de la même façon que l'aspirine, mais sans les risques de saignements gastro-intestinaux. Ils diminuent les caillots sanguins ou la « viscosité » des plaquettes de la même façon que l'aspirine, en inhibant la production d'un puissant facteur de coagulation connu sous le nom de « thromboxane ». Étant donné qu'une circulation sanguine plus fluide est associée à un risque réduit d'AVC, de crise cardiaque et d'accident ischémique transitoire, on a aussi observé que les tocotriénols favorisent cette fluidité et diminuent de 15 à 30 % l'agrégation plaquettaire, un effet équivalent à celui d'une aspirine pour enfant[90]. (Si vous prenez déjà de l'aspirine, vous pouvez quand même prendre des tocotriénols, car ils accroissent peu ou pas du tout l'effet de l'aspirine.)

Mangez du poisson. Des études répétées indiquent que la consommation de poisson ou d'huile de poisson (ou d'une autre source d'acides gras oméga-3) diminue le risque d'AVC[91].

BOUGEZ !

L'exercice procure d'immenses bienfaits sur le plan cardiovasculaire ; il a été démontré à plusieurs reprises qu'il réduisait de façon significative le risque de cardiopathie, d'hypertension et d'AVC[92]. On a aussi observé que l'entraînement physique pratiqué par un sujet ayant reçu un diagnostic de maladie coronarienne améliorait la circulation sanguine dans le cœur en stimulant l'endothélium (la couche de cellules qui tapissent les parois des vaisseaux sanguins) à garder les vaisseaux ouverts et aussi en mettant à contribution des vaisseaux collatéraux du muscle cardiaque, lesquels favorisent la circulation du sang des vaisseaux qui ont été obstrués[93]. Les bienfaits de l'exercice pour votre cœur, même après un infarctus, témoignent avec éloquence de l'indulgence du cœur et des vaisseaux sanguins pour les soins qu'on lui prodigue.

Vous devriez vous fixer comme objectif de faire de l'exercice 5 ou 6 fois par semaine pendant au moins 30 minutes. La marche est excellente, mais rappelez-vous que la véritable forme physique se traduit par la force, la souplesse et l'endurance. Il faut donc pratiquer des activités qui favorisent ces trois éléments. L'entraînement avec poids, par exemple, permet de construire une masse musculaire qui augmente non seulement la force, mais qui accroît également le taux métabolique. Le yoga est excellent pour la souplesse. Les activités aérobiques augmentent l'endurance. L'exercice fait aussi baisser le taux d'insuline et de sucre dans le sang, et vous donnera un plus grand « facteur de répit » ou de compensation sur le plan de votre régime alimentaire. En d'autres mots, si vous faites de l'exercice, vous pourrez prendre certaines libertés avec votre régime.

Le rôle de la lymphe

L'une des principales raisons pour lesquelles l'exercice possède une telle vertu thérapeutique tient au fait qu'il accroît considérablement la circulation de la lymphe dans le corps. La lymphe est un liquide clair qui draine les cellules de votre corps dans le système lymphatique, un réseau de vaisseaux aux parois très minces présents dans tous les organes et tissus de votre corps. Les vaisseaux lymphatiques sont munis de petites valves qui empêchent le refoulement de la lymphe. On trouve des structures en forme de haricot, appelées « ganglions lymphatiques », à intervalles réguliers le long des vaisseaux lymphatiques, avec des centres majeurs dans l'aine, le cou, les aisselles ainsi que le long de l'aorte et de la veine cave inférieure dans la poitrine et l'abdomen. Les ganglions lymphatiques jouent un triple rôle : (1) filtrer et détruire les substances étrangères, telles que les bactéries et les impuretés ; (2) produire certains globules blancs, appelés « lymphocytes », qui aident à combattre les tumeurs et divers envahisseurs ; (3) produire des anticorps qui contribuent au maintien de l'immunité de l'organisme. Toute la lymphe se déverse finalement dans un grand vaisseau central situé dans les cavités de la poitrine, connu sous le nom de « canal thoracique », lequel se videra ultimement dans le cœur, de sorte que la lymphe, une fois nettoyée par les ganglions de ses déchets, bactéries et autres résidus, se mêlera de nouveau au sang.

En plus de contribuer à tenir en échec les bactéries et autres envahisseurs, le système lymphatique joue un rôle essentiel dans le mécanisme de traitement des gras par le corps. Les vaisseaux lymphatiques qui drainent le petit intestin récupèrent les gras issus de la digestion des aliments que nous consommons et les remettent directement en circulation dans le sang, sans que ceux-ci passent par le foie. Une fois dans le sang, ces gras peuvent ou non se déposer dans les vaisseaux sanguins du cœur, formant des stries lipidiques qui mèneront par la suite à un durcissement des artères et au développement d'une maladie cardiovasculaire. Une telle éventualité dépend de votre régime alimentaire, de vos habitudes par rapport à l'exercice, et de votre état émotionnel et psychologique.

J'ai interviewé Jerry Lemole, médecin et chirurgien cardiovasculaire renommé de Philadelphie, dont plusieurs patients souffrent d'une cardiopathie en phase terminale. Ses recherches sur le rôle du système lymphatique sont à la fois fascinantes et stimulantes.

La relation entre la lymphe et le HDL

En ce qui concerne le cœur, le système lymphatique est intimement impliqué dans le processus qui mène à la maladie coronarienne. Le LDL, le soi-disant mauvais cholestérol, est une grande molécule de gras qui peut s'introduire dans les parois du vaisseau sanguin par des fissures de la couche interne ou endothélium. La chose est susceptible de se produire surtout au moment où le cholestérol LDL s'oxyde. Une fois qu'il s'est immiscé à cet endroit, il aura tendance à se dégrader en laissant derrière lui des dépôts de cholestérol.

Le cholestérol HDL, le « bon » cholestérol, est une molécule lisse qui a la forme d'un ballon de football, et qui est assez petite pour pénétrer dans le tissu entourant la paroi du vaisseau sanguin et pour éliminer les dépôts de cholestérol laissés par le LDL.

Pour que le HDL puisse accomplir son travail de nettoyage, il lui faut accéder à l'endroit où se dépose le cholestérol. Il y parvient grâce à la circulation lymphatique. Le Dr Lemole compare les molécules HDL qui ramassent le cholestérol sur les parois des artères aux taxis de la ville de New York. Si vous regardez Manhattan du haut d'un hélicoptère, vous apercevez un certain nombre de taxis. Quel que soit le moment, comme la circulation à New York est souvent refoulée dans les tunnels servant de voies d'accès à la ville, il y a parfois une pénurie de taxis dans les rues. Si l'on pouvait accélérer le passage des taxis dans les tunnels, il y aurait plus de taxis disponibles dans les rues.

Il en va de même pour la capacité du HDL à transporter le cholestérol. Quand la circulation de la lymphe est lente, les molécules HDL ne sont tout simplement pas disponibles pour ramasser les dépôts de cholestérol qui s'accumulent. En accélérant la vitesse de circulation de la lymphe, vous permettez au HDL de recueillir plus efficacement l'excès de gras présent dans vos artères[94].

Comment accélérer la circulation de la lymphe

1. NE RESTEZ PAS ASSISE TROP LONGTEMPS. Les femmes qui restent assises pendant de longues périodes de temps en raison d'un travail sédentaire sont plus sujettes à développer une maladie du cœur, car la circulation de la lymphe dans la cavité thoracique est entravée.

2. RESPIREZ PROFONDÉMENT ET RÉGULIÈREMENT. Une inspiration profonde par le nez permet d'amener l'air dans les lobes inférieurs des poumons ; ensuite, une expiration rapide exerce un massage sur le canal thoracique, les vaisseaux lymphatiques et les ganglions situés au creux de la poitrine, ce qui aidera le

HDL à accéder aux endroits appropriés et donc à accomplir sa tâche.

3. BOUGEZ. Les muscles du corps sont aussi responsables de la circulation de la lymphe. Chaque fois que vous marchez, pratiquez le yoga, respirez profondément, courez ou bougez vos muscles avec vivacité, vous favorisez la circulation de la lymphe. Le Dr Lemole rapporte que le temps de renouvellement des protéines dans la lymphe correspond, en moyenne, à une ou deux fois par jour. Or la pratique assidue de l'exercice permet de faire grimper cette moyenne (de trois à cinq fois par jour). Ainsi, l'exercice procure à votre corps trois à cinq fois plus d'occasions d'éliminer les dépôts de cholestérol présents en trop grand nombre dans les vaisseaux sanguins de la région du cœur.

4. NE FAITES PAS TROP D'EXERCICE. Quand nous pratiquons un exercice, nous augmentons en fait le stress oxydatif dans notre corps, et conséquemment, la production de radicaux libres. Avec le temps, il peut en résulter plus de dommages que de bien. Voilà pourquoi tant d'athlètes dans les épreuves d'endurance ont un système immunitaire affaibli, ce qui les rend plus sujets aux infections et à la maladie. Ceci ne se produira pas si, en pratiquant un exercice, vous inspirez et expirez toujours complètement par le nez et n'allez jamais au-delà du point où vous n'êtes plus à l'aise de pratiquer votre exercice tout en conservant ce mode de respiration. (*Pour plus d'information, lisez* Body, Mind, and Sport, *de John Douillard.*)

Le Dr Lemole recommande de marcher à une vitesse d'environ 6 à 7 km à l'heure, ce qui veut dire qu'il devrait vous prendre de 30 à 40 minutes pour couvrir une distance de 3 km. Plus vite que cela, vous courez le risque de déclencher dans votre corps une certaine quantité de stress oxydatif qui exigera plus de vitamines antioxydantes pour contrer les effets néfastes. N'oubliez pas que si vous respirez par le nez tout en demeurant à l'aise au cours de votre pratique, votre corps fonctionnera à un rythme qui minimisera les dommages des radicaux libres. En effet, une respiration confortable par le nez établit un équilibre entre vos systèmes nerveux sympathique et parasympathique.

L'exercice abaisse le risque de développer plusieurs maladies cardiovasculaires, y compris l'hypertension. Lors d'une étude, les sujets qui ne s'engageaient pas à suivre un programme d'exercices vigoureux et réguliers voyaient leur risque de faire de l'hypertension augmenter de 35 %, comparativement aux sujets qui avaient adopté ce programme. Même si le fait d'avoir été active au lycée et à l'université ne nuit pas, vous ne jouirez d'une réelle protection qu'à la condition de poursuivre tout au long de votre vie une pratique assidue d'exercices vigoureux.

LE LIEN CŒUR-ŒSTROGÈNE : QUE SE PASSE-T-IL VRAIMENT ?

Étant donné que l'incidence de la cardiopathie chez les femmes augmente vers l'âge de 50 ans, époque où le taux d'œstrogènes commence à décroître, les scientifiques ont présumé que la cardiopathie après la ménopause devait être liée à une carence en œstrogène. Et comme les études ont démontré que l'œstrogène contribuait à abaisser le taux de cholestérol LDL, à augmenter le taux de cholestérol HDL, et à renforcer les parois des vaisseaux sanguins, les scientifiques ont naturellement cru que le fait de donner à toutes les femmes de l'œstrogène suffirait à résoudre le problème de cardiopathie. Mais l'étude initiale de la WHI a été interrompue quand des chercheurs ont découvert que le Prempro (Premarin et Provera) accroissait en fait le risque de formation de caillots sanguins, d'infarctus et d'AVC chez les femmes en santé. En outre, la Heart and Estrogen/Progestin Replacement Study (HERS), la Estrogen Replacement And Atherosclerosis Study (ERA) et l'étude de la WHI ont toutes montré que l'œstrogénothérapie substitutive *ne* diminuait *pas* l'incidence de crise cardiaque chez les femmes déjà atteintes de cardiopathie, et même qu'elle accroissait effectivement le risque pendant quelque temps. Ces résultats ont à coup sûr refroidi l'enthousiasme des membres de la profession médicale à prescrire du Premarin, durant les années 1990[95].

Mais il y a aujourd'hui un nouvel élément dans la relation œstrogène-cœur que les scientifiques soupçonnaient depuis longtemps. En 2006, une analyse des données de la Nurses' Health Study, corédigée par la Dre JoAnn Manson, qui était aussi l'une des principales chercheuses dans l'étude de la WHI, a permis de découvrir que les infirmières qui avaient commencé à suivre une hormonothérapie substitutive à l'époque de la ménopause présentaient en fait une diminution d'environ 30 % du risque de maladie cardiaque, comparativement aux femmes qui ne prenaient pas d'hormones[96]. Par contre, on n'a relevé aucun effet positif chez les infirmières qui avaient commencé une HTS 10 ans ou plus après la ménopause. L'étude n'indiquait aucune différence entre celles qui prenaient uniquement de l'œstrogène et celles qui la prenaient en combinaison avec un progestatif synthétique. Au cours de cette étude, on a aussi procédé à une nouvelle analyse des données de la WHI et confirmé que le risque de problèmes cardiaques augmentait chez les femmes ayant commencé une HTS 10 ans ou plus après la ménopause. (On a observé une augmentation de 22 % chez celles qui ont commencé à suivre une HTS 14 à 19 ans après la ménopause.) Mais celles qui l'avaient commencée moins de deux ans après leur dernière période menstruelle ont connu une diminution du risque de maladie cardiaque de l'ordre de 11 %. Chose encore plus frappante, dans la section de la WHI publiée en 2006, portant sur la prise unique d'œstrogènes, on a trouvé chez les femmes ayant commencé une HTS entre 50 et 59 ans une diminution du risque de maladie cardiaque de l'ordre de 44 %.

Les conclusions de cette dernière étude paraissent logiques quand on considère l'immense corpus de recherches ayant démontré que l'œstrogène a un effet bénéfique sur le cœur et les vaisseaux sanguins (au moins chez les femmes plus jeunes). Voici un résumé des effets bénéfiques documentés de l'œstrogène sur la santé du cœur et des vaisseaux sanguins.

- L'œstrogène a un effet cardioprotecteur sur les vaisseaux sanguins et contribue à la dilatation des artères coronariennes (afin qu'elles ne se contractent pas de façon inopportune[97]). Il modifie directement et normalise la fonction de l'endothélium et du muscle lisse vasculaire.
- Il a un impact positif sur les lipoprotéines, le cholestérol et le taux de fibrine, en plus de contrer certains effets négatifs liés au métabolisme des lipides.
- Il diminue la rétention endothéliale du LDL par les artères coronaires[98].
- On a utilisé l'œstrogène comme solution de rechange aux médicaments qui font baisser le taux de cholestérol, telles la lovastatine et la pravastatine. La combinaison de l'œstrogénothérapie et d'une pravastatine pourrait même augmenter l'effet sur le cholestérol et les lipoprotéines[99].

La nouvelle analyse en 2006 des données de la WHI et de la Nurses' Health Study est décidément fascinante et encourageante — et elle contribue certainement à dissiper un peu la confusion créée par les études précédentes. En dépit de ces nouvelles données, toutefois, je ne prescrirais toujours pas l'HTS à quiconque dans le seul but de prévenir la cardiopathie. Il y a trop d'autres facteurs à considérer, dont le cancer du sein et le risque d'AVC. Comme toujours, les femmes et leur médecin doivent évaluer la question de l'HTS en tenant compte de leur intuition et de la sagesse du corps.

AIMER ET RESPECTER SON CŒUR AU MITAN DE LA VIE

L'énergie de l'amour, de l'enthousiasme, de la joie et de la passion anime véritablement votre cœur. Pour garder un cœur en santé, vous devez avoir un but, une passion, une raison de vivre.

De nombreuses femmes développent une maladie du cœur dès que, pour un certain nombre de raisons, elles cessent d'avoir le «cœur à l'ouvrage» ou le goût de vivre. Une patiente de 85 ans en bonne santé, qui ne présentait aucun signe de maladie du cœur, m'a confié récemment qu'elle ne pensait pas rester vivante encore bien longtemps. Son mari âgé de 90 ans, qui souffrait d'une maladie du cœur, avait été hospitalisé et n'avait pu recouvrer la santé par la suite. Cette femme m'a dit : « Nous sommes mariés depuis 70 ans. Je ne pourrais vivre sans lui. » Il est bien connu que les vieux conjoints meurent souvent à quelques semaines d'intervalle. Même dans la profession médicale, on appelle cela « mourir le cœur brisé ou mourir de chagrin ».

Au mitan de la vie, plus qu'à toute autre période, notre cœur nous rappelle de prendre soin de nous. Il ne faut pas oublier que pour chaque comportement — qu'il soit favorable ou nuisible pour la santé — correspondent des émotions qui sont traitées par le cœur et le système cardiovasculaire en entier. Et derrière chaque émotion se cache une croyance — une perception de la réalité. Les pensées et les croyances orientées vers l'amour et l'estime de soi favorisent la santé et le bien-être ainsi que le choix d'un mode de vie qui leur sont propices. Plus les femmes prennent vraiment soin d'elles-mêmes, meilleure est leur santé.

Les émotions avec lesquelles nous ne pouvons pas composer directement et avec élégance entrent dans nos corps et déterminent nos comportements, de façon pure et simple. Au mitan de la vie, il nous est impossible d'ignorer cette vérité.

Même si l'on dit que « notre cœur est notre demeure », selon mon expérience, notre demeure est aussi le lieu où notre cœur peut se briser le plus souvent. L'un des plus grands défis du mitan de la vie consiste à se retrouver. Le seul moyen d'y parvenir est de se permettre d'aller « au cœur » même de la question — et les émotions nous y conduisent tout droit. Trop de femmes cherchent dans les dépendances — à la nourriture, à l'alcool, à la cigarette, dans l'excès ou le manque d'exercice et dans les drogues douces — un moyen pour éviter de ressentir certains sentiments qui les ramèneraient à la maison. C'est uniquement en trouvant notre équilibre émotionnel que nous pourrons nous sentir « chez nous », intérieurement. Lorsque nous aurons compris ce qu'est l'équilibre émotionnel, nous serons disposées à adopter (et à conserver !) un régime alimentaire sain, un programme de suppléments et d'exercice qui favoriseront la santé de notre cœur. C'est la seule façon d'y parvenir. Bien que je vous suggère de suivre les directives en matière d'alimentation et d'exercice dont je vous ai fait part, je crois qu'il est encore plus important d'apprendre ce qu'est l'amour et l'acceptation de soi. Ce voyage de retour chez soi est toujours intense et souvent pénible, mais il en vaut toujours la peine, aussi.

L'une de mes amies périménopausées, dont la mère était affligée d'une maladie mentale et qui était consciente d'avoir utilisé la nourriture pour faire face à la situation démesurée d'avoir à prendre soin de sa mère et de ses jeunes frères et sœurs, m'a raconté que le jour de ses 43 ans, elle a enfin pu se permettre de ressentir la peine qu'elle avait refoulée au cours de son enfance, avant de s'en libérer. Elle m'a dit : «Je me souviens de la première fois où je me suis assise dans le bureau de ma thérapeute : ce jour-là, j'ai accepté de ressentir le sentiment de panique et de terreur que j'éprouvais à l'idée de connaître un jour peut-être le même sort que ma mère. C'est à ce moment que j'ai compris pourquoi les gens aux prises avec de graves problèmes de poids n'arrivent pas, bien souvent, à perdre ces kilos en trop — ou alors pourquoi ils les reprennent aussitôt. Ils aiment encore mieux être boulimiques et obèses que de se laisser aller à éprouver la peine et le désespoir profonds qui les habitent.» Heureusement, mon amie est animée d'une grande foi, et avec l'aide de Dieu, elle s'est donné la permission d'exposer ses vieux sentiments au grand jour — un processus qui a nécessité plusieurs mois et beaucoup de larmes.

Elle a pu y arriver, selon elle, parce qu'aucun symptôme ne s'est manifesté au cours de sa ménopause. Elle n'utilise plus la nourriture pour réprimer ses émotions, et elle a conservé un poids stable depuis plus de 10 ans. La seule façon d'en sortir était de plonger!

Au mitan de votre vie, que vous soyez ou non aux prises avec des symptômes cardiaques — tels que des palpitations, de l'hypertension, un taux de cholestérol élevé, des douleurs à la poitrine, à la mâchoire ou au bras ou tout autre symptôme de cardiopathie —, ou que vous vouliez simplement prévenir la maladie du cœur, vous vous devez d'apprendre le langage de votre cœur.

LES ANIMAUX DE COMPAGNIE FAVORISENT L'OUVERTURE DU CŒUR

L'une des premières choses que j'ai faites après le départ de mon mari a été de me rendre dans un refuge pour animaux et d'y recueillir deux chats ; je désirais poser ce geste depuis très longtemps, mais mon mari était allergique aux chats. Il y a peu de choses qui m'ont fait autant de bien sur le plan de la santé que mes deux chats, Buddy et Francine. L'une de mes amies de New York, qui était parvenue elle aussi au mitan de sa vie — une professionnelle qui occupe un poste comportant de nombreuses responsabilités —, a fait récemment l'acquisition d'un chien. Elle m'a dit : « C'est bien vrai que le bonheur, c'est un chiot affectueux. C'est merveilleux de se réveiller chaque matin et de recevoir autant d'amour inconditionnel ! Tout le monde dans l'immeuble l'adore. Et quand je l'emmène en promenade, je me fais plusieurs nouveaux amis ! » La littérature scientifique, traitant des bienfaits pour la santé que nous procurent les animaux de compagnie, prouve sans l'ombre d'un doute que l'amour inconditionnel des animaux touche littéralement nos cœurs et les guérit.

Même si les animaux ne peuvent nous offrir tout le soutien dont nous avons besoin en tant qu'humains, ils nous tiennent compagnie et nous procurent la sécurité ainsi que le sentiment d'être utile. Ils nous aident aussi à établir des liens avec les gens qui nous entourent et à diriger notre attention vers le monde extérieur — ce qui est très utile pour combattre la dépression. Larry Dossey, un médecin spécialiste qui a effectué des recherches exhaustives sur le pouvoir de guérison de la prière, compare les animaux de compagnie à des « prières à quatre pattes ».

La présence d'un animal de compagnie est associée à une baisse de la réactivité cardiovasculaire — cela signifie que cette présence nous aide à stabiliser nos vaisseaux sanguins et notre rythme cardiaque. On a découvert que la cadence cardiaque ralentissait et la pression artérielle s'abaissait lorsqu'une personne était auprès de son animal de compagnie. Ceci se traduit par des milliers de battements de cœur en moins au fil des mois et des années, ce qui peut ralentir le développement de l'artériosclérose. Une recherche effectuée au

Brooklyn College a montré que la présence d'un animal de compagnie permettait de ralentir le rythme cardiaque même chez les personnes très stressées possédant une personnalité très forte de type A[100].

Les animaux de compagnie, quelle que soit leur espèce, font baisser la pression artérielle. Il a été démontré que le fait de caresser un chien avait abaissé la pression artérielle d'étudiants universitaires en santé, de personnes âgées hospitalisées, et d'adultes souffrant d'hypertension. La pression artérielle des propriétaires d'oiseaux chute de 10 points en moyenne lorsqu'ils parlent à leur animal. Regarder un poisson dans un aquarium abaisserait la pression artérielle à un niveau inférieur à celui d'une personne qui se repose. La recherche a aussi révélé que des enfants assis tranquillement et en train de lire ont une pression artérielle plus basse lorsqu'un chien est présent dans la pièce[101].

On a établi un lien entre le soutien de ces compagnons et l'augmentation de l'espérance de vie de personnes aux prises avec une coronaropathie, et ce, indépendamment de la situation familiale et du contexte de vie de ces dernières. Le Dr Aaron Katcher et la Dre Erika Friedmann, chercheurs à l'Université de Pennsylvanie, ont découvert que les personnes ayant des animaux de compagnie vivent plus longtemps après avoir subi une crise cardiaque que celles qui n'en ont pas[102]. Des recherches subséquentes menées sur des sujets ayant été victimes d'un infarctus ont montré que le taux de décès dans le groupe de sujets qui possédaient des animaux de compagnie correspondait au cinquième du taux de mortalité des personnes qui n'en avaient pas[103]. Si vous ne pouvez avoir votre propre animal, devenez bénévole dans un refuge pour animaux ou rendez visite à des amis qui ont des animaux. Ces derniers jouent le rôle de « tonique cardiaque », sans les effets secondaires.

L'INTELLECT CROIT SAVOIR, MAIS LE CŒUR L'EMPORTE TOUJOURS

Il m'a fallu la moitié d'une vie pour acquérir cette certitude : l'intellect existe pour être au service de la sagesse du cœur. Or notre société, axée sur l'intellect, essaie de nous faire croire que c'est exactement le contraire. Alors, nous attendons le prochain médicament ou la prochaine révolution technologique en pensant que cela nous sauvera. Mais au final, la sagesse du cœur l'emporte toujours.

Tous les médicaments et toute la technologie du monde ne peuvent raccommoder un cœur brisé ou guérir quelqu'un qui a perdu le goût de vivre. Le signal de l'électrocardiogramme du cœur est 60 fois plus fort que celui de l'électroencéphalogramme des ondes cérébrales. Alors, quand il y a un conflit entre l'intellect et le cœur, le cœur l'emporte toujours. Et la seule façon de soigner les vrais malaises du cœur est de les ressentir pleinement, d'avoir foi en un pouvoir qui nous dépasse, et de vivre sa vie avec vigueur.

Ma prescription pour prévenir et guérir la maladie cardiaque

- Comprenez que le cœur peut se guérir lui-même, pour peu qu'on lui donne l'espace et la permission de ressentir ce qu'il a besoin d'éprouver.
- Acceptez avec courage et compassion d'entrer dans les zones de votre cœur qui ne sont pas encore guéries. Une fois que vous aurez développé une intimité avec vos propres souffrances et que vous vous serez engagée à les guérir, vous finirez par connaître la joie, laquelle constitue votre état naturel. De plus, vous découvrirez que vous avez beaucoup plus de facilité à ouvrir votre cœur aux autres. Votre présence même fera partie du processus de guérison, car chaque personne autour de vous réalisera qu'elle n'est pas seule et qu'elle est digne, elle aussi, d'être pleinement acceptée.
- Pourquoi certaines personnes ouvrent leur cœur et entreprennent un travail de guérison, tandis que d'autres n'en font rien? Cette question relève du Grand Mystère. Gardez tout de même compassion et espoir, même si vous n'en ressentez qu'une faible lueur.
- Au lieu d'assumer l'impossible fardeau de croire que c'est notre responsabilité de régler les problèmes des autres, nous devons

nous souvenir que le plus grand cadeau que l'on puisse faire à quelqu'un c'est de lui offrir un cœur guéri, joyeux et compatissant. Cela reste, et restera toujours, un travail intérieur.

Que vous ayez ou non un animal de compagnie, un nouvel emploi ou un nouveau compagnon, le mitan de la vie est un temps de renaissance. Le cœur qui s'ouvre à cette époque est tendre, vert et neuf. Ne permettez pas qu'on le piétine. Apprenez à vous protéger ; demandez de l'aide et sachez la recevoir. Ouvrez votre cœur, prenez-en soin, et laissez-le vous ramener à la maison.

Épilogue

Le calme après la tempête

UN JOUR, DURANT L'HIVER QUI A SUIVI MON DIVORCE, JE ME SUIS LEVÉE à six heures afin de participer à ma séance d'exercices routinière à Portland. Bien que les prévisions météo aient annoncé de la pluie, je suis sortie... et je me suis retrouvée en plein milieu d'une tempête de neige, avec de gros flocons qui recouvraient le sol à un rythme de cinq centimètres à l'heure. Néanmoins, j'ai démarré la voiture et je me suis mise en route. Ce n'était pas mon premier hiver dans le secteur ouest de l'État de New York, j'étais une habituée de la «ceinture de neige». Tandis que je me dirigeais vers le sud, la visibilité devenant presque nulle, j'ai songé un instant à rebrousser chemin. Comme je suis de nature stoïque, j'ai continué, persuadée que le ciel s'éclaircirait bientôt. Tout à coup, l'auto a dérapé. Hors de contrôle, elle a tourné sur elle-même avant de s'élancer en direction du garde-fou. Je me suis cramponnée tout en me demandant si j'allais survivre quand les voitures qui approchaient viendraient heurter mon véhicule. Ma voiture a percuté le garde-fou recouvert d'un coussin de neige avant de s'immobiliser, et je me suis tout de suite recroquevillée anticipant la collision. Miraculeusement, les autos qui me suivaient ont eu le temps de s'arrêter. Abasourdie, j'ai hésité un instant puis j'ai mis le moteur en marche. J'ai pu reprendre l'autoroute et rouler lentement jusqu'à Portland. Comme j'entrais dans la ville, effectivement, le ciel s'était éclairci, et j'ai pu me rendre à mon cours. Les dommages causés à la voiture étaient surtout d'ordre esthétique — le pare-chocs arrière du côté gauche était brisé, sans plus. J'étais secouée, mais j'avais eu de la chance. J'aurais pu y rester.

On aurait dit une reconstitution rapide et brutale des étapes de ma périménopause, laquelle s'était achevée par l'éclatement de mon mariage et de certains aspects de ma personnalité qui devaient maintenant être éliminés si je voulais préserver ma santé et grandir. L'accident s'était produit presque un an jour pour jour après ma séparation et les procédures initiales de divorce. Pendant toute cette dernière année, ma personnalité et mon ancienne vie, tout comme ma voiture sur cette route glacée, avaient été les jouets d'une force irréductible. Malgré mes craintes, j'avais réussi à poursuivre ma route en comptant sur mes propres forces. Au moment de la rupture, j'avais eu le sentiment qu'une partie de mon être allait disparaître, mais j'ai compris plus tard que les dommages étaient plutôt superficiels — comme ceux qu'avait subis ma voiture. Ma vie ne correspondait plus à l'image idyllique que j'en avais naguère. Mais j'ai découvert qu'une seule chose réellement significative avait été brisée : l'illusion secrète et rassurante qu'un élément quelconque ou une autre personne pouvaient et devaient me soustraire à la vie qui m'était destinée. Après 24 ans de mariage, j'avais réussi à passer une année sans un homme à mes côtés. J'avais survécu malgré mon chagrin et d'intenses souffrances, j'avais découvert que je pouvais subvenir à mes besoins et à ceux de mes enfants, et bien qu'encore ébranlée, j'étais beaucoup plus brave qu'avant.

Le lendemain de mon accident, en ouvrant les yeux, j'ai aperçu mes deux chats endormis au pied de mon lit. C'était une magnifique journée ensoleillée. Oui, j'étais seule à la maison. Oui, mon nid était vide. Mais il y avait plus d'amour et de joie dans mon cœur et plus de projets dans ma tête qu'il n'y en avait eu pendant toute l'année qui venait de s'écouler. J'étais libre, et pour la première fois, je pouvais faire de ma vie ce que je voulais au lieu d'essayer de faire plaisir aux autres — parents, enseignants, mari ou enfants.

Au plus profond de mon être, je savais que je devais apprécier ces tout nouveaux moments de solitude chez moi, car ils pourraient bien ne pas durer toujours. Si je rencontre un homme avec qui je peux vraiment être moi-même, un homme avec qui je peux partager autant ma vulnérabilité que mes compétences et apprécier chez lui le même «bouquet» de qualités, alors oui, je serais heureuse d'avoir de nouveau un partenaire. Pour l'instant, toutefois, je sais que ce qui importe est de développer une relation avec moi-même. Je ne peux plus désormais me perdre dans une relation avec une autre personne ou encore faire passer le bien-être de quelqu'un avant le mien. Voilà pourquoi, en cette période de transition, je goûte chaque coucher de soleil et je m'éveille chaque matin en songeant à toutes ces possibilités, à toutes ces nouvelles aventures qui m'attendent.

Que je trouve ou non ce compagnon de vie un jour, je sais que je ne suis pas seule. Et vous ne l'êtes pas non plus, que vous soyez mariée ou non, que vous ayez des enfants ou que vous viviez en communauté. Vous et moi faisons partie d'un groupe important de femmes douées, saines et sûres d'elles-mêmes, qui sont en train de redéfinir la féminitude au mitan de la vie, autant sur les plans physique, émotionnel, financier que spirituel. Tout ce qui nous passionnait à l'adolescence revient en force aujourd'hui. Mais cette fois-ci, nous avons les compétences, les contacts et l'esprit nécessaire pour donner libre cours à nos passions et réaliser nos rêves. Lorsque nous acceptons pleinement l'état d'esprit particulier que nous développons au mitan de la vie, non seulement nous reprenons confiance en nous-mêmes, mais nous faisons en plus partie d'un groupe puissant avec lequel la société devra désormais tenir compte.

Dans la première édition de ce livre, j'ai écrit : «Chaque matin, je me regarde dans le miroir, et j'aime la femme que je voie. J'aime sa force physique et émotionnelle ainsi que son cœur compatissant, un cœur qui a été brisé, mais qui retrouve aujourd'hui le courage d'aimer de nouveau — si (et seulement si) je peux rencontrer une personne capable de m'aimer sans exiger que je sacrifie une partie de mon être.» Aujourd'hui, six ans après avoir écrit ces mots, j'ai enfin trouvé cet être spécial qui peut m'aimer sans compromis. C'est moi ! Il m'a fallu du temps, mais après avoir finalement appris à accepter, à célébrer et à apprécier vraiment qui j'étais, j'ai, bien sûr, aussi trouvé un homme merveilleux qui est fier de moi et qui sait aussi me célébrer. J'ai dû changer intérieurement pour que cela se reflète à l'extérieur dans une véritable relation. C'est toujours ainsi. Il n'y a pas d'exceptions.

Nous nous éveillons ensemble, vous et moi. Si des gens vous disent que les passions qui remuent chaque fibre de votre être ne sont que des tempêtes hormonales, ne les écoutez pas. Si l'on vous dit que vous demandez la lune et que vous devriez être plus « réaliste », balayez ces propos du revers de la main. Vos passions sont réelles, et vous devez en tenir compte. Mais ne paniquez pas si vous ressentez de la douleur. Chaque fois que nous donnons naissance à quelque chose d'important — comme cette nouvelle relation avec notre âme, que nous avons la capacité de développer au mitan de la vie —, nous éprouvons d'abord les douleurs de l'accouchement. Vous n'êtes pas tenue d'opérer cette transition du jour au lendemain. Vous disposez de mois et même d'années pour le faire.

N'oubliez jamais que la grande sagesse de la vie se manifeste à la ménopause. C'est un immense pouvoir. Même si les grands médias ont tout fait pour occulter l'existence des femmes parvenues au mitan de leur vie, nous arrivons à un tournant. Nous sommes nombreuses, et nous prenons conscience de notre pouvoir. Peu de gens se doutent de tout ce que nous pouvons accomplir tandis que nous évoluons dans nos entreprises, nos églises, nos clubs et nos familles, et que tranquillement et pacifiquement, tels des missiles furtifs, nous entreprenons de tout améliorer.

Qu'arrivera-t-il quand chacune de nous, à sa manière, refusera de dire les répliques qu'on lui a préparées et de tenir le rôle qu'elle a hérité des générations précédentes — ces femmes qui ont fait de leur mieux, mais dont les rôles aujourd'hui sont complètement dépassés, tel celui que j'avais choisi de jouer dans mon mariage dans les années 1970 ?

En 2008, on a estimé que les femmes âgées de 50 à 65 ans constituaient le groupe démographique le plus important aux États-Unis. Et pour la première fois dans l'Histoire, l'argent que nous utilisons est celui que nous avons nous-mêmes gagné. Qu'arrivera-t-il lorsque toutes ces femmes découvriront qu'elles possèdent un pouvoir qui a toujours été là, mais qu'on avait caché à leur mère et à leur grand-mère ? Qu'arrivera-t-il lorsque, en raison de notre supériorité numérique et du contexte de nos années de formation, nous nous éveillerons et réaliserons que les gens que nous attendions n'étaient autres que nous-mêmes ? À mesure que nous exprimerons notre force, autant sur les plans physique, mental qu'économique, et que nous investirons notre argent et notre énergie dans nos idéaux, le monde changera. Il reflétera notre sagesse féminine, sagesse dont toutes les femmes, tous les hommes, tous les enfants, tous les êtres vivants sur cette planète pourront profiter.

Ressources

Note : Les numéros de téléphone ainsi que les adresses mentionnés dans cette section étaient valides, lors de la publication de la version anglaise du livre.

Ressources générales

Ressources de la Dre Christiane Northrup pour la santé des femmes

Dre Christiane Northrup, F.A.C.O.G., Post Office Box 199, Yarmouth, ME 04096, site Web : **www.drnorthrup.com**.

Le site interactif de la Dre Northrup (www.drnorthrup.com) est le meilleur endroit pour obtenir de l'information régulièrement mise à jour sur ses conférences et autres ressources. La Dre Northrup est toujours heureuse de recevoir vos lettres. Elle répond à plusieurs questions de ses lectrices dans son bulletin mensuel : *The Dr. Christiane Northrup Newsletter*. (*Voir plus loin.*)

Textes éducatifs et médicaux pour les femmes

Women's Bodies, Women's Wisdom: Creating Physical and Emotional Health and Healing (Bantam, 2006)

Ce livre révolutionnaire, qui a été révisé en profondeur, présente de l'information actuelle sur tous les problèmes de santé des femmes. Avec un tirage de 1,2 million d'exemplaires, et traduit en 11 langues, on a dit du premier ouvrage de la Dre Northrup qu'il incarnait « la médecine contemporaine à son meilleur», alliant les nouvelles technologies, les remèdes naturels et les miraculeux pouvoirs d'autoguérison du corps.

Mother-Daughter Wisdom: Understanding the Crucial Link Between Mothers, Daughters, and Health (Bantam, 2005)

La Dre Northrup explique dans ce livre comment la relation mère-fille influence profondément l'état de santé et le bien-être d'une femme durant toute son existence. Nos croyances les plus profondément enracinées sur nous-mêmes en tant que femmes viennent de nos mères, car elles sont nos premiers et plus puissants modèles féminins. Notre comportement relationnel — avec la nourriture, nos enfants, nos partenaires et nous-mêmes — reflète ces croyances. La Dre Northrup explique dans ce livre qu'après avoir compris ces liens mère-fille, nous pouvons rebâtir notre santé, quel que soit notre âge, et léguer un héritage durable et positif à la prochaine génération.

Lettre électronique mensuelle de Women's Health Wisdom

Dans sa lettre électronique mensuelle, la Dre Northrup propose un forum où les lectrices peuvent discuter de solutions naturelles, sécuritaires et efficaces à certains problèmes de santé des femmes. Avec la compassion qui la caractérise, elle présente l'information la plus récente sur différents sujets, depuis les moyens d'atténuer les bouffées de chaleur jusqu'au choix d'aliments santé. Elle répond également aux questions des lectrices sur la santé, témoigne des réussites personnelles de ces dernières, et suggère certains livres. Les abonnées ont aussi accès à toute une gamme de produits et de services conçus pour aider les femmes à vivre mieux et en santé. Sur le site **www.drnorthrup.com**.

Le bulletin de la Dre Christiane Northrup

Le bulletin mensuel de la Dre Northrup couvre une série de sujets, tels que la sexualité et la ménopause ainsi que du lien entre la santé physique et la santé financière. Pour chacune de ces questions, la Dre Northrup fournit des articles, recommande des lectures, et donne des trucs utiles pour connaître son corps, nourrir son âme, et découvrir comment «la santé véritable vient de l'intérieur». Elle répond aussi aux questions des lectrices et donne la parole à des invitées célèbres, telles que les Dres Louise Hay, Terah Kathryn Collins et Caroline Myss. Consultez le site **www.drnorthrup.com**, ou le site de Hayhouse : **www.hayhouse.com** (800 654-5126 ou 760 431-7695).

CARTES DE GUÉRISON

La sagesse des femmes : cartes de guérison. Un jeu de 50 cartes accompagné d'un guide d'utilisation.

La sagesse des femmes : cartes de guérison a été créé par la Dre Christiane Northrup afin d'aider les femmes à s'épanouir, à voir clair et à connaître le succès dans les cinq principaux domaines de la vie : fertilité et créativité, association, nourriture et soins, expression personnelle, et éveil du cœur et de l'esprit. Le jeu de cartes est accompagné d'un guide de 50 pages, qui propose une variété de moyens pratiques pour obtenir de l'information de façon intuitive et réaliste sur un certain nombre de questions. Consultez le site **www.AdA-inc.com**.

AUDIOCASSETTES

Les programmes de la Dre Northrup sur audiocassettes sont tous offerts sur le site **www.drnorthrup.com**, ou sur le site de Hayhouse : **www.hayhouse.com** (800 654-5126 ou 760 431-7695).

Mother-Daughter Wisdom: Creating a Legacy of Physical and Emotional Health

La Dre Northrup propose une version abrégée de son livre *Mother-Daughter Wisdom*, dans lequel elle traite des liens transmis de génération en génération, qui modèlent notre bien-être physique, mental et spirituel.

Intuitive Listening: How Intuition Talks Through Your Body

Six programmes audio sur CD des Dres Christiane Northrup et Mona Lisa Schulz.

Les Dres Northrup et Schulz vous aident à accéder à votre guide intérieur par la compréhension du langage corporel. Le programme couvre divers sujets, tels que le système immunitaire, le système endocrinien et la santé hormonale, la saine digestion, le système structural, ainsi que le cerveau et l'esprit.

Igniting Intuition: Unearthing Body Genius — Six Ways to Create Health, Happiness, and Almost Everything Else in Your Life

Six audiocassettes des Dres Christiane Northrup et Mona Lisa Schulz.

Les Dres Christiane Northrup et Mona Lisa Schulz vous fournissent des outils de croissance personnelle puissants, énergisants et régénérateurs — elles vous expliquent comment mettre à profit le langage unique et intuitif de votre corps pour favoriser votre guérison sur les plans physique, psychique et spirituel. Les Dres Northrup et Schulz, qui cumulent une pratique combinée de plus de 30 ans, décrivent les 7 centres émotionnels associés aux principaux organes du corps et montrent comment la santé et la maladie fournissent des renseignements utiles pour changer sa vie. Avec sagesse et intelligence, elles vous apprennent à reconnaître les comportements associés aux maladies afin que vous puissiez améliorer l'état même de vos cellules en changeant vos pensées, vos relations humaines et vos activités.

Déclencher l'intuition

Deux audiocassettes des Dres Christiane Northrup et Mona Lisa Schulz.

Les Dres Schulz et Northrup fournissent des notions de base sur l'intuition pour nous aider à comprendre comment celle-ci fait partie intégrante du corps et du cerveau.

Chapitre 2
Le cerveau s'embrase à la ménopause

Émotions toxiques et pardon

Suggestions de lecture

Hay, L. L. *Heal Your Body: The Mental Causes for Physical Illness and the Metaphysical Way to Overcome Them*, Carlsbad, CA, Hay House, Inc., 1998.

Levine, S. *Healing into Life and Death*, New York, Doubleday and Co., Inc., 1989.

Luskin, F. *Forgive for Good*, San Francisco, HarperSanFrancisco, 2002.

Northrup, C. *Women's Bodies, Women's Wisdom*, New York, Bantam Books, 2006.

Chapitre 3
Se retrouver

Création intentionnelle

Jerry et Esther Hicks
(830 755-2299; www.abraham-hicks.com)

Les livres et les audiocassettes publiés par Jerry et Esther Hicks contiennent des messages spirituels sur différents sujets, par exemple, sur la manière de créer de façon délibérée ou de découvrir votre objectif de vie ainsi que la valeur de vos relations interpersonnelles. J'apprécie leur matériel et je l'ai utilisé pendant des années.

Feng Shui

Suggestions de lecture

Collins, T. K. *The Western Guide to Feng Shui: Creating Balance, Harmony and Prosperity in Your Environment*, Carlsbad, CA, Hay House, 1996.

Collins, T. K. *The Western Guide to Feng Shui: Room by Room*, Carlsbad, CA, Hay House, 1999.

Écriture proprioceptive

Proprioceptive Writing Center
(212 213-5402 ; www.pwriting.org)

L'écriture « proprioceptive » (PW) est une pratique d'écriture qui permet d'explorer la psyché en utilisant simultanément l'intellect, l'intuition et l'imagination. Après avoir enseigné pendant 10 ans l'écriture à des étudiants universitaires, Linda Trichter Metcalf, Ph.D., et Tobin Simon, Ph.D., ont mis au point cette méthode, il y a 20 ans. J'ai travaillé avec eux, individuellement et en groupe, pendant sept ans. Des ateliers sont offerts au centre à New York et en ligne (individuels et en groupe).

Chapitre 4
Moi, ménopausée ? Impossible... n'est-ce pas ?

Médecins ayant une approche holistique

American Holistic Medical Association (AHMA)
(505 292-7788 ; www.holisticmedicine.org)

L'AHMA (fondée en 1978) est une organisation regroupant des médecins agréés, des docteurs en médecine ostéopathique ainsi que des étudiants en médecine en voie de recevoir leur doctorat. Toutes les disciplines médicales sont représentées. Le site de l'AMHA contient un répertoire en ligne de médecins ainsi qu'un guide pour vous aider à choisir un praticien holistique.

Analyse hormonale pour la fonction surrénale et ovarienne

Genova Diagnostics
(800 522-4762 ou 828 258-0621 ; www.gdx.net)

Genova (anciennement Great Smokies Diagnostic Laboratory) offre des analyses d'hormones par voie salivaire ainsi que toute une gamme d'analyses des fonctions permettant d'évaluer la santé des intestins, du système cardiovasculaire, et plus encore. Vous pouvez aussi vous procurer une série de trousses, d'articles, de résumés analytiques ainsi que diverses publications sur la méthodologie des analyses, les applications cliniques et les types d'assistance offerts aux patients. Je recommande particulièrement la Women's Hormone Health Assessment (accessible sur le site www.gdx.net/home/assessments/womenshealth).

Pharmacies magistrales

Voir la section « Ressources » du chapitre 5.

DHEA (Déhydroépiandrostérone)

La DHEA de qualité pharmaceutique est offerte dans les pharmacies magistrales ou chez Emerson Ecologics (800 654-4432 ou 603 656-9778 ; www.emersonecologics.com).

Je recommande de prendre par voie sublinguale des capsules de 5 mg de DHEA fabriquées par Douglas Laboratories. Dose suggérée : un demi à un comprimé par jour, ou selon les directives.

Migraines et maux de tête

Progestérone bio-identique

Quelques gouttes de progestérone bio-identique concentrée (6 000 mg/30 ml de propylèneglycol), appliquées sur la peau sont parfois suffisantes pour stopper une migraine. Avec une ordonnance, vous pouvez obtenir cette préparation concentrée dans n'importe quelle pharmacie magistrale. (*Voir aussi la section « Ressources » du chapitre 5.*) Une crème ayant une teneur de 2 % de progestérone est également efficace, pourvu qu'on l'utilise pendant une à deux semaines avant la période menstruelle.

Grande camomille

La *Tanacetum parthenium* agit comme une aspirine. Cette plante inhibe les prostaglandines et previent ainsi les spasmes des vaisseaux sanguins qui déclenchent les migraines. Mygrafew, fabriqué par Nature's Way, contient 12 mg d'un extrait de camomille séchée (la feuille), libérant 600 µg de parthénolides (normalisé à 5 % de parthénolide). Le dosage recommandé est de un comprimé par jour. Offert chez Emerson Ecologics (800 654-4432 ou 603 656-9778 ; www.emersonecologics.com).

Chapitre 5
L'hormonothérapie substitutive

Voir ci-dessus la section « Ressources » du chapitre 4, pour obtenir de l'information sur l'analyse hormonale.

Une hormonothérapie substitutive personnalisée

Plusieurs médecins et de nombreux pharmaciens dirigeant des pharmacies magistrales travaillent de concert avec leurs patientes afin de procurer à ces dernières des hormones de remplacement à dosage personnalisé. Informez-vous auprès de votre médecin au sujet de ces soins sur mesure. Il ou elle pourra travailler avec un pharmacien d'une pharmacie magistrale qui s'y connaît. Pour trouver une pharmacie qui reçoit des ordonnances individualisées, communiquez avec les organismes suivants :

International Academy of Compounding Pharmacists (IACP)
(800 927-4227 ou 281 933-8400 ; www.iacprx.org)

L'IACP (connu anciennement sous le nom de Professionals and Patients for Customized Care, ou P2C2) est un organisme sans but lucratif regroupant plus de 1 300 titulaires d'une pharmacie magistrale dans tous les États-Unis. Le site Web de l'IACP vous permettra de localiser une pharmacie magistrale tout près de chez vous.

American Hormones, Inc.
(800 801-5777 ou 845 296-1973 ; www.americanhormones.com)

Cette pharmacie magistrale a été fondée par la Dre Erica T. Schwartz, experte renommée dans le domaine des hormones naturelles. L'entreprise American Hormones offre des hormones pharmaceutiques de haute qualité qu'elle expédie partout dans le monde. Vous trouverez des informations détaillées sur les hormones bio-identiques en consultant le site Web de cette entreprise.

Pour plus d'information sur la thérapie hormonale individualisée, contactez :

Natural Woman Institute (NWI)
(www.naturalwoman.org)

Le Natural Woman Institute a été fondé par Christine Conrad, auteure de *A Woman's Guide to Natural Hormones* (Perigee, 2000). Le NWI dispose d'une banque de données à l'échelle nationale des médecins et autres praticiens prescrivant des hormones naturelles bio-identiques.

La crème à base de progestérone

On peut se procurer la crème contenant 2 % de progestérone à divers endroits. J'ai personnellement essayé les préparations suivantes et j'estime qu'elles sont d'une efficacité et d'une qualité équivalentes.

Pro-Gest Cream, d'Emerita. C'est la première marque de crème que j'ai utilisée et recommandée. Elle est en vente chez Emerson Ecologics (800 654-4432 ou 603 656-9778 ; www.emersonecologics.com).

On peut se procurer de la progestérone bio-identique sous forme de capsules et de suppositoires, ou en timbres transdermiques dans toutes les pharmacies magistrales. On en trouve également dans les pharmacies courantes sous le nom de Prometrium ou de gel vaginal Crinone.

Chapitre 6
Aliments et suppléments pour faciliter la transition ménopausique

Les herbes médicinales

Il est possible de se procurer plusieurs suppléments d'herbes médicinales de qualité. Voici une liste de quelques-uns de mes fournisseurs préférés.

Fournisseurs

Avena Botanicals
(866 282-8362 ou 207 594-0694 ; www.avenabotanicals.com)
Pour des herbes médicinales biologiques séchées (format de 85 g).

Blessed Herbs
(800-489-4372 ; www.blessedherbs.com)
Pour acheter des herbes en vrac.

Emerson Ecologics
(800 654-4432 ou 603 656-9778 ; www.emersonecologics.com)
Emerson Ecologics fournit des suppléments nutritionnels de très haute qualité, des antioxydants, des vitamines, des minéraux, des herbes médicinales, des extraits de plantes normalisés, des aliments verts et des acides gras essentiels provenant des plus grands fabricants de suppléments alimentaires au monde.

Produits spécifiques à base de plantes

Phytoestrin. Cette préparation botanique entièrement naturelle contient des phytoestrogènes provenant de cinq sources différentes. On y trouve des isoflavones de soja, de l'actée à grappes noires, du *Vitex* (ou gattilier), de la racine de réglisse et du dong quai. Elle est offerte chez USANA (888 950-9595 ou 905 264-9863 ; www.usana.com).

Actée à grappes noires. Les Amérindiens utilisent le rhizome de la *Cimicifuga racemosa* depuis des centaines d'années un peu de la même façon que les Chinois utilisent le dong quai. On utilise cette plante pour traiter des affections ménopausiques attribuables à une insuffisance ovarienne en progression, de légers dysfonctionnements postopératoires suivant une ovariectomie ou une hystérectomie, le SPM et des perturbations menstruelles chez les adolescentes. On peut se procurer diverses préparations. Je recommande le Black Cohosh Standardized Extract, de Nature's Way (40 mg, trois fois par jour). Ce produit est offert chez Emerson Ecologics (800 654-4432 ou 603 656-9778 ; www.emersonecologics.com). Remifemin est une autre marque très populaire que l'on retrouve dans plusieurs magasins d'aliments naturels et pharmacies, de même que chez Emerson Ecologics. Commencez par un comprimé (20 mg par comprimé), deux fois par jour, ou suivez le mode d'emploi.

Gattilier. Femaprin est un produit fabriqué par Nature's Way à partir du gattilier séché. Un usage continu procure de meilleurs résultats. Il est offert chez Emerson Ecologics (800 654-4432 ou 603 656-9778; www.emersonecologics.com).

New Life Formula for Women est fabriqué par Sweet Annie Herbs à partir de ginseng sibérien, d'actée à grappes noires, d'angélique, de chardon, de réglisse, d'ortie, de trèfle violet, de framboisier, d'igname sauvage, de salsepareille, de dong quai, de mélisse, de patience frisée, de scutellaire et de gattilier. Il est offert chez Emerson Ecologics (800 654-4432 ou 603 656-9778; www.emersonecologics.com).

Women's Phase II (Vitanica) est un mélange de dong quai, de racine de réglisse, de bardane, d'agripaume et d'igname sauvage. Cette préparation a été élaborée par la Dre Tori Hudson, médecin naturopathe et professeure à la Bastyr University of Natural Health Sciences. Elle a été testée en clinique et s'est avérée utile pour atténuer plusieurs symptômes courants à la ménopause. On le trouve chez Emerson Ecologics (800 654-4432 ou 603 656-9778; www.emersonecologics.com).

Women's Menocaps (connu aussi sous l'appellation Women's Hormone Balance/Menopause Formula). Ces capsules contiennent des plantes de très haute qualité préparées de façon artisanale : le dong quai, la bardane, le *Vitex agnus-castus*, l'actée à grappes noires, l'agripaume et la réglisse. L'entreprise Wise Woman Herbals a été fondée par la Dre Sharol Tilgner, médecin et naturopathe qui élabore elle-même tous les produits de la compagnie et qui a été directrice de la pharmacie du National College of Naturopathic Medicine. On peut obtenir ces produits chez Emerson Ecologics (800 654-4432 ou 603 656-9778; www.emersonecologics.com).

Soja

Vous pouvez obtenir de l'information sur le soja en consultant le site Web **www.soyfoods.com**. L'objectif de ce site est de promouvoir la consommation d'aliments à base de soja partout dans le monde, en fournissant une information scientifique solide sur les bienfaits du soja pour la santé, des recettes culinaires éprouvées, de l'information nutritionnelle, et divers documents destinés aux consommateurs, aux diététiciens, aux journalistes, aux scientifiques ainsi qu'aux entreprises de fabrication d'aliments à base de soja.

Revival Soy Products. Vous pouvez obtenir ces produits de Physicians Laboratories (800 738-4825 ou 336 722-2337; www.revivalsoy.com). Voici quelques-uns des produits à base de soja qu'on y offre :

Revival Soy. De tous les nombreux produits à base de soja que l'on retrouve sur le marché, Revival est celui que je préfère. Il s'agit d'une boisson qui tient lieu de repas et qui contient 20 g de protéines et 160 mg d'isoflavones de soja par portion, soit l'équivalent de 6 portions de soja. Pour le même nombre de grammes, cette boisson contient plus d'isoflavones que le lait de soja, par exemple, tout simplement parce qu'elle est fabriquée à partir de fèves de soja complètes non génétiquement modifiées, et qu'elle est six fois plus concentrée que la plupart des autres produits à base de soja. Cet excellent substitut de repas à base de protéines ne vous fera pas prendre de poids ; il procure de nombreux bienfaits, autant aux hommes qu'aux femmes.

Revival Digestive Enzymes. Si vous souffrez régulièrement de constipation, de ballonnements ou de flatulences lorsque vous prenez du soja, utilisez ce supplément dont l'efficacité est 15 fois supérieure aux enzymes digestives les plus vendues.

Revival Soy Bars. Ces barres sont faites de noix de soja soufflées croquantes et mélangées à de la guimauve, à des grains de chocolat ou à des arachides. Voici les saveurs offertes : Smart-Carb Chocolate Peanut Paradise, Smart-Carb Chocolate Raspberry Zing, Smart-Carb Autumn Apple Frost, Peanut Chocolate Buddy, Peanut Pal, Chocolate Temptation, Apple Cinnamon Celebration et Marshmallow Krunch. Une portion équivaut à 6 portions habituelles de soja, et procure 160 mg d'isoflavones de soja (génistéine, daidzéine, glycitéine), 1 000 mg de saponines, et de 15 à 17 g de protéines de soja de qualité médicinale. Toutes les Revival Protein Bars sont exemptes d'huile hydrogénée et répondent aux critères de la FDA, quant à la réduction du cholestérol et du risque de maladie cardiaque. Les barres ordinaires contiennent de 28 à 32 g de glucides, selon la saveur, tandis que chaque Smart-Carb Bars ne contient que de 6 à 8 g nets de glucides.

DHA

Voir la section « Ressources » du chapitre 7.

Lin

Le Flax Council of Canada (204 982-2115 ; www.flaxcouncil.ca) s'efforce de fournir aux consommateurs des renseignements généraux sur le lin de même que de l'information plus spécialisée à l'intention des nutritionnistes, diététiciens, fabricants de produits alimentaires, industries et producteurs de lin.

FiProFlax (lin moulu). Moulues à froid par Health from the Sun, ces graines de première qualité ont une forte teneur en huile. Distribué par Emerson Ecologics (800 654-4432 ou 603 656-9778 ; www.emersonecologics.com).

Whole flax seed, de Cathy's Country Store, est un lin doré biologique. Offert chez Emerson Ecologics (800 654-4432 ou 603 656-9778 ; www.emersonecologics.com).

Dakota Flax Gold. Il s'agit d'une graine de lin biologique cultivée chez Heintzman Farms (888 333-5813 ou 605 447-5823 ; www.heintzmanfarms.com) dans le Dakota du Sud. Une « trousse pour débutant » est offerte, laquelle comprend un sac d'un kilo et demi de graines de lin et un broyeur électrique.

SUGGESTIONS DE LECTURE

BENNETT, M. *The Flaxseed Revolution: Nature's Source of Omega-3's, Lignans, and Fiber*, Vista, CA, Optimal Healthspan Publications, 1998.

MÉDECINE TRADITIONNELLE CHINOISE

Acupuncture. Le traitement seul — ou utilisé conjointement avec un traitement à base d'herbes médicinales — soulage très efficacement les bouffées de chaleur, l'insomnie, les sueurs nocturnes, l'anxiété, l'agitation, l'instabilité émotionnelle, la morosité, les crampes menstruelles et les saignements abondants. Idéalement, il serait bien que votre praticien vous réfère à un acupuncteur, mais à défaut d'en trouver un de cette façon, prenez contact avec l'American Association of Oriental Medicine (866 455-7999 ou 916 443-4770 ; www.aaom.org).

Herbes médicinales chinoises. La meilleure façon de vous procurer ces herbes est de consulter un bon praticien de médecine chinoise, mais s'il n'y en a pas dans votre région, vous pouvez commander vos plantes chez Quality Life Herbs (207 842-4929 ; www.qualitylifeherbs.com). Cette entreprise est dirigée par Fern Tsao (mon acupunctrice attitrée), et sa fille, Maureen. Toutes les deux connaissent très bien l'utilisation des herbes médicinales chinoises. Toutes les plantes mentionnées dans ce livre, ainsi que plusieurs autres, peuvent être expédiées par la poste par cette compagnie. Leurs produits répondent aux standards de qualité et d'efficacité les plus élevés qui existent. Des années durant, j'ai recommandé Fern à des patientes aux prises avec divers problèmes, et celles-ci ont obtenu d'excellents résultats.

Dong quai (aussi appelé dang gui, tang kuei, ou angélique). Le dong quai est à la base de presque toutes les préparations pour la ménopause, dont Joyful Change (*voir plus bas*), et il peut être pris indéfiniment. Parfois appelée « racine d'angélique », cette plante est vendue dans plusieurs herboristeries et magasins d'aliments naturels. On la retrouve aussi sous forme de capsule, de comprimé et de teinture, bien que je préfère éviter les teintures à base d'alcool. Les doses suggérées pour la plupart des préparations de dong quai offertes en vente libre sont probablement trop faibles pour être efficaces. On devrait pouvoir augmenter la dose sans problème, et prendre de quatre à cinq de ces petites pilules, deux fois par jour — mais il est toujours préférable de le faire sous la supervision d'un herboriste agréé ou d'un praticien de médecine chinoise. Il est possible de s'en procurer auprès d'Enzymatic Therapy (800 783-2286 ou 920 469-1313 ; www.enzy.com). On peut aussi trouver facilement les produits Enzymatic Therapy dans les magasins d'aliments naturels.

Joyful Change. Je recommande fortement cette préparation qui contient du dong quai, car elle agit à la source même des symptômes ménopausiques et aide à rééquilibrer le corps. La dose est de trois comprimés, deux fois par jour, avant les repas. En vente chez Quality Life Herbs (207 842-4929 ; www.qualitylifeherbs.com).

Yun Nan Bai Yao (aussi appelé Yunna Pai Yao). Cette formule médicamenteuse stoppe ou réduit les saignements abondants, mais il faut éviter de l'utiliser sur une longue période de temps. Elle ne s'attaque pas non plus à la racine du problème. Néanmoins, elle est fort utile pour contrôler temporairement le flux menstruel ou les saignements abondants si fréquents chez les femmes périménopausées. La dose recommandée est d'une à deux capsules, quatre fois par jour. En vente chez Quality Life Herbs (207 842-4929 ; www.qualitylifeherbs.com).

Xiao Yao Wan Plus (aussi connu sous l'appellation Soothing Flow). Ce supplément nutritionnel chinois aide les femmes aux prises avec des crampes menstruels, le SPM et certains symptômes typiques de la périménopause. Il contient un extrait de pivoine, un tonique renommé pour les femmes. La dose recommandée est de quatre ou cinq comprimés, quatre fois par jour, en commençant à les prendre deux semaines avant vos menstruations jusqu'au premier jour de vos règles. Il faut parfois compter trois mois avant d'en retirer tous les bienfaits. En vente chez Quality Life Herbs (207 842-4929 ; www.qualityherbs.com).

Chapitre 7
Le régime alimentaire de la ménopause

SUPPLÉMENTS ALIMENTAIRES

COENZYME Q_{10}

Dose recommandée : de 10 à 100 mg par jour. **CoQuinone 30,** d'USANA, contient 30 mg de coenzyme Q_{10} et 12,5 mg d'acide alpha-lipoïque par capsule. On trouve ce produit chez USANA (888 950-9595 ou 905 264-9863 ; www.usana.com). Je recommande également **Pure Coenzyme Q_{10}**, de Verified Quality, offert chez Emerson Ecologics (800 654-4432 ou 603 656-9778 ; www.emersonecologics.com).

Acide docasahexaénoïque (ADH)

La dose recommandée est de 100 à 400 mg par jour. Fabriqué à partir d'algues, Neuromins est le supplément d'ADH que je préfère. Le consommateur obtiendra plus d'information sur ce produit en communiquant avec le DHA Information Center (888 652-7246 ou 410 740-0081 ; www.dhadepot.com).

OptOmega. Ce mélange, composé d'huile de lin pressée à froid, de graines de tournesol et de citrouille biologiques et d'huile d'olive extra vierge, procure de fortes doses d'oméga-3 et d'oméga-6, lesquels favorisent la santé cardiovasculaire, améliorent le système immunitaire, l'acuité mentale et la qualité de la peau. Offert chez USANA (888 950-9595 ou 905 264-9863 ; www.usana.com).

Neuromins. Fabriqué par Nature's Way, ce produit est distribué par Emerson Ecologics (800 654-4432 ou 603 656-9778 ; www.emersonecologics.com).

Martek Biosciences Neuromins Products.
Martek's DHA Depot vend sur son site Web des Neuromins en gélules de 100 mg et de 200 mg, ainsi qu'un produit de 100 mg destiné aux enfants (888 OK-BRAIN ou 410 740-0081 ; www.dhadepot.com).

BiOmega-3 contient de l'acide docosahexaénoïque (ADH) et de l'acide eicosapentaénoïque (AEP) dérivés de l'huile de poisson d'eau froide. Offert chez USANA (888 950-9595 ou 905 264-9863 ; www.usana.com).

Multivitamines/Minéraux

Mon premier choix en matière de multivitamines est l'**USANA Health Pak 100** ou l'**USANA Essentials**, fabriqués par USANA Health Sciences, Inc. (888 950-9595 ou 905 264-9863 ; www.usana.com).

J'aime aussi le **Super Multi-Complex**, fabriqué par Verified Quality. Ce supplément composé d'oligoéléments, de minéraux et de vitamines comporte 28 ingrédients nutritifs essentiels, dont le cuivre et le bêta-carotène de source naturelle. Offert chez Emerson Ecologics (800 654-4432 ou 603 656-9778 ; www.emersonecologics.com).

Proanthocyanidines

Ces puissants antioxydants se retrouvent dans les pépins de raisin et l'écorce de pin. Pour connaître votre dosage de base, il est recommandé de calculer 1 mg pour chaque kilo de votre poids. Vous obtiendrez ainsi votre dose quotidienne que vous diviserez en trois portions — à prendre à différents moments de la journée. Après deux semaines, réduisez la dose et prenez de 40 à 80 mg par jour.

Proflavanol et Proflavanol 90 sont offerts par USANA (888 950-9595 ou 905 264-9863 ; www.usana.com).

OPC Pine Gold et OPC Grape Gold. Fabriqués par Primary Source, ces produits sont offerts chez Emerson Ecologics (800 654-4432 ou 603 656-9778 ; www.emersonecologics.com).

On retrouve également plusieurs excellentes marques de commerce de proanthocyanidines (OPC) dans les pharmacies et les magasins d'aliments naturels.

Probiotiques

Les suppléments probiotiques procurent un soutien nutritionnel au système gastro-intestinal en augmentant de façon naturelle le nombre de bactéries. Le micro-écosystème intestinal abrite jusqu'à 400 espèces de bactéries. Sur le plan de la santé intestinale, un produit qui fournit des bactéries pour plusieurs « niches » probiotiques est bénéfique. Cette flore peut se retrouver appauvrie pour plusieurs raisons, notamment à cause d'une maladie, d'un traitement par antibiotiques ou d'un régime alimentaire inadéquat. Les probiotiques sont utiles pour les individus aux prises avec des flatulences et des ballonnements, et pour prévenir la levurose, lorsqu'on prend des antibiotiques. Assurez-vous de prendre un probiotique chaque fois que vous suivez un traitement par antibiotiques, mais prenez-le à différents moments de la journée afin d'éviter que les antibiotiques s'attaquent aux bactéries utiles. Continuez de prendre le probiotique une semaine environ après la fin de votre traitement aux antibiotiques. Ainsi, vous courez moins de risque de contracter une levurose ou d'être aux prises avec un désordre intestinal.

Je recommande le **PB 8 Probiotic**, fabriqué par Nutrition Now. Le PB 8 ne contient ni sucre ni fructooligosaccharide (FOS), et n'a pas besoin d'être réfrigéré pour conserver sa puissance, contrairement à la plupart des probiotiques. Suivez les indications inscrites sur l'emballage du produit. On peut se procurer le PB 8 dans les magasins d'aliments naturels. **Gastro Flora**, fabriqué par Nutricology, est distribué par Emerson Ecologics (800 654-4432 ou 603 656-9778 ; www.emersonecologics.com).

Vitamine C

La vitamine C est essentielle au bon fonctionnement de nombreux systèmes et processus corporels, particulièrement les systèmes immunitaire et cardiovasculaire ainsi que la peau.

Poly C, d'USANA, se compose de nombreux ascorbates de minéraux, de bioflavonoïdes, de rutine et de quercétine. Offert chez USANA (888 950-9595 ou 905 264-9863 ; www.usana.com).

Pure Vitamine C. Les capsules, fabriquées par Nutricology, contiennent 1 000 mg de vitamine C. En vente chez Emerson Ecologics (800 654-4432 ou 603 656-9778 ; www.emersonecologics.com).

Produits favorisant la digestion

Huile de menthe entérosoluble

Dans la plupart des études portant sur cette substance, on a utilisé de l'huile de menthe entérosoluble en doses de 0,2 ml, deux fois par jour — à prendre entre les repas.

Pepogest. Fabriqué par Nature's Way et distribué par Emerson Ecologics (800 654-4432 ou 603 656-9778 ; www.emersonecologics.com).

Peppermint Plus. Fabriqué par Enzymatic Therapy (800 783-2286 ou 920 469-1313 ; www.enzy.com). On peut se procurer facilement les produits Enzymatic Therapy dans les magasins d'aliments naturels.

Réglisse déglycyrrhizinée (*Glycyrrhiza glabra*) (DGL).

Veuillez noter que l'activité de cette plante médicinale, semblable au cortisol, peut causer certains problèmes chez les personnes sujettes à l'hypertension. Si vous prenez de la racine de réglisse, faites vérifier votre pression artérielle pour vous assurer que celle-ci demeure stable.

Gaia Herbs Licorice Root A/F (ou **Licorice Root Glycerite**). Ce produit liquide sans alcool est offert chez Emerson Ecologics (800 654-4432 ou 603 656-9778 ; www.emersonecologics.com). **Wise Woman Herbals Licorice Solid Extract** est aussi en vente chez Emerson Ecologics. La dose recommandée est de ¼ à ½ cuillerée à thé, deux à trois fois par jour.

Licorice Root. Fabriquées par Nature's Way, les capsules contiennent 450 mg de réglisse déglycyrrhizinée, avec une teneur garantie maximale de 6,5 % de glycyrrhizine naturelle. La dose recommandée est de une à deux capsules, trois fois par jour — à prendre avec de l'eau et à l'heure des repas. En vente chez Emerson Ecologics (800 654-4432 ou 603 656-9778 ; www.emersonecologics.com).

Soutien additionnel à la digestion

SeaCure. Fabriqué par Proper Nutrition, SeaCure contient des protéines de poisson concentrées dont les bienfaits sur le plan nutritionnel sont de plus en plus reconnus pour traiter plusieurs maladies. Recommandé pour tous les problèmes liés à la fonction digestive, tels que la maladie de Crohn, le syndrome du côlon irritable et la colite ulcéreuse, il est également utilisé après une chimiothérapie, comme soutien nutritionnel et immunitaire. On garantit qu'il ne contient ni mercure ni métaux lourds. Le dosage recommandé est de trois capsules, le matin ; et trois capsules, l'après-midi. En vente chez Emerson Ecologics (800 654-4432 ou 603 656-9778 ; www.emersonecologics.com).

Swedish Bitters. En liquide ou en capsule, cet excellent tonique utilisé pour traiter les maux d'estomac est vendu dans la plupart des magasins d'aliments naturels. Sweedish Bitters Elixir, de Gaia Herbs, est offert chez Emerson Ecologics (800 654-4432 ou 603 656-9778 ; www.emersonecologics.com).

SOUTIEN POUR LES ARTICULATIONS

Procosa II. Ce produit contient une forte quantité de sulfates de glucosamine ainsi que du curcuma (une forme naturelle de l'inhibiteur de la COX-2), un mélange qu'on ne trouve dans aucun autre produit de santé pour les articulations. Offert chez USANA (888 950-9595 ou 905 264-9863 ; www.usana.com).

Chapitre 8
La santé des organes pelviens

Voir la section « Ressources » du chapitre 5, pour d'autres renseignements sur la progestérone.

FIBROMES

RESSOURCES ÉDUCATIONNELLES

Fibroid Network

(www.fibroidnetwork.com)

La mission de Fibroid Network, un organisme au Royaume-Uni, est de promouvoir l'éducation, l'information, les services de soutien et la recherche sur les fibromes. Ils maintiennent une banque de données internationale sur la recherche actuelle en matière de fibromes, et ils recommandent des médecins, des hôpitaux et des praticiens de la santé naturelle qui traitent cette maladie. L'information (sur papier ou en ligne) est fournie en anglais, en français, en espagnol, en italien, en hongrois, en japonais et en hindi.

Fibroid Treatment Collective

(866 362-6463 ou 310 208-2442 ; www.fibroids.com)

Le Fibroid Treatment Collective de Los Angeles, une équipe médicale formée de spécialistes en fibromes qui traitent cette affection en tentant de réduire au minimum les interventions effractives, a réussi la toute première embolisation d'un fibrome utérin aux États-Unis. Le site Web de l'organisation regorge de renseignements sur les fibromes et leur traitement.

Cleveland Clinic's Menstrual and Fibroid Treatment Center
(800 223-2273, poste 46601, ou 216 444-6601 ; www.clevelandclinic.org/obgyn)

Ce nouveau département de la célèbre Cleveland Clinic a été conçu pour offrir aux femmes des méthodes douces dans le traitement des dysfonctions menstruelles et des solutions de rechange à l'hystérectomie. Le centre permet également aux patientes de participer à des essais cliniques révolutionnaires, à des recherches cliniques ainsi qu'à des programmes éducationnels.

Douleurs menstruelles

Bupleurum (Xiao Yao Wan, aussi connu sous le nom de Hsiao Yao Wan). Le Xiao Yao Wan Plus est un supplément alimentaire chinois qui aide les femmes affectées par le SPM, les crampes menstruelles et les symptômes périménopausiques. La préparation **Soothing Flow** de Quality Life Herbs, qui contient aussi de la pivoine, est un tonique renommé destiné aux femmes. En vente chez Quality Life Herbs (207 842-4929 ; www.qualitylifeherbs.com).

Menastil. L'ingrédient actif de ce produit est l'huile de calendula. Aux États-Unis, la Food and Drug Administration et l'Homeopathic Pharmacopoeia classe cette huile pure, utilisée pour le soulagement temporaire des douleurs menstruelles et vendue sans ordonnance, dans la catégorie des médicaments homéopathiques à application topique. On peut se procurer les produits Menastil chez Claire Ellen Products (508 366-6311 ; www.menastil.com).

Cataplasmes d'huile de ricin
Ce cataplasme est composé d'huile de ricin et d'un morceau de flanelle. Directives : il s'agit d'imbiber le morceau de flanelle d'huile de ricin et de l'appliquer directement sur la zone à traiter. Sur le côté du tissu opposé à la peau, étendez une feuille de plastique, puis appliquez une bouillotte. Laissez le tout en place durant 30 à 60 minutes, et répétez l'opération 5 fois par semaine ou selon les indications d'un médecin. On peut nettoyer la zone avec une solution de bicarbonate de soude diluée dans de l'eau chaude.

Cold-Pressed Castor Oil et **Wool Flannel,** ainsi que **Disposable Castor Oil Packs.** Fabriqués par la compagnie Baar Products, ces produits sont en vente chez Emerson Ecologics (800 654-4432 ou 603 656-9778 ; www.emersonecologics.com).

Saignements abondants et carence en fer

Iron 27+ est une source de fer chélaté à effet retardé, qui ne produit aucun effet secondaire gastro-intestinal. Facilement assimilable, il constitue souvent la seule source de fer que les femmes peuvent tolérer. En vente chez Advanced Nutritional Resources (ANR), (800 836-0644 ou 716 699-2020).

Iron Drops. Fabriqué par Levine Health Products, Iron Drops contient du fer d'une impressionnante biodisponibilité qui n'entraîne pas de problème de constipation. La dose recommandée est de 1,5 ml (cc), deux fois par jour. En vente chez Emerson Ecologics (800 654-4432 ou 603 656-9778; www.emersonecologics.com).

Yun Nan Bai Yao. Excellent mélange d'herbes pour arrêter les saignements sans causer de caillots ou de troubles de la circulation. En vente chez Quality Life Herbs (207 842-4929; www.qualitylifeherbs.com).

Voir la section «Ressources» du chapitre 5, pour obtenir des renseignements sur les pharmacies magistrales.

Préparations en vue d'une opération chirurgicale

Note : Évitez de prendre de la vitamine E deux semaines avant et une semaine après une opération, car vous risquez d'augmenter les saignements.

Successful surgery. Audiocassette de visualisation créée par Belleruth Naparstek. On peut l'obtenir chez Health Journeys (800 800-8661 ou 330 633-3831 ; www.healthjourneys.com).

Un ensemble de deux cassettes conçues pour amener l'auditeur à visualiser une intervention chirurgicale couronnée de succès dans un environnement protecteur et réconfortant, et à imaginer le corps collaborant pleinement, en ralentissant sa circulation sanguine et en augmentant sa capacité de récupération. Sur le côté B de la cassette, on trouve des affirmations. La cassette 2 offre de la musique en continu qu'on peut apporter dans la salle d'opération (c'est la même musique qui sert de fond sonore à la visualisation sur la cassette 1). Il s'agit de la cassette que l'on a expérimenté à la Cleveland Clinic, au Kaiser Permanente, et au Davis Medical Center de l'Université de Californie, et qui a obtenu un succès incroyable.

Prepare for Surgery, Heal Faster. Un livre accompagné d'un programme de relaxation et de guérison sur audiocassette réalisé par Peggy Huddleston (800 726-4173 ou 303 487-4440; www.healfaster.com). En vente séparément ou ensemble. Le livre de Peggy Huddleston m'a été d'un grand secours durant ma propre convalescence à la suite d'une chirurgie. Son travail a aidé des milliers d'autres personnes.

Problèmes urologiques

Crème vaginale à base d'estriol. On peut se procurer cette crème avec une ordonnance dans une pharmacie magistrale où l'on vend des hormones bio-identiques. Si votre médecin ne connaît pas ces produits, demandez-lui de communiquer avec une pharmacie magistrale où travaillent des pharmaciens spécialisés dans l'hormonothérapie substitutive personnalisée. La teneur en estriol de cette crème est habituellement de 0,5 mg/g.

Probiotiques. Pour traiter les infections à levures vaginales récurrentes, je recommande **PB 8 Probiotic,** de Nutrition Now, ainsi que **Gastro Flora**, fabriqué par Nutricology. (*Pour de plus amples renseignements, consultez la section «Ressources» du chapitre* 7.)

DESCENTE DE L'UTÉRUS

Inlet Medical, Inc. (800 969-0269 ou 952 942-5034; www.inletmedical.org) peut vous aider à trouver un médecin qui effectue une opération permettant de repositionner et de soutenir l'utérus.

POIDS VAGINAUX ET PESSAIRES

FPT (Feminine Personal Trainer) **System.** Vidéocassette avec poids vaginaux, offerts tous les deux dans le catalogue *As We Change* (800 203-5585 ou 619 213-2200; www.aswechange.com).

RESSOURCES ÉDUCATIVES

National Association for Continence (anciennement Help for Incontinent People) (800 252-3337 ou 843 377-0900; www.nafc.org).

National Institute on Aging, NIA Information Center (800 222-2225 ou 301 496-1752; www.nih.gov/nia/).

National Kidney and Urologic Diseases Information Clearinghouse (800 891-5390; www.niddk.nih.gov).

Chapitre 9
Le sexe et la ménopause

LUBRIFIANTS VAGINAUX

Crème de la Femme. Ce lubrifiant vaginal, non hormonal et naturel est uniquement composé de plantes. Il ne contient aucune teinture à l'alcool irritante ou glycérine (sucres), de sorte qu'il est sécuritaire même pour les diabétiques. Offert sur **www.northrup.com**.

Voir la section «Ressources» du chapitre 4, pour obtenir des renseignements sur les laboratoires qui effectuent des analyses hormonales.

Chapitre 10
Alimenter le cerveau

Pour de plus amples renseignements sur le feng shui, voir la section «Ressources» du chapitre 3. Pour plus d'information sur les plantes médicinales, voir la section «Ressources» du chapitre 6.

Insomnie

Mélatonine. La mélatonine régularise les cycles sommeil/réveil et pourrait donc aider l'organisme à mieux supporter les décalages horaires. La dose habituelle est de 1 à 3 mg. Je recommande la marque de commerce **Time Release Melatonin**, de Nutricology, distribuée par Emerson Ecologics (800 654-4432 ou 603 656-9778; www.emersonecologics.com).

Valériane (*Valeriana officinalis*). La dose recommandée est de 15 à 300 mg (extrait normalisé à 0,8% d'acide valérinique) au moment de se mettre au lit. La racine de valériane, de Nature's Way, est offerte chez Emerson Ecologics (800 654-4432 ou 603 656-9778; www.emersonecologics.com).

Teintures de Babuna et d'Amantilla. NutraMedix se spécialise dans les produits à base de plantes péruviennes de haute qualité. Le processus d'extraction tout à fait spécial qu'utilise la compagnie produit des extraits hautement polyvalents, biodisponibles et entièrement végétaux, qui donnent d'excellents résultats. En vente chez Nutramedix (800 730-3130 ou 561 745-2917; www.nutramedix.net).

Maux de tête et migraines menstruelles

Voir la section «Ressources» du chapitre 6.

Trouble affectif saisonnier (TAS) et luminothérapie

La luminothérapie par la lumière vient souvent en aide aux femmes affectées par le TAS. Un éclairage offrant le spectre complet de la lumière peut aussi contribuer à soulager les symptômes périménopausiques, le SPM ainsi que les troubles du cycle menstruel et de la fonction ovulatoire. Il peut aussi augmenter le niveau de sérotonine.

Light for Health. Light for Health fabrique des systèmes d'éclairage à spectre continu de haute qualité : caissons lumineux (label UL), tubes fluorescents et lampes fluorescentes compactes. Les éclairages de la compagnie Indoor Sunshine sont fabriqués à partir d'un mélange de phosphores de grande qualité afin de produire une luminosité comportant du rouge, de l'orange, du jaune, du vert, du bleu, du violet et même, présents à l'état de trace, des ultraviolets A & B équilibrés de façon à émettre un éclairage similaire à la lumière naturelle du soleil. Chez Health's BlueStar Lights, l'éclairage agit plus rapidement et permet aux utilisateurs d'augmenter leur taux de sérotonine en 15 ou 20 minutes. Offert chez Light for Health (800 468-1104 ou 303 823-0274; www.lightforhealth.com).

Les ampoules Chromalux. Bien qu'elles n'offrent pas le spectre entier, ces ampoules ont des couleurs corrigées et sont ainsi supérieures aux ampoules classiques. On les trouve facilement dans les magasins d'aliments naturels et sur Internet.

Suppléments pour le cerveau

5-HTP. Le 5-HTP est un précurseur de la sérotonine, une neurohormone essentielle à la production de la mélatonine ainsi qu'à la régulation de l'appétit et de l'humeur. Le 5-HTP est un produit naturel extrait des graines du *Griffonia simplicifolia* — contrairement aux suppléments de tryptophane qui sont produits de façon synthétique ou par fermentation bactérienne. La dose recommandée est de 100 à 200 mg, 3 fois par jour. Le 5-HTP entérosoluble de Nature's Way est offert chez Emerson Ecologics (800 654-4432 ou 603 656-9778; www.emersonecologics.com). On le trouve aussi chez Enzymatic Therapy (sous l'appellation Calming Sleep) (800 783-2286 ou 920 469-1313; www.enzy.com), Web Vitamins (800 919-9122 ou 860 627-6627; www.webvitamins.com), ou Solgar Vitamins & Herb Co. (877 765-4274 ou 201 944-2311; www.solgar.com).

Chai Hu Long Gu Mu Li Wan. Selon la médecine traditionnelle chinoise, la plupart des problèmes ménopausiques sont attribuables à une insuffisance de yin dans le foie et les reins, de sorte que le fait de fortifier l'énergie dans ces organes rétablira l'équilibre. Cette combinaison de plantes stimule le qi du foie et apaise l'esprit. Elle aide à traiter l'instabilité émotionnelle, les sautes d'humeur, les accès de colère et les sentiments de frustration. Elle est aussi utile contre l'insomnie. On peut la prendre indéfiniment. En Chine, ce ne sont pas uniquement les femmes ménopausées qui l'utilisent, mais bien la population en général. En vente chez Quality Life Herbs (207 842-4929; www.qualitylifeherbs.com).

ADH (acide docosahexaénoïque). *Pour de plus amples renseignements, voir la section «Ressources» du chapitre 7.*

Ginkgo biloba est communément utilisé pour améliorer la mémoire et la concentration ainsi que pour traiter le rétrécissement des artères périphériques. Je recommande **Ginkgo-PS** d'USANA (888 950-9595 ou 905 264-9863; www.usana.com), et le Ginkgo biloba de Nature's Way, offert dans les magasins d'aliments naturels ou chez Emerson Ecologics (800 654-4432 ou 603 656-9778; www.emersonecologics.com). La dose recommandée est de 40 mg, trois fois par jour.

Millepertuis (0,3 % d'hypéricine). Plus de 20 études cliniques à double insu ont montré que le millepertuis est aussi efficace qu'un antidépresseur classique pour traiter les symptômes de la dépression, sauf qu'il est beaucoup mieux toléré et qu'il présente moins d'effets secondaires. Les ingrédients actifs de cette plante sont l'hypéricine et l'hyperforine, lesquels élèvent le niveau des neurotransmetteurs de façon à procurer une stabilité émotionnelle et une humeur égale. **Hi Potency St.-John's-Wort,** de Verified Quality, est normalisé à 3 % d'hypéricine et 3 % d'hyperforine. Offert chez Emerson Ecologics (800 654-4432 ou 603 656-9778; www.emersonecologics.com) et dans les magasins d'aliments naturels. Prenez 300 mg, trois fois par jour, ou suivez la posologie figurant sur l'étiquette.

Inositol. Plusieurs études recommandent une dose thérapeutique de 12 g par jour. Il est préférable de le prendre avec de la nourriture. Je recommande **Inositol Powder**, fabriqué par Verified Quality. Il s'agit d'une substance douce et sucrée, soluble instantanément dans l'eau. En vente chez Emerson Ecologics (800 654-4432 ou 603 656-9778; www.emersonecologics.com).

Prégnènolone. La prégnènolone est un précurseur de la DHEA ainsi que de la progestérone. La dose initiale recommandée est de 10 à 50 mg par jour, mais elle a été utilisée de façon sécuritaire en doses aussi élevées que 100 à 200 mg par jour. Commencez par une dose assez faible et augmentez graduellement, si nécessaire. La prégnènolone (en comprimés sublinguaux de 5 mg) des laboratoires Douglas est en vente chez Emerson Ecologics (800 654-4432 ou 603 656-9778; www.emersonecologics.com).

Proanthocyanidines. *Pour obtenir des renseignements à ce sujet, voir la section «Ressources» du chapitre 7.*

SAM-e (S-adénosyl-L-méthioninc). Cctte substance est recommandée pour les problèmes d'humeur et le bien-être émotionnel, ainsi que la santé articulatoire, la mobilité et le confort. Elle stimule l'activité antioxydante et soutient le système immunitaire. La dose optimale pour la plupart des gens et conditions est de 800 à 1 600 mg par jour. Un dosage approprié est essentiel pour des résultats optimaux. La SAM-e de Nutricology est offerte chez Emerson Ecologics (800 654-4432 ou 603 656-9778; www.emersonecologics.com). Le produit est aussi vendu dans plusieurs magasins d'aliments naturels et pharmacies.

Suppléments d'huile de poisson sans mercure

BiOmega-3 contient des acides gras oméga-3 (ADH et AEP) extraits de l'huile de poisson d'eau froide. Offert chez USANA (888 950-9595 ou 905 264-9863; www.usana.com).

Vital Choice Alaskan Sockeye Salmon Oil. Le saumon sauvage est préférable au saumon d'élevage, car il présente moins de danger et il est meilleur pour la santé. Vital Choice est une excellente source de saumon sauvage et d'huile de saumon sauvage (des gélules de 1 000 mg procurent 260 mg d'acide gras oméga-3, dont 150 mg d'AEP et d'ADH). Offert chez Vital Choice (800 608-4825 ou 360 293-9525 ; www.vitalchoice.com).

Chapitre 11
Du bouton de rose au fruit de l'églantier

1. Soins de la peau

Sensé
USANA Health Sciences, Inc.
(888 950-9595 ou 905 264-9863 ; www.usana.com)

Cette gamme de produits pour la peau contient une grande variété d'antioxydants très efficaces, dont la coenzyme Q_{10}, Proflavenol-T (une cyanidine antioxydante très puissante), la vitamine C liposoluble, connue sous le nom de Proteo-C (laquelle facilite la fabrication du collagène), et la vitamine A — ainsi qu'un système de liposomes unique qui transporte ces antioxydants dans les cellules de la peau. Ces produits ont aussi été conçus de manière à ne pas causer d'irritation, même aux épidermes les plus sensibles. Les produits Sensé contiennent des huiles extraites de plantes (calendula, écorce d'orange et ginseng), certaines formes liposolubles de proanthocyanidines oligomériques (OPC) et de prolines, qui ont toutes deux démontré qu'elles contribuaient à épaissir le collagène. De plus, les produits Sensé contiennent du nitrate de bore qui donne à la peau un air de santé. Les acides malique, lactique et glycolique confèrent à ce sérum de beauté des propriétés exfoliantes. La teneur en ingrédients est suffisamment concentrée pour être efficace. Des études cliniques ont montré que les produits Sensé augmentent substantiellement l'hydratation de la peau et diminuent les rides et ridules. Les produits Sensé (sans parabènes) constituent la seule gamme de produits offerte sur le marché qui aide à préserver la peau. Ils ne contiennent ni parabènes ni autres agents de conservation. J'ai observé des résultats impressionnants avec cette ligne de produits. Si vous voulez faire un essai, commandez l'ensemble de produits Prelude.

Trienelle
Aspen Benefits Group
(800 539-5195 ou 208 292-2400 ; www.trienelle.com)

Les produits Trienelle sont riches en vitamines du complexe E, particulièrement en tocotriénols, et ils contiennent aussi une grande variété d'autres antioxydants particulièrement bénéfiques pour la peau, tels que la coenzyme Q_{10}, les AHA, les procyanidines et un ingrédient éprouvé en clinique connu sous le nom de microcollagène (pentapeptide). En outre,

Trienelle contient des extraits d'acides de fruits et un extrait de pomme verte. Tous les ingrédients sont présents en quantité suffisante pour être efficaces sur le plan clinique. Trienelle contient aussi un écran solaire de très grande qualité, qui n'est pas irritant, ce qui en fait un produit idéal pour un usage quotidien. J'ai été personnellement très impressionnée par cette gamme de produits qui comprend **Daily Renewal Crème, Nightly Restoration Formula, Eye Reviving Gel**, et plusieurs autres excellents produits, dont **Acne Treatment Kit**.

Produits pour la peau et les cheveux (à prendre oralement)

USANA Health Pak 100 ou **USANA Essentials**
(888 950-9595 ou 905 264-9863 ; www.usana.com)

Shou Wu Pian est un supplément d'herbes médicinales chinoises qui favorise la croissance des cheveux. On peut se procurer ce produit en communiquant avec Quality Life Herbs (207 842-4929 ; www.qualitylifeherbs.com). Il est efficace pour traiter la perte de cheveux autant pour les hommes que pour les femmes.

Opération chirurgicale

Pour obtenir de l'information sur la façon de se préparer à une opération, voir la section « Ressources » du chapitre 8.

Chapitre 12
Garder la tête haute toute sa vie

Test urinaire de densité osseuse

Bone Resorption Assessment, de Genova Diagnostics, (800 522-4762 ou 828 253-0621 ; www.gsdl.com) permet de déterminer le taux d'excrétion des résidus de la dégradation osseuse et, conséquemment, votre perte osseuse. (Il nécessite une prescription de votre médecin.)

Osteomark est distribué directement aux médecins et est donc offert uniquement dans leur cabinet.

Suppléments pour la santé des os

Suppléments de calcium et de magnésium

Calcium Complex, fabriqué par Nature's Way, fournit du calcium et du magnésium dans une proportion de 1:1 en plus de contenir du bore et de la vitamine K. La dose recommandée de Calcium Complex est de trois capsules, deux fois par jour. Offert chez Emerson Ecologics (800 654-4432 ou 603 656-9778 ; www.emersonecologics.com).

Active Calcium et **Active Calcium Chewables (Body Rox),** d'USANA, contiennent du citrate et du carbonate de calcium, du citrate de magnésium, un acide aminé chélaté et de l'oxyde, de la vitamine D3, du citrate de bore et du silicium. En vente chez USANA (888 950-9595 ou 905 264-9863 ; www.usana.com).

Infusions

On peut se procurer des herbes médicinales de culture biologique auprès des fournisseurs suivants :

Avena Botanicals
(866 282-8362 ou 207 594-0694 ; www.avenabotanicals.com)
Pour des herbes biologiques séchées en sachets de 75 g.

Blessed Herbs
(800 489-4372 ; www.blessedherbs.com)
Pour l'achat d'herbes en vrac.

Vitamine D

Les suppléments de vitamine D peuvent être très utiles aux femmes qui passent peu de temps à l'extérieur, de même qu'à celles dont le régime alimentaire contient peu de vitamine D.

La **Vitamin D**, de Verified Quality, fournit 400 UI de vitamine D_3 par capsule. En vente chez Emerson Ecologics (800 654-4432 ou 603 656-9778 ; www.emersonecologics.com).

L'**huile de foie de morue** contient des vitamines A et D, de l'AEP (acide eicosapentaénoïque) et de l'ADH (acide docosahexaénoïque). Sur le plan de la santé cardiovasculaire, on note une diminution de la pression artérielle, des triglycérides et de l'angine. Le produit **Norwegian Cod Liver Oil** fournit 1 250 UI de vitamine A, 130 UI de vitamine D, 33 à 41 mg d'AEP et 34 à 42 mg d'ADH par gélule. Offert chez Emerson Ecologics (800 654-4432 ou 603 656-9778 ; www.emersonecologics.com).

Soutien musculosquelettique additionnel

Procosa II. Ce produit d'USANA (888 950-9595 ou 905 264-9863 ; www.usana.com) contient 500 mg de sulfate de glucosamine et 125 mg d'extrait de curcuma par comprimé, de même que de la vitamine C et du manganèse. La dose habituelle est de deux comprimés par jour.

Joint Synergy+, de Metabolic Response Modifiers, est un mélange qui contient 250 mg de glucosamine par capsule, ainsi que de la chondroïtine, du manganèse « collagène », de la broméline, du MSM, du ginseng, du saule blanc et du curcuma, parmi d'autres ingrédients. La dose habituelle est de quatre comprimés par jour. Offert chez Emerson Ecologics (800 654-4432 ou 603 656-9778 ; www.emersonecologics.com.

Issue de la médecine traditionnelle chinoise, **Osteoking** est une préparation entièrement naturelle qui a été est conçue pour favoriser la santé des os. Le produit se présente sous forme liquide et contient un mélange de six plantes. On peut l'obtenir chez Nature's Healing Solutions (800 550-9285 ; www.osteoking.com).

Je recommande aussi des extraits de **curcuma**, de **gingembre** et de **thé vert** de Nature's Way. En vente chez Emerson Ecologics (800 654-4432 ou 603 656-9778 ; www.emersonecologics.com).

Proanthocyanidines. *Voir la section « Ressources » du chapitre 7, pour de plus amples renseignements.*

Exercices de raffermissement

Strong Women Stay Young
On peut se procurer le programme sur vidéocassette et les livres de la Dre Miriam Nelson (800 203-5585 ou le 619 213-2200 ; www.strongwomen.com).

Pilates
Pour trouver un instructeur diplômé ou un programme d'entraînement dans votre région, ou pour vous procurer certains outils de la méthode Pilates, visitez le site Web www.pilates-studio.com.

The Firm
(800 613-0414 ; www.firmdirect.com)

Programme d'exercices aérobiques avec poids, sur vidéocassettes. J'ai moi-même pratiqué les exercices avec poids *The Firm* pendant près de 10 ans. J'estime que ce sont les meilleurs exercices avec poids présentés sur vidéocassette.

Chapitre 13
La santé du sein

Pour de plus amples renseignements sur les cataplasmes à l'huile de ricin, consultez la section « Ressources » du chapitre 8.

Information et traitement du cancer du sein

VOELL, J., et C. CHATFIELD. *The Cancer Report: The Latest Research in Psychoneuroimmunology (How Thousands Are Achieving Permanent Recoveries)*, Naples, FL., Change Your World Press, 2005. (*Pour de plus amples renseignements sur cette recherche, visitez le site www.cancer-report.com.*)

National Cancer Institute Cancer Information Service
(1 800 4-CANCER; www.cancer.gov)

Composez ce numéro pour obtenir de l'information sur les consultations en génétique et les services d'analyse des centres de cancer soutenus par l'institut.

Sanoviv Medical Institute
(800 726-6848 ou 801 954-7600; www.sanoviv.com)

Cette clinique, qui possède toutes les autorisations requises, est située près de la côte Baja, au Mexique (à environ une heure de San Diego). Elle utilise autant les pratiques médicales traditionnelles que les approches complémentaires pour traiter la personne de façon holistique et favoriser sa santé sur les plans physique, mental et spirituel. Cette clinique offre tous les services, de la chirurgie aux eaux thermales. Sanoviv vient en aide aux patients atteints de cancer, mais y traite également les patients souffrant de maladies auto-immunes, dont le lupus, la sclérose en plaques, le diabète, la fatigue chronique et les maladies neurodégénératives telles que le Parkinson et la maladie d'Alzheimer.

La Dre Dixie Mills (www.drdixiemills.com), spécialiste en santé du sein, a développé un excellent site Web où l'on trouve de l'information sur la santé du sein et notamment *Honoring Our Breasts*, son guide d'auto-examen sur CD (avec de la musique).

Lymphœdème

National Lymphedema Network
(800 541-3259 ou 510 208-3200; www.lymphnet.org)

C'est une organisation à but non lucratif, organisée en réseau et reconnue sur le plan international, qui aide les femmes aux prises avec le lymphœdème, soit primaire (de naissance) soit secondaire (le type de lymphœdème développé à la suite d'une blessure ou d'une opération, comme la mastectomie ou la dissection d'un ganglion lymphatique). Elle oriente les patients vers des services spécialisés, offre des cours aux patients et aux professionnels en soins de santé, publie aussi un bulletin d'information trimestriel fort utile, tient une conférence nationale bisannuelle sur le lymphœdème et entretient une imposante base de données numérique.

Suppléments pour la santé du sein

Coenzyme Q_{10}. *Voir la section «Ressources» du chapitre 7, pour de plus amples renseignements.*

Graine de lin. *Voir la section «Ressources» du chapitre 6, pour de plus amples renseignements.*

Produits de soja Revival. *Voir la section «Ressources» du chapitre 6, pour de plus amples renseignements.*

Chapitre 14
Vivre avec cœur, passion et joie

Dépression

Pour obtenir de l'information sur ce sujet, voir la section «Ressources» du chapitre 10.

Pardon

Pour obtenir de l'information sur ce sujet, voir la section «Ressources» du chapitre 2.

Magnésium transdermique

Biogenics Magnesium Lotion
(888 242-6105 ou 417 267-2900 ; www.normshealy.com)

Le Dr Norm Shealy, un pionnier en santé holistique, a créé ce produit qui permet à la peau de bien absorber le magnésium. Le Dr Shealy est le fondateur du Shealy Institute, le premier établissement aux États-Unis à privilégier une approche globale en ce qui concerne la douleur et le stress.

Suppléments pour la santé du cœur

Plusieurs établissements où l'on peut obtenir des suppléments alimentaires recommandés pour la santé du cœur sont mentionnés dans la section Ressources du chapitre 7.

Huile de foie de morue. *Voir la section «Ressources» du chapitre 12, pour de plus amples renseignements.*

Ail. Garlic EC d'USANA (888 950-9595 ou 905 264-9863 ; www.usana.com) contient 650 mg de poudre d'ail par comprimé, normalisé de façon à fournir

6 000 µg d'allicine. **Garlicin**, fabriqué par Nature's Way, contient au moins 300 mg d'ail séché de grande qualité, ce qui permet la libération d'au moins 2 500 µg d'allicine par comprimé. Vous pouvez vous procurer ce produit chez Emerson Ecologics (800 654-4432 ou 603 656-9778 ; www.emersonecologics.com).

Aubépine (*Crataegus* spp.). On peut se procurer facilement les baies de cette plante en infusion, dans la plupart des magasins d'aliments naturels. On la retrouve aussi sous forme de pilules. Si vous préférez la consommer sous cette forme, choisissez un extrait normalisé contenant 10 % de procyanidines ou 1,8 % de vitexin-4-rhamnoside. Prenez de 100 à 250 mg, 3 fois par jour. Nature's Way et Enzymatic Therapy sont des marques fiables. **Heart Care**, fabriqué par Nature's Way, est offert par Emerson Ecologics (800 654-4432 ou 603 656-9778 ; www.emersonecologics.com). Pour commander ces produits, communiquez avec Enzymatic Therapy (800 783-2286 ou 920 469-1313 ; www.enzy.com).

Proanthocyanidines. *Pour de plus amples renseignements, voir la section « Ressources » du chapitre 7.*

Vitamine C. *Pour de plus amples renseignements, voir la section « Ressources » du chapitre 7.*

Vitamine E. La vitamine E comporte plusieurs fractions, dont les tocophérols alpha, bêta, delta et gamma, ainsi que les tocotriénols alpha, delta et gamma. **E-Prime** d'USANA (888 950-9595 ou 905 264-9863 ; www.usana.com) procure le spectre entier des tocophérols et des tocotriénols de sources naturelles. **Care Diem**, fabriqué par Aspen Benefits Group, fournit 100 mg de Nutriene, un complexe naturel composé de 30 % de tocotriénols/tocophérols provenant de l'huile de son de riz. Care Diem est offert chez Emerson Ecologics (800 654-4432 ou 603 656-9778 ; www.emersonecologics.com).

Notes

Chapitre 1
La ménopause place votre vie sous un microscope

1. SAM, J., et D. CARSON. *Medicine Cards*, Santa Fe, Bear & Co., 1988, p. 150.

Chapitre 2
Le cerveau s'embrase à la ménopause

1. « News from Redbook », dans *Redbook*, L. J. SEYMOUR (éd.), avril 1999, p. 16.
2. OREN, D. A., ET AUTRES. « An open trial of morning light therapy for treatment of antepartum depression », Am. J. of Psychiatry, vol. 159, n° 4, avril 2002, p. 666-669.
3. LARSSON, C., et J. HALLMAN. « Is severity of premenstrual symptoms related to illness in the climacteric? », *J. Psychosom. Obstet. Gynecol., vol. 18*, 1997, p. 234-243 ; NOVAES, C., et O. P. ALMEIDA, « Premenstrual syndrome and psychiatric morbidity at the menopause », *J. Psychosom. Obstet. Gynecol.*, vol. 20, 1999, p. 56-57 ; ARPELS, J. C. « The female brain hypœstrogenic continuum from PMS to menopause: A hypothesis and review of supporting data », *J. Reprod. Med.*, vol. 41, n° 9, 1996, p. 633-639.
4. SCHMIDT, P., ET AUTRES. « Differential behavioral effects of gonadal steroids in women with and in those without premenstrual syndrome », *NEJM*, vol. 338, n° 4, 1998, p. 209-216.

5. Larsson, C., et J. Hallman. «Is severity of premenstrual symptoms related to illness in the climacteric?», *J. Psychosom. Obstet. Gynecol., vol. 18*, 1997, p. 234-243; Novaes, C., et O. P. Almeida. «Premenstrual syndrome and psychiatric morbidity at the menopause», *J. Psychosom. Obstet. Gynecol.*, vol. 20, 1999, p. 56-57.
6. Benedek, T., et B. Rubenstein. «Correlations between ovarian activity and psychodynamic processes: The ovulatory phase», *Psychosom. Med.*, vol. 1, no 2, 1939, p. 245-270.
7. Weitoft, G. R., et autres. «Mortality among lone mothers in Sweden: A population study», *Lancet*, vol. 355, 2000, p. 1215-1219.
8. Taylor, S. E., et autres. «Biobehavioral responses to stress in females: Tend-and-befriend, not fight-or-flight», *Psychol Rev*, vol. 109, n° 4, octobre 2002, p. 745-50.
9. Herzog, A. «Neuroendocrinology of epilepsy», dans S. C. Schacter, et O. Devinsky (édit.), *Behavioral Neurology and the Legacy of Norman Geschwind*, Lippincott, Williams & Wilkins, Philadelphie, 1997, p. 235-236; Moyer, K. E. *The Psychology of Aggression*, Harper & Row, New York, 1976; Albert, I., et autres. «Inter-male social aggression in rats: Suppression by medical hypothalamic lesions independently of enhanced defensiveness of decreased testicular testosterone», *Physiol. Behav.*, vol. 39, 1987, p. 693-698; Post, R. M. «Transduction of psychosocial stress into the neurobiology of recurrent affective disorder», *Am. J. Psychiatry*, vol. 149, 1992, p. 999-1010.
10. Linehan, M. *Skills Training Manual for Treating Borderline Personality Disorder*, vol. 143, New York, Guilford Press, 1993.
11. Hersog, A. G. «Perimenopausal depression: Possible role of anomalous brain substrates», *Brain Dysfunction*, vol. 2, 1989, p. 146-154.
12. Ledoux, J. E. «Sensory systems and emotions: A model of affective processing», *Integrative Psychiatry*, vol. 4, 1986, p. 237-243. Vous trouverez un exposé scientifique détaillé sur cette question dans le livre de M. L. Schulz, *Awakening Intuition*, New York, Harmony, 1998, p. 113-135.
13. Musante, L., et autres. «Potential for hostility and dimensions of anger», *Health Psychology*, vol. 8, 1989, p.343; Mittleman, M. A., et autres. «Triggering of acute MI onset of episodes of anger», *Circulation,* vol. 92, 1995, p. 1720-1725. *Pour consulter une liste exhaustive d'études scientifiques portant sur les facteurs émotionnels de risque liés à la crise cardiaque, voir Schulz, M. L., op. cit., chapitre 9, p. 216-250.*
14. Porges, S., et autres. «Infant regulation of the vagal "brake" predicts child behavior problems: A psychobiological model of social behavior», *Developmental Psychobiology*, vol. 29, n° 8, 1996, p. 697-712; Porges, S. «Vagal tone: A physiological marker of stress vulnerability», *Pediatrics*, vol. 90, 1992, p. 498-504; Donchin, Y., et autres. «Cardiac vagal tone predicts outcome in neurosurgical patients», *Crit. Care Med.*, vol. 20, 1992, p. 941-949.

15. Heim, C., et autres. « Pituitary-adrenal and autonomic responses to stress in women after sexual and physical abuse in childhood », *JAMA*, vol. 284, nº 5, 2000, p. 592-596.
16. Lipton, B. *The Biology of Belief*, Santa Rosa, CA, Elite Books, 2005.
17. Schulz, M. L., M. D., Ph.D. « Behavioral neuroscientist and neuropsychiatrist », (communication personnelle, 20 mars 2000).
18. Van Der Kolk, B. A. « The body keeps the score: Approaches to the psychobiology of posttraumatic stress disorder », dans *Traumatic Stress: The Effects of Overwhelming Experience on Mind, Body, and Society*, New York, Guilford Press, 1996.
19. Clow, B. H. *The Liquid Light of Sex: Kundalini Rising at Midlife Crisis*, Berkeley, CA, Bear & Co., 1996. Ce livre présente des tableaux exhaustifs permettant au lecteur d'identifier avec précision les passages-clés de sa vie (passée ou future), de façon à tirer profit de ce qu'il percevrait autrement comme une crise dépourvue de sens.

Chapitre 3
Se retrouver: de la dépendance à la saine autonomie

1. J'ai appris à utiliser cette technique en suivant un processus appelé *Proprioceptive Writing™*, enseigné par Linda Metcalf et Tobin Simon. (*Voir la section « Ressources ».*)
2. Brody, E. M. *Family at Risk in Alzheimer's Disease,* DHHS Publication nº 89-1569, Bethesda, MD, National Institute of Mental Health, 1989, p. 2-49.
3. Brines, Julie. Sociologue à l'Université de Washington, elle a étudié les couples aux statuts économiques inversés. Un compte rendu de sa recherche a été présenté dans « Excuse Me, I'm the Breadwinner », *Money for Women Magazine*, mai-juin 2000, p. 16-17.

   Voici les données: les hommes dont les conjointes gagnent à elles seules tout l'argent de la famille consacrent aux travaux ménagers 4 heures de moins, en moyenne, que les hommes dont le salaire est égal à celui de leur conjointe. Lorsqu'une femme reste à la maison et que son mari travaille à l'extérieur, ce dernier consacre 3 heures par semaine aux travaux ménagers, alors que sa femme en consacre 25. Quand les conjoints ont des salaires égaux, le mari consacre 9 heures par semaine aux travaux ménagers, et sa femme 17 heures. Mais quand la femme travaille à l'extérieur et que le mari reste à la maison, ce dernier n'alloue que 5 heures par semaine aux tâches ménagères comparativement à sa femme qui en consacre 16 heures.

Chapitre 4
Moi, ménopausée ? Impossible... n'est-ce pas ?
La base physique du changement

1. RANDOLPH, J., et M. F. SOWERS. « Research on perimenopausal changes in 500 Michigan women », compte rendu présenté dans *Midlife Women's Health Sourcebook*, Atlanta, GA, American Health Consultants, 1999.
2. McKinlay, S. M., ET AUTRES. « The normal menopause transition », *Maturitas*, vol. 14, 1992, p. 103 ; TRELOAR, A. E., ET AUTRES. « Menstrual cyclicity and the perimenopause », *Maturitas*, vol. 3, 1981, p. 249.
3. MUNSTER, K., ET AUTRES. « Length and variation in the menstrual cycle — a cross-sectional study from a Danish county », *British J Obstet. Gynecol.*, vol. 99, n° 5, 1992, p. 422 ; COLLETT, M. E., ET AUTRES. « The effect of age upon the pattern of the menstrual cycle », *Fertility & Sterility*, vol. 5, 1954, p. 437.
4. RANNEVIK, G. « A longitudinal study of the perimenopausal transition: Altered profiles of steroid and pituitary hormones, SHBG and bone mineral density », *Maturitas*, vol. 21, 1995, p. 103.
5. COULAM, C. B., S. C. ADAMSON et J. F. ANNEGERS. « Incidence of premature ovarian failure », *Am. J. Obstet. Gynecol.*, vol. 67, no 4, 1986, p. 604-606 ; MIYAKE, T., ET AUTRES. « Acute oocyte loss in experimental autoimmune oophoritis as a possible model of premature ovarian failure », *Am. J. Obstet. Gynecol.*, vol. 158, n° 1, 1988, p. 186-192 ; COULAM, C. B. « Premature gonadal failure », *Fertility & Sterility*, vol. 38, 1982, p. 645 ; GLOOR, H. J. « Autoimmune oophoritis », *Am. J. Clin. Pathol.*, vol. 81, 1984, p. 105-109 ; LEER, M., B. PATEL, M. INNES, ET AUTRES. « Secondary amenorrhea due to autoimmune ovarian failure », *Australian, New Zealand J Obstet.Gynecol.*, vol. 20, 1980, p. 177-179 ; INTERNATIONAL MEDICAL NEWS SERVICE. « Evidence of autoimmune etiology in some premature menopause », *Ob. Gyn. News*, vol. 20, n° 21, novembre 1985, p. 1 et 30.
6. SUMIALA, S., ET AUTRES. « Salivary progesterone concentrations after tubal sterilization », *Obstet. Gynecol.*, vol. 88, 1996, p. 792-796.
7. AKSEL, S., ET AUTRES. « Vasomotor symptoms, serum estrogens and gonadotropin levels in surgical menopause », *Am. J. Obstet. Gynecol.*, vol. 126, 1976, p. 165-169 ; JUDD, H. L., et D. R. MELDRUM. « Physiology and pathophysiology of menstruation and menopause », dans ROMNEY, S. L., M. J. GRAY, A. B. LITTLE ET AUTRES (éd.), *Gynecology and Obstetrics: The Health Care of Women*, 2e éd., New York, McGraw-Hill, 1981, p. 885-907.
8. « Saliva as Diagnostic Fluid », *Proceedings of the New York Academy of Sciences*, vol. 694, 20 septembre 1993, p. 1-348 ; LAWRENCE, H. P. « Salivary markers of systemic disease: noninvasive diagnosis of disease

and monitoring of general health», *J. Can. Dent. Assoc.*, vol. 68, nº 3, mars 2002, p. 170-174; VINING, R. F. ET R. A. MCGINLEY. «The measurement of hormones in saliva: Possibilities and pitfalls», *J. Steroid. Biochem.*, vol. 27, nº 1-3, 1987, p. 81-94; BOOTHBY, L. A., P. L. DOERING ET S. KIPERSZTOK. «Bioidentical hormone therapy: A review», *Menopause*, vol. 11, nº 3, mai-juin 2004, p. 356-367; RAKEL, D. (éd.), *Integrative Medicine*, Philadelphia, Saunders, 2003.

9. MASSOUDI, M. S., ET AUTRES. «Prevalence of thyroid antibodies among healthy middle-aged women. Findings from the thyroid study in healthy women», *Ann. Epidemiol.*, vol. 5, nº 3, 1995, p. 229-233.
10. JEFFRIES, W. MCK. *The Safe Uses of Cortisone*, Springfield, IL, Charles C. Thomas, 1996.
11. GUTHRIE, J., ET AUTRES. «Hot flashes, menstrual status, and hormone levels in a population-based sample of midlife women, *Obstet. Gynecol.*, vol. 88, 1996, p. 437-442.
12. LEONETTI, H., ET AUTRES. «Transdermal progesterone cream for vasomotor symptoms and postmenopausal bone loss», *Obstet. Gynecol.*, vol. 94, 1999, p. 225-228.
13. FREEDMAN, R. R., ET S. WOODWARD. «Behavioral treatment of menopausal hot flashes: Evaluation by ambulatory monitoring», Am. J. Obstet. Gynecol., vol. 167, p. 436-439; STEVENSON, D. W., ET D. J. DELPRATO. «Multiple component self-control program for menopausal hot flashes», J. Behav. Ther. Exp. Psychiatry, vol. 14, nº 2, 1983, p. 137-140; DOMAR, A. D., ET H. DREHER. Healing Mind, Healthy Woman, New York, Delta, 1997, p. 291-292.

Chapitre 5
L'hormonothérapie substitutive : un choix personnel

1. WRITING GROUP FOR THE WOMEN'S HEALTH INITIATIVE INVESTIGATORS. «Risks and benefits of estrogen plus progestin in healthy postmenopausal women: Principal results from the Women's Health Initiative randomized controlled trial», *JAMA*, vol. 288, 2002, p. 327-333.
2. LACEY, J. V., ET AUTRES. «Menopausal hormone replacement therapy and risk of ovarian cancer», *JAMA*, vol. 288, 2002, p. 334-341.
3. GRODSTEIN, F., J. E. MANSON ET M. J. STAMPFER. «Hormone therapy and coronary heart disease: The role of time since menopause and age at hormone initiation», *J. Womens Health (Larchmt)*, vol. 15, nº 1, janvier-février 2006, p. 35-44.
4. SHEN, L., S. QIU, Y. CHEN, F. ZHANG, R. B. VAN BREEMEN, D. NIKOLIC, ET J. L. BOLTON. «Alkylation of 2'-deoxynucleosides and DNA by the Premarin metabolite 4-hydroxyequilenin semiquinone radical», *Chem.*

Res. Toxicol., vol. 11, 1998, p. 94-101 ; Bhavnani, B. « Pharmacokinetics and pharmacodynamics of conjugated equine estrogens: Chemistry and metabolism », *Proc. Soc. Biol. Med.*, vol. 217, n° 1, 1998, p. 6-16 ; Zhang, F., et autres. « The major metabolite of equilin, 4-hydroxyequilin, autoxidizes to an σ-quinone which isomerizes to the potent cytotoxin 4-hydroxyequilenin-σ-quinone », *Chem. Res. Toxicol.,* vol. 12, 1999, p. 204-213.

5. Cole, W., et autres. « The estrogen dilemma », *Time*, 26 juin 1995, p. 46-53 (article-vedette).
6. Brody, J. « Clarifier la question de l'hormonothérapie substitutive », *New York Times*, 3 septembre 2002.
7. Shaak, C. « Restoration of early luteal phase hormone levels in menopausal women by transdermal application of progesterone, estradiol, and testosterone » (sous presse). Note : Pour sa recherche, le Dr Shaak a utilisé une préparation brevetée d'hormones bio-identiques connue sous le nom de TransproET, laquelle contient 150 mg de progestérone, 0,5 mg d'estradiol et 0,5 mg de testostérone par cm^3 de crème. On a demandé aux patientes d'utiliser de ⅛ à ¼ de cuillerée à thé de crème (selon leur taux de base d'hormones endogènes), habituellement deux fois par jour. Pour de plus amples renseignements, écrivez au Dr Shaak à l'adresse suivante: Woman Well, 405 Great Plain Avenue, Needham, MA 02492. Tél.: 781 453-0321. Hargrove, J., et autres. « Absorption of estradiol and progesterone delivered via Jergens lotion used as hormone replacement therapy », séance d'information publique tenue au congrès annuel de la North American Menopause Society, Philadelphie, 1998.
8. Hargrove, J. T., et J. Beckum. « Utility of estradiol and progesterone suspended in propylene glycol and administered by the drop for more accurate individualization of HRT », exposé présenté au congrès annuel de la North American Menopause Society, New York, septembre 1999.
9. Follingstad, A. « Estriol, the forgotten hormone », *JAMA*, vol. 239, no 1, 1978, p. 29-39 ; Lemon, H. « Clinical and experimental aspects of the anti-mammary carcinogenic activity of estriol », *Frontiers of Hormonal Research*, vol. 5, n° 1, 1977, p. 155-173 ; Lemon, H. « Estriol prevention of mammary carcinoma induced by 7, 12-dimethylbenzathracene and procarbazine », *Cancer Res.*, vol. 35, 1975, p. 1341-1353 ; Lemon, H. « Estriol and prevention of breast cancer », *Lancet*, vol. 1, n° 802, 1973, p. 546-547 ; Lemon, H. « Pathophysiologic considerations in the treatment of menopausal patients with oestrogens: The role of estriol in the prevention of mammary cancer », *Acta Endocrinol.*, vol. 233, suppl., 1980, p. 17-27 ; Lemon, H., H. Wotiz, L. Parsons et autres. « Reduced estriol excretion in patients with breast cancer prior to endocrine therapy », *JAMA*, 196, 1966, p. 1128-1136.

10. HEIMER, G. M., ET D. E. ENGLUND. « Effects of vaginally administered œstriol on postmenopausal urogenital disorders: A cytohormonal study », *Maturitas*, vol. 3, 1992, p. 171-179 ; IOSIF, C. S. « Effects of protracted administration of estriol on the lower urinary tract in postmenopausal women », *Arch. Gynecol. Obstet.*, vol. 3, n° 251, 1992, p. 115-120 ; KIRKENGEN, A. L,, P. ANDERSEN, E. GJERSOE ET AUTRES. « Estriol in the prophylactic treatment of recurrent urinary tract infections in postmenopausal women », *Scand. J. Prim. Health Care*, juin 1992, p. 139-142 ; RAZ, K., ET W. STAMM. « A controlled trial of intravaginal estriol in postmenopausal women with recurrent urinary tract infections », *NEJM*, vol. 329, 1993, p. 753-756.
11. THE AMERICAN COLLEGE OF OBSTETRICIANS AND GYNECOLOGISTS. « Cognition and dementia », *Obstet. Gynecol.*, vol. 104, suppl. 4, 1er octobre 2004, p. 25S-40S.
12. SPEROFF, L., ET AUTRES. *Clinical Gynecologic Endocrinology and Infertility*, 6e éd., Philadelphie, PA, Lippincott, Williams & Wilkins, 1999, p. 56-64.
13. SPEROFF, L. « Commentary: Postmenopausal therapy reduces the risk of colorectal cancer », *Obstet. Gynecol. Alert*, vol. 35, septembre 1999.
14. LOVE, R. R., L. CAMERON, ,B. L. CONNELL, ET H. LEVENTHAL. « Symptoms associated with tamoxifen treatment in postmenopausal women », *Arch. Intern. Med.*, vol. 151, 1991, p. 1842-1847.
15. ZIMNISKI, S. J., ET AUTRES. « Induction of tamoxifen-dependent rat mammary tumors », *Cancer Res.*, vol. 53, 1993, p. 2937-2939 ; POWELL-JONES, W., ET AUTRES. « Influence of anti-œstrogens on the specific binding in vitro of (3H) œstradiol by cytosol of rat mammary tumors and human breast carcinomata », *Biochem. J.*, vol. 150, 1975, p. 71-75 ; VANCUTSEM, P. M. ET AUTRES. « Frequent and specific mutations of the rat gene p53 in eptocarcinomas induced by tamoxifen », *Cancer Res.*, vol. 54, p. 3864-3867 ; SHUIBUTANI, S., ET AUTRES. « Mis-coding potential of tamoxifen-derived DNA adducts: Alpha-(N^2-deoxyguanosinyl) tamoxifen », *Biochemistry*, vol. 36, 1997, p. 13,010-13,017 ; SIMON, R. « Discovering the truth about tamoxifen: Problems of multiplicity in statistical evaluation of biomedical data », *J. Natl. Cancer Inst.*, vol. 87, 1995, p. 627-629.
16. KOENIG, H., ET AUTRES. « Progesterone synthesis and myelin formation by Schwann cells », *Science*, vol. 268, 1995, p. 1500-1503.
17. Au milieu des années 1970, lorsque j'étais résidente en obstétrique et gynécologie au St. Margaret's Hospital de Boston, je voyais régulièrement des femmes dans la quarantaine (ou fin trentaine), qui avaient eu déjà plusieurs enfants et qui, année après année, se retrouvaient encore enceintes jusqu'à ce qu'elles décident de subir une hystérectomie pour éviter d'autres grossesses. Quel contraste entre la vie, les croyances et la biologie de ces femmes et celles des femmes de carrière d'aujourd'hui qui, dès qu'elles atteignent l'âge de 35 ans, craignent de ne plus pouvoir être enceintes ! Nos croyances ont des

effets subtils mais puissants sur notre biologie — des effets confirmés par la recherche. Brant Secunda, chaman né aux États-Unis, a acquis sa formation chez les Huichols, des Amérindiens vivant dans une région éloignée du Mexique. Selon Brant, il est courant de voir des femmes huicholes enceintes alors qu'elles ont atteint la cinquantaine et même la soixantaine. Une étude menée par la Dre Alice Domar du Beth Israel Deaconess Center for Mindbody Medicine fait état d'une augmentation des grossesses de l'ordre de 50 % chez des femmes auparavant stériles, qui, pour la plupart, étaient des professionnelles dans la trentaine et la quarantaine au moment où elles ont participé à des programmes axés sur la relaxation profonde, la prise en charge de sa propre santé et la participation à un groupe d'entraide. Ces grossesses deviennent possibles parce que le mental et les croyances peuvent affecter les taux hormonaux de façon à favoriser la conception.

18. Hully, S., et autres. « Randomized trial of estrogen plus progestin for secondary prevention of coronary heart disease in post menopausal women », *JAMA*, vol. 280, 1998, p. 605-618 ; Sullivan, J. M., et autres. « Progestin enhances vasoconstrictor responses in postmenopausal women receiving œstrogen replacement therapy », *Menopause*, vol. 4, 1995, p. 193-197 ; Williame, J. K., et autres. « Effects of hormone replacement therapy on reactivity of atherosclerotic coronary arteries in cynomologous monkeys », *J. Am. Coll. Cardiol.*, vol. 24, p. 1757-1761 ; Sarrel, P. « The differential effects of œstrogens and progestins on vascular tone », *Hum. Reprod. Update*, vol. 5, n° 3, p. 205-209.
19. Tang, G. W. K. « The climacteric of Chinese factory workers », *Maturitas*, vol. 19, 1994, p. 177-182.
20. Hammond, C. B. « Women's concerns with hormone replacement therapy — compliance issues », *Fertility & Sterility*, vol. 62, suppl. 2, 1994, p. 157S-160-S.
21. The Postmenopausal Oestrogen/Progestin Intervention (PEPI) trial. « Effects of œstrogen or œstrogen/progestin regimens on heart disease risk factors in postmenopausal women », *JAMA*, vol. 273, 1995, p. 199-206.
22. The American College of Obstetricians and Gynecologists. « Coronary heart disease », *Obstet. Gynecol.*, vol. 104, suppl. 4, 1er octobre 2004, p. 415-485.
23. Yaffe, K., L.-Y. Lui, D. Grady, J. Cauley, J. Kramer et S. R. Cummings. « Cognitive decline in women in relation to non-protein-bound estradiol concentrations », *Lancet*, vol. 356, n° 9231, 2000, p. 708-712.
24. Grodstein, F., P. A. Newcomb et M. J.Stampfer. « Postmenopausal hormone therapy and the risk of colorectal cancer: A review and meta-analysis », *Am. J. Med.*, vol. 106, n° 5, p. 574-582.
25. Kolata, G. « Citing risks, U.S. will halt study of drugs for hormones », *New York Times*, 9 juillet 2002.

Chapitre 6
Aliments et suppléments pour faciliter la transition ménopausique

1. HUDSON, T. « A pilot study using botanical medicine in the treatment of menopausal symptoms », Portland, Oregon, National College of Naturopathic Medicine et le Bastyr University of Natural Health Sciences, 1994.
2. TYLER, V. E. *The Honest Herbal: A Sensible Guide to the Use of Herbs and Related Remedies*, 3e éd., Binghamton, NY, Haworth Press, 1993.
3. ELGHAMRY, M. I., ET I. M. SHIHATA. « Biological activity of phytoestrogens », *Planta Medica*, vol. 13, 1965, p. 352-357.
4. KNIGHT, D., ET J. EDEN. « A review of the clinical effects of phytoestrogens », 2e partie, *Obstet. Gynecol.*, vol. 87, nº 5, 1996, p. 897-904 ; KALDAS, R. S., ET C. L. HUGHES. « Reproductive and general metabolic effects of phytœstrogens in mammals », *Reprod. Toxicol.*, vol. 3, 1989, p. 81-89.
5. ROSE, D. P. « Dietary fiber, phytœstrogens, and breast cancer », *Nutrition*, vol. 8, 1992, p. 47-51.
6. TAMAYA, T., ET AUTRES. « Inhibition by plant herb extracts of steroid bindings in uterus, liver, and serum of the rabbit », *Acta Obstet. Gynecol. Scand.*, vol. 65, 1986, p. 839-842.
7. YOSHIRO, K. « The physiological actions of tan-kwei and cnidium », *Bull. Oriental Healing Arts Institute*, vol. 10, 1985, p. 269-278 ; HARADA, M., M. SUZUKI ET Y. OZAKI. « Effects of Japanese *Angelica* root and peony root on uterine contraction in the rabbit *in situ* », *J. Pharmacol. Dynam.*, vol. 7, 1984, p. 304-311 ; ZHU, D. P. O. « Dong quai », *Am. J. Chin. Med.*, vol. 15, 1987, p. 117-125.
8. BOHNERT, K.-J. « The use of *Vitex agnus-castus* for hyperprolactinemia », *Quarterly Rev. Natural Med.*, printemps 1997, p. 19-20 ; AMERICAN BOTANICAL COUNCIL. *Kommission E monograph: Agnus casti fructus (chaste tree fruits)*, Fort Worth, TX, 1992.
9. DUKER, E. M., ET AUTRES. « Effects of extracts from *Cimicifuga racemosa* on gonadotropin release in menopausal women and ovariectomized rats », *Planta Medica*, vol. 57, 1991, p. 420-424.
10. CASSIDY, A., S. BINGHAM ET K. SETCHELL. « Biological effects of a diet of soy protein rich in isoflavones on the menstrual cycle of premenopausal women », *Am. J. Clin. Nutr.*, vol. 60, 1994, p. 333-340 ; ANDERSON, J. W., ET AUTRES. « Effects of soy protein on renal function and proteinuria in patients with type 2 diabetes », *Am. J. Clin. Nutr.*, vol. 68, suppl. 6, 1998, p. 1347S-1353S.
11. WONG, W. W., W. C. HEIRD ET E. O. SMITH. « Potential health benefits of soy in postmenopausal women », données présentées au congrès de l'Experimental Biology, San Diego, CA, avril 2000.

12. Foth, D., et J. M. Cline. « Effects of mammalian and plant œstrogens on mammary glands and uteri of macaques », *Am. J. Clin. Nutr.*, vol. 68, suppl., 1998, p. 1413S-1471S.
13. Scheiber, M., et K. Setchell. « Dietary soy isoflavones favorably influence lipids and bone turnover in healthy postmenopausal women », synopsis du 81e congrès annuel de l'Endocrine Society, juin 1999.
14. Zhuo, X. G., M. K. Melby et S. Wanatabe. « Soy isoflavone intake lowers serum LDL cholesterol: A meta-analysis of 8 randomized controlled trials in humans », *J. Nutr.,* vol. 134, septembre 2004, p. 2395-2400.
15. Anderson, J. W., B. M. Johnstone et M. E. Cook-Newell. « Meta-analysis of the effects of soy protein intake on serum lipids », *NEJM*, vol. 333, nº 5, 3 août 1995, p. 276-282.
16. Hall, W. L., et autres. « Soy-isoflavone-enriched foods and inflammatory biomarkers of cardiovascular disease risk in postmenopausal women: Interactions with genotype and equol production », *Am. J. Clin. Nutr.,* vol. 82, no 6, décembre 2005, p. 1260-1268.
17. Desroches, S., et autres. « Soy protein favorably affects LDL size independently of isoflavones in hypercholesterolemic men and women », *J. Nutr.*, vol. 134, nº 3, mars 2004, p. 574-579 ; Nagata, C., et autres. « Soy product intake is inversely associated with serum homocysteine level in premenopausal Japanese women », *J. Nutr.*, vol. 133, nº 3, mars 2003, p. 797-800.
18. Food & Drug Administration, U.S. Department of Health and Human Services. « FDA approves new health claim for soy protein and coronary heart disease », communiqué T99-48, 1999.
19. William, K. « Interactive effects of soy protein and estradiol on arterial pathobiology », sessions scientifiques annuelles de l'American Heart Association, Orlando, FL, novembre 1997.
20. Alexandersen, P., et autres. « Ipriflavone in the treatment of postmenopausal osteoporosis: A randomized controlled trial », *JAMA*, vol. 285, no 11, 2001, p. 1482-1488.
21. Roudsari, A. H., et autres. « Assessment of soy phytœstrogens' effects on bone turnover indicators in menopausal women with osteopenia in Iran: A before and after clinical trial », *Nutr. J.*, vol. 4, 29 octobre 2005, p. 30.
22. Bennink, M. R., L. D. Thiagarajan et autres. « Dietary soy is associated with decreased cell proliferation rate and zone in the colon mucosa of subjects at risk for colon cancer », exposé présenté au congrès de l'American Institute for Cancer Research, tel qu'il a été rapporté par le Reuters Health News Service, septembre 1999.
23. Bruce, B., G. A. Spiller et L. Holloway. « Soy isoflavones do not have an anti-thyroid effect in postmenopausal women over 64 years of age », Experimental Biology, San Diego, CA, Health Research and Studies Center, Los Altos, CA 94022, 15-18 avril 2000 ; Palo Alto VA Health Care System, Palo Alto, CA 94034 ; Duncan, A. M., et autres. « Soy

isoflavones exert modest hormonal effects in premenopausal women», *J. Clin. Endocrinol. Metab.*, vol. 84, nº 1, 1999, p. 192-197; DUNCAN, A. M., ET AUTRES. «Modest hormonal effects of soy isoflavones in postmenopausal women», *J. Clin. Endocrinol. Metab.*, vol. 84, nº 10, 1999, p. 3479-3484.

24. ALBERTAZZI, P., ET AUTRES. «The effect of dietary soy supplementation on hot flashes», *Obstet. Gynecol.*, vol. 91, 1998, p. 6-11.
25. *Ibid.*
26. DUPREE, K., ET AUTRES. «Effects of soy on quality of life in postmenopausal women», The Endocrine Society Annual Meeting, San Diego, CA, 4-7 juin 2005.
27. HANDAYANI, R., ET AUTRES. «Soy isoflavones alter expression of genes associated with cancer progression, including interleukin-8, in androgen-independent PC-3 human prostate cancer cells», *J. Nutr.*, vol. 136, nº 1, janvier 2006, p. 75-82; THELEN, P., ET AUTRES. «Pharmalogical potential of phytoestrogens in the treatment of prostate cancer», *Urologe A* [E-pub avant impression], allemand, 20 octobre 2005; SONN, G. A., W. ARONSON ET M. S.LITWIN. «Impact of diet on prostate cancer: A review», *Prostate Cancer Prostatic Dis.*, vol. 8, nº 4, 2005, p. 304-310.
28. ALDERCREUTZ, H., ET AUTRES. «Determination of urinary lignans and phytoestrogen metabolites, potential antiœstrogens and anticarcinogens in urine of women on various habitual diets», *J. Steroid Biochem.*, vol. 25, nº 5B, 1986, p. 791-797.
29. ALDERCREUTZ, H. «Does fiber-rich food containing animal lignan precursors protect against both colon and breast cancer? An extension of the "fiber hypothesis"», *Gastroenterology*, vol. 86, nº 4, 1984, p. 761-764; JENAB, M., ET AUTRES. «The influence of flaxseed and lignans on colon carcinogenesis and beta-glucuronidase activity», *Carcinogenesis*, vol. 17, nº 6, 1996, p. 1343-1348; JOHNSTONE, P. V. «Flaxseed oil and cancer: Alpha-linolenic acid and carcinogenesis», dans S. C. CUNNANE & L. U. THOMPSON (éd.), *Flaxseed in Human Nutrition*, Champaign, IL, AOCS Press, 1995; SERRAINO, M., ET AUTRES. «The effect of flaxseed supplementation on early risk markers for mammary carcinogenesis», *Cancer Letter*, vol. 60, 1991, p. 135-142; SERRAINO, M., ET AUTRES. «The effect of flaxseed supplementation on the initiation and promotional stages of mammary tumorigenesis», *Nutr. Cancer*, vol. 17, 1992, p. 153-159.
30. LAMPE, J. W., ET AUTRES. «Urinary lignan and isoflavonoid excretion in premenopausal women consuming flaxseed powder», *Am. J. Clin. Nutr.*, vol. 60, 1994, p. 122-128; MOUSAVI, Y., ET AUTRES. «Enterolactone and estradiol inhibit each other's proliferative effect on MCF and breast cancer cells in culture», *J. Steroid Biochem. Mol. Biol.*, vol. 41, 1992, p. 615-619.
31. BIERENBAUM, M. L., ET AUTRES. «Reducing atherogenic risk in hyperlipemic humans with flaxseed supplementation: A preliminary report», *J. Am. Coll. Nutr.*, vol. 12, nº 5, 1993, p. 501-504.

32. MIDDLETON, E., ET C. KANDASWAMI. «Potential health-promoting properties of citrus bioflavonoids, *Food Technology*, novembre 1994, p. 115-119.
33. Je sais gré à Maureen Manetti, acupunctrice, et à Fern Tsao, sa mère, de m'avoir aidée à préparer cette section sur la médecine traditionnelle chinoise et la ménopause.
34. VERNEJOUL, P., ET AUTRES. «Étude des méridiens d'acupuncture par les traceurs radioactifs», *Bulletin de l'Académie nationale de médecine,* vol. 169, nº 7, 1985, p. 1071-1075.

Chapitre 7
Le régime alimentaire de la ménopause : favoriser l'équilibre hormonal et prévenir l'embonpoint

1. FINE, J. T., G. A. COLDITZ, E. H. COAKLEY, G. MOSELEY, J. E. MANSON, W. C. WILLETT ET I. KAWACHI. «A prospective study of weight change and health-related quality of life in women», *JAMA*, vol. 282, 1999, p. 2136-2142.
2. *Dr. Atkins' New Diet Revolution* fut le livre sur les régimes amaigrissants qui s'est le mieux vendu à la fin des années 1990. Il s'appuie sur une recherche solide, bien que controversée.
3. Une étude clinique, menée sur la diète Atkins et dirigée par le Dr Eric Westman, chercheur et professeur adjoint à la faculté de médecine de la North Carolina's Duke University, qui a été présentée à la Southern Society of General Internal Medicine à la Nouvelle-Orléans, en 1999, n'a révélé aucun effet indésirable sur les reins et le foie chez les 41 sujets légèrement obèses participant à l'étude et à qui on avait demandé de limiter leur consommation de glucides à moins de 20 g par jour. Les sujets prenaient aussi des multivitamines et des minéraux ainsi que des suppléments d'huile de poisson, et tous faisaient de l'exercice trois fois par semaine. L'étude Durham a duré quatre mois, et les sujets étudiés ont vu leur poids baisser de 10 kilos en moyenne. Leur taux de cholestérol a baissé de 6,1 %, celui des triglycérides, de 40 %, alors que leur taux de HDL (le «bon» cholestérol) a augmenté de 7 %. On a également observé des changements positifs dans la pression artérielle et la forme physique générale. Les résultats de l'étude Durham ont été confirmés par une seconde étude plus approfondie menée au Atkins Center for Complementary Medicine de New York, auprès de 319 patientes obèses ou souffrant d'embonpoint, pendant plus d'un an. Les résultats furent similaires, ce qui a fait disparaître toute inquiétude quant aux risques associés à ce régime. Cependant, compte tenu de plusieurs aspects de la périménopause, il est possible que la diète Atkins ne soit pas aussi efficace durant cette

période comparativement à d'autres périodes de la vie — ou chez les hommes, d'ailleurs.

4. Fukagawa, N. K., et autres. « Effect of age on body composition and resting metabolic rate », *Am. J. Physiol.*, vol. 259, 1990, p. E233 ; Ganesan, R. « Aversive and hypophagic effects of estradiol », *Physiological Behavior*, vol. 55, n° 2, 1995, p. 279-285.
5. Groff, J. L., et S. Gropper. *Advanced Nutrition and Human Metabolism*, Belmont, CA, Wadsworth, 2000, p. 147, 252, 447.
6. Reaven, G. M. *Syndrome X: Overcoming the Silent Killer That Can Give You a Heart Attack*, New York, Simon & Schuster, 2000.
7. Eriksson, J., et autres. « Early metabolic defects in persons at increased risk for non-insulin-dependent diabetes mellitus », *NEJM*, vol. 321, 1989, p. 337-343. Lillioja, S., et autres. « Insulin resistance and insulin secretory dysfunction as precursors of non-insulin-dependent diabetes mellitus: Prospective studies of the Pima Indians », *NEJM*, vol. 329, 1993, p.1988-1992.
8. Reaven, G. M. « Role of insulin resistance in human disease », *Diabetes*, vol. 37, 1988, p. 1595-1607 ; Zavaroni, I., et autres. « Risk factors for coronary artery disease in healthy persons with hyperinsulinemia and normal glucose tolerance », *NEJM*, vol. 320, 1989, p. 702-706.
9. Fuh, M. M., et autres. « Abnormalities of carbohydrate and lipid metabolism in patients with hypertension », *Arch. Intern. Med.*, vol. 147, 1987, p. 1035-1038 ; Zavaroni, I., et autres. « Evidence that multiple risk factors for coronary artery disease exist in persons with abnormal glucose tolerance », *Am. J. Med.*, vol. 83, 1987, p. 609-612.
10. Nestler, J., et autres. « Ovulatory and metabolic effects of D-chiro-inositol in the polycystic ovary syndrome », *NEJM*, vol. 340, 1999, p. 1314-1320.
11. Kaser, R. « Insulin resistance, insulin-like growth factor 1 and breast cancer: A hypothesis », *Int. J. Cancer*, vol. 62, n° 4, 1995, p. 403-406.
12. Bruning, P. F., J. M. Bonfrer, P. A. van Noord, A. A. Hart, M. de Jong-Bakker et W. J. Nooijen. « Insulin resistance and breast-cancer risk », *Int. J. Cancer*, vol. 52, n° 4, 1992, p. 511-516 ; Seely, S. « Diet and breast cancer: The possible connection with sugar consumption », *Medical Hypotheses*, vol. 11, 1983, p. 319-327.
13. Bruning, P. F., et autres. *Ibid.*, 1992.
14. Kaser, R. *Op. cit.*, 1995.
15. Huang, Z., W. C. Willett, G. A. Colditz, D. J. Hunter, J. E. Manson, B. Rosner, F. E. Speizer et S. E. Hankinson. « Waist circumference, waist/hip ratio, and risk of breast cancer in the Nurses'Health Study », *Am. J. Epidemiol.*, vol. 150, n° 12, 1999, p. 1316-1324. Le Dr Zhi-ping Huang de la Harvard School of Public Health et ses collègues ont examiné la relation existant entre le tour de taille, le ratio hanche/tour de taille et le risque de développer un cancer du sein. Les femmes dont le tour de taille se situait entre 81 et 91 cm présentaient un risque de cancer une fois et demi plus

élevé que la normale, alors que celles dont le tour de taille se situaient entre 91,5 et 140 cm présentaient un risque deux fois plus élevé environ que les femmes dont le tour de taille se maintenait entre 38 et 71 cm. L'adiposité abdominale est associée à un surplus d'androgènes et augmente la conversion des androgènes en œstrogènes dans les tissus gras. L'étude a aussi démontré que « toutes les femmes qui prenaient des hormones après la ménopause couraient un risque accru de développer un cancer du sein, obésité centrale ou pas ».

16. Wild, R. D., et autres. « Lipoprotein lipid concentrations and cardiovascular risk in women with polycystic ovarian syndrome », *J. Clin. Endocrinol. Metab.*, vol. 61, 1985, p. 946 ; Rexrode, K., et autres. « Abdominal adiposity and coronary heart disease in women », *JAMA*, vol. 280, 1998, p. 1843-1848 ; Gillespie, L. *The Menopause Diet: Lose Weight and Boost Your Energy,* Beverly Hills, CA, Healthy Life Publications, 1999, p. 18.
17. Adams, K. F., et autres. « Overweight, obesity and mortality in a large prospective cohort of persons age 50 to 71 years old », *NEJM,* vol. 355, n° 8, 2006, p. 763-778.
18. Huang, Z., et autres. *Op. cit.*, 1999.
19. Gillespie, L. *The Menopause Diet Mini Meal Cookbook, 3*, Beverly Hills, CA, Healthy Life Productions, 1999.
20. Michnobicz, J. « Environmental modulation of œstrogen metabolism in humans », *Int. Clin. Nutr. Rev.*, vol. 7, 1987, p. 169-173 ; Anderson, K. E. « The influence of dietary protein and carbohydrate on the principal oxidative biotransformations of estradiol in normal subjects », *J. Clin. Endocrinol. Metab.*, vol. 59, n° 1, 1984, p. 103-107.
21. Cutler, R. G. « Carotenoids and retinol: Their possible importance in determining longevity of primate species », *Proceedings of the National Academy of Sciences*, vol. 81, 1984, p. 7627-7631.
22. Murakoshi, M., et autres. « Potent preventive action of alpha-carotene against carcinogenesis », *Cancer Res.*, vol. 52, 1992, p. 6583-6587.
23. Franceschi, S., et autres. « Tomatoes and risk of digestive-tract cancers », *Int. J. Cancer*, vol. 59, 1994, p. 181-184.
24. Opara, E. C., et autres. « L-glutamine supplementation of a high fat diet reduces body weight and attenuates hyperglycemia and hyperinsulinemia in C57BL/6J mice », *J. Nutr.*, vol. 126, n° 1, 1996, p. 273-279 ; Rogers, L. L., et autres. « Voluntary alcohol consumption by rats following administration of glutamine », *J. Biol. Chem.*, vol. 214, 1955, p. 503-507.
25. Hornstra, G. « Essential fatty acids in mothers and their neonates », *Am. J. Clin. Nutr.*, vol. 71, suppl., 2000, p. 1262S-1269S.
26. Les Drs Mary Dan Eades et Michael Eades, auteurs de *Protein Power* (Bantam, 1966), m'ont fait découvrir ce concept, et j'ai pu en éprouver la véracité. N'oubliez pas cependant qu'il est possible de produire un surplus d'insuline à la suite d'une surconsommation de n'importe quel

aliment, et aussi durant des périodes de stress — même en l'absence de tout glucide.

27. Strand, Ray. *Healthy for Life: Developing Healthy Lifestyles That Have a Side Effect of Permanent Fat Loss*, Rapid City, SD, Real Life Press, 2005, p. 228-229.
28. Ianoli, P., et autres. « Glucocorticoids upregulate intestinal nutrient transport in a time-dependent substrate-specific fashion », *J. Gastrointest. Surg.*, vol. 2, nº 5, 1998, p. 449-457.
29. McGuigan, J. E. « Peptic ulcer and gastritis », dans K. Isselbacher, et autres. (édit.), *Harrison's Principles of Internal Medicine*, vol. 2, 13e éd., New York, McGraw-Hill, 1994, 1369 p.
30. Murray, M., et J. Pizzorno. *Encyclopedia of Natural Medicine*, Rocklin, CA, Prima Publishing, 1998, p. 134-137 ; Van Marle, J., et autres. « Deglycyrrhizinised licorice (DGL) and renewal of the rat stomach epithelium », *Eur. J. Pharmacol.*, vol. 72, 1981, p. 219-275.

Chapitre 8
La santé des organes pelviens

1. Helms, J. M. « Acupuncture for the management of primary dysmenorrhea », *Obstet. Gynecol.*, vol. 69, nº 1, 1987, p. 51-56.
2. Lepine, L.A., et autres. « Hysterectomy surveillance — United States, 1980-1993 », *MMWR*, vol. 46, 1997, p. 1-15.
3. Bradley, L., et J. Newman. « Uterine artery embolization for treatment of fibroids: From scalpel to catheter », *The Female Patient*, vol. 25, 2000, p. 71-78.
4. West, S. *The Hysterectomy Hoax*, New York, Doubleday, 1994.
5. Garcia, C.-R., et W. B. Cutler. « Preservation of the ovary: A reevaluation », *Fertility & Sterility*, vol. 42, nº 4, p. 510-514.
6. Cutler, W. B. « Human sex-attractant pheromones: discovery research, development and application in sex therapy », *Psychiatric Annals*, vol. 29, 1999, p. 54-59.
7. Hasson, H. « Cervical removal at hysterectomy for benign disease: Risks and benefits », *J. Reprod. Med.*, vol. 58, nº 10, 1993, p. 781-789.
8. Carlson, K., B. Miller et F. Fowler. « The Maine Women's Health Study, I., Outcomes of hysterectomy », *Obstet. Gynecol.*, vol. 83, 1994, p. 556-565.
9. Rohner, T. J., fils, et J. F. Rohner. « Urinary incontinence in America: The social significance », dans P. D. O'Donnel (éd.), *Urinary Incontinence*, St. Louis, MO, Mosby-Yearbook, Inc., 1997.
10. Resnick, N. « Improving treatment of urinary incontinence », *JAMA*, vol. 280, nº 23, 1998, p. 2034-2035.

11. PANDIT, M., ET AUTRES. «Quantification of intramuscular nerves within the female striated urogenital sphincter muscles», *Obstet. Gynecol.*, vol. 95, 2000, p. 797-800.
12. BHATIA, N., D. C. H. TCHOU ET AUTRES. «Pelvic floor musculature exercises in treatment of anatomical urinary stress incontinence», *Phys. Ther.*, vol. 68, 1988, p. 652-655; DIOKNO, A. «The benefits of conservative management in SUI, *Contemp. Urol.*, vol. 8, 1996, p. 36-48.
13. SINGLA, A. «An update on the management of SUI», *Contemp. Obstet. Gynecol.*, vol. 45, nº 1, 2000, p. 68-85.
14. BURGIO, K., ET AUTRES. «Behavioral vs drug treatment for urge incontinence in older women: A randomized trial», *JAMA*, vol. 280, nº 23, 1998, p. 1995-2000.
15. GALLOWAY, N., ET AUTRES. *Multicenter trial: Extracorporeal magnetic resonance therapy (EMRT) for the treatment of stress urinary incontinence*, First International Consultation on Incontinence, Monaco, résumé analytique nº 31, juin-juillet 1998.
16. ECKFORD, S. D., S. R. JACKSON, P. A. LEWIS ET AUTRES. «The continence control pad — a new external occlusion device in the management of stress incontinence», *Br. J. Urol.*, vol. 77, 1996, p. 538-540.
17. STASKIN D., ET AUTRES. «Effectiveness of a urinary control insert in the management of SUI: Early results of a multicenter study», *Urology*, vol. 47, 1996, p. 629-636.
18. LOSE G., ET E. VERSI. «Pad-weighing tests in the diagnosis and quantification of incontinence». *Int. J. Urogynecol.*, vol. 3, 1996, p. 324-328; VERSI, E., ET AUTRES. «Evaluation of the home pad test in the investigation of female urinary incontinence», *Br. J. Obstet. Gynecol.*, vol. 103, p. 162-167.
19. DAVILA, G. W., ET AUTRES. «The bladder neck support prosthesis: A nonsurgical approach to stress urinary incontinence in adult women», *Am. J. Obstet. Gynecol.*, vol. 171, 1994, p. 206-211.
20. BERGMAN, A., ET G. ELIA. «Three surgical procedures for genuine stress incontinence. Five-year follow-up of a prospective randomized study», *Am. J. Obstet. Gynecol.*, vol. 173, p. 66-71.
21. SINGLA, A. *Op. cit.*, p. 77.
22. SANTAROSA, R. P., ET J.G. BLAIVAS. «Periurethral injection of autologous fat for the treatment of sphincteric incontinence», *J. Urol.*, vol. 151, 1994, p. 607-611; BARD, C. R. Soumission PMAA à la U.S. Food and Drug Administration pour IDE #G850010, 1990.
23. BURGIO, K., ET AUTRES. *Op. cit.*

Chapitre 9
Le sexe et la ménopause : mythes et réalité

1. Hartmann, U., et autres. « Low sexual desire in midlife and older women: Personality factors, psychosocial development, present sexuality », *Menopause,* vol. 11, no 6, partie 2, 2004, p. 726-40.
2. Basson, R. « Recent advances in women's sexual function and dysfunction », *Menopause,* vol. 11, n° 6, partie 2, novembre-décembre 2004, p. 714-725.
3. NAMS Supplement. « Update on sexuality at Menopause and Beyond: Normative, Adaptive, Problematic, Dysfunctional », *North American Menopause Society*, vol. 11, n° 6, novembre 2004, p. 708-786.
4. Bancroft, J., J. Loftus et J. S. Long. « Distress about sex: A natural survey of women in heterosexual relationships », *Arch. Sex. Behav.*, vol. 32, no 3, juin 2003, p. 193-208.
5. Sarrel, P., et M. I. Whitehead. « Sex and menopause: defining the issues », *Maturitas*, vol. 7, 1985, p. 217-224.
6. Van Lunsen, R. H., et E. Laan. « Genital vascular responsiveness and sexual feelings in midlife women: Psychophysiologic, brain and genital imaging studies », *Menopause*, vol. 11, n° 6, partie 2, novembre-décembre 2004, p. 741-748.
7. Avis, N., et autres. « Correlates of sexual function among multiethnic middle-aged women: Results from the Study of Women's Health Across the Nation (SWAN) », *Menopause*, vol. 12, n° 4, juillet-août 2005, p. 385-98 ; Dennerstein, L., et P. Lehert. « Women's sexual functioning, lifestyle, mid-age, and menopause in 12 Europeans countries », *Menopause*, vol. 11, n° 6, partie 2, novembre-décembre 2004, p. 778-785.
8. Bergmark, K., et autres. « Vaginal changes and sexuality in women with a history of cervical cancer », *NEJM*, vol. 340, 1999, p. 1383-1389.
9. Savage, L. *Reclaiming Goddess Sexuality*, Carlsbad, CA, Hay House, 1999, p. 23.
10. Bodansky, S., et V. Bodansky. *Extended Massive Orgasm: How You Can Give and Receive Intense Sexual Pleasure*, Alameda, CA, Hunter House, 2000.
11. Love, P., et J. Robinson. *Hot Monogamy: Essential Steps to More Passionate, Intimate Lovemaking*, New York, Dutton, 1994, 371 p.
12. Hurlburth, D. F. « The role of assertiveness in female sexuality: A comparative study between sexually assertive and sexually non-assertive women ». *J. Sex. Marital Ther.*, vol. 12, 1991, p. 183-190 ; Hoch, Z., et autres. « An evaluation of sexual performance comparison between sexually dysfunctional couples », *J. Sex. Marital Ther.,* vol. 17, 1981, p. 90-102.

13. ZUSSMAN, ET AUTRES. « Sexual responses after hysterectomy-oophorectomy: Recent studies and reconsideration of psychogenesis », *Am. J. Obstet. Gynecol.*, vol. 40, nº 7, 1981, p. 725-729.
14. BACHMAN, G. A. « Correlates of sexual desire in postmenopausal women », *Maturitas*, vol. 3, 1985, p. 211.
15. GRAZIOTTIN, A., ET R. BASSON. « Sexual dysfunction in women with premature menopause », *Menopause*, vol. 11, nº 6, partie 2, novembre-décembre 2004, p. 766-777.
16. ALEXANDER, J. L., ET AUTRES. « The effects of postmenopausal hormone therapies on female sexual functioning: A review of double-blind, randomized controlled trials », *Menopause*, vol. 11, nº 6, partie 2, novembre-décembre 2004, p. 749-765.
17. SARREL, P. « Sexuality and menopause », *Obstet. Gynecol.*, vol. 75, nº 4, suppl., 1990, p. 26S-35S ; SARREL, P. « Sex problems after menopause: A study of 50 married couples treated in a sex counseling program », *Maturitas*, vol. 4, nº 4, 1982, p. 231-239.
18. VAN LUNSEN, R. H., ET E. LAAN. *Op. cit.*
19. SARREL, P. *Op. cit.*, 1990.
20. SARREL, P., ET AUTRES. « Œstrogen and œstrogen-androgen replacement in postmenopausal women dissatisfied with œstrogen-only therapy », *J. Reprod. Med.*, vol. 43, nº 10, 1998, p. 847-856 ; SHERWIN, B., ET AUTRES. « Differential symptom response to parenteral œstrogen and/or androgen administration in the surgical menopause », *Am. J. Obstet. Gynecol.*, vol. 151, 1985, p. 153-160.
21. LOVE, P., J. ROBINSON. *Op. cit.*, 1994, p. 73-76. Commentaire sur l'étude de P. SCHREINER-ENGEL, « Sexual arousability and the menstrual cycle », *Psychosom. Med.*, vol. 43, 1981, p. 1999-2212.
22. COLLINS, G. « Safe sex: Important at any age », *The Female Patient*, vol. 20, 2000, p. 4-8.
23. LOVE, P., ET J. ROBINSON. *Op. cit.*, 1994, p. 234-235.

Chapitre 10
Alimenter le cerveau : sommeil, dépression et mémoire

1. BLIWISE, D. L., ET AUTRES. « Prevalence of self-reported poor sleep in a healthy population age 50-65 », *Soc. Sci. Med.*, vol. 34, nº 49, 1992, p. 49.
2. WALSH, J. K., ET AUTRES. « Insomnia », dans S. CHOKROVERTY (éd.), *Sleep Disorders Medicine: A Comprehensive Textbook*, Stoneham, MA, Butterworth, 1992, p. 100.
3. RAPKIN, A., ET AUTRES. « Progesterone metabolite allopregnenolone in women with premenstrual syndrome », *Obstet. Gynecol.*, vol. 90, nº 5, 1997, p. 709-714.

4. Cowden, W. L., A. Saenz et J. Icaza. 4 septembre au 21 octobre 2005. Le traitement de l'insomnie chez des patients dans quatre hôpitaux de Guayaquil, en Équateur, au moyen de deux nouveaux extraits de plantes. Cette étude comparative randomisée à double insu avec placebo, à croisement multiple et multicentrique, n'a pas encore été publiée. Elle a été commanditée par Nutramedix LLC et Bionatus S.A. situées à Guayaquil, en Équateur, et est accessible en ligne à: **www.bionatus.com/nutramedix/pages/moreinfo_babuna.html**.
5. Leathwood, P. D., et autres. «Aqueous extract of valerian root (*Valeriana officinalis L.*) reduces latency to fall asleep in man», *Planta Medica*, vol. 54, 1985, p. 144-148.
6. Murray, M. *5-HTP: The Natural Way to Overcome Depression, Obesity, and Insomnia*, New York, Bantam Books, 1998.
7. Holm, E., U. Staedt, J. Heep, C. Kortsik, F. Behne, A. Kaske et I. Mennicke. «Untersuchungen zum Wirkungsprofil von D, L-Kavain: Zerebrale Angriffsorte und Schlaf-Wach-Rhythmus im Tier-experiment» [Le profil d'action du D, L-kavain: les zones cérébrales et les rythmes du sommeil et de l'éveil chez les animaux], *Arzneimittelforschung*, vol. 41, nº 7, 1991, p. 673-683. ANPA Commitee on Research. «The use of herbal alternative medicines in neuropsychiatry: A report of the ANPA Commitee on Research», *J. Neuropsychiatry Clin. Neurosci.*, vol. 12, 2000, p. 177-192.
8. McKinlay, J. B., et autres. «The relative contribution of endocrine changes and social circumstances to depression in mid-aged women», *J. Health Soc. Behav.*, vol. 28, 1987, p. 345-363; Woods, N. F., et E. S. Mitchell. «Patterns of depressed mood in midlife women: Observations from the Seattle Midlife Women's Health Study», *Res. Nurs. Health*, vol. 19, nº 2, 1996, p. 111-123; Martinsen, E. W. «Benefits of exercise for the treatment of depression», *Sports Med.*, vol. 9, nº 6, 1990, p. 380-389; Morgan, J., et autres. «Psychological effects of chronic physical activity», *Med. Sc. Sports*, vol. 2, nº 4, 1970, p. 213-217; Kessler, R. C., et autres. «Sex and depression in the National Comorbidity Survey I: Lifetime prevalence, chronicity and recurrence», *J. Affective Disorders*, vol. 29, 1993, p. 85.
9. Pratt, L. «Depression, psychotropic medication and risk of myocardial infarction», *Circulation*, vol. 94, nº 12, 1996, p. 3123-3129; Michelson, D., et autres. «Bone mineral density in women with depression», *NEJM*, vol. 335, 1996, p. 1176-1181; Denollet, J., et autres. «Personality as independent predictor of long-term mortality in patients with coronary heart disease», *Lancet*, vol. 347, 1996, p. 417-421; Frasure-Smith, N., F. Lesperance et M. Talajic. «Depression and 18-month prognosis after myocardial infarction», *Circulation*, vol. 91, no 4, 1995, p. 999-1005.
10. Sarno, J. *Healing Back Pain: The Mind-Body Connection*, New York, Warner Books, 1991, p. 26-27; Shealy, N. *Miracles Do Happen*, Rockport, MA, Element Books, 1995, p. 250.

11. Woods, N. F., E. S. Mitchell et C. Adams. « Memory functioning among midlife women: Observations from the Seattle Midlife Women's Health Study », *Menopause*, vol. 7, n° 4, 2000, p. 257-265.
12. Aleem, F. A. « Menopausal syndrome: Plasma levels of beta-endorphin in postmenopausal women measured by a specific radioimmunoassay », *Maturitas*, vol. 7, 1985, p. 329-334 ; Genazzani A. R., et autres. « Steroid replacement treatment increases beta-endorphin and beta-lipotropin plasma levels in postmenopausal women », *Gynecol. Obstet. Invest.*, vol. 26, 1988, p. 153-159.
13. Roca, C. A., et autres. « Gonadal steroids and affective illness », *Neuroscientist*, vol. 5, n° 4, 1999, p. 227-237 ; Halbreich, U. « Role of œstrogen in postmenopausal depression », *Neurology*, vol. 48, n° 5, suppl. 7, 1997, p. S16-S20.
14. Garcia-Segura, L. M., et autres. « Effect of sex steroids on brain cells », dans B. G. Wren (éd.), *Progress in the Management of the Menopause. TheProceedings of the 9th International Congress on the Menopause, Sydney, Australia*, New York, Parthenon Publishing, novembre 1996, p. 278-285.
15. Young, R. J. « Effect of regular exercise on cognitive functioning and personality », *Br. J. Sports Med.*, vol. 13, n° 3, 1979, p. 110-117 ; Gutin, B. « Effect of increase in physical fitness on mental ability following physical and mental stress », *Res. Quarterly*, vol. 37, n° 2, 1966, p. 211-220.
16. Doogan, D. P., et V. Caillard. « Sertraline in the prevention of depression », *British J. Psychiatry*, vol. 160, 1992, p. 217-222 ; Eric, L. « A prospective, double-blind, comparative, multicenter study of paroxitine and placebo preventing recurrent major depressive episodes », *Biol. Psychiatry*, vol. 29, suppl. 1, 1991, p. 254S-255S.
17. Pert, C. B. Lettre au rédacteur en chef, *Time*, vol. 150, n° 16, 20 octobre 1997.
18. Coppen, A. « The biochemistry of affective disorders », *Br. J. Psychiatry*, vol. 113, 1967, p. 1237-1264 ; Stewart, J. W., et autres. « Low B6 levels in depressed outpatients », *Biol. Psychiatry*, vol. 19, n° 4, 1984, p. 613-616 ; Hall, R. C. W., et J. R. Joffe. « Hypomagnesemia: Physical and psychiatric symptoms », *JAMA*, vol. 224, n° 13, 1973, p. 1749-1751 ; Lieb, J., R. Karmali et D. Horrobin. « Elevated levels of prostaglandin E2 and thromboxane B2 in depression », *Prostaglandins Leukot. Med.*, vol. 10, n° 4, 1983, p. 361-367.
19. Fux, M., J. Levine, A. Aviv et R. H. Belmaker. « Inositol treatment of obsessive-compulsive disorder », *Am. J. Psychiatry*, vol. 153, n° 9, 1996, p. 1219-1221 ; Levine, J., et autres. « Double-blind, controlled trial of inositol treatment of depression », *Am. J. Psychiatry*, vol. 152, 1995, p. 792-794.
20. De Vanna, M., et R. Rigamonti. « Oral S-adenosyl-L-methionine in depression », *Curr. Ther. Res.*, vol. 52, 1992, p. 478-485 ; Di Benedetto, P., et autres. « Clinical evaluation of S-adenosyl-L-methionine versus

transcutaneous electrical nerve stimulation in primary fibromyalgia», *Curr. Ther. Res.*, vol. 53, 1993, p. 222-229; MUSKIN, P. R., éd., «Complementary and Alternative Medicine and Psychiatry (Review of Psychiatry)», vol. 19, Washington, DC, American Psychiatric Association Press, 2000, p. 8-18; SHEHIN, V. O., ET AUTRES. «SAM-e in adult ADHD», *Psychopharmacology Bulletin*, vol. 25, 1990, p. 249-253.

21. EVANS, P. H. «Cephaloconiosis: A free radical perspective on the proposed particulate-induced etiopathogenesis of Alzheimer's dementia and related disorders», *Medical Hypotheses*, vol. 34, n° 3, 1991, p. 209-219.
22. FREEDMAN, M., ET AUTRES. «Computerized axial tomography in aging», dans M. L. L. ALBERT (éd.), *Clinical Neurology of Aging*, New York, Oxford University Press, 1984; LEHR, J., ET R. SCHMITZ-SCHERZER. «Survivors and non-survivors: Two fundamental patterns of aging», dans H. THOMAS (éd.), *Patterns of Aging: Findings from the Bonn Longitudinal Study of Aging*, Basel, S. Karger, 1976; BENTON, M. L., ET AUTRES. «Normative observations on neuropsychological test performance in old age», *J. Clin. Neuropsychiatry*, vol. 3, 1981, p. 33-42.
23. JORM, A. F., ET AUTRES. «The prevalence of dementia: A quantitative integration of the literature», *Acta Psychiatrica Scand.*, vol. 76, 1987, p. 465-479; ARONSON, M. S., ET AUTRES. «Women, myocardial infarction, and dementia in the very old», *Neurology*, vol. 40, 1990, p. 1102-1106.
24. NASH, J. M. «The new science of Alzheimer's», *Time*, vol. 156, n° 4, 24 juillet 2000, p. 51.
25. SNOWDON, D., ET AUTRES. «Linguistic ability in early life and cognitive function and Alzheimer's disease in late life: Findings from the Nun Study», *JAMA*, vol. 275, n° 7, 1996, p. 528-532; SNOWDON, D., ET AUTRES. «Brain infarction and the clinical expression of Alzheimer's disease: The Nun Study», *JAMA*, vol. 277, n° 10, 1997, p. 813-817.
26. BALDERESCHI, M., ET AUTRES. «Œstrogen replacement therapy and Alzheimer's disease in the Italian Longitudinal Study on Aging», *Neurology*, vol. 50, 1998, p. 996-1002; KAWAS, C., ET AUTRES. «A prospective study of œstrogen replacement therapy and the risk of developing Alzheimer's disease: The Baltimore Longitudinal Study of Aging», *Neurology*, vol. 48, 1997, p. 1517-1521; PAGANINI-HILL, A., ET V. W. HENDERSON. «Oestrogen replacement therapy and risk of Alzheimer's disease», *Arch. Intern. Med.*, vol. 156, n° 19, 1996, p. 2213-2217; TANG, M. X., ET AUTRES. «Effect of œstrogen during menopause on risk and age at onset of Alzheimer's disease», *Lancet*, vol. 358, 1996, p. 429-432; OHKURA, V., ET AUTRES. «Evaluation of œstrogen treatment in female patients with dementia of Alzheimer's type», *Endocrinology J.*, 41, 1994, p. 361-371; HENDERSON, V., ET AUTRES. «Oestrogen replacement therapy in older women: Comparisons between Alzheimer's disease cases and non-demented control subjects», *Arch. Neurol.*, vol. 51,

1994, p. 896-900 ; PAGANINI-HILL, A., ET AUTRES. « Œstrogen deficiency and risk of Alzheimer's disease in women », *Am. J. Epidemiol.*, vol. 140, 1994, p. 256-261 ; BRENNER, D. E, ET AUTRES. « Postmenopausal œstrogen replacement therapy on the risk of Alzheimer's disease: A population-based case control study », *Am. J. Epidemiol.*, vol. 140, 1994, p. 262-267 ; HONJO, H., ET AUTRES. « An effect of conjugated œstrogen to cognitive impairment in women with senile dementia, Alzheimer's type: A placebo-controlled double-blind study », *J. Japanese Menopause Society*, vol. 1, 1993, p. 167-171 ; KANTOR, H., ET AUTRES. « Oestrogen for older women », *Am. J. Obstet. Gynecol.*, vol. 116, 1973, p. 115-118 ; CALDWELL, B. M. « An evaluation of psychological effects of sex hormone administration in aged women », *J. Gerontology*, vol. 9, 1954, p. 168-174.

27. MCEWEN, B. S., ET AUTRES. « Inhibition of dendritic spine induction on hippocampal ca-1 pyramidal neurons by nonsteroidal œstrogen antagonists in female rats », *Endocrinology*, vol. 140, 1999, p. 1044-1047.
28. MANLY, J. J., ET AUTRES. « Endogenous œstrogen levels and Alzheimer's disease among postmenopausal women », *Neurology*, vol. 54, 2000, p. 833-837.
29. BALDERESCHI, M., ET AUTRES. *Op. cit.* SCHNEIDER, L. S., ET AUTRES. « Effects of œstrogen replacement therapy on response to tacrine in patients with Alzheimer's disease », *Neurology*, vol. 46, 1996, p. 1580-1584 ; BRINTON, R. D., ET AUTRES. « 17-beta-estradiol increases the growth and survival of cultured cortical neurons », *Neurochem. Res.*, vol. 22, 1997, p. 1339-1351 ; BRINTON, R. D., ET AUTRES. « Equilin, a principal component of the œstrogen replacement therapy Premarin, incrcases the growth of cortical neurons via an NMDA receptor-dependent mechanism », *Exp. Neurol.*, vol. 147, p. 211-220 ; MATSUMOTO, A., ET AUTRES. « Œstrogen stimulates neuronal plasticity in the deafferented hypothalamic arculate nucleus in aged female rats », *Neuroscience Res.*, vol. 2, p. 412-418 ; OKHURA, T., ET AUTRES. « Œstrogen increases cerebral and cerebellar blood flow in postmenopausal women », *Menopause*, vol. 2, 1995, p. 13-18 ; SINGH, M., ET AUTRES. « Ovarian steroid deprivation results in a reversible learning impairment and compromised cholinergic function in female Sprague-Dawley rats », *Brain Res.*, vol. 644, 1994, p. 305-312 ; SINGH, M., ET AUTRES. « The effect of ovariectomy and estradiol replacement on brain derived neurotrophic factor messenger hippocampal brain expression in cortical and hippocampal brain regions of female Sprague-Dawley rats », *Endocrinology*, vol. 136, p. 2320-2324.
30. SHERWIN, B. « Œstrogen effects of cognition in menopausal women », *Neurology*, vol. 48, suppl. 7, 1997, p. S21-S26.
31. MCEWEN, B. S., ET C. S. WOOLEY. « Estradiol and progesterone regulate neuronal structure and synaptic connectivity in adult as well as developing brain », *Exp. Gerontol.*, vol. 29, 1994, p. 431-436 ; Wooley, C. S.,

et B. S. McEwen. « Roles of estradiol and progesterone in regulation of hippocampal dendritic spine density during the estrous cycle in the rat », *J. Comp. Neurol.*, vol. 336, 1993, p. 293-306.

32. McLaughlin, I. J., et autres. « Zinc in depressive disorder », *Acta Psychiatr. Scand.*, vol. 82, 1990, p. 451-453.
33. Shaw, D. M., et autres. « Senile dementia and nutrition » [lettre], *Br. Med. J.*, vol. 288, 1988, p. 792-793.
34. Gibson, Q. E., et autres. « Reduced activities of thiamine dependent enzymes in the brains and peripheral tissues of patients with Alzheimer's disease », *Arch. Neurol.*, vol. 45, 1988, p. 836-840.
35. Strachan, R. N., et J. G. Henderson. « Dementia and folate deficiency », *Q. J. Med.*, vol. 36, 1967, p. 189-204. Perkins, A. J., et autres. « Association of antioxidants and memory in multiethnic elderly sample using the Third National Health and Nutrition Examination Study », *Am. J. Epidemiol.*, vol. 150, 1999, p. 37-44.
36. Rovio, S., et autres. « Leisure-time physical activity at midlife and the risk of dementia and Alzheimer's disease », *Lancet Neurol.*, vol. 4, n° 11, novembre 2005, p. 705-711.
37. Petrovitch, H., et L. White. « Exercise and cognitive function », *Lancet Neurol.*, vol. 4, n° 11, novembre 2005, p. 690-691.
38. Hoffman and Herbert. « Beware of cold remedies in the elderly », *Courtlandt Forum*, 1990, p. 28-41.
39. Lim, S. Y., et H. Suzuki. « Intakes of dietary docosahexaenoic acid ethyl ester and egg phosphatidylcholine improve maze-learning ability in young and old mice », *J. Nutr.*, vol. 130, n° 6, juin 2000, p. 1629-1632 ; Gamoh, S., et autres. « Chronic administration of docosahexaenoic acid improves reference memory-related learning ability in young rats », *Neuroscience*, vol. 93, n° 1, 1999, p. 237-241 ; Calon, F., et autres. « Docosahexaenoic acid protects from dendritic pathology in an Alzheimer's disease mouse model », *Neuron*, vol. 43, n° 5, p. 633-645.
40. Kalmijn, S., et autres. « Dietary intake of fatty acids and fish in relation to cognitive performance at middle age », *Neurology*, vol. 62, n° 2, 27 janvier 2004, p. 275-280.
41. Pan, Y., et autres. « Soy phytoestrogens improve radial arm maze performance in ovariectomized retired breeder rats and do not attenuate benefits of 17-beta-estradiol treatment », *Menopause*, vol. 7, n° 4, 2000, p. 230-235 ; Kim, H., et autres. « Attenuation of neurodegeneration-relevant modifications of brain proteins by dietary soy », *Biofactors*, vol. 12, n°s 1-4, 2000, p. 243-250. Compte rendu.
42. Pan, Y., et autres. « Effect of estradiol and soy phytoestrogens on choline acetyltransferase and nerve growth factor mRNAs in the frontal cortex and hippocampus of female rats », *Proc. Soc. Exp. Biol. Med.*, vol. 221, no 2, 1999, p. 118-125.
43. Zeng, H., Q. Chen et B. Zhao. « Genistein ameliorates beta-amyloid peptide (25-35)-induced hippocampal neuronal apoptosis », *Free Radic.*

Biol. Med., vol. 36, nº 2, 15 janvier 2004, p. 180-188 ; SONEE, M., T. SUM, C. WANG, ET S. K. MUKHERJEE. « The soy ioflavone, genistein, protects human cortical neuronal cells from oxidative stress », *Neurotoxicology*, vol. 25, nº 5, septembre 2004, p. 885-891.

44. FILE, S. E., ET AUTRES. « Eating soja improves human memory », *Psychopharmacology (Berl)*, vol. 157, nº 4, octobre 2001, p. 430-436.
45. File, S.E., et autres. « Cognitive improvement after 6 weeks of soy supplements in postmenopausal women is limited to frontal lobe function », *Menopause*, vol. 12, nº 2, mars 2005, p. 193-201.
46. KRITZ-SILVERSTEIN, D., D. VON MULHEN, E. BARRETT-CONNOR, ET M. A. BRESSEL. « Isoflavones and cognitive function in older women: The Soy and Postmenopausal Health In Aging (SOPHIA) Study », *Menopause*, vol. 10, nº 3, mai-juin 2003, p. 196-202.
47. REFAT, S. L., ET AUTRES. « Effect of exposure of miners to aluminum powder », *Lancet*, vol. 336, 1990, p. 1162-1165.
48. COUNCIL ON SCIENTIFIC AFFAIRS. « Aspartame: Review on safety issues », *JAMA*, vol. 254, nº 3, 1985, p. 400-402. U.S. DEPARTMENT OF HEALTH AND HUMAN SERVICES. « *Decision of the Public Board of Inquiry* (DHHS docket 75F-0335) », Rockville, MD, Food and Drug Administration, 1980 ; WURTMAN, R. J. « Neurochemical changes following high-dose aspartame with dietary carbohydrates », *NEJM*, vol. 309, 1983, p. 429-430 ; YOKOGOSHI, H., ET AUTRES. « Effects of aspartame and glucose administration on brain and plasma levels of large neutral amino acids and brain 5-hydroxyindoles », *Am. J. Clin. Nutr.*, vol. 40, nº 1, 1984, p. 1-7 ; ASPARTAME CONSUMER SAFETY NETWORK, P. O. Box 780634, Dallas, TX 75378, Tél.: 214 352-4268.
49. MCEWEN, B. S., ET AUTRES. *Op. cit.*
50. LEVY, B. R., M. D. SLADE, S. R. KUNKEL ET S. V. KASL. « Longevity increased by positive self-perceptions of aging », *J. Pers. Soc. Psychol.*, vol. 83, nº 2, août 2002, p. 261-270.
51. CONNOR, J. R., J. H. MELONE ET A. R. YUEN. « Dendritic length in aged rats' occipital cortex: An environmentally induced response », *Experimental Neurology*, vol. 73, nº 3, 1981, p. 827-830 ; CONNOR, J. R., M. C. DIAMOND ET R. E. JOHNSON. « Aging and environmental influences on two types of dendritic spines in the rat occipital cortex », *Exp. Neurology*, vol. 70, nº 2, 1980, p. 371-379.
52. ERIKSSON, P., ET AUTRES. « Neurogenesis in the adult human hippocampus », *Nat. Med.*, vol. 4, nº 11, 1998, p. 1313-1317.
53. DIAMOND, M., ET AUTRES. « Plasticity in the 904-day male rat cerebral cortex », *Exp. Neurology*, vol. 87, 1985, p. 309-317.
54. HAUSDORFF, J., ET AUTRES. « The power of ageism on physical function of older persons: Reversibility of age-related gait changes », *J. Am. Geriatrics Soc.*, vol. 47, 1999, p. 1346-1349.
55. LANGER, E. *Mindfulness*, Reading, MA, Addison-Wesley, 1989, p. 113.

Chapitre 11
Du bouton de rose au fruit de l'églantier : cultiver la beauté au milieu de la vie

1. Fisher, G. J., et autres. « Pathophysiology of premature skin aging induced by ultraviolet light », *NEJM*, vol. 337, nº 20, 1997, p. 1419-1428.
2. Van Scott, E. J., et R. J. Yu. « Alpha hydroxy acids: Procedures for use in clinical practice », *Cutis*, vol. 43, nº 3, mars 1989, p. 222-228.
3. Van Scott, E. J., et R. J. Yu. « Hyperkeratinization, corneocyte cohesion, and alpha hydroxy acids », *J. Am. Acad. Dermatol.*, vol. 11, nº 5, partie 1, novembre 1984, p. 867-879 ; Stiller M. J., et autres. « Topical 8 % glycolic acid and 8 % L-lactic acid creams for the treatment of photodamaged skin: A double-blind vehicle-controlled clinical trial », *Arch. Dermatol.*, vol. 132, nº 6, juin 1996, p. 631-636.
4. Steenvoorden, D. P., et G. M. van Henegouwen. « The use of endogenous antioxidants to improve photoprotection », *J. Photochem.* Photobiol. B., vol. 41, vol. 1-2, novembre 1997, p. 1-10.
5. Fuchs, J., et H. Kern. « Modulation of UV-light-induced skin inflammation by D-alpha-tocopherol and L-ascorbic acid: a clinical study using solar simulated radiation », *Free Radic. Biol. Med.*, vol. 25, nº 9, décembre 1998, p. 1006-1012 ; Steenvoorden, D. P., et G. Beijersbergen van Henegouwen. « Protection against UV-induced systemic immunosuppression in mice by a single topical application of the antioxidant vitamins C and E », *Int. J. Radiat. Biol.*, vol. 75, nº 6, juin 1999, p. 747-755.
6. Serbinova, E., et autres. « Free radical recycling and intermembrane mobility in the antioxidant properties of alpha-tocopherol and alpha-tocotrienol », *Free Radic. Biol. Med.*, vol. 10, 1991, p. 263-275.
7. Traber, M. G., et autres. « Penetration and distribution of alpha-tocopherol, alpha- or gamma-tocotrienols applied individually onto murine skin », *Lipids*, vol. 33, nº 1, janvier 1998, p. 87-91.
8. Hoppe, U., et autres. « Coenzyme Q_{10}, a cutaneous antioxidant and energizer », *Biofactors*, vol. 9, nºs 2-4, 1999, p. 371-378.
9. Sinatra, S. *The Coenzyme Q_{10} Phenomenon*, Chicago, Keats Publishing, 1998.
10. Bangha, E., P. Elsner, , G. S. Kistler. « Suppression of UV-induced erythema by topical treatment with melatonin (N-acetyl-5-methoxytryptamine): A dose response study », *Arch. Dermatol. Res.*, vol. 288, nº 9, août 1996, p. 522-526.
11. Zhao, J., J. Wang, Y. Chen et R. Agarwal. « Anti-tumor-promoting activity of a polyphenolic fraction isolated from grape seeds in the mouse skin two-stage initiation-promotion protocol and identification of procyanidin B5-3'-gallate as the most effective antioxidant constituent », *Carcinogenesis*, vol. 20, nº 9, septembre 1999, p. 1737-1745 ; Kanda, T., et autres. « Inhibitory effects of apple polyphenol on induced histamine

release from RBL-2H3 cells and rat mast cells», *Biosci. Biotechnol. Biochem.*, vol. 62, nº 7, juillet 1998, p. 1284-1289 ; TOMEN, INC. Données non publiées, 1994-1999.

12. OWEN, D. R., ET AUTRES. «Anti-aging technology for skincare '99», *Global Cosmetic Industry*, février 1999, p. 38-43
13. KATAYAMA, K., ET AUTRES. «A pentapeptide from type I procollagen promotes extracellular matrix production», *J. Biol. Chem.*, vol. 268, nº 14, 15 mai 1993, p. 9941-9944.
14. Ibid.
15. SEDERMA, INC. Données non publiées.
16. WILKINSON, R. E. «Photoaging: The role of UV radiation in premature skin aging and a review of effective defense strategies», article publié sur le site Web de Trienelle (www.trienelle.com/research-monograph.aspx).
17. SCHMIDT, J., ET AUTRES. «Treatment of skin aging with topical œstrogens», *Int. J. Pharm. Compounding*, vol. 2, nº 4, 1998, p. 270-274.
18. DRAELOS, Z. «The effect of Revival soy on the health and appearance of the skin, hair, and nails in postmenopausal women», résultats d'une étude non publiée et offerte en ligne (www.revivalsoy.com/home/newsletter/v08n01/art2.html?flash6=yes), novembre 2005.
19. KIM, S. Y., ET AUTRES. «Protective effects of dietary soy isoflavones against UV-induced skin-aging in hairless mouse model», *J. Am. Coll. Nutr.*, vol. 23, nº 2, avril 2004, p. 157-162 ; MIYAZAKI, K., T. HANAMIZU, R. IIZUKA ET K. CHIBA. «Genistein and daidzein stimulate hyaluronic acid production in transformed human keratinocyte culture and hairless mouse skin», *Skin Pharmacol. Appl. Skin Physiol.*, vol. 15, nº 3, mai-juin 2002, p. 175-83 ; DISILVESTRO, R. «A diversity of soy antioxidant effects», présenté à l'International Symposium on the Role of Soy in Preventing and Treating Chronic Disease, nº 5, Orlando, FL, septembre 2003 ; DJURIC, Z., G. CHEN, D. R. DOERGE, L. K. HEILBRUN ET O. KUCUK. «Effect of soy isoflavone supplementation on markers of oxidative stress in men and women», *Cancer Lett.*, vol. 172, nº 1, 22 octobre 2001, p. 1-6.
20. SALIOU, C., ET AUTRES. «French *Pinus maritima* bark extract prevents ultraviolet-induced NF-KB-dependent gene expression in a human keratinocyte cell line», résumé analytique d'une session à l'Oxygen Club of California, lors du 1999 World Congress.
21. LOPEZ-TORRES, M., ET AUTRES. *Op. cit.*, 1998 ; EBERLEIN-KONIG, B., ET AUTRES. «Protective effects against sunburn of combined systemic ascorbic acid and vitamin E», *J. Am. Acad. Dermatol.*, vol. 38, 1998, p. 45-48.
22. ENGELS, W. D. «Dermatological disorders: Psychosomatic illness review» (no 4 de la série), *Psychosomatics*, vol. 23, nº 12, p. 1209-1219 ; BICK, E. «Experience of the skin in early object relations», *Int. J. Psychoanal.*, vol. 49, 1968, p. 484-486.

23. Strauss, J. S., et P. E. Pochi. «The human sebaceous gland: Its regulation by steroidal hormones, and its use as an end organ for assaying androgenicity *in vivo*», *Recent Prog. Horm. Res.*, vol. 19, 1963, p. 385-444.
24. Peck, G. L., et autres. «Prolonged remissions of cystic and conglobate acne with 13-retinoic acid», *NEJM*, vol. 300, 1979, p. 329-333.
25. Engels, W. D. *Op. cit.*, 1982. Bick, E. *Op. cit.*, 1968 ; Kaplan, H. I., et B. J. Sadock (éd.). *Comprehensive Textbook of Psychiatry*, 5e éd., Philadelphie, PA, Lippincott, Williams & Wilkins, 1989, p. 1221.
26. DeVille, R. L., et autres. «Androgenic alopecia in women: Treatment with 2 % topical minoxidil solution», *Arch. Dermatol.*, vol. 130, n° 3, 1994, p. 303-307.
27. Lewenberg, A. «Minoxidil-tretinoin combination for hair regrowth: Effects of frequency, dosage, and mode of application», *Advances in Therapy*, vol. 13, n° 5, 1996, p. 274-283.
28. Halsner, U. E., et M. W. Lucas. «New aspects in hair transplantation for women», *Dermatol. Surg.*, vol. 21, n° 7, 1995, p. 605-610.
29. Hayden, T., et autres. «Our quest to be perfect», *Newsweek*, 9 août 1999, p. 52-59.
30. Burkitt, D. P., et autres. «Dietary fiber and disease», *JAMA*, vol. 229, n° 8, 1974, p. 1068-1074 ; Braunwald, E. (éd.). *Harrison's Principles of Internal Medicine*, 11e éd., New York, McGraw-Hill, 1987.
31. Grismond, G. L. «Treatment of pregnancy-induced phlebopathies», *Minerva Ginecol.*, vol. 33, 1981, p. 221-230.
32. Ries, W. «Prevention of venous disease from nutritional-physiologic aspect», *ZFA*, vol. 31, n° 4, 1976, p. 383-388 ; Braunwald, E. (éd.). *Op. cit.*, 1987.
33. Ako, H., et autres. «Isolation of fibrinolysis enzyme activator from commercial bromelain», *Arch. Int. Pharmacodyn.*, vol. 254, 1981, p. 157-167.

Chapitre 12
Garder la tête haute toute sa vie : la santé des os

1. NIH Consensus Development Panel on Osteoporosis Prevention, Diagnosis, and Therapy. «Osteoporosis prevention diagnosis, and therapy», *JAMA*, vol. 285, no 6, 14 février 2001, p. 785-795.
2. Cummings, S., et autres. «Epidemiology of osteoporosis and osteoporotic fractures», *Epidemiol. Rev.*, vol. 7, 1985, p. 178-208.
3. Lindsay, R. «The burden of osteoporosis: Cost». *Am. J. Med.*, vol. 98, n° 2A, 1995, p. 9S-11S.
4. Shipman, P., et autres. *The Human Skeleton*, Cambridge, MA, Harvard University Press, 1985 ; Brown, J. *The Science of Human Nutrition*, New York, Harcourt Brace Jovanovich, 1990.

5. LANYON, L. E. « Skeletal responses to physical loading », dans G. MUNDY ET J. T. MARTIN (éd.), *Physiology & Pharmacology of Bone*, vol. 107, Berlin, Springer-Verlag, 1993, p. 485-505.
6. TRAVIS, J. « Boning up: Turning on cells that build bone and turning off ones that destroy it », *Science News*, vol. 157, 2000, p. 41-42.
7. MANOLAGAS, S. C. « Sex steroids, cytokines, and the bone marrow: New concepts on the pathogenesis of osteoporosis », *Ciba Foundation Symposium*, vol. 191, 1995, p. 187-202.
8. RIGGS, B., ET AUTRES. « In women dietary calcium intake and rates of bone loss from midradius and lumbar spine are not related », *J. Bone Miner. Res.*, vol. 1, suppl., 1986, p. 167 ; GENANT, H. K., ET AUTRES. « Osteoporosis: Assessment by quantitative computed tomography », *Orthop. Clin. North Am.*, vol. 16, nº 3, 1985, p. 557-568.
9. TROTTER, M., ET AUTRES. « Sequential changes in weight, density, and percentage weight of human skeletons from an early fetal period through old age », *Anatomical Record*, vol. 179, 1974, p. 1-8.
10. ADAMS, P., ET AUTRES. « Osteoporosis and the effects of aging on bone mass in elderly men and women », *J. Medical News Series*, vol. 39, 1970, p. 601-615.
11. HARRIS, S., ET AUTRES. « Rates of change in bone mineral density of the spine, heel, femoral neck and radius in healthy postmenopausal women », *Bone Mineralization*, vol. 17, nº 1, 1992, p. 87-95 ; RIGGS, B., ET AUTRES. « Rates of bone loss in the appendicular and axial skeletons of women: Evidence of substantial vertebral bone loss before menopause », *J. Clin. Invest.*, vol. 77, 1985, p. 1487-1491.
12. FUJITA, T., ET AUTRES. « Comparison of osteoporosis and calcium intake between Japan and the United States », *Proc. Soc. Exp. Biol. Med.*, vol. 200, nº 2, 1992, p. 149-152.
13. FROST, H. « The pathomechanics of osteoporosis », *Clin. Orthopedics*, vol. 200, 1985, p. 198-225.
14. CHAPPARD, D., ET AUTRES. « Spatial distribution of trabeculae in iliac bones from 145 osteoporotic females », *Maturitas*, vol. 10, 1988, p. 353-360 ; BIEWENER, A. A. « Safety factors in bone strength », *Calcif. Tissue Int.*, vol. 53, suppl. 1, 1993, p. S68-S74.
15. BROWN, S. *Better bones, Better Body: Beyond Estrogen and Calcium*, Los Angeles, Keats Publishing, 1996.
16. LEES, B., ET AUTRES. « Differences in proximal femur bone density over two centuries », *Lancet*, vol. 341, 1993, p. 673-675 ; EATON, S., ET AUTRES. « Calcium in evolutionary perspective », *Am. J. Clin. Nutr.*, vol. 54, suppl., 1991, p. 281S-287S.
17. BAUER, D. C., ET AUTRES. « Factors associated with appendicular bone mass in older women », *Ann. Intern. Med.*, vol. 118, nº 9, 1993, p. 647-665.
18. RIGOTTI, N. A., ET AUTRES. « Osteoporosis in women with anorexia nervosa », *NEJM*, vol. 311, nº 25, 1984, p. 1601-1605.

19. PRIOR, J., ET AUTRES. « Spinal bone loss and ovulatory disturbances », *NEJM*, vol. 323, nº 18, 1990, p. 1221-1227 ; CANN, C., ET AUTRES. « Decreased spinal mineral content in amenorrheic women », *JAMA*, vol. 251, nº 5, 1984, p. 626-629.
20. SCHUCKIT, M. « Alcohol and alcoholism », section 5, dans K. ISSELBACHER, ET AUTRES (éd.), *Harrison's Principles of Internal Medicine*, 13e éd., New York, McGraw-Hill, vol. 2, 1994, p. 2420.
21. DIAMOND, T., ET AUTRES. « Ethanol reduces bone formation and may cause osteoporosis », *Am. J. Med.*, vol. 86, 1989, p. 282-288 ; BIKLER, D. D., ET AUTRES. « Bone disease in alcohol abuse », *Ann. Intern. Med.*, vol. 103, 1985, p. 42-48.
22. GOLD, P. W., ET AUTRES. « Responses to corticotropin-releasing hormone in the hypercortisolism of depression and Cushing's disease: Pathophysiology and diagnostic implications », *NEJM*, vol. 314, 1986, p. 1329-1335 ; MICHELSON, D., ET AUTRES. « Bone mineral density in women with depression », *NEJM*, vol. 335, nº 16, 1996, p. 1176-1181.
23. TATEMI, S., ET AUTRES. « Effect of experimental human magnesium depletion on parathyroid hormone secretion and 1,25-dihyroxyvitamin D metabolism », *J. Clin. Endocrinol. Metab.*, vol. 73, nº 5, 1991, p 1067-1072 ; GABY, A., ET J. WRIGHT. *Nutrients and Bone Health*, Seattle, WA, Wright/Gaby Nutrition Institute, 1988.
24. ADINOFF, A. D., ET J. R. HOLLISTER. « Steroid-induced fracture and bone loss in patients with asthma », *NEJM*, vol. 309, nº 5, 1983, p. 265-268.
25. HAHN, T. J., ET AUTRES. « Altered mineral metabolism in glycocorticoid-induced osteopaenia: Effect of 25-hydroxyvitamin D administration », *J. Clin. Invest.*, vol. 64, 1988, p. 655-665.
26. CRILLY, R. G., ET AUTRES. « Steroid hormones, ageing and bone », *Clin. Endocrinol. Metab.*, vol. 10, nº 1, 1981, p. 115-139.
27. JOHNELL, O., ET AUTRES. « Bone morphology in epileptics », *Calcif. Tissue Int.*, vol. 28, nº 2, 1979, p. 93-97.
28. FRANKLIN, J. A., ET AUTRES. « Long-term thyroxine treatment and bone mineral density », *Lancet*, vol. 340, 1992, p. 9-13 ; PAUL, T. L., ET AUTRES. « Long-term L-thyroxine therapy is associated with decreased hip bone density in pre-menopausal women », *JAMA*, vol. 259, 1988, p. 3137-3141 ; COINDRE, J. M., ET AUTRES. « Bone loss in hypothyroidism with hormone replacement: A histomorphometric study », *Arch. Intern. Med.*, vol. 146, 1986, p. 48-53.
29. BRINCAT, M. P., ET AUTRES. « A screening model for osteoporosis using dermal skin thickness and bone densitometry », dans B. G. WREN (éd.). *Progress in the Management of the Menopause: The Proceedings of the 8th International Congress on the Menopause*, Sydney, Parthenon Publishing Group, 1996, p. 175-178.
30. ROBINS, S. P. « Collagen cross links in metabolic bone disease », *Acta Orthop. Scand.*, vol. 66, suppl. 266, 1995, p. S171-S175 ; GARNERO, P., ET AUTRES. « Comparison of new biochemical markers of bone turnover in

late postmenopausal osteoporotic women in response to alendronate treatment», *J. Clin. Endocrinol. Metab.*, vol. 79, 1994, p. 1693-1700; CHESNUT, C., ET AUTRES. «Hormone replacement therapy in postmenopausal women: Urinary N-telopeptide of type I collagen monitors therapeutic effect and predicts response of bone mineral density», *Am. J. Med.*, vol. 102, 1997, p. 29-37.

31. CUMMINGS, S. R., ET AUTRES. (Sous presse.) «Regression to mean in clinical practice: Women who seem to lose bone density during treatment for osteoporosis usually gain if treatment is continued», *JAMA*, cité dans B. ETTINGER, 2000. «Sequential osteoporosis treatment for women with postmenopausal osteoporosis», *Menopausal Medicine, Newsl. Am. Soc. Reprod. Med.*, vol. 8, nº 2, p. 3.
32. MUNGER, R. G. «Prospective study of dietary protein intake and risk of hip fracture in postmenopausal women», *Am. J. Clin. Nutr.*, vol. 69, nº 1, 1999, p. 147-152.
33. POTTER, S. M., J. A. BAUM, H. TENG, R. J. STILLMAN, N. F. SHAY ET J. W. ERDMAN. «Soy protein and isoflavones: Their effects on blood lipids and bone density in postmenopausal women», *Am. J. Clin. Nutr.*, vol. 68, no 6, suppl., 1998, p. 1375S-1379S.
34. ZHANG, X., ET AUTRES. «Prospective cohort study of soy food consumption and risk of bone fracture among postmenopausal women», *Arch. Intern. Med.*, vol. 165, nº 16, 12 septembre 2005, p. 1890-1895.
35. LYDEKING-OLSEN, E., ET AUTRES. «Soymilk or progesterone for prevention of bone loss — a 2-year randomized, placebo-controlled trial», *Eur. J. Nutr.*, vol. 43, nº 4, août 2004, p. 246-57. Epub du 14 avril 2004.
36. BONFIELD, T. «Research backs benefits of soy — postmenopausal women take note», *Cincinnati Enquirer*, 15 juin 1999. Cette étude, dirigée par le Dr Michael Scheiber, du département d'obstétrique et de gynécologie de l'Université de Cincinnati, et le Dr Kenneth Setchell, directeur de la spectrométrie de masse au Children's Hospital Medical Center, a démontré que la consommation quotidienne de 3 portions d'aliments à base de soja (permettant d'absorber 70 mg d'isoflavones de soja en tout) avait un effet sur la reconstitution osseuse aussi valable que celui de l'œstrogène.
37. HEGARTY, V., ET AUTRES. «Tea drinking and bone mineral density in older women», *Am. J. Clin. Nutr.*, vol. 71, 2000, p. 1003-1007.
38. WATTS, N. B., ET AUTRES. «Comparison of oral œstrogens and œstrogens plus androgen on bone mineral density, menopausal symptoms, and lipid-lipoprotein profiles in surgical menopause», *Obstet. Gynecol.*, vol. 85, 1995, p. 529-537.
39. CUMMINGS, S., ET AUTRES. «Endogenous hormones and the risk of hip and vertebral fractures among older women», *NEJM*, vol. 339, 1998, p. 733-738.
40. RIGGS, B., ET L. MELTON. «Involutional osteoporosis», *NEJM*, vol. 26, 1986, p. 1676-1686; BUCHANAN, J. R., ET AUTRES. «Early vertebral trabecular

bone loss in normal premenopausal women», *J. Bone Miner. Res.*, vol. 3, n° 5, 1988, p. 583-587.

41. CARTER, M. D., ET AUTRES. «Bone mineral content at three sites in normal perimenopausal women», *Clin. Orthop.*, vol. 266, 1991, p. 295-300; HARRIS, S., ET B. DAWSON-HUGHES. «Rates of change in bone mineral density of the spine, heel, femoral neck and radius in healthy postmenopausal women», *J. Bone Miner. Res.*, vol. 17, n° 1, 1992, p. 87-95.
42. HEANEY, R. P. «Œstrogen-calcium interactions in the post-menopause: A quantitative description», *J. Bone Miner. Res.*, vol. 11, n° 1, 1990, p. 67-84.
43. SPEROFF, L. «Treatment options for the prevention of osteoporosis», *Obstet. Gynecol. Clin. Alert*, 1er oct. 1999, p. 46.
44. LEE, J. «Is natural progesterone the missing link in osteoporosis prevention and treatment?», *Medical Hypotheses*, vol. 35, 1991, p. 316-318; PRIOR, J. «Progesterone and the prevention of osteoporosis», *Can. J. Obstet. Gynecol. Women's Healthcare*, vol. 3, n° 4, 1991, p. 178-183; LEE, J. «Osteoporosis reversal: The role of progesterone», *Clin. Nutr. Rev.*, vol. 10, 1990, p. 884-889; PRIOR, M. C., ET AUTRES. «Cyclic medroxyprogesterone increases bone density: A controlled trial in active women with menstrual cycle disturbances», *Am. J. Med.*, vol. 96, 1994, p. 521-530; ADACHI, J. D., ET AUTRES. «A double-blind randomized controlled trial of the effects of medroxyprogesterone acetate on bone density of women taking œstrogen replacement therapy», *Br. J. Obstet. Gynecol.*, vol. 104, 1997, p. 64-70; PRIOR, J. C., ET AUTRES. «Premenopausal ovariectomy-related bone loss: A randomized, double-blind, one-year trial of conjugated œstrogen or medroxyprogesterone acetate», *J. Bone Miner. Res.*, vol. 12, n° 11, 1997, p. 1851-1863.
45. ROSSOUW, J. E., ET AUTRES. «Risks and benefits of œstrogen plus progestin in healthy postmenopausal women: Principal results from the Women's Health Initiative randomized controlled trial», *JAMA*, vol. 288, n° 3, 17 juillet 2002, p. 321-333.
46. LINDSAY, R., J. C. GALLAGHER, M. KLEEREKOPER ET J. H. PICKAR. «Effect of lower doses of conjugated equine œstrogens with and without medroxyprogesterone acetate on bone in early postmenopausal women», *JAMA*, vol. 287, n° 20, 22-29 mai 2002, p. 2668-2676.
47. TREMOLLIERES, F. A., D. D. STRONG, D. J. BAYLINK ET S. MOHAN. «Progesterone and promegestone stimulate human bone cell proliferation and insulin-like growth factor-2 production», *Acta Endocrinol. (Copenh.)*, vol. 26, n° 4, avril 1992, p. 329-337.
48. ABRAHAM, G. «The importance of magnesium in the management of primary postmenopausal osteoporosis: A review», *J. Nutr. Med.*, vol. 2, 1991, p. 165-178; GABY, A., ET J. WRIGHT. «Nutrients and osteoporosis: A review article», *J. Nutr. Med.*, vol. 1, 1990, p. 63-72.

49. Buckley, L. M., et autres. « Calcium and vitamin D_3 supplementation prevents bone loss in the spine secondary to low-dose corticosteroids in patients with rheumatoid arthritis. A randomized, double-blind, placebo-controlled trial », *Ann. Intern. Med.*, vol. 125, n° 12, 1996, p. 961-968.

50. Nielson, B. E., et autres. « Effects of dietary boron on mineral, œstrogen, and testosterone metabolism in postmenopausal women », *FASEB*, vol. 1, 1987, p. 394-397.

51. Dawson-Hughes, G., et autres. « A controlled trial of the effects of calcium supplementation on bone density in postmenopausal women », *NEJM*, vol. 323, 1990, p. 878-883.

52. McGuigan, J. « Peptic ulcer and gastritis », dans K. Isselbacher, et autres (éd.), *Harrison's Principles of Internal Medicine*, vol. 2, 13e éd., New York, McGraw-Hill, 1994, p. 1369.

53. Chu, J. Y., et autres. « Studies in calcium metabolism, II. Effects of low calcium and variable protein intake on human calcium metabolism », *Am. J. Clin. Nutr.*, vol. 28, 1975, p. 1028-1035 ; Abelow, B., et autres. « Cross cultural association between dietary animal protein and hip fracture: A hypothesis », *Calcif. Tissue Int.*, vol. 50, 1992, p. 14-18.

54. Gillespie, L. The Menopause Diet: Lose Weight and Boost Your Energy, vol. 36, Beverly Hills, CA, Healthy Life Publications, 1999, p. 36.

55. Aiello, L., et P. Wheeler. « The expensive tissue hypothesis: The brain and the digestive system in human and primate evolution », *Curr. Anthropol.*, vol. 36, n° 2, 1995, p. 199-221 ; Lorenz, K., et V. A. Lee. « The nutritional and physiological impact of cereal products in human nutrition », *Crit. Rev. Food Sci. Nutr.*, vol. 8, 1997, p. 383-456 ; Cassiday, C. M. « Nutrition and health in agriculturalists and hunter-gatherers: A case study of two prehistoric populations », dans R. F. Kandel, G. H. Pelto et N. W. Jerome (éd.), *Nutritional Anthropology: Contemporary Approaches to Diet and Culture*, Pleasantville, NY, Redgrave Publishing Company, 1980, p. 117-145 ; Eaton, S. B., et D. A. Nelson. « Calcium in evolutionary perspective », *Am. J. Clin. Nutr.*, vol. 54, suppl., 1991, p. 281S-287S ; Goodman, A. H., D. Dufour et G. H. Pelto. *Nutritional Anthropology: Biocultural Perspectives on Food and Nutrition*, Mountain View, CA, Mayfield Publishing, 2000. *Voir aussi The Paleopathology Newsletter*, publié par la Paleopathology Association. Vous pouvez communiquer avec Ms. Eve Cockburn, 18655 Parkside, Detroit, MI, 48221-2208.

56. Références pour ce tableau: U.S. Department of Agriculture, *Composition of Foods*, handbooks no. 8 et 456, Washington, D.C., U.S. Government Printing Office, 1963 ; Duke, J. A., et A. A. Atchley. *Handbook of Proximate Analysis — Tables of Higher Plants*, Boca Raton, CRC Press, 1986 ; Jacobs, Leonard. Article paru dans *East/West Journal*, mai 1985 ; Lee, John. « Osteoporosis Reversal: The Role of Progesterone », *Int. Clin. Nutr. Rev.*, vol. 10, 1990, p. 384-91 ; Cooper Madlener, Judith. *The Sea Vegetable Book*, New York, Clarkson N.

Potter, 1977 ; NUTRITION SEARCH, INC., John Kirschmann, dir. comp. *Nutrition Almanac*, édition révisée, New York, McGraw-Hill, 1979 ; U.S. DEPARTMENT OF AGRICULTURE. *Nutritive Value of Foods*, handbook n°. 72, Washington, D.C., U.S. Government Printing Office, 1971 ; PEDERSEN, MARK. *Nutritional Herbology*, Bountiful, UT, Pedersen, 1987 ; MAINE COAST SEA VEGETABLES CO. Shore Road, Franklin, ME 04634.

57. CASPIT, A. « Alendronate: An investigational agent for the prevention and treatment of osteoporosis », *Drug Therapy*, vol. 24, 1994, p. 41.
58. GUYATT, G. H., ET AUTRES. « Summary of meta-analyses of therapies for postmenopausal osteoporosis and the relationship between bone density and fractures », *Endocrinol. Metab. Clin. North Am.*, vol. 31, n° 3, septembre 2002, p. 659-679, xii ; CRANNEY, A., ET AUTRES. « Meta-analyses of therapies for postmenopausal osteoporosis. IX: Summary of meta-analyses of therapies for postmenopausal osteoporosis », *Endocrinol. Rev.*, vol. 23, n° 4, août 2002, p. 570-578 ; BLACK, D. M., ET AUTRES. « Randomized trial of effect of alendronate on risk of fracture in women with existing vertebral fractures, Fracture Intervention Trial Research Group », *Lancet*, vol. 348, n° 9041, 7 décembre 1996, p. 1535-1541 ; MCCLUNG, M. R., ET AUTRES. « Effect of risedronate on the risk of hip fracture in elderly women, Hip Intervention Program Study Group », *NEJM*, vol. 344, n° 5, 1er février 2001, p. 333-340 ; HARRIS, S. T., ET AUTRES. « Effects of risedronate treatment on vertebral and nonvertebral fractures in women with postmenopausal osteoporosis: a randomized controlled trial, Vertebra Efficacy with Risedronate Therapy (VERT) Study Group », *JAMA*, vol. 282, n° 14, 13 octobre 1999, p. 1344-1352.
59. DE GROEN, P. C. « Esophagitis associated with the use of alendronate », *NEJM*, vol. 335, 1996, p. 1016-1021.
60. DELMAS, P., ET AUTRES. « Effects of raloxifene on bone mineral density, serum cholesterol concentrations, and uterine endometrium in postmenopausal women », *NEJM*, vol. 337, 1997, p. 1641-1647 ; ETTINGER, B., ET AUTRES. « Reduction of vertebral fracture risk in postmenopausal women with osteoporosis treated with raloxifene: Results from a 3-year randomized clinical trial, Multiple Outcomes of Raloxifene Evaluation (MORE) Investigators », *JAMA*, vol. 282, n° 7, 18 août 1999, p. 637-645.
61. SILVERMAN, S. L., ET M. AZRIA. « The analgesic role of calcitonin following osteoporotic fractures », *Osteoporos. Int.*, vol. 13, n° 11, novembre 2002, p. 858-867.
62. NELSON, M., ET AUTRES. « Effects of high-intensity strength training on multiple risk factors for osteoporotic fractures: A randomized controlled trial », *JAMA*, vol. 272, n° 24, 1994, p. 1909-1914.
63. NELSON, M. *Strong Women Stay Young*, New York, Bantam, 2000.
64. FIATARONE, M., ET AUTRES. « Exercise training and nutritional supplementation for physical frailty in very elderly people », *NEJM*, vol. 330, n° 25, 1994, p. 1769-1775.

65. Rosen, C., et autres. « The effects of sunlight and diet on bone loss in elderly women from rural Maine », *Maine J. Health Issues*, vol. 1, nº 2, 1994, p. 35-48. (Étude effectuée par Michael Holick à Bangor, dans le Maine.)
66. Vieth, R. « Vitamin D supplementation, 25-hydroxyvitamin D concentrations, and safety », *Am. J. Clin. Nutr.*, vol. 69, 1999, p. 842-856. (Toute personne qui souhaite obtenir plus d'information sur la vitamine D et l'exposition au soleil devrait lire cet impressionnant compte rendu.)
67. *Ibid.*
68. Neer, R. M., et autres. « Stimulation by artificial lighting of calcium absorption in elderly human subjects », *Nature*, vol. 229, 1971, p. 255.
69. Holick, M. F. « Environmental factors that influence the cutaneous production of Vitamin D », *Am. J. Clin. Nutr.*, vol. 61, suppl. 3, 1995, p. 638S-645S.
70. Dawson-Hughes, B., et autres. « Effect of vitamin D supplementation on wintertime and overall bone loss in healthy postmenopausal women », *Ann. Intern. Med.*, vol. 115, nº 7, 1991, p. 505-511.
71. McNeil, T. « The vitamin D guru: School of Medicine professor sees the light and spreads the news », *Bostonia*, printemps 1998, p. 34-35.
72. Veith, R. *Op. cit.*, 1999.
73. Berger, J. *Herbal Rituals*, New York, St-Martin's Press, 1998, p. 64-72.
74. Weed, S. *Healing Wise: Wise Woman's Herbal*, Woodstock, NY, Ashtree Publications, 1989, p. 262.

Chapitre 13
La santé du sein

1. Toikkanene, S., et autres. « Factors predicting late mortality from breast cancer », *Eur. J. Cancer*, vol. 27, nº 5, 1991, p. 586-591.
2. Chen, C. C., et autres. « Adverse life events and breast cancer: Case-control study », *Br. Med. J.*, vol. 311, 1995, p. 1527-1530.
3. Dreher, Henry. (Communication personnelle, 12 octobre 2005.)
4. Levy, S., et autres. « Correlation of stress factors with sustained depression of natural killer cell activity and predicted prognosis in patients with breast cancer », *J. Clin. Oncol.*, vol. 5, 1987, p. 348-353.
5. Spiegel, D., et autres. « The effect of psychosocial treatment on survival of patients with metastatic breast cancer », *Lancet*, vol. 2, nº 8668, 1989, p. 888-891.
6. Prior, J. « Critique of estrogen treatment for heart attack prevention: the Nurses' Health Study », *A Friend Indeed*, vol. 8, nº 8, 1992, p. 3-4; Schairer, C., et autres. « Menopausal estrogen and estrogen-progestin

replacement therapy and breast cancer risk», *JAMA*, vol. 283, nº 4, 2000, p. 485-491.

7. Bulbrook, P. D., M. C. Swain, D. Y. Wang et autres. «Breast cancer in Britain and Japan: Plasma oestradiol-17b, œstrone, and progesterone, and their urinary metabolites in normal British and Japanese women», *Eur. J. Cancer*, vol. 12, 1976, p. 725-735.
8. Chlebowsky, R. T., et autres. «Dietary fat reduction in postmenopausal women with primary breast cancer: Phase III women's intervention nutrition study (WINS)», présenté au congrès annuel de l'American Society of Clinical Oncology (ASCO), Orlando, 16 mai 2005.
9. Seely, S., et autres. «Diet and breast cancer: The possible connection with sugar consumption», *Medical Hypotheses*, vol. 11, 1983, p. 319-327 ; Kazer, R. «Insulin resistance, insulin-like growth factor I and breast cancer: A hypothesis», *Int. J. Cancer*, vol. 62, 1995, p. 403-406 ; Bruning, P., et autres. «Insulin resistance and breast-cancer risk», *Int. J. Cancer*, vol. 52, 1992, p. 511-516.
10. Tavani, A., et autres. «Consumption of sweet foods and breast cancer risk in Italy», *Ann. Oncol.*, 25 octobre 2005. (Publication électronique à venir.)
11. Willett, W. C., et autres. «Moderate alcohol consumption and the risk of breast cancer», *NEJM*, vol. 316, 1987, p. 1174-1180.
12. Ginsburg, E. «Effects of alcohol ingestion on œstrogens in postmenopausal women», *JAMA*, vol. 276, nº 21, 1996, p. 1747-1751.
13. Zhang, S., et autres. «A prospective study of folate intake and the risk of breast cancer», *JAMA*, vol. 281, nº 17, 1989, p. 1632-1637.
14. Ambrosone, C., et autres. «Cigarette smoking, N-acetyltransferase 2 genetic polymorphisms, and breast cancer risk», *JAMA*, vol. 276, nº 18, 1996, p. 1494-1501.
15. Bernstein, L., et autres. «Lifetime recreational exercise activity and breast cancer risk among black women and white women», *J. Natl. Cancer Inst.*, vol. 97, nº 22, 16 novembre 2005, p. 1671-1679.
16. Thune, I., et autres. «Physical activity and the risk of breast cancer», *NEJM*, vol. 336, 1997, p. 1269-1275.
17. Verkasalo, P. K., et autres. «Sleep duration and breast cancer: A prospective cohort study», *Cancer Res.*, vol. 65, nº 20, 15 octobre 2005, p. 9595-9600.
18. Blask, D. E., et autres. «Melatonin-depleted blood from premenopausal women exposed to light at night stimulates growth of human breast cancer xenografts in nude rats», *Cancer Res.*, vol. 65, nº 23, 1er décembre 2005, p. 11,174-11,184.
19. Schernhammer, E. S., et S. E. Hankinson. «Urinary melatonin levels and breast cancer risk», *J. Natl. Cancer Inst.*, vol. 97, nº 14, 20 juillet 2005, p. 1084-1087.
20. Schernhammer, E. S., et autres. «Rotating night shifts and risk of breast cancer in women participating in the Nurses' Health Study», *J. Natl. Cancer Inst.*, vol. 93, nº 20, 17 octobre 2001, p. 1563-1568.

21. Coleman, B. C. « Fatty diet and breast cancer: No link? », *Portland Press Herald*, 10 mars 1999.
22. Adlercreutz, H., et autres. « Excretion of the lignans enterolactone and enterodiol and of equol in omnivorous and vegetarian postmenopausal women and in women with breast cancer », *Lancet*, vol. 2, nº 8311, 1982, p. 1295-1299.
23. Goldin, B. R., Adlercreutz, H., et autres. « Œstrogen excretion patterns and plasma levels in vegetarian and omnivorous women », *NEJM*, vol. 307, 1982, p. 1542-1547.
24. Percival, M. « Phytonutrients and detoxification », dans *Clinical Nutrition Insights*, Foundation for the Advancement of Nutritional Education, 1997, p. 1-4. On peut se procurer ce texte chez Metagenics North East, P. O. Box 848, Kingston, NH 03848.
25. Zava, D., et G. Duwe. « Œstrogenic and antiproliferative properties of genistein and other flavonoids in human breast cancer cells *in vitro* », *Nutr. Cancer*, vol. 27, nº 1, 1997, p. 31-40.
26. Thomsen, A. R., et autres. « Influence of Prevastein, an isoflavone-rich soy product, on mammary gland development and tumorigenesis in Tg.NK (MMTV/c-neu) mice », *Nutr. Cancer*, vol. 52, nº 2, 2005, p. 176-188 ; Alfred, C. D., et autres. « Soy processing influences growth of œstrogen-dependent breast cancer tumors », *Carcinogenesis*, vol. 25, nº 9, 2004, p. 1649-1657.
27. Alfred, D. C., et autres. « Soy processing influences growth of estrogen-dependent breast cancer tumors, *Carcinogenesis*, vol. 25, nº 9, 2004, p. 1649-1657.
28. Nagata, C., et autres. « Decreased serum estradiol concentration associated with high dietary intake of soy products in premenopausal Japanese women », *Nutr. Cancer*, vol. 29, nº 3, 1997, p. 228-233. Lu, L. J., et autres. « Increased urinary excretion of 2-hydroxyestrone but not 16-alpha-hydroxyestrone in premenopausal women during a soja diet containing isoflavones », *Cancer Res.*, vol. 60, nº 5, 2000, p. 1299-1305 ; Cassidy, A., S. Bingham et K. D. Setchell. « Biological effects of a diet of soy protein rich in isoflavones on the menstrual cycle of premenopausal women », *Am. J. Clin. Nutr.*, vol. 60, nº 3, 1994, p. 333-340.
29. Xu, X., et autres. « Effects of soy isoflavones on œstrogen and phytoestrogen metabolism in premenopausal women. *Cancer Epidemiol. Biomarkers Prev.*, vol. 7, nº 12, 1998, p. 1101-1108.
30. Wood, C. E., et autres. « Breast and uterine effects of soy isoflavones and conjugated equine œstrogens in postmenopausal female monkeys », *J. Clin. Endocrinol. Metab.*, vol. 89, nº 7, 2004, p. 3462-3468.
31. Bagga, D., et autres. « Dietary modulation of omega-3/omega-6 polyunsaturated fatty acid ratios in patients with breast cancer », *J. Nat. Cancer Inst.*, vol. 89, no 15, 1997, p. 1123-1131.

32. Lockwood, K., et autres. « Partial and complete regression of breast cancer in patients in relation to dosage of coenzyme Q_{10} », *Biochem. Biophys. Res. Comm.*, vol. 199, no 3, 1994, p. 1504-1508.
33. Welch, H. G., et W. C. Black. « Using autopsy series to estimate the disease « réservoir » for ductal carcinoma *in situ* of the breast: How much more breast cancer can we find? », *Ann. Intern. Med.*, vol. 127, n° 11, 1997, p. 1023-1028 ; Nielsen, M., et autres. « Breast cancer and atypia among young and middle-aged women: A study of 110 medicolegal autopsies », *Br. J. Cancer*, vol. 56, n° 6, 1987, p. 814-819.
34. Welch, H. G., et W. C. Black. *Op. cit.*, 1997, p. 1023.
35. Moody-Ayers, S., et autres. « "Benign" tumors and "early detection" in mammography-screened patients of a natural cohort with breast cancer », *Arch. Intern. Med.*, vol. 160, n° 8, 2000, p. 1109-1115.
36. National Institutes of Health Consensus Development Panel. « National Institutes of Health Consensus Development Conference Statement: Breast cancer screening for women ages 40-49 », *J. Natl. Cancer Inst.*, vol. 89, n° 14, 1997, p. 1015-1026.
37. Prager, K. « Outrage over mammogram screening unwarranted », *Medical Tribune*, 1996, cité par Gina Kolata dans le *New York Times*, 28 janvier 1997.
38. Harris, R. « Effectiveness: The next question for breast cancer screening », *J. Natl. Cancer Inst.*, vol. 97, n° 14, 20 juillet 2005, p. 1021-1023.
39. Berry, D. A., et autres. « Effects of screening and adjuvant therapy on mortality from breast cancer », *NEJM*, vol. 353, n° 17, 27 octobre 2005, p. 1784-1792.
40. Van Netten, J. P., et autres. « Physical trauma and breast cancer », *Lancet*, vol. 343, n° 8903, 16 avril 1994, p. 978-979.
41. Christiansen, C. L., et autres. « Predicting the cumulative risk of false-positive mammograms », *J. Natl. Cancer Inst.*, vol. 92, n° 20, 2000, p. 1657-1666.
42. Elmore, J. G., et autres. « Ten-year risk of false positive screening mammograms and clinical breast exams », *NEJM*, vol. 338, n° 16, 16 avril 1998, p. 1089-1096.
43. Gotzsche, P. C., et O. Olsen. « Is screening for breast cancer with mammography justifiable? », *Lancet*, vol. 355, 2001, p. 129-134 ; Gotzsche, P. C., et O. Olsen. « Cochrane review on screening for breast cancer with mammography », *Lancet*, vol. 358, 2001, p. 1340-1342.
44. Miller, A. B., et autres. « Canadian National Breast Screening Study-2: 13-year result of randomized trial in women aged 50-59 years », *J. Natl. Cancer Inst.*, vol. 92, n° 18, 20 septembre 2000, p.1490-1499.
45. Kerlikowske, K., et autres. « Continuing screening mammography in women aged 70 to 79 years: Impact on life expectancy and cost-effectiveness », *JAMA*, vol. 282, n° 22, 8 décembre 1999, p. 2156-2163.

46. BAINES, C. « Rethinking breast screening — again », *Br. Med. J.*, vol. 331, 2005, p. 1031.
47. MOORE, F. « Breast self-examination », *NEJM*, vol. 299, nº 6, 1978, p. 304-305.
48. THOMAS, D. B., ET AUTRES. « Randomized trial of breast self-examination in Shangai: Final results », *J. Natl. Cancer Inst.*, vol. 94, 2002, p. 1445-1457.
49. Communication personnelle de Dana Wyrick. Dana Wyrick est une massothérapeute agréée, qui a mis au point une série d'exercices d'automassage pour la santé du sein après avoir étudié auprès de spécialistes du drainage lymphatique en Europe et en Australie, où cette technique est utilisée beaucoup plus couramment qu'aux États-Unis.
50. KERLIKOWSKE, K., ET AUTRES. « Positive predictive value of screening mammography by age and family history of breast cancer », *JAMA*, vol. 270, no 2, 1993, p. 444.
51. NATIONAL COUNCIL ON AGING. *Myths and Perceptions About Aging and Women's Health*, Washington, D.C., 1997. « Assessing the odds », *Lancet*, vol. 350, nº 9091, p. 1563.
52. LOVE, S. *Dr. Susan Love's Breast Book*, Cambridge, MA, Da Capo Lifelong Books, 2005, p. 145.
53. RIES, L. A. G., M. P. EISNER, C. L. KOSARY, B. F. HANKEY, B. A. MILLER, L. KLEG ET B. K. EDWARDS (éd.). *SEER Cancer Statistics Review*, 1973-1993, National Cancer Institute, Bethesda, MD, 2000 ; BLACK, W. C., ET AUTRES. « Perceptions of breast cancer risk and screening effectiveness in women younger than 50 years old », *J. Natl. Cancer Inst.*, vol. 87, 1995, p. 720-731.
54. PHILIPS, K. A. « Putting the risk of breast cancer in perspective », *NEJM*, vol. 340, nº 2, 1999, p. 141-144.
55. Hirshaut, Y., P. Pressman. *Breast Cancer: The Complete Guide*, New York, Bantam, 2000, p. 256.
56. AMERICAN COLLEGE OF OBSTETRICS & GYNECOLOGY, COMMITTEE ON GENETICS. *Breast-Ovarian Cancer Screening*, Committee Opinion no. 176, Washington, D.C., octobre 1996.
57. COLLINS, F. S. « BRCA1 — lots of mutations, lots of dilemmas », *NEJM*, vol. 334, nº 3, 1986, p. 186-188.
58. WEISBERG, T. « Genetic testing for breast cancer », *Maine Cancer Perspectives*, vol. 2, nº 4, octobre 1996, p. 3.
59. KESANIEMI, Y. A. Données non publiées, dans A. VIITANEN, « A new œstrogen gel: Clinical benefits », dans B. G. WREN (éd.), *Progress in the Management of the Menopause: The Proceedings of the 8th International Congress on the Menopause*, Sydney, Australie, Parthenon, p. 168.
60. LAVECCHIA, C., E. NEGRI, S. FRANCESCHI ET AUTRES. « Hormone replacement therapy and breast cancer risk: A cooperative Italian study », *Br. J. Cancer*, vol. 72, 1995, p. 244-248.
61. CAMPAGNOLI, C., ET AUTRES. « HRT and breast cancer risk: A clue for interpreting the available data », *Maturitas*, vol. 33, 1999, p. 185-190 ; COLLA-

borative Group on Hormonal Factors in Breast Cancer. « Breast cancer and hormone replacement therapy: Collaborative reanalysis of data from 51 epidemiological studies of 52,705 women with breast cancer and 108,411 without breast cancer », *Lancet*, vol. 350, 1997, p. 1047-1059.
62. Bhavani, B. R., et autres. « Pharmacokinetics of 17-b-dihydroequilin sulfate and 17-b-dihydroequilin in normal postmenopausal women », *J. Clin. Endocrinol. Metab.*, vol. 78, 1994, p. 197-204.
63. Hargrove, J., et E. Eisenberg. « Menopause », *Med. Clin. North Am.*, vol. 79, no 6, 1995, p. 1337-1363.
64. Campagnoli, C. *Op. cit.*, 1999 ; Collaborative Group on Hormonal Factors in Breast Cancer. *Op. cit.*, 1997.
65. Beral, V., et les collaborateurs de Million Women Study. « Breast cancer and hormone-replacement therapy in the Million Women Study. *Lancet*, vol. 362, no 9382, 2003, p. 419-427.
66. Coombs, N. J., et autres. « Hormone replacement therapy and breast cancer: Estimate of risk », *BMJ*, vol. 331, no 7512, 2005, p. 347-349.
67. Coombs, N. J., et autres. « Hormone replacement therapy and breast cancer risk in California », *Breast J.*, vol. 11, no 6, novembre-décembre 2005, p. 410-415.
68. Campagnoli, C. *Op. cit.*, 1999. Étant donné les résultats de l'étude de la WHI sur Prempro et les pertes financières subies par Wyeth-Ayerst à la suite de cette étude, je doute que l'on n'ait jamais accès aux données pour le prouver!
69. Huang, Z., W. C. Willett, G. A. Colditz, D. J. Hunter, J. E. Manson, B. Rosner, F. E. Speizer et S. E. Hankinson. « Waist circumference, waist: hip ratio, and risk of breast cancer in the Nurses' Health Study », *Am. J. Epidemiol.*, vol. 150, n° 12, 1999, p. 1316-1324. « En outre, écrivent-ils, on a avancé l'idée que l'adiposité abdominale serait reliée à un surplus d'androgènes ainsi qu'à un accroissement de la conversion androgène/œstrogène dans les tissus adipeux. » Ils ont aussi souligné que l'utilisation des hormones chez les femmes postménopausées élevait très probablement les taux hormonaux. « Par conséquent, les femmes postménopausées qui prennent des hormones courent un risque accru de développer un cancer du sein, qu'il y ait obésité centrale ou non », concluent-ils.
70. Melamed, M., et autres. « Molecular and kinetic basis for the mixed agonist/antagonist activity of estriol », *Mol. Endocrinol.*, vol. 11, n° 12, novembre 1997, p. 1868-78.
71. Rajkumar, L., et autres. « Prevention of mammary carcinogenesis by short-term œstrogen and progestin treatments », *Breast Cancer Res.*, vol. 6, n° 1, 2004, p. R31-37.
72. Henrich, J. B. « The postmenopausal œstrogen/breast cancer controversy », *JAMA*, vol. 268, 1992, p. 1900-1902 ; Wotiz, H. H., D. R. Beebe et E. Muller. « Effect of œstrogen on DMBA-induced breast tumors », *J. Steroid Biochem.*, vol. 20, 1984, p. 1067-1075.

73. DRIFE, J. O. « Breast development in puberty », *Ann. N. Y. Acad. Sci.*, vol. 464, 1986, p. 58-65 ; DULBECCO, R., ET AUTRES. « Cell types and mophogenesis in the mammary gland », *Proc. Natl. Acad. Sci. USA*, vol. 79, 1982, p. 7346-7350 ; LONGACRE, T., ET S. BARTOW. « A correlative morphologic study of human breast and endometrium in the menstrual cycle », *Am. J. Surgical Pathol.*, vol. 10, n° 6, 1986, p. 382-393 ; WEINBERG, R. A. « How cancer arises », *Scientific American*, sept. 1996, p. 62-70.
74. LEMON, H. « Estriol and prevention of breast cancer », *Lancet*, vol. 1, n° 802, 1973, p. 546 ; LEMON, H. « Estriol prevention of mammary carcinoma induced by 7,12-dimethyl-benzanthracene and procarbazine », *Cancer Res.*, vol. 35, 1975, p. 1341-1353 ; LEMON, H. « Pathophysiologic considerations in the treatment of menopausal patients with œstrogens: The role of estriol in the prevention of mammary cancer », *Acta Endocrinol.*, vol. 1, 1980, p. 17-27 ; LEMON, H., H. WOTIZ, L. PARSONS ET AUTRES. « Reduced estriol excretion in patients with breast cancer prior to endocrine therapy », *JAMA*, vol. 196, 1966, p. 1128-1136.
75. BU, S. Z., ET AUTRES. « Progesterone induces apoptosis and upregulation of p53 expression in human ovarian carcinoma cell lines », *Cancer, J. Am. Cancer Society*, vol. 79, n° 10, 1997, p. 1944-1950.
76. ZAVA, D. T., ET G. DUWE. « Œstrogen and antiproliferative properties of genistein and other flavonoids in human breast cancer cells *in vivo* », *Nutr. Cancer*, vol. 27, no 1, 1997, p. 31-40.
77. COWAN, A. D., ET AUTRES. « Breast cancer incidence in women with a history of progesterone deficiency », *Am. J. Epidemiol.*, vol. 114, n° 2, 1961, p. 209.
78. CHANG, K. J., ET AUTRES. « Influences of percutaneous administration of estradiol and progesterone on human breast epithelial cell cycle *in vivo* », *Fertil. Steril.*, vol. 63, 1995, p. 785-791.
79. BADWE, R. A., ET AUTRES. « Timing of surgery during menstrual cycle and survival of premenopausal women with operable breast cancer », *Lancet*, vol. 337, 1991, p. 1261-1264.
80. HRUSHESKY, W. « Breast cancer, timing of surgery, and the menstrual cycle: Call for prospective trial », *J. Women's Health*, vol. 5, n° 6, 1996, p. 555-566.
81. WREN, B., ET J. A. EDEN. « Do progestogens reduce the risk of breast cancer? A review of the evidence », *Menopause: The J. of the N. Am. Menopause Soc.*, vol. 3, n° 1, 1996, p. 4-12.
82. WREN, B., ET J. A. EDEN. « Do progestogens reduce the risk of breast cancer? A review of the evidence », *Menopause: The J. of the N. Am. Menopause Soc.*, vol. 3, n° 1, p. 4-12.
83. MCEWEN, B. S., ET AUTRES. « Inhibition of dendritic spine induction on hippocampal ca-1 pyramidal neurons by nonsteroidal œstrogen antagonist in female rats », *Endocrinol.*, vol. 140, 1999, p. 1044-1047 ; MCEWEN, B. S., ET C. S. WOOLEY. « Estradiol and progesterone regulate neuronal structure and synaptic connectivity in adults as well as deve-

loping brain », *Exp. Gerontol.*, vol. 29, 1994, p. 431-436 ; WOOLEY, C. S., ET B. S. MCEWEN. « Roles of estradiol and progesterone in regulation of hippocampal dendritic spine density during the estrous cycle in the rat », *J. Comp. Neurol.*, vol. 336, 1993, p. 293-306.

84. TIMMERMAN, D., ET AUTRES. « A randomized trial on the use of ultrasonography or office hysteroscopy for endometrial assessment in postmenopausal patients with breast cancer who were treated with tamoxifen », *Am. J. Obstet. Gynecol.*, vol. 179, 1998, p. 62-70 ; FRANCHI, M., ET AUTRES. « Endometrial thickness in tamoxifen-treated patients: An independent predictor of endometrial disease », *Obstet. Gynecol.*, vol. 93, 1999, p. 1004-1008 ; RAMONETTA, L. M., ET AUTRES. « Endometrial cancer in polyps associated with tamoxifen use », *Am. J. Obstet. Gynecol.*, vol. 180, 1999, p. 340-341.
85. OSBORNE, C. K. « Questions and answers about tamoxifen », dans *Tamoxifen for the Treatment and Prevention of Breast Cancer*, Melville, NY, V. Craig Jordan, éd., PRR, 1999 ; AUCUN AUTEUR MENTIONNÉ. « NSABP halts B-14 trial: No benefit seen beyond 5 years of tamoxifen use », *J. Nat. Cancer Inst.*, vol. 87, 1995, p. 1829.
86. FISHER, B. « Tamoxifen for prevention of breast cancer: Report of the National Surgical Adjuvant Breast and Bowel Project P-1 Study », *J. Nat. Cancer Inst.*, vol. 90, nº 18, 1998, p. 1371-1388.
87. GAIL, M. H., ET AUTRES. « Projecting individualized probabilities of developing breast cancer for white females who are being examined annually », *J. Natl. Cancer Inst.*, vol. 81, nº 24, 1989, p. 1879-1886.
88. MELNIKOW, J., ET AUTRES. « Chemoprevention: Drug pricing and mortality: The case of tamoxifen », *Cancer*, publié en ligne le 24 juillet 2006, avant impression.
89. GANDEY, A. « Tamoxifen fails to reduce breast cancer risk in most women », *Medscape Medical News*, 26 juillet 2006. Site Web : http://www.medscape.com/viewarticle/ 54157.

Chapitre 14
Vivre avec cœur, passion et joie : écouter son cœur et en prendre soin au mitan de la vie

1. SVENDSEN, NANNA AIDA. Lettre personnelle, extraite de *Health Wisdom for Women*, vol. 6, no 10, oct. 1999, p. 8. Reproduite ici avec la permission de l'auteure.
2. TREMOLLIERES, F. A., ET AUTRES. « Coronary heart disease risk factors and menopause: A study in 1,684 French women », *Atherosclerosis*, vol. 142, nº 2, 1999, p. 415-423.

3. CLOW, B. H. *Liquid Light of Sex: Kundalini Rising at Mid-life Crisis*, Santa Fe, NM, Bear & Co., 1996, p. 103-104.
4. NATIONAL CENTER FOR HEALTH STATISTICS. *Vital Statistics of the United States, 1992, vol. 11: Mortality, Partie A*, Hyattsville, MD, DHHS Publication 96-1101, U.S. Dept. Of Health and Human Services, Public Health Service, 1996.
5. AMERICAN HEART ASSOCIATION. *Heart and Stroke Statistical Update*, Dallas, TX, 1997 ; CENTERS FOR DISEASE CONTROL AND PREVENTION. National Center for Health Statistics, *Health, United States, 1995*, Hyattsville, MD, PHS Publication 96-1232, U.S. Dept. Of Health and Human Services, Public Health Service, 1997 ; LEIMAN, J. M., J. E. MEYER, N. ROTHSCHILD ET L. J. SIMON. *Selected Facts on U.S. Women's Health: A Chart Book*, New York, The Commonwealth Fund, mars 1997 ; MAYNARD, C., ET AUTRES. « Gender differences in the treatment and outcome of acute myocardial infarction. Results from the Myocardial Infarction Triage and Intervention Registry », *Arch. Intern. Med.*, vol. 152, nº 5, 1992, p. 972-976.
6. *Selected Facts on U.S. Health, Op. cit.*
7. CHILDRE, D., ET H. MARTIN. *The HeartMath Solution* (avant-propos), San Francisco, HarperSanFrancisco, 1999.
8. SKINNER, J. « Neurocardiology: Brain mechanisms underlying fatal cardiac arrhythmias », *Neurol. Clin.*, vol. 11, nº 2, 1993, p. 325-351.
9. KUDENCHUK, P. J., ET AUTRES. « Comparison of presentation, treatment and outcome of acute myocardial infarction in men vs. women (The Myocardial Infarction Triage and Intervention Registry) », *Am. J. Cardiol.*, vol. 78, no 1, 1996, p. 9-14.
10. COOPER, G. S. « Menstrual and reproductive risk factors for ischemic heart disease », *Epidemiol.*, vol. 10, nº 3, 1999, p. 255-259 ; Hazeltine, F. P., et B. Jacobson. *Women's Health Research: A Medical and Policy Primer*, Washington, D.C., APA Press, 1997, p. 173.
11. IRIBARREN, C., ET AUTRES. « Association of hostility with coronary artery calcification in young adults: The CARDIA Study », *JAMA*, vol. 283, nº 19, 2000, p. 2546-2551.
12. FRIEDMAN, M., ET R. ROSENMAN. *Type A Behavior and Your Heart*, New York, Alfred A. Knopf, 1974.
13. WEBBER, L. S., ET AUTRES. « Occurrence in children of multiple risk factors for coronary artery disease: The Bogalusa Heart Study », *Prev. Med.*, vol. 8, 1979, p. 407-418 ; KHOURY, P., ET AUTRES. « Clustering and interrelationships of coronary heart disease risk factors in schoolchildren, ages 6-19 », *Am. J. Epidemiol.*, vol. 112, 1980, p. 524-538.
14. STAMPFER, M., ET AUTRES. « Primary prevention of coronary heart disease in women through diet and lifestyle », *NEJM*, vol. 343, 2000, p. 16-22.
15. MO-SUWAN, L., ET L. LEBEL. « Risk factors for cardiovascular disease in obese and normal school age children: Association of insulin with other cardiovascular risk factors », *Biomed. Environ. Sci.*, vol. 9, nºs 2-3,

1996, p. 269-275; Wing, R. R., et R. W. Jeffery. «Effect of modest weight loss on changes in cardiovascular risk factors: Are there differences between men and women between weight loss and maintenance?», *Int. J. Obes. Relat. Metab. Disord.*, vol. 19, nº 1, 1995, p. 67-73.

16. Manson, J. E., et autres. «The primary prevention of myocardial infarction», *NEJM*, vol. 326, nº 21, 1992, p. 1406-1416; Mosca, L., et autres. «Guide to preventive cardiology for women. AHA/ACC Scientific Statement Consensus panel statement», *Circulation*, vol. 99, nº 18, 1999, p. 2480-2484.
17. Grundy, S. M., et autres. «Implications of recent clinical trials for the National Cholesterol Education Program Adult Treatment Panel III guidelines», *Circulation*, vol. 110, nº 2, 13 juillet 2004, p. 227-239.
18. ALLHAT Officers and Coordinators for the ALLHAT Collaborative research Group. «Major outcomes in moderately hypercholesterolimic, hypertensive patients randomized to pravastatin vs usual care: The Antihypertensive and Lipid-Lowering Treatment to Prevent Heart Attack Trial (ALLHAT-LLT)», *JAMA*, vol. 288, nº 23, 18 décembre 2002, p. 2998-3007.
19. Heart Protection Study Collaborative Group. «MRC/BHF Heart Protection Study of cholesterol lowering with simvastatin in 20,536 high-risk individuals: A randomized placebo-controlled trial», *Lancet*, vol. 360, nº 9326, 6 juillet 2002, p. 7-22.
20. Matsuzaki, M., et autres. «Large-scale cohort study of the relationship between serum cholesterol concentration and coronary events witl low-dose simvastatin therapy in Japanese patients with hypercholesterolemia», *Circ. J.*, vol. 66, nº 12, déc. 2002, p. 1087-1095.
21. Newman, C. B., et autres. «Safety of atorvastatin derived from analysis of 44 completed trials in 9,416 patients», *Am. J. Cardiol.*, vol. 92, nº 6, 15 sept. 2003, p. 670-676.
22. Sever, P. S., et autres. «Prevention of coronary and stroke events with atorvastatin in hypertensive patients who have average or lower-than-average cholesterol concentrations, in the Anglo-Scandinavian Cardiac Outcomes Trial — Lipid Lowering Arm (ASCOT-LLA): A multicentre randomized controlled trial», *Lancet*, vol. 361, nº 9364, 5 avril 2003, p. 1149-1158.
23. Jenjins, A. J. «Might money spent on statins be better spent?», *BMJ*, vol. 327, no 7420, 18 octobre 2003, p. 933
24. Laise, E. «The Lipitor dilemma», *Smart Money: The Wall Street Journal Magazine of Personal Business*, vol. 12, nº 11, novembre 2003, p. 90-96.
25. Langsjoen, P. H., et A. M. Langsjoen. «The clinical use of HMG CoA-reductase inhibitors and the associated depletion of coenzyme Q10. A review of animal and human publications», *Biofactors*, vol. 18, nºs 1-4, 2003, p. 101-111.

26. GAIST, D., ET AUTRES. « Statins and risk of polyneuropathy: A case-control study », *Neurology*, vol. 58, nº 9, 14 mai 2002, p. 1333-1337.
27. SCHWARTZ, G. G., ET AUTRES. « Effects of atorvastatin on early recurrent ischemic events in acute coronary syndromes: The MIRACL study: A randomized controlled trial », *JAMA*, vol. 285, nº 13, 4 avril 2001, p. 1711-1718.
28. SUAREZ, E. C. « Relations of trait depression and anxiety to low lipid and lipoprotein concentrations in healthy young adult women », *Psychosom. Med.*, vol. 61, nº 3, mai-juin 1999, p. 273-279.
29. NEWMAN, T. B., ET S. B. HULLEY. « Carcinogenicity of lipid-lowering drugs », *JAMA*, vol. 275, nº 1, 3 janvier 1996, p. 55-60.
30. FOLKERS, K., ET AUTRES. « Activities of vitamin Q_{10} in animal models and a serious deficiency in patients with cancer », *Biochem. Biophys. Res. Commun.*, vol. 234, nº 2, 19 mai 1997, p. 296-299 ; LOCKWOOD, K., ET AUTRES. « Progress on therapy of breast cancer with vitamin Q_{10} and the regression of metastases », *Biochem. Biophys. Res. Commun.*, vol. 212, nº 1, 6 juillet 1995, p. 172-177.
31. SINATRA, S. *Heart Sense for Women*, Washington, D.C., Lifeline, 2000, p. 108.
32. SACKS, F. M., ET AUTRES. « The effect of pravastatin on coronary events after myocardial infarction in patients with average cholesterol levels. Cholesterol and Recurrent Events Trial investigators », *NEJM*, vol. 335, nº 14, 3 oct. 1996, p. 1001-1009.
33. BOUDREAU, D. M. ET AUTRES. « The association between 3-hydroxy-3-methylglutaryl coenzyme A inhibitor use and breast carcinoma risk among postmenopausal women: A case-control study », *Cancer*, vol. 100, nº 11, 1er juin 2004, p. 2308-2316.
34. MANSON, J. E., ET AUTRES. « A prospective study of obesity and risk of coronary heart disease in women », *NEJM*, vol. 332, nº 13, 1990, p. 882-889.
35. KELLY, P., ET AUTRES. « Unmetabolized folic acid in serum: Acute studies in subjects consuming fortified food and supplements », *Am. J. Clin. Nutr.*, vol. 65, nº 6, juin 1997, p. 1790-1795 ; MORITA, H., ET AUTRES. « Genetic polymorphism of 5, 10-methylenetetrahydrofolate reductase (MTHFR) as a risk factor of coronary artery disease », *Circulation*, vol. 95, nº 8, 15 avril 1997, p. 2032-2036.
36. WU, T., ET AUTRES. « Periodontal disease and risk of cerebrovascular disease: The first national health and nutrition examination survey and its follow-up study », *Arch. Intern. Med.*, vol. 160, nº 18, 2000, p. 2749-2755 ; HUJOEL, P. P., ET AUTRES. « Periodontal disease and coronary heart disease risk », *JAMA*, vol. 284, nº 11, 2000, p. 1406-1410.
37. AMERICAN CANCER SOCIETY. *Cancer Facts and Figures*, Atlanta, 1997, 5008.

38. Hollenbach, K. A., et autres. « Cigarette smoking and bone mineral density in older men and women », *Am. J. Public Health*, vol. 83, 1993, p. 1265-1270.
39. Berenson, G. S., et autres. « Association between multiple cardiovascular risk factors and atherosclerosis in children and young adults », *NEJM*, vol. 338, 1998, p. 1650-1656.
40. Mann, D. « Job stress can cause fatal MI », *Medical Tribune, Primary Care Edition*, vol. 21, 2 mai 1996 ; Suadicani, P., H. O. Hein et F. Gyntelberg. « Are social inequalities as associated with the risk of ischaemic heart disease a result of psychosocial working conditions? », *Atherosclerosis*, vol. 101, n° 2, 1993, p. 165-175 ; Legault, S. E., et autres. « Pathophysiology and time course of silent myocardial ischemia during mental stress: Clinical, anatomical, and physiological correlates », *Br. Heart J.*, vol. 73, 1995, p. 242-249 ; Kaplan, G. A., et J. E. Keil. « Socioeconomic factors and cardiovascular disease: A review of the literature », *Circulation*, vol. 88, 1993, p. 1973-1998.
41. Castelli, W. P. « Cardiovascular disease in women », *Am. J. Obstet. Gynecol.*, vol. 158, n° 6, 1988, p. 1553-1560, 1566-1567 ; Lacroix, A. Z. « Psychosocial factors in risk of coronary heart disease in women: An epidemiologic perspective », *Fertility-Sterility*, vol. 62, suppl. 2, 1994, p. 133S-139S. Mahoney, L. T., et autres. « Coronary risk factors measured in childhood and young adult life are associated with coronary artery calcification in young adults: The Muscatine Study », *J. Am. Col. Cardiol.*, vol. 27, n° 2, 1996, p. 277-284 ; Schaefer, E. J., et autres. « Factors associated with low and elevated plasma HDL cholesterol and apoliprotein A-I levels in the Framingham Offspring Study », *J. Lipid Res.*, vol. 35, n° 5, 1994, p. 871-872 ; Garrison, R. J., et autres. « Educational attainment and coronary heart disease risk: The Framingham Offspring Study », *Prevention Medicine*, vol. 22, n° 1, 1993, p. 54-64.
42. Mann, S. J. *Healing Hypertension: A Revolutionary New Approach*, New York, John Wiley, 1999, p. 2
43. Ferketich, A. K., et autres. « Depression as an antecedent to heart disease among women and men in the NHANES I Study », *Arch. Intern. Med.*, vol. 160, 2000, p. 1261-1268.
44. Jeppesen, J. « Effects of low-fat high-carbohydrate diets on risk for ischemic heart disease in postmenopausal women », *Am. J. Clin. Nutr.*, vol. 65, n° 4, 1997, p. 1027-1033.
45. Kearney, M. T., et autres. « William Heberden revisited: Postprandial angina — interval between food and exercise and meal composition are important determinants of time to onset of ischemia and maximal exercise tolerance », *J. Am. Coll. Cardiol.*, vol. 29, n° 2, 1997, p. 302-307.
46. Crapo, P. A., et autres. « Plasma glucose and insulin responses to orally administered simple and complex carbohydrates », *Diabetes*, vol. 25, n° 9, 1976, p. 741-747 ; Crapo, P. A. « Postprandial plasma-glucose and

insulin responses to different complex carbohydrates», *Diabetes*, vol. 26, nº 12, 1977, p. 1178-1183.

47. Modan, M., et autres. «Hyperinsulinemia: A link between hypertension, obesity and glucose intolerance», *J. Clin. Invest.*, vol. 75, 1985, p. 809-817.

48. Ridker, P. M., et autres. «C-reactive protein and other markers of inflammation in the prediction of cardiovascular disease in women», *NEJM*, vol. 342, nº 12, 2000, p. 836-843; Black, H. R. «Coronary artery disease paradox: The role of hyperinsulinemia and insulin resistance and its implications for therapy», *J. Cardiovasc. Pharmacol.*, vol. 15, suppl. 5, 1990, p. 26S-38S; Brindley, D. M., et Y. Rolland. «Possible connections between stress, diabetes, obesity, hypertension, and altered lipoprotein metabolism that may result in arteriosclerosis», *Clinical Science*, vol. 77, nº 5, 1989, p. 453-461; DeFronzo, R., et E. Ferrannini. «Insulin resistance: A multifaceted syndrome responsible for NIDDM, obesity, hypertension, dyslipidemia, and atherosclerotic cardiovascular disease», *Diabetes Care*, vol. 14, nº 3, 1991, p. 173-194; Eades, M., et M. D. Eades. *Protein Power*, New York, Bantam, 1996; Kazer, R. «Insulin resistance, insulin-like growth factor I and breast cancer: A hypothesis», *Int. J. Cancer*, vol. 62, 1995, p. 403-406; Lehninger, A. L. *Principles of Biochemistry*, New York, Worth, 1993. Jeppesen, *J. Op. cit.*, 1997.

49. Tribble, D. L. «AHA science advisory. Antioxidant consumption and risk of coronary heart disease: Emphasis on vitamin C, vitamin E, and beta-carotene: A statement for health care professionals from the American Heart Association», *Circulation*, vol. 99, nº 4, 1999, p. 591-595.

50. Anderson, J. W., et autres. «Meta-analysis of the effects of soy protein intake on serum lipids», *NEJM*, vol. 333, nº 5, 1995, p. 276-282.

51. Nelson, G. J., et J. G. Chamberlain. «The effects of dietary alpha-linolenic acid on blood lipids and lipoproteins in humans», dans Cunnane, S. C., et L. U. Thompson (éd.). *Flaxseed in Human Nutrition*, Champaign, IL, AOCS Press, 1995; Nestel, P. J., S. E. Pomeroy, T. Sasahard et autres. «Arterial compliance in obese subjects is improved with dietary plant n-3 fatty acid from flaxseed oil despite increased LDS oxidizability», *Arterioscler. Throm. Vasc. Biol.*, vol. 17, 1997, p. 1163-1170.

52. Witteman, J. C., et autres. «Reduction of blood pressure with oral magnesium supplementation in women with mild to moderate hypertension», *Am. J. Clin. Nutr.*, vol. 60, nº 1, 1994, p. 129-135.

53. Eisenberg, M. J. «Magnesium deficiency and sudden death», *Am. Heart J.*, vol. 124, nº 2, 1992, p. 544-549; Turlapaty, P. D., et B. M. Altura. «Magnesium deficiency produces spasms in coronary arteries: Relationship to etiology of sudden death ischemic heart disease», *Science*, vol. 208, 4440, 11 avril 1980, p. 198-200; Altura, B. M. «Sudden death ischemic heart disease and dietary magnesium intake: Is the target

site coronary vascular smooth muscle? », *Med. Hypotheses*, vol. 5, n° 8, août 1979, p. 843-848.

54. ALTURA, B. M., ET AUTRES. « Cardiovascular risk factors and magnesium: Relationships to atherosclerosis, ischemic heart disease, and hypertension », *Magnes. Trace Elem.*, vol. 10, 1991, p. 182-192 ; BOSTICK, R. M. « Relation of Ca+, vitamin D, and dairy food intake to ischemic heart disease mortality among postmenopausal women », *Am. J. Epidemiol.*, vol. 149, n° 2, 1999, p. 151-161 ; MORRISON, H., ET AUTRES. « Serum folate and risk of fatal coronary heart disease », *JAMA*, vol. 275, n° 24, 1996, p. 1893-1896 ; STAMPFER, M. J., ET AUTRES. « Vitamin E consumption and the risk of coronary disease in women », *NEJM*, vol. 328, 1993, p. 1444-1449 ; YOCHUM, L., ET AUTRES. « Dietary flavonoid intake and risk of cardiovascular disease in postmenopausal women », *Am. J. Epidemiol.*, vol. 149, n° 10, 1999, p. 943-949 ; KUSHI, L. H., ET AUTRES. « Dietary antioxidant vitamins and death from coronary heart disease in postmenopausal women », *NEJM*, vol. 334, 1996, p. 1156-1162.

55. DIGIESI, V., ET AUTRES. « Effect of coenzyme Q_{10} on essential hypertension », *Curr. Ther. Res.*, vol. 47, 1990, p. 841-845.

56. GHIRLANDA, G., ET AUTRES. « Evidence of plasma CoQ_{10}-lowering effects by HMG-CoA reductase inhibitors: A double-blind, placebo-controlled study », *J. Clin. Pharmacol.*, vol. 33, 1993, p. 226-229.

57. SINGH, R. B., ET AUTRES. « Effect of hydrosoluble coenzyme Q_{10} on blood pressures and insulin resistance in hypertensive patients with coronary artery disease », *J. Hum. Hypertens.*, vol. 13, n° 3, 1999, p. 203-208.

58. YAMAGAMI, T., ET AUTRES. « Study of coenzyme Q_{10} in essential hypertension », dans FOLKERS, K., ET Y. YAMAMURA (éd.), *Biochemical and Clinical Aspects of Coenzyme Q_{10}*, vol. 1, Amsterdam, Elsevier, 1977, p. 231-242.

59. SINGH, R. B., ET AUTRES. « Effect of coenzyme Q_{10} on risk of atherosclerosis in patients with recent myocardial infarction », *Mol. Cell. Biochem.*, vol. 246, n°s 1-2, avril 2003, p. 75-82.

60. SINATRA, S. *The Coenzyme Q_{10} Phenomenon*, Los Angeles, Keats Publishing, 1998.

61. HOWARD, A. N., ET AUTRES. « Do hydroxycarotenoids prevent coronary heart disease? A comparison between Belfast and Toulouse », *Int. J. Vitam. Nutr. Res.*, vol. 66, 1996, p. 113-118.

62. STAMPFER, M. J., ET AUTRES. « Vitamin E consumption and the risk of coronary disease in women », *NEJM*, vol. 328, n° 20, 20 mai 1993, p. 1444-1449.

63. STEPHENS, N. G., ET AUTRES. « Randomized controlled trial of vitamin E in patients with coronary disease. Cambridge Heart Antioxidant Study (CHAOS) », *Lancet*, vol. 347, 1996, p. 781-786.

64. MILLER, E. R. «Meta-analysis: High-dosage vitamin E supplementation may increase all-cause mortality», *Ann. Intern. Med.*, vol. 142, n° 1, 4 janvier 2005, p. 37-46.
65. BOSTICK, R. M., ET AUTRES. «Reduced risk of colon cancer with high intakes of vitamin E: The Iowa women's health study», *Cancer Res.*, vol. 53, n° 18, 15 septembre 1993, p. 4230-4237.
66. ZANDI, P. P. «Reduced risk of Alzheimer disease in users of antioxidant vitamin supplements: The Cache county study», *Arch. Neurol.*, vol. 61, n° 1, janvier 2004, p. 82-88.
67. LU, M. «Prospective study of dietary fat and risk of cataract extraction among US women», *Am. J. Epidemiol.*, vol. 161, n° 10, 15 mai 2005, p. 948-959.
68. NEWAZ, M. A., ET N. N. NAWAL. «Effect of gamma-tocotrienol on blood pressure, lipid peroxidation and total antioxidant status in spontaneously hypertensive rats (SHR)», *Clin. Exp. Hyperens.*, vol. 21, n° 8, nov. 1999, p. 1297-1313; QURESHI, A. A., ET D. M. PETERSON. «The combined effects of novel tocotrienols and lovastin on lipid metabolism in chickens», *Atherosclerosis*, vol. 156, n° 1, mai 2001, p. 39-47; SEN, C. K., S. KHANNA, S. ROY ET L. PACKER. «Molecular basis of vitamin E action. Tocotrienol potently inhibite glutamate-induced pp60 (c-Src) kinase activation and death of HT4 neuronal cells», *J. Biol. Chem.*, vol. 275, n° 17, 28 avril 2000, p. 13049-13055; THERIAULT, A., ET AUTRES. «Tocotrienol: A review of its therapeutic potential», *Clin. Biochem.*, vol. 32, n° 5, juillet 1999, p. 309-319.
69. JANSON, M. «Drug free management of hypertension», *Am. J. Natural Med.*, vol. 4, no 8, 1997, p. 14-17.
70. GAZIANO, J. M. «Antioxidant vitamins and coronary artery disease risk», *Am. J. Med.*, vol. 97, suppl., 1994, p. 3S-18S, 3S-21S; NENSETER, M. S., V. VOLDEN, T. BERG ET AUTRES. «No effect of beta-carotene supplementation on the susceptibility of low-density lipoprotein to *in vitro* oxidation among hypercholesterolaemic postmenopausal women», *Scan. J. Clin. Lab. Invest.*, vol. 55, 1995, p. 477-485; RIEMERSMA, R. A., ET AUTRES. «Risk of angina pectoris and plasma concentrations of vitamin A, E, C, and carotene», *Lancet*, vol. 337, n° 8732, 1991, p. 1-5; STAMPFER, M. J., C. H. HENNEKENS, J. E. MANSON ET AUTRES. «Vitamin E consumption and the risk of coronary disease in women», *NEJM*, vol. 328, n° 20, 1993, p. 1444-1449; STEINBERG, E., ET AUTRES. «Antioxidants in the prevention of human atherosclerosis», *Circulation*, vol. 85, n° 6, 1992, p. 2238-2343; STREET, D. A., G. W. COMSTOCK, R. M. SALKELD, W. SCHUEP ET M. J. KLAG. «Serum antioxidants and myocardial infarction. Are low levels of carotenoids and alpha-tocopherol risk factors for myocardial infarction?», *Circulation*, vol. 90, n° 3, 1994, p. 1154-1161.
71. RIMM, E. B. «Folate and vitamin B_6 from diet and supplements in relation to risk of coronary heart disease among women», *JAMA*, vol. 279, 1998, p. 359-364.

72. Leaf, A., et autres. «Cardiovascular effect of n-3 fatty acids», *NEJM*, vol. 318, n° 9, 1988, p. 549-557 ; Von Schaky, C., et autres. «The effect of dietary omega-3 fatty acids in coronary atherosclerosis: A randomized, double-blind, placebo-controlled trial», *Ann. Intern. Med.*, vol. 130, n° 7, 1999, p. 554-562.

73. Hertog, M. G., et autres. «Antioxidant flavonols and coronary heart disease», *Lancet*, vol. 349, no 9053, 1997, p. 699.

74. Jain, A. K., et autres. «Can garlic reduce levels of serum lipids? A controlled clinical study», *Am. J. Med.*, vol. 94, 1993, p. 632-635 ; Kleijnen, J., et autres. «Garlic, onions, and cardiovascular risk factors: A review of the evidence from human experiments with emphasis on commercially available preparations», *Br. J. Clin. Pharmacol.*, vol. 28, 1989, p. 535-544 ; Mader, F. H. «Treatment of hyperlipidemia with garlic powder tablets», *Arzneim.-Forsch.*, vol. 40, 1990, p. 1111-1116 ; McMahon, F. G., et R. Vargas. «Can garlic lower blood pressure? A pilot study», *Pharmacotherapy*, vol. 13, n° 4, 1993, p. 406-407.

75. Berger, J. *Herbal Rituals*, New York, St. Martin's Press, 1998, p. 132-138.

76. Anderson, J. W., B. M. Johnstone et M. E. Cook-Newell. «Meta-analysis of the effects of soy protein intake on serum lipids», *NEJM*, vol. 333, n° 5, 3 août 1995, p. 276-282 ; Zhuo, X. G., M. K. Melby et S. Wanatabe. «Soy isoflavone intake lowers serum LDL cholesterol: A meta-analysis of 8 randomized controlled trials in humans», *J. Nutr.*, vol. 134, n° 9, septembre 2004, p. 2395-2400.

77. Hall, W. L., et autres. «Soy-isoflavone-enriched foods and inflammatory biomarkers of cardiovascular disease risk in postmenopausal women: Interactions with genotype and equol production», *Am. J. Clin. Nutr.*, vol. 82, n° 6, décembre 2002, p. 1260-1268.

78. Desroches, S., et autres. «Soy protein favorably affects LDL size independently of isoflavones in hypercholesterolemic men and women», *J. Nutr.*, vol. 134, n° 3, mars 2004, p. 574-579 ; Nagata, C., et autres. «Soy product intake is inversely associated with serum homocysteine level in premenopausal Japanese women», *J. Nutr.*, vol. 133, n° 3, mars 2003, p. 797-800.

79. Anderson, J. J., et autres. «Health potential of soy isoflavones for menopausal women», *Public Health Nutrition*, vol. 2, n° 4, décembre 1999, p. 489-504.

80. Jenkins, J. D., et autres. «Effects of high- and low-isoflavone soyfoods on blood lipids, oxidized LDL, homocysteine, and blood pressure in hyperlipidemic men and women», *Am. J. Clin. Nutr.*, vol. 76, n° 2, août 2002, p. 365-372.

81. Food & Drug Administration, U.S. Department of Health and Human Services. «FDA talk paper: FDA approves new health claim for soy protein and coronary heart disease (T99-48)», 1999.

82. ANDERSON, J. W., ET L. H. HOIE. « Weight loss and lipid changes with low-energy diets: Comparator study of milk-based versus soy-based liquid meal replacement interventions », *J. Am. Coll. Nutr.*, vol. 24, n° 3, juin 2005, p. 210-216.
83. SKRABAL, F. « Low sodium/high potassium diet for the prevention of hypertension: Probable mechanisms of action », *Lancet*, vol. 2, n° 8252, 1981, p. 895-900.
84. ALPERS, G. W., ET AUTRES. « Antiplatelet therapy: New foundations for optimal treatment decisions », *Neurology*, vol. 53, n° 7, suppl. 4, 1999, p. 25S-31S ; ANTIPLATELET TRIALISTS' COLLABORATION. « Collaborative overview of randomised trials of antiplatelet therapy — 1: Prevention of death, myocardial infarction, and stroke by prolonged antiplatelet therapy in various categories of patients », *Br. Med. J.*, vol. 308, p. 81-106 ; DEABAGO, F. J., ET AUTRES. « Association between SSRIs and upper GI bleeding », *Br. Med. J.*, vol. 319, 1999, p. 1106-1109 ; EASTON, J. D., ET AUTRES. « Antiplatelet therapy: Views from the experts », *Neurology*, vol. 53, n° 7, suppl. 4, 1999, p. 32S-37S ; RONG, Y., ET AUTRES. « Pycnogenol protects vascular endothelial cells from induced oxidant injury », *Biotechnol. Ther.*, vol. 5, n°s 3-4, 1994, p. 117-126.
85. RIDKER, P. M., ET AUTRES. « A randomized trial of low-dose aspirin in the primary prevention of cardiovascular disease in women », *NEJM*, vol. 352, n° 13, 31 mars 2005, p. 1293-1304.
86. JOSHIPURA, K. J., ET AUTRES. « Fruit and vegetable intake in relation to risk of ischemic stroke », *JAMA*, vol. 282, n° 13, 6 octobre 1999, p. 1233-1239.
87. OSGANIAN, S. K., ET AUTRES. « Dietary carotenoids and risk of coronary artery disease in women », *Am. J. Clin. Nutr.*, vol. 77, no 6, juin 2003, p. 1390-1399.
88. DUFFY, S. J., ET AUTRES. « Short- and long-term black tea consumption reverses endothelial dysfunction in patients with coronary artery disease », *Circulation*, vol. 104, n° 2, 10 juillet 2001, p. 151-156.
89. KELI, S. O., ET AUTRES. « Dietary flavonoids, antioxidant vitamins, and incidence of stroke: The Zutphen study », *Arch. Intern. Med.*, vol. 156, n° 6, 25 mars 1996, p. 636-642.
90. QUERESHI, A. A., ET N. QUERESHI. « Tocotrienols: Novel hypocholesterolemic agents with antioxidant properties », dans PACKER, L., ET J. FUCHS (éd.), *Vitamin E in Health and Disease,* New York, Marcel Dekker, 1993.
91. OH, R. « Practical applications of fish oil (omega-3 fatty acids) in primary care », *J. Am. Board Fam. Pract.*, vol. 18, n° 1, janvier-février 2005, p. 28-36 ; MOZAFFARIAN, D., ET AUTRES. « Fish consumption and stroke risk in elderly individuals: the cardiovascular health study », *Arch. Intern. Med.*, vol. 165, no 2, 24 janvier 2005, p. 200-206 ; ISO, H., ET AUTRES. « Intake of fish and omega-3 fatty acids and risk of stroke in women », *JAMA*, vol. 285, n° 3, 17 janvier 2001, p. 304-312.

92. HAMBRECHT, R., ET AUTRES. « Effect of exercise on coronary endothelial function in patients with coronary artery disease », *NEJM*, vol. 342, 2000, p. 454-460 ; GOLDMAN, E. « Exercise equals œstrogen for lowering heart risk », *Intern. Med. News*, vol. 16, 1er novembre 1999.
93. BELARDINELLI, R., ET AUTRES. « Effects of moderate exercise training on thallium uptake and contractile response to low-dose dobutamine of dysfunctional myocardium in patients with ischemic cardiomyopathy », *Circulation*, vol. 97, 1998, p. 553-561.
94. LEMOLE, J. Interview personnel pour *Health Wisdom for Women*, février 1999.
95. HERRINGTON, D., ET AUTRES. « Effects of œstrogen replacement on the progression of coronary artery atherosclerosis », *NEJM*, vol. 343, 2000, p. 522-529 ; HULLEY, S., ET AUTRES. Pour le groupe de recherche de la Heart and Œstrogen/Progestin Replacement Study (HERS), « Randomized trial of œstrogen plus progestin for secondary prevention of coronary heart disease in postmenopausal women », *JAMA*, vol. 280, 1998, p. 605-613 ; AUCUN AUTEUR MENTIONNÉ. « Œstrogen replacement and atherosclerosis (ERA) », présenté au 49e congrès annuel de l'American College of Cardiology, Anaheim, CA, 13 mars 2000.
96. GRODSTEIN, F., J. E. MANSON ET M. J. STAMPFER. « Hormone therapy and coronary heart disease: the role of time since menopause and age at hormone initiation », *J. Womens Health (Larchmt)*, vol. 15, no 1, janvier-février 2006, p. 35-44.
97. KOH, K. K., R. MINCEMOYER, M. N. BUI ET AUTRES. « Effects of hormone replacement therapy on fibrinolysis in postmenopausal women », *NEJM*, vol. 336, 1997, p. 683-690 ; NASR, A., ET M. BRECKWOLDT. « Œstrogen replacement therapy and cardiovascular protection: Lipid mechanisms are the tip of an iceberg », *Gynecol. Endocrinol.*, vol. 12, 1998, p. 43-59 ; OPARIL, S. « Arthur C. Corcoran Memorial Lecture: Hormones and vasoprotection », *Hypertension*, vol. 33, 1999, p. 170-176 ; PINES, A., V. MIJATOVIC, M. J. VAN DER MOOREN ET AUTRES. « Hormone replacement therapy and cardioprotection: Basic concepts and clinical considerations », *Eur. J. Gynecol. Reprod. Biol.*, vol. 71, 1997, p. 193-197 ; VAN DER MOOREN, M. J., V. MIJATOVIC ET W. M. VAN BAAL. « Hormone replacement therapy in postmenopausal women with specific risk factors for coronary artery disease », *Maturitas*, vol. 30, 1998, p. 27-36 ; ROSANO, G. 17-ß-estradiol therapy lessens angina in postmenopausal women with syndrome X », *J. Am. Coll. Cardiol.*, vol. 28, 1996, p. 1500-1505.
98. CLARKSON, T. B., ET M. S. ANTHONY. « Effects on the cardiovascular system: Basic aspects », dans R. LINDSAY, D. W. DEMPSTER ET V. C. JORDAN (éd.), *Estrogens and Antiestrogens*, Philadelphie, Lippincott-Raven, 1997, p. 89-118 ; GERHARD, M., ET P. GANZ. « How do we explain the clinical benefits of œstrogen? From bedside to bench », *Circulation*, vol. 92, 1995, p. 5-8 ; REIS, S. E., S. T. GLOTH, R. S. BLUMENTHAL ET AUTRES. « Ethinyl estradiol acutely attenuates abnormal coronary vasomotor responses

to acetylcholine in postmenopausal women», *Circulation*, vol. 89, nº 1, 1994, p. 52-60; SULLIVAN, J. M. «Hormone replacement therapy in cardiovascular disease: The human model», *Br. J. Obstet. Gynecol.*, vol. 103, suppl. 13, 1996, p. 50S-67S.

99. DARLING, G. M., J. A. JOHNS, P. L. MCCLOUD ET AUTRES. «Estrogen and progestin compared with simvastatin for hypercholesterolemia in postmenopausal women», *NEJM*, vol. 337, 1997, p. 595-601; DAVIDSON, M. H., L. M. TESTOLIN, K. C. MAKI ET AUTRES. «A comparison of œstrogen replacement, pravastatin, and combined treatment for the management of hypercholesterolemia in postmenopausal women», *Arch. Intern. Med.*, vol. 157, 1997, p. 1186-1192; KOH, K. K., C. CARDILLO, M. N. BUI ET AUTRES. «Vascular effects of œstrogen and cholesterol-lowering therapies in hypercholesterolemic postmenopausal women», *Circulation*, vol. 99, 1997, p. 354-360.

100. FITZGERALD, F. T. «The therapeutic value of pets», *West. Med.*, vol. 144, 1986, p. 103-105.

101. *Ibid.*

102. FRIEDMANN, E., A. KATCHER, J. J. LUNCH ET S. A. THOMAS. «Animal companions and the one-year survival of patients after discharge from a coronary care unit», *Public Health Reports*, vol. 95, 1980, p. 307-312.

103. BECK, A., ET A. KATCHER. *Between Pets and People: The Importance of Animal Companionship*, New York, Putnam, 1983. KATCHER, A., ET A. BECK. *New Perspectives on Our Lives with Companion Animals*, Philadelphie, University of Pennsylvania Press, 1983.

À propos de l'auteure

La **Dre Christiane Northrup** a acquis sa formation au Dartmouth Medical School et au Tufts New England Medical Center. Titulaire d'un diplôme en obstétrique et en gynécologie, elle compte à son actif plus de 25 années de pratique et d'enseignement dans le domaine médical. Ancienne présidente de l'American Holistic Medical Association, elle a déjà occupé le poste de professeure adjointe en obstétrique et en gynécologie clinique au Maine Medical Center, dans le cadre d'un programme offert par le collège de médecine de l'Université du Vermont. La Dre Northrup reconnaît la nécessité d'allier la médecine traditionnelle aux thérapies alternatives et d'utiliser ce que chaque discipline a de mieux à offrir. Elle est l'auteure de *Women's Bodies, Women's Wisdom* — inscrit sur la liste des ouvrages à succès du *New York Times* —, et de *Mother-Daughter Wisdom* — mis en nomination au Quill Award, en 2005. Elle publie également un bulletin mensuel en ligne, le *Women's Health Wisdom*, ainsi qu'un bulletin d'information bimensuel : *Dr. Christiane Northrup*. Cinq émissions spéciales, présentées à la télévision publique, ont été consacrées à son œuvre, et chacune d'elles a connu un grand succès. Ses travaux ont aussi été présentés sur des programmes d'infovariétés, tels que *The Oprah Winfrey Show, The Today Show, NBC Nightly News with Tom Brokaw, The View*, et *Good Morning America*. Elle vit dans le Maine.

Index

H